U. Schwabe/D. Paffrath (Hrsg.)

Arzneiverordnungs-Report 1998

Springer
*Berlin
Heidelberg
New York
Barcelona
Hongkong
London
Mailand
Paris
Singapur
Tokio*

Ulrich Schwabe Dieter Paffrath (Hrsg.)

Arzneiverordnungs-Report 1998

Aktuelle Daten, Kosten, Trends und Kommentare

Mit Beiträgen von

Manfred Anlauf
J. Christian Bode
Volker Dinnendahl
Uwe Fricke
Karl-Friedrich Hamann
Knut-Olaf Haustein
Karl Hans Holtermüller
Adalbert Keseberg
Gerald Klose
Björn Lemmer
Martin J. Lohse
Klaus Mengel

Bernd Mühlbauer
Bruno Müller-Oerlinghausen
Hartmut Oßwald
Thomas Rabe
Gerhard Schmidt
Wilhelm Schmitz
Hasso Scholz
Helmut Schröder
Ulrich Schwabe
Gisbert W. Selke
Sabine Wittkewitz-Richter
Reinhard Ziegler

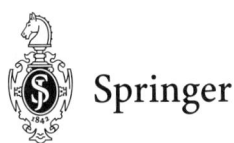

Springer

Prof. Dr. med. Ulrich Schwabe
Pharmakologisches Institut der Universität Heidelberg
Im Neuenheimer Feld 366
69120 Heidelberg

Dr. rer. oec. Dieter Paffrath
Bachstraße 29
50858 Köln

ISBN 3-540-65207-8 Springer-Verlag Berlin Heidelberg New York

Dieses Werk ist urheberrechtlich geschützt. Die dadurch begründeten Rechte, insbesondere die der Übersetzung, des Nachdrucks, des Vortrags, der Entnahme von Abbildungen und Tabellen, der Funksendung, der Mikroverfilmung oder der Vervielfältigung auf anderen Wegen und der Speicherung in Datenverarbeitungsanlagen, bleiben, auch bei nur auszugsweiser Verwertung, vorbehalten. Eine Vervielfältigung dieses Werkes oder von Teilen dieses Werkes ist auch im Einzelfall nur in den Grenzen der gesetzlichen Bestimmungen des Urheberrechtsgesetzes der Bundesrepublik Deutschland vom 9. September 1965 in der jeweils geltenden Fassung zulässig. Sie ist grundsätzlich vergütungspflichtig. Zuwiderhandlungen unterliegen den Strafbestimmungen des Urheberrechtsgesetzes.

© Springer-Verlag Berlin Heidelberg 1999
Printed in Germany

Wichtiger Hinweis
Die Erkenntnisse in der Medizin unterliegen laufendem Wandel durch Forschung und klinische Erfahrungen. Sie sind darüber hinaus vom wissenschaftlichen Standpunkt der Beteiligten als Ausdruck wertenden Dafürhaltens geprägt. Wegen der großen Datenfülle sind Unrichtigkeiten gleichwohl nicht immer auszuschließen. Alle Angaben erfolgen insoweit nach bestem Wissen.

Die Wiedergabe von Gebrauchsnamen, Handelsnamen, Warenbezeichnungen usw. in diesem Werk berechtigt auch ohne besondere Kennzeichnung nicht zu der Annahme, daß solche Namen im Sinne der Warenzeichen- und Markenschutz-Gesetzgebung als frei zu betrachten wären und daher von jedermann benutzt werden dürften.

Produkthaftung: Für Angaben über Dosierungsanweisungen und Applikationsformen können Autoren, Herausgeber und Verlag keine Gewähr übernehmen. Derartige Angaben müssen vom jeweiligen Anwender im Einzelfall anhand anderer Literaturstellen und anhand der Beipackzettel der verwendeten Präparate in eigener Verantwortung auf ihre Richtigkeit überprüft werden.

Herstellung: PRO EDIT GmbH, Heidelberg
Einbandgestaltung: design & production, D-69121 Heidelberg
Satz: Mitterweger Werksatz GmbH, D-68723 Plankstadt
SPIN 10696560   19/3133-5 4 3 2 1 0 – Gedruckt auf säurefreiem Papier

Vorwort der Herausgeber

Vor 13 Jahren ist der erste Arzneiverordnungs-Report mit den Daten der kassenärztlichen Arzneiverordnungen erschienen. Die Ziele, die uns damals geleitet haben, das Buch herauszugeben, sind unverändert aktuell. Dargestellt werden sollten Umfang und Struktur der kassenärztlichen Verordnungstätigkeit, um mit dem bis dahin unerschlossenen Datenmaterial einen Beitrag zur Transparenz des Arzneimittelmarktes und zur rationalen Arzneitherapie zu leisten. 1985 haben wir mit der Analyse von 18 Indikationsgruppen und der tabellarischen Auflistung der 1 000 führenden Arzneimittel begonnen. Seit 1987 stützt sich die Auswertung auf die 2 000 verordnungshäufigsten Arzneimittel und erfaßt damit ca. 90 % der Arzneiverordnungen für die Patienten der gesetzlichen Krankenversicherung. Alle Daten stammen aus dem GKV-Arzneimittelindex, die uns dankenswerterweise von den Projektträgern zur Verfügung gestellt wurden.

In diesem Jahr ist das Buch in 50 arzneitherapeutische und 4 marktbezogene Kapitel gegliedert. Als neue Indikationsgruppen sind Antithrombotika (Antikoagulantien, Thrombozytenaggregationshemmer) und Spasmolytika hinzugekommen. Das diesjährige Schwerpunktthema bildet eine Sonderauswertung von Spezialpräparaten, die in der Regel aus speziellen Behandlungsverfahren in klinischen Zentren hervorgegangen sind und sich in den letzten zwei Jahren zu einem dynamisch wachsenden Sektor der Therapie mit vielen innovativen Arzneimitteln entwickelt haben. Ein weiteres Kapitel enthält Grundsätze zur Bewertung von Arzneimitteln unter besonderer Berücksichtigung des Wirksamkeitsnachweises und gesetzlich vorgegebener Verordnungsrichtlinien. In den marktbezogenen Kapiteln werden unter anderem die Auswirkungen der Neuordnungsgesetze (NOG) auf die Eigenbeteiligung der Patienten sowie die Verordnungsprofile einzelner Arztgruppen und die Altersabhängigkeit des Arzneiverbrauchs dargestellt.

Allen Autoren, die trotz wiederum knapper Termine an dem Arzneiverordnungs-Report 1998 mitgewirkt haben, gilt unser herzlicher Dank. Zu besonderem Dank sind wir allen Beratern der Herausgeber verpflichtet, die sich an der Durchsicht der Manuskripte beteiligt haben und uns wertvolle Anregungen zukommen ließen. Schließlich danken wir allen Mitarbeitern des Heidelberger Pharmakologischen Instituts, die bei der redaktionellen Schlußbearbeitung der Manuskripte geholfen haben, insbesondere Frau Rosemarie LeFaucheur, die in vorbildlicher Weise alle Manuskripte des Buches für den Druck vorbereitet hat.

Heidelberg und Köln, 31. August 1998   Ulrich Schwabe
Dieter Paffrath

Autorenverzeichnis

Prof. Dr. med. M. Anlauf, Medizinische Klinik II des Zentralkrankenhauses Reinkenheide, Postbrookstraße 18, D-27574 Bremerhaven

Prof. Dr. med. J. Ch. Bode, Robert-Bosch-Krankenhaus, Auerbachstraße 110, D-70376 Stuttgart

Prof. Dr. rer. nat. V. Dinnendahl, Deutsches Apothekerhaus, Ginnheimer Straße 26, D-65760 Eschborn

Prof. Dr. rer. nat. U. Fricke, Institut für Pharmakologie der Universität zu Köln, Gleueler Straße 24, D-50931 Köln

Prof. Dr. med. K.-F. Hamann, Hals-Nasen-Ohrenklinik und Poliklinik der Technischen Universität München, Ismaninger Straße 22, D-81675 München

Prof. Dr. med. K.-O. Haustein, Klinikum der Friedrich-Schiller-Universität Jena, Klinische Pharmakologie Erfurt, Nordhäuser Straße 78, D-99089 Erfurt

Prof. Dr. med. K. H. Holtermüller, St. Markus-Krankenhaus, 1. Medizinische Klinik, Wilhelm-Epstein-Straße 2, D-60431 Frankfurt am Main

Prof. Dr. med. A. Keseberg, Am Hahnacker 36, D-50374 Erftstadt-Liblar

Prof. Dr. med. G. Klose, Medizinische Klinik, Zentralkrankenhaus links der Weser, Senator-Weßling-Straße 1, D-28277 Bremen

Prof. Dr. med. B. Lemmer, Institut für Pharmakologie und Toxikologie, Fakultät für Klinische Medizin Mannheim der Universität Heidelberg, Maybachstraße 14–16, D-68169 Mannheim

Prof. Dr. med. M. J. Lohse, Institut für Pharmakologie und Toxikologie der Universität Würzburg, Versbacher Straße 9, D-97078 Würzburg

Dr. med. K. Mengel, Institut für Pharmakologie und Toxikologie, Fakultät für Klinische Medizin Mannheim der Universität Heidelberg, Maybachstraße 14–16, D-68169 Mannheim

Privatdozent Dr. med. B. Mühlbauer, Pharmakologisches Institut der Universität, Wilhelmstraße 56, D-72074 Tübingen

Prof. Dr. med. B. Müller-Oerlinghausen, Psychiatrische Klinik und Poliklinik (WE 12), Freie Universität Berlin, Eschenallee 3, D-14050 Berlin

Prof. Dr. med. H. Oßwald, Pharmakologisches Institut der Universität, Wilhelmstraße 56, D-72074 Tübingen

Prof. Dr. med. T. Rabe, Universitäts-Frauenklinik, Voßstraße 9, D-69115 Heidelberg

Prof. Dr. med. G. Schmidt, Institut für Pharmakologie und Toxikologie der Universität, Robert-Koch-Straße 40, D-37075 Göttingen

Prof. Dr. med. W. Schmitz, Institut für Pharmakologie und Toxikologie der Westfälischen Wilhelms-Universität, Domagkstraße 12, 48149 Münster

Prof. Dr. med. H. Scholz, Institut für Experimentelle und Klinische Pharmakologie und Toxikologie, Universitäts-Krankenhaus Eppendorf, Martinistraße 52, D-20246 Hamburg

H. Schröder, Marienforster Weg 11, D-53343 Wachtberg-Ließem

Prof. Dr. med. U. Schwabe, Pharmakologisches Institut der Universität Heidelberg, Im Neuenheimer Feld 366, D-69120 Heidelberg

G. W. Selke, Ermekeilstraße 28, D-53113 Bonn

Frau S. Wittkewitz-Richter, Gottesgabe 16, D-22955 Hoisdorf

Prof. Dr. med. R. Ziegler, Medizinische Universitätsklinik, Abteilung Innere Medizin I, Bergheimer Straße 58, D-69115 Heidelberg

Berater der Herausgeber

Prof. Dr. med. J. Bauer, Universitätsklinik für Psychiatrie und Psychosomatik, Hauptstraße 5, D-79104 Freiburg

Dr. med. J. Bausch, Bad Sodener Straße 19, D-63628 Bad Soden-Salmünster

Prof. Dr. med. W. Brech, Werastraße 33, D-88045 Friedrichshafen

Dr. med. F. Buettner, Wulfsteert, D-24340 Eckernförde

Prof. Dr. med. H.C. Diener, Neurologische Universitäts-Klinik, Hufelandstr. 55, D-45147 Essen

Frau Dr. rer. nat. U. Galle-Hoffmann, Heisterbacher Straße 162, D-53332 Bornheim

Prof. Dr. med. R. Gugler, I. Medizinische Klinik, Städtisches Klinikum Karlsruhe, Moltkestraße 90, D-76133 Karlsruhe

Dr. med. H. Harjung, Wessunger Straße 111, D-64347 Griesheim

W. Hartmann-Besche, Volksgartenstraße 36, D-50677 Köln

Prof. Dr. med. H. Holzgreve, Medizinische Poliklinik der Universität München, Pettenkoferstraße 8a, D-80336 München

Prof. Dr. med. H. Huland, Urologische Klinik und Poliklinik, Universitätskrankenhaus Eppendorf, Martinistraße 52, D-20246 Hamburg

Prof. Dr. med. K.-M. Koch, Medizinische Hochschule Hannover, Abteilung Nephrologie, Zentrum Innere Medizin und Dermatologie, Carl-Neuberg-Straße 1, D-30625 Hannover

Prof. Dr. med. M.M. Kochen, Georg-August-Universität Göttingen, Zentrum Innere Medizin, Abteilung Allgemeinmedizin, Robert-Koch-Straße 42, D-37075 Göttingen

Prof. Dr. med. J. Köbberling, Medizinische Klinik, Ferdinand-Sauerbruch-Klinikum, Arrenbergstraße 20, D-42117 Wuppertal

Prof. Dr. med. D. Maas, Klinik Dr. Baumstark, Viktoriaweg 18, D-61350 Bad Homburg

Prof. Dr. med. T. Meinertz, Innere Medizin, Abteilung Kardiologie, Universitätskrankenhaus Eppendorf, Martinistraße 52, D-20246 Hamburg

Prof. Dr. med. H.F. Merk, Universitätsklinik für Dermatologie und Venologie der RWTH Aachen, Pauwelsstraße 30, D-52074 Aachen

Dr. med. W. Niebling, Scheuerlenstraße 2, D-79822 Titisee-Neustadt

Prof. Dr. med. N. Pfeiffer, Augenklinik der Johannes-Gutenberg-Universität Mainz, Langenbeckstraße 1, D-55131 Mainz

Prof. Dr. med. H. Rieger, Aggertalklinik Engelskirchen, D-51766 Engelskirchen

B. Rostalski, Kürfürstenstraße 67, D-56218 Mülheim-Kärlich

Prof. Dr. med. A. Warnke, Klinik und Poliklinik für Kinder- und Jugendpsychiatrie, Füchsleinstraße 15, D-97080 Würzburg

Prof. Dr. med. E. Wenzel, Universitätskliniken des Saarlandes, Abteilung für klinische Hämostaseologie und Transfusionsmedizin, Gebäude 75, D-66421 Homburg/Saar

Prof. Dr. med. R. Wettengel, Karl-Hansen-Klinik für Atemwegserkrankungen, Allergie und Umweltmedizin, Antoniusstraße 19, D-33175 Bad Lippspringe

Prof. Dr. med. V. Wienert, Hautklinik, Dermatologische Phlebologie, Universitätsklinikum der RWTH Aachen, Pauwelsstraße 30, D-52074 Aachen

Inhaltsverzeichnis

Überblick über die Arzneiverordnung im Jahre 1997
U. Schwabe 1
1 ACE-Hemmer und Angiotensin-Rezeptorantagonisten
M. Anlauf 20
2 Analgetika G. Schmidt 30
3 Antiallergika U. Schwabe 44
4 Antianämika K. Mengel 50
5 Antiarrhythmika H. Scholz 58
6 Antibiotika und Chemotherapeutika W. Schmitz 64
7 Antidementiva U. Schwabe 82
8 Antidiabetika K. Mengel 93
9 Antiemetika und Antivertiginosa U. Schwabe 103
10 Antiepileptika U. Schwabe 107
11 Antihypertonika M. Anlauf 113
12 Antihypotonika K.-O. Haustein 126
13 Antikoagulantien und Thrombozytenaggregationshemmer
U. Schwabe 132
14 Antimykotika U. Fricke 140
15 Antirheumatika und Antiphlogistika G. Schmidt 152
16 Antitussiva und Expektorantien B. Lemmer 173
17 Betarezeptorenblocker B. Lemmer 194
18 Bronchospasmolytika und Antiasthmatika B. Lemmer 203
19 Calciumantagonisten H. Scholz 219
20 Corticosteroide U. Schwabe 249
21 Dermatika und Wundbehandlungsmittel U. Fricke 236
22 Diuretika H. Oßwald, B. Mühlbauer 270
23 Durchblutungsfördernde Mittel U. Schwabe 281
24 Gichtmittel G. Schmidt 292
25 Gynäkologika U. Schwabe, T. Rabe 295
26 Hämorrhoidenmittel V. Dinnendahl 303

27 Hypnotika und Sedative
  M. J. Lohse, B. Müller-Oerlinghausen 308
28 Immuntherapeutika und Zytostatika *K.-O. Haustein* 321
29 Kardiaka *H. Scholz* 332
30 Koronarmittel *H. Scholz* 338
31 Leber- und Gallenwegstherapeutika *J. Ch. Bode* 345
32 Lipidsenkende Mittel *G. Klose, U. Schwabe* 356
33 Magen-Darm-Mittel und Laxantien *K.H. Holtermüller* 366
34 Migränemittel *A. Keseberg* 390
35 Mineralstoffpräparate und Osteoporosemittel *U. Schwabe, R. Ziegler* 396
36 Mund- und Rachentherapeutika *S. Wittkewitz-Richter* 410
37 Muskelrelaxantien *U. Schwabe* 420
38 Ophthalmika *M.J. Lohse* 424
39 Parkinsonmittel *U. Schwabe* 450
40 Psychopharmaka *M.J. Lohse, B. Müller-Oerlinghausen* 455
41 Rhinologika und Otologika *K.F. Hamann* 474
42 Schilddrüsentherapeutika *R. Ziegler, U. Schwabe* 494
43 Sexualhormone *U. Schwabe, T. Rabe* 501
44 Spasmolytika *U. Schwabe* 516
45 Urologika *W. Schmitz* 523
46 Venenmittel *U. Fricke* 538
47 Vitamine und Neuropathiepräparate *K. Mengel* 551
48 Spezialpräparate *U. Schwabe* 564
49 Bewertung von Arzneimitteln *U. Schwabe* 579
50 Der Arzneimittelmarkt in der Bundesrepublik Deutschland *H. Schröder, G.W. Selke* 616
51 Arzneimittelverordnung nach Alter und Geschlecht *H. Schröder, G.W. Selke* 641
52 Arzneimittelverodnungen nach Arztgruppen *H. Schröder, G.W. Selke* 652
53 Ergänzende statistische Übersicht *H. Schröder, G.W. Selke* .. 663
Register 739

Überblick über die Arzneiverordnungen im Jahre 1997

U. Schwabe

Die kassenärztlichen Arzneiverordnungen des Jahres 1997 sind von den erneut erhöhten Zuzahlungen der Patienten und den verstärkten Sparanstrengungen der Ärzteschaft geprägt worden. Beide Faktoren haben den Arzneimittelverbrauch und das ärztliche Verordnungsverhalten nachhaltig beeinflußt und Veränderungen induziert, die an die Auswirkungen des Gesundheitsstrukturgesetzes im Jahre 1993 heranreichen. Das Resultat ist 1997 ein Rückgang der Verordnungen auf 833,5 Mio. (-11,3 %) und des Arzneimittelumsatzes auf 34,1 Mrd. DM (-1,7 %) im Vergleich zum Vorjahr gewesen. Dadurch sind die GKV-Arzneimittelausgaben um 577 Mio. DM gesunken. Ein Teil dieser Minderausgaben ist auf Abnahmen des Preisindex (-0,8 %) und der Versichertenzahlen (-0,7 %) zurückzuführen.

Die unmittelbaren Auswirkungen der höheren Arzneimittelzuzahlungen ab dem 1. Juli 1997 sind deutlich an der monatlichen Auswertung der Arzneiverordnungen in den beiden Jahren 1996 und 1997 zu erkennen. Nach einem Vorzieheffekt im Juni 1997 fielen die monatlichen Verordnungs- und Umsatzwerte in den nachfolgenden drei Monaten um 20–30 % gegenüber dem Vorjahr ab und erreichten die Vorjahreswerte am Jahresende nur bei den Verordnungen, aber nicht bei den Umsatzzahlen (Abbildung 1). Verordnungen für Präparate, deren Packungspreise unterhalb der Zuzahlungsgrenze liegen (sog. Nullrezepte), sind nicht überproportional zurückgegangen (s. Kapitel 50).

Auch im langjährigen Vergleich ist die Entwicklung von Verordnungen und Umsätzen 1997 ungewöhnlich verlaufen und wird nur von den stärkeren Umsatzrückgängen des Jahres 1993 nach der Einführung des Arzneimittelbudgets übertroffen (Abbildung 2). Die wesentlich stärkere Abnahme der Verordnungen ohne einen entsprechenden Umsatzrückgang beruht zum großen Teil darauf, daß vor allem die Verordnungen von innovativen Arzneimitteln mit naturge-

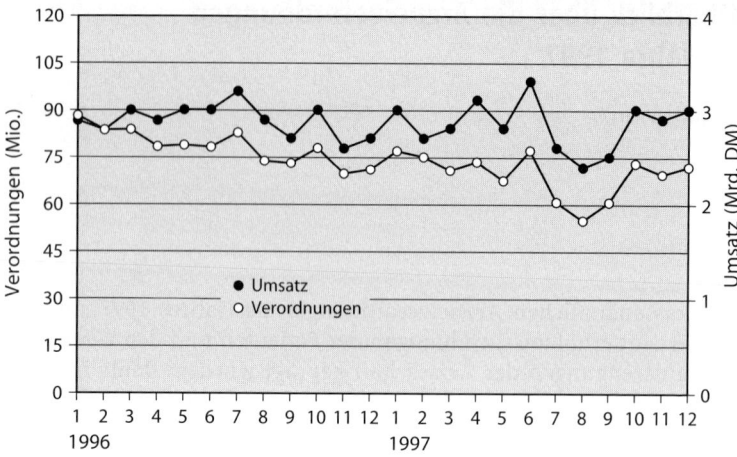

Abbildung 1: Monatlicher Verlauf von Verordnungen und Umsatz 1996 und 1997 auf dem GKV-Fertigarzneimittelmarkt

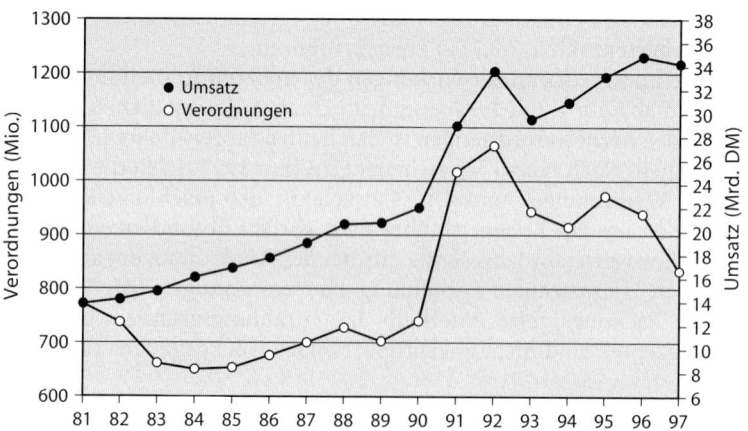

Abbildung 2: Entwicklung von Verordnungen und Umsatz 1981 bis 1997 auf dem GKV-Fertigarzneimittelmarkt (ab 1991 mit neuen Bundesländern)

mäß höheren Verordnungskosten überproportional stark zugenommen haben. Parallel zu der Mehrverordnung innovativer Arzneimittel ist eine weitere starke Abnahme bei Arzneimitteln mit umstrittener Wirksamkeit eingetreten, die erhebliche Verschiebungen der Verordnungsstruktur zur Folge hatte und damit letztlich die Ressourcen für den rationalen Einsatz wirksamer Arzneimittel bereitstellte.

Der Rückgang der Verordnungen war in den neuen Bundesländern (18,3 %) etwa doppelt so hoch wie in den alten Bundesländern (9,7 %). Angesichts dieser Entwicklung scheint die Gefahr von existenzbedrohender Überschreitung des Arzneimittelbudgets zumindest in den neuen Bundesländern teilweise gebannt zu sein. Gegenwärtig wird versucht, durch Budgetanpassungen und zeitliche Streckung der Überschreitungsbeträge Honorarkürzungen zu vermeiden. Bisher ist es nicht möglich, die auffälligen Unterschiede bei der Einhaltung von Regionalbudgets zu erklären. Wegen der ungenügenden Steuerungseffekte sollen die bisherigen globalen Arzneimittelbudgets in Kürze durch regionale arztgruppenspezifische Richtgrößen abgelöst werden.

Verordnungsschwerpunkte

In dem rückläufigen Gesamtmarkt haben sich auch 1997 wieder einige markante Verordnungsschwerpunkte bei den führenden Indikationsgruppen herausgebildet. Als erster Überblick wird eine Zusammenstellung von 20 Indikationsgruppen des Jahres 1997 vorangestellt, die bereits die wesentlichen Verschiebungen erkennen lassen (Tabelle 1). Sie umfassen mit 625 Mio. Verordnungen 75 % des gesamten Verordnungsvolumens. Eine vollständige Übersicht über alle Indikationsgruppen findet sich in der Tabelle 53.2 der ergänzenden statistischen Übersicht (Kapitel 53).

Die Verordnungen sind in 18 der 20 führenden Indikationsgruppen zurückgegangen. Die beiden einzigen Ausnahmen bilden die Antidiabetika und die Antihypertonika, die infolgedessen in der Rangordnung der Indikationsgruppen aufgerückt sind. Nach überdurchschnittlichen Verordnungsabnahmen sind andererseits Mineralstoffpräparate und Hypnotika um mehrere Ränge zurückgefallen. Venentherapeutika (Vorjahr Rang 20) sind nicht mehr unter den führenden Indikationsgruppen vertreten.

Das rückläufige Verordnungsvolumen konzentriert sich auf 31 Indikationsgruppen, bei denen die Verordnungen um mehr als 2 %

Tabelle 1: Die verordnungsstärksten Indikationsgruppen 1997

Rang 97 (96)		Indikationsgruppe	Verordnungen Mio.	Änd. %	Umsatz Mio. DM	Änd. %
1	(1)	Analgetika/Antirheumatika	96,0	−14,7	1778,8	−8,4
2	(2)	Antitussiva/Expektorantien	60,3	−16,3	810,7	−20,0
3	(3)	Betarez., Calciumant. u. ACE-Hemmer	55,1	−2,4	3393,1	−4,6
4	(4)	Magen-Darm-Mittel	45,5	−13,2	2082,0	−4,4
5	(5)	Psychopharmaka	41,8	−5,7	1622,1	+4,4
6	(6)	Antibiotika/Chemotherapeutika	40,9	−3,6	1902,6	+6,6
7	(7)	Dermatika	35,4	−15,7	860,6	−13,9
8	(8)	Ophthalmika	30,7	−11,9	536,9	−5,0
9	(9)	Broncholytika/Antiasthmatika	29,0	−4,3	1808,2	−0,9
10	(10)	Rhinologika	24,3	−19,4	232,6	−16,4
11	(11)	Sexualhormone	21,2	−4,0	1100,9	−2,8
12	(13)	Antidiabetika	20,4	+1,9	1470,6	+7,5
13	(12)	Koronarmittel	19,4	−9,5	935,2	−10,3
14	(16)	Diuretika	16,6	−1,3	545,7	−0,7
15	(17)	Schilddrüsentherapeutika	16,4	−1,8	294,0	+0,6
16	(19)	Antihypertonika	15,9	+5,0	1720,8	+10,1
17	(14)	Mineralstoffpräparate	15,9	−17,7	435,9	−14,0
18	(15)	Hypnotika	15,3	−17,9	286,9	−13,0
19	(18)	Kardiaka	13,4	−15,4	244,9	−14,4
20	(21)	Antimykotika	11,9	−14,7	494,8	−12,9
Summe der Ränge 1 bis 20			625,3	−10,3	22557,3	−3,3
GKV-Gesamtmarkt mit Fertigarzneimitteln			833,5	−11,3	34081,0	−1,7

abgenommen haben (Tabelle 2, Abbildung 3). Über 20 % liegen die Abnahmen bei Mund- und Rachentherapeutika, Antidementiva, Antiphlogistika und Venentherapeutika, die bis auf wenige Ausnahmen Arzneimittel mit umstrittener Wirksamkeit enthalten und darüber hinaus teilweise Verordnungseinschränkungen des Sozialgesetzbuches und der damit verbundenen Arzneimittelrichtlinien unterliegen. Der Umsatzrückgang von 392 Mio. DM in diesen vier Indikationsgruppen tritt in der Gesamtbilanz der Absteiger bereits mit einem Viertel der Umsatzeinbußen in Höhe von 1573 Mio. DM in Erscheinung.

Demgegenüber stehen vier Indikationsgruppen mit höheren Verordnungsvolumina, die insgesamt auf einen Umsatzzuwachs von 529,2 Mio. DM kommen. In der Gesamtbilanz ergibt sich bei den hier betrachteten verordnungsstarken Indikationsgruppen eine Minderausgabe von ca. 1 Mrd. DM.

Tabelle 2: Änderungen bei verordnungsstarken Indikationsgruppen 1997

Indikationsgruppe	Verordnungsänderung		Umsatzänderung
	in %	(Tsd.)	Mio. DM
Aufsteiger			
Lipidsenker	8,2	618,4	185,8
Antihypertonika	5,0	764,1	157,7
Antidiabetika	1,9	371,3	102,5
Antianämika	1,6	79,4	83,2
Summe der Aufsteiger	3,8	1833,2	529,2
Absteiger			
Betarezept., Ca-Antag. u. ACE-Hemmer	−2,4	−1357,2	−164,2
Corticoide (Interna)	−2,5	−197,4	− 4,6
Antibiotika/Chemotherapeutika	−3,6	−1516,1	117,3
Sexualhormone u. ihre Hemmstoffe	−4,0	−879,2	−31,1
Broncholytika/Antiasthmatika	−4,3	−1291,4	−16,5
Psychopharmaka	−5,7	−2516,2	68,3
Gichtmittel	−5,8	−345,6	−10,1
Vitamine	−9,2	−741,6	−20,2
Koronarmittel	−9,5	−2026,2	−107,3
Spasmolytika	−9,5	−572,6	− 3,8
Antiemetika-Antivertiginosa	−10,0	−712,4	−12,9
Antiallergika	−11,0	−1322,5	− 2,4
Urologika	−11,1	−1379,6	26,2
Gynäkologika	−11,6	−1391,6	−23,1
Ophthalmika	−11,9	−4157,7	−28,1
Sulfonamide	−12,3	−736,4	− 7,8
Magen-Darm-Mittel	−13,2	−6884,5	−96,5
Durchblutungsfördernde Mittel	−14,0	−1065,2	−65,3
Analgetika/Antirheumatika	−14,7	−16551,3	−164,1
Antimykotika	−14,7	−2052,7	−73,6
Kardiaka	−15,4	−2437,3	−41,2
Dermatika	−15,7	−6606,9	−138,5
Antitussiva/Expektorantien	−16,3	−11718,9	−203,3
Wundbehandlungsmittel	−17,0	−1587,1	−19,5
Mineralstoffpräparate	−17,7	−3414,6	−70,7
Hypnotika/Sedativa	−17,9	−3340,2	−42,8
Rhinologika	−19,4	−5862,0	−45,5
Mund- und Rachentherapeutika	−22,8	−2470,2	−22,9
Antidementiva (Nootropika)	−25,8	−3175,5	−179,6
Antiphlogistika	−26,9	−1841,7	−43,2
Venentherapeutika	−34,5	−4995,4	−146,1
Summe der Absteiger	−12,4	−95147,3	−1573,3

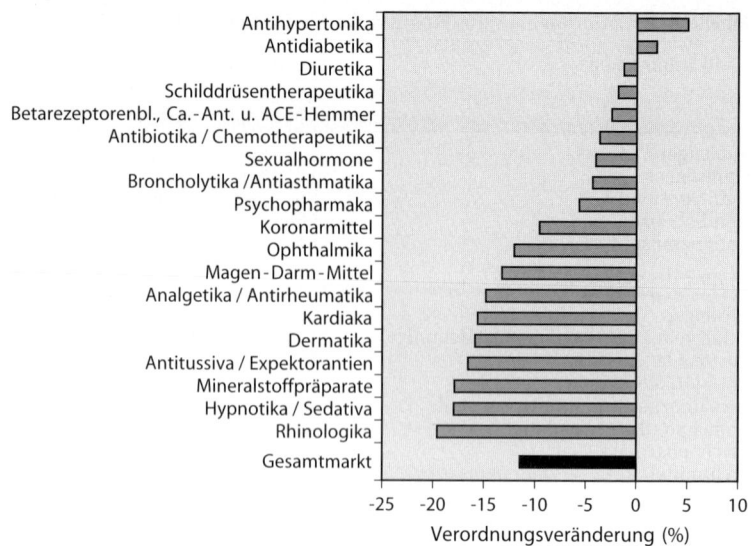

Abbildung 3: Verordnungsentwicklung verordnungsstarker Indikationsgruppen 1997

Neue Arzneimittel

Im Jahre 1997 sind 2301 Fertigarzneimittel (ohne Tierarzneimittel) vom Bundesinstitut für Arzneimittel und Medizinprodukte neu zugelassen worden (Vorjahr 2274). Darunter befanden sich 447 Fertigarzneimittel mit 41 neuen Wirkstoffen (Vorjahr 40), die in Tabelle 3 aufgelistet sind. Die therapeutische Bewertung der neuen Wirkstoffe zeigt, daß acht Wirkstoffe als wirklich neuartige Substanzen oder Wirkprinzipien bezeichnet werden können (Fricke und Klaus 1998). Bei zwölf weiteren Wirkstoffen sind die pharmakologischen Eigenschaften bereits bekannter Wirkprinzipien erheblich verbessert worden. Bei dem Rest handelt es sich um Analogpräparate, die zu bereits eingeführten Wirkstoffen nur marginale Unterschiede aufweisen.

Als erfolgreiche Neueinführungen mit mindestens 50 000 Verordnungen haben sich neun von diesen neuen Wirkstoffen unter den häufig verordneten Arzneimitteln etablieren können (Tabelle 4). Die meisten Verordnungen erreichte der Wirkstoff Atorvastatin (*Sortis*) aus der Gruppe der synthetischen HMG-CoA-Reduktasehemmer. Er

Tabelle 3: Arzneimittel mit neuen Wirkstoffen 1997
Die Bewertung wurde von Fricke und Klaus (1998) übernommen. A: Neuartiger Wirkstoff/Wirkprinzip, B: Verbesserung pharmakologischer Qualitäten bereits bekannter Wirkprinzipien, C: Analogpräparat mit marginalen Unterschieden zu eingeführten Wirkstoffen, D: Nicht ausreichend gesichertes Therapieprinzip.

Wirkstoff	Handelsname (Einführungsdatum)	Indikation	Bewertung
Aceclofenac	Biofenac (1.12.97)	Rheumat. Krankheiten	C
Atorvastatin	Sortis (5.2.97)	Hypercholesterinämie	C
Budipin	Parkinsan (15.4.97)	Morbus Parkinson	C
Candesartan	Atacand (4.12.97)	Hypertonie	C
	Blopress (3.12.97)	Hypertonie	
Cerivastatin	Lipobay (1.9.97)	Hypercholesterinämie	C
Cidofovir	Vistide (1.7.97)	Cytomegalieinfektionen	B
Cladribin	Leustatin (7.4.97)	Haarzellenleukämie	B
Dolasetron	Anemet (18.8.97)	Zytostatika-ind. Erbrechen	C
Donepezil	Aricept (1.10.97)	Alzheimer-Demenz	B/D
Eprosartan	Teveten (7.7.97)	Hypertonie	C
Fexofenadin	Telfast (1.12.97)	Allergische Rhinitis	B
Fludarabin	Fludara (1.4.97)	Chron. lymphat. Leukämie	C
Formoterol	Foradil P (20.1.97)	Asthma bronchiale	B
	Oxis (15.5.97)	Asthma bronchiale	
Grepafloxacin	Vaxar (15.8.97)	Gyrasehemmer	B
Hämin	Normosang (15.5.97)	Akuter interm. Porphyrie	A/D
Interferon-β-1a	Avonex (7.4.97)	Multiple Sklerose	B/D
Irbesartan	Aprovel (15.9.97)	Hypertonie/KHK	B
	Karvea (15.9.97)	Hypertonie/KHK	
Latanoprost	Xalatan (1.7.97)	Offenwinkelglaukom	A
Lepirudin	Refludan (20.5.97)	Gerinnungshemmung	A
Letrozol	Femara (1.2.97)	Mammakarzinom	C
Lodoxamid	Alomide (15.1.97)	Allerg. Konjunktivitis	C
Mangafodipir	Teslascan (1.10.97)	MRT-Kontrastmittel	B
Mibefradil	Cerate (1.9.97)	Hypertonie/KHK	A/C
	Posicor (1.9.97)	Hypertonie/KHK	
Moexipril	Fempress (15.1.97)	Hypertonie	C
Naratriptan	Naramig (1.10.97)	Migräne	B
	Dolcan (1.10.97)	Migräne	
Nebivolol	Nebilet (1.1.97)	Hypertonie	C
Nefazodon	Nefadar (15.9.97)	Depression	C
Pegaspargase	Oncaspar (1.4.97)	Akute lymphat. Leukämie	B
Penciclovir	Vectavir (15.2.97)	Herpes labialis	C
Polycarbophil-Ca	FiberCon (15.9.97)	Obstipation	C
Porfimer	Photofrin (1.9.97)	Bronchialkarzinom	A
Ropinirol	Requip (1.4.97)	Morbus Parkinson	C
Ropivacain	Naropin (15.1.97)	Epiduralanästhesie	C
Sertindol	Serdolect (1.8.97)	Schizophrenie	C
Sertralin	Gladem (15.2.97)	Depression	C
	Zoloft (15.2.97)	Depression	
Sparfloxacin	Zagam (15.3.97)	Gyrasehemmer	B

Tabelle 3: Arzneimittel mit neuen Wirkstoffen 1997 (Fortsetzung)

Wirkstoff	Handelsname (Einführungsdatum)	Indikation	Bewertung
Spirapril	Quadropril (15.1.97)	Hypertonie	C
Tiagabin	Gabitril (1.4.97)	Zusatzbeh. bei Epilepsie	A/C
Tolcapon	Tasmar (27.8.97)	Morbus Parkinson	A
Topotecan	Hycamtin (15.2.97)	Ovarialkarzinom	A
Zolmitriptan	AscoTop (15.8.97)	Migräne	B

Tabelle 4: Verordnungen von Arzneimitteln mit neuen Wirkstoffen 1997
Angegeben sind Verordnungen und Umsatz von Präparaten, die 1997 neu eingeführt wurden und mindestens 50 000 Verordnungen erreicht haben.

Präparat	Wirkstoff	Verordnungen in Tsd.	% Änd.	Umsatz Mio. DM	% Änd.
Antibiotika					
Vaxar	Grepafloxacin	61,0	(neu)	4,3	(neu)
Antidepressiva					
Zoloft	Sertralin	61,9	(neu)	8,2	(neu)
Gladem	Sertralin	57,0	(neu)	7,7	(neu)
		118,9		15,9	
Antihypertonika					
Quadropril	Spirapril	121,3	(neu)	8,2	(neu)
Nebilet	Nebivolol	111,0	(neu)	11,3	(neu)
Posicor	Mibefradil	65,2	(neu)	7,0	(neu)
Teveten	Eprosartan	63,5	(neu)	4,7	(neu)
Cerate	Mibefradil	50,3	(neu)	5,6	(neu)
		411,3		36,8	
Bronchospasmolytika					
Foradil	Formoterol	268,6	(neu)	25,4	(neu)
Oxis	Formoterol	103,9	(neu)	7,9	(neu)
		372,5		33,3	
Lipidsenker					
Sortis	Atorvastatin	718,8	(neu)	125,5	(neu)
Lipobay	Cerivastatin	95,9	(neu)	13,1	(neu)
		814,7		138,6	
Ophthalmika					
Alomide	Lodoxamid	93,3	(neu)	1,3	(neu)
Xalatan	Latanoprost	56,2	(neu)	5,0	(neu)
		149,5		6,3	
Summe		1928,0		235,1	

hat einen vergleichbaren Platz wie andere Substanzen aus dieser Gruppe, ist aber bisher noch nicht bezüglich seiner Langzeitwirkungen auf die koronare Letalität dokumentiert (siehe Kapitel 32, Lipidsenkende Mittel). Als zweiter Wirkstoff folgt das Bronchospasmolytikum Formoterol (*Foradil, Oxis*) aus der Gruppe der langwirksamen inhalativen Beta$_2$-Sympathomimetika. Es wirkt ähnlich wie Salmeterol (*Serevent, Aeromax*), das 1995 als Neueinführung auf den Markt kam. Die meisten neuen Wirkstoffe sind in der Gruppe der Antihypertonika eingeführt worden, die sich aus mehreren pharmakologischen Gruppen rekrutieren, nämlich ACE-Hemmer (Spirapril), Betarezeptorenblocker (Nebivolol), T- Kanalblocker (Mibefradil) und Angiotensin-Rezeptorantagonisten (Eprosartan). Bis auf den T-Kanalblocker handelt es sich jedoch nur um Analogpräparate bekannter pharmakologischer Stoffe. Allerdings wurde Mibefradil (*Posicor*) wegen zahlreicher gefährlicher Arzneimittelwechselwirkungen bereits wieder von der Herstellerfirma vom Markt genommen (siehe Kapitel 19, Calciumantagonisten).

Die neuen Wirkstoffe, die seit 1987 zugelassen wurden und sich erfolgreich am Markt etabliert haben, nahmen im Durchschnitt kräftig zu. Die erfolgreichsten Neueinführungen dieses Zeitraums sind in der Tabelle 5 zusammengefaßt. Hier sind alle Wirkstoffe mit einem Umsatz von mehr als 100 Mio. DM im Jahre 1997 aufgelistet worden. Die vollständige Übersicht über alle seit 1985 neu eingeführten Wirkstoffe ist in der Tabelle 53.5 der ergänzenden statistischen Übersicht dargestellt.

Der erfolgreichste Wirkstoff seit 1987 ist weiterhin der Protonenpumpenhemmer Omeprazol (*Antra*), der einen Umsatz von 411 Mio. DM erreichte. Der Erfolg des Omeprazols beruht vor allem auf seiner überragenden Wirksamkeit bei der Ulkustherapie, insbesondere als Bestandteil der Tripeltherapie zur Eradikation des Helicobacter pylori (s. auch Kapitel 33). An diesem Erfolg partizipiert zweifellos auch das 1991 eingeführte Makrolidantibiotikum Clarithromycin (z. B. *Klacid*), das als weiterer Kombinationspartner Bestandteil der Tripeltherapie ist.

Die zweite erfolgreiche Substanz ist der HMG-CoA-Reduktasehemmer Simvastatin (*Zocor, Denan*) mit einem Gesamtumsatz von 375 Mio. DM. Dieses Beispiel zeigt das überraschende Phänomen, daß sich auch ein Analogpräparat der Klasse C erfolgreich am Markt durchsetzen kann. Denn der erste innovative HMG-CoA-Reduktasehemmer Lovastatin (*Mevinacor*) wurde ein Jahr vor Simvastatin ein-

Tabelle 5: Erfolgreiche Neueinführungen 1987–1997
Angegeben sind Verordnungen und Umsatz von Präparaten, die seit 1987 neu eingeführt wurden und 1997 einen Umsatz von 100 Mio. DM erreicht haben.

Jahr	Wirkstoff	Präparat	Verordnungen in Tsd.	% Änd.	Umsatz Mio. DM	% Änd.
1987	Ciprofloxacin	Ciprobay	1471,1	−2,3	114,0	−6,2
1988	Epoetin	Erypo	290,3	+28,9	178,5	+33,3
	Goserelin	Zoladex	138,4	−1,7	121,4	+12,2
1989	Omeprazol	Antra	2579,0	+10,2	411,1	+11,6
	Lovastatin	Mevinacor	865,4	−8,5	166,5	−7,4
1990	Simvastatin	Zocor	1151,7	+14,5	239,4	+25,0
		Denan	676,7	−5,8	135,3	−2,1
	Acarbose	Glucobay	2394,9	−7,0	171,6	−4,1
	Roxithromycin	Rulid	2515,8	−9,5	122,3	−9,5
	Cetirizin	Zyrtec	2241,5	−0,1	108,2	−0,8
1991	Clarithromycin	Klacid	2213,4	+2,0	138,5	+0,4
1993	Lansoprazol	Agopton	896,6	+31,9	103,5	+31,6
1994	Amlodipin	Norvasc	2046,6	+19,6	278,4	+29,8
1996	Interferon-beta	Betaferon	46,4	+43,5	116,4	+43,5
1997	Atorvastatin	Sortis	718,8	(neu)	125,5	(neu)
Summe			20246,5	+6,2	2530,5	+16,3
Summe aller Neueinführungen			68239,2	−0,3	6841,6	+7,7
Anteil aller Neueinführungen (%)			8,2		20,1	

geführt und ist 1997 rückläufig gewesen (Tabelle 5). Der Erfolg des Simvastatin hängt vermutlich mit der viel beachteten Scandinavian Simvastatin Survival Study (4S-Studie) zusammen, in der erstmals bei Patienten mit koronarer Herzkrankheit ein Rückgang der Gesamtmortalität durch Cholesterinsenkung nachgewiesen wurde (Scandinavian Simvastatin Survival Study Group 1994) (s. Kapitel 32).

Die seit 1987 neueingeführten Wirkstoffe haben 1997 einen Umsatzanteil von 20,1 % am Gesamtmarkt erreicht (Tabelle 5). Die Steigerungsrate dieses Marktsegments (7,7 %) liegt deutlich höher als im Gesamtmarkt. Dadurch sind 1997 die Arzneimittelkosten um 489 Mio. DM gestiegen. Einen erheblich größeren Anteil an den Mehrkosten als die Neueinführungen haben zahlreiche Präparate mit Spezialindikationen. Diese Arzneimittel sind aufgrund geringer Verordnungszahlen meistens nicht in dem Marktsegment der 2000 verordnungshäufigsten Arzneimittel und vielfach auch nicht unter den 40 verordnungsstärksten Indikationsgruppen vertreten, so daß sie bisher nicht in den Standardanalysen des Arzneiverordnungs-Reports erscheinen. Wegen der steigenden Bedeutung dieser Spezialpräparate für die Entwicklung der kassenärztlichen Arzneiverordnungen wurde in diesem Jahr eine Sonderauswertung vorgenommen (siehe Kapitel 48). Die Spezialpräparate haben 1997 ein Umsatzvolumen von 3,5 Mrd. DM mit einem Zuwachs von ca. 940 Mio. DM erreicht (s. Tabelle 48.1).

Mehrere neue Arzneimittel sind wegen besonderer Risiken in den letzten Jahren vom Markt genommen worden. Es handelt sich um das 1985 eingeführte Vaginaltherapeutikum *Tercospor* (1990 außer Handel), das Gangliosidpräparat *Cronassial* (Zulassung 1986, Rücknahme 1992), das urologische Spasmolytikum *Miktrol* (Zulassung 1990, Rücknahme 1991), das Neuroleptikum *Roxiam* (Zulassung 1991, Rücknahme 1993), das Analgetikum *Toratex* (Zulassung 1992, Rücknahme 1993), den Gyrasehemmer *Teflox* (Markteinführung März 1992, Rücknahme Juni 1992) und den bereits erwähnten Calciumantagonisten *Posicor* (Markteinführung September 1997, Rücknahme Juni 1998).

Generika

Der langjährige Trend zur Verordnung preiswerter Generika hat sich auch 1997 fortgesetzt. Diese Entwicklung dürfte mit dadurch bedingt sein, daß hier weiterhin Anstrengungen unternommen wurden, den vorgegebenen Kostenrahmen der Arzneimittelbudgets einzuhalten. Tabelle 6 zeigt die Situation für die 20 verordnungsstärksten Wirkstoffe. Einen weitgehend vollständigen Überblick gibt die Tabelle 53.8 im statistischen Teil. Die Auswertung erstreckt sich auf 338 (Vorjahr 338) generikafähige Wirkstoffe des Gesamtmarktes mit jeweils mindestens 50000 Verordnungen. Danach haben die Zweitanmelderpräparate 1997 mittlerweile 64,1 % des Umsatzes (Vorjahr 61,0 %) und 68,8 % der Verordnungen (Vorjahr 66,8 %) von generikafähigen Wirkstoffen erreicht. Bezogen auf den Gesamtmarkt haben die Zweitanmelderpräparate ihren Anteil an den Verordnungen seit 1981 von 10,3 % auf 40,3 % im Jahre 1997 gesteigert (Abbildung 4). Beim Umsatz stieg der Generikaanteil von 11,5 % auf 30,4 %.

Durch die Verordnung von Zweitanmelderpräparaten haben die bundesdeutschen Vertragsärzte 1997 insgesamt 2,4 Mrd. DM für die gesetzlichen Krankenkassen eingespart, wenn die derzeitigen Durchschnittskosten einer Generikaverordnung von 30,91 DM im Vergleich zu 38,14 DM für eine Originalpräparatverordnung zugrunde gelegt

Tabelle 6: Anteil der Generikapräparate an Verordnungen und Umsatz von verordnungsstarken Wirkstoffen 1997

Wirkstoff	Gesamtverordnungen		Gesamtumsatz	
	Tsd.	% Generika	Mio. DM	% Generika
Diclofenac	26820,4	65,0	335,6	64,8
Acetylcystein	16599,8	100,0	258,3	100,0
Paracetamol	14863,3	76,4	53,4	72,4
Xylometazolin	11801,1	84,2	53,1	84,0
Ambroxol	10396,5	56,0	104,8	52,5
Acetylsalicylsäure	10346,0	91,1	70,2	87,6
Nifedipin	10109,3	84,7	439,3	83,3
Levothyroxin-Natrium	9167,1	74,2	152,5	73,8
Captopril	8628,6	80,8	364,6	56,3
Metoclopramid	7543,1	70,2	67,1	69,9
Glibenclamid	7397,3	65,3	150,6	55,3
Ibuprofen	7066,7	99,7	141,9	99,5
Verapamil	6528,5	64,6	233,5	56,8
Furosemid	6359,8	79,4	168,4	72,6
Insulin	6302,9	100,0	942,9	100,0
Phenoxymethylpenicillin	6261,3	82,4	104,2	81,0
Theophyllin	6257,5	94,6	283,7	95,0
Isosorbiddinitrat	5914,3	42,1	217,6	34,6
Heparin	5900,9	93,1	183,8	70,9
Metoprolol	5888,1	37,9	327,8	24,2
Weitere Wirkstoffe	297627,4	63,4	11524,2	59,9
Generikafähige Wirkstoffe	487779,9	68,8	16177,5	64,1
GKV-Gesamtmarkt	833485,2	40,3	34081,0	30,4

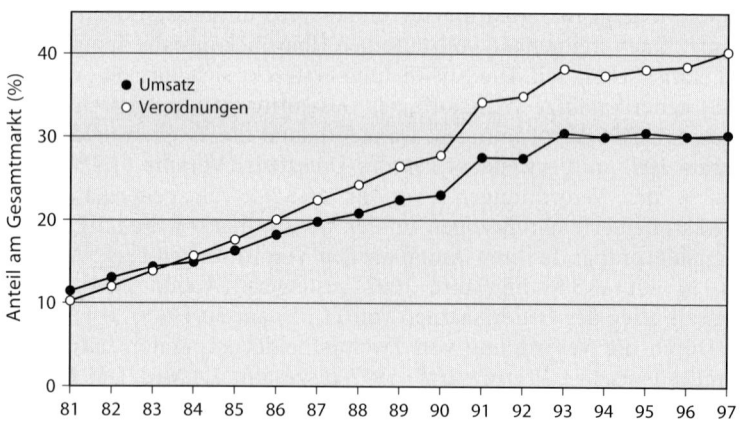

Abbildung 4: Anteil der Zweitanmelder am Gesamtmarkt nach Verordnungen und Umsatz (ab 1991 mit neuen Bundesländern)

Tabelle 7: Einsparpotentiale von Generika 1997
Bei der Berechnung des günstigsten Preises wurden nur unumstrittene Präparate mit mindestens 80 Tsd. Verordnungen berücksichtigt.

Wirkstoff	Tatsächlicher Umsatz (Mio. DM)	Umsatz bei günst. Preis (Mio. DM)	Mögliche Einsparung (Mio. DM)	Einsparung (kumuliert) (Mio. DM)
Captopril	348,3	155,8	192,5	192,5
Metoprolol	317,8	160,2	157,6	350,1
Isosorbidmononitrat	364,9	214,0	150,9	501,0
Nifedipin	434,7	302,3	132,4	633,4
Theophyllin	281,5	170,3	111,2	744,6
Budesonid	244,5	141,3	103,2	847,8
Isosorbiddinitrat	216,4	136,8	79,6	927,4
Glibenclamid	149,7	78,1	71,6	999,0
Estradiol	125,0	53,6	71,4	1070,4
Ranitidin	231,0	160,4	70,7	1141,1
Diclofenac	229,4	160,6	68,8	1209,9
Verapamil	229,6	165,7	63,9	1273,7
Salbutamol	129,7	72,7	57,0	1330,7
Molsidomin	129,4	81,4	48,0	1378,7
Furosemid	167,4	120,9	46,5	1425,1
Nitrendipin	136,0	89,6	46,4	1471,6
Phenoxymethylpenicillin	103,9	58,5	45,4	1517,0
Morphin	103,4	59,2	44,2	1561,2
Tramadol	176,0	133,0	42,9	1604,1
Fenofibrat	96,1	57,7	38,4	1642,5
Summe dieser 20 Wirkstoffe	4214,6	2572,1	1642,5	
Summe aller Generika-Wirkstoffe	12243,1	9566,5	2676,5	

werden. Für den generikafähigen Teilmarkt mit einem Umsatzvolumen von 16,2 Mrd. DM (64,1 % des gesamten Arzneimittelmarktes) läßt sich ein zusätzliches Einsparpotential von 2,7 Mrd. DM berechnen, wenn der jeweils günstigste Preis für Generika mit mindestens 80000 Verordnungen ohne die umstrittenen Arzneimittel berücksichtigt wurde. Der größte Teil der Einsparungsmöglichkeiten entfällt auf 20 Wirkstoffe, für die bereits ein Einsparvolumen von 1,6 Mrd. DM berechnet werden kann (Tabelle 7).

Umstrittene Arzneimittelgruppen

Arzneimittelgruppen mit umstrittener Wirksamkeit sind seit 1986 im Arzneiverordnungs-Report dargestellt worden. Die erste Aufstellung umfaßte elf Arzneimittelgruppen, auf die 1985 ein Verordnungsvolumen von 3,4 Mrd. DM entfiel. Mit der Ausdehnung der pharmakologisch-therapeutischen Analyse auf weitere Indikationsgebiete, die in den ersten Ausgaben des Arzneiverordnungs-Reports noch nicht evaluiert worden waren, kamen in den nachfolgenden Jahren weitere Indikationen hinzu, so daß 1996 42 Arzneimittelgruppen dargestellt wurden, die überwiegend oder ausschließlich Arzneimittel mit umstrittener Wirksamkeit enthielten.

Im vergangenen Jahr erschien der Arzneiverordnungs-Report als verfügungsbeklagte Ausgabe ohne die Aufstellung umstrittener Arzneimittel, weil mehrere pharmazeutische Unternehmen am 11. und 12. September 1997 kurz vor dem geplanten Erscheinungstermin einstweilige Verfügungen gegen die Verbreitung von Aufstellungen umstrittener Arzneimittel erwirkt hatten. Die entsprechenden Passagen des bereits im Druck befindlichen Buches mußten nachträglich geschwärzt werden. Inzwischen ist eine einstweilige Verfügung durch das Oberlandesgericht Düsseldorf am 9. März 1998 zurückgewiesen worden (U(Kart) 30/97/380120/97 LG Düsseldorf).

Bemerkenswerterweise sind die Verordnungen umstrittener Arzneimittel trotz des Publikationsverbots stärker zurückgegangen als je zuvor. Die Verordnungen nahmen 1997 um 22,3 % und damit doppelt so stark wie der Gesamtmarkt (11,3 %) ab. Die Umsätze gingen um 20,7 % zurück, woraus sich Minderausgaben von 1,4 Mrd. DM errechnen (Tabelle 8). Selbst 1993, im ersten Jahr des Arzneimittelbudgets, waren die Einbrüche bei Verordnungen (damals –18 %) nicht so stark wie 1997.

Die Strukturierung der Arzneimittelgruppen mit umstrittener Wirksamkeit hat sich gegenüber den 1996 publizierten Zahlen verändert, weil weitere Indikationsgruppen (Antiarthrotika, Antihypotonika, Laxantien) aufgrund der schon bestehenden Vorgaben in den Arzneimittelrichtlinien des Bundesausschusses der Ärzte und Krankenkassen oder durch Erfassung zusätzlicher Arzneimittelgruppen, wie z. B. Nitrofurantoinpräparate, Spasmolytika (oral, rektal) und Clofibrinsäureester, in die Gruppe der umstrittenen Arzneimittel einbezogen wurden. Darüber hinaus ist die pharmakologisch-therapeutische Bewertung erstmals auf der Basis ATC-kodierter Einzelpräpa-

Tabelle 8: Arzneimittelgruppen mit umstrittener Wirksamkeit
Verordnungen und Umsatz 1997 mit den Änderungen in % gegenüber 1996

Arzneimittelgruppen	Verordnungen in Tsd.	Änd. %	Umsatz Mio. DM	Änd. %
Antacida-Kombinationen	917,9	−24,1	30,4	−17,5
Antiarrhythmika-Kombinationen	217,4	−33,8	24,6	−28,8
Antiarthrotika u. sonst. Antiphlogistika	3366,4	−24,2	146,5	−24,7
Antidementiva	8540,7	−26,8	523,1	−25,1
Antiemetika-Kombinationen	1904,5	−6,9	47,8	−5,1
Antihypotonika	4318,1	−20,1	149,4	−15,8
Antitussiva-Kombinationen	3267,3	−18,9	44,0	−19,6
Carminativa	3590,6	−17,8	75,3	−18,9
Cholagoga	1176,8	−33,1	37,6	−37,6
Clofibrinsäureester	218,6	−16,3	25,1	−18,9
Darmfloramittel	3686,3	−21,4	80,4	−27,3
Dermatika (sonstige)	7137,8	−24,7	157,1	−21,9
Durchblutungsfördernde Mittel	6480,1	−16,4	326,7	−19,4
Enzym-Kombinationen (oral)	1377,2	−16,7	71,5	+0,8
Expektorantien	50503,3	−17,5	709,1	−20,5
Grippemittel	2629,2	−25,2	31,0	−23,7
Hämorrhoidenmittel	3141,1	−17,5	65,4	−16,6
Hypnotika (pflanzliche)	3173,1	−20,8	69,0	−17,7
Immunstimulantien	4090,1	−30,0	135,9	−12,6
Kardiaka (pflanzliche)	3629,2	−22,5	114,2	−17,4
Klimakteriumstherapeutika	1646,1	−17,1	45,7	−13,2
Laxantien	4037,7	−9,2	100,0	−6,5
Lebertherapeutika	669,1	−25,6	65,2	−21,9
Magnesiumpräparate	7541,4	−20,5	179,9	−17,8
Migränemittel-Kombinationen	2017,3	−18,7	51,0	−13,8
Motilitätssteigernde Mittel (pflanzl.)	1088,5	−16,8	19,9	−8,9
Mund- u. Rachentherapeutika	7164,9	−25,9	80,4	−23,2
Neuropathiepräparate	3972,2	−19,1	299,7	−12,1
Nitrofurantoinpräparate	805,9	−5,2	20,0	+1,7
Ophthalmika (sonstige)	8206,0	−15,4	119,9	−14,0
Opipramol	1507,7	−1,5	54,3	−3,1
Prostatamittel (pflanzliche)	3085,2	−15,0	194,0	−14,0
Psychopharmaka (pflanzliche)	4715,9	−20,0	166,4	−17,1
Rheumamittel (Externa)	20996,0	−31,0	277,7	−34,5
Rhinologika-Kombinationen	5727,2	−19,4	73,2	−19,4
Spasmolytika (oral, rektal)	4205,4	−14,6	120,4	−4,9
Urologika (pflanzliche)	2383,3	−28,8	80,3	−19,2
Urologika (Spasmolytika)	1980,0	−1,4	151,2	+16,3
Venentherapeutika	9079,8	−36,2	287,9	−34,6
Vitamin-Kombinationen	1267,4	−24,1	38,6	−25,9
Weitere Präparategruppen	8804,0	−34,2	187,9	−38,2
Summe	214266,7	−22,3	5481,1	−20,7

rate vorgenommen worden. Dadurch sind weitere Verordnungen aus dem Bereich der umstrittenen Arzneimittel erfaßt worden, die sich auf einzelne Wirkstoffe und kleinere Arzneimittelgruppen verteilen und als weitere Präparategruppen zusammengefaßt sind. Darunter befinden sich auch mehrere früher aufgeführte Arzneimittelgruppen, die aufgrund starker Verordnungsrückgänge nur noch eine untergeordnete Rolle spielen. Dazu gehören Anabolika, Analgetikakombinationen mit anderen Stoffen, Antianämikakombinationen, sonstige Antidiarrhoika, Koronardilatatoren, sonstige Lipidsenker, Muskelrelaxantienkombinationen, topische Antiallergika und Xanthinkombinationen. Weitere Veränderungen betreffen Umschichtungen von Präparaten zwischen den Indikationsgruppen der Roten Liste (Lebertherapeutika, Durchblutungsfördernde Mittel, Venentherapeutika, Psychopharmaka) und die Bildung einer neuen Indikationsgruppe (Antidementiva).

Der zeitliche Verlauf der Verordnungen zeigt über die letzten 15 Jahre eine nahezu kontinuierliche Zunahme bis zu einem Gipfelpunkt mit 9,4 Mrd. DM im Jahre 1992, der zum Teil durch das Hinzukommen der neuen Bundesländer bedingt war (Abbildung 5). Seitdem sind die Verordnungen umstrittener Arzneimittel mit Ausnahme eines erneuten kleinen Anstieges im Jahre 1995 deutlich zurückgegangen, so daß in den letzten vier Jahren insgesamt eine Einsparung von ca. 4,0 Mrd. DM in diesem Bereich erzielt worden ist.

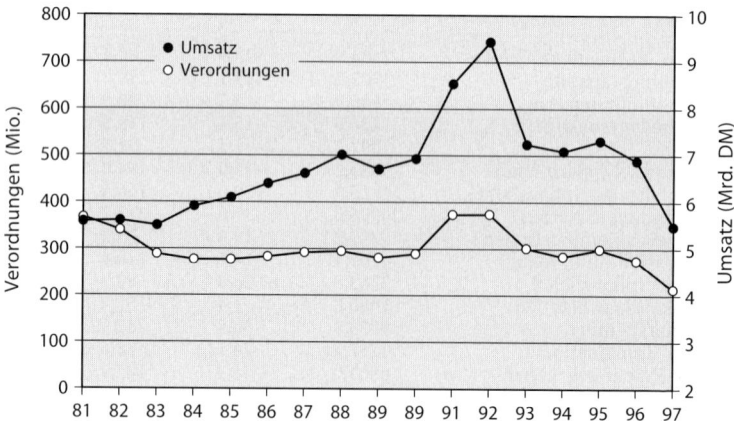

Abbildung 5: Entwicklung von Verordnungen und Umsatz umstrittener Arzneimittel 1981 bis 1997 (ab 1991 mit neuen Bundesländern)

Zu den besonders häufig verordneten Gruppen der umstrittenen Arzneimittel gehören 1997 neben Expektorantien, Rheumasalben, durchblutungsfördernden Mitteln und Venenmitteln auch die Indikationsgruppe Antidementiva, die aus der Zusammenlegung der Nootropika und eines großen Teils der durchblutungsfördernden Mittel entstanden ist (Tabelle 8). Da viele von diesen Arzneimittelgruppen in den USA, Großbritannien und den skandinavischen Ländern nicht erhältlich sind, wurde schon vor zehn Jahren gefolgert, daß wir ohne Nachteil für unsere Patienten auf diese umstrittenen Arzneimittel verzichten können (Gysling und Kochen 1987). Eine Darstellung über die Bewertungskriterien für Arzneimittel unter Berücksichtigung der Wirksamkeit und der gesetzlich festgelegten Verordnungseinschränkungen wird in einem eigenen Abschnitt (Kapitel 49) gegeben.

Wirtschaftliche Aspekte

Der Rückgang des Arzneimittelumsatzes im Gesamtmarkt um 1,7 % auf 34,1 Mrd. DM beruht 1997 auf einer ungewöhnlichen starken Abnahme der Verordnungen (-11,3 %) und des Verordnungsvolumens nach definierten Tagesdosen (-6,3 %), während die Strukturkomponente (+11,3 %) deutlich zugenommen hat. Der Preisindex ging ebenfalls leicht zurück (-0,8 %). Eine differenziertere Aufgliederung der die Umsatzentwicklung bestimmenden Faktoren zeigt die Komponentenzerlegung des GKV-Arzneimittelindex (Abbildung 6).

Umschichtungen im Verordnungsspektrum werden bei der Umsatzanalyse als „Strukturkomponente" bezeichnet. Die Strukturkomponente gibt an, welcher Teil der Umsatzänderungen auf den Wechsel zu anderen Arzneimitteln („Intermedikamenteneffekt") oder bei identischen Arzneimitteln auf den Wechsel zu anderen Packungsgrößen, Darreichungsformen und Wirkstärken („Intramedikamenteneffekt") zurückzuführen ist (Einzelheiten siehe Kapitel 53). Die hohe Strukturkomponente des Jahres 1997 (+11,3 %) entspricht einem Umsatzanstieg von 3674 Mio. DM. Die Aufgliederung der Strukturkomponente zeigt, daß von der Marktverschiebung hin zu anderen Arzneimitteln der größte Teil des Umsatzeffektes ausgeht (+8,2 %), während auf den Intramedikamenteneffekt ein geringerer Anteil (+2,8 %) entfällt. Beteiligt am Intramedikamenteneffekt sind sowohl der Wechsel zu größeren Packungen (+1,2 %) als auch die

Verschiebung zu teureren Darreichungsformen und Wirkstärken (+1,6 %).

Weitere Einzelheiten der statistischen Analyse und eine ausführliche Erläuterung für die angewendeten Berechnungsmethoden sind gesondert dargestellt (siehe Kapitel 53).

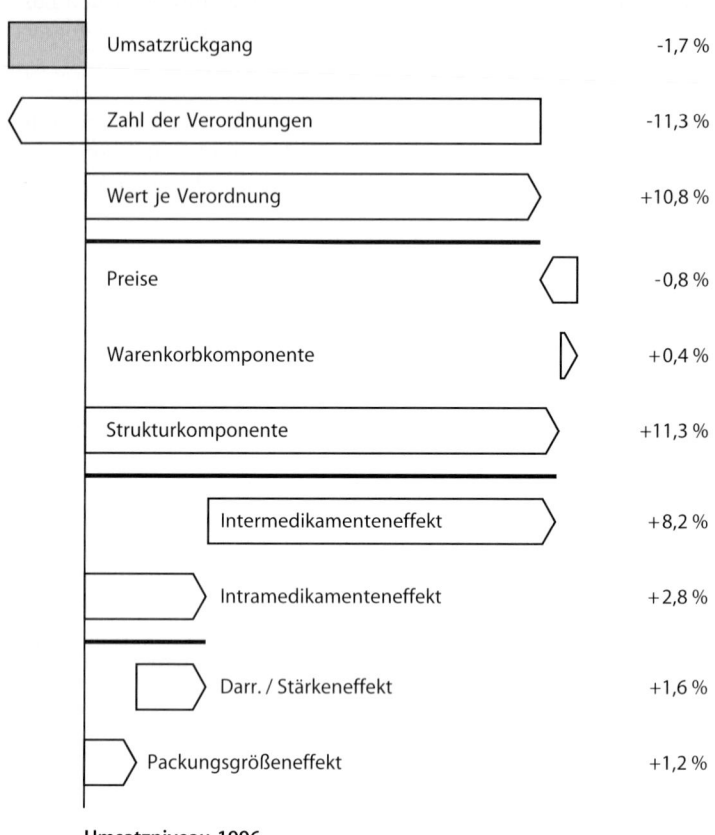

Abbildung 6: Komponentenanalyse der Umsatzentwicklung 1996/1997

Literatur

Fricke U., Klaus W. (1998): Neue Arzneimittel 1997. Fortschritte für die Arzneimitteltherapie? Wissenschaftliche Verlagsgesellschaft, Stuttgart (in Vorbereitung).
Gysling E., Kochen M. (1987): Beschränkung als Prinzip rationaler Pharmakotherapie. Pharma-Kritik 9: 1–4.
Scandinavian Simvastatin Survival Study Group (1994): Randomized trial of cholesterol lowering in 4444 patients with coronary heart disease. The Scandinavian Simvastatin Survival Study (4S). Lancet 344: 1383–1389.

1 ACE-Hemmer und Angiotensin-Rezeptorantagonisten

M. ANLAUF

Die Wirkung einer medikamentösen ACE-Hemmung besteht in einer verminderten Bildung von Angiotensin II aus Angiotensin I. Ebenfalls gehemmt wird der Abbau von Bradykinin. Angiotensin II wirkt stark vasokonstringierend im arteriellen, aber auch im venösen System. Es führt zu einer vermehrten Freisetzung von Aldosteron und Catecholaminen. Nachgewiesen wurden außerdem trophische Effekte in Zellkulturen, die Bedeutung für die vaskulären und kardialen Veränderungen bei Hochdruck- und Nierenkrankheiten haben könnten. Nachdem oral wirksame Angiotensin-Rezeptorantagonisten entwickelt wurden, von denen neben Losartan und Valsartan inzwischen Candesartan, Eprosartan und Irbesartan eingeführt sind, hat sich herausgestellt, daß die Rezeptoren für Angiotensin II in minde-

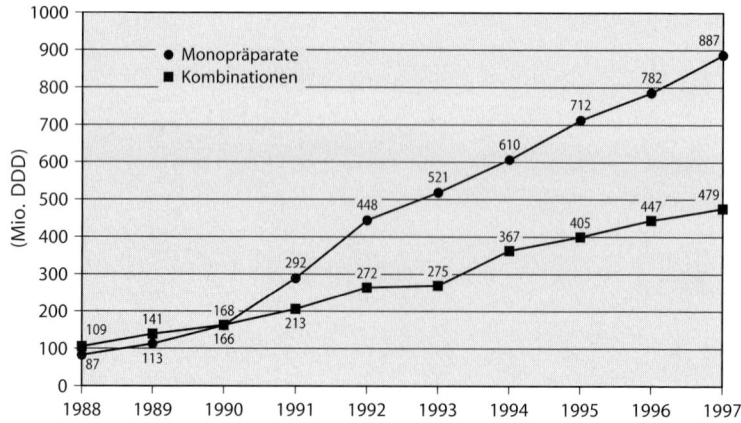

Abbildung 1.1: Verordnungen von ACE-Hemmern 1988 bis 1997
Gesamtverordnungen nach definierten Tagesdosen (ab 1991 mit neuen Bundesländern)

Tabelle 1.1 Verordnungen von ACE-Hemmern und Angiotensin-Rezeptorantagonisten 1997
Angegeben sind die verordnungshäufigsten Präparate mit Verordnungsrang, Verordnungen und Umsatz 1997 im Vergleich zu 1996.

Rang	Präparat	Verordnungen in Tsd.	Änd. %	Umsatz Mio. DM	Änd. %
63	Xanef	1611,1	−3,3	166,5	−6,6
64	Captohexal	1596,2	+47,0	36,4	+60,1
131	Lopirin	1063,8	−35,1	101,8	−39,2
140	ACE-Hemmer-ratiopharm	1025,6	+53,5	22,4	+66,4
172	Acerbon	895,1	−7,2	89,1	−11,5
202	Delix	781,6	−0,4	85,6	+1,6
291	tensobon	589,5	−34,1	57,4	−37,7
294	Acenorm	585,2	−19,6	34,4	−15,4
301	Lorzaar	578,2	+49,5	86,3	+65,1
306	Capozide	567,8	−18,4	78,4	−23,0
322	Accupro	548,2	−3,7	52,2	−6,7
331	Acercomp	535,9	+6,7	75,7	+12,2
332	Accuzide	535,2	+6,7	64,2	+12,8
345	Renacor	522,9	−0,4	72,9	−2,6
351	Delix plus	518,5	+16,5	70,0	+34,6
377	Cibacen	491,0	+3,8	47,3	+1,4
395	Captobeta	470,9	+81,4	9,7	+93,7
399	Captogamma	468,8	+18,7	10,9	+27,8
415	Cibadrex	459,9	+6,4	48,5	+13,1
435	Vesdil	450,8	−5,3	49,8	−2,0
454	Vesdil plus	435,3	+4,3	60,2	+15,4
495	Enalapril Berlin-Chemie	402,7	+153,9	19,3	+125,4
514	Capto-Isis	381,9	−4,5	24,7	+1,0
537	tensobon comp	367,1	−26,0	52,4	−33,9
563	Diovan	352,2	+311,0	52,1	+376,5
577	Pres	343,0	−17,2	36,4	−20,3
594	Fosinorm	337,5	+26,4	33,1	+21,4
711	Pres plus	285,0	−10,9	40,8	−10,4
727	Arelix ACE	277,8	+5,0	42,0	+26,8
784	Dynorm	257,4	−9,5	26,7	−11,7
845	Captopril Heumann	235,5	+56,6	5,0	+62,7
912	CORIC	218,6	−11,7	22,7	−14,8
934	Tensiomin	212,1	+31,7	5,2	+38,2
935	Dynacil	212,0	−3,3	21,0	−8,3
1022	Capto Puren	189,1	−4,6	4,8	+5,4
1050	Capto von ct	184,4	+35,2	3,9	+45,7
1059	Tensostad	182,2	+37,4	4,7	+44,0
1067	Adocor	179,9	+24,1	7,4	+36,6
1184	Coversum	158,6	+5,9	16,2	+5,3
1257	Captopril Pfleger	146,3	+79,6	3,4	+88,1
1275	Capto-dura	143,8	+49,3	3,8	+53,2
1276	Dynorm Plus	143,6	+25,9	17,4	+40,6
1298	Udrik	141,1	−12,5	14,7	−12,8
1454	Quadropril	121,3	(neu)	8,2	(neu)

Tabelle 1.1 Verordnungen von ACE-Hemmern und Angiotensin-Rezeptorantagonisten 1997 (Fortsetzung)
Angegeben sind die verordnungshäufigsten Präparate mit Verordnungsrang, Verordnungen und Umsatz 1997 im Vergleich zu 1996.

Rang	Präparat	Verordnungen in Tsd.	Änd. %	Umsatz Mio. DM	Änd. %
1462	Captopril AL	120,3	+183,2	2,4	+188,5
1473	Sigacap	119,5	+15,7	3,1	+27,6
1515	Lorzaar plus	114,7	(neu)	16,2	(neu)
1554	CORIC plus	110,2	+10,0	15,4	+17,7
1624	Mundil	102,5	−14,3	3,6	−6,7
1682	Udramil	96,5	(neu)	12,2	(neu)
1741	Tarka	90,2	(neu)	12,2	(neu)
Summe		20958,6	+7,2	1851,0	+2,0
Anteil an der Indikationsgruppe		38,0 %		54,6 %	
Gesamte Indikationsgruppe		55090,3	−2,4	3393,1	−4,6

stens zwei Gruppen, AT_1- und AT_2-Rezeptoren, mit teilweise gegensätzlichen Effekten gegliedert werden müssen. Die antihypertensive Wirkung erfolgt über AT_1-Rezeptorblockade.

1997 befanden sich auf dem deutschen Markt elf oral anwendbare ACE-Hemmer und zwei Angiotensin-Rezeptorantagonisten. Unterschiede zwischen den ACE-Hemmern liegen vor allem in der Kinetik. Während Captopril und Lisinopril keine „Prodrugs" sind, müssen Benazepril, Cilazapril, Enalapril, Fosinopril, Perindopril, Spirapril, Quinapril, Ramipril und Trandolapril in der Leber in die aktive Substanz umgewandelt werden. Die Plasmahalbwertszeiten der Wirksubstanzen liegen zwischen 2 (Captopril) und 24 Stunden. Für die Dosierung bei Dauertherapie haben sie jedoch nur eine untergeordnete Bedeutung, eine ein- oder zweimal tägliche Gabe ist in der Regel ausreichend, für Captopril wird eine 2–3mal tägliche Gabe empfohlen.

Fosinopril, in geringerem Maße auch Benazepril, Quinapril, Ramipril und Trandolapril haben neben einem renalen auch einen hepatischen Ausscheidungsweg. Die Unterschiede der ACE-Hemmer in Wirkungen und Nebenwirkungen sind gering. Für die Behandlung der Hypertonie sind alle Präparate, für die Herzinsuffizienz (Rote Liste 1998) alle Monopräparate außer Cilazapril, Spirapril und Trandolapril, für die diabetische Nephropathie Captopril zugelassen.

Unterschiede zwischen den in dieser Liste vertretenen Angiotensin-Rezeptorantagonisten bestehen vor allem in der Pharmakokinetik. Losartan (*Lorzaar*) unterliegt einem First-Pass-Metabolismus mit einer oralen Bioverfügbarkeit von 33 % und wird zu 14 % in einen aktiven Metaboliten umgewandelt. Valsartan (*Diovan*) hat eine mittlere orale Bioverfügbarkeit von 23 %. Die Gabe beider Substanzen erfolgt 1–2mal täglich.

Verordnungsspektrum

ACE-Hemmer und Angiotensin-Rezeptorantagonisten zeigen eine Steigerung der Verordnungen um 7,2 %. Da die Preise gefallen sind – 1996 betrugen die DDD-Kosten für Captopril 1,31 DM, 1997 dagegen 0,92 DM, für langwirksame ACE-Hemmer 1,52 DM bzw. 1,37 DM – stieg der Umsatz lediglich um 2 %. Dabei fallen die höheren Kosten für Angiotensin-Rezeptorantagonisten von 2,11 DM wegen des noch kleinen Anteils kaum ins Gewicht. Auffällig ist bei der Marktentwicklung der ACE-Hemmer, daß 1997 die Captoprilpräparate mit jetzt 17 Generika in dieser Liste um fast 20 % zugelegt haben, während die Verordnungen der langwirkenden Gruppe nur halb so viel stieg (Tabelle 1.2).

Nach verordneten DDD wurden 1997 etwa 3,7 Millionen Patienten mit einem der hier genannten ACE-Hemmer-Monopräparate oder einer ACE-Hemmer-Diuretika-Kombination behandelt. Alle ACE-hemmenden Substanzen befanden sich zumindest mit einem Monopräparat in der Gruppe der meistverordneten Arzneimittel.

ACE-Hemmer-Kombinationen mit einem Saluretikum haben nur wenig an Verordnungen zugenommen (Tabelle 1.3). Die fixen Kombinationen von ACE-Hemmern mit Diuretika verstärken die Blutdrucksenkung und sind – wie andere antihypertensive Zweierkombinationen – in der Regel preisgünstiger als freie Kombinationen in der gleichen Dosierung. Als Kombinationspartner für den ACE-Hemmer wurde mit einer Ausnahme (*Arelix ACE*) Hydrochlorothiazid verwendet. Bei freier Kombination mit kaliumsparenden Diuretika besteht die Gefahr der Hyperkaliämie. Mit 12,6 Millionen DDD hat die erste fixe Kombination aus einem ACE-Hemmer (2 mg Trandolapril) und einem Calciumantagonisten (180 mg Verapamil) die Aufnahme in diese Liste erreicht. Die Kombination ist prinzipiell sinnvoll (s. Kapitel Antihypertonika). Die Anmerkung in der Roten Liste „...bei Patienten, deren Blutdruck mit den beiden Einzelkomponenten im selben Basisverhältnis normalisiert ist" wäre auch bei anderen antihypertensiven Fixkombinationen zu begrüßen.

Tabelle 1.2 Verordnungen von ACE-Hemmern 1997
Angegeben sind die 1997 verordneten Tagesdosen, die Änderungen gegenüber 1996 und die mittleren Kosten je DDD 1997.

Präparat	Bestandteile	DDD 1997 in Mio.	Änderung in %	DDD-Kosten in DM
Captopril				
Captohexal	Captopril	80,5	(+66,6)	0,45
ACE-Hemmer-ratiopharm	Captopril	48,1	(+72,2)	0,47
Lopirin	Captopril	44,2	(−32,1)	2,31
Acenorm	Captopril	28,0	(−12,1)	1,23
tensobon	Captopril	25,0	(−31,0)	2,29
Captogamma	Captopril	24,1	(+32,6)	0,45
Captobeta	Captopril	23,5	(+102,5)	0,41
Capto-Isis	Captopril	17,4	(+4,1)	1,42
Captopril Heumann	Captopril	10,3	(+71,1)	0,49
Tensiomin	Captopril	9,7	(+42,4)	0,53
Capto Puren	Captopril	9,1	(+11,1)	0,53
Tensostad	Captopril	8,7	(+48,8)	0,54
Capto von ct	Captopril	8,4	(+55,3)	0,46
Adocor	Captopril	8,4	(+45,9)	0,88
Captopril Pfleger	Captopril	7,0	(+91,7)	0,49
Capto-dura	Captopril	5,8	(+56,8)	0,64
Captopril AL	Captopril	5,8	(+194,3)	0,41
Sigacap	Captopril	5,7	(+34,7)	0,54
Mundil	Captopril	5,1	(−2,5)	0,71
		375,0	(+19,8)	0,92
Langwirkende ACE-Hemmer				
Xanef	Enalapril	108,5	(+6,9)	1,53
Delix	Ramipril	77,4	(+6,3)	1,11
Acerbon	Lisinopril	56,8	(−0,1)	1,57
Cibacen	Benazepril	45,3	(+8,0)	1,04
Vesdil	Ramipril	42,9	(+16,0)	1,16
Accupro	Quinapril	29,1	(−1,1)	1,79
Pres	Enalapril	24,9	(−10,1)	1,46
Fosinorm	Fosinopril	22,5	(+40,3)	1,47
Dynorm	Cilazapril	21,0	(+1,9)	1,27
Enalapril Berlin-Chemie	Enalapril	16,2	(+159,8)	1,20
CORIC	Lisinopril	15,0	(−6,7)	1,51
Dynacil	Fosinopril	14,0	(+1,4)	1,50
Coversum	Perindopril	10,9	(+12,6)	1,49
Udrik	Trandolapril	9,7	(−7,6)	1,51
Quadropril	Spirapril	7,8	(neu)	1,05
		502,0	(+9,1)	1,37
Summe		877,0	(+13,5)	1,18

Bei der Herzinsuffizienz wurden wegen der Gefahr schwerer Hypotonie niedrige Dosisstärken als «cor»- oder «card»-Varianten der Captopril, Enalapril, Lisinopril und Perindopril enthaltenden Arzneimittel hergestellt. Wegen ihres Preises ist deren Verordnung bei Hypertonie wenig sinnvoll und bei Herzinsuffizienz durch Teilung von Tabletten mit höherem Wirkstoffgehalt häufig vermeidbar. Aus

Tabelle 1.3 Verordnungen von ACE-Hemmer-Kombinationen 1997
Angegeben sind die 1997 verordneten Tagesdosen, die Änderungen gegenüber 1996 und die mittleren Kosten je DDD 1997.

Präparat	Bestandteile	DDD 1997 in Mio.	Änderung in %	DDD-Kosten in DM
Mit Diuretika				
Capozide	Captopril Hydrochlorothiazid	69,6	(−16,0)	1,13
Delix plus	Ramipril Hydrochlorothiazid	60,3	(+30,4)	1,16
tensobon comp	Captopril Hydrochlorothiazid	54,4	(−23,7)	0,96
Vesdil plus	Ramipril Hydrochlorothiazid	51,9	(+10,6)	1,16
Accuzide	Quinapril Hydrochlorothiazid	41,8	(+14,4)	1,54
Renacor	Enalapril Hydrochlorothiazid	41,5	(+1,8)	1,76
Acercomp	Lisinopril Hydrochlorothiazid	41,3	(+13,8)	1,83
Cibadrex	Benazepril Hydrochlorothiazid	33,0	(+13,6)	1,47
Pres plus	Enalapril Hydrochlorothiazid	23,3	(−6,2)	1,75
Arelix ACE	Ramipril Piretanid	20,6	(+14,8)	2,04
Dynorm Plus	Cilazapril Hydrochlorothiazid	10,6	(+40,7)	1,64
CORIC plus	Lisinopril Hydrochlorothiazid	8,4	(+16,8)	1,82
		456,7	(+2,1)	1,40
Mit Calciumantagonisten				
Tarka	Verapamil Trandolapril	6,3	(neu)	1,93
Udramil	Verapamil Trandolapril	6,3	(neu)	1,94
		12,6	(neu)	1,94
Summe		469,3	(+4,9)	1,41

Tabelle 1.4 Verordnungen von Angiotensinrezeptorantagonisten 1997
Angegeben sind die 1997 verordneten Tagesdosen, die Änderungen
gegenüber 1996 und die mittleren Kosten je DDD 1997.

Präparat	Bestandteile	DDD 1997 in Mio.	Änderung in %	DDD-Kosten in DM
Monopräparate				
Lorzaar	Losartan	41,0	(+67,3)	2,11
Diovan	Valsartan	24,7	(+386,4)	2,11
		65,6	(+122,1)	2,11
Kombinationspräparate				
Lorzaar plus	Losartan Hydrochlorothiazid	7,6	(neu)	2,12
Summe		73,3	(+147,9)	2,11

Gründen der Konsistenz wurden daher die bisher getrennt aufgeführten Präparate *tensobon* und *cor tensobon* wie auch sonst bei niedrig und höher dosierten Formen in einem Standardaggregat (*tensobon*) zusammengeführt.

Der Umsatz der beiden Angiotensin-Rezeptorantagonisten Losartan und Valsartan hat sich im Vergleich zum Vorjahr mehr als verdoppelt, obgleich ihr Preis um fast 80% über dem der ACE-Hemmer liegt (Tabelle 1.4). Sie werden von vielen nicht nur zur Substitution bei Nebenwirkungen der ACE-Hemmer (vor allem Husten) eingesetzt.

Zum ersten Mal findet sich auch eine fixe Kombination aus einem Angiotensin-Rezeptorantagonisten und einem Saluretikum in dieser Liste. Dabei ist der Zusatz von 12,5 mg Hydrochlorothiazid zu 50 mg Losartan für den Verbraucher kostenlos.

Therapeutische Aspekte

Zur Behandlung der Herzinsuffizienz mit ACE-Hemmern liegen seit der ersten Studie (CONSENSUS Trial Study Group 1987) inzwischen eine Reihe weiterer Studien vor, in denen Enalapril, Captopril oder Ramipril bei verschiedenen Schweregraden eingesetzt wurden. Die in der AIRE-Studie (1993) nachgewiesene Erhöhung der Überlebenswahrscheinlichkeit durch Ramipril bei herzinsuffizienten Patienten nach akutem Myokardinfarkt war auch fünf Jahre nach Therapiebeginn noch nachweisbar (Hall et al. 1997). Überwiegend handelte es sich um Patienten mittleren Alters mit koronarer Herzkrankheit oder dilatativer Kardiomyopathie. Dabei wurden ACE-Hemmer in der Regel als Zusatz zu einer Basistherapie mit Saluretika, Digitalis oder Koronarmitteln verwendet. Überwiegend konnte bei guter Verträglichkeit und Zunahme der Leistungsfähigkeit eine Senkung der Morbidität erreicht werden. In einzelnen Studien wurde eine signifikante Senkung der Letalität beobachtet. Obgleich optimale Dosierung, sinnvolle Begleitmedikation und Behandlungsdauer noch diskutiert werden, hat als Folge der genannten Studien die ACE-Hemmergabe zu Recht einen festen Platz in der Behandlung der Herzinsuffizienz. Erfahrungen in der routinemäßigen oralen Anwendung von Captopril bei Verdacht auf einen akuten Myokardinfarkt haben lediglich zu einer Reduktion der Todesrate um 5 pro 1000 Patienten im ersten Monat geführt (ISIS-4 1995). Gefürchtete Nebenwirkung bei akutem Myokardinfarkt und schwerer Herzinsuffizienz ist eine ausgeprägte und anhaltende Senkung des ohnehin meist niedrigen Blutdrucks. Vorsichtsmaßnahmen sind: Vermeiden eines starken Natriumverlustes vor Therapiebeginn (Saluretika!), Beginn mit sehr niedriger Dosierung und mehrstündige ärztliche Beobachtung nach Behandlungsbeginn. Durch eine Verbesserung der Myokardfunktion wird nicht selten eine Normalisierung zuvor erniedrigt gemessener Blutdruckwerte beobachtet.

Die Attraktivität der ACE-Hemmer für die Behandlung der Hypertonie besteht in der guten subjektiven Verträglichkeit, sieht man von dem häufig (ca. 10 %) auftretenden Reizhusten und anderen, sehr seltenen, aber teils lebensbedrohlichen Nebenwirkungen (s. unten) ab. Das weitgehende Fehlen des Hustens nach Gabe von Angiotensin-II-Rezeptorantagonisten (s. oben) beweist, daß, wie vermutet, die Wirkung der ACE-Hemmer auf den Bradykininstoffwechsel für diese Nebenwirkung verantwortlich ist. Dies scheint für das angioneurotische Ödem nicht zuzutreffen, das auch unter Losartan beobachtet wurde, allerdings seltener als unter ACE-Hemmern.

Zusätzliche Faszination ist entstanden, nachdem gezeigt wurde, daß die Insulinresistenz, möglicherweise eine gemeinsame pathophysiologische Ursache verschiedener kardiovaskulärer Risiken, durch ACE-Hemmer vermindert werden kann. Von größerer klinischer Bedeutung ist, daß nach einigen Studien ACE-Hemmer bei diabetischer Nephropathie (Lewis et al. 1993 mit Captopril), aber auch bei anderen Nierenerkrankungen (Maschio et al. 1996 mit Benazepril, The GISEN Group 1997 mit Ramipril) besser als andere Antihypertensiva in der Lage sind, die Progression, vielleicht sogar die Entwicklung (The EUCLID study group 1997) einer Niereninsuffizienz aufzuhalten. Statistisch tritt dieser Effekt auch unabhängig von der Blutdrucksenkung auf (Kasiske et al. 1993).

Bei der weit überwiegenden Zahl der Hypertoniepatienten, die lediglich eine primäre Hypertonie unterschiedlicher Schweregrade aufweisen, lagen lange jedoch keine, nur in kontrollierten Studien zu erbringende Belege vor, daß eine Behandlung mit ACE-Hemmern einer Therapie mit Betarezeptorenblockern oder Saluretika in der Senkung von kardiovaskulärer Morbidität und Letalität gleichwertig oder sogar überlegen ist (s. auch Kapitel 11, Antihypertonika). Nach einem Kongreßvortrag (17th Scientific Meeting of the International Society of Hypertension, Amsterdam 7.–11. Juni 1998) ist der Beleg der Gleichwertigkeit jetzt im Rahmen des Captopril Prevention Projects (CAPPP) erbracht worden.

Seltene schwere Nebenwirkungen der ACE-Hemmer sind vor allem Leukopenie (auch als Wechselwirkung mit Allopurinol), Erythema multiforme, exfoliative Dermatitis, Angioödem im Schlundbereich, dialysepflichtige Niereninsuffizienz (z. B. bei Stenosen der Nierenarterien) und kindliche Mißbildungen bei Nichtbeachtung der Kontraindikation Schwangerschaft. Diese Kontraindikation gilt auch für Angiotensin-II-Rezeptorantagonisten.

Mit der Entwicklung und Vermarktung der Angiotensin-Rezeptorantagonisten zeigt sich eine Tendenz, Wirksamkeitsbelege für eine Morbiditäts- und Letalitätssenkung früher zu erarbeiten, als dies bei den ACE-Hemmern der Fall war. Eine erste Vergleichsstudie zwischen Captopril und Losartan bei älteren Patienten zur Frage der Beeinflussung der Nierenfunktion ergab überraschenderweise eine Überlegenheit für Losartan bei der Behandlung der Herzinsuffizienz (Pitt et al. 1997). Wahrscheinlich werden aussagekräftige vergleichende klinische Studien bereits in ein bis drei Jahren klären, ob die Angiotensin-Rezeptorantagonisten den ACE-Hemmern in der Behandlung der Herzinsuffizienz, aber auch der diabetischen und nichtdiabetischen Nephropathie, der Herzinsuffizienz und der Prophylaxe nach Myokardinfarkt überlegen, gleichwertig oder unterlegen sind.

Literatur

The Acute Infarction Ramipril Efficacy (AIRE) Study Investigators (1993): Effect of ramipril on mortality and morbidity of survivors of acute myocardial infarction with clinical evidence of heart failure. Lancet 342: 821–828.

CONSENSUS Trial Study Group (1987): Effects of enalapril on mortality in severe congestive heart failure: Results of the Cooperative North Scandinavian Enalapril Survival Study (CONSENSUS). New Engl. J. Med. 316: 1429–1435.

The EUCLID study group (1997): Randomised placebo-controlled trial of lisinopril in normotensive patients with insulin-dependent diabetes and normoalbuminuria or microalbuminuria. Lancet 349: 1787–1792.

The GISEN Group (1997): Randomised placebo-controlled trial of effect of ramipril on decline in glomerular filtration rate and risk of terminal renal failure in proteinuric, non-diabetic nephropathy. Lancet 349: 1857–1863.

Hall A. S., Murray G. D., Ball S. G. (AIREX Study Group Investigators) (1997): Follow-up study of patients randomly allocated ramipril or placebo for heart failure after myocardial infarction: AIRE extension (AIREX) study. Lancet 349: 1493–1497.

ISIS-4 Collaborative Group (1995): ISIS-4: a randomised factorial trial assessing early oral Captopril, oral mononitrate and intravenous magnesium sulphate in 58050 patients with suspected acute myocardial infarction. Lancet 345: 669–685.

Kasiske B. L., Kalili R. S. N., Ma J. Z., Liao M., Keane W. F. (1993): Effect of antihypertensive therapy on the kidney in patients with diabetes: a meta-regression analysis. Ann. Intern. Med. 118: 129–138.

Lewis E. J., Hunsicker L. G., Bain R. P., Rohde R. D. for the Collaborative Study Group (1993): The effect of angiotensin-converting-enzyme inhibition on diabetic nephropathy. N. Engl. J. Med. 329: 1456–1462.

Maschio G., Albert D., Ganin G., Locatelli F., Mann J. F. E. et al. (1996): Effect of the angiotensin-converting-enzyme inhibitor benazepril on the progression of chronic renal insufficiency. N. Engl. J. Med. 334: 939–945.

Pitt B., Segal R., Martinez F. A., Meurers G., Cowley A. J. et al. (Elite study investigators) (1997): Randomized trial of losartan versus captopril in patients over 65 with heart failure (Evaluation of the losartan in the elderly study, ELITE). Lancet 349: 747–752.

2 Analgetika

G. Schmidt

Für die Schmerzbehandlung werden in erster Linie Opioide und nichtopioide Analgetika eingesetzt. Die nichtopioiden Analgetika wirken zusätzlich antipyretisch, einige auch entzündungshemmend. In manchen Fällen bereitet es Schwierigkeiten, eine eindeutige Trennung von Analgetika gegenüber den Antirheumatika und Antiphlogistika vorzunehmen. So wird die Acetylsalicylsäure besonders in Deutschland vorzugsweise zur Behandlung von Schmerzen eingesetzt. Sie wirkt aber in höheren Dosen auch antiphlogistisch. Seit mehreren Jahren wird das nichtsteroidale Antiphlogistikum Ibuprofen in geringerer Dosis als rezeptfreies Schmerzmittel verwendet.

Verordnungsspektrum

Die Analgetika sind mit 66 Präparaten eine bedeutende Arzneimittelgruppe unter den 2000 verordnungshäufigsten Präparaten (Tabelle 2.1). Die Abbildung 2.1 zeigt, daß bei den opioiden Analgetika die Verordnungen 1997 gegenüber dem Vorjahr erneut deutlich angestiegen sind. Es handelt sich um eine Tendenz, die bereits in den zurückliegenden Jahren zu beobachten war. Gründe für diese Entwicklung sind vor allem die abermals stark angestiegenen Verordnungen von Tramadol, die nach Auslaufen des Patentschutzes für *Tramal* durch zahlreiche Generika zu beobachten sind. Die stark wirksamen Opioide (Morphin, Levomethadon) sind offenbar durch die sich erst jetzt auswirkende Liberalisierung der Betäubungsmittel-Verschreibungsverordnung vom 1. Februar 1993 kräftig angestiegen. Es ist zu erwarten, daß sich diese Tendenz weiter fortsetzen wird, da die betäubungsmittelrechtlichen Verordnungsvorschriften zum 1. Februar 1998 im Sinne einer besseren Versorgung von Schmerzpatienten erneut vereinfacht worden sind. Von Seiten der Schmerztherapeuten

Tabelle 2.1: Verordnungen von Analgetika 1997
Angegeben sind die verordnungshäufigsten Präparate mit Verordnungsrang, Verordnungen und Umsatz 1997 im Vergleich zu 1996.

Rang	Präparat	Verordnungen in Tsd.	Änd. %	Umsatz Mio. DM	Änd. %
4	ASS-ratiopharm	5616,1	−10,6	36,2	−9,6
5	Paracetamol-ratiopharm	5570,6	−9,7	20,4	−11,7
11	ben-u-ron	3508,4	−21,6	14,7	−24,5
37	Gelonida Schmerz	2019,2	−35,1	17,0	−30,6
51	Tramal	1706,2	−14,0	90,0	−10,6
58	Paracetamol Stada	1640,8	−2,1	4,8	−1,1
76	Berlosin	1515,9	−35,0	8,3	−34,2
79	Valoron N	1494,9	−16,5	160,0	−11,3
87	Novalgin	1399,5	−14,5	14,5	−11,8
111	Novaminsulfon-ratiopharm	1213,5	+2,9	11,6	+4,2
157	dolomo TN	953,3	−18,5	6,7	−19,4
167	PCM Paracetamol Lichtenstein	919,2	−6,3	3,1	−5,2
178	Paracetamol BC	873,6	−14,1	2,5	−20,5
179	paracetamol von ct	868,3	−1,7	2,7	−5,0
239	Tramadolor	694,4	+4,1	18,6	+14,8
280	talvosilen	605,7	−23,4	4,4	−21,0
300	Tramadol-ratiopharm	578,6	+26,9	18,1	+32,2
330	Analgin	536,8	−30,0	2,8	−30,2
340	Nedolon P	525,9	−26,5	4,3	−28,7
384	MST Mundipharma	480,0	+7,3	87,8	+17,2
398	Novaminsulfon Lichtenstein	469,1	+31,5	6,3	+50,1
443	Titretta S/T	442,0	−28,6	8,4	−22,7
482	ASS von ct	412,8	+3,8	2,4	−2,3
490	Tramundin	404,2	+6,7	20,7	+28,6
513	Katadolon	383,5	+66,0	13,1	+48,4
541	Paracetamol comp. Stada	366,5	−30,7	2,1	−23,8
542	Trancopal Dolo	366,4	+597,9	9,6	+611,4
641	Aspirin	315,1	−69,3	2,2	−72,4
651	ASS-Hexal	312,3	+279,0	1,7	+304,3
670	ASS Stada	302,9	+26,9	1,1	+56,4
673	Paracetamol Al	300,4	+7,7	0,9	+17,2
749	Azur compositum	269,4	−28,1	1,8	−24,6
775	Dolviran N	259,3	−14,1	3,5	−11,1
874	Paracetamol Hexal	228,9	+281,2	0,8	+319,7
885	Acesal-Calcium	225,7	−34,7	1,1	−37,2
909	Gelonida NA Saft	218,8	−27,0	3,1	−26,1
933	Aspisol	212,5	−11,6	9,0	−5,9
972	L-Polamidon	201,1	+12,4	12,2	+30,3
978	Tramagit	198,6	−2,7	6,9	+1,9
1001	Lonarid NR/Codein	192,8	−12,4	1,6	−15,6
1047	Tramadol Stada	184,8	+11,3	6,4	+10,4
1068	DHC Mundipharma	179,8	+6,0	18,8	+12,0
1087	Optalidon N	177,0	−33,6	1,6	−33,6
1112	Combaren	173,8	−20,4	9,3	−7,1

Tabelle 2.1: Verordnungen von Analgetika1997 (Fortsetzung)
Angegeben sind die verordnungshäufigsten Präparate mit Verordnungsrang, Verordnungen und Umsatz 1997 im Vergleich zu 1996.

Rang	Präparat	Verordnungen in Tsd.	Änd. %	Umsatz Mio. DM	Änd. %
1157	Treupel comp.	164,8	−2,4	0,9	−1,6
1166	Captin	163,0	−28,2	0,6	−35,0
1177	Thomapyrin	159,8	−31,9	1,1	−28,7
1180	Doloreduct	159,5	−18,5	0,6	−17,9
1200	Tramadura	156,4	+5,7	4,8	+3,6
1204	Temgesic	155,5	+7,2	11,2	+14,1
1236	Tilidin-ratiopharm plus	150,5	(neu)	13,6	(neu)
1243	Durogesic	149,5	+223,9	33,3	+253,2
1248	Neuralgin	148,4	−32,5	1,0	−31,5
1335	Morphin Merck Amp.	136,3	−7,0	4,5	+12,5
1479	Tramagetic	118,8	+3,6	3,5	+3,4
1489	Pilfor P	117,1	−31,1	0,7	−26,2
1594	Mono Praecimed	105,8	−33,5	0,4	−33,9
1602	Paedisup K/S	105,2	−16,1	0,6	−13,1
1626	Tilidalor Hexal	102,3	(neu)	9,5	(neu)
1661	Delgesic	98,9	−3,0	1,1	−9,1
1778	Gelonida NA Tabl./Supp.	88,1	−17,8	0,9	−12,0
1870	Amadol TAD	81,2	+106,3	1,6	+60,4
1883	Paracetamol Heumann	80,3	(>1000)	0,2	(>1000)
1929	Baralgin	77,5	−28,1	0,8	−25,0
1943	Copyrkal N	76,4	−50,5	0,6	−49,1
1945	Tramabeta	76,2	+321,1	1,4	+306,1
Summe		42189,7	−12,8	766,2	+2,4
Anteil an der Indikationsgruppe		43,9 %		43,1 %	
Gesamte Indikationsgruppe		96022,3	−14,7	1778,8	−8,4

ist wiederholt an die übrigen Bereiche der praktischen Medizin appelliert worden, Patienten mit schweren Schmerzen nicht aufgrund einer unbegründeten Angst vor einer Opioidabhängigkeit eine effektive Schmerztherapie vorzuenthalten. Der Verbrauch an Opioiden in Deutschland, insbesondere von Morphin, liegt immer noch sehr viel niedriger als in anderen europäischen Ländern (Angarola 1990). Obwohl die Mehrzahl der niedergelassenen Ärzte nach Angaben der Bundesopiumstelle über die amtlichen Betäubungsmittelrezepte verfügt, werden Opioide nur von etwa 20 % der Kollegen verschrieben (Sorge und Zenz 1990).

Bei den nichtopioiden Analgetika fällt auf, daß die Verordnungszahlen nach einem massiven Rückgang 1994 in den Folgejahren deutlich angestiegen sind (Abbildung 2.3). Der starke Abfall 1994 war kein

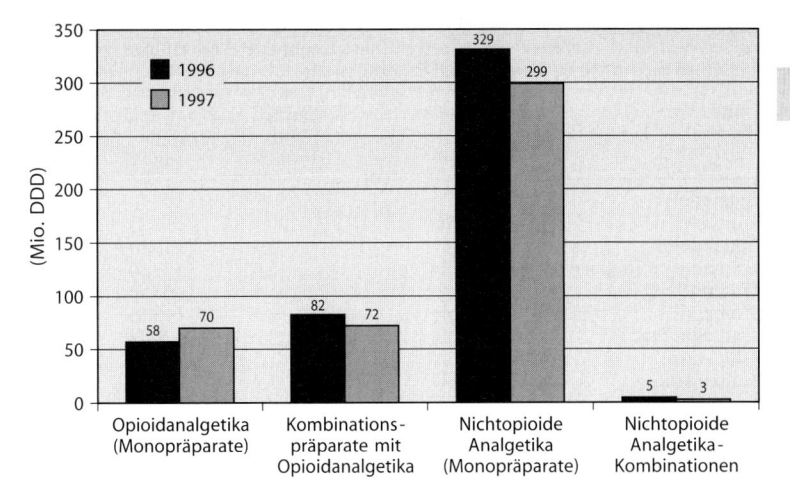

Abbildung 2.1: Verordnungen von Analgetika 1997
DDD der 2000 meistverordneten Arzneimittel

realer Verordnungsrückgang, sondern Folge der im Januar 1994 eingeführten Zuzahlungsregelung, die seit dieser Zeit auf die jeweilige Normpackungsgröße bezogen ist. Dadurch lag bei vielen Acetylsalicylsäure- und Paracetamolpräparaten die Zuzahlung höher als der jeweilige Packungspreis, was in der Regel dazu führt, daß der Patient den geringeren Packungspreis bezahlt und das Rezept nicht zu Lasten der gesetzlichen Krankenversicherung abgerechnet wird. 1997 ist wieder ein leichter Rückgang der Verordnungen bei den nichtopioiden Analgetika eingetreten. Das ist vermutlich wiederum eine Folge der am 1. Juli 1997 eingetretenen Erhöhung der Zuzahlungsbeträge.

Opioidanalgetika

Bei der Verordnung von Opioiden als Monopräparate (Tabelle 2.2) hat das nicht dem Betäubungsmittelgesetz unterstellte Arzneimittel Tramadol weiter zugenommen. Die Substanz ist durch die steigende Verordnung von Generika mit großem Abstand das am meisten verordnete Opioid. Das Erstanbieterpräparat *Tramal* führt die Verordnungsliste zwar weiter an, hat aber den geringsten Verordnungszuwachs aller Tramadolpräparate gegenüber dem Vorjahr. Nach wie vor

Tabelle 2.2: Verordnungen von Opioidanalgetika (Monopräparate) 1997
Angegeben sind die 1997 verordneten Tagesdosen, die Änderungen gegenüber 1996 und die mittleren Kosten je DDD 1997.

Präparat	Bestandteile	DDD 1997 in Mio.	Änderung in %	DDD-Kosten in DM
Tramadol				
Tramal	Tramadol	20,7	(+3,4)	4,34
Tramadolor	Tramadol	5,8	(+19,6)	3,23
Tramadol-ratiopharm	Tramadol	5,6	(+33,9)	3,21
Tramundin	Tramadol	5,0	(+31,5)	4,12
Tramagit	Tramadol	2,3	(+3,8)	2,92
Tramadol Stada	Tramadol	2,2	(+11,7)	2,88
Tramadura	Tramadol	1,5	(+4,1)	3,28
Tramagetic	Tramadol	1,1	(+4,8)	3,21
Amadol TAD	Tramadol	0,6	(+70,9)	2,86
Trambeta	Tramadol	0,5	(+342,2)	2,91
		45,3	(+13,2)	3,80
Morphin				
MST Mundipharma	Morphin	8,3	(+13,4)	10,59
Morphin Merck Amp.	Morphin	0,8	(−6,6)	5,65
		9,1	(+11,3)	10,16
Andere Opioide				
L-Polamidon	Levomethadon	5,7	(+29,6)	2,13
Durogesic	Fentanyl	5,5	(+260,1)	6,02
DHC Mundipharma	Dihydrocodein	3,4	(+9,8)	5,54
Temgesic	Buprenorphin	1,0	(+15,9)	10,76
		15,7	(+57,8)	4,81
Summe		70,1	(+20,6)	4,85

werden über 60 % der Tagesdosen in Tropfenform verordnet, obwohl für die Therapie chronischer Schmerzen grundsätzlich langwirkende Arzneiformen in Retardform empfohlen werden. Dagegen wird Morphin in oraler Form fast nur als Retardpräparat (*MST Mundipharma*) verschrieben. Es wird vorzugsweise in der Behandlung von Tumorschmerzen eingesetzt und weist 1997 eine weitere Zunahme in den verordneten Tagesdosen auf.

Unter den 2000 verordnungsstärksten Präparaten taucht 1997 erstmalig das Opioid Fentanyl (*Durogesic*) als Membranpflaster zur transdermalen Opioidzufuhr auf. Das besonders gut an Haut und Blut-Hirnschranke penetrierende Opioid Fentanyl eignet sich zur Dauertherapie schwerer chronischer Schmerzen. Die unerwünschten

Wirkungen von Opioiden am Gastrointestinaltrakt (spastische Obstipation) sind geringer als bei anderen Opioiden.

Auch bei Levomethadon (*L-Polamidon*) ist 1997 ein deutlicher Zuwachs gegenüber 1996 eingetreten. Wesentlich höher liegen die Verordnungsmengen von racemischem D,L-Methadon in Form von Rezepturen aus Apotheken. Mit der Verwendung von Methadon zur oralen Substitutionsbehandlung von Opioidabhängigen, die 1993 durch eine Änderung der Betäubungsmittel-Verschreibungsverordnung (BtmVV) eingeführt wurde, haben die Methadonrezepturen in den letzten vier Jahren stark zugenommen und 1997 444 kg erreicht. Von Levomethadon wurden dagegen in Form des Fertigarzneimittels *L-Polamidon* nur 138 kg in Apotheken abgegeben (Lander 1998). Wenn man diese Mengenangaben unter Zugrundelegung der definierten Tagesdosen der WHO von 25 mg für Methadon und 12,5 mg für Levomethadon umrechnet, wurden 1997 17,8 Mio. DDD von Methadon als Rezeptur (Abbildung 2.2) und 11,0 Mio. DDD von Levomethadon verordnet, von letzterem 5,7 Mio. DDD für GKV-Versicherte (Tabelle 2.2).

Auffällig ist der weiterhin umfangreiche Einsatz von *DHC-Mundipharma* (Dihydrocodein) mit 3,4 Mio. Tagesdosen (Tabelle 2.2). Die Verordnungszahlen sind gegenüber dem Vorjahr leicht angestiegen. Dieses Präparat erschien erstmals 1991 unter den 2000 verordnungshäufigsten Arzneimitteln und hat seitdem auf das Vierfache zugenommen. Wesentlich mehr Tagesdosen (12,4 Mio.) entfallen auf die beiden als Antitussiva im Handel befindlichen Dihydrocodeinpräparate *Paracodin* und *Remedacen*. Die Verordnungsmengen sind allerdings nur bedingt vergleichbar, da die nach Herstellerangaben berechnete DDD für DHC-Mundipharma mindestens 120 mg Dihydrocodein (als Hydrogentartrat) entspricht, während die Antitussivapräparate im Mittel nur halb so hoch dosiert sind. Am höchsten liegen die Verordnungsmengen von Dihydrocodeinrezepturen, die von 38 kg im Jahre 1990 auf 6020 kg im Jahre 1995 angestiegen sind und 1997 mit 5537 kg leicht rückläufig waren (Goedecke et al. 1994, Lander 1998). Die Relation zu den verordneten Fertigarzneimitteln wird auch hier deutlicher, wenn die Dihydrocodeinrezepturen auf eine definierte Tagesdosis von 120 mg Dihydrocodein (als Hydrogentartrat) umgerechnet werden, wie es in Abbildung 2.2 geschehen ist. Die enormen Verbrauchsmengen von Dihydrocodeinrezepturen resultieren fast ausschließlich aus der nicht sachgerechten Substitutionsbehandlung von Drogenabhängigen, die mit wesentlich höheren Tages-

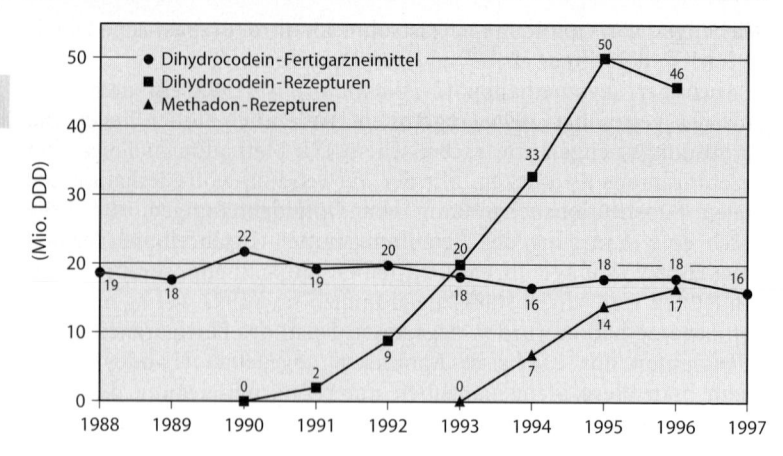

Abbildung 2.2: Verordnungen von Dihydrocodein-Präparaten 1988 bis 1997 Gesamtverordnungen nach definierten Tagesdosen (ab 1991 mit neuen Bundesländern)

dosen durchgeführt werden und zu einer alarmierenden Zunahme von Dihydrocodein-assoziierten Todesfällen geführt haben (Penning et al. 1993). Aus diesem Grunde ist die Betäubungsmittel-Verschreibungsverordnung zum 1. Februar 1998 geändert worden. Es ist dort festgelegt, daß zur Substitution opioidabhängiger Patienten „nur Zubereitungen von Levomethadon, Methadon oder ein zur Substitution zugelassenes Arzneimittel oder in anders nicht behandelbaren Ausnahmefällen Codein oder Dihydrocodein" verschrieben werden dürfen. Die Landesbehörden können für diese nicht anders zu behandelnden Ausnahmefälle nähere Festlegungen treffen. Damit soll die häufige unkritische Substitutionsbehandlung mit Dihydrocodein unterbunden werden. Für andere Indikationen sollen die beiden Wirkstoffe weiterhin wie bisher von der BtmVV ausgenommen bleiben.

Unter den Kombinationspräparaten mit Opioiden nehmen Tilidin-Kombinationen eine Sonderstellung insofern ein, als sie für die Bekämpfung schwerer Schmerzen in ähnlicher Weise verwendet werden können wie stark wirkende Opioide, die unter der BtmVV stehen. Durch den Zusatz von Naloxon sind diese Tilidin-Kombinationen aus der Bestimmung der BtmVV ausgenommen. Das Originalpräparat *Valoron N* weist 1997 gegenüber dem Vorjahr einen Rückgang der Verordnungen auf, der jedoch durch die Verschreibung der erstmals verfügbaren Generika wieder ausgeglichen wurde (Tabelle 2.3).

Tabelle 2.3: Verordnungen von Tilidinkombinationen 1997
Angegeben sind die 1997 verordneten Tagesdosen, die Änderungen
gegenüber 1996 und die mittleren Kosten je DDD 1997.

Präparat	Bestandteile	DDD 1997 in Mio.	Änderung in %	DDD-Kosten in DM
Valoron N	Tilidin Naloxon	29,1	(−11,5)	5,51
Tilidin-ratiopharm plus	Tilidin Naloxon	3,1	(neu)	4,36
Tilidalor Hexal	Tilidin Naloxon	2,1	(neu)	4,41
Summe		34,3	(+4,5)	5,33

Bei den Kombinationspräparaten mit Codein und nichtopioiden Analgetika ist die Verordnungshäufigkeit bei allen Präparaten stark rückläufig (Tabelle 2.4). Nach neueren Metaanalysen hat Codein keine zusätzlichen, klinisch relevanten Effekte auf die analgetische Wirkung von Acetylsalicylsäure (Zhang und Po 1997), während es den analgetischen Effekt von Paracetamol zumindest teilweise verstärkt (Zhang und Po 1996).

Nichtopioide Analgetika

Bei den nichtopioiden Analgetika hat sich die Tendenz zum Einsatz von Monopräparaten weiter stabilisiert. Die Verordnung der Monopräparate ist bei allen drei Standardanalgetika gegenüber 1996 etwas zurückgegangen (Abbildung 2.3).

Monopräparate

Bei den Monopräparaten zeigen 1997 mehrere Präparate der Acetylsalicylsäure gegenüber 1996 einen Rückgang der Verordnungen (Tabelle 2.5). Am stärksten ist dieser Rückgang bei *Aspirin*, der vor allem damit zusammenhängt, daß die niedrig dosierten Arzneiformen unter einer gesonderten Bezeichnung (*Aspirin protect*) ausschließlich zur Thrombozytenaggregationshemmung angeboten werden und daher in der Roten Liste in die entsprechende Indikationsgruppe umgruppiert worden sind (siehe Kapitel 13). Auch bei ande-

Tabelle 2.4: Verordnungen von Codeinkombinationen 1997
Angegeben sind die 1997 verordneten Tagesdosen, die Änderungen
gegenüber 1996 und die mittleren Kosten je DDD 1997.

Präparat	Bestandteile	DDD 1997 in Mio.	Änderung in %	DDD-Kosten in DM
Codein mit Paracetamol				
Gelonida Schmerz	Paracetamol Codein	12,8	(−27,5)	1,33
talvosilen	Paracetamol Codein	3,5	(−20,2)	1,25
Nedolon P	Paracetamol Codein	3,1	(−26,6)	1,39
Paracetamol comp. Stada	Paracetamol Codein	2,2	(−26,7)	0,98
Lonarid NR/Codein	Paracetamol Codein	1,2	(−13,3)	1,37
Pilfor P	Paracetamol Codein	0,6	(−27,4)	1,11
Treupel comp.	Paracetamol Codein	0,6	(−4,7)	1,48
		24,0	(−25,2)	1,29
Andere Codeinkombinationen				
dolomo TN	Acetylsalicylsäure Paracetamol Coffein/Codein	3,9	(−20,5)	1,72
Titretta S/T	Propyphenazon Codein	3,2	(−24,9)	2,58
Combaren	Diclofenac Codein	1,7	(−5,1)	5,40
Dolviran N	Acetylsalicylsäure Codein	1,6	(−13,5)	2,17
Gelonida NA Saft	Paracetamol Codein Natriumsalicylat	1,4	(−28,1)	2,14
Azur compositum	Paracetamol Codein Coffein	1,0	(−28,8)	1,72
Gelonida NA Tabl./Supp.	Acetylsalicylsäure Paracetamol Codein	0,6	(−14,1)	1,71
		13,6	(−20,6)	2,49
Summe		37,5	(−23,6)	1,73

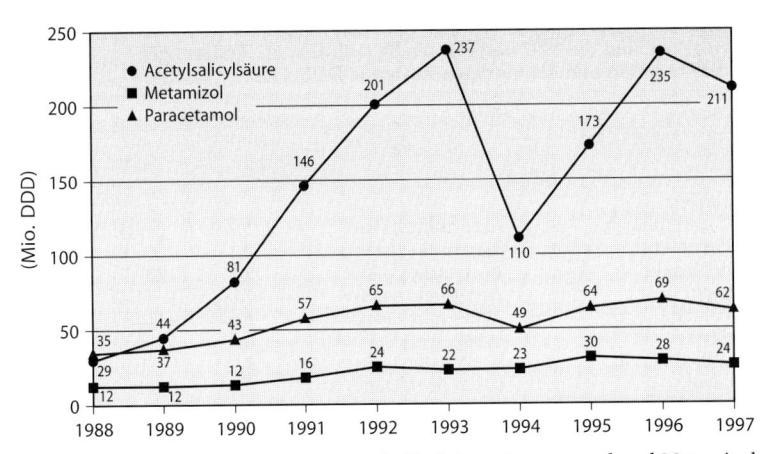

Abbildung 2.3: Verordnungen von Acetylsalicylsäure, Paracetamol und Metamizol 1988 bis 1997
Gesamtverordnungen nach definierten Tagesdosen (ab 1991 mit neuen Bundesländern)

ren Acetylsalicylsäurepräparaten (*ASS-ratiopharm, ASS von ct, ASS-Hexal*) entfällt der weitaus größte Anteil der Verordnungen auf die 100 mg-Tabletten, die wohl überwiegend zur Prophylaxe des Myokardinfarkts und bei zerebralen Durchblutungsstörungen eingesetzt werden.

Die zweite wichtige Monosubstanz, das vorzugsweise zentral analgetisch wirksame Paracetamol, hat ebenfalls um etwa 10 % abgenommen (Tabelle 2.5). Die Generikapräparate sind von dem Verordnungsrückgang weniger betroffen als das teurere *ben-u-ron*.

Bei dem verschreibungspflichtigen Metamizol ist ebenfalls eine Abnahme der Verschreibungen eingetreten (Tabelle 2.5). Es ist immer wieder darauf hingewiesen worden, daß die Gefahr der Sensibilisierung und Auslösung von Agranulozytosen und Schockreaktionen zu einer Einschränkung der Indikation für die Verwendung von Metamizol führen muß. Die zuverlässige schmerzstillende Wirkung von Metamizol durch intravenöse Anwendung z. B. bei Steinkoliken wäre sicherer, wenn nicht durch Einsatz bei leichten Schmerz- und Fieberzuständen die Sensibilisierungsrate gegenüber Pyrazolanalgetika kritiklos gesteigert würde. Aus diesem Grunde wurde das Anwendungsgebiet von Metamizol erheblich eingeschränkt und die Rezeptpflicht angeordnet (Arzneimittelkommission 1986). Weiterhin hat das Bun-

Tabelle 2.5: Verordnungen von nichtopioiden Analgetika 1997 (Monopräparate) Angegeben sind die 1997 verordneten Tagesdosen, die Änderungen gegenüber 1996 und die mittleren Kosten je DDD 1997.

Präparat	Bestandteile	DDD 1997 in Mio.	Änderung in %	DDD-Kosten in DM
Salicylate				
ASS-ratiopharm	Acetylsalicylsäure	175,7	(−5,6)	0,21
ASS von ct	Acetylsalicylsäure	12,1	(+6,8)	0,20
ASS-Hexal	Acetylsalicylsäure	7,8	(+289,7)	0,21
Aspirin	Acetylsalicylsäure	7,4	(−74,4)	0,30
ASS Stada	Acetylsalicylsäure	3,6	(+110,6)	0,31
Delgesic	Lysin-Acetylsalicylat	0,7	(+4,7)	1,55
Acesal-Calcium	Acetylsalicylsäure	0,7	(−30,9)	1,68
Aspisol	Lysin-Acetylsalicylat	0,6	(−11,3)	14,93
		208,6	(−10,3)	0,26
Paracetamol				
Paracetamol-ratiopharm	Paracetamol	26,2	(−8,5)	0,78
ben-u-ron	Paracetamol	14,5	(−22,4)	1,01
Paracetamol Stada	Paracetamol	5,7	(−2,3)	0,84
PCM Paracetamol Lichtenstein	Paracetamol	3,8	(−5,8)	0,81
paracetamol von ct	Paracetamol	3,2	(−4,2)	0,87
Paracetamol BC	Paracetamol	2,5	(−16,8)	0,97
Paracetamol Al	Paracetamol	1,4	(+9,4)	0,65
Paracetamol Hexal	Paracetamol	1,1	(+270,6)	0,70
Doloreduct	Paracetamol	0,8	(−16,9)	0,76
Captin	Paracetamol	0,6	(−29,5)	0,99
Mono Praecimed	Paracetamol	0,5	(−31,9)	0,92
Paracetamol Heumann	Paracetamol	0,3	(>1000)	0,85
		60,6	(−10,5)	0,86
Pyrazolderivate				
Novalgin	Metamizol	7,7	(−10,7)	1,88
Novaminsulfon-ratiopharm	Metamizol	6,9	(+4,4)	1,68
Berlosin	Metamizol	4,2	(−35,4)	2,00
Novaminsulfon Lichtenstein	Metamizol	4,1	(+36,8)	1,52
Analgin	Metamizol	1,4	(−30,2)	1,97
Baralgin	Metamizol	0,3	(−23,1)	2,24
		24,7	(−9,3)	1,79
Andere Analgetika				
Katadolon	Flupirtin	3,0	(+45,5)	4,43
Trancopal Dolo	Flupirtin	2,0	(+623,1)	4,84
		4,9	(+114,2)	4,60
Summe		298,9	(−9,4)	0,58

desgesundheitsamt 1987 für alle metamizolhaltigen Kombinationspräparate die Zulassung widerrufen.

Katadolon enthält den Wirkstoff Flupirtin mit einem vermutlich spinal bedingten analgetischen Effekt, der allerdings unabhängig von Opioidrezeptoren vermittelt wird. Die Wirkungsstärke liegt zwischen der von Codein und Morphin. Der auffällig starke Zuwachs der Verordnungen ist dadurch bedingt, daß ein zweites Präparat in die Gruppe der 2000 verordnungsstärksten Arzneimittel eingetreten ist.

Kombinationspräparate

Auf die Kombinationen von nichtopioiden Analgetika entfällt nur noch ein kleiner Teil der Verordnungen. Ihre Anwendung ist gegenüber 1996 noch einmal stark zurückgegangen (Tabelle 2.6). Nach pharmakologisch-therapeutischen Kriterien gibt es keine wissenschaftliche Begründung für die hier verwendeten Kombinationspartner. Nach neueren Metaanalysen wird die analgetische Wirkung von Paracetamol oder Acetylsalicylsäure durch Coffein wenig oder gar nicht verstärkt (Zhang und Po 1996, Zhang und Po 1997). Weiterhin ist festgestellt worden, daß eine Analgetikanephropathie nach Einnahme analgetischer Monopräparate nur selten beschrieben wurde, während nach mehrjährigem Gebrauch von Kombinationsanalgetika auch nach dem Verbot von Phenacetin ein 6–8fach höheres Risiko für die Entwicklung eines Nierenversagens besteht (De Broe und Elseviers 1998).

Um dem Analgetikamißbrauch vorzubeugen, sind schon vor 25 Jahren die Grundsätze einer rationalen Analgetikatherapie formuliert worden (Kuschinsky 1974):

1. Wenn irgend möglich, Einzelsubstanzen verwenden.
2. Nur kurze Perioden, höchstens einige Wochen die gleiche Substanz zuführen.
3. Wenn nach Ablauf dieser Periode noch Analgesie erforderlich, das Präparat einer anderen Gruppe nehmen.
4. Paracetamol und Acetylsalicylsäure sind die besten einfachen Analgetika, Acetylsalicylsäure besonders dann, wenn eine antiphlogistische Wirkung erwünscht ist.

Mit diesen therapeutischen Grundsätzen läßt sich die Schmerztherapie effektiver, risikoärmer und kostengünstiger gestalten. Die dies-

Tabelle 2.6: Verordnungen von nichtopioiden Analgetikakombinationen 1997
Angegeben sind die 1997 verordneten Tagesdosen, die Änderungen
gegenüber 1996 und die mittleren Kosten je DDD 1997.

Präparat	Bestandteile	DDD 1997 in Mio.	Änderung in %	DDD-Kosten in DM
Mit Paracetamol				
Paedisup K/S	Paracetamol Doxylaminsuccinat	0,5	(−16,1)	1,14
Mit Pyrazolderivaten				
Optalidon N	Propyphenazon Coffein	1,0	(−34,1)	1,64
Copyrkal N	Propyphenazon Coffein	0,5	(−48,8)	1,13
		1,5	(−40,2)	1,46
Mit mehreren Analgetika				
Neuralgin	Acetylsalicylsäure Paracetamol Coffein	0,7	(−32,5)	1,54
Thomapyrin	Acetylsalicylsäure Paracetamol Coffein	0,6	(−31,5)	1,66
		1,3	(−32,0)	1,60
Summe		3,3	(−34,1)	1,46

jährigen Verordnungsdaten zeigen, daß diese Therapieempfehlungen in der Praxis weitgehend umgesetzt worden sind, da nur noch 1 % der Verordnungen auf die nicht sinnvollen Kombinationspräparate entfallen. Vor zwölf Jahren wurden noch mehr als die Hälfte der Analgetika als Kombinationspräparate verordnet.

Literatur

American Medical Association (1986): Drug evaluations, 6th edition. Saunders Company Philadelphia, p. 77.
Angarola R. T. (1990): National and international regulation of opioid drugs: Purpose, structures, benefits and risks. J. Pain Symptom Manage. 5 Suppl. S6.
Arzneimittelkommission der deutschen Ärzteschaft (1986): Bundesgesundheitsamt schränkt Anwendungsgebiet von Metamizol-haltigen Monopräparaten ein. Dtsch. Ärztebl. 83: 3267.
Bundesausschuß der Ärzte und Krankenkassen (1991): Erweiterungen der NUB-Richtlinien. Dtsch. Ärztebl. 88: C-1832–1833.
De Broe M. E., Elseviers M. M. (1998): Analgesic nephropathy. N. Engl. J. Med. 338: 446–452.

Goedecke H., Lander C., Menges K. (1994): Dihydrocodein/Codein – keine Mittel zur Substitution bei Drogenabhängigen. Bundesgesundheitsblatt 37: 207–212.

Kuschinsky G. (1974): Analgetika und Antiphlogistika. Dtsch. Ärztebl. 71: 1400–1403.

Lander C. (1998): Persönliche Mitteilung.

Penning R., Fromm E., Betz P., Kauert G., Drasch G., von Meyer L. (1993): Drogentodesfälle durch dihydrocodeinhaltige Ersatzmittel. Dtsch. Ärztebl. 90: C-345–346.

Sorge J., Zenz M. (1990): Analyse des Verschreibungsverhaltens niedergelassener Ärzte für Btm-Analgetika. Schmerz 4: 151–156.

Zhang W. Y., Po A. L. (1996): Analgesic efficacy of paracetamol and its combination with codeine and caffeine in surgical pain – a metaanalysis. J. Clin. Pharm. Ther. 21: 261–282.

Zhang W. Y., Po A. L. (1997): Do codeine and caffeine enhance the analgesic effect of aspirin? A systematic overview. J. Clin. Pharm. Ther. 22: 79–97.

3 Antiallergika

U. Schwabe

Die in diesem Kapitel zusammengefaßten Antiallergika gehören überwiegend zur Gruppe der H$_1$-Antihistaminika, die bei allergischer Rhinitis und allergischen Hautreaktionen eingesetzt werden. Andere Arzneimittel für diese Indikationen werden in den Kapiteln über Rhinologika (z. B. Cromoglicinsäure), Corticosteroide und Dermatika besprochen.

Antiallergika zeigen nach vielen Jahren stetigen Wachstums einen weiteren Rückgang von Verordnungen und Umsatz (Tabelle 3.1). Der Verordnungsanteil der wenig sedierenden H$_1$-Antihistaminika liegt weiterhin über 80 %, während die sedierenden Antihistaminika wie in den meisten vorangehenden Jahren leicht rückläufig sind (Abbildung 3.1).

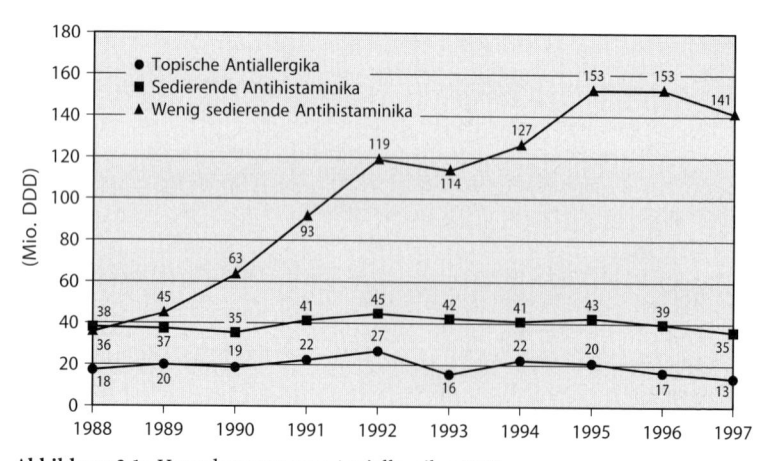

Abbildung 3.1: Verordnungen von Antiallergika 1997
Gesamtverordnungen nach definierten Tagesdosen (ab 1991 mit neuen Bundesländern)

Tabelle 3.1 Verordnungen von Antiallergika 1997
Angegeben sind die verordnungshäufigsten Präparate mit Verordnungsrang, Verordnungen und Umsatz 1997 im Vergleich zu 1996.

Rang	Präparat	Verordnungen in Tsd.	Änd. %	Umsatz Mio. DM	Änd. %
29	Zyrtec	2241,5	−0,1	108,2	−0,8
49	Lisino	1760,8	−0,8	77,5	−3,2
62	Fenistil/-Retard	1619,2	−3,5	29,2	−5,2
148	Fenistil Gel	978,9	−11,1	10,8	−17,4
380	Tavegil	488,5	−11,7	9,5	−11,9
667	Teldane	306,3	−44,6	12,5	−42,4
893	Hismanal	222,9	−32,8	9,2	−29,8
952	Systral Gel/Creme	206,4	−17,0	2,0	−16,4
1095	Terfenadin-ratiopharm	176,3	−26,9	4,2	−20,6
1237	Atarax	150,4	+31,5	4,1	+17,2
1348	Soventol Gel	134,9	−18,1	1,3	−19,0
1496	Tavegil Gel	116,8	−28,5	1,2	−28,0
1556	Hisfedin	109,7	−5,8	1,6	−1,6
1612	Corto-Tavegil Gel	104,0	−1,3	1,7	+0,5
1696	Alk/Depot	95,1	+7,7	49,9	+14,0
1855	Allergodil	82,4	−11,7	2,5	−14,8
1866	Terfemundin	81,5	−47,0	2,2	−42,6
1884	Allergovit	80,3	+4,6	30,9	+9,5
1913	AH3 N	78,4	−12,5	2,4	−3,7
1983	Terfium Hexal	73,8	−24,3	1,3	−8,9
Summe		9108,0	−8,8	362,2	−4,5
Anteil an der Indikationsgruppe		85,2 %		72,9 %	
Gesamte Indikationsgruppe		10686,1	−11,0	496,5	−0,5

H_1-Antihistaminika

Systemisch anwendbare Antihistaminika sind zur Linderung leichter Symptome der allergischen Rhinitis geeignet. Bei infektiöser Rhinitis sind sie dagegen nur von begrenztem Wert. Hauptsächlich werden die wenig sedierenden H_1-Antihistaminika verwendet, die deutlich geringere zentrale Effekte als die traditionellen Antihistaminika haben (Tabelle 3.2). Die beiden führenden Vertreter sind seit mehreren Jahren Cetirizin (*Zyrtec*) und Loratadin (*Lisino*), auf die jetzt fast 70 % der verordneten Tagesdosen entfallen. Loratadin ist chemisch mit den beiden sedierenden H_1-Antihistaminika Ketotifen und Azatidin verwandt, hat aber nur wenig diesbezügliche Nebenwirkungen, weil es kaum in das Gehirn eindringt. Cetirizin ist der Hauptmetabolit des Tranquilizers Hydroxyzin und wirkt in der üblichen therapeutischen

Tabelle 3.2: Verordnungen von oralen und intranasalen Antiallergika 1997
Angegeben sind die 1997 verordneten Tagesdosen, die Änderungen gegenüber
1996 und die mittleren Kosten je DDD 1997.

Präparat	Bestandteile	DDD 1997 in Mio.	Änderung in %	DDD-Kosten in DM
Terfenadin				
Teldane	Terfenadin	7,8	(−40,2)	1,60
Terfenadin-ratiopharm	Terfenadin	4,4	(−19,4)	0,95
Hisfedin	Terfenadin	1,8	(−6,7)	0,93
Terfemundin	Terfenadin	1,6	(−42,2)	1,39
Terfium Hexal	Terfenadin	1,4	(−7,0)	0,89
		17,0	(−31,2)	1,28
Weitere wenig sedierende Antihistaminika				
Zyrtec	Cetirizin	67,3	(+1,6)	1,61
Lisino	Loratadin	48,0	(−1,4)	1,61
Hismanal	Astemizol	5,8	(−27,9)	1,60
Allergodil	Azelastin	1,5	(−14,6)	1,66
		122,5	(−1,7)	1,61
Sedierende Antihistaminika				
Fenistil/-Retard	Dimetinden	16,1	(−7,0)	1,82
Tavegil	Clemastin	6,7	(−11,7)	1,43
Atarax	Hydroxyzin	2,0	(+15,8)	2,01
AH3 N	Hydroxyzin	1,6	(−2,9)	1,48
		26,4	(−6,6)	1,71
Summe		165,9	(−6,6)	1,59

Dosis stärker sedierend als Loratadin oder Terfenadin, aber weniger als die traditionellen Antihistaminika (Spencer et al. 1993).

Die Verordnungen der beiden ebenfalls sedierenden H_1-Antihistaminika Terfenadin (z. B. *Teldane*) und Astemizol (*Hismanal*) sind dagegen abermals rückläufig (Tabelle 3.2). Beide Substanzen induzieren in seltenen Fällen polytope Kammertachykardien (Torsade des pointes) infolge Repolarisationsstörungen durch Kaliumkanalblockade mit Verlängerung der QT-Zeit. Die lebensbedrohlichen proarrhythmischen Wirkungen von Terfenadin können nach zu hoher Dosierung oder nach gleichzeitiger Gabe von Arzneimitteln, die den hepatischen Metabolismus dieser Substanz hemmen (Honig et al. 1993), auftreten. Für Astemizol wird ein ähnlicher Mechanismus angenommen. Inzwischen ist der aktive Metabolit von Terfenadin (Fexofenadin) als Nachfolgepräparat zugelassen worden, das als Träger der klinischen Antihistaminwirkung nicht arrhythmogen wirkt.

Tabelle 3.3: Verordnungen topischer Antiallergika 1997
Angegeben sind die 1997 verordneten Tagesdosen, die Änderungen gegenüber 1996 und die mittleren Kosten je DDD 1997.

Präparat	Bestandteile	DDD 1997 in Mio.	Änderung in %	DDD-Kosten in DM
Antihistaminika				
Fenistil Gel	Dimetinden	8,7	(−18,5)	1,24
Systral Gel/Creme	Chlorphenoxamin	1,6	(−21,0)	1,26
Soventol Gel	Bamipin	1,0	(−19,3)	1,28
Tavegil Gel	Clemastin	1,0	(−27,8)	1,22
		12,3	(−19,7)	1,25
Antihistaminika und Corticosteroide				
Corto-Tavegil Gel	Clemastin Clocortolon	0,7	(−7,4)	2,30
Summe		13,0	(−19,1)	1,31

Terfenadin soll in den USA auf Empfehlung der FDA vom Markt genommen werden.

Das 1992 eingeführte Azelastin (*Allergodil*), ein selektives H_1-Antihistaminikum zur intranasalen Anwendung bei allergischer Rhinitis (McTavish und Sorkin 1989), ist seit 1996 wieder weniger verordnet worden. Die placeboide Kombination *Ermsech* ist 1997 nicht mehr unter den verordnungshäufigsten Präparaten vertreten. In den Vorjahren war wiederholt betont worden, daß Echinaceaextrakte akute anaphylaktische Reaktionen auslösen können und gerade deshalb bei allergischen Krankheiten nicht unbedenklich sind (siehe auch *Immuntherapeutika,* Kapitel 28).

Die lokale Anwendung von Antihistaminika auf der Haut ist aus dermatologischer Sicht problematisch. Sie sind wenig wirksam und können bei längerer Anwendung Sensibilisierungen auslösen (O'Neill und Forsyth 1988). Die Verordnungen haben 1997 erneut abgenommen (Tabelle 3.3).

Hyposensibilisierungsmittel

Im Gegensatz zu den systemischen und topischen Antiallergika hat die Verordnung der Präparate zur Hyposensibilisierung weiter zugenommen (Tabelle 3.4). Neben *Alk/Depot* und *Allergovit* haben vier

Tabelle 3.4: Verordnungen von Hyposensibilisierungsmitteln 1997
Angegeben sind die 1997 verordneten Tagesdosen, die Änderungen gegenüber 1996 und die mittleren Kosten je DDD 1997. Dargestellt sind alle Präparate bis zum Verordnungsrang 4000.

Präparat	Bestandteile	DDD 1997 in Mio.	Änderung in %	DDD-Kosten in DM
Alk/Depot	Adsorbierte Allergene	22,2	(+11,5)	2,24
Novo Helisen	Allergenextrakte	8,9	(+44,6)	1,59
Allergovit	Allergoid-Depot	7,0	(+5,5)	4,44
Stallergenes	Allergenextrakte	3,7	(+151,0)	5,27
Bencard	Allergenextrakte	2,8	(−49,3)	3,19
Purethal	Allergoid-Depot	2,7	(+30,9)	4,68
Stalmed	Allergenextrakte	2,3	(+41,6)	8,22
Summe		49,6	(+14,2)	3,12

weitere Allergenextrakte hohe Zuwachsraten, die bisher noch nicht unter den 2000 meistverordneten Arzneimitteln vertreten sind. Die relativ teuren Hyposensibilisierungsmittel haben 1997 insgesamt Verordnungskosten von 155 Mio. DM erreicht.

Die Hyposensibilisierung mit Allergenextrakten erfreut sich großer Beliebtheit, obwohl es nur wenige kontrollierte Studien gibt, die zudem keine hohe Wirksamkeit gezeigt haben (McFadden 1998). Unumstritten ist eine spezifische Hyposensibilisierung bei IgE-vermittelten Insektengiftallergien (Suttorp 1995). Bei asthmatischen Kindern hatte die Immuntherapie mit Aeroallergenextrakten in einer kontrollierten Studie über 30 Monate im Vergleich zu einer adäquat durchgeführten Arzneitherapie keinen erkennbaren Nutzen (Adkinson et al. 1997). Bei Tierhaarallergien sind Effekte nachweisbar, aber gering (Hedlin et al. 1995). Bei allergischer Rhinitis ist eine partielle symptomatische Besserung nach Immuntherapie beobachtet worden, die jedoch nur bei Versagen der Allergenkarenz und der Arzneitherapie zu erwägen ist (Austen 1998).

Wegen der noch bestehenden Unsicherheitsfaktoren in der Erfolgsbeurteilung und der schweren, teilweise tödlichen Zwischenfälle soll eine Hyposensibilisierung nur in speziellen Zentren durchgeführt werden, die unmittelbaren Zugang zu Adrenalin, Sauerstoff und intravenösen Infusionslösungen haben (WHO/International Union of Immunological Societies 1989). In Deutschland wurden in sechs Jahren 22 tödliche Zwischenfälle anläßlich einer Hyposensibilisierungsbehandlung gemeldet (Seifert 1989).

Literatur

Adkinson N. F., Eggleston P. A., Eney D., Goldstein E. O., Schuberth K. C. et al. (1997): A controlled trial of immunotherapy for asthma in allergic children. N. Engl. J. Med. 336: 324–331.

Austen K. F. (1998): Diseases of immediate type hypersensitivity. In: Fauci A.S. et al. (eds.): Harrison's principles of internal medicine. McGraw-Hill Companies Inc., New York, pp. 1860–1869.

Hedlin G., Heilborn H., Lilja G., Norrlind K., Pegelow K. O. et al. (1995): Long-term follow-up of patients treated with a three-year course of cat or dog immunotherapy. J. Allergy Clin. Immunol. 96: 879–885.

Honig P. K., Wortham D. C., Zamani K., Conner D. P., Mullin J. C., Cantilena L. R. (1993): Terfenadine-ketoconazole interaction: pharmacokinetic and electrocardiographic consequences. J. Am. Med. Assoc. 269: 1513–1518.

McFadden E. R. Jr. (1998): Asthma. In: Fauci A. S. et al. (eds.): Harrison's principles of internal medicine. McGraw-Hill Companies Inc., New York, pp. 1419–1426.

McTavish D., Sorkin E. M. (1989): Azelastine: a review of its pharmacodynamic and pharmacokinetic properties and therapeutic potential. Drugs 38: 778–800.

O'Neill S. M., Forsyth A. (1988): Urticaria. Prescribers J. 28: 14–20.

Seifert G. (1989): Die Risiken der Hyposensibilisierungs-Therapie. Dtsch. Ärztebl. 86: C-123-124.

Spencer C. M., Faulds D., Peters D. H. (1993): Cetirizine: a reappraisal of its pharmacological properties and therapeutic use in selected allergic disorders. Drugs 46: 1055–80.

Suttorp N. (1995): Asthma bronchiale. In: Paumgartner G. und Riecker G. (Hrsg.): Therapie innerer Krankheiten. Springer-Verlag, Berlin Heidelberg New York London Paris Tokyo Hong Kong Barcelona Budapest, S. 265–2274.

WHO/International Union of Immunological Societies Working Group Report (1989): Current status of allergen immunotherapy. Lancet i: 259–261.

4 Antianämika

K. MENGEL

Eine Anämie liegt vor, wenn das Hämoglobin unter definierte Normwerte abfällt. Sie kann zahlreiche Ursachen haben, die vor Beginn der Therapie mit Antianämika geklärt werden sollten. Am häufigsten ist die Eisenmangelanämie, die überwiegend durch Blutverlust infolge gastrointestinaler Blutungen oder gesteigerter Mensesblutungen, aber auch durch nutritiven Eisenmangel (Kinder, Schwangere) bedingt ist. Hinzu kommen Störungen der Eisenresorption bei älteren Patienten. Daneben gibt es sekundäre Anämien bei Leber- oder Nierenerkrankungen, Tumoren und Infektionen sowie weitere Anämieformen mit gestörter Erythrozytenbildung (z. B. aplastische Anämie) und mit gesteigertem Erythrozytenabbau (hämolytische Anämien verschiedener Art). Da es sich bei den sekundären Anämien nicht um Eisenmangelanämien handelt, ist eine klare diagnostische Abgrenzung erforderlich und eine Eisentherapie in der Regel nicht indiziert.

Verordnungsspektrum

Unter den 2000 Präparaten, die 1997 am häufigsten verordnet wurden, befinden sich in der Gruppe der Antianämika 13 Eisenpräparate, zwei Folsäurepräparate und zwei Erythropoetinpräparate. Im Vergleich zum Vorjahr haben sich die Verordnungen insgesamt nur wenig verändert, während die Umsätze bedingt durch die massive Zunahme bei Erythropoetin sehr stark anstiegen (Tabelle 4.1). Die Verordnungszahlen sind im Grunde genommen etwas größer als hier angegeben, weil die Vitamin B_{12}-Präparate von den Herstellern der Gruppe der Vitamine zugeordnet werden und daher hier nicht mit erfaßt sind, obwohl Vitamin B_{12} nur bei perniziöser Anämie und ihren neurologischen Begleitsymptomen indiziert ist (American Medical Association 1986). Der Anteil der Kombinationspräparate ist

Tabelle 4.1 Verordnungen von Antianämika 1997
Angegeben sind die verordnungshäufigsten Präparate mit Verordnungsrang, Verordnungen und Umsatz 1997 im Vergleich zu 1996.

Rang	Präparat	Verordnungen in Tsd.	Änd. %	Umsatz Mio. DM	Änd. %
135	ferro sanol/duodenal	1059,3	+1,3	31,0	+2,3
264	Plastulen N	634,3	−4,0	18,8	−2,8
628	Ferrlecit Amp.	320,8	+22,4	7,5	+33,6
696	Erypo	290,3	+28,9	178,5	+33,3
928	Lösferron	214,5	−21,0	4,7	−21,7
957	Vitaferro Kaps.	204,1	+1,2	5,2	+10,1
1147	Eryfer 100	167,0	−12,0	5,5	−10,2
1148	Hämatopan F	166,5	−18,0	2,4	−12,5
1352	Plastufer	134,5	−8,9	4,2	−8,7
1361	Eisendragees-ratiopharm	133,2	+29,1	2,0	+33,9
1397	Ferrum Hausmann Sirup/Tr.	127,8	+0,6	2,2	+2,9
1407	Ferro-Folsan Drag.	126,3	−9,1	2,2	−5,9
1487	Lafol	117,4	+125,8	2,0	+127,8
1511	Folsan	114,9	+5,1	4,1	+1,7
1540	Recormon	111,2	+76,9	84,5	+62,8
1958	Dreisafer	75,0	+30,5	1,9	+45,7
1982	Tardyferon-Fol Drag.	73,9	+8,0	1,9	+15,1
Summe		4070,9	+3,7	358,9	+28,4
Anteil an der Indikationsgruppe		80,3 %		92,7 %	
Gesamte Indikationsgruppe		5071,3	+1,6	387,3	+27,3

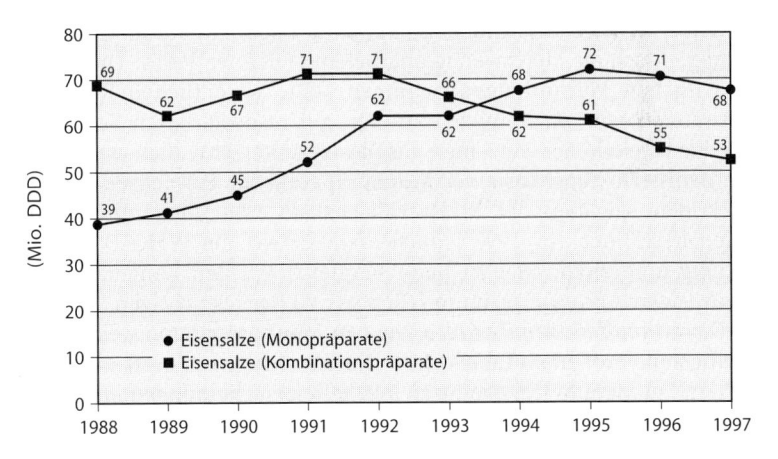

Abbildung 4.1: Verordnungen von Antianämika 1988 bis 1997
Gesamtverordnungen nach definierten Tagesdosen (ab 1991 mit neuen Bundesländern)

in den letzten zehn Jahren kontinuierlich zurückgegangen (Abbildung 4.1). Das Gesamtvolumen hat sich jedoch trotz des Hinzukommens der neuen Bundesländer nur wenig erhöht.

Eisenpräparate

Die Behandlung einer Eisenmangelanämie sollte möglichst auf oralem Wege und mit zweiwertigen Eisenverbindungen erfolgen. Zweiwertiges Eisen wird wesentlich besser als dreiwertiges resorbiert. Nüchterneinnahme erhöht die Bioverfügbarkeit, aber auch die Nebenwirkungen. Wenn Nebenwirkungen auftreten, kann das Präparat auch nach dem Frühstück eingenommen werden. Da die Kapazität der Erythrozytopoese begrenzt ist, ist es unter Normalbedingungen zwecklos, das tägliche orale Eisenangebot von 50-100 mg zu überschreiten (Begemann und Rastetter 1993). Mit höherer Dosierung steigt meist nur noch die Unverträglichkeitsrate. Oft besteht keine ausgesprochene Eile, d. h. die Dauer der oralen Behandlung kann sich bis zur Normalisierung des Blutbildes etwa zwei Monate oder länger hinziehen. Zur Aufsättigung des Speichereisens sollte nochmals über dieselbe Zeit therapiert werden.

Die einfachste und billigste Art der Eisentherapie ist die Anwendung von anorganischem Eisen(II)-sulfat (Forth und Rummel 1996). Andere Ferrosalze wie Gluconat, Fumarat, Ascorbat, Succinat werden therapeutisch als gleichwertig angesehen (Büchner 1995). Die unterschiedlichen Verbindungen bedingen keine wesentlichen Resorptionsunterschiede im Vergleich zu dem gut resorbierbaren Sulfat. Da der Eisengehalt der einzelnen Eisensalze unterschiedlich ist, wurde die definierte Tagesdosis der Monopräparate für Erwachsene bisher nach den Angaben der Preisvergleichsliste einheitlich mit 100 mg Eisen berechnet, für 1997 jedoch erstmals auf die WHO-DDD von 200 mg umgestellt. Dies ist beim Vergleich mit den Zahlenangaben des vorigen Arzneiverordnungs-Reports zu berücksichtigen.

Ferro sanol/duodenal wird unter den Monopräparaten weitaus am häufigsten verordnet (Tabelle 4.2). Die Duodenalform setzt das Eisen erst im Duodenum frei, wodurch lokale Reizerscheinungen im Magen umgangen werden. Einige andere Präparate zeigen auch noch im Dünndarm eine verzögerte Freigabe und erreichen dadurch Darmabschnitte, die Eisen schlechter resorbieren. *Ferro sanol/duodenal* hat jedoch eine genügend hohe Resorptionsquote (Heinrich 1986).

Lösferron enthält Eisen(II)-gluconat, das genauso gut wirksam ist wie das Sulfat. Es soll weniger irritierend als Sulfat sein, weil es sich langsamer auflöst. Wegen der geringen Löslichkeit kann es bei anaziden Patienten allerdings auch unwirksam sein. *Ferrum Hausmann* (Sirup und Lösung/Tropfen) bietet den Vorteil der individuellen

Tabelle 4.2: Verordnungen von Antianämika 1997
Angegeben sind die 1997 verordneten Tagesdosen, die Änderungen gegenüber 1996 und die mittleren Kosten je DDD 1997.

Präparat	Bestandteile	DDD 1997 in Mio.	Änderung in %	DDD-Kosten in DM
Eisensalze				
ferro sanol/duodenal	Eisen(II)-glycinsulfat	28,3	(+0,6)	1,10
Vitaferro Kaps.	Eisen(II)-sulfat	5,6	(+2,2)	0,94
Eryfer 100	Eisen(II)-sulfat	5,2	(−11,1)	1,06
Lösferron	Eisen(II)-gluconat	3,9	(−23,2)	1,20
Plastufer	Eisen(II)-sulfat	3,9	(−11,1)	1,07
Ferrum Hausmann Sirup/Tr.	Eisen(III)-hydroxid-Polymaltose-Komplex	2,6	(+0,7)	0,84
Dreisafer	Eisen(II)-sulfat	2,4	(+40,1)	0,80
Eisendragees-ratiopharm	Eisen(II)-sulfat	2,3	(+33,8)	0,88
Ferrlecit Amp.	Natrium-Eisen(III)-gluconat	0,9	(+24,6)	8,53
		55,2	(−1,0)	1,17
Eisensalze und Folsäure				
Plastulen N	Eisen(II)-sulfat Folsäure	34,1	(−3,8)	0,55
Hämatopan F	Eisen(II)-sulfat Folsäure	4,2	(−17,5)	0,58
Tardyferon-Fol Drag.	Eisen(II)-sulfat Folsäure	4,1	(+13,9)	0,47
Ferro-Folsan Drag.	Eisen(II)-sulfat Folsäure	2,0	(−12,0)	1,13
		44,5	(−4,4)	0,57
Folsäure				
Lafol	Folsäure	8,4	(+118,8)	0,24
Folsan	Folsäure	3,7	(+1,1)	1,11
		12,0	(+61,5)	0,51
Erythropoetin				
Erypo	Epoetin alfa	2,2	(+28,6)	80,63
Recormon	Epoetin beta	1,1	(+63,5)	77,94
		3,3	(+38,3)	79,75
Summe		114,9	(+2,6)	3,12

11–12 g/dl erreicht werden sollte, obwohl bisher noch ungeklärt ist, ob die weitere Anhebung des Hämoglobinwertes die kardiovaskuläre Morbidität und Letalität senkt (Eckardt 1998). Hinzu kommt die Anwendung bei weiteren Indikationen (Eckardt 1998). Dazu gehört seit 1995 die Steigerung der Eigenblutmenge zur Gewinnung von autologen Blutkonserven, falls die Zeitspanne zu kurz ist, um die benötigte Eigenblutmenge zu gewinnen. Bei diesem Verfahren sind allerdings zusätzliche Epoetininjektionen erforderlich, die mit Kosten von 2000–5000 DM pro Blutkonserve verbunden sind (Glück und Kubanek 1993). Weiterhin wurde Erythropoetin 1996 zur Behandlung der Cisplatin-induzierten Anämie und zur Vorbeugung der Frühgeborenenanämie zugelassen. Schwierig zu kontrollieren ist der Mißbrauch von Erythropoetin als Dopingmittel bei Sportlern, der mit Todesfällen bei Radrennfahrern in Zusammenhang gebracht worden ist (Gareau et al. 1996).

Literatur

American Medical Association (1986): Drug evaluations (6th Edition). Saunders Company Philadelphia, London, p. 589–601.

Begemann H., Rastetter J. (Hrsg.) (1993): Klinische Hämatologie, Kapitel „Anämien". Georg-Thieme-Verlag Stuttgart, New York, S. 237–418.

Büchner T. (1995): Therapie der Anämien. In: Therapie Innerer Krankheiten (Hrsg. Paumgartner G., Riecker G.). Springer-Verlag Berlin, Heidelberg, New York, 8. Aufl., S. 518–519.

Czeizel A. E., Dudas I. (1992): Prevention of the first occurrence of neural-tube defects by periconceptional vitamin supplementation. N. Engl. J. Med. 327: 1832–1835.

Dunn C. J., Markham A. (1996): Epoetin Beta. A review of its pharmacological properties and clinical use in the management of anaemia associated with chronic renal failure. Drugs 51 (2): 299–318.

Eckardt K. U. (1998): Erythropoietin, Karriere eines Hormons. Dtsch. Ärztebl. 95: A-285–290

Forth W., Rummel W. (1996): Pharmakotherapie des Eisenmangels. In: Allgemeine und spezielle Pharmakologie und Toxikologie (Hrsg. Forth W., Henschler D., Rummel W., Starke K.). Spektrum Akademischer Verlag Heidelberg, Berlin, Oxford, 7. Aufl., S. 503–512.

Gareau R., Audran M., Baynes R. D., Flowers C. H., Duvallet A. et al. (1996): Erythropoietin abuse in athletes. Nature 380: 113.

Glück D., Kubanek B. (1993): Autologe Bluttransfusion. Dtsch. Med. Wochenschr. 118: 1828–1829.

Heinrich H. C. (1986): Bioverfügbarkeit und therapeutischer Wert oraler Eisen(II)- und Eisen(III)-Präparate. Dtsch. Apoth. Ztg. 126: 681–690.

Kaltwasser J. P., Werner E., Niechzial M. (1987): Bioavailability and therapeutic efficacy of bivalent and trivalent iron preparations. Arzneim. Forsch. 37: 122–129.

Marcus R., Coulston A. M. (1996): The Vitamins. In: Goodman & Gilman's The Pharmacological Basis of Therapeutics, 9th edition. McGraw-Hill, New York, pp. 1547–1553.

Rinke U., Koletzko B. (1994): Prävention von Neuralrohrdefekten durch Folsäurezufuhr in der Frühschwangerschaft. Dtsch. Ärztebl. 1/2: 30–37.

Schneider A., Sterzik K. (1992): Präkonzeptionelle Folsäuregabe zur Prävention von Neuralrohrdefekten. Dtsch. Ärztebl. 92: A-1771.

5 Antiarrhythmika

H. Scholz

Antiarrhythmika sind Substanzen, die zur Behandlung von bradykarden und tachykarden Rhythmusstörungen verwendet werden. Die Behandlung von Bradyarrhythmien erfolgt vorwiegend nichtmedikamentös, als Arzneimittel sind Beta-Sympathomimetika oder Parasympatholytika geeignet. Substanzen zur Behandlung von Extrasystolen und Tachyarrhythmien werden in Anlehnung an E. M. Vaughan Williams (1975) nach ihren elektrophysiologischen Wirkungen in vier Klassen eingeteilt.

I. *Membranstabilisierende Substanzen* oder *Antifibrillantien* bewirken eine Hemmung des schnellen Na^+-Einstroms. Die einzelnen Substanzen unterscheiden sich vor allem in der Beeinflussung der Aktionspotentialdauer. *Chinidinartig wirkende Antifibrillantien* (Klasse I A) verbreitern das Aktionspotential, während *Antifibrillantien vom Lidocaintyp* (Klasse I B) das Aktionspotential verkürzen. *Flecainid* und *Propafenon* (Klasse I C) beeinflussen die Aktionspotentialdauer nicht wesentlich und weisen chinidin- und lidocainähnliche Eigenschaften auf. Bei Propafenon kommen noch Betarezeptor-blockierende Eigenschaften hinzu.
II. *Betarezeptorenblocker* hemmen vor allem die durch Ca^{++} vermittelten arrhythmogenen Wirkungen von Catecholaminen.
III. *Repolarisationshemmende Substanzen* verbreitern das Aktionspotential und führen dadurch zu einer Verlängerung der Refraktärzeit. In diese Gruppe gehören Amiodaron und der Betarezeptorenblocker Sotalol.
IV. *Calciumantagonisten* blockieren den langsamen Ca^{++}-Einstrom. Prototypen dieser Gruppe sind Verapamil und Diltiazem.

Mit ähnlicher Indikation wie Calciumantagonisten werden Herzglykoside, Adenosin und eventuell Parasympathomimetika wegen ihrer negativ dromotropen Wirkung am AV-Knoten eingesetzt. Sie bilden eine eigene Antiarrhythmika-Klasse V.

Tabelle 5.1 Verordnungen von Antiarrhythmika 1997
Angegeben sind die verordnungshäufigsten Präparate mit Verordnungsrang, Verordnungen und Umsatz 1997 im Vergleich zu 1996.

Rang	Präparat	Verordnungen in Tsd.	Änd. %	Umsatz Mio. DM	Änd. %
362	Rytmonorm	508,0	−25,7	53,1	−28,5
916	Cordichin	217,4	−33,8	24,6	−28,8
1031	Cordarex	187,4	+15,5	51,3	+19,3
1142	Tachmalcor	167,6	−15,4	16,3	−10,4
1332	Tambocor	136,6	+1,0	21,9	+8,0
1796	Mexitil	87,2	−10,7	11,7	−9,1
1889	Chinidin-Duriles	80,0	−17,2	7,2	−18,0
1966	Itrop	74,7	−23,9	11,3	−21,8
Summe		1459,1	−18,9	197,2	−12,8
Anteil an der Indikationsgruppe		35,7 %		54,8 %	
Gesamte Indikationsgruppe		4088,1	−8,6	359,8	−11,4

Die heute übliche Einteilung der Antiarrhythmika zur Behandlung tachykarder Rhythmusstörungen darf in ihrer Bedeutung für die klinische Differentialtherapie nicht überschätzt werden, da sich die klinische Wirksamkeit einer bestimmten Substanz bei einer bestimmten Arrhythmieform nicht immer vorhersagen läßt. Eine Vorbedingung jeder antiarrhythmischen Medikation ist eine eindeutige kardiologische Diagnose und Klassifikation der Rhythmusstörung. Aufgrund der allen Antiarrhythmika eigenen proarrhythmischen Wirkungen muß die Indikationsstellung streng erfolgen.

Wie bei der Therapie mit Herzglykosiden gilt auch beim Einsatz von Antiarrhythmika, daß eine Kombinationstherapie grundsätzlich nicht mit fixen Kombinationen durchgeführt werden soll, die eine individuelle Dosierung nicht zulassen und die Beurteilung etwaiger unerwünschter Wirkungen erschweren (Sloman 1976, Nies 1978). Für den Fall einer Kombinationstherapie in freier Form sollen nur Substanzen mit unterschiedlichen Wirkungsmechanismen aus verschiedenen Klassen kombiniert werden.

Verordnungsspektrum

Unter den 2000 am häufigsten verordneten Präparaten des Jahres 1997 befinden sich in der Gruppe der Antiarrhythmika wie im Vorjahr nur noch sieben Monopräparate. Die verordneten Präparate stammen überwiegend aus der Gruppe der Natriumkanalblocker (Klasse I A, I B, I C). Die übrigen Antiarrhythmika sind mit dem Klasse III-Antiarrhythmikum *Cordarex* und dem Parasympatholytikum *Itrop* vertreten. Weiterhin am Markt ist die fixe Antiarrhythmikakombination *Cordichin* aus dem Natriumkanalblocker Chinidin und dem Calciumantagonisten Verapamil (Tabelle 5.2).

Die Verordnungshäufigkeit der Antiarrhythmika im Segment der 2000 meistverordneten Präparate hat gegenüber 1996 erneut deutlich abgenommen (Tabelle 5.2), was angesichts der zur Zeit sehr kritischen Einstellung gegenüber der medikamentösen Arrhythmietherapie verständlich ist. Nur *Tambocor* und *Cordarex* haben zugenommen.

Das Verordnungsvolumen der chinidinartigen Antiarrhythmika hat erneut abgenommen, so daß der Verordnungsanteil dieser Gruppe an den häufigsten Antiarrhythmikaverordnungen nur noch 6,3 % (Vorjahr 7,6 %) beträgt (Tabelle 5.2).

Tabelle 5.2: Verordnungen von Antiarrhythmika 1997
Angegeben sind die 1997 verordneten Tagesdosen, die Änderungen gegenüber 1996 und die mittleren Kosten je DDD 1997.

Präparat	Bestandteile	DDD 1997 in Mio.	Änderung in %	DDD-Kosten in DM
Klasse I A (Chinidintyp)				
Tachmalcor	Detajmiumbitartrat	3,0	(−14,5)	5,46
Chinidin-Duriles	Chinidin	1,3	(−18,1)	5,36
		4,3	(−15,7)	5,43
Klasse I B (Lidocaintyp)				
Mexitil	Mexiletin	2,3	(−13,0)	5,14
Klasse I C				
Rytmonorm	Propafenon	29,4	(−25,3)	1,80
Tambocor	Flecainid	5,8	(+0,5)	3,80
		35,2	(−22,1)	2,13
Klasse III				
Cordarex	Amiodaron	14,3	(+19,2)	3,59
Parasympatholytika				
Itrop	Ipratropiumbromid	2,0	(−25,5)	5,77
Kombinationen				
Cordichin	Verapamil Chinidin	10,2	(−33,9)	2,40
Summe		68,2	(−17,7)	2,89

Das lidocainartige Antiarrhythmikum *Mexitil* und die Klasse I C-Antiarrhythmika *Rytmonorm* und *Tambocor* machen 1997 zusammen immer noch über 50 % des Marktsegments aus. Insgesamt gesehen ist die Verordnungshäufigkeit von Klasse I-Antiarrhythmika angesichts der Ergebnisse der CAST-Studie weiterhin erstaunlich groß.

Cordarex erschien 1994 erstmals unter den 2000 meistverordneten Arzneimitteln und hat seitdem jedes Jahr weitere große Zuwächse erzielt. Nach einer erneuten Zunahme entfallen jetzt 21 % aller Antiarrhythmikaverordnungen auf dieses Klasse III-Antiarrhythmikum.

Die fixe Kombination *Cordichin* weist von allen Antiarrhythmika die stärkste Abnahme der Verordnungen auf, steht aber nach *Rytmonorm* immer noch auf dem zweiten Rang der Verordnungstabelle (Tabelle 5.1).

Therapeutische Gesichtspunkte

Die Gruppe der Antiarrhythmika bietet seit 1989 besondere Auffälligkeiten, weil die Zulassung zunächst für *Tambocor* erheblich eingeschränkt wurde, nachdem in den USA in der CAST-Studie (Cardiac Arrhythmia Suppression Trial 1989) bei Patienten nach Myokardinfarkt nach zehn Monaten für Flecainid und Encainid eine höhere Rate von Herzstillstand und Todesfällen als bei der Placebogruppe beobachtet worden war. Die Arzneimittelkommission der deutschen Ärzteschaft (1984) hatte schon früher auf schwere Erregungsleitungsstörungen nach Gabe von Tambocor hingewiesen. Mexiletin und Propafenon sind in der CAST-Studie nicht untersucht worden.

Zur Zeit ist Flecainid für folgende Indikationen zugelassen: Symptomatische und behandlungsbedürftige supraventrikuläre Herzrhythmusstörungen wie paroxysmale supraventrikuläre Tachykardien aufgrund von AV-Reentry-Tachykardien oder WPW-Syndrom und paroxysmales Vorhofflimmern; schwerwiegende symptomatische ventrikuläre Herzrhythmusstörungen, wie z. B. anhaltende ventrikuläre Tachykardien, wenn diese nach Beurteilung des Arztes lebensbedrohend sind. Außerdem wurde folgender Hinweis in die Gebrauchsinformation aufgenommen: «Für die Dauerbehandlung von Herzrhythmusstörungen mit Klasse I-Antiarrhythmika ist ein lebensverlängernder Effekt nicht erwiesen.»

Seit 1993 gelten die gleichen Indikationsbeschränkungen auch für alle anderen Antiarrhythmika der Klassen I A und I C, insbesondere auch für Propafenon, das ähnliche Eigenschaften wie Flecainid aufweist. Auch für die Substanzen der Klassen I B und III wurden die Anwendungsgebiete eingeengt. Das wird möglicherweise dazu führen, daß die medikamentöse Arrhythmiebehandlung vermehrt mit Betarezeptorenblockern, insbesondere mit Sotalol durchgeführt wird, das zusätzlich auch Klasse III-Eigenschaften besitzt.

Das arrhythmogene Potential von *Cordarex* ist deutlich geringer als bei Klasse I-Antiarrhythmika. Trotz seiner unerwünschten Wirkungen auf die Schilddrüsenfunktion wegen des hohen Iodgehalts und seiner Einlagerung in zahlreiche Gewebe wird dieses Mittel häufiger als früher zur Behandlung tachykarder Rhythmusstörungen eingesetzt. Dies geschieht zu Recht, denn die Nebenwirkungen von *Cordarex* sind dosisabhängig und bei den zur Zeit verwendeten niedrigen Dosen relativ selten. Außerdem hat *Cordarex* keine ausgeprägte negativ inotrope Wirkung.

Das Kombinationspräparat *Cordichin* wird unter der Vorstellung angeboten, daß sich Chinidin (Klasse I) und Verapamil (Klasse IV) in ihrem Wirkungsspektrum ergänzen und daß Verapamil der bei Chinidin möglichen, bei Vorhoftachykardien unerwünschten Beschleunigung der AV-Überleitung entgegenwirken kann. Es ist jedoch zu bedenken, daß beide Substanzen auch negativ inotrope, negativ chronotrope und hypotensive Wirkungen haben, die sich addieren können (Young 1984). Außerdem kann Verapamil die Chinidin-Plasmakonzentration erhöhen, so daß bei Verwendung dieser Kombinationen insbesondere Chinidin-Nebenwirkungen häufiger sein können (N. N. 1987). Die weiterhin relativ häufige Verordnung dieses Präparates entspricht also nicht den üblichen Therapieempfehlungen. Bei freier Kombination beider Wirkstoffe sind additive Nebenwirkungen und störende Interaktionen einfacher zu kontrollieren als mit der fixen Kombination (Arzneimittelkommission der deutschen Ärzteschaft 1996).

Das Bundesinstitut für Arzneimittel und Medizinprodukte (BfArM) hat im Dezember 1994 ein Stufenplanverfahren eingeleitet, weil ein Widerruf der Zulassung für erforderlich gehalten wurde (Arzneimittelkommission der Deutschen Apotheker 1995). Eine entsprechende wissenschaftliche Stellungnahme der Arzneimittelkommission der deutschen Ärzteschaft über die antiarrhythmische Therapie mit *Cordichin* im Deutschen Ärzteblatt konnte aufgrund einer vom Hersteller erwirkten einstweiligen Anordnung erst 1996 in veränderter Form erscheinen (Arzneimittelkommission der deutschen

Ärzteschaft 1996). Mit Wirkung vom 1. August 1996 hat das BfArM die Anwendungsgebiete von *Cordichin* folgendermaßen eingeschränkt: „Zur Kardioversion von Vorhofflimmern und -flattern, wenn eine Elektrokonversion nicht anwendbar ist. Zur Rezidivprophylaxe von chronischem Vorhofflimmern nach erfolgreicher Konversion mittels Cordichin bei Patienten, bei denen die Wiederherstellung des Sinusrhythmus zu einer Besserung schwerwiegender Symptome geführt hat." Diese Indikationseinschränkung ist so eng, daß eine Verordnung von *Cordichin* nur noch in seltenen Fällen gerechtfertigt ist.

Literatur

Arzneimittelkommission der deutschen Ärzteschaft (1984): Flecainid (Tambocor) – Dosierung kritisch. Dtsch. Ärztebl. 81: 835.
Arzneimittelkommission der deutschen Ärzteschaft (1996): Risiken der antiarrhythmischen Therapie mit Chinidin/Verapamil. Dtsch. Ärztebl. 93: A–561.
Arzneimittelkommission der Deutschen Apotheker (1995): Cordichin Filmtabletten. Pharm. Ztg. 140: 6–7, 90–92.
The Cardiac Arrhythmia Suppression Trial (CAST) Investigators (1989): Preliminary report: Effect of encainide and flecainide on mortality in a randomized trial of arrhythmia suppression after myocardial infarction. N. Engl. J. Med. 321: 406–412.
Nies A. A. (1978): Cardiovascular disorders. In: Clinical Pharmacology (Melmon K. L., Morelli H. F., eds.), Macmillan New York, pp. 155–300.
N.N. (1987): Noch einmal: Verapamil und Chinidin. Arzneimittelbrief 21: 8.
Sloman J. G. (1976): Cardiovascular diseases. In: Drug Treatment (Avery G. S., ed.), adis Press Sydney, pp. 425–481.
Vaughan Williams E. M. (1975): Classification of antidysrhythmic drugs. Pharmac. Ther. B 1: 115–138.
Young G. P. (1984): Calcium channel blockers in emergency medicine. Ann. Emerg. Med. 13: 712–722.

6 Antibiotika und Chemotherapeutika

W. Schmitz

Die Indikation für eine antibiotische Therapie ist bei den einzelnen Infektionskrankheiten sehr unterschiedlich zu stellen. Während bei Harnwegsinfektionen die Gabe von Antibiotika oder Chemotherapeutika unabhängig von der Lokalisation der Infektion fast immer obligat ist, werden akute Atemwegsinfektionen in mehr als 90 % der Fälle durch Viren ausgelöst und sind daher keine primäre Indikation für Antibiotika. Atemwegsinfektionen sind in der Praxis besonders häufig (65,7 %), gefolgt von Harnwegsinfektionen (18,6 %), während gastroenterologische Infektionen (6,4 %), Haut- und Weichteilinfektionen (6,3 %) und gynäkologische Infektionen (3,0 %) eine geringere Rolle spielen (Kemmerich et al. 1983).

Grundsätzlich ist anzustreben, den auslösenden Erreger bakteriologisch zu diagnostizieren und ein Antibiogramm zu erstellen. In der Praxis ist dieses Vorgehen mit Ausnahme bei Harnwegsinfektionen nur selten möglich. Daher sollten das zu erwartende Erregerspektrum und die bekannten Resistenzquoten gegen bestimmte Antibiotika bei der Verordnung berücksichtigt werden.

Im allgemeinen gilt, daß in der Praxis nahezu alle Infektionen mit den üblichen, schon seit längerer Zeit bekannten Antibiotika gut behandelbar sind (Siegenthaler 1985). Folgende Antibiotika und Chemotherapeutika werden empfohlen: Phenoxymethylpenicillin, Amoxicillin, Doxycyclin, Erythromycin und Co-trimoxazol. Nicht primär indiziert sind dagegen in der Regel Cephalosporine, Aminoglykoside und Fluorochinolone. Für die große Zahl der häufigen Atemwegs- und Harnwegsinfektionen bieten viele neuere Wirkstoffe keine wesentlichen Vorteile gegenüber den älteren, weniger kostspieligen Antibiotika (Archer und Polk 1998).

Unter den 2000 im Jahre 1997 am häufigsten verordneten Arzneimitteln sind 99 Antibiotika und 16 Sulfonamidkombinationen vertreten (Tabellen 6.1 und 6.2). Ähnlich wie im Vorjahr haben die Verord-

Antibiotika und Chemotherapeutika 65

Tabelle 6.1 Verordnungen von Antibiotika und Chemotherapeutika 1997
Angegeben sind die verordnungshäufigsten Präparate mit Verordnungsrang, Verordnungen und Umsatz 1997 im Vergleich zu 1996.

Rang	Präparat	Verordnungen in Tsd.	Änd. %	Umsatz Mio. DM	Änd. %
22	Rulid	2515,8	−9,5	122,3	−9,5
30	Klacid	2213,4	+2,0	138,5	+0,4
42	Zithromax	1869,1	+13,1	87,5	+12,6
80	Ciprobay	1471,1	−2,3	114,0	−6,2
114	Tarivid	1186,1	−8,2	80,8	−4,0
126	Isocillin	1102,8	−15,6	19,8	−26,8
130	Amoxicillin-ratiopharm	1064,1	+2,2	28,7	−3,9
146	Penicillin V-ratiopharm	984,8	−13,1	15,7	−11,9
192	Doxy Wolff	814,1	−8,1	8,0	−15,8
195	Locabiosol	812,1	−11,7	21,8	−12,0
208	Megacillin oral	769,4	−14,7	13,1	−23,8
235	Amoxypen	712,0	−17,7	17,9	−24,1
295	PenHexal	584,2	−9,4	9,3	−7,3
317	Elobact	556,1	−15,1	51,7	−14,5
338	Erythromycin-ratiopharm	526,9	−5,8	11,2	−18,0
339	Amoxi-Wolff	526,1	−3,4	12,2	−5,6
353	Penicillat	516,7	−14,6	7,5	−11,3
354	Eryhexal	516,5	+0,6	11,4	−5,9
355	Uro-Tarivid	514,8	+9,5	8,6	+11,5
356	Amoxihexal	512,5	−3,4	13,7	−8,7
373	Doxyhexal	492,4	+6,3	4,6	+4,8
394	Barazan	471,1	−9,8	21,8	−10,1
400	Lorafem	467,7	+6,9	30,6	+11,2
408	Doxycyclin-ratiopharm	464,2	−11,8	3,3	−35,6
419	Keimax	458,0	−0,5	30,9	−3,3
426	Grüncef	454,9	+7,5	22,1	+12,7
442	Doxy-ratiopharm	442,6	+29,0	3,5	−5,0
455	Orelox	432,4	+2,3	27,8	+2,5
459	doxy von ct	428,1	−15,0	4,7	−18,0
468	Sobelin	419,0	−15,1	31,4	−35,5
497	Arcasin	398,6	−18,1	6,6	−21,9
549	Augmentan	364,3	−8,9	30,8	−3,8
564	CEC	351,9	+20,4	14,4	+21,8
588	Cefaclor-ratiopharm	340,3	+17,1	13,9	+16,1
660	Doxycyclin Heumann	308,9	−14,6	2,8	−28,7
661	Azudoxat	308,3	−33,0	3,7	−37,9
691	Supracyclin	292,5	−31,8	3,7	−36,7
695	Globocef	291,0	+4,3	19,5	+4,0
703	Erythromycin Wolff	288,0	−5,0	5,0	−9,8
705	Doxymono	287,7	+20,5	2,0	+19,0
708	Doxycyclin Stada	286,7	−22,0	3,1	−20,1
716	Baycillin	282,0	−18,7	12,7	−13,1
723	Penicillin V Stada	279,2	−4,5	4,8	−13,0
768	Paediathrocin	263,6	−26,0	6,4	−32,8

Tabelle 6.1 Verordnungen von Antibiotika und Chemotherapeutika 1997 (Fortsetzung)
Angegeben sind die verordnungshäufigsten Präparate mit Verordnungsrang, Verordnungen und Umsatz 1997 im Vergleich zu 1996.

Rang	Präparat	Verordnungen in Tsd.	Änd. %	Umsatz Mio. DM	Änd. %
773	Cephoral	260,3	−12,9	19,2	−13,3
781	Infectocillin	258,3	+14,2	5,2	+0,4
801	Amoxibeta	253,1	+62,3	6,4	+75,8
826	Penicillin V Heumann	242,0	+7,8	3,6	+4,1
861	Suprax	232,4	−11,5	16,3	−13,0
871	amoxi von ct	229,0	+0,3	6,8	−4,5
878	Amoxicillin Heumann	226,7	+5,4	6,8	+1,5
926	Monomycin	215,0	−29,4	4,3	−32,2
962	Infectomycin	202,2	+18,6	8,8	+15,4
993	Umckaloabo	195,3	+22,6	4,9	+16,4
1013	Penbeta Mega	190,5	+32,0	2,3	+39,3
1016	Amoxicillin AL	190,0	+58,3	4,3	+49,4
1033	Zinnat	187,1	−14,8	18,4	−16,4
1048	Penicillin V Wolff	184,6	−6,1	2,7	−5,5
1062	Clont i.v./-400	181,3	+7,7	4,8	+5,8
1066	Enoxor	180,3	+66,2	4,0	+66,2
1072	Panoral	179,2	−32,7	10,2	−40,9
1107	Clindahexal	174,4	+52,2	8,7	+52,0
1149	Penicillin V AL	166,3	+24,9	1,7	+30,0
1185	Sanasepton	158,6	−14,1	3,9	−11,8
1197	InfectoBicillin	156,6	−23,8	6,4	−20,2
1229	Doxy Komb	151,9	−25,5	1,5	−32,8
1240	Podomexef	149,7	−13,2	8,5	−8,8
1251	Skid	148,3	+7,9	5,2	+4,5
1253	Biaxin HP	147,9	+384,4	22,1	+361,0
1300	Amoxi-Tablinen	140,6	−20,0	4,0	−28,0
1307	Retrovir	139,2	+49,5	70,2	+52,1
1323	Clin-Sanorania	137,8	+4,7	6,8	−20,0
1365	Doxycyclin AL	132,4	−1,0	0,9	−7,0
1396	Lederderm	127,9	−21,5	6,2	−20,7
1427	Epivir	123,9	+363,8	67,2	+365,8
1536	Amoxi-Diolan	111,9	−0,3	2,5	−8,7
1567	Doxy-Tablinen	108,3	−14,5	0,8	−51,7
1628	Amoxillat	102,1	−33,8	3,6	−34,6
1669	Sigadoxin	98,0	−31,2	1,2	−33,4
1684	P-Mega-Tablinen	96,0	−22,5	1,2	−34,8
1688	Erybeta	95,5	+79,9	1,6	+72,7
1730	Staphylex	91,1	−2,5	5,6	+1,3
1734	Monuril	90,8	−35,6	1,7	−34,8
1745	Unacid PD oral	90,0	+41,0	5,6	+38,6
1763	Ulcolind Metro	89,2	+33,5	2,0	+28,5
1769	Erythromycin Stada	88,9	+743,5	1,6	+964,1
1783	Ampicillin-ratiopharm	87,8	−11,1	2,4	−10,1
1791	Retacillin comp.	87,5	−20,6	1,4	−20,5

Antibiotika und Chemotherapeutika

Tabelle 6.1 Verordnungen von Antibiotika und Chemotherapeutika 1997 (Fortsetzung)
Angegeben sind die verordnungshäufigsten Präparate mit Verordnungsrang, Verordnungen und Umsatz 1997 im Vergleich zu 1996.

Rang	Präparat	Verordnungen in Tsd.	Änd. %	Umsatz Mio. DM	Änd. %
1793	Arilin 500	87,3	−27,5	2,1	−27,0
1803	Amoxicillin Stada	86,7	+7,6	2,5	+6,6
1815	Erysec	85,7	+30,4	4,8	+33,8
1838	Cephalexin-ratiopharm	83,8	−15,9	3,9	−29,2
1839	Cefallone	83,8	−13,0	3,5	−14,1
1876	Amoxi Hefa	80,8	+16,1	2,0	+27,0
1877	Rocephin	80,7	+11,1	10,8	+20,1
1885	Cefa Wolff	80,3	+90,6	2,9	+80,7
1940	Zovirax	76,5	−35,3	13,8	−44,1
1954	Erythromycin Heumann	75,3	−4,7	1,9	+1,5
1995	Infectomox	73,3	+21,5	1,6	+2,2
Summe		36436,1	−4,3	1526,7	−0,8
Anteil an der Indikationsgruppe		89,2 %		80,2 %	
Gesamte Indikationsgruppe		40863,6	−3,6	1902,6	+6,6

Tabelle 6.2: Verordnungen von Sulfonamiden 1997
Angegeben sind die verordnungshäufigsten Präparate mit Verordnungsrang, Verordnungen und Umsatz 1997 im Vergleich zu 1996.

Rang	Präparat	Verordnungen in Tsd.	Änd. %	Umsatz Mio. DM	Änd. %
86	Cotrim-ratiopharm	1424,0	−1,3	9,6	−10,6
136	Kepinol	1055,8	−9,4	8,3	−9,3
510	cotrim forte von ct	385,8	−12,5	2,0	−31,6
678	Bactoreduct	298,0	−33,3	2,4	−37,1
799	Berlocombin	253,3	−26,0	2,4	−25,8
996	TMS Tabletten/Kindersaft	194,4	−31,3	1,6	−38,8
1104	Eusaprim	174,4	−26,5	1,4	−26,4
1455	Supracombin	121,3	−28,2	1,0	−35,8
1498	Cotrimoxazol AL	116,8	+9,6	0,6	+14,2
1555	Cotrimox-Wolff	110,0	+11,6	0,9	+13,6
1640	Cotrim Hexal	100,6	+19,2	0,5	−9,9
1663	Sigaprim	98,6	−27,8	0,8	−31,1
1718	Berlocid	92,2	−4,1	0,7	−16,7
1747	Cotrimstada	89,9	−16,9	0,7	−29,6
1923	Bactrim Roche	78,0	−22,7	0,9	−17,8
1931	Cotrim Diolan	77,2	−26,4	0,6	−37,6
Summe		4670,2	−12,9	34,4	−19,7
Anteil an der Indikationsgruppe		88,8 %		37,8 %	
Gesamte Indikationsgruppe		5259,2	−12,3	91,0	−7,9

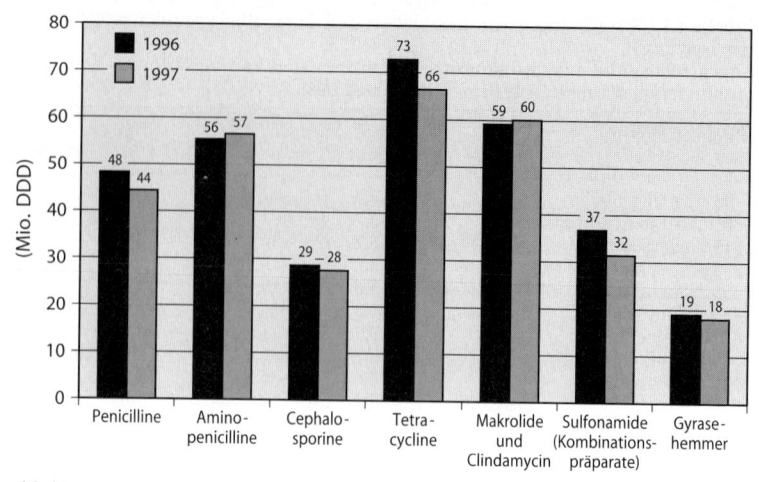

Abbildung 6.1: Verordnungen von Antibiotika und Chemotherapeutika 1997 DDD der 2000 meistverordneten Arzneimittel

nungen 1997 bei den Antibiotika und Sulfonamiden abgenommen. Nennenswerte Zunahmen der Verordnungen gab es gemessen an den DDD bei Aminopenicillinen und Makroliden (Abbildung 6.1) sowie bei den antiretroviralen Mitteln (Tabelle 6.9). Im Rahmen der diesjährigen Umstellung der definierten Tagesdosen auf die WHO-DDD sind auch bei den Antibiotika eine Reihe von Änderungen eingetreten, so daß die DDD-Werte nicht mehr direkt mit den bisher publizierten Zahlen verglichen werden können.

Beta-Lactamantibiotika

Beta-Lactamantibiotika gehören auf Grund ihrer starken bakteriziden Wirkung, ihrer geringen Toxizität und ihrer großen therapeutischen Breite zu den am häufigsten verordneten Antibiotika.

Benzylpenicillin (Penicillin G)

In dieser Gruppe ist nur noch das aus den neuen Bundesländern stammende Kombinationsdepotpräparat *Retacillin* vertreten, das allerdings erneut einen erheblichen Rückgang zeigt und deutlich niedriger dosiert ist als vergleichbare Depotpenicilline (Tabelle 6.3). Depotpenicilline erreichen nur niedrige Serumspiegel und eignen sich daher nur für Infektionen mit hochempfindlichen Keimen (z. B. Prophylaxe des rheumatischen Fiebers).

Tabelle 6.3: Verordnungen von Penicillinen 1997
Angegeben sind die 1997 verordneten Tagesdosen, die Änderungen gegenüber 1996 und die mittleren Kosten je DDD 1997.

Präparat	Bestandteile	DDD 1997 in Mio.	Änderung in %	DDD-Kosten in DM
Benzylpenicillin				
Retacillin comp.	Benzylpenicillin-Natrium Benzylpenicillin-Procain Benzylpenicillin-Benzathin	0,6	(−20,3)	2,38
Phenoxymethylpenicillin				
Penicillin V-ratiopharm	Phenoxymethylpenicillin	7,0	(−8,3)	2,26
Isocillin	Phenoxymethylpenicillin	5,9	(−15,2)	3,37
Megacillin oral	Phenoxymethylpenicillin	5,2	(−11,8)	2,52
PenHexal	Phenoxymethylpenicillin	4,5	(−7,0)	2,05
Penicillat	Phenoxymethylpenicillin	3,8	(−10,1)	2,00
Arcasin	Phenoxymethylpenicillin	2,5	(−17,6)	2,67
Penicillin V Stada	Phenoxymethylpenicillin	2,0	(−5,6)	2,32
Penicillin V Heumann	Phenoxymethylpenicillin	1,8	(+8,8)	1,96
Infectocillin	Phenoxymethylpenicillin	1,8	(+13,7)	2,96
Penicillin V AL	Phenoxymethylpenicillin	1,3	(+42,2)	1,28
Penbeta Mega	Phenoxymethylpenicillin	1,2	(+37,7)	1,81
Penicillin V Wolff	Phenoxymethylpenicillin	1,1	(−1,2)	2,48
P-Mega-Tablinen	Phenoxymethylpenicillin	0,6	(−19,9)	1,88
		38,7	(−6,9)	2,41
Weitere Oralpenicilline				
Baycillin	Propicillin	3,3	(−16,3)	3,90
InfectoBicillin	Phenoxymethylpenicillin-Benzathin	1,4	(−20,9)	4,59
Staphylex	Flucloxacillin	0,4	(+0,8)	13,64
		5,1	(−16,4)	4,88
Summe		44,3	(−8,3)	2,69

Oralpenicilline und Isoxazolylpenicilline

Die Präparate in der Gruppe der Oralpenicilline enthalten überwiegend Phenoxymethylpenicillin (Penicillin V). Zusätzlich ist noch Propicillin (*Baycillin*) vertreten. Propicillin und Penicillin V werden in therapeutischer Hinsicht als gleichwertig angesehen. Der Gesamtverbrauch der Oralpenicilline ist 1997 erneut zurückgegangen. Das gleiche gilt auch für das führende Präparat *Penicillin V-ratiopharm* aus der Gruppe der preisgünstigen Generika. Dagegen hat sich die Verordnung des penicillinasefesten Flucloxacillin nicht wesentlich geändert.

Aminopenicilline

Der wichtigste Vertreter in der Gruppe der Aminopenicilline ist Amoxicillin. Im Vergleich zu den Penicillinen haben die Aminopenicilline ein breiteres Wirkungsspektrum im gramnegativen Bereich. Der rückläufige Trend des Vorjahres hat sich 1997 nicht weiter fortgesetzt (Tabelle 6.4). Insgesamt ist eine Verlagerung zu besonders preiswerten Amoxicillingenerika zu verzeichnen. Die Verordnung von Ampicillin (*Ampicillin-ratiopharm*) ist im Vergleich zu dem deutlich besser resorbierbaren Amoxicillin weiter zurückgegangen. Auch die sehr teure Kombination *Augmentan* ist 1997 wieder weniger verordnet worden. Erstmals vertreten ist Sultamicillin (*Unacid PD oral*), ein Ester aus Ampicillin und dem Betalactamaseinhibitor Sulbactam, der das Spektrum von Ampicillin auf betalactamasebildende Erreger verbreitert (Ausnahme Typ I-Betalactamasen), so daß bestenfalls die Wirkung eines Basiscephalosporins (z. B. Cefazolin) erreicht wird.

Cephalosporine

Oralcephalosporine entsprechen in ihrem Wirkungsspektrum den Aminopenicillinen und werden daher üblicherweise nur bei unzureichender Wirksamkeit der Penicilline oder bei Penicillinallergie eingesetzt. Seit 1989 sind sechs neue Oralcephalosporine eingeführt worden, die eine kräftige Expansion dieser Antibiotikagruppe eingeleitet haben. Gleichzeitig wurden einige der älteren Mittel zurückgedrängt.

Antibiotika und Chemotherapeutika 71

Tabelle 6.4: Verordnungen von Aminopenicillinen 1997
Angegeben sind die 1997 verordneten Tagesdosen, die Änderungen gegenüber 1996 und die mittleren Kosten je DDD 1997.

Präparat	Bestandteile	DDD 1997 in Mio.	Änderung in %	DDD-Kosten in DM
Amoxicillin				
Amoxicillin-ratiopharm	Amoxicillin	13,8	(+3,8)	2,08
Amoxypen	Amoxicillin	7,8	(−14,7)	2,30
Amoxihexal	Amoxicillin	6,5	(−0,9)	2,10
Amoxi-Wolff	Amoxicillin	5,6	(+0,0)	2,19
amoxi von ct	Amoxicillin	3,4	(+2,9)	1,99
Amoxibeta	Amoxicillin	3,4	(+72,4)	1,90
Amoxicillin Heumann	Amoxicillin	3,4	(+9,9)	2,00
Amoxicillin AL	Amoxicillin	2,5	(+55,6)	1,76
Amoxi-Tablinen	Amoxicillin	2,2	(−17,7)	1,82
Amoxillat	Amoxicillin	1,5	(−29,5)	2,34
Amoxi-Diolan	Amoxicillin	1,2	(−0,6)	2,09
Amoxicillin Stada	Amoxicillin	1,1	(+12,9)	2,20
Amoxi Hefa	Amoxicillin	1,1	(+37,2)	1,79
Infectomox	Amoxicillin	0,7	(+6,4)	2,09
		54,3	(+2,2)	2,08
Andere Aminopenicilline				
Augmentan	Amoxicillin Clavulansäure	1,4	(−6,8)	22,38
Ampicillin-ratiopharm	Ampicillin	0,7	(−9,6)	3,54
Unacid PD oral	Sultamicillin	0,4	(+38,4)	15,91
		2,4	(−3,0)	16,16
Summe		56,7	(+2,0)	2,67

Oralcephalosporine der Cefalexingruppe sind wegen ihrer guten Wirkung auf grampositive Keime eine Alternative zu den penicillinasefesten Penicillinen. Aus dieser Gruppe hat sich als älterer Vertreter Cefaclor durch mehrere preisgünstige Generika wieder neue Marktanteile verschaffen können, während das früher führende Originalpräparat (*Panoral*) wieder stark abnahm (Tabelle 6.5). Von Cefalexin gibt es nur noch ein Generikum (*Cephalexin-ratiopharm*) mit weiterhin rückläufiger Tendenz.

Die neuen Oralcephalosporine mit erweitertem Spektrum zeigen eine stärkere Aktivität gegen gramnegative Keime bei eingeschränkter Wirkung gegen Staphylokokken. Daraus leiten sich ihre Vorteile gegenüber der Cefalexingruppe bei bakteriellen Atemwegsinfektionen ab. Hauptsächlich verwendet wird das Cefuroximderivat Cefuro-

Tabelle 6.5: Verordnungen von Cephalosporinen 1997
Angegeben sind die 1997 verordneten Tagesdosen, die Änderungen gegenüber 1996 und die mittleren Kosten je DDD 1997.

Präparat	Bestandteile	DDD 1997 in Mio.	Änderung in %	DDD-Kosten in DM
Cefaclor				
CEC	Cefaclor	1,8	(+22,2)	7,98
Cefaclor-ratiopharm	Cefaclor	1,6	(+18,0)	8,46
Panoral	Cefaclor	0,9	(−30,9)	11,50
Cefallone	Cefaclor	0,4	(−13,0)	8,29
Cefa Wolff	Cefaclor	0,2	(+79,2)	12,66
		5,0	(+4,6)	9,00
Weitere Cephalosporine				
Elobact	Cefuroximaxetil	4,8	(−15,6)	10,79
Keimax	Ceftibuten	2,6	(−4,3)	11,99
Grüncef	Cefadroxil	2,3	(+8,6)	9,54
Lorafem	Loracarbef	2,2	(+4,8)	14,10
Orelox	Cefpodoxim	2,1	(+3,7)	13,09
Globocef	Cefetamet	2,0	(+2,4)	9,99
Zinnat	Cefuroximaxetil	1,8	(−17,7)	10,46
Cephoral	Cefixim	1,6	(−13,6)	12,38
Suprax	Cefixim	1,3	(−13,9)	12,75
Podomexef	Cefpodoxim	0,6	(−10,0)	13,66
Cephalexin-ratiopharm	Cefalexin	0,5	(−18,6)	8,42
Rocephin	Ceftriaxon	0,1	(+21,0)	110,67
		21,7	(−6,8)	11,97
Summe		26,7	(−4,9)	11,41

ximaxetil (*Elobact*, *Zinnat*) mit einer relativ kurzen Halbwertszeit von 1,2 Stunden. Die beiden Cefotaximderivate Cefixim (*Cephoral*, *Suprax*) und Cefpodoximproxetil (*Orelox*, *Podomexef*) wirken ähnlich, aber länger als Cefuroximaxetil. Cefixim (Halbwertszeit 3–4 Std.) kann einmal täglich gegeben werden. Ceftibuten (*Keimax*) und Cefetamet (*Globocef*) sind weitere neue Oralcephalosporine, die ähnlich dem Cefotaxim der dritten Generation der Cephalosporine zuzurechnen sind.

Erstmals vertreten ist das Parenteralcephalosporin Ceftriaxon (*Rocephin*), das nur bei schweren Infektionen verwendet wird. Ein besonderer Vorteil ist die relativ lange Halbwertszeit von 8 Stunden, die eine einmalige Gabe pro Tag ermöglicht. Damit ist es grundsätzlich auch für eine ambulante Anwendung geeignet, bedarf aber wegen der zehnfach höheren Kosten besonders eingehender Prüfung der Indikation.

Tetracycline

Tetracycline sind Breitspektrumantibiotika mit bakteriostatischen Eigenschaften. Die meisten Vertreter dieser Gruppe besitzen eine große Ähnlichkeit in ihrem Wirkungsspektrum. Tetracycline sind weiterhin die am häufigsten verordneten Antibiotika (Abbildung 6.1). Allerdings haben die DDD-Verordnungen 1997 weiter abgenommen. Trotz ausgedehnter Anwendung und der damit möglichen Resistenzentwicklung gehören sie zu den bevorzugten Mitteln in der Praxis zur Behandlung der chronischen Bronchitis, da sie nach wie vor gut wirksam gegen Haemophilus influenzae sind.

Über 90% der verordneten Tagesdosen entfallen auf die Doxycyclinpräparate (Tabelle 6.6), die wegen ihrer hohen enteralen Resorptionsquote, ihrer guten Verträglichkeit und ihrer längeren Halbwertszeit allgemein bevorzugt werden. Entgegen der insgesamt rückläufi-

Tabelle 6.6: Verordnungen von Tetracyclinen 1997
Angegeben sind die 1997 verordneten Tagesdosen, die Änderungen gegenüber 1996 und die mittleren Kosten je DDD 1997.

Präparat	Bestandteile	DDD 1997 in Mio.	Änderung in %	DDD-Kosten in DM
Doxycyclin				
Doxy Wolff	Doxycyclin	11,2	(−6,3)	0,71
Doxyhexal	Doxycyclin	7,1	(+11,3)	0,65
Doxy-ratiopharm	Doxycyclin	6,5	(+28,5)	0,53
doxy von ct	Doxycyclin	5,9	(−17,5)	0,79
Doxycyclin-ratiopharm	Doxycyclin	5,3	(−11,7)	0,63
Doxycyclin Heumann	Doxycyclin	4,7	(−12,3)	0,59
Doxycyclin Stada	Doxycyclin	4,1	(−19,8)	0,74
Doxymono	Doxycyclin	4,1	(+26,0)	0,49
Azudoxat	Doxycyclin	4,1	(−30,8)	0,92
Supracyclin	Doxycyclin	3,8	(−30,2)	0,96
Doxycyclin AL	Doxycyclin	2,0	(+6,2)	0,48
Doxy Komb	Doxycyclin	1,3	(−20,6)	1,10
Sigadoxin	Doxycyclin	1,3	(−30,9)	0,89
Doxy-Tablinen	Doxycyclin	1,3	(−15,4)	0,64
		62,8	(−8,5)	0,70
Minocyclin				
Lederderm	Minocyclin	1,9	(−20,6)	3,24
Skid	Minocyclin	1,7	(+5,1)	2,95
		3,7	(−10,1)	3,10
Summe		66,4	(−8,6)	0,83

gen Tendenz der Doxycyclinverordnungen haben die besonders preisgünstigen Präparate (*Doxycyclin AL, Doxymono, Doxy-ratiopharm, Doxyhexal*) weiter an Boden gewonnen. Auf die Preisunterschiede und die Bioäquivalenz vieler Doxycyclingenerika ist wiederholt hingewiesen worden (siehe Arzneiverordnungs-Report '90).

Minocyclin hat ein identisches Wirkungsspektrum wie Doxycyclin, muß aber aus pharmakokinetischen Gründen doppelt so hoch wie Doxycyclin dosiert werden und ist daher teurer. Minocyclin ist besonders lipophil, was als Vorteil bei der Aknebehandlung angesehen wird. Andererseits ist damit eine erhöhte Liquorgängigkeit verbunden, die relativ häufig zu Schwindel und Übelkeit führen kann.

Makrolidantibiotika und Clindamycin

Makrolidantibiotika sind Schmalspektrumantibiotika mit dem Wirkungsschwerpunkt im grampositiven Bereich. Darin ähneln sie den Oralpenicillinen. Sie werden daher als Alternative bei Penicillinallergie empfohlen. Erythromycin gilt als Mittel der Wahl bei Legionellose und zur Erregerelimination bei Keuchhusten. Makrolidantibiotika sind außerdem wirksam bei Mycoplasmen-Pneumonie.

Die Makrolidpräparate sind von allen Antibiotikagruppen am wenigsten von Verordnungsrückgängen betroffen und weisen im Durchschnitt noch einen geringen Zuwachs auf (Tabelle 6.7). Auffällig ist der weitere Zuwachs von Clarithromycin (*Klacid, Biaxin HP*) und Azithromycin (*Zithromax*).

Roxithromycin hat ein ähnliches Wirkungsspektrum wie Erythromycin. Auch die klinische Wirksamkeit bei Infektionen des Respirationstraktes sowie bei HNO- und Hautinfektionen ist vergleichbar. Pharmakokinetische Vorteile in Form höherer Bioverfügbarkeit und längerer Halbwertszeit sind weitgehend in eine fünffach geringere Tagesdosis umgesetzt worden. Trotzdem liegen die DDD-Kosten im Durchschnitt fast doppelt so hoch wie bei Erythromycin.

Clarithromycin hat ebenfalls ein Erythromycin-ähnliches Wirkungsspektrum. Vorteilhaft sind eine höhere Bioverfügbarkeit von 50–55 % sowie 2–4fach geringere Hemmkonzentrationen bei mehreren grampositiven Erregern. Clarithromycin wird zunehmend auch als antibiotische Komponente der Tripeltherapie für die Eradikation von Helicobacter pylori bei der Therapie peptischer Ulzera eingesetzt, auch erkennbar an dem neuen Präparat *Biaxin HP*, das speziell

Tabelle 6.7: Verordnungen von Makrolidantibiotika und Clindamycin 1997
Angegeben sind die 1997 verordneten Tagesdosen, die Änderungen gegenüber 1996 und die mittleren Kosten je DDD 1997.

Präparat	Bestandteile	DDD 1997 in Mio.	Änderung in %	DDD-Kosten in DM
Erythromycin				
Eryhexal	Erythromycin	3,9	(+2,0)	2,93
Erythromycin-ratiopharm	Erythromycin	3,3	(−7,3)	3,35
Erythromycin Wolff	Erythromycin	1,7	(−9,0)	2,94
Paediathrocin	Erythromycin	1,4	(−27,5)	4,73
Infectomycin	Erythromycin	1,1	(+16,6)	7,64
Sanasepton	Erythromycin	1,1	(−10,3)	3,69
Monomycin	Erythromycin	0,9	(−30,0)	4,69
Erysec	Erythromycin	0,8	(+35,2)	5,99
Erythromycin Heumann	Erythromycin	0,7	(+2,3)	2,58
Erythromycin Stada	Erythromycin	0,7	(>1000)	2,37
Erybeta	Erythromycin	0,6	(+82,3)	2,55
		16,2	(−0,5)	3,75
Andere Makrolidantibiotika				
Rulid	Roxithromycin	17,2	(−9,7)	7,11
Klacid	Clarithromycin	12,9	(+0,8)	10,76
Zithromax	Azithromycin	8,7	(+12,3)	10,02
Biaxin HP	Clarithromycin	2,1	(+362,4)	10,31
		40,9	(+2,2)	9,04
Clindamycin				
Sobelin	Clindamycin	1,7	(−13,6)	18,03
Clindahexal	Clindamycin	0,7	(+53,7)	12,10
Clin-Sanorania	Clindamycin	0,6	(+10,2)	12,41
		3,0	(+1,0)	15,58
Summe		60,2	(+1,4)	7,94

in einer therapiegerechten Packung für die siebentägige Behandlung angeboten wird.

Azithromycin (*Zithromax*) ist ein weiteres neues Makrolidantibiotikum und der erste Vertreter der Azalide. Es wurde 1993 eingeführt und erschien 1994 erstmals unter den 2000 meistverordneten Arzneimitteln. 1997 haben die verordneten DDD noch einmal zugenommen. Die Säurestabilität und damit die orale Bioverfügbarkeit wurden durch die Einführung eines methylsubstituierten Stickstoffs erheblich verbessert. Außerdem ist das antibakterielle Spektrum im gramnegativen Bereich erweitert worden. Die Substanz hat eine ungewöhnlich hohe Gewebsaffinität und eine lange terminale Halbwertszeit (2–4

Tage), so daß sie noch bis zur vierten Woche nach der letzten Gabe im Urin ausgeschieden wird. Deshalb wirkt eine 3–5tägige Therapie genauso gut wie eine zehntägige Erythromycintherapie. Es bleibt trotz dieser Vorteile abzuwarten, ob mit der hohen Gewebspenetration auch besondere Risiken verbunden sind, da bei Langzeitgaben im Tierversuch Phospholipidosen infolge Aufnahme in Gewebslysosomen beobachtet wurden. Eine längere Therapiedauer wird daher als problematisch angesehen (Simon und Stille 1997).

Clindamycin ähnelt in seinem Wirkungsspektrum dem von Erythromycin, ist jedoch erheblich teurer. Anwendung findet Clindamycin häufig bei Anaerobierinfektionen und Osteomyelitis. Das Generikum *Clindahexal* hat den beiden anderen Vertretern vermutlich aufgrund geringerer Therapiekosten Verordnungsanteile entzogen.

Sulfonamid-Kombinationen

Die Kombinationen aus Trimethoprim und Sulfonamiden führen zu einer verstärkten Hemmung der bakteriellen Folsäuresynthese und stellen ein wirksames Kombinationsprinzip mit einem breiten antibakteriellen Wirkungsspektrum dar. Trimethoprim und Sulfonamide hemmen bei Bakterien zwei aufeinanderfolgende obligate Enzymreaktionen (Sequentialeffekt). Dadurch wird die Wirksamkeit erhöht und das Spektrum erweitert. Außerdem haben beide Komponenten nahezu gleiche Eliminationshalbwertszeiten. Daher ist eine fixe Kombination sinnvoll. Sie sind Mittel der Wahl bei Harnwegsinfektionen, Salmonellosen und Pneumocystis-carinii-Pneumonien. Sie können außerdem als therapeutische Alternative bei chronischer Bronchitis und verschiedenen Enteritiden eingesetzt werden.

15 Präparate dieser Gruppe enthalten Co-trimoxazol, die Kombination aus Trimethoprim und Sulfamethoxazol, nur *Berlocombin* hat eine andere Sulfonamidkomponente (Sulfamerazin). Insgesamt sind die Sulfonamid-Trimethoprim-Kombinationen weiter deutlich rückläufig (Tabelle 6.8).

Tabelle 6.8: Verordnungen von Sulfonamiden (Kombinationspräparate) 1997. Angegeben sind die 1997 verordneten Tagesdosen, die Änderungen gegenüber 1996 und die mittleren Kosten je DDD 1997.

Präparat	Bestandteile	DDD 1997 in Mio.	Änderung in %	DDD-Kosten in DM
Cotrim-ratiopharm	Trimethoprim Sulfamethoxazol	9,4	(−1,4)	1,02
Kepinol	Trimethoprim Sulfamethoxazol	7,2	(−9,7)	1,15
cotrim forte von ct	Trimethoprim Sulfamethoxazol	2,3	(−15,8)	0,89
Berlocombin	Trimethoprim Sulfamerazin	2,1	(−25,4)	1,14
Bactoreduct	Trimethoprim Sulfamethoxazol	2,0	(−32,1)	1,19
TMS Tabletten/Kindersaft	Trimethoprim Sulfamethoxazol	1,3	(−32,7)	1,27
Eusaprim	Trimethoprim Sulfamethoxazol	1,2	(−26,0)	1,18
Supracombin	Trimethoprim Sulfamethoxazol	0,9	(−29,5)	1,03
Cotrimox-Wolff	Trimethoprim Sulfamethoxazol	0,8	(+19,1)	1,17
Cotrimoxazol AL	Trimethoprim Sulfamethoxazol	0,8	(+9,4)	0,81
Sigaprim	Trimethoprim Sulfamethoxazol	0,7	(−28,0)	1,18
Cotrim Diolan	Trimethoprim Sulfamethoxazol	0,6	(−28,8)	0,99
Cotrimstada	Trimethoprim Sulfamethoxazol	0,6	(−20,8)	1,12
Bactrim Roche	Trimethoprim Sulfamethoxazol	0,6	(−24,6)	1,55
Cotrim Hexal	Trimethoprim Sulfamethoxazol	0,6	(+11,1)	0,89
Berlocid	Trimethoprim Sulfamethoxazol	0,5	(−11,2)	1,32
Summe		31,6	(−14,0)	1,09

Chinolone (Gyrasehemmer)

Gyrasehemmstoffe hemmen ein Enzym (Gyrase), das für die systematische Verknäuelung der DNS verantwortlich ist. Eine Hemmung dieses Enzyms führt zum raschen bakteriellen Zelltod. Die älteren Gyrasehemmer vom Typ der Nalidixinsäure wurden ausschließlich bei Harnwegsinfektionen als Hohlraumchemotherapeutika eingesetzt. Wegen ihrer ungünstigen Pharmakokinetik, geringen Aktivität und Tendenz zur schnellen Resistenzbildung sind sie jedoch weitgehend verlassen worden.

Dagegen haben die neuen Gyrasehemmer aus der Gruppe der Fluorochinolone wie Norfloxacin, Ofloxacin, Enoxacin und Ciprofloxacin eine ausgezeichnete antibakterielle Aktivität, ein stark erweitertes Wirkungsspektrum und eine günstigere Pharmakokinetik. Während Norfloxacin nur für Harnwegsinfektionen zugelassen ist, sind Ofloxacin, Enoxacin und Ciprofloxacin wegen ihrer stärkeren Wirkung auch systemisch bei Infektionen der Atemwege, des Bauchraumes und der Haut anwendbar. Enoxacin (*Enoxor*) hat ein ähnliches Wirkungsspektrum wie Ofloxacin und Ciprofloxacin, jedoch mit einer schwächeren antibakteriellen Wirkungsstärke und wird deshalb vor allem für Harnwegsinfekte und Gonorrhö empfohlen.

Aufgrund der unerwünschten Wirkungen wird eine sorgfältige Indikationsstellung für die Anwendung der Gyrasehemmstoffe in der Praxis empfohlen (s. Arzneiverordnungs-Report '92). Abweichend davon wird *Uro-Tarivid* in einer niedrig dosierten Form für die unkomplizierte Zystitis und gonorrhoische Urethritis angeboten, eine nicht gerechtfertigte Indikationsausweitung einer Substanz, die ihre Stärke bei komplizierten Infektionen mit Erregerresistenz hat.

Virostatika

Die Verordnungsentwicklung der Virostatika ist von der starken Zunahme der antiretroviralen Therapie mit Nukleosidanaloga und HIV-Proteasehemmern geprägt. Zidovudin (*Retrovir*) ist 1987 eingeführt worden und erschien 1996 erstmals unter den verordnungshäufigsten Arzneimitteln. Es hemmt als Thymidinanalogon die reverse Transkriptase und dadurch die Replikation von Retroviren. Die Monotherapie mit Zidovudin hat zwar die Lebenserwartung von HIV-Patienten verlängert, war aber aufgrund von Resistenzbildung nur relativ kurz wirksam.

Mit der weiteren Entwicklung von antiretroviralen Substanzen wurde die Kombinationstherapie mit einem zweiten Nukleosidanalogon (Didanosin, Zalcitabin oder Lamivudin) und auch einem Proteaseinhibitor (z. B. Saquinavir, Ritonavir) eingeführt (Carpenter et al. 1996). Durch eine derartige Kombinationstherapie wird die HIV-RNS-Menge im Plasma bereits nach zwei Wochen auf 1% der Ausgangsmenge gesenkt, gefolgt von einer zweiten, langsameren Phase, die nach 2–3 Jahren zur vollständigen Viruseradikation führen könnte (Chun et al. 1997). Auf diese neuen Therapieempfehlungen ist die starke Zunahme der Verordnungen von Lamivudin (*Epivir*) zurückzuführen. Auch die HIV-Proteasehemmer, die Ende 1996 eingeführt wurden, werden ebenfalls in steigendem Umfang eingesetzt (siehe Spezialpräparate, Kapitel 48). Leider kommt es unter der Kombinationstherapie verstärkt zu Resistenzentwicklungen, die vor allem bei nebenwirkungsbedingten Therapieunterbrechungen problematisch werden.

Zovirax (Aciclovir) ist ein Virostatikum, das nach Phosphorylierung zum Aciclovirtriphosphat die DNS-Polymerase und damit die Virus-DNS-Replikation hemmt. Gemessen an DDD hat die Verordnung weiter abgenommen.

Nitroimidazole

In der Gruppe der Nitroimidazole sind jetzt drei Metronidazolpräparate vertreten, die speziell bei Trichomoniasis, Amöbenruhr und Anaerobierinfektionen wirksam sind. Weiterhin bedeutsam ist ihr Einsatz bei der Tripeltherapie zur Eradikation des Helicobacter pylori bei der Therapie des Ulcus ventriculi et duodeni (siehe Kapitel 33).

Andere Mittel

Locabiosol (Tabelle 6.9) enthält das Staphylokokkenantibiotikum Fusafungin, das als oberflächlich wirkende Substanz nur sehr begrenzt wirksam ist und deshalb im Rahmen der Aufbereitung negativ bewertet wurde. In der vorliegenden Form handelt es sich um ein Dosieraerosol, das zur Behandlung von Atemwegsinfektionen wie Rhinitis, Pharyngitis und Laryngitis empfohlen wird. Da diese Erkrankungen in der Mehrzahl der Fälle durch Viren ausgelöst wer-

Tabelle 6.9: Verordnungen sonstiger Chemotherapeutika 1997
Angegeben sind die 1997 verordneten Tagesdosen, die Änderungen gegenüber
1996 und die mittleren Kosten je DDD 1997.

Präparat	Bestandteile	DDD 1997 in Mio.	Änderung in %	DDD-Kosten in DM
Gyrasehemmer				
Tarivid	Ofloxacin	7,9	(−5,9)	10,26
Ciprobay	Ciprofloxacin	5,8	(−7,5)	19,65
Barazan	Norfloxacin	3,2	(−10,1)	6,85
Uro-Tarivid	Ofloxacin	0,8	(+9,5)	11,17
Enoxor	Enoxacin	0,6	(+66,2)	6,94
		18,2	(−5,3)	12,59
Virostatika				
Epivir	Lamivudin	3,7	(+365,8)	18,14
Retrovir	Zidovudin	0,9	(+51,1)	75,40
Zovirax	Aciclovir	0,2	(−37,4)	56,93
		4,9	(+171,2)	31,00
Nitroimidazole				
Clont i.v./−400	Metronidazol	1,4	(+9,2)	3,35
Arilin 500	Metronidazol	0,6	(−26,6)	3,42
Ulcolind Metro	Metronidazol	0,6	(+16,6)	3,46
		2,6	(−0,8)	3,39
Andere Mittel				
Locabiosol	Fusafungin	13,6	(−13,1)	1,61
Umckaloabo	Pelargonium reniforme/sidoides	3,8	(+14,6)	1,28
Monuril	Fosfomycin	0,1	(−35,6)	18,96
		17,5	(−8,4)	1,63
Summe		43,2	(+1,0)	9,67

den, ist ein Staphylokokkenantibiotikum nicht indiziert. Die Verordnungen dieses Mittels sind nach jahrelanger Kritik 1997 weiter zurückgegangen.

Umckaloabo besteht aus einem Pelargoniumwurzelextrakt südafrikanischer Geranienarten, der Cumarine und Gerbsäuren enthält und schwache antibakterielle Wirkungen in Konzentrationen von 5–10 g/l hat (Kayser und Lolodziej 1997). In der Roten Liste wird das Mittel als pflanzliches Antibiotikum bezeichnet und für die Behandlung von Atemwegsinfektionen in tropfenweiser Dosis empfohlen. Da *Umckaloabo* 8,2 mg Extrakt pro ml Lösung enthält, ist das Präparat mindestens 1000fach unterdosiert, um selbst unter optimalen Resorptionsbedingungen wirksam zu sein. Das spricht für den Placebocharakter dieses Mittels, ist aber aus Gründen der Sicherheit wichtig, da Cumarin potentiell lebertoxisch ist (siehe Kapitel 46, Venenmittel).

Monuril (Fosfomycin) gilt als Mittel zweiter Wahl bei Staphylokokkeninfektionen. Es ist in der Regel nur indiziert, wenn eine Penicillinallergie oder Resistenz gegen andere Antibiotika vorliegt oder der Infektionsherd pharmakokinetisch schwer erreichbar ist.

Literatur

Archer G. L., Polk R. E. (1998): Treatment and prophylaxis of bacterial infections. In: Fauci A. S. et al. (eds.): Harrison's principles of internal medicine. McGraw-Hill Inc., New York, pp. 856–869.
Carpenter C. J., Fischl M. A., Hammer S. M., Hirsch M. S., Jacobsen D. M. et al. (1996): Antiretroviral therapy for HIV infection in 1996. Recommendations of an international panel. J. Am. Med. Assoc. 276: 146–153.
Chun T. W., Carruth L., Finzi D., Shen X., DiGiuseppe J. A. et al. (1997): Quantification of latent tissue reservoirs and total body viral load in HIV1-infection. Nature 387: 183–188.
Kayser O., Kolodziej H. (1997): Antibacterial activity of extracts and constituents of Pelargonium sidoides and Pelargonium reniforme. Planta Med. 63: 508–510.
Kemmerich B., Lode H., Brückner O. (1983): Diagnostik und Antibiotikatherapie von Infektionskrankheiten in der Praxis. Ergebnisse einer Umfrage. Dtsch. Med. Wochenschr. 108: 1943–1947.
Reynolds J. E. F. (ed.) (1996): Martindale: The Extra Pharmacopoeia. Royal Pharmaceutical Society, London. p. 1709.
Siegenthaler W. (1985): Antibiotika-Therapie in der Praxis. Arzneiverordnung in der Praxis 1: 2.
Simon C., Stille W. (1997): Antibiotika-Therapie in Klinik und Praxis. 9. Auflage, Schattauer, Stuttgart, New York, S. 164–165.

7 Antidementiva

U. Schwabe

Demenzen sind Krankheiten des höheren Lebensalters, aber keine unausweichliche Folge des Alterns. Ab dem 60. Lebensjahr steigt die Prävalenz sowohl der primär degenerativen wie auch der vaskulären Demenzerkrankungen rasch an. Sie beginnt mit 2% bei den 65–69jährigen und erreicht 30% bei den über 90jährigen. Am häufigsten sind die Alzheimersche Krankheit und vaskuläre Demenzen. Bei 10–15% der Demenzkranken liegen potentiell reversible Grundkrankheiten vor, bei denen eine partielle oder vollständige Rückbildung durch spezifische Therapie erzielbar ist.

Die Alzheimerdemenz ist eine neurodegenerative Krankheit mit einem charakteristischen Verlust des Gedächtnisses und anderer kognitiver Fähigkeiten. Ursachen der Alzheimerdemenz sind Störungen der synaptischen Neurotransmission, degenerative Veränderungen kortikaler und subkortikaler Neurone, kortikale Ablagerungen von Amyloid sowie ein diskreter intrakortikaler entzündlicher Prozeß. Von Störungen der Neurotransmission betroffen sind sowohl cholinerge als auch verschiedene aminerge, zum Cortex führende Nervenbahnen.

Zu den am besten untersuchten Aspekten der gestörten Neurotransmission gehören degenerative Veränderungen der cholinergen, zum Cortex aszendierenden Nervenbahnen des Nucleus basalis Meynert. Auf der Basis dieser Beobachtungen wurde versucht, die Konzentration von Acetylcholin durch Steigerung der Synthese oder Hemmung des Abbaus zu erhöhen. Die Acetylcholinvorstufen Cholin und Phosphatidylcholin (Lecithin) hatten jedoch keine Effekte auf die Gedächtnisleistungen von Alzheimerpatienten. Der Acetylcholinesterasehemmer Physostigmin verbesserte aufgrund seiner kurzen Halbwertszeit und schlechter Steuerbarkeit die kognitiven Leistungen nur geringfügig und temporär. Als weiterer Cholinesterasehemmer wurde kürzlich das Acridinderivat Tacrin (*Cognex*) nach einer über zehnjäh-

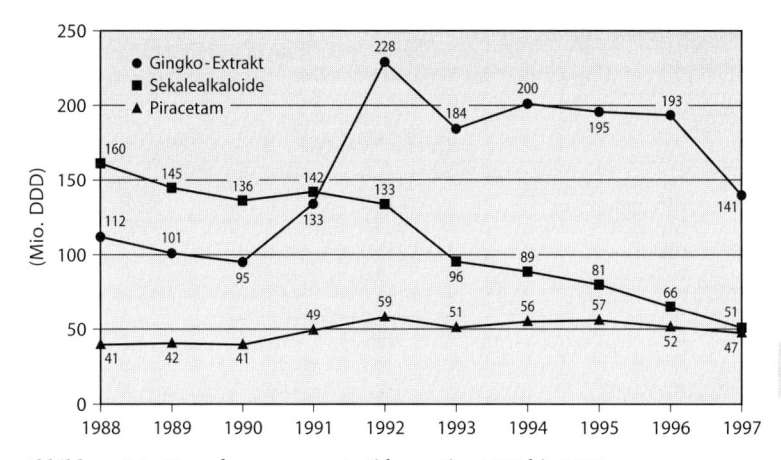

Abbildung 7.1: Verordnungen von Antidementiva 1988 bis 1997
Gesamtverordnungen nach definierten Tagesdosen (ab 1991 mit neuen Bundesländern)

rigen Diskussion über Nutzen und Risiken zugelassen. Therapeutische Erfolge sind auch hier begrenzt, da bei Gabe effektiver Tagesdosen 50–70 % der Alzheimerpatienten die Behandlung wegen Nebenwirkungen abbrechen mußten und im Restkollektiv nur 25 % der Patienten eine Verlangsamung der Progredienz zeigten (Farlow et al. 1992, Knapp et al. 1994). Tacrin ist bisher die erste Substanz, bei der die Wirksamkeit nach den derzeitigen Empfehlungen auf den drei Beobachtungsebenen

- psychopathologischer Befund
- objektivierende Leistungsverfahren
- Verhaltensebene im engen Zusammenhang mit der Alltagsaktivität

nachgewiesen wurde (Bundesgesundheitsamt 1991). Bei den Respondern wird die Progression des kognitiven Abbaus höchstens um 6–12 Monate aufgehalten. Erhebliche Probleme entstehen durch die hepatische Toxizität, die eine engmaschige Kontrolle der Leberenzymwerte erfordert.

Als weiterer Cholinesteraseinhibitor wurde 1997 Donepezil (*Aricept*) zugelassen. Eine erste zwölfwöchige Studie zeigte eine Verzögerung der Progression bei 50 % der Patienten, ohne daß Hinweise für eine Hepatotoxizität erhoben wurden, die von den Cholinesterasehemmern aus der Acridingruppe bekannt sind (Rogers und Friedhoff

Tabelle 7.1 Verordnungen von Antidementiva 1997
Angegeben sind die verordnungshäufigsten Präparate mit Verordnungsrang, Verordnungen und Umsatz 1997 im Vergleich zu 1996.

Rang	Präparat	Verordnungen in Tsd.	Änd. %	Umsatz Mio. DM	Änd. %
85	Tebonin	1427,2	−39,9	96,7	−34,4
141	Gingium	1024,8	−23,8	49,8	−23,4
173	Ginkobil	893,7	−26,5	45,1	−21,1
221	rökan	735,9	−46,6	52,4	−39,4
535	Natil	368,2	−2,4	31,0	−3,1
550	Normabrain	361,5	−28,3	23,9	−30,7
598	Nootrop	334,9	−20,0	25,4	−23,2
610	Piracetam-ratiopharm	328,9	−3,4	14,2	−4,0
615	Kaveri	325,9	−28,9	18,1	−28,7
936	Hydergin	211,9	−21,8	11,5	−22,0
1119	Orphol	172,3	−21,5	8,4	−25,0
1134	Cinnarizin-ratiopharm	168,8	+6,9	3,0	+11,3
1208	Complamin	154,8	−18,4	6,0	−15,9
1216	Sermion	154,0	−26,5	27,6	−26,3
1449	DCCK	121,8	−10,5	6,4	−5,9
1502	Ginkodilat	116,3	−28,5	5,3	−28,8
1519	Ginkgo Stada	114,5	−18,2	5,4	−20,6
1538	Piracebral	111,7	+25,1	4,4	+32,6
1559	Ginkopur	109,6	−21,8	5,2	−19,8
1632	Ginkgo Syxyl	101,6	−11,9	2,3	−17,1
1864	Piracetam-neuraxpharm	81,7	−2,0	4,7	+47,0
1933	Cerutil	77,0	−36,6	5,1	−25,0
1955	Piracetam von ct	75,3	+37,5	3,0	+35,9
Summe		7572,5	−27,9	454,9	−26,0
Anteil an der Indikationsgruppe		82,8 %		78,8 %	
Gesamte Indikationsgruppe		9140,9	−25,8	577,1	−23,7

1996). In einer weiteren 24wöchigen Studie besserte Donepezil (10 mg/Tag) den psychopathologischen Befund (CIBIC plus) um 0,44 Punkte und die kognitiven Leistungen (ADAS-Cog) um 2,88 Punkte im Vergleich zu Placebo (Rogers et al. 1998). Damit wurde allerdings nicht die Besserung um vier Punkte erreicht, die von einer Expertengruppe als klinisch bedeutsam angesehen wurde (Food and Drug Administration 1989). Als dritter Cholinesterasehemmer wurde im Juni 1998 Rivastigmin (*Exelon*) neu eingeführt, der ähnlich wie Donepezil eine Progessionsverzögerung um etwa 6 Monate zu ermöglichen scheint (Corey-Bloom et al. 1998). Nach der Neueinführung der Cholinesterasehemmer sind Leitlinien für die Arzneitherapie von Alzheimerpatienten empfohlen worden (Lovestone et al. 1997). Wesentliche Punkte sind die Indikationsstellung nach klinischen Diagnosekriterien, eine dreiphasige Bewertung des Therapieerfolges und definierte Vorgaben für eine Beendigung der Arzneitherapie.

Potentiell interessant für die Alzheimertherapie ist der selektive Monoaminoxidase-B-Inhibitor Selegilin (*Movergan*), der bisher in Kombination mit Levodopa beim Morbus Parkinson eingesetzt wird. In mehreren Kurzzeitstudien wurden kognitive Verbesserungen bei Alzheimerpatienten beobachtet (Mangoni et al. 1991, Finali et al. 1991). Eine zweijährige Langzeitstudie lieferte kürzlich eine erste Bestätigung, obwohl signifikante Besserungen erst nach Adjustierung der Placebogruppe sichtbar wurden (Sano et al. 1997). Das Resultat ist ermutigend, der Einsatz von Selegilin wird aber weiterhin kontrovers diskutiert (Drachman und Leber 1997).

Auf der Basis experimenteller Befunde zur long-term potentation (LTP) sowie zur glutamatergen Exzitotoxizität wird auch das glutamaterge System als Ansatzpunkt für Arzneimittel zur Beeinflussung von Lernen und Gedächtnis diskutiert (Marin und Davis 1995). Erste Hinweise auf kognitive Verbesserungen bei Alzheimerpatienten durch die NMDA-Rezeptorantagonisten Memantin und Cycloserin als potentielle neuroprotektive Substanzen bedürfen einer Bestätigung durch weitere Studien (Pathy 1993, Bauer und Berger 1993).

Möglicherweise hat die postmenopausale Östrogensubstitution einen prophylaktischen Effekt auf die Entstehung der Alzheimer-Krankheit. In einer Beobachtungsstudie an 1124 Frauen wurde bei Östrogenanwenderinnen ein geringeres relatives Erkrankungsrisiko (9 von 156; 5,8 %) als bei Nichtanwenderinnen (158 von 968; 16,3 %) gefunden (Tang et al. 1996). Auch hier sind Daten aus prospektiven Studien erforderlich.

In Deutschland konzentriert sich die praktische Arzneitherapie auf Präparate mit unspezifischen Effekten auf Hirnstoffwechsel oder Durchblutung, die im Rahmen der Aufbereitung positiv monographiert wurden und nach dem Arzneimittelgesetz zugelassen wurden. Dazu gehören Sekaleakaloidderivate, Piracetam und Ginkgoextrakte. Nach wissenschaftlichen Kriterien und den derzeit verbindlichen Empfehlungen ist jedoch die Wirksamkeit dieser Präparate auf den geforderten drei Beobachtungsebenen nicht belegt (Poremba 1993, Bauer 1994, Benkert und Hippius 1996). In der internationalen Standardliteratur werden diese Mittel gar nicht erwähnt oder bezüglich der Wirksamkeitsbelege als wenig überzeugend bewertet (Marin und Davis 1995, Reynolds 1996, Standaert und Young 1996).

Verordnungsspektrum

Die Verordnungsentwicklung der Antidementiva war 1997 erneut rückläufig. In der gesamten Indikationsgruppe nahmen die Verordnungen ungewöhnlich stark ab, der Umsatz ging um 180 Mio. DM zurück. Mit Ausnahme einiger Cinnarizin- und Piracetam-Generika waren davon alle Antidementiva unter den 2000 verordnungshäufigsten Arzneimitteln betroffen (Tabelle 7.1). Damit setzt sich bei dieser Gruppe ein Trend fort, der bereits vor zehn Jahren begann und nur 1991 und 1992 durch das Hinzukommen der neuen Bundesländer unterbrochen wurde (Abbildung 7.1).

Ginkgoextrakte

Ginkgoextrakt ist ein pflanzliches Mittel, das einen Trockenextrakt aus den Blättern des Ginkgo-biloba-Baumes enthält und auf Flavinglykoside und Terpenlactone standardisiert ist. Dem Extraktgemisch werden durchblutungssteigernde, viskositätssenkende und thrombozytenaggregationshemmende Wirkungen zugeschrieben. Ginkgoextrakte sind für die symptomatische Behandlung dementieller Syndrome und der Claudicatio intermittens zugelassen. Bis 1994 wurden Ginkgoextrakte bei den durchblutungsfördernden Mitteln eingeordnet, ab 1995 als pflanzliche Neurotropika bei den Psychopharmaka und seit 1996 als pflanzliche Antidementiva.

Bis 1992 sind 40 kontrollierte Studien publiziert worden, die überwiegend in Deutschland und Frankreich durchgeführt wurden. Von acht Studien wurde die methodische Qualität in einer Metaanalyse als akzeptabel bewertet (Kleijnen und Knipschild 1992). Allerdings waren die Effekte ausgesprochen marginal. So fanden Taillandier et al. (1986) nach zwölf Monaten nur bei einem Vorher-Nachher-Vergleich Unterschiede zwischen Ginkgoextrakt (17 %) und Placebo (8 %). Ungeachtet dieser Einschränkungen erfüllen alle diese älteren Studien nicht die bereits 1991 erarbeiteten Kriterien zum Nachweis der therapeutischen Wirksamkeit bei Demenzpatienten auf drei Beobachtungsebenen (Bundesgesundheitsamt 1991).

In einer neueren Ginkgostudie, die 1992 in 41 ärztlichen Praxen durchgeführt wurde, sind drei primäre Wirksamkeitsparameter gemessen worden (Kanowski et al. 1996). Die Responderanalyse erfaßte zwei von drei Primärparametern und ergab nach 24wöchiger

Behandlung einen Arzneimitteleffekt bei 18 % der Patienten (Ginkgogruppe 28 %, Placebogruppe 10 %). Wurden alle drei Primärparameter nach den derzeitigen Prüfleitlinien ausgewertet, resultierte nur ein marginaler Arzneimitteleffekt von 8 %. Weitere Mängel der Studie sind fehlende Effekte auf die Alltagsaktivität, unvollständige Subgruppenanalyse für Alzheimer- und Multiinfarktdemenz sowie fehlende Zuordnung unabhängiger Beobachter für die drei Merkmalsgruppen.

Auch in einer kürzlich in den USA durchgeführten Ginkgostudie wurden die Vorgaben der derzeitigen Prüfleitlinien nicht erreicht (Le Bars et al. 1997). So ergaben sich zwischen Ginkgo- und Placebogruppen keine Unterschiede beim psychopathologischen Befund (CIGC Rating). Die kognitiven Leistungen zeigten nur bescheidene Änderungen (1,9–2,1 Punkte im ADAS-Cog Score), während mit Tacrin 5,3 Punkte erreicht wurden (Knapp et al. 1994). Die bessere Verträglichkeit von Ginkgo hatte nicht den erwarteten Vorteil, da die Abbruchquote (56 %) in der einjährigen Studie ebenfalls ungewöhnlich hoch lag.

Trotz der nicht überzeugenden Wirksamkeit bilden die Ginkgopräparate weiterhin die größte Gruppe der Antidementiva. So entfallen immer noch mehr als die Hälfte der verordneten Tagesdosen auf diese Mittel (Tabelle 7.2). Allerdings ist der Rückgang gegenüber dem Vorjahr im Vergleich zu allen anderen Antidementiva besonders ausgeprägt. Trotz der amtlichen Zulassung, auf die sich die Hersteller verständlicherweise berufen, werden Ginkgopräparate auch in Deutschland für die psychiatrische Pharmakotherapie als entbehrlich angesehen (Bauer 1994, Benkert und Hippius 1996).

Piracetam

Piracetam ist ein zyklisches Derivat der γ-Aminobuttersäure (GABA), hat jedoch in klinisch erreichbaren Konzentrationen von 70 µM keine spezifischen Effekte auf GABA-Systeme oder andere Neurotransmitterrezeptoren (Gouliaev und Senning 1994). Auf der Basis tierexperimenteller Befunde wird Piracetam seit 25 Jahren bei Hirnleistungsstörungen älterer Patienten zur Steigerung von Lernen und Gedächtnis in Tagesdosen von 2,4–4,8 g/Tag eingesetzt. Die älteren Studien wurden an unterschiedlichen Patientengruppen durchgeführt und hatten widersprüchliche Ergebnisse (Vernon und Sorkin 1991). Eine neuere Langzeitstudie, die nach den heutigen Empfehlungen in mehreren Beobachtungsebenen über einen Zeitraum von 12 Monaten durchgeführt wurde, zeigte trotz sehr hoher Dosierung (8 g/Tag) keine Effekte auf den globalen psychopathologischen Status sowie auf Verhalten und Alltagsaktivität (Croisile et al. 1993). Lediglich im Bereich kognitiver Leistungen ergab sich bei drei Einzel-Gedächtnistests eine Verlangsamung der Progression gegenüber Placebo. Eine häufige unerwünschte Nebenwirkung von Piracetam ist vermehrte, vor allem nächtliche Unruhe. Trotz der amtlichen Zulassung wird daher Piracetam bei der Behandlung von Demenzpatienten weiterhin als entbehrlich angesehen (Bauer 1994, Benkert und Hippius 1996, Hollister und Gruber 1996).

Sekalealkaloidderivate

Bei den Sekalealkaloidderivaten ist der Verordungsrückgang 1997 ebenfalls stark ausgeprägt (Tabelle 7.2). Dihydroergotoxin- und Nicergolin-Präparate sind gleichermaßen betroffen.

Dihydroergotoxin (z. B. *Hydergin*) ist in zahlreichen Placebo-kontrollierten Studien an Patienten mit seniler zerebraler Insuffizienz untersucht worden. Mehrfach wurden statistisch signifikante Ergebnisse beobachtet. Als Belege gelten vor allen Dingen die amerikanische Studie von Gaitz et al. (1977) und die deutsche multizentrische Studie von Kugler et al. (1978). Nach wie vor ist aber nicht gesichert, ob das Ausmaß der beobachteten Verbesserungen eine klinisch relevante therapeutische Wirksamkeit belegen kann. Das vormalige Bundesgesundheitsamt hatte Dihydroergotoxin nur noch als unterstützende Maßnahme bei hirnorganischem Psychosyndrom mit den Leitsymptomen Niedergeschlagenheit, Schwindel, Verwirrtheit und Verhaltensstörungen zugelassen. Bei Alzheimerpatienten wurden mit Dihydroergotoxin keine signifikanten Effekte erzielt (Thompson et al. 1990).

Nicergolin (z. B. *Sermion*) wurde ebenfalls aus der Gruppe der durchblutungsfördernden Mittel zunächst zu den „Neurotropika" und seit 1996 zu den Antidementiva umgruppiert. Es enthält das Bromnicotinat eines Ergolinderivates, das als $Alpha_1$-Rezeptorenblocker vasodilatierend wirkt. Später wurden metabolische Effekte und neuroprotektive Eigenschaften aufgrund antihypoxidotischer Effekte als bedeutsamer angesehen. Neuerdings wird für Nicergolin die Indikation dementielle Syndrome in den Vordergrund gestellt. Als Beleg dienen mehrere kontrollierte Untersuchungen bei Demenzpatienten. Gefunden wurden geringfügige, aber signifikante Besserungen im psychopathologischen Bereich (11–15 %) sowie bei der kognitiven Leistungsfähigkeit. Daten zur Alltagsaktivität fehlen (Battaglia et al.

Tabelle 7.2: Verordnungen von Antidementiva 1997
Angegeben sind die 1997 verordneten Tagesdosen, die Änderungen gegenüber 1996 und die mittleren Kosten je DDD 1997.

Präparat	Bestandteile	DDD 1997 in Mio.	Änderung in %	DDD-Kosten in DM
Ginkgo-biloba-Extrakt				
Tebonin	Ginkgoblätterextrakt	44,4	(−31,6)	2,18
Gingium	Ginkgoblätterextrakt	25,1	(−23,3)	1,98
rökan	Ginkgoblätterextrakt	24,1	(−36,5)	2,17
Ginkobil	Ginkgoblätterextrakt	23,0	(−19,8)	1,96
Kaveri	Ginkgoblätterextrakt	9,8	(−28,6)	1,85
Ginkgo Stada	Ginkgoblätterextrakt	2,7	(−20,7)	2,01
Ginkodilat	Ginkgoblätterextrakt	2,7	(−28,9)	2,01
Ginkopur	Ginkgoblätterextrakt	2,6	(−19,6)	2,00
Ginkgo Syxyl	Ginkgoblätterextrakt	2,0	(−17,0)	1,14
		136,3	(−28,5)	2,06
Sekalealkaloide				
Sermion	Nicergolin	12,2	(−24,5)	2,27
Hydergin	Dihydroergotoxin	11,1	(−22,4)	1,04
Orphol	Dihydroergotoxin	7,7	(−26,9)	1,09
DCCK	Dihydroergotoxin	6,2	(−3,6)	1,02
		37,3	(−21,5)	1,45
Piracetam				
Normabrain	Piracetam	12,4	(−25,4)	1,93
Piracetam-ratiopharm	Piracetam	10,1	(+5,6)	1,40
Nootrop	Piracetam	9,7	(−17,8)	2,61
Piracebral	Piracetam	4,1	(+34,0)	1,05
Piracetam-neuraxpharm	Piracetam	3,0	(+6,7)	1,58
Piracetam von ct	Piracetam	2,9	(+36,1)	1,04
		42,3	(−8,2)	1,79
Andere Antidementiva				
Natil	Cyclandelat	21,2	(−3,2)	1,46
Cinnarizin-ratiopharm	Cinnarizin	7,4	(+10,0)	0,40
Complamin	Xantinolnicotinat	3,5	(−15,9)	1,69
Cerutil	Meclofenoxat	2,0	(−25,8)	2,57
		34,1	(−3,9)	1,32
Summe		249,9	(−21,8)	1,82

1989, Saletu et al. 1995). Im Vergleich zu Tacrin (Lebertoxizität) und Piracetam (Unruhe) ist Nicergolin jedoch frei von relevanten unerwünschten Nebenwirkungen.

Calciumantagonisten und Cinnarizin

Für Calciumantagonisten (wie z. B. Nimodipin) konnten die vielversprechenden präklinischen Befunde in Therapiestudien bei der Alzheimerdemenz nicht reproduziert werden (Benkert und Hippius 1996). Diese Substanzgruppe hat lediglich bei der Behandlung der Hypertonie, welche ein Risikofaktor vaskulärer Demenzen ist, eine Bedeutung.

In diesem Bereich entfällt auch auf Cyclandelat (*Natil*) eine größere Zahl von Verordnungen (Tabelle 7.2). Dieses Mittel wird als vasoaktiver oder atypischer Calciumantagonist bezeichnet und bei verschiedenen Formen zerebraler Durchblutungsstörungen angewendet, ohne daß Studien vorliegen, die den heutigen Anforderungen zum Nachweis einer klinischen Wirkung bei dieser Indikation genügen.

Cinnarizin wurde ursprünglich als Antihistaminikum entwickelt und für die Behandlung von vestibulären Störungen empfohlen. Seine Bedeutung hat in den letzten Jahren stark abgenommen, nachdem es in der Indikation Hirnleistungsstörungen von der Aufbereitungskommission beim vormaligen Bundesgesundheitsamt negativ bewertet und deshalb auf die Negativliste gesetzt wurde.

Nichtsteroidale Antiphlogistika

Da in den Gehirnen von Alzheimerpatienten Hinweise auf einen diskreten entzündlichen Prozeß gefunden wurden (Interleukin-6, Akutphase-Proteine, aktiviertes Komplement), und da früherer Gebrauch nichtsteroidaler Antiphlogistika das Risiko einer späteren Alzheimer-Krankheit vermindert, werden Cyclooxygenasehemmer als mögliche neue Behandlungsstrategie der Alzheimer-Krankheit diskutiert. Eine erste kleine Studie fand einen positiven therapeutischen Effekt (Rogers et al. 1993). Große Folgestudien mit entzündungshemmenden Arzneimitteln bei Alzheimer-Krankheit werden derzeit durchgeführt.

Literatur

Battaglia A., Bruni G., Ardia A., Sacchetti G. (1989): Nicergoline in mild to moderate dementia. A multicenter, double-blind, placebo-controlled study. J. Am. Geriatr. Soc. 37: 295–302.

Bauer J. (1994): Klinische Diagnostik und Therapiemöglichkeiten der Demenz vom Alzheimer-Typ. Fortschr. Neurol. Psychiat. 62: 417–432.

Bauer J., Berger M. (1993): Neuropathologische, immunologische und psychobiologische Aspekte der Alzheimer-Demenz. Fortschr. Neurol. Psychiat. 61: 225–240.

Benkert O., Hippius H. (1996): Psychiatrische Pharmakotherapie, 6. Aufl. Springer, Berlin Heidelberg New York.

Bundesgesundheitsamt (1991): Empfehlungen zum Wirksamkeitsnachweis von Nootropika im Indikationsbereich „Demenz" (Phase III). Bundesgesundheitsblatt 7/91: 342–350.

Corey-Bloom J., Anand R., Veach J. for the ENA 713 B352 Study Group (1998): A randomized trial evaluating the efficacy and safety of ENA 713 (rivastigmine tartrate). Intern. J. Geriatric Psychopharmacol. 1: 55–65.

Croisile B., Trillet M., Fondarai J., Laurent B., Mauguière F., Billardon M. (1993): Long-term and high-dose piracetam treatment of Alzheimer's disease. Neurology 43: 301–305.

Drachman D. A., Leber P. (1997): Treatment of Alzheimer's disease – searching for a breakthrough, settling for less. N. Engl. J. Med. 336: 1245–1247.

Farlow M., Gracon S. I., Hershey L. A., Lewis K. W., Sadowsky C. H., Dolan-Ureno J. (1992): A controlled trial of Tacrine in Alzheimer's disease. J. Am. Med. Assoc. 268: 2523–2529.

Finali G., Piccirilli M., Oliani C., Piccinin G. L. (1991): L-deprenyl therapy improves verbal memory in amnesic Alzheimer patients. Clin. Neuropharmacol. 14: 523–536.

Food and Drug Administration (1989): Peripheral and Central Nervous System Drugs Advisory Committee Meeting, July 7, 1989. Rockville MD: Dept. of Health and Human Services, Public Health service 1989: 227.

Gaitz C. M., Varner R. V., Overall J. E. (1977): Pharmacotherapy for organic brain syndrome in late life. Evaluation of an ergot derivative vs placebo. Arch. Gen. Psychiatry 34: 839–845.

Gouliaev A. H., Senning A. (1994): Piracetam and other structurally related nootropics. Brain Res. Rev. 19: 180–222.

Hollister L., Gruber N. (1996): Drug treatment of Alzheimer's disease. Effects on caregiver burden and patient quality of life. Drugs Aging 8: 47–55.

Kanowski S., Herrmann W. M., Stephan K., Wierich W., Hörr R. (1996): Proof of efficacy of the Ginkgo biloba special extract Egb 761 in outpatients suffering from mild to moderate primary degenerative dementia of the Alzheimer type or multi-infarct dementia. Pharmacopsychiatry 29: 47–56.

Kleijnen J., Knipschild P. (1992): Ginkgo biloba. Lancet 340: 1136–1139.

Knapp M. J., Knopman D. S., Solomon P. R., Pendlebury W. W., Davis C. S., Gracon S. I. (1994): A 30-week randomized controlled trial of high-dose tacrine in patients with Alzheimer's disease. J. Am. Med. Assoc. 271: 985–991.

Kugler J., Oswald W. D., Herzfeld U., Seus R., Pingel J., Welzel D. (1978): Langzeittherapie altersbedingter Insuffizienzerscheinungen des Gehirns. Dtsch. Med. Wochenschr. 103: 456–462.

Le Bars P. L., Katz M. M., Berman N., Itil T. M., Freedman A. M., Schatzberg A. F. (1997): A placebo-controlled, double-blind, randomized trial of an extract of Ginkgo biloba for dementia. J. Am. Med. Assoc. 278: 1327–1332.

Lovestone S., Graham N., Howard R. (1997): Guidelines on drug treatments for Alzheimer's disease. Lancet 350: 232–233.

Mangoni A., Grassi M. P., Frattola L., Piolti R., Bassi S. et al. (1991): Effects of a MAO-B inhibitor in the treatment of Alzheimer disease. Eur. Neurol. 31: 100–107.

Marin D. B., Davis K. L. (1995): Experimental therapeutics. In: Bloom F.E., Kupfer D.J. (eds.): Psychopharmacology: The fourth generation of progress. Raven Press Ltd., New York, pp. 1417–1426.

Pathy M. S. J. (1993): The pharmacological management of cognitive impairment in the demented patient. Prog. Neuro-Psychopharmacol. Biol. Psychiatry 17: 515–524.

Perry E.K. (1986): The cholinergic hypothesis – ten years on. Brit. Med. Bull. 42: 63–69.

Poremba M. (1993): Demenzen. In: Brandt T., Dichgans J., Diener H. C. (Hrsg.): Therapie und Verlauf neurologischer Erkrankungen, 2. Aufl., Kohlhammer Stuttgart, Berlin, Köln, S. 890–911.

Reynolds J. E. F. (ed.) (1996): Martindale: The Extra Pharmacopoeia. Royal Pharmaceutical Society, London, pp. 1413–1414.

Rogers J., Hempelmann S. R., Berry D. L., McGeer P. L., Kaszniak A.W. et al. (1993): Clinical trial of indomethacin in Alzheimer's disease. Neurology 43: 1609–1611.

Rogers S. L., Farlow M. R., Doody R. S., Mohs R., Friedhoff L.T., The Donepezil Study Group (1998): A 24-week, double-blind, placebo-controlled trial of donepezil in patients with Alzheimer's disease. Neurology 50: 136–145.

Rogers S. L., Friedhoff L. T. (1996): The efficacy and safety of donepezil in patients with Alzheimer's disease: results of a US multicentre, randomized, double-blind, placebo-controlled trial. The donepezil study group. Dementia 7: 293–303.

Saletu B., Paulus E., Linzmayer L., Anderer P., Semlitsch H. V. et al. (1995): Nicergoline in senile dementia of Alzheimer type and multi-infarct dementia: a double-blind, placebo-controlled, clinical and EEG/ERP mapping study. Psychopharmacology 117: 385–395.

Sano M., Ernesto C., Thomas R. G., Klauber M. R., Schafer K. et al. (1997): A controlled trial of selegiline, alpha-tocopherol, or both as treatment for Alzheimer's disease. N. Engl. J. Med. 336: 1216–1222.

Standaert D. G., Young A. B. (1996): Treatment of central nervous system degenerative disorders. In: Hardman J. G. et al. (eds.): Goodman & Gilman's The pharmacological basis of therapeutics, 9th ed., New York, pp. 503–519.

Taillandier J., Ammar A., Rabourdin J. P., Ribeyre J. P., Pichon J. et al. (1986): Traitement des troubles du vieillissement cérébral par l'extrait de Ginkgo biloba. Presse Med. 15: 1583–1587.

Tang M.-X., Jacobs D., Stern Y., Marder K., Schofield P. et al. (1996): Effect of oestrogen during menopause on risk and age at onset of Alzheimer's disease. Lancet 348: 429–432.

Thompson T. L. II, Filley C. M., Mitchell W. D., Culig K. M., LoVerde M., Byyny R. L. (1990): Lack of efficacy of hydergine in patients with Alzheimer's disease. N. Engl. J. Med. 323: 445–448.

Vernon M. W., Sorkin E. M. (1991): Piracetam. An overview of its pharmacological properties and a review of its therapeutic use in senile cognitive disorders. Drugs Aging 1: 17–35.

8 Antidiabetika

K. Mengel

Ziele der Diabetestherapie sind Symptomfreiheit, Vermeidung von Spätkomplikationen und Verminderung der Letalität. Dieses wird in der Regel durch eine möglichst optimale Blutzuckereinstellung erreicht. Grundlage jeder Diabetestherapie ist die Diätbehandlung des Patienten. Darüber hinaus müssen oft Antidiabetika angewendet werden. Die Gabe von Insulin ist beim Typ-I-Diabetes erforderlich sowie bei solchen Patienten vom Typ II, bei denen auch orale Antidiabetika keine befriedigende Einstellung des Stoffwechsels ergeben. Beim übergewichtigen Typ-IIb-Diabetes kann der Blutzucker häufig allein durch Diät und Normalisierung des Körpergewichts eingestellt werden. Erst bei unzureichendem Erfolg der diätetischen Maßnahmen ist die Gabe oraler Antidiabetika angezeigt.

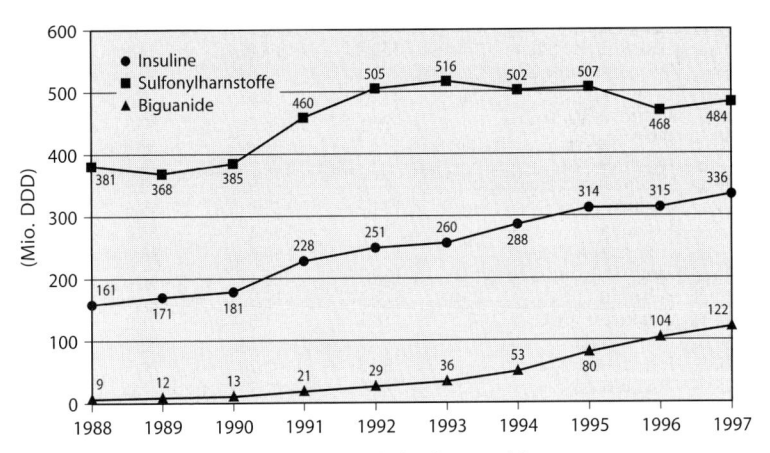

Abbildung 8.1: Verordnungen von Antidiabetika 1988 bis 1997
Gesamtverordnungen nach definierten Tagesdosen ab 1991 mit den neuen Bundesländern

In den letzten zehn Jahren hat die Arzneitherapie des Diabetes mit unterschiedlichen Akzenten weiter zugenommen. Die Insulinverordnungen haben sich verdoppelt, wobei ein kleinerer Teil durch das Hinzukommen der neuen Bundesländer bedingt ist (Abbildung 8.1). Das Verordnungsvolumen der Biguanidpräparate ist mehr als zehnfach angestiegen, während die Sulfonylharnstoffe seit 1992 praktisch

Tabelle 8.1 Verordnungen von Antidiabetika 1997
Angegeben sind die verordnungshäufigsten Präparate mit Verordnungsrang, Verordnungen und Umsatz 1997 im Vergleich zu 1996.

Rang	Präparat	Verordnungen in Tsd.	Änd. %	Umsatz Mio. DM	Änd. %
20	Euglucon	2568,4	−18,7	67,3	−21,3
24	Glucobay	2394,9	−7,0	171,6	−4,1
48	Depot-H-Insulin Hoechst	1761,8	+3,4	260,3	+5,6
84	Insulin Actraphane HM	1442,8	+7,3	238,7	+9,7
88	Glucophage	1392,2	−0,1	60,1	−10,9
90	Maninil	1386,5	−17,5	32,1	−16,9
104	Glibenclamid-ratiopharm	1269,4	−0,6	16,7	−13,3
188	Glibenhexal	847,0	−0,6	9,8	+3,8
198	Amaryl	801,7	(>1000)	47,9	(>1000)
272	Insulin Actrapid HM	616,7	+2,9	95,5	+7,3
348	Insulin Protaphan HM	521,0	+6,9	79,0	+11,1
368	Mediabet	498,9	+1,9	16,1	+2,9
507	Siofor	388,1	+50,9	15,9	+50,9
551	Mescorit	361,4	+10,2	15,3	+7,7
607	H-Insulin Hoechst	330,4	+2,8	48,9	+7,5
687	Basal-H-Insulin Hoechst	293,1	+1,8	42,5	+4,3
734	Duraglucon	274,9	−6,9	6,1	−6,6
755	Huminsulin Profil	266,4	−7,5	33,4	−0,9
1008	Glukovital	191,3	+5,2	2,4	+3,4
1023	Diabetase	188,7	+76,8	6,6	+73,7
1138	Glibenclamid Heumann	168,3	−2,9	2,5	−3,2
1211	Megluton	154,7	+155,2	5,6	+152,9
1215	Humalog	154,3	+256,4	27,5	+346,1
1418	Huminsulin Basal	124,9	+42,6	15,7	+61,2
1433	Komb-H-Insulin Hoechst	123,1	+6,1	17,7	+11,2
1490	H-Tronin	117,1	+17,7	18,4	+19,3
1544	Azuglucon	110,8	−21,5	1,8	−13,2
1786	Glimidstada	87,7	−11,3	2,2	−13,8
1792	Huminsulin Normal	87,5	−2,2	10,5	+5,1
1795	Glucoremed	87,2	+27,3	1,0	+78,6
1964	Glibenclamid Riker	74,7	−12,4	1,9	−14,9
Summe		19086,2	+2,1	1371,0	+8,3
Anteil an der Indikationsgruppe		93,8 %		93,2 %	
Gesamte Indikationsgruppe		20353,4	+1,9	1470,6	+7,5

konstant geblieben sind. Die DDD-Werte sind durch Umstellung auf die WHO-DDD für Glibenclamid (7 mg) und Metformin (2000 mg) nicht mehr direkt mit den Angaben in den vorangehenden Ausgaben des Arzneiverordnungs-Reports vergleichbar. Im Vergleich zu 1996 hat die Verordnungshäufigkeit der gesamten Indikationsgruppe etwas zugenommen (Tabelle 8.1).

Insuline

Insulinpräparate werden bezüglich des Eintritts und der Dauer der Wirkung in zwei Gruppen eingeteilt: Kurzwirkende Normalinsuline (früher Altinsulin) und Verzögerungsinsuline mit mittellanger oder langer Wirkungsdauer. Außerdem gibt es Mischinsuline aus kurzwirkenden und verzögert wirkenden Insulinzubereitungen. Bei den Humaninsulinen wird bevorzugt Protamin als Depotfaktor im Sinne des NPH-Prinzips verwendet, um eine problemlose Mischung mit Normalinsulin zu ermöglichen. Als Depotfaktor bei extrem lang wirkenden Insulinen werden auch Zinksalze eingesetzt.

In den letzten 15 Jahren sind zwei grundsätzliche Neuerungen in die Insulinbehandlung des Diabetes mellitus eingeführt worden. Seit 1982 steht Humaninsulin als semisynthetisches oder gentechnisch hergestelltes Produkt zur Verfügung (Karam und Etzwiler 1983). Sein entscheidender Vorteil ist die geringere Immunogenität und damit eine deutliche Rückbildung allergischer Reaktionen auf tierische Insuline. Seitdem wurde die Insulintherapie in einem kontinuierlichen Anpassungsprozeß über viele Jahre von Rinder- und Schweineinsulin auf Humaninsulin umgestellt (Abbildung 8.2). 1997 gehörte erstmals kein tierisches Insulin mehr zu den meistverordneten Präparaten (Tabelle 8.2). In der Anfangsphase wurde die Indikation für Humaninsuline sehr vorsichtig gestellt und beschränkte sich im wesentlichen auf Ersteinstellungen und Patienten mit allergischen Reaktionen gegen tierische Insuline (Willms et al. 1987). Zeitweise wurden auch Befürchtungen über eine geänderte Hypoglykämiesymptomatik unter Humaninsulin geäußert, die sich in späteren Untersuchungen nicht bestätigten (Everett und Kerr 1994). Die Umstellung auf Humaninsulin ist inzwischen weitgehend abgeschlossen.

Die zweite wichtige Neuerung war die Einführung der intensivierten Insulintherapie nach dem Basis-Bolus-Prinzip (Holman et al. 1983). Dabei wird für den Basalbedarf ein langwirkendes Verzöge-

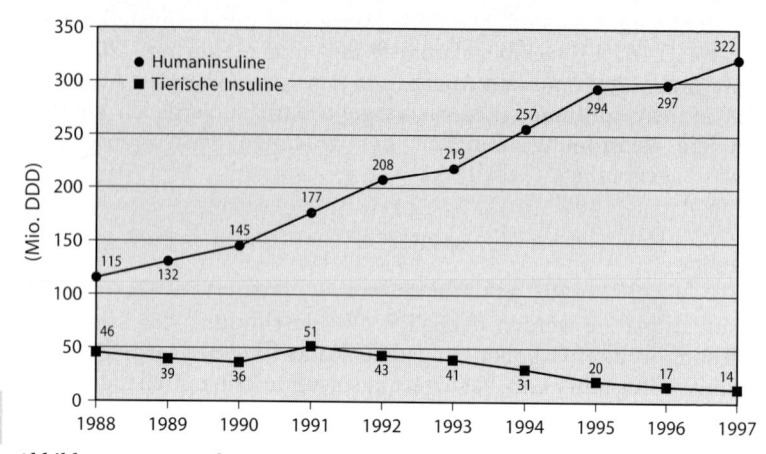

Abbildung 8.2: Verordnungen von Insulinen 1988 bis 1997
Gesamtverordnungen nach definierten Tagesdosen ab 1991 mit den neuen Bundesländern

rungsinsulin einmal täglich gegeben und der nahrungsbedingte Insulinbedarf durch 3-4 zusätzliche Einzelinjektionen eines kurzwirkenden Normalinsulins gedeckt. Es ist besonders indiziert bei ungenügender Blutzuckerkontrolle unter konventioneller Therapie und bei diabetischen Spätkomplikationen. Injektionshilfen (z. B. Novopen, Optipen) erleichtern die praktische Handhabung dieses Verfahrens. Als Zeichen der praktischen Umsetzung dieses Therapieprinzips hat die Verordnung der kurzwirkenden Normalinsuline in den letzten zehn Jahren einen ungewöhnlich starken Aufschwung erfahren. So gelangte 1987 mit *Insulin Actrapid HM* erstmals ein kurzwirkendes Insulin unter die 2000 meistverordneten Arzneimittel. Seitdem ist der Anteil der Normalinsuline kontinuierlich gewachsen und hat auch 1997 weiter stark zugenommen (Tabelle 8.2). Von den genannten Normalinsulinen ist *H-Tronin* insbesondere für die Insulinpumpentherapie (Typ H-Tron) vorgesehen. Dies stellt eine weitere Möglichkeit der bedarfsgerechten Insulintherapie dar.

Erstmals ist Insulin lispro (*Humalog*) in der Gruppe der meistverordneten Präparate vertreten, das sich seit 1996 im Handel befindet. Als Analogon des Humaninsulins wird es nach s.c. Injektion schneller resorbiert, d.h. die Wirkung setzt bereits nach 15 min ein, hält aber nur 2–3 Stunden an. Der Vorteil wird darin gesehen, daß der übliche Spritz/Eß-Abstand für Normalinsuline weitgehend entfällt, die post-

Tabelle 8.2: Verordnungen von Insulinpräparaten 1997
Angegeben sind die 1997 verordneten Tagesdosen, die Änderungen gegenüber 1996 und die mittleren Kosten je DDD 1997.

Präparat	Bestandteile	DDD 1997 in Mio.	Änderung in %	DDD-Kosten in DM
Kurzwirkende Insuline				
Insulin Actrapid HM	Humaninsulin	33,7	(+7,2)	2,84
H-Insulin Hoechst	Humaninsulin	17,8	(+7,5)	2,75
Humalog	Insulin lispro	7,8	(+341,4)	3,53
H-Tronin	Humaninsulin	4,7	(+19,4)	3,95
Huminsulin Normal	Humaninsulin	3,8	(+5,3)	2,80
		67,6	(+18,3)	2,97
Verzögerungsinsuline				
Insulin Protaphan HM	Humaninsulin	27,9	(+11,1)	2,83
Basal-H-Insulin Hoechst	Humaninsulin	15,5	(+3,9)	2,74
Huminsulin Basal	Humaninsulin	5,6	(+61,8)	2,79
		49,0	(+12,7)	2,80
Mischinsuline				
Depot-H-Insulin Hoechst	Humaninsulin	95,7	(+5,0)	2,72
Insulin Actraphane HM	Humaninsulin	82,7	(+9,7)	2,89
Huminsulin Profil	Humaninsulin	12,3	(−0,8)	2,72
Komb-H-Insulin Hoechst	Humaninsulin	6,5	(+11,8)	2,73
		197,2	(+6,8)	2,79
Summe		313,8	(+10,0)	2,83

prandialen Hyperglykämien gedämpft werden und Zwischenmahlzeiten zur Vermeidung von Hypoglykämien unnötig sind (Wilde and McTavish 1997). Langzeiterfahrungen sind erforderlich, um die klinische Bedeutung zu bestätigen. Zu bedenken sind auch die höheren Therapiekosten.

Die reinen Verzögerungsinsuline zeigten 1997 ebenfalls einen deutlichen Anstieg. Die Verordnung der Mischinsuline stieg etwas weniger. Sie bilden aber nach wie vor die Hauptgruppe unter den Humaninsulinen und werden vor allem bei der Insulintherapie des Typ-II-Diabetes angewendet.

Tabelle 8.3: Verordnungen oraler Antidiabetika 1997
Angegeben sind die 1997 verordneten Tagesdosen, die Änderungen gegenüber 1996 und die mittleren Kosten je DDD 1997.

Präparat	Bestandteile	DDD 1997 in Mio.	Änderung in %	DDD-Kosten in DM
Glibenclamid				
Euglucon	Glibenclamid	144,5	(−18,7)	0,47
Glibenclamid-ratiopharm	Glibenclamid	68,5	(+0,9)	0,24
Maninil	Glibenclamid	66,3	(−15,3)	0,48
Glibenhexal	Glibenclamid	50,1	(−0,2)	0,20
Duraglucon	Glibenclamid	15,8	(−6,6)	0,38
Glukovital	Glibenclamid	10,8	(+5,9)	0,23
Glibenclamid Heumann	Glibenclamid	9,8	(−3,3)	0,25
Azuglucon	Glibenclamid	6,2	(−19,8)	0,29
Glucoremed	Glibenclamid	5,1	(+30,4)	0,19
Glimidstada	Glibenclamid	4,7	(−12,1)	0,46
Glibenclamid Riker	Glibenclamid	3,9	(−12,6)	0,48
		385,9	(−10,9)	0,37
Glimepirid				
Amaryl	Glimepirid	67,4	(>1000)	0,71
Biguanide				
Glucophage	Metformin	62,7	(+2,5)	0,96
Siofor	Metformin	15,9	(+58,6)	1,00
Mescorit	Metformin	14,9	(+18,4)	1,02
Mediabet	Metformin	14,4	(+3,0)	1,12
Diabetase	Metformin	7,3	(+95,7)	0,91
Meglucon	Metformin	7,1	(+169,8)	0,80
		122,1	(+17,4)	0,98
α-Glucosidasehemmer				
Glucobay	Acarbose	72,4	(−5,5)	2,37
Summe		647,9	(+5,5)	0,75

Orale Antidiabetika

Sulfonylharnstoffe

Als orale Antidiabetika werden vorwiegend Sulfonylharnstoffderivate eingesetzt. Sie steigern die Sekretion von Insulin aus den B-Zellen der Pankreasinseln. Voraussetzung für die Anwendung dieser Arzneimittel ist daher eine noch vorhandene Reaktionsfähigkeit des Inselorgans. Die Wirkung wird durch Glukose begünstigt, tritt aber auch bei niedrigen Blutglukose-Konzentrationen auf, d. h. Hypoglykämien können ausgelöst werden. Neben der Wirkung an den Inselzellen werden seit Einführung der Sulfonylharnstoffderivate auch extrapankreatische Wirkungen diskutiert, die jedoch wahrscheinlich therapeutisch ohne Bedeutung sind.

Als einziges klassisches Sulfonylharnstoffderivat findet sich unter den 2000 meist verordneten Pharmaka schon seit Jahren nur noch Glibenclamid. Auf das Originalpräparat *Euglucon* entfielen 1997 etwa 37 % der Verordnungen, bei deutlich abnehmender Tendenz. Der Rest verteilt sich auf zehn Generika, die jedoch in vielen Fällen erneut weniger verordnet wurden (Tabelle 8.3). Von den besonders preisgünstigen Präparaten hat nur Glucoremed deutlich zugenommen. Aber auch insgesamt ist die Verwendung von Glibenclamid rückläufig, was möglicherweise darauf zurückzuführen ist, daß zunehmend mehr Metformin eingesetzt wird.

Auffällig ist der Markterfolg des 1996 neu eingeführten Sulfonylharnstoffs Glimepirid (*Amaryl*), der von vielen Diabetologen nicht erwartet worden war. Als Vorteil der Substanz wurden extrapankreatische Wirkungen im Sinne einer gesteigerten Insulinempfindlichkeit geltend gemacht (Langtry und Balfour 1998). Die klinischen Befunde bestätigen diese Annahme nicht. Nach einer einjährigen Vergleichsstudie zwischen Glimepirid und Glibenclamid ergaben sich keine signifikanten Unterschiede bei Nüchternblutzucker und glykosyliertem Hämoglobin (Draeger et al. 1996).

Biguanide

Aus der Gruppe der Biguanide wird seit längerer Zeit nur noch Metformin angewendet. Es senkt die hepatische Glukoneogenese und steigert die periphere Glukoseutilisation bei erhöhter Insulinempfindlichkeit (Stumvoll et al. 1995). Im Gegensatz zu Sulfonylharnstoffen löst Metformin keine Hypoglykämien und keine Gewichtszunahme aus und wird daher vor allem für übergewichtige Typ-IIb-Diabetiker empfohlen (Dunn und Peters 1995, Bailey et al. 1996).

Das Verordnungsvolumen von Metformin ist seit 1988 kontinuierlich angestiegen und hat inzwischen mehr als das Zehnfache des Ausgangswertes erreicht (Abbildung 8.1). Der Hauptanteil der Verordnungen entfällt weiterhin auf *Glucophage*. In den letzten beiden Jahren sind allerdings zahlreiche Generika hinzugekommen, die inzwischen 50 % der verordneten Tagesdosen erreicht haben. Diese Entwicklung ist zweifellos durch erfolgreiche klinische Prüfungen von Metformin in den USA gefördert worden, die dazu beigetragen haben, daß dieses Biguanid erstmals Ende 1994 von der amerikanischen Food and Drug Administration für die Diabetestherapie zugelassen wurde. Metformin senkte bei Typ-II-Diabetikern mit ungenügender Diätkontrolle in einer 29wöchigen Studie Blutglukose- und HbA_{1C}-Werte gegenüber Placebo, aber auch als Zusatztherapie zu Glibenclamid (DeFronzo und Goodman 1995). Die Laktatspiegel änderten sich nicht. Damit ist ein wichtiges Risiko der Biguanidtherapie berücksichtigt worden.

In Deutschland und anderen europäischen Ländern war es vor 20 Jahren nach Biguaniden zu Laktatazidosen mit hoher Letalität gekommen, die zu einem Verbot aller Biguanide mit Ausnahme von Metformin geführt hatten. Metformin blieb damals nur unter strengen Auflagen verfügbar. Auch die neuen Studien heben hervor, daß eine Beachtung der Kontraindikationen (z.B. Niereninsuffizienz, Leberfunktionsstörungen, schwere Herzinsuffizienz, respiratorische Insuffizienz) dringend geboten ist. Jüngste Erfahrungen haben gezeigt, daß bei Nichtbeachtung auch unter der Gabe von Metformin Todesfälle eingetreten sind.

α-Glukosidasehemmer

Als weiteres orales Antidiabetikum steht seit 1990 der α-Glukosidaseinhibitor Acarbose zur Verfügung. Diese Substanz verzögert den Abbau von Di- und Polysacchariden im Darm und hemmt damit die Resorption von Glukose. Das Mittel vermindert postprandiale Hyperglykämien sowie langfristig auch die Werte für das glykosylierte Hämoglobin (Chiasson et al. 1994). Nachteilig sind die häufig auftretenden Nebenwirkungen in Form von Meteorismus, Flatulenz und Diarrhö, die durch eine einschleichende Dosierung vermindert werden können. Auch Störungen der Leberfunktion mahnen zur Vorsicht.

Der Einsatz von Acarbose in der Diabetestherapie wird manchmal noch unterschiedlich bewertet. Während viele Vertreter der deutschen Diabetologen das Mittel bereits für die Erstbehandlung von diätetisch nicht mehr einstellbaren Typ-II-Diabetikern empfehlen (Sachse 1994), wird von anderen Diabetologen die Meinung vertreten, daß man ohne Acarbose auskommen kann (Berger et al. 1996).

Die relativ hohen Therapiekosten spielen bei diesem Disput eine große Rolle. Die amerikanische Arzneimittelbehörde hatte die Entscheidung über das Mittel zunächst wegen eines nicht überschaubaren Nutzen-Risiko-Verhältnisses zurückgestellt (Arzneimittelkommission der Deutschen Ärzteschaft 1992); 1995 ist die Zulassung aber auch in den USA erfolgt. Die Verordnung von *Glucobay* hat 1997 geringfügig abgenommen (Tabelle 8.3).

Literatur

Arzneimittelkommission der Deutschen Ärzteschaft (1992): Hinweise auf Störungen der Leberfunktion unter Acarbose-Anwendung. Dtsch. Ärztebl. 89: C-902.
Bailey C. J., Path M. R. C., Turner R. C. (1996): Metformin. New Engl. J. Med. 334: 574–579.
Berger M., Köbberling J., Windeler J. (1996): Wirksamkeit und Wertigkeit der Acarbose. Dtsch. Ärztebl. 93: B-443–444.
Chiasson J. L., Josse R. G., Hunt J. A., Palmason C., Rodger N. W. et al. (1994): The efficacy of acarbose in the treatment of patients with non-insulin-dependent diabetes mellitus. Ann. Intern. Med. 121: 928–935.
De Fronzo R. A., Goodman M. (1995): Efficacy of metformin in patients with non-insulin-dependent diabetes mellitus. New Engl. J. Med. 333: 541–549.
Draeger K. E., Wernicke-Panten K., Lomp H.-J., Schüler E., Roßkamp R. (1996): Long-term treatment of type 2 diabetic patients with the new oral antidiabetic agent glimepiride (Amaryl®): a double-blind comparison with glibenclamide. Horm. Metab. Res. 28: 419–425.
Dunn C. J., Peters D. H. (1995): Metformin – A review of its pharmacological properties and therapeutic use in non-insulin-dependent diabetes mellitus. Drugs 49: 721–749.
Everett J., Kerr D. (1994): Changing from porcine to human insulin. Drugs 47: 286–296.
Holman R. R., Mayon White V., Orde-Peckar C., Steemson J., Smith B. et al. (1983): Prevention of deterioration of renal and sensory-nerve function by more intensive management of insulin-dependent diabetic patients: a two-year randomised prospective study. Lancet: 204–208.
Karam J. H., Etzwiler D. D. (eds.) (1983): International symposium on human insulin. Diabetes Care 6: 1–68.
Langtry H. D., Balfour J. A. (1998): Glimepiride. A review of its use in the management of Type 2 diabetes mellitus. Drugs 55: 563–584.
Sachse G. (1994): Acarbose-Behandlung als neues Therapieprinzip. Dtsch. Ärztebl. 91, Suppl. 15–17.
Stumvoll M., Nurjhan N., Perriello G., Dailey G., Gerich J. E. (1995): Metabolic effects of metformin in non-insulin-dependent diabetes mellitus. New Engl. J. Med. 333: 550–554.
Wilde M. I., McTavish D. (1997): Insulin Lispro. A review of its pharmacological properties and therapeutic use in the management of diabetes mellitus. Drugs 54: 597–614.
Willms B., Henrichs H. R., von Kriegstein E. (1987): Humaninsulin oder Rinderinsulin? Dtsch. Ärztebl. 84: C-156–157.

9 Antiemetika und Antivertiginosa

U. Schwabe

Für die Behandlung des Erbrechens stehen mehrere Arzneimittelgruppen zur Verfügung, die in der Regel zerebrale Rezeptoren für Neurotransmitter blockieren. Die weitaus größte Gruppe bilden traditionell die klassischen H_1-Antihistaminika, die neben ihren antiallergischen Wirkungen (siehe Kapitel 3) als Antiemetika bei Reisekrankheiten und Schwindelzuständen eingesetzt werden. Therapeutisch bedeutsam sind weiterhin Dopaminantagonisten, von denen das Phenothiazinderivat Triflupromazin (*Psyquil*) erstmals unter den verordnungshäufigsten Präparaten vertreten ist. Weiterhin wird aus dieser Gruppe Metoclopramid im Kapitel Magen-Darm-Mittel ausführlich besprochen. Besonders wirksame Antiemetika sind 5-HT_3-Antagonisten, die speziell bei der Behandlung des Zytostatika-induzierten Erbrechens eingesetzt werden und seit 1996 erstmals mit Ondansetron (*Zofran*) unter den 2000 meistverordneten Arzneimitteln vertreten sind. Die Verordnungen der Antiemetika sind gegenüber dem Vorjahr überwiegend rückläufig (Tabelle 9.1).

Antihistaminika

Hauptvertreter ist der Wirkstoff Dimenhydrinat, ein salzartiges Addukt des H_1-Antihistaminikums Diphenhydramin mit dem Xanthinderivat 8-Chlortheophyllin. Diphenhydramin und andere klassische Antihistaminika mit stark sedierenden Nebenwirkungen wie Chlorphenoxamin oder Promethazin wurden früher oft zur Kompensation ihres sedativen Effektes mit 8-Chlortheophyllin kombiniert. Nach oraler oder rektaler Gabe dissoziiert Dimenhydrinat im Blut vollständig in Diphenhydramin und 8-Chlortheophyllin. Vermutlich haben Einzeldosen von 23-46 mg 8-Chlortheophyllin, die in 50-100 mg Dimenhydrinat enthalten sind, keine signifikante antisedative

Tabelle 9.1 Verordnungen von Antiemetika 1997
Angegeben sind die verordnungshäufigsten Präparate mit Verordnungsrang, Verordnungen und Umsatz 1997 im Vergleich zu 1996.

Rang	Präoarat	Verordnungen in Tsd.	Änd. %	Umsatz Mio. DM	Änd. %
75	Vomex A/N	1519,7	−17,6	20,4	−15,7
112	Vertigoheel	1203,5	−11,9	22,9	−13,7
185	Aequamen	852,7	−9,6	26,8	−7,6
309	Arlevert	564,6	+2,9	19,7	+1,6
327	Vertigo-Vomex S	543,9	−7,5	23,6	−6,4
471	Vasomotal	417,9	−11,7	16,1	−11,9
530	Vomacur	370,6	+1,3	2,5	+1,5
794	Emesan	254,3	−12,9	2,3	−13,3
1367	Diligan	132,4	+33,4	5,1	+32,4
1806	Psyquil	86,2	+8,4	1,9	+0,1
1843	Zofran	83,4	+3,0	30,5	+2,1
Summe		6029,2	−9,7	171,9	−6,3
Anteil an der Indikationsgruppe		94,3%		91,0%	
Gesamte Indikationsgruppe		6393,7	−10,0	189,0	−6,4

Wirkung, zumal die pharmakologische Potenz von 8-Chlortheophyllin weitgehend unbekannt ist. Diese Überlegungen werden auch durch die unverändert starken sedativen Nebenwirkungen von Dimenhydrinat bestätigt. Es wäre also an der Zeit zu überprüfen, ob der 8-Chlortheophyllinzusatz noch gerechtfertigt ist. Bei einem Präparat (*Emesan*) ist die Herausnahme schon erfolgt. Die Dimenhydrinatpräparate wurden gegenüber dem Vorjahr auf eine mittlere Herstellerdosis von 200 mg berechnet, so daß die DDD-Werte nicht direkt mit den Vorjahreswerten vergleichbar sind.

5-HT$_3$-Antagonisten

Ondansetron (*Zofran*) wurde 1991 als erster selektiver 5-HT$_3$-Antagonist in die Therapie eingeführt. Es wirkt hervorragend gegen das akute Zytostatika-induzierte Erbrechen, weniger gut gegen das verzögerte Erbrechen. Üblicherweise wird es bei ungenügender Wirkung von Metoclopramid plus Dexamethason eingesetzt. Im Vergleich zu Metoclopramid ist Ondansetron stärker wirksam und besser verträglich, da es keine extrapyramidalmotorischen Störungen auslöst. Nachteilig sind die hohen Behandlungskosten (Tabelle 9.2).

Tabelle 9.2: Verordnungen von Antiemetika und Antivertiginosa 1997
Angegeben sind die 1997 verordneten Tagesdosen, die Änderungen gegenüber
1996 und die mittleren Kosten je DDD 1997.

Präparat	Bestandteile	DDD 1997 in Mio.	Änderung in %	DDD-Kosten in DM
H_1-Antihistaminika				
Vertigo-Vomex S	Dimenhydrinat	14,2	(−8,1)	1,66
Vomex A/N	Dimenhydrinat	9,0	(−15,1)	2,25
Emesan	Diphenhydramin	1,1	(−10,4)	2,20
Vomacur	Dimenhydrinat	1,0	(+3,8)	2,60
		25,3	(−10,5)	1,93
Histaminanaloga				
Aequamen	Betahistin	21,8	(−6,8)	1,23
Vasomotal	Betahistin	15,0	(−11,7)	1,08
		36,8	(−8,9)	1,17
H_1-Antihistaminika-Kombinationen				
Arlevert	Dimenhydrinat Cinnarizin	13,2	(+1,3)	1,49
Diligan	Meclozin Hydroxyzin	3,2	(+28,6)	1,59
		16,5	(+5,7)	1,51
Phenothioazine				
Psyquil	Triflupromazin	0,9	(−8,0)	2,05
5-HT_3-Antagonisten				
Zofran	Ondansetron	0,3	(−1,4)	98,39
Homöopathika				
Vertigoheel	Cocculus D4 Conium D3 Ambra D6 Petroleum D8	28,0	(−14,4)	0,82
Summe		107,8	(−8,8)	1,59

Phenothiazine

Triflupromazin (*Psyquil*) ist ein Dopaminantagonist aus der Gruppe
der Phenothiazine mit aliphatischer Seitenkette, der hauptsächlich als
Antiemetikum in niedrigen Tagesdosen (20 mg oral) eingesetzt wird.
Für die psychiatrische Pharmakotherapie gilt das Präparat als entbehrlich (Benkert und Hippius 1996).

Histaminanaloga

Betahistin ist ein H_1-Rezeptoragonist mit ähnlichen Wirkungen wie Histamin. Es wirkt gefäßerweiternd und soll die Durchblutung im Bereich der vertebrobasilären Strombahn und des Innenohres verbessern. Betahistin ist wiederholt in kontrollierten Studien bei Morbus Ménière und bei paroxysmalem Schwindel geprüft worden (Meyer 1985, Oosterveld et al. 1989). Die Erfolgsquoten sind schwierig zu beurteilen, da beim Morbus Ménière spontane Remissionen bei 60 % der Patienten eintreten und die Attacken nach fünf Jahren in 80-90 % der Fälle sistieren.

Kombinationspräparate

Arlevert und *Diligan* enthalten jeweils zwei Antihistaminika, die bei Schwindel und Morbus Ménière eingesetzt werden sollen. In der akuten Phase der Neuritis vestibularis, bei der akuten Ménièreattacke und beim physiologischen Reizschwindel (Bewegungskrankheit) werden Antihistaminika als Monopräparate zur symptomatischen Unterdrückung von Übelkeit und Erbrechen empfohlen (Brandt 1995, Reynolds 1996). Kombinationen werden dagegen nicht erwähnt. Die Kombination von zwei gleichartig wirkenden Antihistaminika ist pharmakologisch nicht begründbar und damit entbehrlich.

Das homöopathische Komplexmittel *Vertigoheel* wird von allen Antivertiginosa am häufigsten verordnet. Derartige homöopathische Mischpräparate sind nicht mit der Hahnemannschen Homöopathie zu vereinbaren und werden daher auch von den Vertretern der klassischen Homöopathie abgelehnt. Dieses Komplexmittel wird sicher häufig in guter Absicht als Placebo verordnet. Dabei wird aber nicht immer realisiert, daß *Vertigoheel* eine bizarre Mischung von normalerweise toxischen Pharmaka enthält, die allerdings in den angegebenen D-Potenzen zum Glück völlig unwirksam sind. Dazu gehören Kockelskörner (Cocculus), die das strychninähnliche Krampfgift Picrotoxin enthalten. Der gefleckte Schierling (Conium) bildet ein curareartiges Gift mit lähmender Wirkung auf die Skelettmuskulatur und tierexperimentell teratogenen Wirkungen. Weiterhin sind in *Vertigoheel* grauer Amber (Ambra), ein teigartiges Ausscheidungsprodukt aus den Eingeweiden des Pottwales, und schließlich Petroleum enthalten, das kaum jemand freiwillig bei Schwindelanfällen schlucken würde.

Literatur

Benkert O., Hippius H. (1996): Psychiatrische Pharmakotherapie, 6. Aufl. Springer-Verlag, Berlin Heidelberg New York, S. 231.
Brandt T. (1995): Schwindel. In: Paumgartner G., Riecker G. (Hrsg.): Therapie innerer Krankheiten. Springer-Verlag, Berlin Heidelberg, S. 1001-1012.
Meyer E. D. (1985): Zur Behandlung des Morbus Ménière mit Betahistindimesilat (Aequamen) – Doppelblindstudie gegen Placebo (Crossover). Laryngol. Rhinol. Otol. 64: 269–272.
Oosterveld W. J., Blijleven W., Van Elferen L. W. M. (1989): Betahistine versus placebo in paroxysmal vertigo; a double blind trial. J. Drugtherapy Res. 14: 122–126.
Reynolds J. E. F. (ed.) (1996): Martindale: The Extra Pharmacopoeia. Royal Pharmaceut. Soc., London, p. 432.

10 Antiepileptika

U. Schwabe

Die Arzneitherapie ist das wichtigste Verfahren zur Behandlung von Epilepsien. Maßgebend für die Auswahl von Antiepileptika ist der Anfallstyp, während die Krankheitsursache oder die pharmakologischen Eigenschaften der verwendeten Arzneimittel von geringerer Bedeutung sind.

Häufigste Anfallsform ist der generalisierte tonisch-klonische Anfall (Grand mal), mit dem etwa 70 % aller Epilepsien beginnen oder kombiniert sind. Als Mittel der ersten Wahl für die Langzeittherapie wird heute überwiegend Valproinsäure empfohlen, die bei 80 % der Patienten wirksam ist (Brodie und Dichter 1996). Carbamazepin und Phenytoin sind ebenfalls wirksam, aber weniger zuverlässig. Auch bei weiteren generalisierten Anfällen (Absencen, myoklonische Anfälle, atonische Anfälle) wird bevorzugt Valproinsäure eingesetzt.

Für alle Formen fokaler Anfälle ist Carbamazepin Mittel der ersten Wahl. Die Ansprechquote beträgt 65 %, Anfallsfreiheit wird bei etwa 50 % der Patienten erzielt. Alternativ kommt auch Valproinsäure in Frage, die nach neueren Studien genauso wirksam wie Carbamazepin bei diesem Anfallstyp ist.

Verordnungsspektrum

Entsprechend den derzeitigen Therapieempfehlungen konzentrieren sich die Verordnungen der Antiepileptika auf Carbamazepin, Valproinsäure und Phenytoin (Abbildung 10.1), während Barbiturate und Benzodiazepine eine geringere Rolle spielen. Neu hinzugekommen ist Sultiam (*Ospolot*). Die Gesamtzahl der verordneten Tagesdosen (DDD) betrug 1997 bei den 18 verordnungshäufigsten Antiepileptika 151,1 Mio. und ca. 175 Mio. für die gesamte Indikationsgruppe. Die Zahlen der verordneten DDD sind nicht direkt mit den im Vorjahr

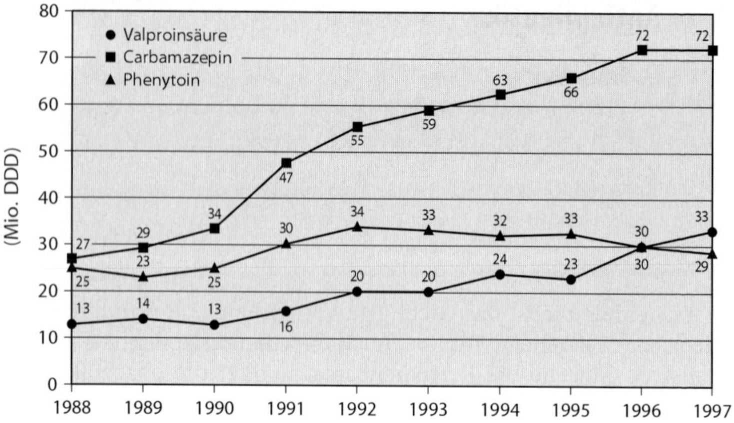

Abbildung 10.1: Verordnungen von Antiepileptika 1988 bis 1997 Gesamtverordnungen nach definierten Tagesdosen (ab 1991 mit neuen Bundesländern)

publizierten vergleichbar, weil die Berechnung auf die DDD-Werte der WHO für Carbamazepin (1000 mg), Valproinsäure (1500 mg), Primidon (1250 mg) und Lamotrigin (300 mg) umgestellt wurde. Daraus errechnet sich eine Zahl von ca. 500000 Patienten in Deutschland, die eine Dauertherapie mit Antiepileptika erhalten. Das entspricht 0,7 % der 71,6 Mio. GKV-Versicherten und stimmt ungefähr mit der Prävalenz der Epilepsien bei 1 % der Bevölkerung überein.

Die Gesamtzahl der Verordnungen von Antiepileptika hat 1997 leicht abgenommen (Tabelle 10.1). Dagegen ist bei den definierten Tagesdosen und beim Umsatz ein weiterer Zuwachs eingetreten.

Carbamazepin

Fast die Hälfte der verordneten Tagesdosen entfällt auf Carbamazepin (Tabelle 10.2). Seine dominierende Stellung resultiert aus der sehr guten antiepileptischen Wirkung gegen fokale Anfälle und der zusätzlich möglichen Anwendung bei generalisierten tonisch-klonischen Anfällen. Carbamazepin leitet sich von den trizyklischen Antidepressiva ab und verfügt daher über stimmungsaufhellende und antriebssteigernde Effekte, die bei depressiven epileptischen Patien-

Tabelle 10.1 Verordnungen von Antiepileptika 1997
Angegeben sind die verordnungshäufigsten Präparate mit Verordnungsrang, Verordnungen und Umsatz 1997 im Vergleich zu 1996.

Rang	Präparat	Verordnungen in Tsd.	Änd. %	Umsatz Mio. DM	Änd. %
149	Tegretal	975,7	−3,2	82,4	−0,1
333	Timonil	535,1	−6,8	47,2	−6,7
547	Ergenyl	365,1	+14,0	30,6	+22,3
629	Orfiril	320,4	−2,7	24,2	+1,2
706	Zentropil	287,7	−4,0	5,8	−0,3
944	Rivotril	208,7	−8,2	8,1	+0,5
958	Phenhydan	204,0	−0,1	3,8	+2,7
983	Finlepsin	197,6	−0,7	14,9	+10,0
994	Lamictal	195,1	+44,2	54,0	+46,3
1027	Mylepsinum	188,2	−2,6	9,4	−2,8
1349	Convulex	134,4	−15,8	10,3	−3,1
1356	Maliasin	133,6	−3,1	5,3	−0,7
1513	Liskantin	114,8	−6,9	4,8	−6,9
1654	Ospolot	99,6	−1,1	2,4	+12,8
1693	Phenytoin AWD	95,2	−19,9	2,0	−17,0
1752	Sirtal	89,6	−10,6	8,7	−2,3
1768	Lepinal/Lepinaletten	88,9	−28,2	0,6	−15,2
1970	Leptilan	74,5	+9,7	5,6	+12,3
Summe		4308,7	−2,6	320,0	+6,7
Anteil an der Indikationsgruppe		85,7 %		84,4 %	
Gesamte Indikationsgruppe		5029,8	−1,5	379,2	+8,3

ten als Begleitwirkung positiv zur Geltung kommen. Carbamazepin ist das Mittel der Wahl bei Trigeminusneuralgien und kann außerdem beim Alkoholentzugssyndrom eingesetzt werden.

Valproinsäure

Valproinsäure ist ein Antiepileptikum mit breitem Indikationsspektrum gegen generalisierte Anfälle, das sich in letzter Zeit auch als Mittel der Wahl bei Grand-mal-Anfällen erwiesen hat. Bei mehreren gleichzeitig bestehenden Anfallsarten kann es daher als wirksames Monotherapeutikum eingesetzt werden. Bei Kleinkindern wird es wegen seltener, potentiell tödlicher Leberschäden mit Vorsicht und nur noch als Monotherapeutikum angewendet.

110 U. Schwabe

Phenytoin

Phenytoin wirkt ohne eine generelle Hemmung zerebraler Funktionen und kann für alle Epilepsieformen mit Ausnahme von Absencen eingesetzt werden. Bei der Langzeittherapie sind vor allem reversible Veränderungen an Haut und Schleimhäuten störend, wie z. B. Gingi-

Tabelle 10.2: Verordnungen von Antiepileptika 1997
Angegeben sind die 1997 verordneten Tagesdosen, die Änderungen gegenüber 1996 und die mittleren Kosten je DDD 1997.

Präparat	Bestandteile	DDD 1997 in Mio.	Änderung in %	DDD-Kosten in DM
Carbamazepin				
Tegretal	Carbamazepin	36,7	(+0,3)	2,25
Timonil	Carbamazepin	21,0	(−6,6)	2,24
Finlepsin	Carbamazepin	6,5	(+10,7)	2,30
Sirtal	Carbamazepin	4,0	(−0,9)	2,20
		68,2	(−1,2)	2,25
Valproinsäure				
Ergenyl	Valproinsäure	12,9	(+23,9)	2,38
Orfiril	Valproinsäure	9,5	(+1,9)	2,54
Convulex	Valproinsäure	7,2	(−0,8)	1,43
Leptilan	Valproinsäure	2,4	(+14,8)	2,35
		32,0	(+10,0)	2,21
Phenytoin				
Zentropil	Phenytoin	14,6	(+0,5)	0,40
Phenhydan	Phenytoin	9,2	(+3,3)	0,41
Phenytoin AWD	Phenytoin	5,1	(−16,7)	0,40
		28,9	(−2,2)	0,40
Barbiturate				
Mylepsinum	Primidon	5,5	(−2,8)	1,72
Maliasin	Barbexaclon	3,0	(−1,3)	1,75
Liskantin	Primidon	2,3	(−7,3)	2,04
Lepinal/Lepinaletten	Phenobarbital	1,8	(−28,3)	0,32
		12,6	(−8,0)	1,59
Benzodiazepine				
Rivotril	Clonazepam	3,8	(−8,6)	2,10
Andere Antiepileptika				
Lamictal	Lamotrigin	4,6	(+41,9)	11,79
Ospolot	Sultiam	1,0	(−10,7)	2,34
		5,6	(+28,1)	10,07
Summe		151,1	(+0,8)	2,12

vahyperplasie, Hypertrichose, Hirsutismus und Hautverdickung mit vergröberten Gesichtszügen.

Barbiturate

Das überwiegend verordnete Barbiturat-Antiepileptikum ist Primidon (Desoxyphenobarbital). Der Hauptteil seiner Wirkung beruht auf dem aktiven Metaboliten Phenobarbital, das auch direkt in Form des Präparates *Lepinal/Lepinaletten* eingesetzt wird. Die beiden Barbiturate werden heute trotz geringer systemischer Toxizität nur noch selten für die initiale Therapie verwendet, weil die sedativen Nebenwirkungen die kognitiven Fähigkeiten schon bei therapeutischen Plasmaspiegeln einschränken können, die sonst keine weiteren Unverträglichkeitserscheinungen erkennen lassen.

Barbexaclon (*Maliasin*) enthält eine molekulare Verbindung aus Phenobarbital und Levopropylhexedrin, einem amphetaminartigen Sympathomimetikum. Durch die Kombination sollen die sedativen Barbituratwirkungen abgeschwächt werden. Levopropylhexedrin kann Abhängigkeit vom Amphetamintyp erzeugen. Bei der Risikobeurteilung der Kombination ist auch die potentiell epileptogene Wirkung zentral stimulierender Sympathomimetika zu berücksichtigen. Die Kombination ist auch 1997 wieder etwas weniger verordnet worden.

Benzodiazepine

Clonazepam (*Rivotril*), ein Benzodiazepin mit stärker ausgeprägten krampfhemmenden Eigenschaften, ist in erster Linie bei myoklonischen und atonischen Anfällen indiziert. Bei ungenügender Wirkung von Diazepam und Phenytoin wird es auch beim Status epilepticus eingesetzt.

Andere Antiepileptika

Lamotrigin (*Lamictal*) gehört zu den neuen Antiepileptika, die in den letzten Jahren zur Zusatzbehandlung bei partiellen Anfällen eingeführt wurden. Seit 1997 ist es auch zur Monotherapie fokaler und sekundär generalisierter Anfälle zugelassen, woraus vermutlich die auffällige Zunahme resultiert. Als Phenyltriazinderivat zeigt es strukturelle Verwandtschaft zu den Folatreduktasehemmstoffen Pyrimethamin und Trimethoprim und ist ebenfalls ein schwacher Hemmstoff dieses Enzyms. Seine Hauptwirkung besteht in der Blockade spannungsabhängiger Natriumkanäle und einer daraus resultierenden Hemmwirkung auf die Freisetzung exzitatorischer Neurotransmitter vom Typ des Glutamat. Die Zusatztherapie mit Lamotrigin senkte die Anfallsfrequenz bei 13-67 % von sonst therapierefraktären Patienten um mindestens 50 % (Goa et al. 1993).

Sultiam (*Ospolot*) ist ein älteres Antiepileptikum aus der Gruppe der Carboanhydrasehemmer, das bereits 1960 in die Therapie eingeführt wurde, aber nur eine geringe Bedeutung hatte. Neuere Studien haben gezeigt, daß es vor allem bei benignen fokalen Epilepsien des Kindesalters (z. B. Rolando-Epilepsie) gut wirksam ist (Groß-Selbeck 1995). Daraus erklärt sich vermutlich die Tatsache, daß dieses bisher wenig beachtete Antiepileptikum erstmals unter den häufig verordneten Arzneimitteln erscheint.

Literatur

Brodie M. J., Dichter M. A. (1996): Antiepileptic drugs. N. Engl. J. Med. 334: 168–175.
Goa K. L., Ross S. R., Chrisp P. (1993): Lamotrigine. A review of its pharmacological properties and clinical efficacy in epilepsy. Drugs 46: 152–176.
Groß-Selbeck G. (1995): Treatment of „benign" partial epilepsies of childhood, including atypical forms. Neuropediatrics 26: 45–50.

11 Antihypertonika

M. Anlauf

Die arterielle Hypertonie (Blutdruckwerte von $\geq 140/\geq 90$ mm Hg bei wiederholten Messungen) kommt bei etwa 30 % der Erwachsenen mittleren Alters vor und begünstigt das Auftreten von Apoplexie, Herzinfarkt, Herzinsuffizienz und Nierenversagen. Bei mittelschwerer und schwerer Hypertonie ist der günstige Effekt einer konsequenten Arzneitherapie auf die Lebenserwartung des Hochdruckpatienten durch zahlreiche Studien belegt. Bei leichter (milder) Hypertonie mit diastolischem Blutdruck zwischen 90 und 105 mm Hg, die in 85 % aller Fälle mit Hypertonie vorliegt, ist der Nutzen einer antihypertensiven Therapie zwar ebenfalls nachgewiesen, er ist aber deutlich geringer. Bei 65-70jährigen übersteigt die Prävalenz der Hypertonie 50 %, wenn die häufig vorkommende isolierte systolische Hypertonie mit berücksichtigt wird. Kontrollierte Studien haben gezeigt, daß eine antihypertensive Therapie auch im Alter die kardiovaskuläre Morbidität und Mortalität senkt. Selbst bei isolierter systolischer Hypertonie (systolisch über 160, diastolisch unter 90 mm Hg) wird im Alter vor allem die Rate von Schlaganfällen vermindert (Übersicht bei Thijs et al. 1992, Anlauf 1994, Staessen et al. 1997).

Therapeutisch werden bei leichter Hypertonie ohne wesentliche Begleit- und Folgeerkrankungen zunächst nicht-medikamentöse Maßnahmen empfohlen. Hierzu gehören eine Einschränkung der Kochsalzzufuhr (4–6 g/Tag), eine Reduktion des Körpergewichts bei übergewichtigen Patienten, eine Beschränkung des Alkoholkonsums auf unter 30 g/Tag und eine Steigerung der körperlichen Aktivität insbesondere bei sonst sitzender Lebensweise. Mit einer zusätzlichen Arzneitherapie sollte begonnen werden, wenn der diastolische Blutdruck bei wiederholten Messungen über 100 mm Hg liegt und z. B. durch ambulante Blutdruck-Langzeitmessung eine „Praxishypertonie" ausgeschlossen wurde (Anlauf et al. 1995). Für eine frühzeitige medikamentöse Therapie auch bei geringen Blutdrucksteigerungen

Monotherapie

- Betarezeptorenblocker *oder*
- Diuretikum *oder*
- Calciumantagonist *oder*
- ACE-Hemmer *oder*
- Alpha$_1$-Rezeptorenblocker

bei unbefriedigender Blutdrucksenkung und nach erfolglosem Wechsel der Antihypertensivagruppe:

Zweierkombination

Diuretikum plus
- Betarezeptorenblocker *oder*
- Calciumantagonist *oder*
- ACE-Hemmer *oder*
- Alpha$_1$-Rezeptorenblocker *oder*
- Antisympathotonikum* *oder*
- Reserpin*

Calciumantagonist plus
- Betarezeptorenblocker** *oder*
- ACE-Hemmer

bei unbefriedigender Blutdrucksenkung und nach erfolglosem Wechsel der Antihypertensiva-Kombination

Dreierkombination

Diuretikum plus
- Betarezeptorenblocker plus Vasodilatator*** *oder*
- ACE-Hemmer plus Calciumantagonist *oder*
- Antisympathotonikum plus Vasodilatator***

Variante der genannten Dreierkombinationen bei therapierefraktärer Hypertonie:

Schleifendiuretikum plus Betarezeptorenblocker plus Minoxidil

* Im Schema der Hochdruckliga nicht mehr enthaltene Zweierkombination
** Kombination nur mit Dihydropyridinderivat
*** Calciumantagonist, ACE-Hemmer, Alpha$_1$-Rezeptorenblocker oder Dihydralazin

Abbildung 11.1: Medikamentöse Hochdrucktherapie
Nach den Empfehlungen der Deutschen Liga zur Bekämpfung des hohen Blutdrucks (1997).

sprechen systolische Drucksteigerungen, eine erbliche Belastung mit Herz-Kreislauf-Krankheiten, bereits eingetretene kardiovaskuläre Komplikationen, eine Nierenerkrankung oder andere zusätzliche Risikofaktoren wie Diabetes mellitus und Hypercholesterinämie. Differenziertere Angaben finden sich in den Empfehlungen der Deutschen Liga zur Bekämpfung des hohen Blutdrucks (1997) und dem Bericht des Joint National Committee (1997). Sie stimmen jedoch nicht in allen Punkten überein.

Möglicherweise werden in Zukunft Interventionsgrenzen und Zielwerte des Blutdrucks niedriger angesetzt, nachdem die Kombination einer Arzneitherapie mit nicht-medikamentösen Allgemeinmaßnahmen bereits bei Ausgangsblutdruckwerten von 141/91 mm Hg weitgehend nebenwirkungsarm und einer bloßen Änderung des Lebensstiles überlegen war (Neaton et al. 1993). In einer soeben publizierten Interventionsstudie war die Rate größerer kardiovaskulärer Ereignisse am niedrigsten bei diastolischen Drucken unter 85 mm Hg (Hansson et al. 1998). In den USA werden bereits seit längerem Blutdruckwerte von 130-139/85-89 mm Hg als „high normal" bezeichnet.

Für die medikamentöse Hochdruckbehandlung steht heute eine große Zahl von Arzneistoffen mit vielfältigen Angriffspunkten zur Verfügung. Faktisch erfolgt die Auswahl überwiegend empirisch, wobei das individuelle Ansprechen des Patienten, sein Alter und sein Befinden unter der Therapie („Lebensqualität") ausschlaggebend sind. Zunehmend betont wird die Differenzierung der Therapie unter dem Gesichtspunkt bereits eingetretener Hochdruckkomplikationen sowie zusätzlich bestehender Krankheiten und Gesundheitsrisiken. Vor allem bei zusätzlicher koronarer Herzerkrankung, Herzinsuffizienz und Nephropathie können belegte Zusatzwirkungen, z. B. der Betarezeptorenblocker und ACE-Hemmer, genutzt werden. Bei unzureichend wirkender Monotherapie sollte vor dem Einsatz einer Kombination versuchsweise auf Antihypertensiva mit differentem Angriffspunkt gewechselt werden. Die Prinzipien der Kombinationsbehandlung sind eine Verstärkung der Blutdrucksenkung und eine Abschwächung unerwünschter Wirkungen (z. B. Stimulation des Renin-Angiotensin-Aldosteron-Systems durch Diuretika und dessen Blockade durch ACE-Hemmer). Abbildung 11.1 faßt die medikamentösen Behandlungsempfehlungen der Deutschen Liga zur Bekämpfung des hohen Blutdrucks (1997) in leicht modifizierter Form zusammen. Immer wieder stellt sich die bereits vor Jahren diskutierte Frage, ob in der Monotherapie, wenn sie bei leichteren Hochdruckformen ange-

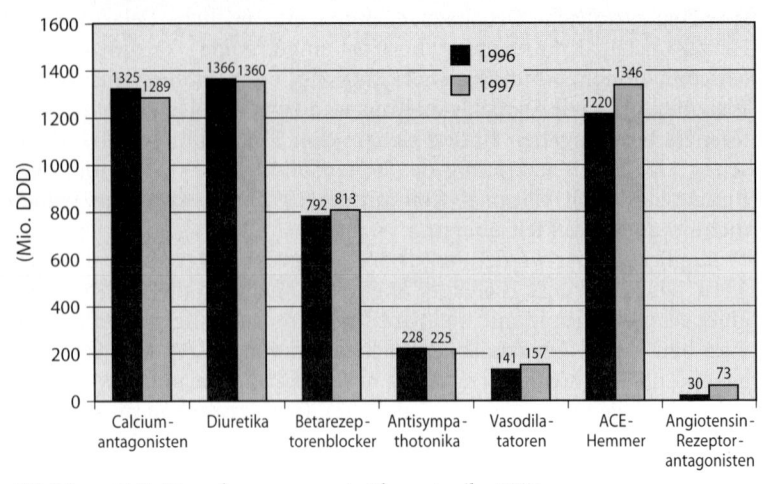

Abbildung 11.2: Verordnungen von Antihypertonika 1997
DDD der 2000 meistverordneten Arzneimittel

wendet wird, alle zur Zeit genannten Substanzgruppen mit ihren zahlreichen Vertretern als gleichwertig zu betrachten sind (Bock und Anlauf 1984). Zumindest unter dem Gesichtspunkt der unerwünschten Wirkungen mußte dies wiederholt verneint werden, zuletzt für den Calciumantagonisten Mibefradil (siehe Kapitel 19). Bleibt man in Therapieempfehlungen aus didaktischen Gründen bei pharmakologischen Gruppenbezeichnungen, so muß der für Diuretika und Betarezeptorenblocker eindeutig bewiesene Nutzen hervorgehoben werden. Auch eine amerikanische Expertenkommission (Joint National Committee on Prevention, Detection, Evaluation, and Treatment of High Blood Pressure 1997) hat sich dafür ausgesprochen, Diuretika und Betarezeptorenblockern in der Monotherapie der unkomplizierten Hypertonie den Vorzug zu geben, da für sie eine Senkung der Morbidität und Mortalität bewiesen wurde. Bei isolierter systolischer Hypertonie im Alter trifft dies auch für langwirkende Calciumantagonisten zu (Staessen et al. 1997). Zunehmend werden „Surrogatparameter", d. h. die Wirksamkeit von Antihypertensiva auf intermediäre Hochdruckfolgen (z. B. linksventrikuläre Hypertrophie, vaskuläre Hypertrophie bzw. sonografisch bestimmbare Intima-Media-Dicke der großen Arterien, Nierenfunktion), als Kriterium für ihren Einsatz herangezogen. Die Beziehung dieser Wirkungen zu Morbidität und Mortalität ist vielfach ungeklärt.

Ungefähr 80 % der Hypertoniker können mit einer Monotherapie oder einer Zweierkombination eingestellt werden. Kombinationen aus drei unterschiedlichen Antihypertensiva sind daher nur bei wenigen Patienten erforderlich. Vor der Verordnung einer fixen Kombination sollten die einzelnen Komponenten, soweit möglich durch freie Kombination, ausgetestet werden.

Die in Tabelle 11.1 aufgeführten Antihypertonika gehören mit einem Umsatz von 1,7 Mrd. DM zu den umsatzstärksten Arzneimit-

Tabelle 11.1 Verordnungen von Antihypertonika 1997
Angegeben sind die verordnungshäufigsten Präparate mit Verordnungsrang, Verordnungen und Umsatz 1997 im Vergleich zu 1996.

Rang	Präparat	Verordnungen in Tsd.	Änd. %	Umsatz Mio. DM	Änd. %
120	Briserin N	1153,9	−10,0	64,1	−10,3
286	Diblocin	596,5	+4,7	84,0	+11,7
287	Cardular	594,5	+0,5	84,2	+7,3
376	Cynt	491,1	+13,7	55,5	+19,7
432	Catapresan	452,4	−8,9	19,9	−9,1
505	Beloc comp	388,6	−8,5	39,7	−2,7
649	Nif-Ten	312,5	−14,8	36,6	−13,8
766	Triniton	264,2	−21,9	12,2	−20,4
785	Andante	257,1	−17,4	30,1	−5,6
822	Physiotens	244,4	+10,2	28,2	+15,1
828	Mobloc	241,6	(neu)	29,9	(neu)
917	Ebrantil	217,2	−6,0	31,6	−0,8
1028	TRI-Normin	188,0	−15,7	27,6	−13,1
1096	Modenol	176,2	−17,0	10,3	−17,8
1111	Depressan	174,0	−25,4	9,6	−37,1
1226	Concor plus	152,5	+20,0	12,1	+31,1
1280	Treloc	142,8	−25,1	21,0	−16,3
1297	Obsilazin	141,3	−25,0	3,3	−20,0
1377	Clonidin-ratiopharm	131,4	+6,9	4,7	+5,7
1476	Haemiton Tabl.	119,1	−20,1	4,6	−18,8
1504	Teneretic	115,7	−10,7	11,9	−19,8
1512	Betasemid	114,9	−21,8	13,8	−21,3
1834	Metohexal Comp.	84,2	+19,4	3,7	+23,5
1841	Nepresol	83,5	−35,8	4,5	−35,7
1882	Trepress	80,4	−1,1	10,5	−12,1
1911	Bresben	78,7	−4,7	9,6	−1,7
1944	Dopegyt Tabl.	76,3	−6,5	4,3	−6,7
1971	Tredalat	74,5	−14,4	5,3	−38,3
1978	Homviotensin	74,2	(neu)	2,7	(neu)
Summe		7221,9	−4,0	675,4	+1,5
Anteil an der Indikationsgruppe		45,4 %		39,2 %	
Gesamte Indikationsgruppe		15906,0	+5,0	1720,8	+10,1

telgruppen. Hinzu kommen 3,4 Mrd. DM für ACE-Hemmer, Betarezeptorenblocker und Calciumantagonisten, die zum überwiegenden Teil für die antihypertensive Therapie eingesetzt werden. Unter den 2000 verordnungshäufigsten Arzneimitteln befinden sich 29 Antihypertonika und 51 ACE-Hemmer sowie zusätzlich 49 Monopräparate von Calciumantagonisten und 40 von Betarezeptorenblockern.

Die Verordnungen von Antihypertonika sind 1997 in der gesamten Indikationsgruppe gestiegen (Tabelle 11.1). Die Abbildung 11.2, in der alle bei der Hochdrucktherapie eingesetzten Arzneimittelgruppen zusammengefaßt sind, zeigt eine leichte Abnahme von Calciumantagonisten, Diuretika und Antisympathotonika. Alle anderen haben zugenommen, prozentual am stärksten die Angiotensin-Rezeptorantagonisten.

Betarezeptorenblocker-Kombinationen

Die Verordnung von Betarezeptorenblocker-Kombinationen war 1997 wiederum rückläufig (Tabelle 11.2). Monopräparate der Betarezeptorenblocker werden nach DDD über sechsmal so häufig verordnet wie Kombinationspräparate. Die Unterschiede in den DDD-Kosten zwischen diesen Gruppen waren im Berichtsjahr noch geringer als im Vorjahr (Monopräparate 1,16 DM, s. Kapitel 17; Kombinationen 1,29 DM). Betrachtet man einzelne Dosierungen, so zeigt sich, daß einige Hersteller offenbar davon ausgehen, daß auch Patienten mit leichter Hypertonie mit niedrig dosierten Kombinationen eingestellt werden. Originalpräparate mit Metoprolol- bzw. Atenolol-Diuretika-Kombinationen haben deutlich abgenommen zugunsten eines Metoprolol-Generikums und der Bisoprolol-Kombination *Concor plus*. In den am häufigsten verordneten Kombinationen finden sich unterschiedliche Gruppen von Betarezeptorenblockern und Diuretika. Metoprolol, Atenolol und Bisoprolol sind $beta_1$-selektiv, Oxprenolol, Penbutolol und Propranolol sind es nicht. Eine intrinsische sympathomimetische Aktivität (ISA) besitzen Oxprenolol und Penbutolol. In der Regel kann man davon ausgehen, daß bei äquivalent betablockierender Dosierung die Wirkung der verschiedenen Betarezeptorenblocker auf den Ruheblutdruck gleich ist. Unterschiede bestehen dagegen in den Nebenwirkungen. Unter $beta_1$-selektiver Blockade werden unerwünschte Effekte auf die Bronchialmuskulatur, die peripheren Gefäße und den Glukosestoffwechsel seltener beobachtet.

Tabelle 11.2: Verordnungen von Betarezeptorenblockerkombinationen 1997 Angegeben sind die 1997 verordneten Tagesdosen, die Änderungen gegenüber 1996 und die mittleren Kosten je DDD 1997.

Präparat	Bestandteile	DDD 1997 in Mio.	Änderung in %	DDD-Kosten in DM
Beta$_1$-selektiv				
Beloc comp	Metoprolol Hydrochlorothiazid	32,6	(−6,7)	1,22
TRI-Normin	Atenolol Chlortalidon Hydralazin	16,2	(−15,3)	1,70
Treloc	Metoprolol Hydrochlorothiazid Hydralazin	13,0	(−23,0)	1,61
Concor plus	Bisoprolol Hydrochlorothiazid	11,5	(+29,1)	1,05
Teneretic	Atenolol Chlortalidon	10,1	(−10,8)	1,19
Metohexal Comp.	Metoprolol Hydrochlorothiazid	6,8	(+27,0)	0,55
		90,3	(−6,6)	1,29
Nichtselektiv				
Betasemid	Penbutolol Furosemid	9,9	(−20,8)	1,40
Trepress	Oxprenolol Hydralazin Chlortalidon	7,6	(−0,5)	1,38
Obsilazin	Propranolol Dihydralazin	3,7	(−24,0)	0,89
		21,1	(−15,2)	1,30
Summe		111,4	(−8,4)	1,29

Diese Kombinationen wurden wesentlich häufiger verordnet als Kombinationen mit nicht-selektiven Blockern (Tabelle 11.2). Eine unerwünschte Senkung der Ruheherzfrequenz kann durch Gabe eines Blockers mit sympathomimetischer Eigenwirkung verhindert werden. Der Anteil dieser Gruppe (*Trepress, Betasemid*) war im Vergleich zum Vorjahr rückläufig.

Als Diuretikakomponenten der Kombinationen finden sich Thiazide oder Analoga. Ein Präparat (*Betasemid*) enthält das Schleifendiuretikum Furosemid. Schleifendiuretika sind im Gegensatz zu den oben genannten Diuretika auch geeignet für die Verordnung bei niereninsuffizienten Patienten, die Dosierung dürfte in diesen Fällen jedoch nicht selten unzureichend sein. Der Einsatz von Furosemid in der Hochdrucktherapie nierengesunder Patienten ist nur selten indiziert.

In den Dreifachkombinationen (*Treloc, Trepress, TRI-Normin*) werden Betarezeptorenblocker und Diuretikum sinnvollerweise durch einen Vasodilatator ergänzt, und zwar Hydralazin. Die Kombination von Propranolol und Dihydralazin in *Obsilazin* ist in dem Schema der Hochdruckliga nicht vorgesehen. Prinzipielle Einwände bestehen gegen das Dosierungsverhältnis. Als Nebenwirkung werden unter anderem Ödeme genannt.

Vasodilatatoren

In dieser Gruppe sind Arzneimittel zusammengefaßt, die unabhängig von ihrem molekularen Angriffspunkt den Blutdruck durch eine Dilatation der Arteriolen senken (Tabelle 11.3). Außerdem enthält die Gruppe Calciumantagonisten-Kombinationen. Während der direkte Vasodilatator Dihydralazin und die Alpha$_1$-Rezeptorenblocker wie Prazosin, Doxazosin und Urapidil nicht selten Nebenwirkungen haben, die der Drucksenkung entgegenwirken (Salz- und Wasserretention, Steigerung des Herzzeitvolumens), bleiben diese bei Calciumantagonisten weitgehend aus.

Alpha$_1$-Rezeptorenblocker

In dieser weiterhin expandierenden Gruppe haben die beiden Doxazosinpräparate *Diblocin* und *Cardular* zugenommen, während Bunazosin (*Andante*) und Urapidil (*Ebrantil*) im Berichtsjahr abgenommen haben. Urapidil wirkt nicht nur alpha$_1$-blockierend, sondern auch geringfügig alpha$_2$-stimulierend und serotoninantagonistisch. Die DDD-Kosten der genannten Alpha$_1$-Rezeptorenblocker liegen jetzt deutlich über denen der ACE-Hemmer und sogar der Angiotensin-Rezeptorantagonisten. Dies ist z. T. (bei Doxazosin) durch eine Anhebung der DDD von 3 auf 4 mg auf die Werte der WHO-DDD im Vergleich zum Vorjahr bedingt. Als günstige Zusatzwirkung der Alpha$_1$-Rezeptorblocker wird eine Erleichterung der Blasenentleerung bei benigner Prostatahyperplasie genutzt.

Tabelle 11.3: Verordnungen von Vasodilatatoren und Calciumantagonistenkombinationen 1997
Angegeben sind die 1997 verordneten Tagesdosen, die Änderungen gegenüber 1996 und die mittleren Kosten je DDD 1997.

Präparat	Bestandteile	DDD 1997 in Mio.	Änderung in %	DDD-Kosten in DM
Alpha$_1$-Rezeptorenblocker				
Diblocin	Doxazosin	31,3	(+14,6)	2,69
Cardular	Doxazosin	30,9	(+9,6)	2,72
Andante	Bunazosin	16,1	(−4,5)	1,87
Ebrantil	Urapidil	9,6	(−0,5)	3,28
		87,9	(+7,2)	2,62
Direkte Vasodilatatoren				
Depressan	Dihydralazin	5,8	(−24,8)	1,66
Nepresol	Dihydralazin	2,8	(−31,0)	1,62
		8,6	(−26,9)	1,65
Calciumantagonisten-Kombinationen				
Nif-Ten	Atenolol Nifedipin	27,9	(−9,8)	1,31
Mobloc	Metropolol Felodipin	15,8	(neu)	1,89
Bresben	Atenolol Nifedipin	6,0	(−1,2)	1,61
Tredalat	Acebutolol Nifedipin	4,7	(−12,0)	1,13
		54,4	(+28,6)	1,50
Summe		150,9	(+10,9)	2,16

Direkte Vasodilatatoren

Dihydralazin sollte ausschließlich in der Kombinationstherapie verwendet werden. Die zahlreichen Alternativen unter den Vasodilatatoren führten auch in diesem Jahr zu einem deutlichen Verordnungsrückgang in dieser Gruppe.

Calciumantagonisten-Kombinationen

1997 nahm die Verordnung dieser Gruppe im Durchschnitt zu. Das Präparat *Veratide* verschwand aus der Liste, dafür kam *Mobloc* hinzu. Bei allen vier Präparaten handelt es sich um Kombinationen aus Calciumantagonisten und Betarezeptorenblockern. Da Betarezeptorenblocker das Herzzeitvolumen senken, ist die Kombination mit vasodilatierenden Dihydropyridinen hämodynamisch gut begründet, zumal hierdurch Nifedipin-bedingte Tachykardien verhindert werden können. Psaty und Mitarbeiter (1995) haben bei aller Kritikwürdigkeit ihrer Analysen das Verdienst, die Diskussion über den Stellenwert der Calciumantagonisten angeregt zu haben. Zu weiteren Einzelheiten wird auf das Kapitel 19 Calciumantagonisten verwiesen.

Antisympathotonika

Die Verordnung der Antisympathotonika ist in den letzten Jahren durch gegenläufige Entwicklungen bei den Alpha$_2$-Agonisten und den weiter rückläufigen Reserpin-Kombinationen geprägt.

Alpha$_2$-Agonisten

Starke Gewinne verzeichneten erneut die Moxonidinpräparate *Cynt* und *Physiotens*, die neben den agonistischen Wirkungen auf zentrale Alpha$_2$-Rezeptoren eine hohe Affinität zu den nicht unumstrittenen zerebralen Imidazolinbindungsstellen aufweisen sollen. Wirkungen und Dosisbereich von Moxonidin sind denen von Clonidin ähnlich. Die Wirkdauer ist jedoch länger, und die Häufigkeit von Nebenwirkungen scheint bei leichter bis mittelschwerer Hypertonie niedriger zu sein. Die klassischen Alpha$_2$-Agonisten Clonidin und Methyldopa sind dagegen überwiegend rückläufig (Tabelle 11.4). Durch Anhebung der DDD auf die WHO-Werte für Clonidin von 0,3 auf 0,45 mg und für Methyldopa von 500 auf 1000 mg sind die Therapiekosten nicht mehr als besonders günstig anzusehen.

Reserpin-Kombinationen

Bei den Reserpin-Kombinationen sind 1997 vier Präparate im Segment der 2000 verordnungshäufigen Präparate zu finden. Bei Bewertung der gesamten Arzneimittelgruppe ergibt sich kein hinreichender Grund, eine Hochdruckbehandlung mit einer niedrig dosierten Reserpin-Diuretika-Kombination (Reserpin unter 0,25 mg/Tag) völlig

Tabelle 11.4: Verordnungen von Antisympathotonika 1997
Angegeben sind die 1997 verordneten Tagesdosen, die Änderungen gegenüber 1996 und die mittleren Kosten je DDD 1997.

Präparat	Bestandteile	DDD 1997 in Mio.	Änderung in %	DDD-Kosten in DM
Clonidin				
Catapresan	Clonidin	15,6	(−8,7)	1,28
Clonidin-ratiopharm	Clonidin	4,1	(+5,0)	1,14
Haemiton Tabl.	Clonidin	3,0	(−13,8)	1,53
		22,7	(−7,2)	1,28
Moxonidin				
Cynt	Moxonidin	38,6	(+20,0)	1,44
Physiotens	Moxonidin	19,4	(+16,0)	1,45
		58,1	(+18,6)	1,44
Methyldopa				
Dopegyt Tabl.	Methyldopa	1,8	(−6,7)	2,31
Reserpin-Kombinationen				
Briserin N	Clopamid Reserpin	103,0	(−8,8)	0,62
Modenol	Butizid Reserpin	16,5	(−16,3)	0,63
Triniton	Reserpin Dihydralazin Hydrochlorothiazid	16,4	(−20,1)	0,74
Homviotensin	Reserpin D3 Rauwolfia D3 Viscum album D2 Crataegus D2	6,6	(neu)	0,40
		142,5	(−6,9)	0,63
Summe		225,1	(−1,5)	0,92

zu meiden. Wegen der heute verfügbaren alternativen Behandlungsmöglichkeiten sollten aber keineswegs Reserpin-bedingte zentralnervöse Nebenwirkungen, z. B. Depressionen, die bei älteren Patienten als Hirnleistungsstörungen verkannt werden können, hingenommen werden. Günstige Wirkungen des Reserpin bei bedeutsamen Grunderkrankungen des Hochdruckes sind im Vergleich zu anderen Antihypertensiva kaum untersucht.

Überraschenderweise findet sich 1997 erstmals ein reserpinhaltiges Homöopathikum unter den verordnungshäufigsten Präparaten, das in der Roten Liste nicht genannt wird und ungefähr 20000 Patienten verordnet wurde. Bei einer täglichen Gabe von 1–2 Tabletten

Homviotensin mit Reserpin D3 32 mg (0,032 mg) ist eine sichere antihypertensive Wirkung nicht zu erwarten. Damit sind auch die vom Hersteller genannten DDD-Kosten irreführend.

Schlußbemerkung

Legt man die in Abbildung 11.2 dargestellten DDD zugrunde, so wurden 1997 etwa 3% mehr Patienten antihypertensiv behandelt als 1996. Die Zuwächse bei ACE-Hemmern, Angiotensin-Rezeptorenantagonisten und Alpharezeptorenblockern zeigen, daß von einem Ausweichen auf preisgünstige alte Präparate auch in diesem Jahr wiederum nicht gesprochen werden kann, wenn gleich zum ersten Mal seit über 10 Jahren ein homöopathisches Präparat in diese Liste vordrang.

Entscheidend für die Wahl eines Antihypertensivums sollte die Wahrscheinlichkeit sein, mit der Morbidität und Mortalität der Behandelten gesenkt werden. Leider gilt, daß sie bisher nur für Vertreter der älteren Antihypertensivagruppen (Betarezeptorenblocker, Diuretika, Antisympathotonika) in prospektiven, kontrollierten Therapiestudien erforscht ist. Mit den neueren Antihypertensiva (Calciumantagonisten, ACE-Hemmer und Alpha$_1$-Rezeptorenblocker) verbinden sich über Analogieschlüsse große Hoffnungen. Für ACE-Hemmer ist nachgewiesen worden, daß die Mortalität an Herzinsuffizienz gesenkt und die Progression der Nephropathie gehemmt wird, über die im Rahmen einer Vergleichsstudie nachweisbare Gleichwertigkeit eines ACE-Hemmers und einer konventionellen Hochdrucktherapie liegt erst ein mündlicher Bericht vor (s. Kapitel 1, ACE-Hemmer). In einer Placebo-kontrollierten Studie mit einem Calciumantagonisten (Nitrendipin) allein oder in Kombination wurde bei isolierter systolischer Hypertonie im Alter die Morbidität ohne signifikante Abnahme der Mortalität gesenkt (Staessen et al. 1997). Danach knüpfen sich große Erwartungen an Studien, in denen die zahlreichen zur Verfügung stehenden antihypertensiven Wirkprinzipien miteinander verglichen werden, und zwar nicht nur in Bezug auf ihre Blutdrucksenkung und Verträglichkeit (Philipp et al. 1997), sondern auch auf ihre Potenz, Hochdruckkomplikationen zu verhindern. Die Palette der jetzt zur Verfügung stehenden Antihypertensiva kann allerdings so genutzt worden, daß die Therapie nebenwirkungsarm ist und begleitende Erkrankungen möglichst günstig beeinflußt werden.

Literatur

Anlauf M., Baumgart P., Franz A., Gotzen R.I., Krönig B. et al. (1995): Ambulante 24h-Blutdruckmessung. (ABDM). Herz Kreisl. 27: III-IV.
Anlauf M. (1994): Hypertonie im Alter. MMV Medizin Verlag, München.
Bock K.D., Anlauf M. (1984): Die Qual der Wahl – das Dilemma der Hochdrucktherapie. Münch. Med. Wochenschr. 16: 477–479.
Deutsche Liga zur Bekämpfung des hohen Blutdrucks (1997): Empfehlungen zur Hochdruckbehandlung in der Praxis und zur Behandlung hypertensiver Notfälle. 13. Aufl.
Hansson L., Zanchetti A., Carruthers S. G., Dahlöf B., Elmfeldt D. et al. (1998): Effects of intensive blood-pressure lowering and low-dose aspirin in patients with hypertension: principal results of the Hypertension Optimal Treatment (HOT) randomised trial. Lancet 351: 1755–62.
Joint National Committee on Prevention, Detection, Evaluation, and Treatment of High Blood Pressure (1997): The Sixth Report. NIH Publication No 98–4080
Neaton J. D., Grimm R. H., Prineas R. J., Stamler J., Grandits G. A., for the Treatment of Mild Hypertension Study Research Group (1993): Treatment of Mild Hypertension Study Final Results. J. Am. Med. Assoc. 270: 713–724.
Philipp T., Anlauf M., Distler A., Holzgreve H., Michaelis J., Wellek S. (1997): Randomised, double blind, multicentre comparison of hydrochlorothiazide, atenolol, nitrendipine, and enalapril in antihypertensive treatment: results of the HANE study. Brit. Med. J. 315: 154–159.
Psaty B. M., Heckbert S. R., Koepsell T. D., Siscovick D. S., Raghunathan T. E. et al. (1995): The risk of myocardial infarction associated with antihypertensive drug therapies. J. Am. Med. Assoc. 274: 620–625.
Staessen J. A., Fagard R., Thijs L., Celis H., Arabidze G. G. et al. (1997): Randomised double-blind comparison of placebo and active treatment for older patients with isolated systolic hypertension. The Systolic Hypertension in Europe (Syst-Eur) Trial Investigators. Lancet 350: 757–764
Thijs L., Fagard R., Lijnen P., Staessen J. A., Van Hoof R., Amery A. (1992): A meta-analysis of outcome trials in elderly hypertensives. J. Hypertension 10: 1103–1109.

12 Antihypotonika

K.-O. Haustein

Erniedrigte Blutdruckwerte haben nur dann Krankheitswert, wenn sie mit Symptomen wie Müdigkeit, Abgeschlagenheit, Tachykardie, Schwindel und Benommenheit einhergehen. Sie können auch zu einer verminderten Leistungsfähigkeit führen. Zahlreiche Menschen weisen gehäuft erniedrigte Blutdruckwerte auf, ohne daß Krankheitssymptome auftreten. Daher ist eine hypotone Kreislaufsituation zunächst ohne Krankheitswert und demzufolge auch nicht medikamentös zu beeinflussen. Die orthostatische Hypotonie kann andererseits einen Risikofaktor für transitorische ischämische Attacken (TIA), ischämische Hirninsulte und Hörstörungen darstellen.

Nach Thulesius (1975) werden mehrere Formen hypotoner Kreislaufregulationsstörungen unterschieden, die mit verschiedenen Arzneimitteln behandelt werden, insofern sie überhaupt medikamentös wirksam zu beeinflussen sind. Eine hypertone Form (Typ I) wird von einer sympathotonen (Typ II), einer asympathotonen (Typ IIa) sowie einer vasovagalen Form (Typ III) unterschieden, wobei das Verhalten des systolischen und diastolischen Blutdrucks, der Herzfrequenz und des Schlagvolumens als Beurteilungskriterien gelten. Treten gehäuft orthostatische Beschwerden und Befindlichkeitsstörungen auf, werden zuerst immer physikalisch-therapeutische Maßnahmen, eine vermehrte Flüssigkeits- und gegebenenfalls NaCl-Zufuhr (10-15 g) empfohlen. Durch eine vorschnell eingeleitete medikamentöse Therapie werden nicht-medikamentöse Maßnahmen oft in den Hintergrund gedrängt.

Die am häufigsten vorkommenden hypotonen Dysregulationen vom Typ II werden insbesondere mit Dihydroergotamin behandelt, während Sympathomimetika bei der Dysregulation vom Typ IIa eingesetzt werden sollten. Bei der selten vorkommenden familiären Dysautonomie werden auch Betarezeptorenblocker genutzt. Zur Erhöhung des körpereigenen Natriumbestandes werden Mineralo-

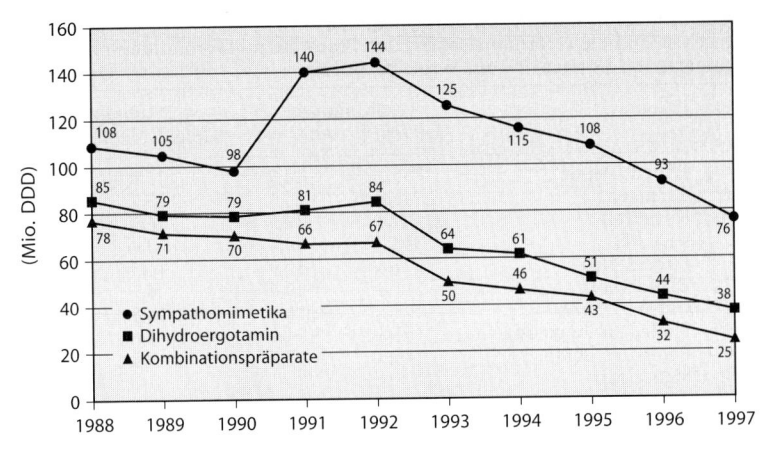

Abbildung 12.1: Verordnungen von Antihypotonika 1988 bis 1997 Gesamtverordnungen nach definierten Tagesdosen (ab 1991 mit neuen Bundesländern)

corticoide wie Fludrocortison angewandt. Über die Natriumretention kommt es zu einer Volumenvergrößerung.

In der Indikationsgruppe steht neben den seit Jahrzehnten bekannten Sympathomimetika vor allem Dihydroergotamin zur Verfügung. Verordnungen und Umsatz der Antihypotonika sind 1997 weiter gesunken (Tabelle 12.1). Seit Jahren sind die Kombinationspräparate und Dihydroergotamin von der allgemeinen Abnahme mehr betroffen als die Sympathomimetika, die seit 1991 durch die Verordnungen in den neuen Bundesländern einen deutlichen Zuwachs erfahren hatten. Im Vergleich zu 1996 ist die Anzahl der verordneten DDD in allen drei Gruppen weiter abgesunken, sie liegt nunmehr deutlich unter den Werten vor zehn Jahren (Abbildung 12.1). Nach der Umstellung der Berechnungen auf die WHO-DDD für mehrere Wirkstoffe (Norfenefrin, Etilefrin, Midodrin) sind die Werte nicht direkt mit den bisher publizierten Daten vergleichbar.

Sympathomimetika

Sympathomimetika werden bei der asympathotonen Form einer hypotonen Dysregulation angewandt. Ihre seit Jahrzehnten bekannte tachyphylaktische Wirkung erlaubt jedoch nur einen kurzfristigen Einsatz.

Tabelle 12.1 Verordnungen von Antihypotonika 1997
Angegeben sind die verordnungshäufigsten Präparate mit Verordnungsrang, Verordnungen und Umsatz 1997 im Vergleich zu 1996.

Rang	Präparat	Verordnungen in Tsd.	Änd. %	Umsatz Mio. DM	Änd. %
211	Effortil/Depot	755,3	−14,9	15,3	−17,4
214	Carnigen	745,8	−14,1	25,7	−11,3
464	Novadral	424,4	−19,5	16,7	−18,3
512	DET MS	383,7	−14,1	12,4	−12,7
744	Effortil plus	271,8	−10,9	11,3	−11,9
937	Dihydergot	211,8	−19,6	6,7	−17,6
992	Gutron	195,3	−16,0	12,8	−12,0
1230	Pholedrin-longo-Isis	151,3	−24,2	5,6	−20,5
1256	Pholedrin liquid. Meuselbach	146,9	−17,1	3,4	−19,8
1312	Thomasin	138,8	−26,9	4,6	−27,3
1668	Dihydergot plus	98,4	−13,6	4,7	−11,0
Summe		3523,6	−16,3	119,2	−15,2
Anteil an der Indikationsgruppe		77,8 %		76,9 %	
Gesamte Indikationsgruppe		4531,3	−16,0	155,0	−15,3

Novadral (Norfenefrin), das über alphaadrenerge Wirkungen verfügt und nur zu 20 % bioverfügbar ist, wird nach DDD am häufigsten verordnet (Tabelle 12.2). Oxilofrin (*Carnigen*), ein p-Hydroxyephedrinderivat, wirkt α-, β_1- und β_2-mimetisch und steht an zweiter Stelle. Das α- und β_1-mimetisch wirkende Etilefrin (*Effortil, Thomasin*) entfaltet seine Effekte weniger über die Steigerung von Herzfrequenz und peripherem Widerstand als über eine Steigerung des Schlag- und Minutenvolumens. Seine Bioverfügbarkeit liegt bei 70 % (Haustein und Hüller 1985). Es steht an dritter Stelle aller Verordnungen. *Eti-Puren* ist nicht mehr bei den häufig verordneten Arzneimitteln vertreten. Das bevorzugt α-mimetisch wirkende Pholedrin wird in den neuen Bundesländern seit über 30 Jahren genutzt, hat aber 1997 eine weitere Abnahme seiner Verordnungen erfahren. Midodrin (*Gutron*) wird als Prodrug nahezu vollständig resorbiert und sehr schnell zu dem eigentlich wirksamen Deglymidodrin metabolisiert. Letzteres wird mit einer Halbwertszeit von 3 Stunden eliminiert, besitzt aber keine Vorteile gegenüber Etilefrin und Norfenefrin. Es ist das teuerste Präparat dieser Gruppe und wird selten eingesetzt (Tabelle 12.2).

Tabelle 12.2: Verordnungen von Antihypotonika 1997
Angegeben sind die 1997 verordneten Tagesdosen, die Änderungen gegenüber 1996 und die mittleren Kosten je DDD 1997.

Präparat	Bestandteile	DDD 1997 in Mio.	Änderung in %	DDD-Kosten in DM
Sympathomimetika				
Novadral	Norfenefrin	29,4	(−18,9)	0,57
Carnigen	Oxilofrin	15,4	(−14,4)	1,67
Effortil/Depot	Etilefrin	9,9	(−11,9)	1,55
Pholedrin-longo-Isis	Pholedrin	6,0	(−25,5)	0,94
Thomasin	Etilefrin	3,8	(−20,9)	1,22
Pholedrin liquid. Meuselbach	Pholedrin	3,7	(−24,7)	0,92
Gutron	Midodrin	1,2	(−15,6)	10,63
		69,2	(−18,0)	1,22
Dihydroergotamin				
DET MS	Dihydroergotamin	13,8	(−11,7)	0,90
Dihydergot	Dihydroergotamin	7,1	(−16,9)	0,94
		21,0	(−13,6)	0,91
Kombinationen				
Effortil plus	Dihydroergotamin Etilefrin	10,4	(−12,2)	1,08
Dihydergot plus	Dihydroergotamin Etilefrin	2,6	(−14,8)	1,84
		13,0	(−12,8)	1,23
Summe		103,1	(−16,5)	1,16

Dihydroergotamin

Dihydroergotamin steigert den Tonus der venösen Kapazitätsgefäße in der Haut und Muskulatur mehr als den Tonus der arteriellen Gefäße, so daß es bei der hypotonen Dysregulation insgesamt zu einer Verschiebung von 400-500 ml Blut in den großen Kreislauf kommt. Die pharmakokinetischen Eigenschaften sind infolge eines hohen First-Pass-Effekts mit der daraus resultierenden geringeren Bioverfügbarkeit (ca. 2 %) ungünstig. Nur die Tatsache, daß der 8'-Hydroxymetabolit in 5-7fach höheren Konzentrationen als die Ausgangssubstanz im Plasma vorkommt, läßt die längere Wirkung erklären (Maurer und Frick 1984). Bei koronarer Herzkrankheit und im ersten Trimenon der Schwangerschaft ist Dihydroergotamin kontraindiziert. Im Vergleich zu 1996 ist erneut eine Abnahme der Verordnungen bei den beiden noch übrig gebliebenen Präparaten zu beobachten (Tabelle 12.2).

Kombinationspräparate

Die Kombination von Etilefrin plus Dihydroergotamin (*Effortil plus*, *Dihydergot plus*) wurde propagiert, weil die venentonisierende Wirkung des Dihydroergotamin an den Kapazitätsgefäßen zusammen mit der positiv inotropen Wirkung der Sympathomimetika zu einer deutlichen Zunahme des zirkulierenden Blutvolumens führt (Inoue et al. 1980). Dihydroergotamin erhöht die Bioverfügbarkeit von oral appliziertem Etilefrin (Hengstmann et al. 1983). Die fixen Kombinationen werden in der therapeutischen Standardliteratur allerdings nicht mehr empfohlen (Trenkwalder und Lydtin 1995). 1997 ist eine weitere Abnahme zu verzeichnen, wobei die Verordnungen innerhalb von zehn Jahren um fast 70 % zurückgegangen sind (Abbildung 12.1).

Schlußbemerkungen

Antihypotonika haben keine verläßlichen Langzeiteffekte wegen ihrer tachyphylaktischen Eigenschaften und der kurzen Eliminationshalbwertszeiten. Die unerwünschten Effekte von Dihydroergotamin sind besonders zu beachten. Die Häufigkeit ihrer Verordnung ist auch aus diesen Gründen weiter rückläufig. Die geringe Wirksamkeit der Antihypotonika bei einer Langzeitanwendung wird zunehmend erkannt. Demgegenüber ist eine Anwendung dieser Stoffe bei einer kleinen Gruppe von Patienten mit speziellen neurologischen Krankheiten (Stammhirn- und Rückenmarksverletzungen, Myelopathien) sowie den progressiv autonomen Dysregulationen (Shy-Drager-Syndrom) vertretbar.

Literatur

Haustein K.-O., Hüller G. (1985): Zur Bioverfügbarkeit von Etilefrin aus Thomasin® und Thomasin retard®-Tabletten. Pharmazie 40: 776–778.
Hengstmann J. H., Hengstmann R., Schwonzen S., Dengler H. J. (1983): Dihydroergotamine increases the bioavailability of orally administered etilefrin in man. Eur. J. Clin. Pharmacol. 22: 463–467.

Inoue H., Inoue K., Arndt J. O. (1980): Interaction of dihydroergotamine and etilefrine-hydrochloride at capacitance vessels of the calf in man. Z. Kardiol. 69: 280–286.

Maurer G., Frick W. (1984): Elucidation of the structure and receptor binding studies of the major primary metabolite of dihydroergotamine in man. Eur. J. Clin. Pharmacol. 26: 463–470.

Thulesius O. (1975): Die Therapie der arteriellen Hypotonie. Med. Welt 26: 588–591.

Trenkwalder P., Lydtin H. (1995): Funktionelle kardiovaskuläre Störungen, Hypotonie, Synkope. In: Paumgartner G., Riecker G. (Hrsg.): Therapie innerer Krankheiten. Springer Heidelberg Berlin New York, S. 244–251.

13 Antikoagulantien und Thrombozytenaggregationshemmer

U. Schwabe

Antikoagulantien und Thrombozytenaggregationshemmer werden in steigendem Umfang bei Thrombosen, Embolien und arteriellen Gefäßkrankheiten mit unterschiedlichen therapeutischen Schwerpunkten eingesetzt. Die akute Antikoagulation mit Heparin und die nachfolgende Gabe oraler Vitamin-K-Antagonisten ist die Standardtherapie für akute Venenthrombosen und Lungenembolien. Daneben werden orale Antikoagulantien zur Prophylaxe kardiogener Hirnembolien bei atrialen Thromben und bei arteriosklerotisch bedingten Karotisstenosen angewendet. Auch niedermolekulare Heparine werden zunehmend für die Therapie tiefer Venenthrombosen bei ambulanten Patienten eingesetzt.

Thrombozytenaggregationshemmer sind zur Primär- und Sekundärprophylaxe des Herzinfarkts und transienter ischämischer Attacken (TIA) bei Patienten mit zerebrovaskulären Durchblutungsstörungen indiziert. Wichtigster Vertreter dieser Gruppe ist Acetylsalicylsäure, die bereits in Dosen von 50–100 mg täglich eine irreversible Acetylierung der thrombozytären Cyclooxygenase auslöst und dadurch eine über Tage anhaltende Hemmung der Plättchenaggregation bewirkt. Unter speziellen Bedingungen wird Ticlopidin (*Tiklyd*) eingesetzt, das den thrombozytären ADP-Rezeptor irreversibel inaktiviert und damit die ADP-vermittelte Aggregation hemmt. Als weiterer ADP-abhängiger Thrombozytenaggregationshemmer wurde kürzlich Clopidogrel (*Iscover, Plavix*) zugelassen, das besser verträglich als Ticlopidin ist, aber im Vergleich zu Acetylsalicylsäure nur eine geringe Überlegenheit zeigte. In einer großen Studie zur Sekundärprävention ischämischer Ereignisse an 19185 Patienten betrug das jährliche Risiko für Schlaganfall, Myokardinfarkt oder vaskulär bedingte Todesfälle mit Clopidoprel 5,32 % und mit Acetylsalicylsäure 5,82 % (CAPRIE Steering Committee 1996).

Die Verordnungen der Antikoagulantien und Thrombozytenaggregationshemmer haben 1997 im Gegensatz zur Entwicklung auf dem

Antikoagulantien und Thrombozytenaggregationshemmer 133

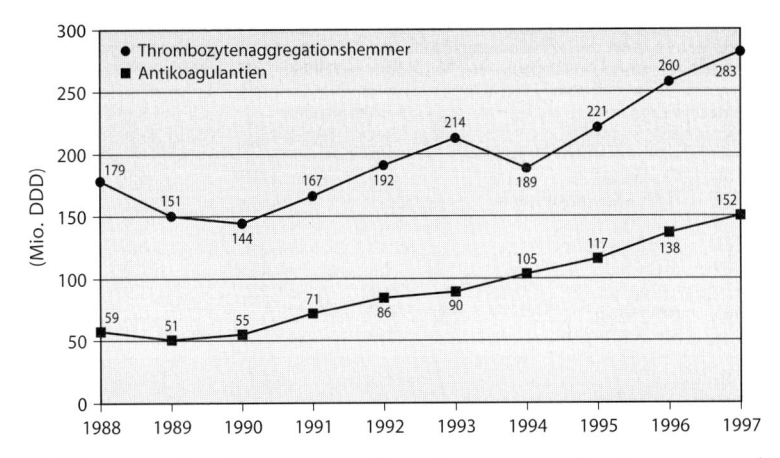

Abbildung 13.1: Verordnungen von Thrombozytenaggregationshemmern und Antikoagulantien 1988 bis 1997
Gesamtverordnungen nach definierten Tagesdosen (ab 1991 mit neuen Bundesländern)

Gesamtmarkt deutlich zugenommen (Tabellen 13.1 und 13.2). Besonders auffällig ist die überproportionale Zunahme des Umsatzvolumens. Bei beiden Arzneimittelgruppen hat sich der seit 1990 erkennbare Aufwärtstrend bei den verordneten Tagesdosen (DDD) weiter fortgesetzt (Abbildung 13.1).

Tabelle 13.1 Verordnungen von Antikoagulantien 1997
Angegeben sind die verordnungshäufigsten Präparate mit Verordnungsrang, Verordnungen und Umsatz 1997 im Vergleich zu 1996.

Rang	Präparat	Verordnungen in Tsd.	Änd. %	Umsatz Mio. DM	Änd. %
119	Marcumar	1168,0	+7,8	43,6	+7,1
429	Mono Embolex	454,4	−4,1	62,3	+10,2
543	Fraxiparin	366,1	+4,3	50,2	+11,4
582	Clexane	341,9	+315,2	60,4	+366,6
690	Falithrom	292,5	−0,1	10,1	+2,4
1006	Fragmin	191,9	+27,8	24,2	+28,0
1355	Clivarin	133,9	+4,0	11,2	+13,3
Summe		2948,8	+15,1	261,9	+35,1
Anteil an der Indikationsgruppe		93,0 %		95,6 %	
Gesamte Indikationsgruppe		3171,7	+13,3	274,0	+33,2

Tabelle 13.2: Verordnungen von Thrombozytenaggregationshemmern 1997
Angegeben sind die verordnungshäufigsten Präparate mit Verordnungsrang, Verordnungen und Umsatz 1997 im Vergleich zu 1996.

Rang	Präparat	Verordnungen in Tsd.	Änd. %	Umsatz Mio. DM	Änd. %
150	Godamed	973,0	+5,7	6,9	−4,8
174	HerzASS-ratiopharm	886,1	−16,3	6,2	−17,1
258	Tiklyd	654,2	+26,6	110,9	+37,6
281	Aspirin protect	604,9	+192,3	6,5	+122,7
1069	Miniasal	179,6	−12,2	1,0	−22,5
1414	Colfarit	125,2	−31,3	1,9	−29,4
1585	Asasantin	106,7	−29,5	6,9	−28,2
1837	Micristin Tabl.	83,9	−43,3	1,1	−33,9
Summe		3613,7	+6,6	141,3	+24,6
Anteil an der Indikationsgruppe		99,1 %		99,9 %	
Gesamte Indikationsgruppe		3647,4	+6,8	141,5	+24,6

Antikoagulantien

Vitamin-K-Antagonisten

Vitamin-K-Antagonisten bilden traditionell die Hauptgruppe der ambulant angewendeten Antikoagulantien. Als einziger Wirkstoff wird in Deutschland Phenprocoumon (*Marcumar*, *Falithrom*) häufig verordnet (Tabelle 13.3). Es hemmt die Vitamin-K-abhängige Synthese von Gerinnungsfaktoren (z. B. Prothrombin) in der Leber und führt damit zu einer verminderten Gerinnungsfähigkeit des Blutes als Thromboseschutz. Das Ausmaß der Wirkung wird durch individuelle Faktoren und durch zahlreiche Arzneimittelinteraktionen beeinflußt. Aus diesem Grunde und aufgrund der geringen therapeutischen Breite ist eine kontinuierliche Therapieüberwachung durch Messung der Thromboplastinzeit (Quick-Wert) erforderlich.

Niedermolekulare Heparine

Niedermolekulare Heparine sind Heparinfragmente mit gerinnungshemmender Wirkung, die durch Fraktionierung oder Depolymerisierung aus nativem Heparin gewonnen werden. Das mittlere Molekulargewicht beträgt 4000–6000 Dalton im Vergleich zu 12 000–15 000

Tabelle 13.3: Verordnungen von Antikoagulantien 1997
Angegeben sind die 1997 verordneten Tagesdosen, die Änderungen gegenüber 1996 und die mittleren Kosten je DDD 1997.

Präparat	Bestandteile	DDD 1997 in Mio.	Änderung in %	DDD-Kosten in DM
Vitamin-K-Antagonisten				
Marcumar	Phenprocoumon	104,8	(+9,1)	0,42
Falithrom	Phenprocoumon	27,4	(+2,6)	0,37
		132,2	(+7,7)	0,41
Niedermolekulare Heparine				
Mono Embolex	Certoparin	6,1	(+7,1)	10,13
Fraxiparin	Nadroparin	4,7	(+8,1)	10,68
Clexane	Enoxaparin	4,1	(+349,3)	14,57
Fragmin	Dalteparin	2,3	(+29,9)	10,37
Clivarin	Reviparin	1,2	(+5,0)	9,48
		18,5	(+32,9)	11,25
Summe		150,7	(+10,2)	1,74

Dalton des unfraktionierten Standardheparins. Als erster Vertreter wurde 1985 Dalteparin (*Fragmin*) zur Antikoagulation bei der Hämodialyse zugelassen. Später folgten fünf weitere niedermolekulare Heparine, die alle bis auf eine Ausnahme zu den 2000 verordnungshäufigsten Arzneimitteln gehören (Tabelle 13.3). Für alle Präparate wurde bei der DDD-Berechnung die WHO-DDD von 3000 I.E. Anti-Xa-Wirksamkeit zugrundegelegt. Wegen der unterschiedlichen Herstellungsverfahren und der dadurch bedingten Aktivitätsunterschiede sind die mit einzelnen Substanzen erzielten Ergebnisse nicht ohne weiteres auf alle niedermolekularen Heparine übertragbar.

Niedermolekulare Heparine sind für die Thromboseprophylaxe bei Hochrisikopatienten mindestens genauso wirksam wie Standardheparine (Hirsh und Levine 1992). Gleiches gilt auch für die Initialbehandlung der tiefen Venenthrombose (Leizorovicz et al. 1992, Lensing et al. 1995). Bezüglich des Blutungsrisikos als wichtigster Nebenwirkung bestehen ebenfalls keine Unterschiede. Dagegen haben niedermolekulare Heparine mehrere Vorteile gegenüber den Standardheparinen. Ihre Bioverfügbarkeit beträgt 87–98 % und ist damit 3–6fach höher und wesentlich konstanter als bei Standardheparin, weshalb die gerinnungshemmende Wirkung besser voraussehbar ist. Die längere Halbwertszeit (2–3 Stunden) ermöglicht die einmal tägliche

Gabe. Standarddosen zur Thromboseprophylaxe können im allgemeinen ohne Laborkontrollen angewendet werden.

Mit der einfacheren Handhabung sind die niedermolekularen Heparine auch für die Behandlung ambulanter Patienten einsetzbar. Für ausgewählte Patienten mit tiefen Venenthrombosen ist in zwei kontrollierten Studien gezeigt worden, daß die häusliche Behandlung mit niedermolekularen Heparinen genauso sicher und effektiv ist wie die stationäre Heparintherapie (Levine et al. 1996, Koopman et al. 1996). Bei dieser Indikation ist damit eine erhebliche Kostenreduktion trotz der 2–4fach höheren Kosten der niedermolekularen Heparine möglich. Mit einer geschätzten jährlichen Inzidenz der tiefen Venenthrombosen von 1 auf 1000 Einwohner benötigen in Deutschland etwa 80 000 Patienten einen 5–10tägigen Krankenhausaufenthalt mit Kosten, die um ein Vielfaches höher liegen als die Kosten einer ambulanten Heparintherapie mit schätzungsweise 6 Mio. DM pro Jahr für diese Indikation.

Die Verordnungsdaten der niedermolekularen Heparine zeigen, daß 1997 in Deutschland 18,5 Mio. Tagesdosen verordnet wurden, was Verordnungskosten von 208 Mio. DM entspricht (Tabelle 13.3). Daraus geht zugleich hervor, daß nur ein relativ kleiner Prozentsatz auf die akute Therapie tiefer Venenthrombosen entfallen kann, während der Großteil dieser Verordnungen andere Indikationen der Heparintherapie betrifft. Damit liefert diese Arzneimittelgruppe ein weiteres Beispiel für den weltweit zu beobachtenden Trend von der stationären Therapie zur häuslichen Betreuung der Patienten.

Thrombozytenaggregationshemmer

Der Hauptteil der Verordnungen entfällt traditionell auf die Acetylsalicylsäure (Tabelle 13.4). Hier erscheinen allerdings nur solche Präparate, die als Indikation ausschließlich die Thrombozytenaggregationshemmung angeben. Daneben gibt es weitere Acetylsalicylsäurepräparate (*ASS-ratiopharm*, *ASS von ct*, *ASS-Hexal*, *ASS Stada*), die als Analgetika klassifiziert sind (siehe Kapitel 2), aber zu einem großen Teil als niedrig dosierte Arzneiformen von 100 mg verordnet werden. Diese niedrige Dosis wird vermutlich primär zur Hemmung der Thrombozytenaggregation eingesetzt, da sie für die Schmerz- und Fiebertherapie bei Erwachsenen nicht ausreicht. Die 100 mg Tabletten dieser Präparate ergeben weitere 480 Mio. Tagesdosen, so daß

Tabelle 13.4: Verordnungen von Thrombozytenaggregationshemmern 1997
Angegeben sind die 1997 verordneten Tagesdosen, die Änderungen gegenüber
1996 und die mittleren Kosten je DDD 1997.

Präparat	Bestandteile	DDD 1997 in Mio.	Änderung in %	DDD-Kosten in DM
Acetylsalicylsäure				
HerzASS-ratiopharm	Acetylsalicylsäure	85,2	(−15,4)	0,07
Godamed	Acetylsalicylsäure	79,7	(+6,8)	0,09
Aspirin protect	Acetylsalicylsäure	55,5	(+211,8)	0,12
Miniasal	Acetylsalicylsäure	16,6	(−7,3)	0,06
Colfarit	Acetylsalicylsäure	11,2	(−29,2)	0,17
Micristin Tabl.	Acetylsalicylsäure	6,5	(−33,0)	0,17
		254,6	(+7,7)	0,09
Ticlopidin				
Tiklyd	Ticlopidin	23,8	(+32,5)	4,66
Kombinationspräparate				
Asasantin	Acetylsalicylsäure Dipyridamol	3,4	(−28,8)	2,04
Summe		281,8	(+8,7)	0,50

1997 insgesamt etwa 730 Mio. DDD Acetylsalicylsäure zur Thrombozytenaggregationshemmung verordnet wurden. Das bedeutet, daß 1997 etwa 2 Millionen Patienten zur Herzinfarkt- und Schlaganfallprophylaxe mit niedrig dosierter Acetylsalicylsäure behandelt wurden. Für beide Indikationen ist der therapeutische Nutzen in zahlreichen Studien belegt und in Metaanalysen evaluiert worden (Antiplatelet Trialists' Collaboration 1994).

Ticlopidin (*Tiklyd*) wurde bereits 1980 als Thrombozytenaggregationshemmer zugelassen. Die Indikation war jedoch auf die Behandlung von Hämodialysepatienten mit Shuntkomplikationen bei Unverträglichkeit von Acetylsalicylsäure begrenzt. Erst 1993 wurde die Indikation auf die Sekundärprophylaxe von Schlaganfällen bei Acetylsalicylsäureunverträglichkeit erweitert, nachdem in kontrollierten Studien nachgewiesen war, daß Ticlopidin die Letalität bei dieser Indikation senkt und Acetylsalicylsäure überlegen ist (Gent et al. 1989, Hass et al. 1989). Die Ticlopidinprophylaxe ist jedoch mit dem Risiko schwerer Neutropenien belastet und muß daher regelmäßig durch Blutbildkontrollen überwacht werden. Die Verordnungen sind 1997 deutlich angestiegen (Tabelle 13.4).

Asasantin ist eine Kombination aus Acetylsalicylsäure (330 mg/ Tbl.) und Dipyridamol (75 mg/Tbl.). Die beiden Substanzen hemmen die Thrombozytenaggregation über unterschiedliche Mechanismen und sind damit grundsätzlich für eine Kombination geeignet. Trotz zahlreicher klinischer Studien sind die Belege für einen zusätzlichen antithrombotischen Effekt von Dipyridamol begrenzt. In zwei Myokardreinfarktstudien (PARIS I und PARIS II) hatte Dipyridamol keinen gesicherten zusätzlichen Effekt auf die bekannte Wirkung der Acetylsalicylsäure (The Persantine-Aspirin Reinfarction Study Research Group 1980, Klimt et al. 1986). Auch in einer Studie zur Sekundärprävention von transitorischen ischämischen Attacken war die Kombination der Acetylsalicylsäure nicht überlegen (Bousser et al. 1983). In einer neueren Studie wurde dagegen ein additiver Effekt der beiden Kombinationspartner auf die Sekundärprävention des Schlaganfalls beobachtet (Diener et al. 1996). Der Unterschied beruht möglicherweise auf einer höheren Dosierung von Dipyridamol (400 mg/Tablette) und einer geringeren Dosis von Acetylsalicylsäure (50 mg/Tbl.), die bisher nicht im Handel ist. Es bleibt abzuwarten, ob sich diese Ergebnisse bestätigen. Die Verordnungen von *Asasantin* sind weiter zurückgegangen (Tabelle 13.4) und betragen nur noch etwa 10 % der DDD-Werte vor 10 Jahren.

Literatur

Antiplatelet Trialists' Collaboration (1994): Collaborative overview of randomised trials of antiplatelet therapy–I: Prevention of death, myocardial infarction, and stroke by prolonged antiplatelet therapy in various categories of patients. Brit. Med. J. 308: 81–106.

Bousser M. G., Eschwege E., Haguenau M., Lefauconnier J. M., Thibult N. et al. (1983): „AICLA" controlled trial of aspirin and dipyridamole in the secondary prevention of athero-thrombotic cerebral ischemia. Stroke 14: 5–14.

CAPRIE Steering Committee (1996): A randomised, blinded, trial of clopidogrel versus aspirin in patients at risk of ischaemic events (CAPRIE). Lancet 348: 1329–1339.

Diener H.C., Cunha L., Forbes C., Sivenius J., Smets P., Lowenthal A. (1996): European Stroke Prevention Study. 2. Dipyridamole and acetylsalicylic acid in the secondary prevention of stroke. J. Neurol. Sci. 143: 1–13.

Gent M., Blakely J. A., Easton J. D., Ellis D. J., Hachinski V. C. et al. (1989): The Canadian American Ticlopidine Study (CATS) in thromboembolic stroke. Lancet I: 1215–1220.

Hass W. K., Easton J. D., Adams H. P. Jr., Pryse-Phillips W., Molony B. A. et al. (1989): A randomized trial comparing ticlopidine hydrochloride with aspirin for the prevention of stroke in high-risk patients. Ticlopidine Aspirin Stroke Study Group. N. Engl. J. Med. 321: 501–507.

Hirsh J., Levine M. N. (1992): Low molecular weight heparin. Blood 79: 1–17.

Klimt C. R., Knatterud G. L., Stamler J., Meier P. (1986): Persantine-aspirin reinfarction study. Part II. Secondary coronary prevention with persantine and aspirin. J. Am. Coll. Cardiol. 7: 251–269.

Koopman M. M. W., Prandoni P., Piovella F., Ockelford P. A., Brandjes D. P. M. et al. (1996): Treatment of venous thrombosis with intravenous unfractionated heparin administered in the hospital as compared with subcutaneous low-molecular-weight heparin administered at home. N. Engl. J. Med. 334: 682–687.

Leizorovicz A., Haugh M. C., Chapuis F.-R., Samama M. M., Boissel J.-P. (1992): Low molecular weight heparin in prevention of perioperative thrombosis. Brit. Med. J. 305: 913–920.

Lensing A. W. A., Prins M. H., Davidson B. L., Hirsh J. (1995): Treatment of deep venous thrombosis with low-molecular-weight heparins: a meta-analysis. Arch. Intern. Med. 155: 601–607.

Levine M., Gent M., Hirsh J., Leclerc J., Anderson D. et al. (1996): A comparison of low-molecular-weight heparin administered primarily at home with unfractionated heparin administered in the hospital for proximal deep-vein thrombosis. N. Engl. J. Med. 334: 677–681.

The Persantine-Aspirin Reinfaction Study Research Group (1980): Persantine and aspirin in coronary heart disease. Circulation 62: 449–461.

14 Antimykotika

U. Fricke

Pilzinfektionen werden klinisch-diagnostisch und therapeutisch nach ihrer Lokalisation und der Art der Erreger unterschieden. Am häufigsten sind oberflächliche Mykosen der Haut und Hautanhangsorgane sowie der Schleimhäute. Organmykosen sind in unseren Breiten deutlich seltener, gewinnen aber bei Patienten mit erworbener Immunschwäche (AIDS) zunehmend an Bedeutung und sind auch im Rahmen einer immunsuppressiven Therapie zu beachten. Für Risikopatienten kann ferner auch die kommensale intestinale Mykoflora eine potentielle Gefahrenquelle sein. Ohne therapeutische Konsequenz ist sie jedoch – wie auch die übrige kommensale Mikroflora – bei immunkompetenten Patienten (Müller 1993).

Dermatomykosen werden durch Dermatophyten, Hefen oder Sproßpilze sowie durch Schimmelpilze ausgelöst. Eine herabgesetzte Immunabwehr oder ein Diabetes mellitus können begünstigend wirken. Auch eine Schädigung des Hautmilieus oder begleitend gegebene Arzneimittel wie Antibiotika, Glucocorticoide oder Immunsuppressiva können die Infektion fördern. Glucocorticoide verschleiern darüber hinaus das klinische Bild (Steigleder 1993).

Entsprechend der Bedeutung von Pilzinfektionen der Haut und Schleimhäute werden fast 90 % der Antimykotika als Lokaltherapeutika verordnet. Nystatin und Miconazol werden darüber hinaus auch bei oro-intestinalen Candidainfektionen eingesetzt. Zur Behandlung von Organmykosen wie Aspergillose, Candidose, Kryptokokkose, Sporotrichose, Histoblastose oder Blastomykose steht dagegen mit Amphotericin B, Flucytosin, Ketoconazol, Fluconazol und Itraconazol nur ein begrenztes medikamentöses Arsenal zur Verfügung. Die Azolantimykotika Ketoconazol, Fluconazol und Itraconazol sind in oraler Darreichungsform – sofern eine lokale Therapie nicht anspricht – auch bei Pilzinfektionen der Haut sowie bei chronisch-rezidivierenden Vaginalmykosen indiziert. Darüber hinaus können zur oralen

Behandlung von Pilzinfektionen der Haut und der Nägel Griseofulvin, Itraconazol und Terbinafin eingesetzt werden. Nachteilig sind die z. T. gravierenden unerwünschten Wirkungen dieser Mittel. Bei den neueren Substanzen fehlen noch ausreichende Langzeiterfahrungen. Günstiger ist das therapeutische Spektrum dagegen bei den topischen Arzneimitteln, vor allem durch die Entwicklung sogenannter Breitbandantimykotika (Gupta et al. 1994, Korting 1995, Majstorovic 1995, Ritzmann und Majstorovic 1996, Kauffman und Carver 1997).

Tabelle 14.1: Verordnungen von Antimykotika 1997
Angegeben sind die verordnungshäufigsten Präparate mit Verordnungsrang, Verordnungen und Umsatz 1997 im Vergleich zu 1996.

Rang	Präparat	Verordnungen in Tsd.	Änd. %	Umsatz Mio. DM	Änd. %
137	Batrafen Creme etc.	1055,4	−9,2	37,5	−4,4
234	Baycuten	713,3	−19,7	21,8	−19,2
251	Terzolin Creme/Lösung	663,6	−33,7	21,2	−34,8
253	Fungizid-ratiopharm Creme	657,9	−7,8	6,2	−7,2
359	Lotricomb Creme/Salbe	511,8	−18,1	18,6	−17,9
367	Decoderm tri Creme	499,1	−4,3	14,0	−6,1
386	Multilind Heilpaste	477,4	−17,2	12,1	−18,5
414	Mykundex Heilsalbe	461,4	−3,6	8,4	−7,2
499	Sempera	396,5	−3,2	91,5	−3,7
585	Lamisil Tabletten	341,5	−6,7	66,1	−5,6
604	Epi-Pevaryl Creme etc.	332,6	−12,7	8,8	−12,3
692	Canifug Creme/Lösung	292,5	−22,0	3,4	−20,1
722	Fungata	279,3	−17,7	8,0	−17,7
770	Mycospor Creme etc.	262,2	−21,1	5,6	−16,4
782	Nystatin Lederle	258,2	−29,3	11,1	−33,7
850	Canesten Creme etc.	234,9	−31,3	3,0	−28,0
866	Candio-Hermal Creme etc.	230,5	−22,8	4,2	−26,0
881	Epipevisone	226,5	−9,1	5,0	−7,9
951	Daktar Mundgel/-Tabl.	207,2	−1,8	4,1	−12,2
959	Lederlind Heilpaste	203,9	−24,9	4,3	−26,6
982	Loceryl Creme/Nagellack	198,0	−19,1	19,0	−19,0
1049	Nystaderm Mundgel etc.	184,5	−9,6	6,1	−21,4
1120	Mykundex Drag./Susp.	172,3	−2,8	5,1	−18,6
1128	Antifungol Creme etc.	170,1	−19,5	1,7	−17,9
1244	Diflucan/-Derm	149,5	+3,5	48,0	+4,9
1278	Lamisil Creme	143,1	−14,2	3,0	−14,2
1303	Mykohaug C Creme	139,9	+17,8	1,0	+63,1
1331	Biofanal Drag./Susp.	136,6	−5,2	7,7	−13,9
1417	clotrimazol v. ct Creme etc.	125,0	−21,2	1,2	−21,4
1453	Nystaderm Creme/Paste	121,4	+3,0	1,9	+4,4
1501	Siros	116,3	−22,9	4,2	−21,8
1521	Nystalocal	114,2	−9,8	3,6	−8,5
1541	Candio-Hermal Drag./Susp.	111,1	−19,3	2,9	−19,5

Tabelle 14.1: Verordnungen von Antimykotika 1997 (Fortsetzung)
Angegeben sind die verordnungshäufigsten Präparate mit Verordnungsrang, Verordnungen und Umsatz 1997 im Vergleich zu 1996.

Rang	Präparat	Verordnungen in Tsd.	Änd. %	Umsatz Mio. DM	Änd. %
1551	Micotar Mundgel	110,5	+23,1	1,5	+24,6
1581	Myko Cordes Creme/Lösung	107,0	−17,6	1,4	−13,0
1587	Azutrimazol Creme	106,6	−13,6	1,1	−14,0
1621	Exoderil Creme etc.	103,4	−31,3	2,7	−30,7
1623	Nystatin Lederle Creme etc.	102,9	−16,7	2,2	−17,4
1660	Mycospor Nagelset	98,9	−25,0	4,7	−22,0
1673	Clotrimazol AL	97,7	+36,5	0,6	+44,1
1735	Nizoral Creme	90,6	−9,0	1,4	−9,3
1751	Travocort Creme	89,7	+3,8	2,3	+5,8
1809	Daktar Creme etc.	86,1	−17,8	2,1	−18,3
1942	Mykontral Creme etc.	76,5	−26,8	2,0	−23,1
1987	Fungisan Creme	73,7	+27,3	1,1	+35,8
Summe		11331,2	−14,7	483,5	−11,6
Anteil an der Indikationsgruppe		95,2 %		97,7 %	
Gesamte Indikationsgruppe		11897,2	−14,7	494,8	−12,9

Verordnungsspektrum

Wie bereits im Vorjahr angedeutet, wurden Antimykotika 1997 mit einem Rückgang von 10–20 % auffallend zurückhaltend verordnet (Tabelle 14.1). Ging dies 1996 jedoch ausschließlich zu Lasten der topischen Monopräparate (Tabelle 14.3), sind 1997 – wenngleich etwas weniger deutlich – auch die topischen Kombinationen (Tabelle 14.4) und die oralen Antimykotika betroffen (Tabelle 14.2). Neu unter den 2000 meistverordneten Fertigarzneimitteln sind *Clotrimazol AL*, ein unter den Clotrimazol-haltigen Lokaltherapeutika besonders kostengünstiges Präparat, und *Fungisan Creme*. Letztere wurde 1994 in die Therapie eingeführt und enthält das Azolantimykotikum Omoconazol (siehe Lokale Antimykotika). Auch *Fungisan Creme* imponiert durch niedrige Therapiekosten. Nicht mehr vertreten sind *Adiclair Tabletten/Suspension*, das preislich günstigste unter den Nystatin-haltigen Antimykotika, und *cutistad Creme etc.*, ein vergleichsweise teures Präparat. Insgesamt dominieren – wie in den Vorjahren – die topischen Antimykotika (Abbildung 14.1).

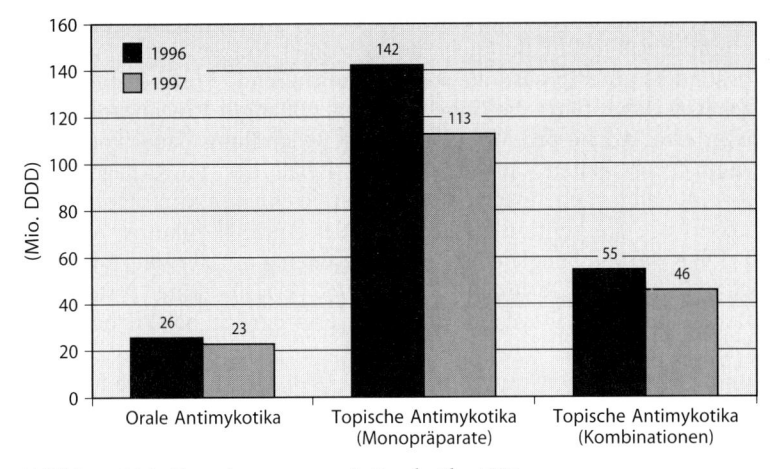

Abbildung 14.1: Verordnungen von Antimykotika 1997
DDD der 2000 meistverordneten Arzneimittel

Orale Antimykotika

Die meisten Verordnungen nach definierten Tagesdosen (DDD) entfallen in der Gruppe der oralen Antimykotika erstmals auf die Azolantimykotika, was möglicherweise insbesondere auf ihre zunehmende Bedeutung für die Behandlung opportunistischer Pilzinfektionen bei AIDS-Patienten zurückzuführen ist. Es folgen Terbinafin (*Lamisil*) und Nystatin-haltige Präparate (Tabelle 14.2). Mit Ausnahme von *Micotar Mundgel* und *Diflucan* haben allerdings alle Arzneimittel dieses Marktsegments abgenommen. Aus der Gruppe der Azolantimykotika wurden wie im Vorjahr Fluconazol (*Diflucan, Fungata*) und Itraconazol (*Sempera, Siros*) am häufigsten verordnet. Sie haben ein breites Wirkungsspektrum, das nahezu alle menschen- und tierpathogenen Pilze umfaßt. Fluconazol und Itraconazol werden hauptsächlich bei Systemmykosen, z. B. Candidosen oder Kryptokokken-Meningitis, eingesetzt, Fluconazol bei AIDS-Patienten zur Vermeidung von Rezidiven auch prophylaktisch. Beide Azolantimykotika können aber auch – sofern eine topische Behandlung nicht wirksam ist – bei vulvovaginaler Candidose sowie bei Dermatomykosen angewandt werden. Itraconazol ist darüber hinaus bei Onychomykosen indiziert. Es ist dann wirksamer als Griseofulvin und hat dieses als Mittel der Wahl abgelöst. Als äquipotent gilt auch das Allylaminderivat Terbinafin (siehe unten). Unter Nutzen-Risiko-Aspekten besonders günstig wird die sog. intermittierende Pulstherapie eingeschätzt. Dabei führt die Gabe von 2mal 200 mg/d Itraconazol jeweils über eine Woche pro Monat bei einer Behandlungsdauer von insgesamt 2–3 Monaten (ausschließlicher Befall der Fingernägel) bzw. 3–4 Monaten (Zehennagelbefall) zu vergleichbaren klinischen Ergebnissen wie die kontinuierliche Gabe des Antimykotikums. Ähnliche Erfolge wurden bei gleichem Therapieschema mit der intermittierenden Gabe von Terbinafin (500 mg/d) erzielt. Eine systemische Behandlung von Onychomykosen ist erforderlich bei Pilzbefall der Nagelmatrix sowie einem Nagelbefall von mehr als 30–50 % (Grant und Clissold 1989, Grant und Clissold 1990, Goa und Barradell 1995, Abeck et al. 1996, Dinnendahl und Fricke 1997, Haria et al. 1996, Pierard et al. 1996).

Tabelle 14.2: Verordnungen oraler Antimykotika 1997
Angegeben sind die 1997 verordneten Tagesdosen, die Änderungen gegenüber 1996 und die mittleren Kosten je DDD 1997.

Präparat	Bestandteile	DDD 1997 in Mio.	Änderung in %	DDD-Kosten in DM
Azolantimykotika				
Sempera	Itraconazol	4,9	(−5,4)	18,74
Diflucan/-Derm	Fluconazol	2,7	(+7,7)	17,49
Daktar Mundgel/-Tabl.	Miconazol	0,5	(−9,2)	8,00
Micotar Mundgel	Miconazol	0,3	(+25,1)	5,61
Siros	Itraconazol	0,2	(−22,9)	18,15
Fungata	Fluconazol	0,2	(−17,7)	38,20
		8,8	(−2,2)	17,79
Nystatin				
Nystatin Lederle	Nystatin	2,3	(−34,4)	4,74
Nystaderm Mundgel etc.	Nystatin	1,7	(−24,5)	3,62
Biofanal Drag./Susp.	Nystatin	1,5	(−12,0)	5,04
Mykundex Drag./Susp.	Nystatin	1,3	(−24,3)	4,04
Candio-Hermal Drag./Susp.	Nystatin	0,5	(−19,3)	5,52
		7,3	(−25,5)	4,48
Andere orale Antimykotika				
Lamisil Tabletten	Terbinafin	8,0	(−5,7)	8,24
Summe		24,2	(−11,6)	10,59

Aufgrund ihrer günstigeren Nutzen-Risiko-Relation haben die neueren oralen Azolantimykotika Ketoconazol inzwischen weitgehend verdrängt, so daß sich *Nizoral* seit 1996 nicht mehr unter den 2000 meistverordneten Fertigarzneimitteln befindet. Hauptgrund dürfte die potentiell hohe Lebertoxizität von Ketoconazol sein, als deren Ursache eine angeborene Überempfindlichkeit (Ideosynkrasie) diskutiert wird. Da Leberschäden nach der Markteinführung vereinzelt auch unter Fluconazol und Itraconazol beobachtet wurden, sollten zur endgültigen Beurteilung des hepatotoxischen Risikos der neueren Azolderivate entsprechende klinische Erfahrungen abgewartet werden. In seltenen Fällen wurde schließlich auch über schwere Hautreaktionen (Lyell-Syndrom, Stevens-Johnson-Syndrom) sowie Interaktionen mit Astemizol, Terfenadin und Cisaprid und damit verbundene schwerwiegende ventrikuläre Rhythmusstörungen berichtet. Endokrine Störungen fehlen dagegen unter Fluconazol und Itraconazol oder sind zumindest deutlich seltener als unter Ketoconazol. Auch das Risiko von Arzneimittelwechselwirkungen scheint geringer zu sein (Grant und Clissold 1989, Grant und Clissold 1990, Arzneimittelkommission der deutschen Ärzteschaft 1992, Gupta et al. 1994, Goa und Barradell 1995, Korting 1995, Haria et al. 1996, Pierard et al. 1996, Dinnendahl und Fricke 1997, Scholz und Schwabe 1997, Kauffman und Carver 1997).

Miconazol (*Daktar, Micotar*) ist aufgrund seiner geringen Bioverfügbarkeit (ca. 25 %) in oraler Darreichungsform nur zur Behandlung von Mund- und Darmsoor geeignet. Ging man aufgrund der geringen Resorption bisher von weitgehend fehlenden systemischen Nebenwirkungen aus, deutet ein kürzlich publizierter Fallbericht auch in dieser Darreichungsform auf eine bei systemischer Applikation bereits bekannte Interaktion mit oralen Antikoagulantien und eine damit verbundene erhöhte Blutungsneigung hin (Ariyaratnam et al. 1997). Als Mittel der Wahl bei Mund- und Darmsoor gilt allerdings Nystatin (Wegmann 1985, Steigleder 1993, Scholz und Schwabe 1997).

Terbinafin (*Lamisil*) gehört wie Naftifin (siehe *Lokale Antimykotika*) zur Gruppe der Allylamine, ist im Gegensatz zu diesem aber lokal und oral einsetzbar. Allylamine besitzen ein ähnlich breites Wirkungsspektrum wie die Azolantimykotika. Leichte Vorteile ergeben sich bei Infektionen mit Dermatophyten und Schimmelpilzen. Hefen sind weniger empfindlich, daher ist Terbinafin bei Candidosen oral nicht wirksam und in dieser Darreichungsform nur zugelassen zur Behandlung von Dermatophyteninfektionen der Füße und des Körpers sowie der Finger- und Zehennägel. In topischer Darreichungsform kann Terbinafin auch bei Candidosen und Pityriasis versicolor eingesetzt werden (siehe *Lokale Antimykotika*). Bei Dermatophyten-Infektionen ist Terbinafin anderen Antimykotika wie Ketoconazol, Itraconazol und Griseofulvin klinisch zumindest äquivalent. Bei Onychomykosen ist es Griseofulvin dagegen deutlich überlegen und Itraconazol klinisch etwa gleichwertig (siehe oben). Auffällig sind insbesondere die relativ schnelle Abheilung unter Terbinafin und eine vergleichsweise geringe Rezidivrate. Letztere beruht möglicherweise auf der hohen Konzentration im Nagelkeratin und der langsamen Rückverteilung aus dem Gewebe. Dies würde auch die nach Absetzen von Terbinafin weiter zunehmende Heilungsrate erklären. Relativ häufig sind gastrointestinale Beschwerden wie Völlegefühl, Übelkeit, Bauchschmerzen und Durchfall. Auch Hautreaktionen mit Exanthemen und Urtikaria sowie selten Erythema exsudativum multiforme, Stevens-Johnson-Syndrom und toxische epidermale Nekrolyse bzw. Lyell-Syndrom sind beschrieben. Ferner wurden Transaminasenanstiege, Hepatitis und Leberschäden beobachtet. Besonders störend sind lange anhaltende, wenngleich reversible Geschmacksveränderungen bis hin zu vollständigem Geschmacksverlust sowie ebenfalls reversible Störungen des Farbsinns (Fricke und Klaus 1994, Gupta et al. 1994, N. N. 1994, Roberts 1994, Haneke et al. 1995, Dinnendahl und Fricke 1997, Haria et al. 1996, Gupta et al. 1996, Arzneimittelkommission der deutschen Ärzteschaft 1997).

Nystatin-haltige Präparate (Tabelle 14.2) werden kaum resorbiert und wirken daher ausschließlich lokal. Hauptanwendungsgebiete sind oro-intestinale Candidainfektionen (Mahrle und Ippen 1985, Gupta et al. 1994, Dinnendahl und Fricke 1997).

Lokale Antimykotika

Lokalantimykotika wurden auch 1997 seltener verordnet als im Vorjahr, wobei die Monopräparate deutlicher rückläufig waren als die Kombinationspräparate.

Monopräparate

Unter den Monopräparaten haben gegenüber dem Vorjahr alle Stoffgruppen abgenommen. Lediglich *Clotrimazol AL* und *Mykohaug C* unter den Clotrimazol-haltigen Präparaten sowie *Fungisan* unter den anderen Azolantimykotika und *Nystaderm* unter den Nystatin-haltigen Lokaltherapeutika haben leicht (*Nystaderm*) bis sehr deutlich (*Fungisan*) zugenommen. Es sind jeweils die preiswertesten Vertreter ihres Marktsegments (Tabelle 14.3).

Tabelle 14.3: Verordnungen topischer Antimykotika 1997 (Monopräparate)
Angegeben sind die 1997 verordneten Tagesdosen, die Änderungen gegenüber 1996 und die mittleren Kosten je DDD 1997.

Präparat	Bestandteile	DDD 1997 in Mio.	Änderung in %	DDD-Kosten in DM
Clotrimazol				
Fungizid-ratiopharm Creme	Clotrimazol	11,2	(−7,7)	0,55
Canifug Creme/Lösung	Clotrimazol	5,2	(−22,7)	0,66
Canesten Creme etc.	Clotrimazol	3,7	(−29,4)	0,81
Antifungol Creme etc.	Clotrimazol	2,9	(−18,0)	0,59
Mykohaug C Creme	Clotrimazol	2,4	(+15,9)	0,41
clotrimazol v. ct Creme etc.	Clotrimazol	2,2	(−21,8)	0,53
Myko Cordes Creme/Lösung	Clotrimazol	2,1	(−13,0)	0,67
Azutrimazol Creme	Clotrimazol	1,9	(−14,4)	0,55
Clotrimazol AL	Clotrimazol	1,7	(+44,4)	0,34
		33,4	(−13,2)	0,59
Andere Azolantimykotika				
Terzolin Creme/Lösung	Ketoconazol	28,3	(−35,1)	0,75
Mycospor Creme etc.	Bifonazol	7,6	(−14,7)	0,75
Epi-Pevaryl Creme etc.	Econazol	4,4	(−18,5)	1,99
Fungisan Creme	Omoconazol	2,8	(+60,9)	0,41
Daktar Creme etc.	Miconazol	1,5	(−19,6)	1,45
Mykontral Creme etc.	Tioconazol	1,4	(−22,0)	1,35
Nizoral Creme	Ketoconazol	1,2	(−10,7)	1,15
		47,2	(−27,0)	0,89
Nystatin				
Lederlind Heilpaste	Nystatin	3,1	(−28,7)	1,40
Candio-Hermal Creme etc.	Nystatin	2,8	(−26,6)	1,50
Nystatin Lederle Creme etc.	Nystatin	1,6	(−16,6)	1,38
Nystaderm Creme/Paste	Nystatin	1,5	(+4,9)	1,29
		9,0	(−21,7)	1,41
Andere topische Antimykotika				
Batrafen Creme etc.	Ciclopirox	15,4	(−9,8)	2,43
Loceryl Creme/Nagellack	Amorolfin	4,6	(−19,1)	4,13
Exoderil Creme etc.	Naftifin	3,1	(−30,8)	0,87
Lamisil Creme	Terbinafin	1,4	(−14,2)	2,12
		24,6	(−15,2)	2,53
Summe		114,2	(−20,5)	1,20

Prinzipiell können alle Lokalantimykotika bei Pilzerkrankungen der Haut eingesetzt werden, wenn auch – je nach Wirkungsspektrum der Substanzen – die individuellen Anwendungsgebiete graduell voneinander abweichen und die möglicherweise unterschiedliche Verträglichkeit des jeweiligen Trägers zu berücksichtigen ist. So ist das Polyenantibiotikum Nystatin primär nur bei Candidamykosen indiziert, während die Azolantimykotika Clotrimazol, Bifonazol, Econazol, Miconazol, Ketoconazol, Tioconazol und das Ende 1994 erstmals in den Markt eingeführte Omoconazol aufgrund ihres breiten Wirkungsspektrums bei Infektionen durch Dermatophyten, Hefen und Schimmelpilze eingesetzt werden können. Das gleiche breite Wirkungsspektrum zeigen auch Ciclopirox sowie die Allylamine Naftifin und – in topischer Darreichungsform – Terbinafin. Ferner ist eine antiphlogistische Zusatzwirkung beschrieben, die bei entzündlich ekzematisierten Dermatomykosen ausgenutzt werden kann (Hornstein und Nürnberg 1985, Ring und Fröhlich 1985, Steigleder 1993, Korting 1995, Dinnendahl und Fricke 1997, Fricke und Klaus 1997).

Auch Amorolfin (*Loceryl*) weist ein breites antimyzetisches Wirkungsspektrum auf und erfaßt in vitro Dermatophyten und Hefen, während Schimmelpilze wie Aspergillus-Arten, Zygomyceten und Fusarium-Arten weitgehend resistent sind. Eingesetzt werden kann Amorolfin zur Behandlung von Hautmykosen und Nagelmykosen, verursacht durch Dermatophyten und Hefen. Klinische Vergleichsstudien gegen das Azolantimykotikum Bifonazol (*Mycospor*) bei Patienten mit Pilzinfektionen der Haut zeigen keinen signifikanten Unterschied zwischen den beiden Antimykotika. Zur Behandlung von Onychomykosen wird Amorolfin als 5 %iger Nagellack eingesetzt. Bei ein- bis zweimal wöchentlicher Applikation werden nach sechsmonatiger Behandlung klinische Heilungsraten (einschl. deutlicher Besserung) von etwa 70 % angegeben. Ähnliche Ergebnisse werden auch mit Ciclopirox (*Nagel Batrafen*) oder Bifonazol in einer 40 %igen Harnstoffzubereitung (*Mycospor Nagelset*, siehe unten) erzielt, wenn auch die topische Behandlung von Onychomykosen insgesamt als wenig effektiv angesehen wird und daher nur eingeschränkt bzw. vorwiegend zur Prophylaxe nach erfolgreicher Behandlung der Onychomykose empfohlen wird (Hornstein und Nürnberg 1985, Ring und Fröhlich 1985, Hay 1992, Merk 1993, Haria und Bryson 1995, Abeck et al. 1996, Pierard et al. 1996, Dinnendahl und Fricke 1997).

Tabelle 14.4: Verordnungen topischer Antimykotika 1997 (Kombinationen) Angegeben sind die 1997 verordneten Tagesdosen, die Änderungen gegenüber 1996 und die mittleren Kosten je DDD 1997.

Präparat	Bestandteile	DDD 1997 in Mio.	Änderung in %	DDD-Kosten in DM
Corticosteroidhaltige Kombinationen				
Baycuten	Clotrimazol Dexamethason	8,9	(−23,3)	2,44
Lotricomb Creme/Salbe	Clotrimazol Betamethason	7,4	(−18,2)	2,53
Decoderm tri Creme	Miconazol Fluprednidin	6,9	(−6,8)	2,04
Epipevisone	Econazolnitrat Triamcinolon	3,4	(−8,8)	1,45
Nystalocal	Nystatin Chlorhexidin Dexamethason	1,1	(−8,4)	3,38
Travocort Creme	Isoconazol Diflucortolon	0,9	(+0,5)	2,58
		28,6	(−15,6)	2,29
Sonstige Kombinationen				
Multilind Heilpaste	Nystatin Zinkoxid	10,2	(−18,9)	1,18
Mykundex Heilsalbe	Nystatin Zinkoxid	6,6	(−9,0)	1,28
Mycospor Nagelset	Bifonazol Harnstoff	1,0	(−25,0)	4,78
		17,8	(−15,9)	1,42
Summe		46,4	(−15,7)	1,95

Antimykotika-Kombinationen

Auch die Antimykotika-Kombinationen sind gegenüber dem Vorjahr seltener verordnet worden. Lediglich *Travocort* weist eine leichte Zunahme auf. In der Fachliteratur werden Antimykotika-Kombinationen zunehmend kritisch beurteilt. Dies gilt insbesondere für die Corticosteroid-haltigen Kombinationspräparate (Tabelle 14.4). In der Regel sind die bei Pilzerkrankungen der Haut auftretenden Reizerscheinungen irritativ-toxischer Natur und somit als normale Abwehrmaßnahmen des Organismus anzusehen. Da die Entzündungsreaktionen meist nur geringgradig sind und zudem nach Vernichtung der Erreger ohnehin abklingen, steht in unkomplizierten Fällen der Vorteil ihrer etwas rascheren Unterdrückung in keinem Verhältnis zu den Nachteilen, die aus der Blockierung der lokalen Abwehrreaktionen resultieren können (Male 1981, Ring und Fröhlich 1985, Pierard et al. 1996).

Die übrigen Kombinationen der Tabelle 14.4 sind dagegen eher positiv einzuschätzen. So werden Nystatin-haltige Externa aus fachtherapeutischer Sicht als Mittel der Wahl bei Candidainfektionen der Haut und im Ano-Genitalbereich (z. b. bei Windeldermatitis) angesehen (Ring und Fröhlich 1985), wobei Additiva wie Zinkoxid (in *Multilind Heilpaste* und *Mykundex Heilsalbe*) durch ihren abdeckenden und trocknenden Effekt die Abheilung durchaus begünstigen können. Auch *Mycospor Nagelset*, eine Kombination aus dem Azolantimykotikum Bifonazol und Harnstoff, wird primär positiv bewertet. Harnstoff erhöht die Hydratation der Hornschicht und steigert damit die Diffusion anderer Stoffe (z. B. von Bifonazol), zum anderen lassen sich nach Anwendung unter Okklusivverband erkrankte Nagelpartien ablösen, ohne die gesunden Bezirke zu schädigen (Hornstein und Nürnberg 1985). Dennoch gelten auch für dieses Präparat die oben angeführten Einschränkungen hinsichtlich der topischen Behandlung von Onychomykosen.

Literatur

Abeck D., Gruseck E., Korting H. C., Ring J. (1996): Onychomykose: Epidemiologie, Pathogenese, Klinik, Mikrobiologie und Therapie. Dtsch. Ärztebl. 93: A-2027–2032.

Ariyaratnam S., Thakker N. S., Sloan P., Thornhill M. H. (1997): Potentiation of warfarin anticoagulant activity by miconazole oral gel. Brit. Med. J. 314: 349.

Arzneimittelkommission der deutschen Ärzteschaft (1992): Lebensbedrohliche Arrhythmien nach Gabe von Terfenadin- bzw. Astemizol-haltigen Antihistaminika. Dtsch. Ärztebl. 89: A-3251.

Arzneimittelkommission der deutschen Ärzteschaft (1997): Nagelpilzbehandlung mit Terbinafin – Risiko schwerer Hautreaktionen. Dtsch. Ärztebl. 94: A-2086.

Dinnendahl V., Fricke U. (Hrsg.) (1997): Arzneistoff-Profile. Basisinformation über arzneiliche Wirkstoffe. Stammlieferung 1982 mit 1. bis 12. Ergänzungslieferung 1997, Govi-Verlag, Eschborn.

Fricke U., Klaus W. (1994): Neue Arzneimittel 1993. Fortschritte für die Arzneimitteltherapie? Wissenschaftliche Verlagsgesellschaft mbH, Stuttgart.

Fricke U., Klaus W. (1997): Neue Arzneimittel 1995. Fortschritte für die Arzneimitteltherapie? Wissenschaftliche Verlagsgesellschaft mbH, Stuttgart.

Goa K. L., Barradell L. B. (1995): Fluconazole. An update of its pharmacodynamic and pharmacokinetic properties and therapeutic use in major superficial and systemic mycoses in immunocompromised patients. Drugs 50: 658–690.

Grant S. M., Clissold S. P. (1989): Itraconazole. A review of its pharmacodynamic and pharmacokinetic properties, and therapeutic use in superficial and systemic mycoses. Drugs 37: 310–344.

Grant S. M., Clissold S. P. (1990): Fluconazole. A review of its pharmacodynamic and pharmacokinetic properties, and therapeutic potential in superficial and systemic mycoses. Drugs 39: 877–916.
Gupta A. K., Sauder D. N., Sehar N. H. (1994): Antifungal agents: An overview. Part I+II. J. Am. Acad. Dermatol. 30: 677–698 und 911–933.
Gupta A. K., Gonder J. R., Shear N. H., Dilworth G. R. (1996): The development of green vision in association with terbinafine therapy. Arch. Dermatol. 132: 845–846.
Haneke E., Tausch I., Bräutigam M., Weidinger G., Welzel D. (1995): Short-duration treatment of fingernail dermatophytosis: a randomized, double-blind study with terbinafine and griseofulvin. J. Am. Acad. Dermatol. 32: 72–77.
Haria M., Bryson H. M. (1995): Amorolfine. A review of its pharmacological properties and therapeutic potential in the treatment of onychomycosis and other superficial fungal infections. Drugs 49: 103–120.
Haria M., Bryson H. M., Goa K. L. (1996): Itraconazole. A reappraisal of its pharmacological properties and therapeutic use in the management of superficial fungal infections. Drugs 51: 585–620.
Hay R. J. (1992): Treatment of dermatomycoses and onychomycoses – state of the art. Clin. Exp. Dermatol. 17 (Suppl. 1): 2–5.
Hornstein O. P., Nürnberg E. (Hrsg.) (1985): Externe Therapie von Hautkrankheiten: Pharmazeutische und medizinische Praxis. Georg Thieme Verlag, Stuttgart, New York.
Kauffman C. A., Carver P. L. (1997): Antifungal agents in the 1990s. Current status und future development. Drugs 53: 539–549.
Korting H. C. (1995): Dermatotherapie. Springer-Verlag, Berlin, Heidelberg, New York.
Majstorovic R. (1995): Therapie von Hautmykosen. Pharma-Kritik 17: 73–76.
Male O. (1981): Medizinische Mykologie für die Praxis. Georg Thieme Verlag, Stuttgart, New York.
Mahrle G., Ippen H. (Hrsg.) (1985): Dermatologische Therapie. Perimed Fachbuch-Verlagsgesellschaft mbH, Erlangen, S. 159–161.
Merk H. F. (1993) Antimykotika. Teil I und II. Hautarzt 44: 191–199 und 257–267.
Müller J. (1993): Besonderheiten von Pilz-Keimträgern als Dauerausscheider. Zbl. Hyg. 194: 162–172.
N.N. (1994): Schweden: Indikationseinschränkung für Antimykotikum Terbinafin (Lamisil). Arzneitelegramm 4/94: 40.
Pierard G. E., Arrese J. E., Pierard-Franchimont C. (1996): Treatment and prophylaxis of tinea infections. Drugs 52: 209–224.
Ring J., Fröhlich H. H. (1985): Wirkstoffe in der dermatologischen Therapie, 2. Aufl. Springer-Verlag, Berlin, Heidelberg, New York, Tokyo.
Ritzmann P., Majstorovic R. (1996): Behandlung systemischer Mykosen. Pharma-Kritik 18: 49–55.
Roberts D. T. (1994): Oral therapeutic agents in fungal nail disease. J. Am. Acad. Dermatol. 31: S78–S81.
Scholz H., Schwabe U. (Hrsg.) (1997): Taschenbuch der Arzneibehandlung. Angewandte Pharmakologie, 11. Aufl. Gustav Fischer Verlag, Lübeck, Stuttgart, Jena, Ulm.
Steigleder G. K. (1993): Therapie der Hautkrankheiten, 4. Aufl. Georg Thieme Verlag, Stuttgart, New York.
Wegmann T. (1985): Mykosen. In: Innere Medizin in Praxis und Klinik, Bd. III, Georg Thieme Verlag, Stuttgart, New York, S. 13.317–13.336.

15 Antirheumatika und Antiphlogistika

G. Schmidt

In der Therapie rheumatischer Erkrankungen einschließlich degenerativer Veränderungen werden vorzugsweise nichtsteroidale Antiphlogistika eingesetzt. Mit ihnen gelingt es, den entzündlichen Prozeß zurückzudrängen, die Beweglichkeit zu verbessern und vor allem auch den entzündlichen Schmerz zu vermindern. Für Glucocorticoide (vgl. Kapitel 20) sind in der Therapie der rheumatoiden Arthritis in den letzten Jahren die Indikationen für eine niedrig dosierte Therapie ausgeweitet worden. Die remissionsinduzierenden antirheumatischen Arzneimittel (langfristig wirkende Antirheumatika LWAR, auch als „Basistherapeutika" bezeichnet) haben wegen ihrer seltenen Indikation mengenmäßig nur einen sehr geringen Anteil an den Verordnungen der Antirheumatika und Antiphlogistika. Eine

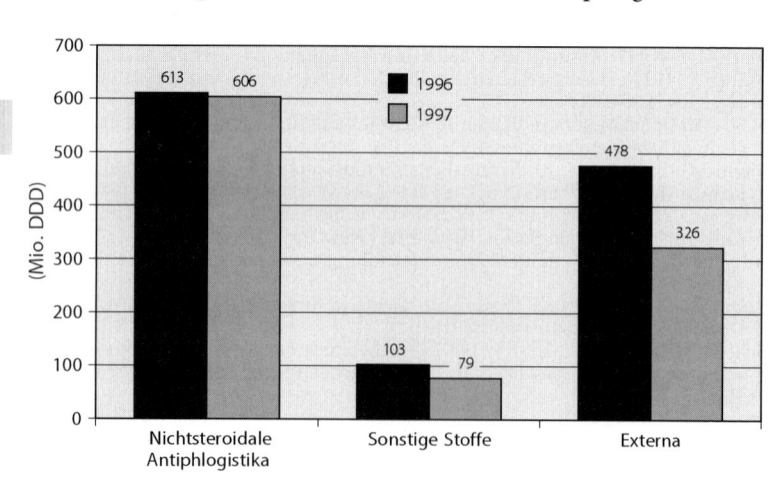

Abbildung 15.1: Verordnungen von Antirheumatika und Antiphlogistika 1997 DDD der 2000 meistverordneten Arzneimittel

Antirheumatika und Antiphlogistika 153

Tabelle 15.1: Verordnungen von Antirheumatika und Antiphlogistika 1997
Angegeben sind die verordnungshäufigsten Präparate mit Verordnungsrang, Verordnungen und Umsatz 1997 im Vergleich zu 1996.

Rang	Präparat	Verordnungen in Tsd.	Änd. %	Umsatz Mio. DM	Änd. %
1	Voltaren Emulgel	5838,8	−25,4	67,3	−33,2
9	Voltaren	3552,0	−8,9	50,9	−11,5
15	Diclofenac-ratiopharm	3060,7	−0,1	38,2	−12,3
73	Diclophlogont	1532,3	−19,5	20,8	−25,1
74	Diclac	1523,7	+6,0	16,6	+3,6
103	Mobec	1270,9	+44,7	43,7	+72,7
125	Diclo KD	1107,8	+11,9	8,9	+18,1
132	Rewodina	1063,8	−17,5	20,2	−19,8
143	diclo von ct	1007,6	−10,5	9,6	−21,1
156	Effekton Creme	960,2	−19,9	11,0	−25,1
177	Indomet-ratiopharm	875,2	−7,5	18,1	−6,3
205	Allvoran	775,4	−16,1	10,7	−15,0
210	Mobilat Gel/Salbe	760,9	−48,3	14,1	−48,6
275	Arthotec	610,6	+26,9	23,4	+31,9
283	Diclo-Divido	601,2	+4,0	9,3	+0,1
288	arthrex Cellugel	594,0	−27,9	6,2	−28,1
304	Ibuprofen Stada	568,9	+9,2	11,3	+6,2
305	ZUK Rheumagel/Salbe	568,4	−37,5	4,1	−30,0
320	Ibuhexal	549,6	+8,5	12,1	+8,8
321	IbuTAD	548,4	−2,2	13,7	+3,2
337	ibuprof von ct	527,4	+13,7	10,2	+13,6
341	Neuro-Effekton	524,9	−2,3	15,5	+10,7
361	Ibuprofen Klinge	508,7	−18,4	13,7	−21,6
375	Rantudil	491,2	−10,8	35,0	−6,3
381	Diclac-Gel	483,2	−15,9	6,3	−13,4
461	Sigafenac Gel	426,1	−24,3	4,5	−23,2
470	Lumbinon 10/Softgel	418,8	+1,4	2,6	−3,1
477	Dolgit Creme/Gel	414,7	−29,5	6,8	−32,5
486	Imbun	408,5	−16,1	9,1	−18,6
515	arthrex	381,8	−21,8	6,1	−17,5
520	Phlogont Salbe/Gel	378,7	−38,1	2,4	−38,2
521	Dona 200-S Drag.	378,1	−30,1	22,2	−28,1
532	Diclo-ratiopharm Gel	368,8	+70,2	3,5	+60,7
545	Phardol Rheuma-Balsam	365,8	−32,2	4,0	−30,5
592	Monoflam	337,9	+70,1	2,7	+35,8
593	Anco	337,5	−27,9	9,5	−29,2
602	Rheuma-Salbe Lichtenstein	333,2	−25,4	2,3	−24,3
620	Diclofenbeta	323,9	+51,3	3,2	+78,7
622	Kytta-Gel	322,2	−26,7	2,1	−24,9
645	Phytodolor/N	313,9	−24,5	8,3	−22,6
648	Ibuflam Lichtenstein	312,6	+33,1	4,3	+36,3
650	Phlogont Thermalsalbe	312,4	−43,4	4,6	−48,6
682	Urem/-forte	294,7	−16,5	3,7	−15,4
710	Ibuprofen Heumann	285,4	+6,9	4,9	+0,7
715	Zeel Tabl./Amp.	282,6	−32,9	8,4	−31,6

Tabelle 15.1: Verordnungen von Antirheumatika und Antiphlogistika 1997 (Fortsetzung)
Angegeben sind die verordnungshäufigsten Präparate mit Verordnungsrang, Verordnungen und Umsatz 1997 im Vergleich zu 1996.

Rang	Präparat	Verordnungen in Tsd.	Änd. %	Umsatz Mio. DM	Änd. %
733	Diclofenac AL	275,6	−3,7	2,4	+1,5
746	Indometacin Berlin-Ch.	271,4	−21,3	5,5	−21,0
752	Diclofenac Stada	267,7	−2,4	3,3	−5,7
769	Piroxicam-ratiopharm	262,3	−5,5	6,9	−6,7
788	Diclo-Puren	256,3	−27,7	3,5	−29,1
789	Lindofluid N	256,1	−21,9	4,6	−19,1
803	AHP 200	252,6	−28,5	16,0	−25,8
804	Dolgit Drag.	252,4	−24,8	7,7	−19,8
811	Rheumon	250,0	−41,7	4,5	−42,1
823	Elmetacin	242,7	−30,6	2,5	−30,6
875	Dolo Arthrosenex N	227,7	−39,2	1,9	−39,1
918	Felden	217,2	−29,1	12,6	−35,6
939	Ibuphlogont	210,7	−16,5	4,7	−17,1
953	Finalgon-Salbe	205,1	−33,9	2,1	−32,4
966	Felden Top	201,8	−46,0	3,2	−48,4
969	Ibutop Creme/Gel	201,6	−31,1	3,7	−30,7
1021	Diclofenac Heumann Gel	189,4	−10,8	1,9	−13,2
1029	Schmerz-Dolgit	187,8	−1,8	2,2	−12,9
1036	Hot Thermo	186,5	−30,6	1,4	−30,6
1040	Diclofenac Heumann	186,1	−13,3	2,0	−22,1
1041	Amuno/Retard	185,8	−22,6	4,6	−20,5
1046	Effekton	185,1	−24,2	3,5	−26,4
1053	Ibuprofen AL	183,9	+44,6	2,8	+51,4
1079	duravolten	178,2	−28,7	3,1	−23,2
1092	Kytta Balsam f	176,5	−33,4	3,2	−30,3
1093	Ibu KD	176,5	(>1000)	2,3	(>1000)
1098	Diclo-Puren Gel	175,8	−27,0	1,9	−27,6
1113	Traumon	173,8	−48,5	2,4	−47,8
1121	Ambene	172,1	−2,5	4,1	−2,5
1130	Dolgit Diclo	169,8	+32,1	1,4	+31,7
1131	Rheuma-Hek	169,6	−11,4	5,9	−8,2
1165	Piroxicam Stada	163,0	−3,0	4,6	−1,3
1214	Indo Top-ratiopharm	154,3	−4,8	1,4	−4,3
1234	Protaxon	150,6	−26,3	11,1	−27,2
1246	Dysmenalgit N	149,1	−5,1	3,6	−5,1
1255	Pirorheum	147,1	−13,4	3,9	−15,2
1279	Ostochont Gel/Salbe	143,0	−36,9	3,2	−35,4
1368	Flexase	132,3	−27,4	2,9	−25,4
1372	Phardol mono	131,8	−17,9	0,9	−17,9
1410	ZUK Thermocreme	125,7	−31,5	1,1	−16,0
1436	Proxen	122,5	−15,5	8,7	−17,9
1444	Rheubalmin Bad	122,2	−70,3	2,1	−71,1
1460	Surgam	120,6	−22,1	6,7	−14,5
1482	Indo-Phlogont	118,6	−13,5	2,4	−8,9

Tabelle 15.1: Verordnungen von Antirheumatika und Antiphlogistika 1997 (Fortsetzung)
Angegeben sind die verordnungshäufigsten Präparate mit Verordnungsrang, Verordnungen und Umsatz 1997 im Vergleich zu 1996.

Rang	Präparat	Verordnungen in Tsd.	Änd. %	Umsatz Mio. DM	Änd. %
1486	Thermo Rheumon	117,6	−51,8	2,3	−51,8
1506	Diclofenac-Wolff	115,3	−26,8	1,5	−27,8
1522	Gabrilen	113,9	+29,4	1,6	+40,9
1563	Diclo Dispers	108,6	(>1000)	1,0	(>1000)
1569	Dolo-Puren	108,3	+79,5	2,4	+49,1
1598	Zeel comp.	105,5	+172,2	3,1	+182,2
1731	Esprenit	91,0	−3,5	2,4	−2,1
1759	Ibubeta	89,3	+32,0	1,9	+29,2
1787	Lantarel	87,6	−1,0	11,1	+10,0
1813	Acemetacin Stada	85,8	+28,9	2,7	+43,3
1823	Inflam Salbe	85,2	−40,6	0,8	−40,6
1825	Diclophlogont Gel	85,2	−17,1	0,8	−20,0
1845	Benfofen	83,3	−28,1	1,1	−27,7
1872	Rewodina Schmerzgel	81,0	+2,6	0,8	+1,1
1904	ABC Wärmepflaster N	79,1	−41,3	0,8	−38,4
1926	Traumasenex	77,7	−45,6	0,7	−46,3
1936	Indomet-ratiopharm Gel	76,8	−28,8	1,0	−27,8
1937	Thermo-Menthoneurin Cr./Lin.	76,8	−29,5	1,4	−19,7
1946	Fasax	76,1	−24,3	2,1	−20,7
1972	Enelbin-Salbe N	74,5	−14,7	1,2	−17,2
Summe		47050,0	−15,0	827,1	−15,1
Anteil an der Indikationsgruppe		49,0 %		46,5 %	
Gesamte Indikationsgruppe		96022,3	−14,7	1778,8	−8,4

kritische Beachtung verdienen die hierzulande besonders vielverwendeten Externa (Rheumasalben und Einreibungen), für die allerdings die abgerechneten Verordnungen 1997 gegenüber dem Vorjahr auffällig deutlich zurückgegangen sind (Abbildung 15.1).

Die Antirheumatika haben unter den 2000 führenden Präparaten mit 109 Präparaten einen großen Anteil. Eine weitere Gruppe von Antiphlogistika, die ebenfalls in der Rheumatherapie Verwendung findet, ist in der Tabelle 15.2 zu finden. Sie sind aus pharmakologischen Gründen und auch von den Anwendungsgebieten her nicht von den Antirheumatika in Tabelle 15.1 zu trennen, werden aber in der Roten Liste gesondert geführt. Die Mehrzahl der Präparate ist für eine äußerliche Anwendung vorgesehen.

Tabelle 15.2: Verordnungen von Antiphlogistika 1997
Angegeben sind die verordnungshäufigsten Präparate mit Verordnungsrang, Verordnungen und Umsatz 1997 im Vergleich zu 1996.

Rang	Präparat	Verordnungen in Tsd.	Änd. %	Umsatz Mio. DM	Änd. %
189	Dolobene Gel	846,5	−30,4	14,4	−31,3
406	Phlogenzym	464,6	−25,6	32,4	−26,2
508	Traumeel S	387,8	−11,9	6,0	−10,9
608	Kamillosan Lösung	330,4	−32,0	6,6	−31,7
638	Bromelain-POS	315,6	−21,1	12,0	−23,9
657	Kytta Plasma F/Salbe F	310,1	−28,9	6,6	−25,2
777	Enelbin-Paste N	259,0	−30,0	4,1	−29,6
833	Traumeel Salbe	240,1	−26,2	3,3	−28,0
988	Kamillan plus	196,5	−47,2	2,2	−40,5
1379	traumanase/-forte Drag.	131,3	−25,2	5,9	−26,9
1483	Reparil-Gel N	118,4	−36,1	2,2	−36,6
1573	Aniflazym	108,1	−26,1	3,8	−24,5
1576	Reparil-Amp./Drag.	107,7	−25,7	3,1	−24,4
1924	Rheumabene	77,7	−58,9	1,0	−57,4
Summe		3893,8	−29,4	103,6	−27,5
Anteil an der Indikationsgruppe		77,9 %		80,3 %	
Gesamte Indikationsgruppe		5000,6	−26,9	129,1	−25,1

Nichtsteroidale Antiphlogistika

Bei den nichtsteroidalen Antiphlogistika dominiert weiterhin die Substanz Diclofenac mit weit mehr als der Hälfte der Verordnungen (Tabelle 15.3). Möglicherweise beruht der bevorzugte Einsatz von Diclofenac auf den relativ niedrigen Therapiekosten. Zusätzlich könnte eine bessere Verträglichkeit von Diclofenac eine Rolle spielen, die in einer britischen Fallkontrollstudie beobachtet wurde (Langman et al. 1994). Das niedrigste Ulkusblutungsrisiko im Vergleich zu Kontrollen zeigten Ibuprofen (2fach) und Diclofenac (4fach). Höhere Risiken wurden für Indometacin (11fach), Piroxicam (14fach) und insbesondere Azapropazon (32fach) beobachtet. Dem entspricht auch die etwas stärkere Hemmung der Zytokin-induzierbaren Cyclooxygenase-2 (COX-2) in Entzündungszellen, die mit Diclofenac experimentell nachweisbar ist (Mitchell et al. 1993).

Weitere Fortschritte in dieser Richtung werden von der Anwendung selektiv wirkender Cyclooxygenase-2-Hemmer erwartet. Von dieser neuen Gruppe von Antiphlogistika, die mehrheitlich noch in

Antirheumatika und Antiphlogistika

Tabelle 15.3: Verordnungen von nichtsteroidalen Antiphlogistika und Remissionsinduktoren 1997 (Monopräparate)
Angegeben sind die 1997 verordneten Tagesdosen, die Änderungen gegenüber 1996 und die mittleren Kosten je DDD 1997.

Präparat	Bestandteile	DDD 1997 in Mio.	Änderung in %	DDD-Kosten in DM
Diclofenac				
Voltaren	Diclofenac	71,6	(−5,0)	0,71
Diclofenac-ratiopharm	Diclofenac	67,9	(+5,4)	0,56
Diclophlogont	Diclofenac	33,8	(−19,8)	0,62
Diclac	Diclofenac	30,8	(+18,5)	0,54
Rewodina	Diclofenac	29,9	(−11,0)	0,68
Diclo KD	Diclofenac	18,7	(+20,5)	0,48
diclo von ct	Diclofenac	16,5	(−5,7)	0,58
Allvoran	Diclofenac	15,6	(−13,6)	0,68
Diclo-Divido	Diclofenac	14,5	(+6,2)	0,64
arthrex	Diclofenac	9,7	(−15,7)	0,62
Diclofenbeta	Diclofenac	7,1	(+75,5)	0,45
Monoflam	Diclofenac	6,2	(+61,1)	0,44
Effekton	Diclofenac	5,7	(−21,8)	0,62
Diclofenac AL	Diclofenac	5,7	(+5,8)	0,42
Diclo-Puren	Diclofenac	5,5	(−21,4)	0,64
Diclofenac Stada	Diclofenac	5,1	(−3,4)	0,63
duravolten	Diclofenac	4,8	(−21,4)	0,64
Diclofenac Heumann	Diclofenac	3,7	(−11,5)	0,55
Dolgit Diclo	Diclofenac	3,0	(+33,5)	0,46
Diclofenac-Wolff	Diclofenac	2,5	(−28,6)	0,59
Benfofen	Diclofenac	1,6	(−30,0)	0,71
Diclo Dispers	Diclofenac	1,4	(> 1000)	0,68
		361,3	(−2,1)	0,61
Indometacin				
Indomet-ratiopharm	Indometacin	22,2	(−4,7)	0,81
Amuno/Retard	Indometacin	6,5	(−3,9)	0,72
Indometacin Berlin-Ch.	Indometacin	6,1	(−18,2)	0,90
Indo-Phlogont	Indometacin	2,9	(−9,4)	0,83
		37,6	(−7,4)	0,81
Ibuprofen				
IbuTAD	Ibuprofen	11,3	(+4,4)	1,21
Ibuprofen Klinge	Ibuprofen	10,2	(−17,2)	1,35
Ibuhexal	Ibuprofen	10,2	(+10,1)	1,19
Ibuprofen Stada	Ibuprofen	9,0	(+6,9)	1,25
ibuprof von ct	Ibuprofen	7,9	(+15,3)	1,29
Anco	Ibuprofen	7,2	(−24,8)	1,31
Imbun	Ibuprofen	6,2	(−12,1)	1,47
Dolgit Drag.	Ibuprofen	5,9	(−15,7)	1,31
Ibuflam Lichtenstein	Ibuprofen	4,4	(+37,6)	0,96
Ibuphlogont	Ibuprofen	3,8	(−17,4)	1,23
Ibuprofen Heumann	Ibuprofen	3,8	(+6,9)	1,28

Tabelle 15.3: Verordnungen von nichtsteroidalen Antiphlogistika und Remissionsinduktoren 1997 (Monopräparate) (Fortsetzung)
Angegeben sind die 1997 verordneten Tagesdosen, die Änderungen gegenüber 1996 und die mittleren Kosten je DDD 1997.

Präparat	Bestandteile	DDD 1997 in Mio.	Änderung in %	DDD-Kosten in DM
Ibuprofen AL	Ibuprofen	3,0	(+53,2)	0,93
Urem/-forte	Ibuprofen	2,1	(−13,5)	1,76
Ibubeta	Ibuprofen	2,1	(+30,0)	0,93
Dolo-Puren	Ibuprofen	2,0	(+51,9)	1,21
Esprenit	Ibuprofen	1,9	(+0,9)	1,27
Ibu KD	Ibuprofen	1,9	(> 1000)	1,18
Schmerz-Dolgit	Ibuprofen	1,3	(−8,2)	1,69
		94,3	(+0,9)	1,26
Piroxicam				
Felden	Piroxicam	7,6	(−24,2)	1,67
Piroxicam-ratiopharm	Piroxicam	6,3	(−4,4)	1,11
Pirorheum	Piroxicam	3,6	(−15,7)	1,08
Piroxicam Stada	Piroxicam	3,5	(+3,3)	1,31
Flexase	Piroxicam	2,4	(−24,8)	1,23
Fasax	Piroxicam	2,1	(−18,4)	1,00
		25,5	(−15,1)	1,30
Andere nichtsteroidale Antiphlogistika				
Mobec	Meloxicam	20,4	(+77,8)	2,14
Rantudil	Acemetacin	16,6	(−5,8)	2,12
Proxen	Naproxen	4,8	(−18,4)	1,80
Protaxon	Proglumetacin	4,7	(−27,4)	2,36
Surgam	Tiaprofensäure	3,2	(−13,5)	2,07
Gabrilen	Ketoprofen	2,7	(+41,6)	0,59
Acemetacin Stada	Acemetacin	1,9	(+45,8)	1,43
Dysmenalgit N	Naproxen	1,5	(−5,1)	2,40
Ambene	Phenylbutazon	1,3	(−3,7)	3,07
		57,1	(+11,3)	2,05
Remissionsinduktoren				
Lantarel	Methotrexat	9,5	(−11,4)	1,16
Summe		585,4	(−1,7)	0,91

klinischer Prüfung sind, erhofft man sich ein geringeres Risiko von Gastropathien, peptischen Ulzera, Blutungen und Nierenfunktionsstörungen, die als typische unerwünschte Wirkungen der nichtsteroidalen Antiphlogistika über eine Hemmung der konstitutiven Cyclooxygenase-1 (COX-1) in vielen Körperzellen entstehen. Es gibt inzwischen allerdings auch den Nachweis des Vorkommens von Cyclooxygenase-2 (COX-2) als konstitutives Enzym in Zentralnervensystem, Niere und Magen. Im März 1996 ist Meloxicam (*Mobec*) als eine relativ COX-2-selektive Substanz in Deutschland zugelassen worden. Sie ist auf Anhieb in die Gruppe der 2000 meistverordneten Arzneimittel gelangt. Inzwischen hat sich allerdings herausgestellt, daß Meloxicam zwar eine etwa zehnfach stärkere Wirkung an der COX-2 besitzt, aber kein selektiver Hemmstoff dieses Enzyms ist.

Beim Bundesinstitut für Arzneimittel und Medizinprodukte (BfArM) sind inzwischen zahlreiche Meldungen über gastrointestinale Nebenwirkungen von Meloxicam (Ulkusbildung, Magen-Darmblutungen) eingegangen, außerdem ist das Vorkommen schwerer Hautreaktionen beobachtet worden. Auch anaphylaktische Reaktionen sind berichtet worden. Die ersten Berichte über eine geringere Häufigkeit schwerwiegender gastrointestinaler Störungen (Ulzera, Blutungen, Perforationen) bedürfen der Bestätigung durch Langzeitstudien (Distel et al. 1996, Lemmel et al. 1997).

In der Liste der Diclofenacpräparate sind auch parenterale Applikationsformen enthalten. Da das Risiko von anaphylaktoiden Reaktionen (Schock) bei Injektionsbehandlung sehr viel größer ist, sollte eine parenterale Anwendung nur dann erfolgen, wenn eine orale Gabe nicht möglich ist. Die Arzneimittelkommission der deutschen Ärzteschaft (1995) hat aufgrund zahlreicher eingegangener Berichte über Schockreaktionen nach parenteraler Verabreichung auf diese Gefahr neuerlich aufmerksam gemacht und darauf hingewiesen, daß eine mindestens einstündige Beobachtung nach der Injektion in der Praxis erforderlich ist. Wenn neben der Anwendung der nichtsteroidalen Antiphlogistika auch eine Behandlung mit Glucocorticoiden erforderlich wird, sollten beide Substanzgruppen zeitlich getrennt (Glucocorticoide morgens, nichtsteroidale Antiphlogistika mehrere Stunden vorher oder nachher) eingenommen werden. Die gleichzeitige Einnahme steroidaler und nichtsteroidaler Antiphlogistika erhöht das Risiko von Gastropathie und peptischen Ulzera.

Die Indometacin-Verordnungen sind gegenüber dem Vorjahr etwas zurückgegangen. Indometacin zeichnet sich unter den nichtsteroidalen Antiphlogistika durch einen besonders schnellen und zuverlässigen Wirkungseintritt aus, weist aber gleichzeitig auch eine besonders intensive unerwünschte Wirkung am ZNS auf.

Die Gruppe der Ibuprofenpräparate steht an zweiter Stelle der Verordnungshäufigkeit nichtsteroidaler Antiphlogistika. Einen großen Anteil haben die niedrig dosierten, nicht verschreibungspflichtigen

Präparate, die auch zur analgetischen Behandlung von Dysmenorrhö, Migräne und Kopfschmerzen zugelassen sind. Im Durchschnitt sind sie jedoch fünfmal so teuer wie entsprechende Acetylsalicylsäure-Analgetika.

Piroxicam bildet die viertgrößte Gruppe bei den Verordnungen der nichtsteroidalen Antiphlogistika. Es hemmt die COX-1 stärker als die COX-2 und hat ein wesentlich höheres Risiko von Ulkusblutungen als das COX-neutrale Diclofenac (Langman et al. 1994). Möglicherweise beruht darauf der erneute Verordnungsrückgang der Piroxicampräparate (Tabelle 15.3). Darüber hinaus hat Piroxicam eine besonders lange Wirkungsdauer (Halbwertszeit 40 Stunden). Die lange Verweildauer im Organismus birgt die Gefahr, daß sich der Wirkstoff im Körper anreichert und kumulative Überdosierungserscheinungen entstehen. Für viele rheumatische Erkrankungen sind Antiphlogistika mit kurzer Wirkungsdauer besser steuerbar, weil man damit die tageszeitlich stark schwankende Schmerzsymptomatik gezielter unterdrücken kann als mit einem lang wirkenden Therapeutikum.

Die Verordnung von Meloxicam hat 1997 gegenüber dem Vorjahr stark zugenommen. Dieser Zuwachs ist in dem Wunsch begründet, durch Verwendung COX-2-betonter Hemmstoffe das Risiko unerwünschter Wirkungen zu vermindern. Das scheint jedoch mit Meloxicam nicht in der erwarteten Weise gelungen zu sein (N. N. 1998).

Die Verordnung von Phenylbutazon (*Ambene*) scheint angesichts der Indikationseinschränkung und der Begrenzung der Behandlungsdauer auf eine Woche immer noch relativ hoch zu sein. Die Menge von 1,3 Mio. Tagesdosen bedeutet, daß 1997 etwa 180000 Patienten sieben Tage lang mit 300 mg Phenylbutazon täglich behandelt worden sind.

Kombinationspräparate haben nur einen kleinen Anteil an den Verordnungen der nichtsteroidalen Antiphlogistika in der Rheumatherapie (Tabelle 15.4). Kräftiges Wachstum zeigt die neue Arzneimittelkombination aus Diclofenac und Misoprostol (*Arthotec*). Mit der Verwendung von Misoprostol, einem Prostaglandin-E-Analogon, kann die durch nichtsteroidale Antiphlogistika induzierte Gastropathie zuverlässig beeinflußt werden. Es sollte allerdings nur gezielt eingesetzt werden, weil Misoprostol seinerseits unerwünschte Wirkungen (z. B. Durchfall) erzeugt. Mit Omeprazol läßt sich die Gastropathie nach nichtsteroidalen Antiphlogistika ebenso zuverlässig, aber mit geringeren Nebenwirkungen unterdrücken.

Die Vitaminkombinationen sind nur noch mit einem Präparat (*Neuro-Effekton*) vertreten. Der Zusatz von Vitaminen ist – wie auch

Tabelle 15.4: Verordnungen von nichtsteroidalen Antiphlogistika 1997 (Kombinationspräparate)
Angegeben sind die 1997 verordneten Tagesdosen, die Änderungen gegenüber 1996 und die mittleren Kosten je DDD 1997.

Präparat	Bestandteile	DDD 1997 in Mio.	Änderung in %	DDD-Kosten in DM
Arthotec	Diclofenac Misoprostol	12,6	(+34,5)	1,85
Neuro-Effekton	Diclofenac Thiaminnitrat Pyridoxin Cyanocobalamin	8,0	(−0,8)	1,94
Summe		20,6	(+18,2)	1,89

bei analgetischen Kombinationen – wahrscheinlich unschädlich, aber er verteuert die Arzneimittel unnötig. Es gibt bislang trotz einiger Hinweise keine überzeugenden Daten, die einen Effekt von Vitaminen und ihren Kombinationen in den rheumatologischen Anwendungsgebieten aufzeigen (Bundesgesundheitsamt 1986).

Remissionsinduzierende Mittel

Die Indikationen für die Anwendung der remissionsinduzierenden antirheumatischen Arzneimittel (langsam wirkende Antirheumatika, auch als Basistherapeutika bezeichnet) in der Therapie der rheumatoiden Arthritis (Goldsalze, Chloroquin, Sulfasalazin, Methotrexat) werden vornehmlich von den rheumatologischen Fachärzten gestellt. Für diese Mittel sind zur Risikominderung regelmäßige Kontrolluntersuchungen notwendig. Sie machen daher mengenmäßig nur einen sehr geringen Anteil aus und sind nur mit einem Methotrexatpräparat (*Lantarel*) unter den 2000 verordnungshäufigsten Präparaten vertreten (Tabelle 15.3). Die gleichen Substanzen (z. B. Sulfasalazin, Methotrexat, Chloroquin) werden auch für andere Indikationen verwendet und sind daher auch bei den Mitteln für chronisch entzündliche Darmkrankheiten (s. Tabelle 33.9) bzw. Immunsuppressiva (s. Kapitel 28) aufgelistet.

Antiarthrotika und sonstige Antiphlogistika

Bei den Monopräparaten wurde D-Glucosaminsulfat (*Dona 200-S-Dragees*) mit einem deutlichen Rückgang gegenüber dem Vorjahr verordnet (Tabelle 15.5). Das Mittel ist für die orale Behandlung der Gonarthrose zugelassen und wird unter der Vorstellung eingesetzt, daß die Biosynthese von Glucosaminglykanen erhöht und degenerative Prozesse im Gelenkknorpel gehemmt werden. Nach sechswöchiger intramuskulärer Gabe lag die Responderquote bei Glucosaminsulfat (55 %) etwas höher als bei Placebo (33 %) (Reichelt et al. 1994). Allerdings wurde die Zulassung der *Dona S-Injektionslösung* bereits 1989 durch das vormalige Bundesgesundheitsamt aufgrund des Risikos von Infektionen, Hautausschlägen und Blutbildungsstörungen widerrufen. Nach oraler Gabe wird Glucosaminsulfat bis zu 90 % resorbiert, wobei kein freies Glucosamin im Plasma zu finden ist (Setnikar et al. 1993). Nach pharmakologischen Kriterien ist daher schwer beurteilbar, wie die klinischen Effekte zustande kommen, die nach oraler Gabe beobachtet wurden.

Mit dem Hydroxyprolinderivat Oxaceprol (*AHP 200*) wurden positive Effekte auf die Symptomatik bei degenerativen Gelenkerkrankungen gefunden. Es sind neuere Untersuchungen über die Reduk-

Tabelle 15.5: Verordnungen von Antiarthrotika und Antiphlogistika 1997
Angegeben sind die 1997 verordneten Tagesdosen, die Änderungen gegenüber 1996 und die mittleren Kosten je DDD 1997.

Präparat	Bestandteile	DDD 1997 in Mio.	Änderung in %	DDD-Kosten in DM
Antiarthrotika				
AHP 200	Oxaceprol	8,4	(−28,6)	1,90
Dona 200-S Drag.	D-Glucosaminsulfat	6,3	(−30,1)	3,52
		14,7	(−29,2)	2,59
Sonstige Antiphlogistika				
Bromelain-POS	Bromelain	7,7	(−24,5)	1,56
Rheuma-Hek	Brennesselblätterextrakt	3,7	(−7,6)	1,61
Kamillosan Lösung	Kamillenblütenextrakt	2,3	(−32,7)	2,82
Reparil-Amp./Drag.	Aescin	1,6	(−24,5)	1,94
Aniflazym	Serrapeptase	0,7	(−26,2)	5,25
traumanase/-forte Drag.	Bromelain	0,6	(−26,7)	10,09
		16,7	(−22,8)	2,24
Summe		31,4	(−26,0)	2,41

tion der Leukozytenadhäsion und über Verbesserung der Mikrozirkulation nach Ischämie vorgelegt worden. Die vorliegenden Placebo-kontrollierten Studien am Patienten entsprechen jedoch aufgrund des Studiendesigns und der geringen Patientenzahl nicht den heutigen Anforderungen an den Nachweis der Wirksamkeit für den beanspruchten Indikationsbereich.

Als Adjuvans bei rheumatischen Beschwerden ist ein Präparat mit Brennesselkrautextrakt (*Rheuma-Hek*) vertreten. Dieses Phytotherapeutikum wird traditionell zur Durchspülung bei entzündlichen Harnwegsinfektionen angewendet, ist aber von der Kommission E beim vormaligen Bundesgesundheitsamt auch zur unterstützenden Behandlung rheumatischer Beschwerden positiv bewertet worden (Bundesgesundheitsamt 1987). In der Phytotherapie ist die äußerliche Anwendung von Brennesselmitteln vorherrschend, wobei das Schlagen mit frischen Brennesseln als eine viel zu wenig geübte Behandlung des Rheumatismus hervorgehoben wird (Weiss und Fintelmann 1997). Über die klinisch-therapeutischen Effekte der Extrakte gibt es bisher bestenfalls fragmentarische Daten (Obertreis et al. 1996).

Bei den Kombinationspräparaten handelt es sich überwiegend um pflanzliche oder homöopathische Zubereitungen, die nach wie vor häufig angewendet werden, obwohl für einige Präparate nicht einmal gesichert ist, ob z. B. die enthaltenen Stoffe beim Menschen in aktiver Form resorbiert werden. Kürzlich vorgelegte Bioverfügbarkeitsstudien für orale Enzymanwendungen weisen eine sehr hohe intraindividuelle Varianz auf. *Zeel Tabl./Amp.* enthalten zahlreiche negativ monografierte Bestandteile (Tabelle 15.6).

Topische Antirheumatika

In großer Zahl werden äußerlich anzuwendende Antirheumatika in Form von Salben, Cremes, Gelen, Linimenten, Ölen und alkoholischen Lösungen angeboten. Sie machen einen großen Anteil der Tagesdosen der meistverordneten Arzneimittel im Gesamtgebiet der Antirheumatika und Antiphlogistika aus.

Ihre Beliebtheit bei Ärzten und vor allem bei Patienten hat mehrere Gründe. Ärzte wenden die Lokaltherapeutika unter der Vorstellung an, daß die potentiell gefährlichen Nebenwirkungen der nichtsteroidalen Antiphlogistika auf Magen, Bronchien und Nieren durch

Tabelle 15.6: Verordnungen sonstiger antiphlogistischer Kombinationspräparate 1997
Angegeben sind die 1997 verordneten Tagesdosen, die Änderungen gegenüber 1996 und die mittleren Kosten je DDD 1997.

Präparat	Bestandteile	DDD 1997 in Mio.	Änderung in %	DDD-Kosten in DM
Phytodolor/N	Zitterpappelextrakt Goldrutenkrautextrakt Eschenrindenextrakt	15,9	(−24,8)	0,52
Traumeel S	Arnica D2 Calendula D2 Chamomilla D3 Symphytum D8 Millefolium D3 Belladonna D4 Aconitum D3 Bellis perennis D2 Hypericum D2 Echinacea ang. D2 Echinacea purp. D2 Hamamelis D2 Mercurius solub. D8 Hepar sulfuris D8	9,0	(−17,1)	0,67
Phlogenzym	Bromelaine Trypsin Rutosid	8,9	(−26,2)	3,63
Zeel Tabl./Amp.	Auszug Cartilago suis Auszug Funiculus umbilicalis suis Auszug Embryo suis Auszug Placenta suis Rhus toxicodendron ∅ Arnica ∅ Dulcamara ∅ Symphytum ∅ Sanguinaria ∅ Sulfur ∅ Coenzym A Nadid Natriumoxalacetat α-Liponsäure	8,8	(−30,6)	0,95
Zeel comp.	Toxicodendron D2 Arnica D2 Solanum dulc. D2 Sanguinaria D2 Sulfur D6	2,8	(+167,9)	1,11

Tabelle 15.6: Verordnungen sonstiger antiphlogistischer Kombinationspräparate 1997 (Fortsetzung)
Angegeben sind die 1997 verordneten Tagesdosen, die Änderungen gegenüber 1996 und die mittleren Kosten je DDD 1997.

Präparat	Bestandteile	DDD 1997 in Mio.	Änderung in %	DDD-Kosten in DM
Kamillan plus	Kamillenextrakt Schafgarbenextrakt	1,6	(−43,4)	1,32
Summe		47,1	(−22,5)	1,28

die lokale Applikation vermindert werden können. Patienten finden es viel einleuchtender, eine Rheumasalbe direkt auf die Haut in unmittelbarer Nähe des schmerzenden Gelenks aufzutragen, als mit einer Tablette den Umweg über den Mund und den Magen bis zum fernen Gelenk zu nehmen.

Gastrointestinale Blutungen wurden aber nicht nur nach oraler, sondern auch nach kutaner Gabe von Rheumasalben beobachtet, die teilweise sogar Bluttransfusionen erforderten (Newberry et al. 1992, Zimmermann et al. 1995). Das Risiko betrifft insbesondere auch ältere Patienten (Evans und MacDonald 1996). Nicht bestätigt wurde die Vorstellung, daß die topische Applikation von Diclofenac auf ein entzündetes Gelenk synoviale Konzentrationen erreicht, die höher als im Plasma liegen und damit eine direkte Penetration des Wirkstoffs in das Gelenk nahelegen (Riess et al. 1986). Bei Patienten mit bilateralen Kniegelenksergüssen, die doppelblind an einem Knie mit Diclofenacgel und am anderen mit Placebogel behandelt wurden, lagen die synovialen Diclofenacspiegel in beiden Gelenken im gleichen Bereich (26 bzw. 22 ng/ml), aber niedriger als im Plasma (41 ng/ml). Daraus folgt, daß Diclofenac nur wenig direkt, sondern überwiegend über das Blut in das behandelte wie auch das nicht behandelte Kniegelenk gelangte (Radermacher et al. 1991). In periartikulären Geweben sind bei topischer Anwendung nichtsteroidaler Antiphlogistika höhere Konzentrationen als im Plasma gefunden worden.

Die in Tabelle 15.7 aufgelisteten Monopräparate enthalten überwiegend nichtsteroidale Antiphlogistika. Sie sind 1997 insgesamt in der Verordnungshäufigkeit gegenüber dem Vorjahr erheblich zurückgegangen. Die Diclofenacpräparate bilden auch bei den Externa die größte Gruppe. Für einen Teil dieser Substanzen ist eine perkutane

Tabelle 15.7: Verordnungen von Externa (Monopräparate) 1997
Angegeben sind die 1997 verordneten Tagesdosen, die Änderungen gegenüber 1996 und die mittleren Kosten je DDD 1997.

Präparat	Bestandteile	DDD 1997 in Mio.	Änderung in %	DDD-Kosten in DM
Diclofenac				
Voltaren Emulgel	Diclofenac	53,2	(−26,0)	1,27
Diclac-Gel	Diclofenac	19,7	(−16,3)	0,32
Effekton Creme	Diclofenac	9,2	(−14,3)	1,19
arthrex Cellugel	Diclofenac	5,3	(−28,3)	1,17
Sigafenac Gel	Diclofenac	3,8	(−21,9)	1,18
Diclo-ratiopharm Gel	Diclofenac	3,2	(+71,7)	1,10
Diclofenac Heumann Gel	Diclofenac	1,6	(−12,0)	1,18
Diclo-Puren Gel	Diclofenac	1,6	(−25,5)	1,20
Diclophlogont Gel	Diclofenac	0,7	(−19,4)	1,17
Rewodina Schmerzgel	Diclofenac	0,7	(−2,0)	1,21
		99,0	(−21,3)	1,05
Hydroxyethylsalicylat				
ZUK Rheumagel/Salbe	Hydroxyethylsalicylat	14,1	(−32,7)	0,29
Phlogont Salbe/Gel	Hydroxyethylsalicylat	8,7	(−37,9)	0,28
Lumbinon 10/Softgel	Hydroxyethylsalicylat	8,6	(−4,8)	0,30
Kytta-Gel	Hydroxyethylsalicylat	7,4	(−26,7)	0,28
Dolo Arthrosenex N	Hydroxyethylsalicylat	6,7	(−39,5)	0,28
Phardol mono	Hydroxyethylsalicylat	3,3	(−17,9)	0,27
Traumasenex	Hydroxyethylsalicylat	2,2	(−51,0)	0,30
		51,0	(−30,8)	0,29
Etofenamat				
Rheumon	Etofenamat	2,5	(−41,9)	1,79
Traumon	Etofenamat	1,7	(−47,5)	1,43
		4,2	(−44,3)	1,64
Indometacin				
Elmetacin	Indometacin	1,4	(−30,7)	1,77
Indo Top-ratiopharm	Indometacin	0,8	(−4,2)	1,67
Indomet-ratiopharm Gel	Indometacin	0,7	(−27,4)	1,51
		2,9	(−23,8)	1,69
Andere nichtsteroidale Antiphlogistika				
Felden Top	Piroxicam	4,9	(−47,7)	0,65
Dolgit Creme/Gel	Ibuprofen	3,5	(−33,0)	1,96
Ibutop Creme/Gel	Ibuprofen	2,0	(−30,2)	1,91
		10,3	(−40,5)	1,33
Andere Externa				
Kytta Plasma F/Salbe F	Beinwellwurzelextrakt	5,5	(−27,2)	1,21
Rheumabene	Dimethylsulfoxid	2,5	(−56,5)	0,39
		8,0	(−40,0)	0,95
Summe		175,4	(−27,4)	0,87

Resorption nachgewiesen worden. Bei dem besonders häufig verwendeten Präparat *Voltaren Emulgel* betragen die Plasmakonzentrationen ein Hundertstel der nach oraler Applikation von Diclofenac erreichten Plasmaspiegel (Riess et al. 1986). Nach neueren Mikrodialysestudien ist die transdermale Penetration von Diclofenac nicht voraussagbar und stark von den individuellen Hauteigenschaften abhängig (Müller et al. 1997).

Die Ergebnisse kontrollierter Studien zum Wirksamkeitsnachweis von Rheumasalben sind seit langem widersprüchlich (Sandholzer und Kochen 1991). Kürzlich wurde aus einer quantitativen Auswertung der Ergebnisse randomisierter klinischer kontrollierter Studien in der internationalen Literatur geschlossen, daß sowohl bei akuter Schmerzsymptomatik (z. B. nach Traumen) als auch bei chronischen

Tabelle 15.8: Studien zur Wirkung von topisch appliziertem Diclofenac
Ergebnisse randomisierter, doppelblinder, Placebo-kontrollierter Studien mit Diclofenac als topisch appliziertem Gel oder Pflaster. Die Schmerzsymptomatik wurde teilweise mit visueller Analogskala (VAS) ermittelt.

Studie	Patienten (Dauer)	Placebo	Diclofenac	Signifikanz
Diebschlag (1986) Knöchelkontusion, Volumenreduktion	20 (8 Tage)	150 ml	63 ml	keine
El-Hadidi & El-Garf (1991) Gelenkschmerzen, VAS	120 (28 Tage)	18/60 Patienten	26/60 Patienten	keine
Schapira et al. (1991) Epikondylitis, Dorsalflexion Dorsalflexion bei 30 % VAS	32 (14 Tage)	37 mm 52 mm	55 mm 68 mm	$p < 0{,}05$ keine
Dreiser & Tisne-Camus (1993) Gonarthrose, Schmerzfreiheit	155 (15 Tage)	21/77 Patienten	55/78 Patienten	$p < 0{,}05$
Galeazzi & Marcolongo (1993) Periarthritis, VAS	60 (14 Tage)	2/30 Patienten	26/30 Patienten	$p < 0{,}05$
Roth (1995) Arthrose	119 (14 Tage)	12/59 Patienten	26/60 Patienten	keine
Sandelin et al. (1997) Gonarthrose, VAS	290 (28 Tage)	32 mm	28 mm	keine

Tabelle 15.9: Verordnungen von Externa (Kombinationspräparate) 1997
Angegeben sind die 1997 verordneten Tagesdosen, die Änderungen gegenüber
1996 und die mittleren Kosten je DDD 1997.

Präparat	Bestandteile	DDD 1997 in Mio.	Änderung in %	DDD-Kosten in DM
Mit Salicylsäurederivaten				
Mobilat Gel/Salbe	Extr. suprarenalis Mucopolysaccharid-schwefelsäureester Salicylsäure	26,4	(−48,7)	0,53
Rheuma-Salbe Lichtenstein	Hydroxyethylsalicylat Benzylnicotinat Campher	13,3	(−25,5)	0,17
Phardol Rheuma-Balsam	Hydroxyethylsalicylat Kiefernnadelöl Benzylnicotinat	12,2	(−32,2)	0,33
Hot Thermo	Hydroxyethylsalicylat Benzylnicotinat	7,5	(−30,6)	0,19
Phlogont Thermalsalbe	Hydroxyethylsalicylat Benzylnicotinat	6,8	(−44,7)	0,68
ZUK Thermocreme	Hydroxyethylsalicylat Benzylnicotinat	6,3	(−25,4)	0,18
Reparil-Gel N	Aescin Diethylaminsalicylat	3,8	(−36,2)	0,59
Ostochont Gel/Salbe	Heparin Hydroxyethylsalicylat Benzylnicotinat	3,6	(−36,9)	0,89
Thermo Rheumon	Etofenamat Benzylnicotinat	3,4	(−51,8)	0,70
Thermo-Menthoneurin Cr./Lin.	Hydroxyethylsalicylat Benzylnicotinat	3,0	(−20,6)	0,48
Enelbin-Salbe N	Heparin Salicylsäure	2,2	(−18,3)	0,53
Rheubalmin Bad	Methylsalicylat Isobornylacetat Campher	1,8	(−70,6)	1,15
Enelbin-Paste N	Zinkoxid Salicylsäure Aluminium-Silikate	1,6	(−30,0)	2,64
		91,7	(−39,7)	0,48

Tabelle 15.9: Verordnungen von Externa (Kombinationspräparate) 1997 (Fortsetzung)
Angegeben sind die 1997 verordneten Tagesdosen, die Änderungen gegenüber 1996 und die mittleren Kosten je DDD 1997.

Präparat	Bestandteile	DDD 1997 in Mio.	Änderung in %	DDD-Kosten in DM
Sonstige Kombinationspräparate				
Dolobene Gel	Dimethylsulfoxid Heparin Dexpanthenol	21,9	(−32,9)	0,66
Lindofluid N	Bornylacetat α-Pinen Arnikablütenextrakt Melissenblätterextrakt	13,6	(−21,1)	0,34
Traumeel Salbe	Arnika D3 Calendula ∅ Hamamelis ∅ Echinacea ang. ∅ Echinacea purp. ∅ Chamomilla ∅ Symphytum D4 Bellis perennis ∅ Hypericum D6 Millefolium ∅ Aconitum D1 Belladonna D1 Mercurius sol. D6 Hepar sulfuris D6	8,8	(−28,3)	0,38
Finalgon-Salbe	Nonivamid Nicoboxil	7,0	(−35,8)	0,30
Kytta Balsam f	Beinwellwurzelextrakt Methylnicotinat	5,0	(−32,4)	0,64
Inflam Salbe	Indometacin Polidocanol	2,1	(−40,6)	0,40
ABC Wärmepflaster N	Arnikablütenextrakt Cayennepfeffer Cayennepfefferextrakt	0,1	(−41,6)	5,69
		58,5	(−30,5)	0,50
Summe		150,2	(−36,4)	0,49

Schmerzen im Bewegungsapparat (z. B. Osteoarthritis, Tendinitis) die topische Anwendung nichtsteroidaler Antiphlogistika eine nachweisbare Reduktion der Schmerzsymptomatik ergibt (Moore et al. 1998). Eine genauere Betrachtung der Originaldaten kann Zweifel an der zuverlässigen Wirkung topisch angewendeter nichtsteroidaler Antiphlogistika nicht beseitigen.

Eine exemplarische Auswertung für das bei uns besonders häufig eingesetzte Diclofenac bestätigt die uneinheitliche Beleglage der topischen Antirheumatika (Tabelle 15.8). Die Mehrzahl der Studien zeigte keine signifikante Überlegenheit von topischem Diclofenac gegenüber Placebo. Es kam sogar vor, daß in der Studie signifikante Effekte von Diclofenac auf Knöchelkontusionen dargestellt wurde, während die Nachrechnung der aufgelisteten Daten das Gegenteil ergab (Diebschlag 1986). Damit bestehen weiterhin begründete Zweifel, ob topische Antirheumatika pharmakologisch zweckmäßige Arzneimittel sind. Trotz dieser Sachlage wird von einigen Rheumatologen die Auffassung vertreten, daß es sinnvoll ist zu versuchen, mit topisch angewendeten nichtsteroidalen Antiphlogistika die systemische Gabe dieser Substanzklasse zu reduzieren und das Risiko unerwünschter Wirkungen zu senken (Arzneimittelkommission 1997, Zeidler 1996).

Die Kombinationspräparate (Tabelle 15.9) enthalten neben zahlreichen anderen Bestandteilen überwiegend Salicylsäurederivate und gefäßerweiternde Stoffe wie Nikotinsäureester und Nonivamid. Ihre Wirkung wird vorwiegend auf eine lokale Gefäßerweiterung zurückgeführt. Ähnlich wie bei physikalischer Wärmeanwendung soll dadurch die immer wieder beobachtete analgetische Wirkung zustande kommen. Die Verordnungen bei den Externa als Kombinationspräparaten sind ähnlich wie bei den Monopräparaten deutlich rückläufig (vgl. Tabellen 15.7 und 15.9). Allerdings dürfte bei dem Rückgang der zu Lasten der gesetzlichen Krankenkassen abgerechneten Verordnungen von Rheumaexterna auch eine wichtige Rolle gespielt haben, daß die Kosten für viele Zubereitungen inzwischen unter den Zuzahlungsbeträgen für die Standardpackungen liegen.

Literatur

Arzneimittelkommission der deutschen Ärzteschaft (1995): Anaphylaktische Schockreaktionen nach parenteraler Gabe von Diclofenac. Dtsch. Ärztebl. 92: 51.

Arzneimittelkommission der deutschen Ärzteschaft (1997): Empfehlungen zur Therapie von degenerativen Gelenkerkrankungen. Arzneiverordnung in der Praxis. Sonderheft 5, 8.

Bundesgesundheitsamt (1986): Monographie-Entwurf: Vitamine und Vitaminkombinationen in der Rheumatologie.

Bundesgesundheitsamt (1987): Monographie der Kommission E über Brennesselkrautextrakt. Bundesanzeiger Nr. 76 vom 23. April 1987.

Diebschlag W. (1986): Diclofenac bei stumpf-traumatischen Sprunggelenkschwellungen. Fortschr. Med. 21: 437–440.

Distel M., Mueller C., Bluhmki E., Fries J. (1996): Safety of Meloxicam: A global analysis of clinical trials. Br. J. Rheumatol. 35 (Suppl.): 68-77.

Dreiser R. L., Tisne-Camus M. (1993): DHEP plasters as a topical treatment of knee osteoarthritis – a double-blind placebo-controlled study. Drugs Exp. Clin. Res. 19: 117–123.

Evans J. M. M., MacDonald T. M. (1996): Tolerability of topical NSAIDs in the elderly. Drugs Aging 9: 101–108.

Galeazzi M., Marcolongo R. (1993): A placebo-controlled study of the efficacy and tolerability of a nonsteroidal anti-inflammatory drug, DHEP plaster, in inflammatory peri- and extra-articular rheumatological diseases. Drugs Exp. Clin. Res. 19: 107–115.

Gundolph-Zink B., Gronwald U. (1996): Wirkstoff-Konzentrationen in artikulären und periartikulären Geweben des Kniegelenkes nach kutaner Anwendung von Diclofenac-Diethylammonium Emulgel. Aktuel. Rheumatol. 21: 279–285.

El Hadidi T., El Garf A. (1991): Double-blind study comparing the use of Voltaren Emulgel versus regular gel during ultrasonic sessions in the treatment of localized traumatic and rheumatic painful conditions. J. Int. Med. Res. 19: 219–227.

Langman M. J. S., Weil J., Wainwright P., Lawson D. H., Rawlins M. D. et al. (1994): Risks of bleeding peptic ulcer associated with individual non-steroidal anti-inflammatory drugs. Lancet 323: 1075–1052.

Lemmel E. M., Bolten W., Burgos-Vargas R., Platt P., Nissilä M. et al. (1997): Efficacy and safety of meloxicam in patients with rheumatoid arthritis. J. Rheumatol. 24: 282–290.

Mitchell J. A., Akarasereenont P., Thiemermann C., Flower R. J., Vane J. R. (1993): Selectivity of nonsteroidal antiinflammatory drugs as inhibitors of constitutive and inducible cyclooxygenase. Proc. Natl. Acad. Sci. USA 90, 11693–11697.

Moore R. A., Tramèr M. R., Caroll D., Wiffen P. J., McQuay H. J. (1998): Quantitative systematic review of topically applied non-steroidal anti-inflammatory drugs. Brit. Med. J. 316: 333–338.

Müller M., Mascher H., Kikuta C., Schäfer S., Brunner M. et al. (1997): Diclofenac concentrations in defined tissue layers after topical administration. Clin. Pharmacol. Ther. 62: 293–299.

Newberry R., Shuttleworth P., Rapier C. (1992): A multicentre postmarketing surveillance study to evaluate the safety and efficacy of felbinac 3 % gel in the treatment of musculoskeletal disorders in general practice. Eur. J. Clin. Res. 3: 139–150.

N. N. (1998): Meloxicam: Nebenwirkungen an der Haut und am Gastrointestinaltrakt. Bekanntgabe des BfArM. Arzneimittelbrief 32: 39–40.

Obertreis B., Giller K., Teucher T., Behnke B., Schmitz H. (1996): Antiphlogistische Effekte von Extractum Urticae dioicae foliorum im Vergleich zu Kaffeoyläpfelsäure. Arzneim. Forsch. 46:52–56.

Radermacher J., Jentsch D., Scholl M. A., Lustinetz T., Frölich J. C. (1991): Diclofenac concentrations in synovial fluid and plasma after cutaneous application in inflammatory and degenerative joint disease. Br. J. Clin. Pharmac. 31: 537–541.

Reichelt A., Förster K. K., Fischer M., Rovati L. C., Setnikar I. (1994): Efficacy and safety of intramuscular glucosamine sulfate in osteoarthritis of the knee. Arzneim. Forsch. 44: 75–80.

Riess W., Schmid K., Botta L., Kobayashi K., Moppert J. et al. (1986): Die perkutane Resorption von Diclofenac. Arzneim. Forsch. 36: 1092–1096.

Roth S. H. (1995): A controlled clinical investigation of 3% diclofenac/2.5% sodium hyaluronate topical gel in the treatment of uncontrolled pain in chronic oral NSAID users with osteoarthritis. Int. J. Tissue React. 17: 129–132.

Sandelin J., Harilainen A., Crone H., Hamberg P., Forsskåhl B., Tamelander G. (1997): Local NSAID gel (Eltenac) in the treatment of osteoarthritis of the knee. Scand. J. Rheumatol. 26: 287–292.

Sandholzer H., Kochen M. M. (1991): Perkutane Rheumatherapie. Pharma-Kritik 13: 13–16.

Schapira D., Linn S., Scharf Y. (1991): A placebo-controlled evaluation of diclofenac diethylamine salt in the treatment of lateral epicondylitis of the elbow. Curr. Ther. Res. 49: 162–168.

Setnikar I., Palumbo R., Canali S., Zanolo G. (1993): Pharmacokinetics of glucosamine in man. Arzneim. Forsch. 43: 1109–1113.

Weiss R. F., Fintelmann V. (1997): Lehrbuch der Phytotherapie. 8. Aufl., Hippokrates Verlag Stuttgart, S. 271–281.

Zeidler H. (1996): Nichtsteroidale Antiphlogistika. Neue Wege zu einer rationalen, sparsamen und risikoärmeren Verordnung. Akt. Rheumatol. 21: 269–271.

Zimmermann J., Siguencia J., Tsvang E. (1995): Upper gastrointestinal hemorrhage associated with cutaneous application of diclofenac gel. Am. J. Gastroenterol. 90: 2032–2034.

16 Antitussiva und Expektorantien

B. Lemmer

Antitussiva und Expektorantien werden bei Husten im Rahmen einer akuten oder chronischen Bronchitis angewendet. Obwohl dieses Symptom bei einer Reihe ätiologisch unterschiedlicher Krankheiten auftreten kann, ist die häufigste Ursache eine Virusinfektion in den oberen Atemwegen, wie sie bei Erkältungskrankheiten und Grippe vorkommt. Chronischer Husten ist häufig durch Rauchen bedingt. Neben vielfältigen weiteren Ursachen spielt die Luftverschmutzung nach wie vor eine große Rolle.

Verordnungsspektrum

Antitussiva und Expektorantien sind sehr häufig verordnete Arzneimittel. Mit 60,3 Mio. Verordnungen nahmen sie auch 1997 wiederum den zweiten Platz unter allen Indikationsgruppen ein und wurden nur noch durch die Gruppe der Analgetika und Antirheumatika übertroffen.

Das hohe Verordnungsvolumen der Antitussiva und Expektorantien resultiert vor allem aus dem steten Zuwachs der Expektorantien in der Gruppe der Monopräparate, die 1995 ein Maximum erreichten, seitdem aber unter den zunehmenden Engpässen des Arzneimittelbudgets deutlich weniger verordnet wurden. Noch ausgeprägter war die Abnahme bei den Expektorantien-Kombinationen, die 1997 weit unter das Niveau von 1988 vor der Wiedervereinigung zurückgefallen sind. Die Monopräparate der Antitussiva haben auf einem wesentlich niedrigeren Niveau seit 1989 stark zugenommen und sind von 1992 bis 1996 gleichbleibend verordnet worden (Abbildung 16.1). Unter den verordnungshäufigsten Präparaten sind im Jahre 1997 108 Antitussiva und Expektorantien zu finden, 22 Präparate sind nicht mehr in der Liste enthalten, während acht neu hinzukamen (Tabelle 16.1).

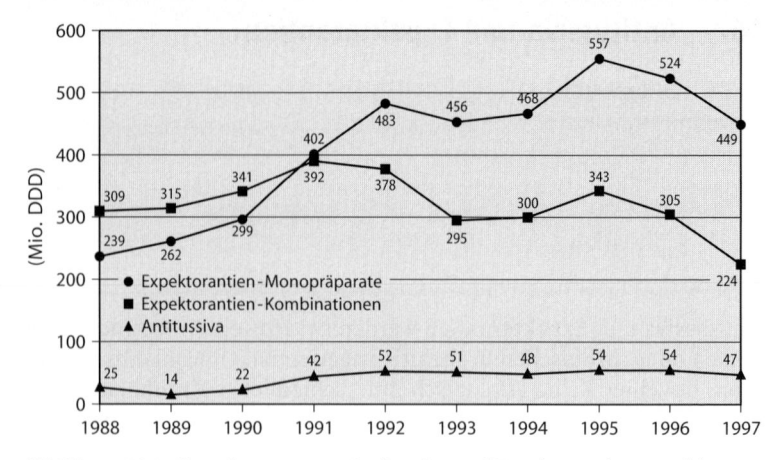

Abbildung 16.1: Verordnungen von Antitussiva und Expektorantien 1988 bis 1997 DDD der 2000 meistverordneten Arzneimittel (ab 1991 mit neuen Bundesländern)

Antitussiva

Antitussiva werden bei unproduktivem, quälendem und belastendem Husten angewendet, vor allem wenn dieser den Schlaf des Patienten stört. Starke Antitussiva sind die zentral wirkenden Opioide, die den Hustenreflex durch einen direkten Effekt auf das Hustenzentrum unterdrücken. Wichtige unerwünschte Wirkungen dieser Substanzen sind das Abhängigkeitspotential, die Atemdepression und die Hemmung der mukoziliären Clearance (Imhof et al. 1988). Das wichtigste Antitussivum aus dieser Gruppe ist nach wie vor Codein. Dihydrocodein wird ebenfalls häufig angewendet. Das schwach wirksame Opioid Dextromethorphan ist in einem Monopräparat und in zwei Kombinationspräparaten vertreten. Noscapin, ein Alkaloid der Papaverinreihe, das antitussive Wirkungen, jedoch nicht die unerwünschten Wirkungen der Opioide hat, ist in einem Monopräparat enthalten.

Obwohl die Monopräparate der Antitussiva 1997 erneut weniger verordnet wurden, bleibt der seit 1988 vorhandene Trend zu Monopräparaten bestehen, so daß nun 70 % der Antitussivaverordnungen auf diese Gruppe entfallen (Tabellen 16.2, 16.3).

Tabelle 16.1: Verordnungen von Antitussiva und Expektorantien 1997
Angegeben sind die verordnungshäufigsten Präparate mit Verordnungsrang, Verordnungen und Umsatz 1997 im Vergleich zu 1996.

Rang	Präparat	Verordnungen in Tsd.	Änd. %	Umsatz Mio. DM	Änd. %
6	NAC-ratiopharm	5118,2	+7,5	59,1	+12,3
7	ACC Hexal	4995,1	−15,0	88,7	−32,1
8	Mucosolvan	4578,1	−23,0	49,8	−26,2
16	Paracodin/retard	2725,3	−12,7	25,9	−14,8
18	Gelomyrtol/-forte	2685,6	−17,1	42,4	−13,0
38	Prospan	1952,0	−0,2	24,8	−1,6
39	Fluimucil	1947,9	−29,2	29,1	−37,4
53	Ambroxol-ratiopharm	1697,8	−13,4	18,0	−11,6
54	Sedotussin	1676,7	−13,7	19,8	−20,9
72	Acemuc	1534,0	−11,0	18,9	−7,3
83	Codipront	1443,0	−15,3	18,8	−15,8
145	Bromuc	989,5	−35,7	24,9	−35,7
147	Capval	983,8	+10,6	9,1	+10,2
242	Ambrohexal	690,7	+3,7	5,5	−1,6
265	Rhinotussal Saft	633,7	−17,8	7,8	−17,8
278	Bronchicum Tropfen N	608,4	−28,4	7,1	−26,6
279	Silomat	607,5	−1,1	5,4	+2,4
284	Sigamuc	601,0	−1,5	7,6	−2,4
289	Bronchipret Saft/Tr.	592,6	+5,7	5,0	+12,1
292	Ambroxol Heumann	587,0	+18,6	5,2	+18,2
299	Bromhexin-8-Tropfen N	579,0	−40,1	4,9	−40,9
347	Mucotectan	521,3	−12,2	7,3	−15,5
352	Monapax Saft/Supp./Tropfen	518,1	−18,6	7,5	−19,1
370	Bronchicum Elixir N	496,7	−11,6	5,6	−11,8
403	Codicaps	465,6	−15,5	6,4	−16,0
421	Aspecton N	456,1	−25,7	6,3	−25,8
422	Azubronchin	455,8	−47,7	8,9	−45,7
428	Soledum Kapseln	454,5	+17,9	6,2	+17,5
431	Hedelix	454,2	−20,6	4,8	−23,1
439	Codipront mono/retard	447,5	−9,3	4,8	−16,9
440	Sinuforton	445,4	−27,5	6,7	−27,2
462	Transpulmin Balsam E	425,8	−41,2	6,9	−38,8
492	Bronchicum Mono Codein	403,9	−24,4	5,2	−22,8
496	Ambrodoxy Hexal	401,9	+14,1	4,5	+12,9
503	Bronchoforton Salbe	392,9	+382,6	6,4	+422,4
509	Transpulmin Kinderbalsam S	385,9	−25,7	4,1	−22,3
523	Babix-Inhalat N	377,7	−32,5	3,3	−37,0
528	Tryasol Codein	371,5	−19,4	3,3	−21,2
540	Tetra-Gelomyrtol	366,5	−7,6	8,5	−8,4
548	Mucophlogat	364,9	−25,2	3,9	−26,4
565	Optipect Kodein forte	351,0	−22,8	4,0	−17,2
570	Rhinotussal Kaps.	348,4	−23,6	5,1	−26,2
617	Melrosum Hustensirup N	324,3	−16,2	3,0	−16,9
642	Eucabal Balsam S	315,0	−39,6	3,8	−43,7
666	Soledum Balsam Lösung	306,6	−41,8	3,5	−45,1

Tabelle 16.1: Verordnungen von Antitussiva und Expektorantien 1997 (Fortsetzung)
Angegeben sind die verordnungshäufigsten Präparate mit Verordnungsrang, Verordnungen und Umsatz 1997 im Vergleich zu 1996.

Rang	Präparat	Verordnungen in Tsd.	Änd. %	Umsatz Mio. DM	Änd. %
677	Doxam	298,5	−10,9	4,0	−14,8
721	Soledum Hustensaft/-Tropfen	279,7	−17,3	3,3	−16,5
778	Thymipin N	258,8	−7,2	3,0	−6,1
800	Ambroxol AL	253,2	+19,8	1,9	+22,2
807	Tussamag N Saft/Trop.	251,2	−7,4	2,4	−7,8
815	Expit	248,7	−19,6	1,6	−21,9
855	Lindoxyl	233,5	−10,5	2,1	−15,9
858	Tussoretard SN	233,0	−11,6	2,9	−32,0
862	Remedacen	232,1	−21,6	4,1	−44,0
863	Doximucol	231,6	−1,4	2,7	−14,1
911	frenopect	218,6	−2,4	1,7	−10,4
915	Makatussin Tropfen forte	218,1	−24,0	3,3	−17,2
973	Bromhexin Berlin-Chemie	201,1	−31,8	1,4	−34,0
1004	Codeinum phosph. Compr.	192,1	−10,9	2,2	−11,7
1009	Ambroxol von ct	191,0	+12,5	1,5	+3,0
1012	Sinuc	190,8	+262,1	1,9	+280,9
1044	NAC von ct	185,4	+158,1	2,2	+121,9
1070	Bronchoforton Saft/Tropfen	179,4	−21,9	2,3	−18,1
1110	Ambril	174,2	−34,3	1,8	−36,4
1125	Ambrolös	171,0	−32,0	1,6	−32,9
1127	Bromhexin Meuselbach	170,3	−30,2	1,3	−31,3
1141	Codeinum phosph. Berlin-Chem.	167,8	−15,0	1,2	−18,0
1186	Acetylcystein Stada	158,5	−34,7	2,5	−30,0
1290	Pulmotin-N-Salbe	142,2	−41,5	0,8	−41,5
1299	Neo Tussan	141,1	−5,3	1,2	−12,5
1311	Benadryl Infant N	138,8	−5,0	1,5	−1,9
1321	Bronchoforton N Salbe	138,1	−81,0	2,9	−76,1
1336	Optipect N/Neo	136,1	−25,5	1,4	−25,5
1344	Ambroxol comp.-ratiopharm	135,4	+6,0	1,7	+2,3
1345	Bronchipret Filmtabl.	135,2	+4,4	2,2	+11,8
1357	Bisolvon	133,6	−29,2	1,7	−25,6
1412	Pinimenthol S mild	125,5	−20,6	1,2	−20,8
1458	Bisolvonat	121,0	−12,1	4,4	−3,0
1475	Tussamed	119,2	−8,2	0,8	−4,9
1484	Liniplant	118,3	−24,1	1,5	−8,2
1491	Doxysolvat	117,1	+41,9	1,2	+39,8
1520	Pinimenthol N	114,4	−40,8	1,5	−42,0
1530	Sedotussin plus Kaps.	112,8	−33,2	2,2	−33,1
1532	stas Hustenlöser	112,8	−17,3	0,9	−24,1
1550	Doxy Wolff Mucol.	110,5	+0,4	1,2	−0,1
1588	Ambrobeta	106,4	(>1000)	0,6	(>1000)
1592	Bronchobest	106,1	(>1000)	1,1	(>1000)
1603	Azudoxat comp.	104,8	−24,0	1,4	−26,2

Tabelle 16.1: Verordnungen von Antitussiva und Expektorantien 1997 (Fortsetzung)
Angegeben sind die verordnungshäufigsten Präparate mit Verordnungsrang, Verordnungen und Umsatz 1997 im Vergleich zu 1996.

Rang	Präparat	Verordnungen in Tsd.	Änd. %	Umsatz Mio. DM	Änd. %
1615	Tamuc	103,8	−54,7	1,9	−58,0
1620	Codicompren	103,4	−13,2	1,2	−21,5
1662	Transbronchin	98,6	−25,8	2,0	−15,6
1700	Siran	94,6	−42,3	2,0	−40,2
1721	Eufimenth Balsam N	91,9	−25,0	1,1	−16,8
1738	Bronchoforton Kapseln	90,6	−33,6	1,4	−32,1
1758	duramucal	89,4	−21,1	0,9	−19,5
1765	Acetyst	89,1	−52,2	1,2	−53,8
1798	Doxy comp. von ct	87,1	+15,7	1,0	+2,9
1849	Longtussin Duplex	82,8	−12,1	1,9	−12,0
1886	Mucobroxol	80,2	−42,4	2,2	−36,0
1898	Mucret	79,4	−36,1	3,9	−41,3
1902	Sinuforton Saft	79,2	+363,7	0,9	+363,8
1920	Isla-Moos	78,2	−36,9	0,6	−38,2
1930	Bronchicum plus	77,2	+30,3	1,7	+28,0
1947	Muco Tablinen	76,1	−33,3	1,2	−44,6
1953	durabronchal	75,3	−47,7	1,5	−47,3
1961	Acetylcystein Heumann	74,9	−43,4	1,4	−46,7
1962	Thymiverlan	74,9	−6,0	0,6	−6,2
1997	Bronchicum Thymian	73,1	−22,8	1,5	−22,6
Summe		56186,4	−15,6	722,4	−20,5
Anteil an der Indikationsgruppe		93,2 %		89,1 %	
Gesamte Indikationsgruppe		60312,9	−16,3	810,7	−20,0

Monopräparate

Codein und Dihydrocodein gehören zur Gruppe der Opioide und gelten nach wie vor als die zuverlässigsten Antitussiva. Auf die beiden Dihydrocodein enthaltenden Präparate *Paracodin/retard* und *Remedacen* entfallen etwa die Hälfte der Opioidverordnungen (Tabelle 16.2). Dihydrocodein soll in geringerer Dosis als Codein wirksam sein, allerdings fehlen entsprechende sichere Daten. Es bietet aber im übrigen keine Vorteile. Erheblich höhere Verordnungsmengen erreichten 1997 Dihydrocodein-Rezepturen aus Apotheken für die Substitutionstherapie bei Drogenabhängigen (s. Kapitel 2, Abbildung 2.2). Codein und Dihydrocodein werden jedoch aufgrund ihrer kurzen Halbwertszeit und des Bedarfs an hohen Dosen nicht als

Tabelle 16.2: Verordnungen von Antitussivamonopräparaten 1997
Angegeben sind die 1997 verordneten Tagesdosen, die Änderungen gegenüber 1996 und die mittleren Kosten je DDD 1997.

Präparat	Bestandteile	DDD 1997 in Mio.	Änderung in %	DDD-Kosten in DM
Codein				
Bronchicum Mono Codein	Codein	2,9	(−24,4)	1,79
Codipront mono/retard	Codein	1,7	(−14,8)	2,79
Tryasol Codein	Codein	1,6	(−19,6)	2,09
Optipect Kodein forte	Codein	1,5	(−22,5)	2,62
Tussoretard SN	Codein	1,3	(−10,3)	2,19
Codeinum phosph. Compr.	Codein	0,9	(−6,7)	2,34
Codicompren	Codein	0,5	(−10,1)	2,27
Codeinum phosph.Berlin-Chem.	Codein	0,5	(−19,0)	2,43
		11,0	(−18,3)	2,25
Weitere Opioide				
Paracodin/retard	Dihydrocodein	9,4	(−14,1)	2,75
Remedacen	Dihydrocodein	3,4	(−22,1)	1,21
Neo Tussan	Dextromethorphan	0,2	(−5,3)	7,07
		13,0	(−16,3)	2,41
Andere Antitussiva				
Sedotussin	Pentoxyverin	13,5	(−16,8)	1,47
Capval	Noscapin	3,9	(+10,5)	2,35
Silomat	Clobutinol	2,9	(+1,7)	1,86
Benadryl Infant N	Diphenhydramin	0,8	(−5,0)	1,81
Tussamed	Clobutinol	0,5	(−14,2)	1,50
		21,6	(−10,1)	1,69
Summe		45,6	(−14,0)	2,03

geeignete Substitutionsmittel für Drogenabhängige angesehen (Roider et al. 1996, Arzneimittelkommission 1997). Außerdem ist ein Beikonsum von Diamorphin (Heroin) bei dieser Substitutionsbehandlung nicht mehr sicher nachweisbar, weil Heroin genauso wie Codein zu Morphin metabolisiert wird. In Deutschland soll derzeit die Heroinsubstitutionsbehandlung mit Methadon durchgeführt werden, das wegen seiner hohen Bioverfügbarkeit, oralen Anwendbarkeit und langen Wirkdauer als geeignete Substanz angesehen wird. Trotzdem sind Codein und Dihydrocodein seit Januar 1998 für diese Indikation zugelassen worden, allerdings nur auf Betäubungsmittelrezept und nur für Patienten, die nicht anders behandelbar sind (Bundesgesetzblatt 1998). Die Arzneimittelkommission der deutschen Ärzteschaft

Tabelle 16.3: Verordnungen von Antitussivakombinationen 1997
Angegeben sind die 1997 verordneten Tagesdosen, die Änderungen gegenüber 1996 und die mittleren Kosten je DDD 1997.

Präparat	Bestandteile	DDD 1997 in Mio.	Änderung in %	DDD-Kosten in DM
Codipront	Codein Phenyltoloxamin	7,3	(−16,9)	2,57
Codicaps	Codein Chlorphenamin	3,2	(−15,8)	2,02
Makatussin Tropfen forte	Dihydrocodein Sonnentaukrautextrakt	2,6	(−27,5)	1,28
Rhinotussal Kaps.	Dextromethorphan Phenylephrin Carbinoxamin	2,2	(−27,1)	2,29
Rhinotussal Saft	Dextromethorphan Norephedrin Carbinoxamin	2,1	(−17,8)	3,67
Sedotussin plus Kaps.	Pentoxyverin Chlorphenamin	0,8	(−33,1)	2,98
Longtussin Duplex	Codein Guaifenesin	0,6	(−12,1)	3,44
Summe		18,7	(−20,4)	2,43

hat dazu eine kritische Stellungnahme abgegeben (Arzneimittelkommission 1997).

Das Präparat *Capval* mit dem bereits erwähnten Antitussivum Noscapin hatte als einziges einen sichtbaren Zuwachs zu verzeichnen (Tabelle 16.2). *Sedotussin, Silomat* und *Tussamed* enthalten synthetische Antitussiva (Tabelle 16.2), deren Wirksamkeit nicht einheitlich beurteilt wird. Pentoxyverin (*Sedotussin*) und Clobutinol (*Silomat, Tussamed*) haben keine atemdepressive Wirkungen und wurden in Aufbereitungsmonographien positiv bewertet. Warum das sedierend wirkende H_1-Antihistaminikum Diphenhydramin (*Benadryl Infant N*) als Antitussivum eingesetzt wird, ist unklar.

Kombinationspräparate

In dieser Gruppe sind Präparate aufgeführt, die neben Antitussiva als Kombinationspartner Antihistaminika, Alpha-Sympathomimetika oder Expektorantien enthalten (Tabelle 16.3). Diese Gruppe umfaßt 1997 unverändert sieben Präparate, die aber alle um durchschnittlich 20% weniger verordnet wurden. Die verbliebenen Mittel erfüllen immer noch nicht die Anforderungen, die an therapeutisch begründete Kombinationen zu stellen sind.

Codipront wurde von den Kombinationspräparaten auch im Jahre 1997 am häufigsten verordnet. Es enthält neben Codein das Antihistaminikum Phenyltoloxamin, ein Isomer des besser bekannten Wirkstoffes Diphenhydramin. In zwei weiteren Präparaten wird das Antihistaminikum Chlorphenamin entweder mit Codein (*Codicaps*) oder mit Pentoxyverin (*Sedotussin plus Kaps.*) kombiniert. Über eine antitussive Wirksamkeit der Antihistaminika ist nichts Sicheres bekannt. Ein weiterer Nachteil ist, daß sie eine verfestigende Wirkung auf das Bronchialsekret haben, wodurch das Abhusten erschwert wird. Der Sinn dieser Kombination ist unklar.

Rhinotussal Kapseln enthalten eine Dreifachkombination aus dem Antitussivum Dextromethorphan, dem Antihistaminikum Carbinoxamin und dem Alpha-Sympathomimetikum Phenylephrin, das üblicherweise in der Ophthalmologie zur lokalen Vasokonstriktion angewendet wird. In *Rhinotussal Saft* ist anstelle von Phenylephrin das indirekt wirkende Sympathomimetikum Norephedrin enthalten. Offenbar soll mit diesen Kombinationen der Schnupfen bei Erkältungskrankheiten und grippalen Infekten symptomatisch durch eine Schleimhautabschwellung beeinflußt werden. Der Nutzen dieser Kombination ist nicht ausreichend gesichert.

Von den Antitussiva-Kombinationen, die sowohl Antitussiva als auch Expektorantien enthalten, sind zwei geblieben (Tabelle 16.3), die Zweifachkombination (*Longtussin Duplex*) aus Codein und dem Expektorans Guaifenesin (Lurie et al. 1995) und *Makatussin Tropfen forte*, das Dihydrocodein in einem Zehntel der üblichen Einzeldosis enthält, und Sonnentaukrautextrakt, dessen therapeutischer Wert zweifelhaft ist (Reynolds 1996).

Expektorantien

Expektorantien sollen bei produktivem Husten die Sekretion der Bronchialflüssigkeit fördern oder die Viskosität eines verfestigten Bronchialschleims senken. Obwohl diese Idee theoretisch reizvoll ist, gibt es keine gut kontrollierten Studien, die gezeigt haben, daß Expektorantien wirksamer als eine einfache Flüssigkeitszufuhr zur ausreichenden Hydrierung des Patienten sind (Honig und Ingram 1998). Husten ist das beste Expektorans. Zur Sekretentfernung ist es daher sinnvoll, die Patienten abhusten zu lassen. Die Effektivität von Expektorantien ist trotz häufiger Anwendung umstritten. Es fehlen weiterhin prospektive, randomisierte Langzeitstudien (Reynolds 1996). Darüber hinaus ist die Definition der klinischen Wirksamkeit uneinheitlich (siehe Braga und Allegra 1989). Bei der Arzneitherapie von Atemwegskrankheiten wie Bronchitis, Asthma bronchiale, Bronchiektasen und Mukoviszidose, die alle mit der Bildung zähflüssiger Sekrete einhergehen, werden Expektorantien nicht einheitlich bzw. als zweifelhaft wirksam bewertet oder gar nicht erwähnt (International Consensus Report 1992, Walle et al. 1994, Lorenz 1995, Lurie et al. 1995, Mutschler 1996, Serafin 1996, Reynolds 1996, Palm und Lemmer 1997, McFadden 1998, Steppling 1998). Übereinstimmend wird die Meinung vertreten, daß ohne ausreichende Flüssigkeitszufuhr Expektorantien nicht wirken können. In einer kleinen Studie an 12 Patienten wurde allerdings kein Unterschied auf Volumen und Viskosität des Sputums gefunden, wenn Patienten mit chronischer Bronchitis nach dem Abendessen und nach dem Aufwachen am nächsten Morgen stündlich ein Glas Wasser tranken oder nicht (Shim et al. 1987).

Daher sollte immer den Ursachen der vermehrten Schleimbildung (z. B. chronische Infekte, Rauchen) nachgegangen werden, statt lediglich die Expektoration des Schleims zu fördern. Nach wie vor sind Beta$_2$-Sympathomimetika und Theophyllin bessere Stimulatoren der mukoziliären Clearance als Acetylcystein und Ambroxol (Imhof et al. 1988, Lurie et al. 1995). Bei den Verordnungen ist seit 1995 sowohl bei den Monopräparaten wie auch bei den Kombinationspräparaten eine deutliche Abnahme festzustellen (Abbildung 16.1).

Monopräparate

Führender Wirkstoff der Mukolytika ist seit vielen Jahren Acetylcystein, auf den inzwischen fast 70% der Verordnungen entfallen. Danach folgt Ambroxol, während auf Bromhexin und Carbocistein nur noch ca. 2% entfallen. Alle vier mukolytischen Expektorantien wurden deutlich rückläufig verordnet (Tabelle 16.4). Auch die Anzahl der Präparate nahm weiter von 43 auf 35 ab.

Acetylcystein

Acetylcystein ist ein Mukolytikum mit freien Sulfhydrylgruppen, das nach Inhalation die Viskosität des Bronchialschleims durch Spaltung von Disulfidbrücken erniedrigt. Da inhalatives Acetylcystein bei Asthmapatienten Bronchospasmen auslöst, wird diese Applikationsform von Pulmologen nicht mehr empfohlen. Seitdem ist die orale Gabe in Gebrauch gekommen, obwohl die Bioverfügbarkeit von Acetylcystein nur etwa 10% beträgt (Olsson et al. 1988; Bundesgesundheitsamt 1994) und ein Nachweis von Acetylcystein im Bronchialschleim nicht möglich war (Cotgreave et al. 1987). Als Beleg für die orale Wirksamkeit von Acetylcystein wird oft die Senkung akuter Exazerbationen bei chronischer Bronchitis angegeben (Tabelle 16.5). Die Aussagekraft dieser Studien ist aber nur begrenzt, da viele Patienten die Studie nicht beendeten (Multicenter Study Group 1980) oder Nichtraucher, Asthmapatienten und Patienten mit längerfristiger Antibiotikatherapie ausgeschlossen wurden (Boman et al. 1983). Vier weitere Studien zeigten dagegen keine Wirkung von Acetylcystein bei chronischer Bronchitis (Jackson et al. 1984, British Thoracic Society Research Committee 1985, Parr und Huitson 1987, Rasmussen und Glennow 1988; siehe Tabelle 16.5). Auch bei Mukoviszidose war orales Acetylcystein nicht wirksam (Mitchell und Elliot 1982). Die Zweifel an der Wirksamkeit von Acetylcystein werden durch neuere kontrollierte Studien bestätigt, in der das Mittel bei Beatmungspatienten sogar in Dosen von 3–13 g/Tag intravenös verabreicht wurde (Konrad et al. 1995, Domenighetti et al. 1997). Dennoch hatte Acetylcystein keine klinisch signifikanten Effekte auf Lungenfunktion, Bronchialschleim, systemische Oxygenierung und Beatmungsnotwendigkeit. Nachteilig bei Acetylcystein sind seine relativ häufigen unerwünschten Wirkungen, z. B. allergische und gastrointe-

Antitussiva und Expektorantien

Tabelle 16.4: Verordnungen von mukolytischen Expektorantien 1997
Angegeben sind die 1997 verordneten Tagesdosen, die Änderungen gegenüber 1996 und die mittleren Kosten je DDD 1997.

Präparat	Bestandteile	DDD 1997 in Mio.	Änderung in %	DDD-Kosten in DM
Acetylcystein				
ACC Hexal	Acetylcystein	89,0	(−10,6)	1,00
NAC-ratiopharm	Acetylcystein	68,4	(+16,2)	0,86
Acemuc	Acetylcystein	22,6	(−3,7)	0,83
Fluimucil	Acetylcystein	21,7	(−28,6)	1,34
Bromuc	Acetylcystein	20,5	(−28,3)	1,21
Azubronchin	Acetylcystein	7,7	(−41,4)	1,15
Mucret	Acetylcystein	3,4	(−31,6)	1,15
NAC von ct	Acetylcystein	2,9	(+188,1)	0,74
Acetylcystein Stada	Acetylcystein	2,2	(−27,4)	1,15
Siran	Acetylcystein	1,9	(−35,1)	1,09
Tamuc	Acetylcystein	1,5	(−55,4)	1,29
durabronchal	Acetylcystein	1,1	(−44,1)	1,31
Acetylcystein Heumann	Acetylcystein	1,1	(−41,5)	1,30
Acetyst	Acetylcystein	0,8	(−54,6)	1,47
		245,0	(−11,0)	1,00
Ambroxol				
Mucosolvan	Ambroxol	49,3	(−26,1)	1,01
Ambroxol-ratiopharm	Ambroxol	20,3	(−11,5)	0,89
Ambroxol Heumann	Ambroxol	6,4	(+22,3)	0,81
Ambrohexal	Ambroxol	5,6	(+0,7)	0,99
Mucophlogat	Ambroxol	4,3	(−26,4)	0,91
Mucobroxol	Ambroxol	3,2	(−33,3)	0,70
Ambroxol AL	Ambroxol	2,4	(+20,6)	0,79
Lindoxyl	Ambroxol	1,9	(−19,6)	1,10
Ambril	Ambroxol	1,8	(−32,7)	1,01
Muco Tablinen	Ambroxol	1,7	(−37,8)	0,69
Ambroxol von ct	Ambroxol	1,6	(+0,5)	0,91
frenopect	Ambroxol	1,6	(−5,3)	1,05
Ambrolös	Ambroxol	1,5	(−31,3)	1,00
Expit	Ambroxol	1,4	(−23,7)	1,11
duramucal	Ambroxol	1,0	(−15,5)	0,95
stas Hustenlöser	Ambroxol	0,8	(−27,0)	1,16
Ambrobeta	Ambroxol	0,6	(>1000)	1,00
		105,4	(−19,2)	0,95
Weitere Mukolytika				
Bromhexin Berlin-Chemie	Bromhexin	3,3	(−34,4)	0,44
Bromhexin Meuselbach	Bromhexin	2,2	(−37,6)	0,61
Bisolvon	Bromhexin	1,8	(−26,8)	0,96
Transbronchin	Carbocistein	0,9	(−13,1)	2,13
		8,2	(−31,9)	0,79
Summe		358,6	(−14,1)	0,98

Tabelle 16.5: Wirkung von Acetylcystein bei chronischer Bronchitis
Ergebnisse randomisierter, doppelblinder, Placebo-kontrollierter Studien mit Acetylcystein (ACC) mit einer Therapiedauer von 3-6 Monaten.

Studie	Fallzahl	Exazerbationen ACC	Placebo	Signifikanz
Multicenter Study Group (1980)*	744	47 %	76 %	p>0,001
Boman et al. (1983)	254	60 %	81 %	p>0,001
Jackson et al. (1984)	155	33 %	39 %	keine
British Thoracic Soc. (1985)	181	2,1/Jahr	2,6/Jahr	keine
Parr & Huitson (1987)	526	2,2/Jahr	2,5/Jahr	keine
Rasmussen & Glennow (1988)	116	1,5/Jahr	1,7/Jahr	keine

* Nur Raucher bzw. Exraucher

stinale Reaktionen (Reynolds 1996). Die Aufbereitungskommission des Bundesgesundheitsamtes stellte fest, daß zur therapeutischen Wirksamkeit (Sekretolyse) von Acetylcystein kein ausreichendes Erkenntnismaterial für die Applikationsformen Instillation, Inhalation und parenterale Intensivtherapie vorliegt, und hat das Nutzen-/Risiko-Verhältnis bei inhalativer und intramuskulärer Anwendung negativ beurteilt (Bundesgesundheitsamt 1994).

Ambroxol

Ambroxolpräparate sind ebenfalls häufig verordnet worden. Allerdings haben 1997, wie schon im Vorjahr, die Verordnungen und die Anzahl der Präparate abgenommen (Tabelle 16.4). Anders als Acetylcystein hat Ambroxol eine ausreichende orale Bioverfügbarkeit von 50-65 %. Als Beleg der Wirksamkeit gilt eine italienische Studie zur Prävention akuter Exazerbationen der chronischen Bronchitis (Olivieri et al. 1987). In einer weiteren Ambroxolstudie wurden die Zeiten der Arbeitsunfähigkeit verkürzt, subjektive Symptome (Atemnot, Husten, Auswurf) und Klinikaufenhalte aber nicht beeinflußt (Cegla 1988). Bei 90 Patienten mit chronischer Bronchitis war in einer randomisierten, Placebo-kontrollierten und doppelblind durchgeführten Studie kein therapeutischer Vorteil von Ambroxol nachweisbar (Guyatt et al. 1987). Die therapeutische Wirksamkeit von Ambroxol wird daher nach den bisher vorliegenden Studien nach wie vor uneinheitlich bewertet (Tabelle 16.6). Die älteren Studien entsprechen nicht mehr den heutigen methodischen Ansprüchen an den Nachweis der

Tabelle 16.6: Wirkung von Ambroxol bei chronischer Bronchitis

Studie		Ambroxol	Placebo	Signifikanz
Ericsson et al. (1986) 97 Patienten 2 Wochen	Expektoration	58 %	28 %	p<0,05*
Ericsson et al. (1987) 14 Patienten 2 Wochen	Muköziliäre Clearance Lungenfunktion FEV1	54,2 % 3,3 l	51,9 % 3,4 l	n.s. n.s.
Guyatt et al. (1987) 90 Patienten 4 Wochen	Husten (Score 1–7) Expektoration (1-7)	4,11 4,23	3,97 4,67	n.s. n.s.
Olivieri et al. (1987) 214 Patienten 6 Monate	Exazerbationen Lungenfunktion FEV1 Arbeitsausfalltage	54,5 % 1,8 l 442	85,6 % 1,8 l 837	p<0,01 n.s. p<0,01
Cegla (1988) 180 Patienten 2 Jahre	Expektoration Lungenfunktion FEV1 Arbeitsausfalltage	2,29 l 1216	2,34 l 1789	n.s. p<0,01

* Nur bei 120 mg/Tag, nicht signifikant bei 60 mg/Tag

therapeutischen Wirksamkeit. Ambroxol gehört aus diesem Grunde nicht zu den Standardtherapeutika der chronischen Bronchitis (Reynolds 1996). Die Aufbereitungskommission des Bundesgesundheitsamtes kam in der Monographie für Ambroxol zu folgender Bewertung (Bundesgesundheitsamt 1993a): Zur therapeutischen Wirksamkeit der Applikationsform „Inhalation" liegt kein ausreichendes Erkenntnismaterial vor, für die parenterale Applikationsform wurde für die Indikation „zur Sekretolyse" das Nutzen-Risiko-Verhältnis negativ beurteilt, zum Anwendungsgebiet der akuten und chronischen Erkrankungen des Nasen-Rachen-Raumes liegt ebenfalls kein dem aktuellen wissenschaftlichen Stand entsprechendes Erkenntnismaterial vor.

Bromhexin

Bromhexinpräparate haben von allen mukolytischen Expektorantien 1997 am stärksten abgenommen (Tabelle 16.4). Die Aufbereitungskommission des Bundesgesundheitsamtes kam zu dem Schluß (Bundesgesundheitsamt 1993b), daß für Bromhexin zum Anwendungsgebiet der akuten und chronischen Erkrankungen des Nasen-Rachen-Raumes sowie für die inhalative und parenterale Anwendungsformen kein dem aktuellen wissenschaftlichen Stand entsprechendes Erkenntnismaterial vorliege.

Kombinationspräparate mit Antiinfektiva

Die Verordnung von Kombinationspräparaten mit Antiinfektiva wechselt von Jahr zu Jahr. Nach dem Rückgang im Jahre 1996 nahmen sie 1997 weiter ab (Tabelle 16.7). Auch die Zahl der Präparate ging um zwei zurück. Die in den Kombinationen enthaltenen Antibiotika sind ausreichend dosiert und damit bei entsprechender Empfindlichkeit der Erreger auch wirksam. Der Zusatz der in ihrer Wirkung ungesicherten Expektorantien verteuert jedoch die Therapie unnötig. So sind die Tetracyclinkombinationen mehr als doppelt so teuer wie die Monotherapie mit Doxycyclin (0,70 DM pro DDD) (vgl. Kapitel 6).

Pflanzliche Expektorantien

Von den pflanzlichen Monopräparaten wurde *Gelomyrtol* trotz einer deutlichen Abnahme weiterhin am häufigsten verordnet (Tabelle 16.8). Für Cineol als Leitsubstanz von Myrtol liegen inzwischen GCP-gerechte Daten zur Pharmakokinetik (Zimmermann et al. 1995), aber keine entsprechenden Ergebnisse aus einer kontrollierten und publizierten Studie zur Wirksamkeit vor.

Die Kombinationspräparate enthalten zwei bis fünf Bestandteile. Größtenteils handelt es sich um Kombinationen von Pflanzenextrakten, deren Verordnungen gegenüber dem Vorjahr um ein Viertel abnahmen (Tabelle 16.8). Der bisherige Spitzenreiter *Sinupret* ist in dieser Gruppe nicht mehr vertreten, weil er inzwischen in der Roten Liste als pflanzliches Rhinologikum klassifiziert wird und daher bei den Rhinologika (Kapitel 41) besprochen wird. Klinische Studien der pflanzlichen Expektorantien, die nach heute geltenden Maßstäben zur Wirksamkeit durchgeführt sind, wurden bisher nicht publiziert. Diese Präparate haben ihre Existenz nur der Tatsache zu verdanken, daß die Zulassung auf der Basis der Aufbereitungsmonographien der Kommission E für die phytotherapeutische Therapierichtung des vormaligen Bundesgesundheitsamtes erfolgte. Als Beleg für die Wirksamkeit gilt unter anderem die Aufnahme in angesehene Übersichtsartikel, Handbücher oder Lehrbücher sowie Erfahrungswissen in Verbindung mit aussagekräftigen experimentellen Ergebnissen (Bundesgesundheitsamt 1981). Damit erfüllen Phytotherapeutika zwar die geltenden arzneimittelrechtlichen Voraussetzungen als besondere

Tabelle 16.7: Verordnungen von Expektorantienkombinationen mit Antiinfektiva 1997
Angegeben sind die 1997 verordneten Tagesdosen, die Änderungen gegenüber 1996 und die mittleren Kosten je DDD 1997.

Präparat	Bestandteile	DDD 1997 in Mio.	Änderung in %	DDD-Kosten in DM
Mit Tetracyclinen				
Sigamuc	Doxycyclin Ambroxol	6,4	(−2,5)	1,18
Mucotectan	Doxycyclin Ambroxol	5,7	(−12,1)	1,29
Ambrodoxy Hexal	Doxycyclin Ambroxol	4,3	(+12,5)	1,06
Doxam	Doxycyclin Ambroxol	3,1	(−11,9)	1,28
Doximucol	Doxycyclin Ambroxol	2,4	(−3,2)	1,10
Tetra-Gelomyrtol	Oxytetracyclin Myrtol	2,1	(−8,6)	4,12
Ambroxol comp.-ratiopharm	Doxycyclin Ambroxol	1,5	(+4,8)	1,18
Doxy Wolff Mucol.	Doxycyclin Ambroxol	1,2	(−0,4)	1,06
Doxysolvat	Doxycyclin Ambroxol	1,2	(+41,9)	1,05
Azudoxat comp.	Doxycyclin Ambroxol	1,2	(−23,6)	1,19
Doxy comp. von ct	Doxycyclin Ambroxol	0,9	(+14,4)	1,11
		29,9	(−3,2)	1,38
Mit Erythromycin				
Bisolvonat	Erythromycin Bromhexin	0,7	(−5,8)	6,34
Summe		30,6	(−3,3)	1,49

Tabelle 16.8: Verordnungen von pflanzlichen Expektorantien 1997
Angegeben sind die 1997 verordneten Tagesdosen, die Änderungen gegenüber 1996 und die mittleren Kosten je DDD 1997.

Präparat	Bestandteile	DDD 1997 in Mio.	Änderung in %	DDD-Kosten in DM
Monopräparate				
Gelomyrtol/-forte	Myrtol	43,3	(−16,8)	0,98
Prospan	Efeublätterextrakt	11,7	(−10,0)	2,11
Soledum Kapseln	Cineol	4,2	(+16,0)	1,48
Hedelix	Efeublätterextrakt	3,7	(−26,2)	1,29
Sinuc	Efeublätterextrakt	2,9	(+291,7)	0,65
Soledum Hustensaft/-Tropfen	Thymianextrakt	1,3	(−16,0)	2,47
Thymipin N	Thymianextrakt	1,3	(−6,5)	2,27
Bronchobest	Ol. spicae	1,3	(>1000)	0,87
Tussamag N Saft/Trop.	Thymianextrakt	1,1	(−7,9)	2,18
Bronchoforton Saft/Tropfen	Efeublätterextrakt	1,1	(−28,3)	2,19
Thymiverlan	Thymian-Fluidextrakt	0,8	(−6,4)	0,69
Isla-Moos	Isländisch Moos	0,5	(−40,7)	1,20
		73,3	(−10,6)	1,28
Kombinationspräparate				
Bronchicum Tropfen N	Quebrachoextrakt Seifenwurzelextrakt Thymianextrakt	10,2	(−27,3)	0,70
Bronchipret Saft/Tr.	Efeublätterextrakt Thymiankrautextrakt	5,1	(+6,3)	0,98
Bromhexin-8-Tropfen N	Bromhexin Fenchelöl Anisöl	4,7	(−43,9)	1,05
Aspecton N	Thymianextrakt Gypsophila-Saponin	4,7	(−26,0)	1,36
Bronchicum Elixir N	Grindeliablätterextrakt Bibernellwurzelextrakt Primelwurzelextrakt Quebrachoextrakt Thymianblätterextrakt	4,5	(−13,7)	1,25
Sinuforton	Anisöl Primelwurzelextrakt Thymiankrautextrakt	4,1	(−30,1)	1,62
Optipect N/Neo	Campher Menthol Pfefferminzöl	2,8	(−25,1)	0,49
Bronchipret Filmtabl.	Primelwurzelextrakt Thymiankrautextrakt	1,7	(+4,8)	1,31

Tabelle 16.8: Verordnungen von pflanzlichen Expektorantien 1997 (Fortsetzung) Angegeben sind die 1997 verordneten Tagesdosen, die Änderungen gegenüber 1996 und die mittleren Kosten je DDD 1997.

Präparat	Bestandteile	DDD 1997 in Mio.	Änderung in %	DDD-Kosten in DM
Melrosum Hustensirup N	Grindeliaextrakt Bibernellwurzelextrakt Primelwurzelextrakt Rosenblütenextrakt Thymianblätterextrakt	1,1	(−17,2)	2,85
Bronchoforton Kapseln	Eukalyptusöl Anisöl Pfefferminzöl	1,0	(−35,3)	1,47
Bronchicum plus	Thymianextrakt Spitzwegerichkrautextr. Primelwurzelextrakt	0,8	(+23,7)	2,01
Bronchicum Thymian	Primelwurzelextrakt Thymianextrakt	0,7	(−25,2)	2,23
Sinuforton Saft	Primelwurzelextrakt Thymiankrautextrakt	0,5	(+363,7)	1,79
		41,7	(−23,1)	1,14
Homöopathika Monapax Saft/Supp./ Tropfen	Sonnentau ∅; Hedera helix ∅ China D1 Cochenillelaus D1 Kupfersulfat D1 Ipecacuanha D4 Hyoscyamos D4	2,1	(−27,6)	3,51
Summe		117,2	(−15,9)	1,27

Therapierichtung, erreichen aber nicht den wissenschaftlichen Standard, der bereits damals möglich war und für chemisch definierte Wirkstoffe im Arzneimittelgesetz gefordert wird. Phytotherapeutika ohne Wirksamkeitsnachweis durch kontrollierte Studien sind damit weiterhin als Arzneimittel zweiter Klasse anzusehen.

Tabelle 16.9: Verordnungen von äußerlich anzuwendenden Expektorantien 1997
Angegeben sind die 1997 verordneten Tagesdosen, die Änderungen gegenüber
1996 und die mittleren Kosten je DDD 1997.

Präparat	Bestandteile	DDD 1997 in Mio.	Änderung in %	DDD-Kosten in DM
Monopräparate				
Soledum Balsam Lösung	Cineol	4,5	(−44,9)	0,77
Mentholkombinationen				
Transpulmin Balsam E	Cineol Menthol Campher	9,8	(−42,3)	0,71
Bronchoforton N Salbe	Eucalyptusöl Kiefernnadelöl Menthol	5,0	(−74,4)	0,59
Pinimenthol N	Eucalyptusöl Kiefernnadelöl Menthol	2,2	(−43,9)	0,68
Eufimenth Balsam N	Cineol Fichtennadelöl Menthol	1,6	(−25,3)	0,68
		18,5	(−56,4)	0,67
Andere Kombinationen				
Babix-Inhalat N	Eucalyptusöl Fichtennadelöl	20,6	(−38,3)	0,16
Bronchoforton Salbe	Eucalyptusöl Fichtennadelöl Pfefferminzöl	9,1	(+389,6)	0,70
Liniplant	Eucalyptusöl Cajeputöl	5,4	(−13,4)	0,29
Transpulmin Kinderbalsam S	Eucalyptusöl Kiefernnadelöl	4,8	(−27,3)	0,85
Eucabal Balsam S	Eucalyptusöl Kiefernnadelöl	4,8	(−43,7)	0,79
Pinimenthol S mild	Eucalyptusöl Kiefernnadelöl	1,3	(−21,9)	0,92
Pulmotin-N-Salbe	Anisöl Campher Eucalyptusöl Thymianöl Koniferenöl Thymol	0,9	(−41,5)	0,94
		47,0	(−21,6)	0,45
Summe		70,0	(−36,7)	0,53

Externe Expektorantien

Nachdem bei Expektorantien zur äußeren Anwendung 1995 und 1996 eine beachtliche Steigerung der Verordnungen erfolgte, nahmen 1997 die Verordnungen ab (Tabelle 16.9). Diese Präparate enthalten zumeist ätherische Öle, darunter auch Menthol und Campher. Allerdings ist es unwahrscheinlich, daß die Inhalation von Menthol irgendeinen zusätzlichen Nutzen im Vergleich zur reinen Wasserdampfinhalation hat (Reynolds 1996). Campher ist von zweifelhafter Wirksamkeit und wurde in Großbritannien und USA wegen potentieller neurotoxischer Effekte (Krämpfe, Atemdepression) vom Markt genommen (Reynolds 1996). Überempfindlichkeitsreaktionen und Kontaktdermatitiden können auftreten (Schmidt und Brune 1997). Auch für die anderen ätherischen Öle liegen keine gezielten, klinisch kontrollierten Untersuchungen über die Wirkungen und Wirksamkeit vor, ihre Anwendung basiert überwiegend auf Empirie (Kurz 1986). Zur großen Beliebtheit dieser Bronchial- und Erkältungssalben tragen sicher auch die damit verbundenen Geruchseffekte bei.

Wirtschaftliche Aspekte

Durch die rückläufigen Verordnungen der Antitussiva und Expektorantien sind 1997 ca. 210 Mio. DM eingespart worden. In Anbetracht der ungesicherten therapeutischen Wirksamkeit der Expektorantien ist damit ein wichtiger Schritt zur Reduktion unnötiger Arzneimittelkosten unternommen worden, zumal ein großer Teil dieser Verordnungen zu den leistungsrechtlichen Ausschlüssen nach SGB V § 34 Abs. 1 gehören dürfte. Es sollte erneut betont werden, daß einfach durchzuführende Maßnahmen vermehrt Berücksichtigung finden sollten, z. B. Flüssigkeitszufuhr, Lagerung, Vibrationsmassage und Expektorationsgymnastik. Vor allem der Beseitigung der Ursachen der Erkrankung (z. B. Rauchen, Luftverschmutzung) sollte ständig Beachtung geschenkt werden. Nach wie vor gilt, daß durch Prävention, verstärkte Aufklärung, nicht-medikamentöse Maßnahmen und Beachtung von pharmakologisch-therapeutischen Kriterien hier ein wesentlicher Beitrag zur Verbesserung der Therapie geleistet werden könnte.

Literatur

Arzneimittelkommission der deutschen Ärzteschaft (1997): Substitution von Opiatabhängigen mit Codein und Dihydrocodein. Dtsch. Ärztebl. 94: B-280.

Boman G., Bäcker U., Larsson S., Melander B., Wåhlander L. (1983): Oral acetylcystein reduces exacerbation rate in chronic bronchitis. Report of a trial organized by the Swedish Society for Pulmonary Diseases. Eur. J. Respir. Dis. 64: 405–415.

Braga P. C., Allegra L. (eds.) (1989): Drugs in bronchial mucology. Raven Press, New York.

British Thoracic Society Research Committee (1985): Oral N-acetylcysteine and exacerbation rates in patients with chronic bronchitis and severe airways obstruction. Thorax 40: 832–835.

Bundesgesetzblatt (1998): 10. BtmÄndV, 23.1.1998.

Bundesgesundheitsamt (1981): Monographieentwürfe für anthroposophische und phytotherapeutische Arzneimittel. Dtsch. Apoth. Ztg. 52: 2910–2913.

Bundesgesundheitsamt (1993a): Aufbereitungsmonographie für Ambroxol. Bundesanzeiger Nr. 30 vom 13.2.1993.

Bundesgesundheitsamt (1993b): Aufbereitungsmonographie für Bromhexin. Bundesanzeiger Nr. 29 vom 12.2.1993.

Bundesgesundheitsamt (1994): Aufbereitungsmonographie für Acetylcystein. Bundesanzeiger Nr. 93 vom 19.5.1994.

Cegla U. H. (1988): Langzeittherapie über 2 Jahre mit Ambroxol (Mucosolvan) Retardkapseln bei Patienten mit chronischer Bronchitis. Ergebnisse einer Doppelblindstudie an 180 Patienten. Prax. Klin. Pneumol. 42: 715–721.

Cotgreave I. A., Eklund A., Larsson K., Moldéus P. W. (1987): No penetration of orally administered N-acetylcysteine into bronchoalveolar lavage fluid. Eur. J. Respir. Dis. 70: 73–77.

Domenighetti G., Suter P. M., Schaller M. D., Ritz R., Perret C. (1997): Treatment with N-acetylcystein during acute respiratory distress syndrome: a randomised, double-blind, placebo-controlled clinical study. J. Crit. Care 12: 177–182.

Ericsson C. H., Juhász J., Jönsson E, Mossberg B. (1986): Ambroxol therapy in simple chronic bronchitis: effects on subjective symptoms and ventilatory function. Eur. J. Respir. Dis. 69: 248–255.

Ericsson C. H., Juhász J., Mossberg B., Philipson K., Svartengren M., Camner P. (1987): Influence of ambroxol on tracheobronchial clearance in simple chronic bronchitis. Eur. J. Respir. Dis. 70: 163–170.

Guyatt G. H., Townsend M., Kazim F., Newhouse M. T. (1987): A controlled trial of ambroxol in chronic bronchitis. Chest 92: 618–620.

Honig, E. G., Ingram R. H. (1998): Chronic bronchitis, emphysema, and airways obstruction. In: Fauci A. S. et al. (eds.): Harrison's principles of internal medicine. 14th ed., McGraw-Hill, New York, pp. 1451–1460.

Imhof E., Russi E., Perruchoud A. P. (1988): Pharmakotherapie des Hustens. Schweiz. Med. Wochenschr. 118: 1067–1072.

International Consensus Report on Diagnosis and Treatment of Asthma (1992): Eur. Respir. J. 5: 601–641.

Jackson I. M., Barnes J., Cooksey P. (1984): Efficacy and tolerability of oral acetylcysteine (Fabrol®) in chronic bronchitis: a double-blind placebo controlled study. J. Int. Med. Res. 12: 198–206.

Konrad F., Schoenberg M. H., Wiedmann H., Kilian J., Georgieff M. (1995): Applikationen von Acetylcystein als Antioxidans und Mukolytikum bei mechanischer Ventilation von Intensivpflegepatienten. Eine prospektive, randomisierte Placebo-kontrollierte Doppelblindstudie. Anaesthesist 44: 651–658.

Kurz H. (1986): Expektoranzien und Antitussiva. Dtsch. Apoth. Ztg. 126: 1024-1029.
Lorenz J. (1995): Bronchitisches Syndrom und Lungenemphysen. In: Paumgartner G., Riecker G. (Hrsg.): Therapie innerer Krankheiten. 8. Aufl. Springer-Verlag, Berlin Heidelberg New York, S. 255-264.
Lurie A., Mestiri M., Strauch G., Marsac J. (1995): Drugs acting on mucociliary transport and surface tension. In: Munson P. L., Mueller R. A., Breese G. R. (eds.): Principles of Pharmacology, Chapman & Hall, New York, pp. 621-627.
McFadden E. R. (1998): Asthma. In: Fauci A. S. et al. (eds.): Harrison's principles of internal medicine. 14th ed., McGraw-Hill, New York, pp. 1419-1426.
Mitchell E. A., Elliot R. B. (1982): Controlled trial of oral N-acetylcysteine in cystic fibrosis. Aust. Paediatr. J. 18: 40-42.
Multicenter Study Group (1980): Long-term oral acetylcysteine in chronic bronchitis. A double-blind controlled study. Eur. J. Respir. Dis. 61: 93-108.
Mutschler E. (1996): Arzneimittelwirkungen, 7. Aufl., Wissenschaftliche Verlagsgesellschaft Stuttgart, S. 518-519.
Olivieri D., Zavattini G., Tomasini G. (1987): Ambroxol for the prevention of chronic bronchitis exacerbations: long-term multicenter trial. Respiration 51: Suppl.1, 42-51.
Olsson B., Johansson M., Gabrielsson J., Bolme P. (1988): Pharmacokinetics and bioavailability of reduced and oxidized N-acetylcysteine. Eur. J. Clin. Pharmacol. 34: 77-82.
Palm D., Lemmer B. (1997): Erkrankungen der Atemwege. In: Fülgraff G., Palm D. (Hrsg.): Pharmakotherapie - Klinische Pharmakologie. 10. Aufl., Gustav Fischer Verlag, Stuttgart, S. 320-335.
Parr G. D., Huitson A. (1987): Oral fabrol (oral N-acetylcysteine) in chronic bronchitis. Br. J. Dis. Chest 81: 341-349.
Rasmussen J. B., Glennow C. (1988): Reduction in days of illness after long-term treatment with N-acetylcysteine controlled-release tablets in patients with chronic bronchitis. Eur. Respir. J. 1: 351-355.
Reynolds J.E.F. (ed.) (1996): Martindale: The Extra Pharmacopoeia. Royal Pharmaceutical Society, London, pp. 1059-1076.
Roider G., Drasch G., von Meyer L., Eisenmenger W. (1996): Der Gebrauch von Dihydrocodein als Drogenersatz. Pharm. Ztg. 141: 1369-1377.
Schmidt G., Brune K. (1997): Rheumatische Erkrankungen. In: Fülgraff G., Palm D. (Hrsg.): Pharmakotherapie - Klinische Pharmakologie. 10. Aufl., Gustav Fischer Verlag, Stuttgart, S. 336-351.
Serafin W.E. (1996): Drugs used in the treatment of asthma. In: Goodman & Gilman's The Pharmacological basis of therapeutics. 9th ed., McGraw-Hill. 659-682.
Shim Ch., King M., Williams M. H. (1987) Lack of effect of hydration on sputum production in chronic bronchitis. Chest 92: 679-682.
Steppling H. (1998): Atemorgane. In: Weihrauch T. R. (Hrsg.): Internistische Therapie 98/99, 12. Auflage. Urban & Schwarzenberg, München Wien Baltimore, S. 442-491.
Walle H. A., Koper I., Sybrecht G. W. (1994): Chronische Bronchitis. In: Classen M., Diehl V., Kochsiek K. (Hrsg.): Innere Medizin. Urban & Schwarzenberg, München Wien Baltimore, S. 1226-1229.
Zimmermann Th., Seiberling M., Thomann P., Karabelnik D. (1995): Untersuchungen zur relativen Bioverfügbarkeit und zur Pharmakokinetik von Myrtol standardisiert. Arzneim. Forsch. 45: 1198-1201.

17 Betarezeptorenblocker

B. Lemmer

Betarezeptorenblocker spielen eine wichtige Rolle bei der Behandlung kardiovaskulärer Erkrankungen. Hauptindikationen sind die arterielle Hypertonie, die koronare Herzkrankheit und tachykarde Herzrhythmusstörungen. Hinzu kommt, daß bei der Behandlung der Herzinsuffizienz die Verminderung der Mortalität unter Carvedilol belegt ist.

Betarezeptorenblocker hemmen die Funktion des sympathischen Nervensystems in allen Organen, die mit adrenergen Betarezeptoren ausgestattet sind. Dazu gehören insbesondere das Herz, die Nieren und die glatte Muskulatur von Bronchien und Muskelgefäßen. Therapeutisch bedeutsam ist die Senkung der Herzfrequenz, des kardialen Sauerstoffverbrauchs, der Reninausschüttung aus der Niere und die Erniedrigung des Augeninnendrucks (vgl. Kapitel 38). Nachteilig kann sich die Betarezeptorenblockade auf die Herzkraft, die kardiale Erregungsleitung, die Bronchialfunktion (Gefahr des Bronchospasmus) und die Gefäßmuskulatur (Durchblutungsstörungen) auswirken.

In den einzelnen Organen kommen vor allem zwei Typen von Betarezeptoren vor, die durch Betarezeptorenblocker unterschiedlich beeinflußt werden können. Herz und Nieren enthalten überwiegend $Beta_1$-Rezeptoren, Bronchien und Gefäße überwiegend $Beta_2$-Rezeptoren. Betarezeptorenblocker werden daher nach ihrer unterschiedlichen Wirkung auf die Rezeptorsubtypen folgendermaßen eingeteilt:

- nicht-selektive Betarezeptorenblocker,
- $Beta_1$-selektive Betarezeptorenblocker,
- Betarezeptorenblocker mit intrinsischer sympathomimetischer Aktivität (ISA),
- Alpha- und Betarezeptorenblocker.

Die nicht-selektiven Blocker hemmen die Betarezeptoren in allen Organen. $Beta_1$-selektive Blocker wirken bevorzugt auf die $Beta_1$-

Rezeptoren von Herz und Niere, führen weniger leicht zu einer Verlängerung Insulin-bedingter hypoglykämischer Perioden und zu einer Verringerung der Muskeldurchblutung und erzeugen erst in höheren Dosierungen die therapeutisch nicht erwünschte Blockade der Beta$_2$-Rezeptoren in Bronchien und Gefäßen. Die Beta$_1$-Selektivität ist also nur relativ und erfordert daher, daß die üblichen Kontraindikationen für Betarezeptorenblocker weiterhin zu beachten sind. Betarezeptorenblocker mit intrinsischer sympathomimetischer Aktivität (ISA; identisch mit partial-agonistischer Aktivität, PAA) führen in Ruhe zu einer geringeren Abnahme der Herzfrequenz und sollen initial einen geringeren Anstieg von Gefäß- und Bronchialwiderstand bewirken (Palm 1987). Sie haben aber aufgrund der ISA eine geringere maximale Wirkungsstärke, so daß ihre Wirksamkeit bei Angina pectoris und in der Sekundärprophylaxe nach abgelaufenem Myokardinfarkt derjenigen anderer Betarezeptorenblocker unterlegen ist (Frishman et al. 1979, Quyyumi et al. 1984). Die therapeutische Bedeutung der ISA ist deshalb nicht ausreichend belegt (Hoffman und Lefkowitz 1996). Während der Langzeitbehandlung mit nicht-selektiven Betarezeptorenblockern wurde ein Anstieg der LDL- und eine Senkung der HDL-Cholesterol-Konzentrationen im Serum beobachtet.

Grundsätzlich können die verschiedenen therapeutischen Ziele mit allen Betarezeptorenblockern erreicht werden (Hoffman und Lefkowitz 1996). Beim akuten Herzinfarkt vermindert die frühzeitige intravenöse Applikation von Metoprolol und Atenolol die Mortalität um etwa 10 % (Hoffman und Lefkowitz 1996). Die Häufigkeit von plötzlichem Herztod nach Myokardinfarkt und von Reinfarkten (sekundäre Prävention) kann durch Betarezeptorenblocker vermindert werden (Kilbinger und Rahn 1997). Seit 1974 wurden 15 größere randomisierte und kontrollierte Studien mit zehn verschiedenen Betarezeptorenblockern durchgeführt, die eine Verminderung der Mortalität um etwa 20–30 % zeigten (Frishman 1996, Hoffman und Lefkowitz 1996). Seit kurzem zeichnet sich auch eine erfolgreiche Anwendung der Betarezeptorenblockade bei chronischer Herzinsuffizienz mit Carvedilol ab, einer Molekularverbindung aus Beta- und Alpha-Rezeptorenblocker (Packer et al. 1996, Scholz 1997). Propranolol und Nadolol sind wirksam in der Prävention von Ösophagus-Varizenblutungen und der Verminderung der Mortalität bei gastrointestinalen Blutungen aufgrund einer Leberzirrhose (Poynard et al. 1991). Bei kardiovaskulären Indikationen sind die beta$_1$-selektiven Rezeptorenblocker zu bevorzugen (Kilbinger und Rahn 1997, Schrör und Just 1997).

Tabelle 17.1: Verordnungen von Betarezeptorenblockern 1997
Angegeben sind die verordnungshäufigsten Präparate mit Verordnungsrang, Verordnungen und Umsatz 1997 im Vergleich zu 1996.

Rang	Präparat	Verordnungen in Tsd.	Änd. %	Umsatz Mio. DM	Änd. %
10	Beloc	3551,4	−5,7	241,9	−3,6
133	Concor	1063,0	−27,2	68,2	−27,9
161	Obsidan	940,0	−17,3	28,3	−17,1
170	Sotalex	896,9	−16,4	65,8	−25,1
244	Cordanum	685,3	−19,7	33,0	−21,4
252	Sotahexal	658,3	+11,2	33,0	+12,5
342	Metoprolol-ratiopharm	524,2	+62,4	17,3	+61,6
369	Atenolol-ratiopharm	497,1	−0,3	15,5	−28,4
371	Tenormin	495,3	−15,7	22,2	−22,8
382	Dociton	482,9	−11,7	13,4	−10,8
457	Selectol	430,0	−11,7	31,5	−11,4
488	Dilatrend	405,2	+62,3	50,3	+56,4
576	Metohexal	343,4	+14,7	11,6	+10,7
587	Blocotenol	340,4	−8,0	12,0	−6,6
600	Bisoprolol-ratiopharm	334,0	+228,7	17,1	+270,6
609	Atehexal	329,0	+8,8	9,5	−8,0
636	Querto	316,7	+16,1	39,4	+21,5
714	Kerlone	282,6	+15,1	21,5	+9,9
838	Sotalol-ratiopharm	238,8	+19,1	11,9	+16,1
859	Propra-ratiopharm	232,9	−2,3	5,9	−0,7
904	Meto Tablinen	219,2	+0,7	7,8	+0,8
920	Azumetop	216,7	+16,0	8,5	+20,6
1102	Bisomerck	174,8	+169,2	8,7	+210,6
1136	Bisobloc	168,7	+298,7	8,2	+351,4
1269	Atenolol-Heumann	144,3	+3,4	5,1	−0,1
1320	Metoprolol Stada	138,2	+12,7	4,6	+14,8
1337	Metoprolol Heumann	136,0	+43,5	5,3	+59,3
1452	Visken	121,5	−19,3	6,8	−16,8
1543	Nebilet	111,0	(neu)	11,3	(neu)
1582	Lopresor	106,9	−14,5	6,7	−19,0
1691	Atenolol Stada	95,4	−1,8	3,5	+3,5
1713	Fondril	93,1	−24,9	5,3	−15,8
1789	Atenolol von ct	87,5	+24,9	2,5	+4,6
1801	Metoprolol von ct	86,9	+29,2	2,9	+33,0
1821	Meprolol	85,4	+101,4	2,7	+126,6
1857	Sotabeta	82,0	+81,4	3,6	+85,9
1878	Metobeta	80,6	+86,5	2,0	+93,4
1893	Atenolol AL	79,9	+37,6	2,3	+42,8
1927	Bisoprolol von ct	77,7	+437,5	3,5	+531,8
1980	Bisoprolol Stada	74,1	(>1000)	3,7	(>1000)
Summe		15427,2	+0,7	854,2	−0,5
Anteil an der Indikationsgruppe		28,0 %		25,2 %	
Gesamte Indikationsgruppe		55090,3	−2,4	3393,1	−4,6

Verordnungsspektrum

Im Jahre 1997 waren 40 Betarezeptorenblocker unter den verordnungshäufigsten Arzneimitteln zu finden (Tabelle 17.1). Während in den letzten fünf Jahren wechselnd 20–29 Betarezeptorenblocker in dieser Liste vertreten waren, kamen 1997 elf Präparate neu hinzu. Es handelt sich ausschließlich um Monopräparate, denn die Kombinationspräparate sind bei den Antihypertonika aufgeführt (vgl. Kapitel 11). Als Wirkstoffe sind in den 40 Präparaten elf verschiedene Betarezeptorenblocker enthalten. Damit wurde nur die Hälfte der 21 verschiedenen Betarezeptorenblocker, die 1997 in der Bundesrepublik für kardiovaskuläre Indikationen im Handel waren, auch tatsächlich häufig therapeutisch angewendet. Vierzehn weitere Präparate mit fünf verschiedenen Betarezeptorenblockern werden zur Behandlung des Glaukoms eingesetzt (vgl. Kapitel 38).

Im Gegensatz zu dem Zuwachs im Vorjahr wurden Betarezeptorenblocker im Jahre 1997 kaum häufiger verordnet. Der Umsatz nahm sogar leicht ab (Tabelle 17.1). Das Verordnungsvolumen nach definierten Tagesdosen (DDD) stieg dagegen erneut an (Abbildung 17.1).

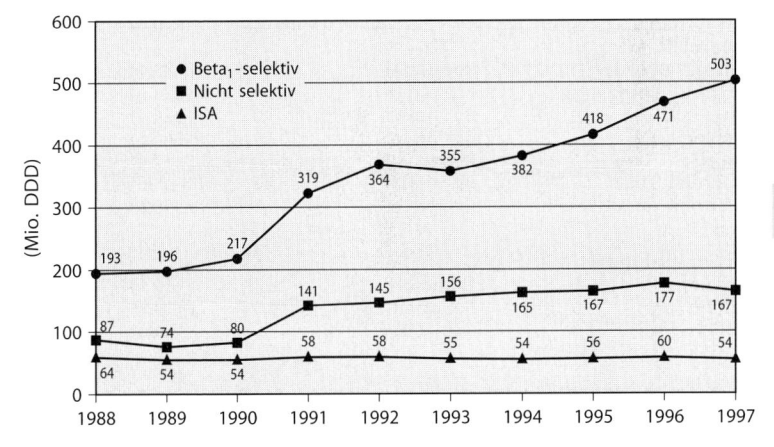

Abbildung 17.1: Verordnungen von Betarezeptorenblockern 1988 bis 1997 Gesamtverordnungen nach definierten Tagesdosen (ab 1991 mit neuen Bundesländern)

Tabelle 17.2: Verordnungen von β_1-selektiven Betarezeptorenblockern 1997
Angegeben sind die 1997 verordneten Tagesdosen, die Änderungen gegenüber 1996 und die mittleren Kosten je DDD 1997.

Präparat	Bestandteile	DDD 1997 in Mio.	Änderung in %	DDD-Kosten in DM
Metoprolol				
Beloc	Metoprolol	149,4	(−2,3)	1,62
Metoprolol-ratiopharm	Metoprolol	22,1	(+68,6)	0,78
Metohexal	Metoprolol	15,0	(+12,9)	0,77
Meto Tablinen	Metoprolol	10,8	(+6,1)	0,72
Azumetop	Metoprolol	10,5	(+23,5)	0,82
Metoprolol Heumann	Metoprolol	6,1	(+65,0)	0,87
Metoprolol Stada	Metoprolol	5,7	(+15,3)	0,82
Lopresor	Metoprolol	4,4	(−15,7)	1,52
Meprolol	Metoprolol	4,0	(+145,7)	0,67
Metoprolol von ct	Metoprolol	3,8	(+37,6)	0,76
Metobeta	Metoprolol	2,9	(+110,0)	0,69
		234,7	(+7,9)	1,33
Atenolol				
Atenolol-ratiopharm	Atenolol	25,8	(+0,3)	0,60
Tenormin	Atenolol	25,0	(−14,0)	0,89
Atehexal	Atenolol	17,1	(+15,3)	0,56
Blocotenol	Atenolol	15,3	(−5,9)	0,78
Atenolol-Heumann	Atenolol	6,9	(−1,7)	0,74
Atenolol Stada	Atenolol	5,0	(+4,8)	0,71
Atenolol von ct	Atenolol	4,8	(+38,3)	0,53
Atenolol AL	Atenolol	3,7	(+36,4)	0,64
		103,4	(−0,3)	0,70
Bisoprolol				
Concor	Bisoprolol	53,0	(−23,6)	1,29
Bisoprolol-ratiopharm	Bisoprolol	15,9	(+278,9)	1,08
Bisomerck	Bisoprolol	8,0	(+224,3)	1,09
Bisobloc	Bisoprolol	7,9	(+366,5)	1,04
Fondril	Bisoprolol	4,4	(−17,4)	1,22
Bisoprolol Stada	Bisoprolol	3,6	(>1000)	1,02
Bisoprolol von ct	Bisoprolol	3,5	(+596,6)	0,99
		96,3	(+14,9)	1,19
Weitere Wirkstoffe				
Cordanum	Talinolol	26,4	(−16,1)	1,25
Kerlone	Betaxolol	19,5	(+14,8)	1,10
Nebilet	Nebivolol	7,0	(neu)	1,61
		52,8	(+9,2)	1,24
Summe		487,3	(+7,5)	1,16

Beta₁-selektive Rezeptorenblocker

Die beta$_1$-selektiven Substanzen stellen seit nunmehr 15 Jahren die therapeutisch bedeutsamste Gruppe unter den Betarezeptorenblockern dar (Abbildung 17.1). Seit 1988 haben sich die Verordnungen nach DDD mehr als verdoppelt. Auf diese Gruppe entfallen fast 70 % aller Verordnungen der Betarezeptorenblocker (Tabelle 17.2). Auch 1997 war eine deutliche Zunahme der Verordnungen festzustellen, wobei im Vergleich zu den in den Vorjahren publizierten Daten berücksichtigt werden muß, daß aus systematischen Gründen eine Umstellung auf die WHO-DDD notwendig war, was für einige Substanzen (Betaxolol, Bisoprolol, Metoprolol) Veränderungen ergab.

Seit Jahren ist *Beloc* mit dem Wirkstoff Metoprolol das führende Präparat, das im Jahre 1997 zum ersten Mal eine leichte Abnahme zu verzeichnen hatte, auf das aber immer noch 64 % der Metoprololpräparate entfielen (Tabelle 17.2). Drei weitere Metoprololpräparate (*Meprolol, Metoprolol von ct, Metobeta*) kamen hinzu. An zweiter Stelle steht *Concor*. Es enthält Bisoprolol, das sich durch eine besonders hohe Beta$_1$-Selektivität auszeichnet. Hier kamen vier weitere Bisoprololpräparate hinzu (*Bisomerck, Bisobloc, Bisoprolol Stada, Bisoprolol von ct*). Schließlich sind auch zwei neue Atenololpräparate (*Atenolol von ct, Atenolol AL*) in dieser Gruppe vertreten. Auf die Metoprololpräparate entfallen nun 48 %, auf Atenololpräparate 21 % und auf die Bisoprololpräparate 20 % der verordneten DDD der beta$_1$-selektiven Präparate, letztere hatten den größten Zuwachs zu verzeichnen (Tabelle 17.2).

Neben zahlreichen Generika ist es auch dem Wirkstoff Nebivolol (*Nebilet*) gelungen, nach der Neueinführung im Januar 1997 auf Anhieb in die Gruppe der 2000 meistverordneten Arzneimittel vorzudringen. Nebivolol ist ein langwirkender β$_1$-selektiver Betarezeptorenblocker mit zusätzlichen vasodilatierenden Eigenschaften, die auf einer endothelabhängigen NO-Freisetzung beruhen (Van Nueten et al. 1998).

Nicht-selektive Betarezeptorenblocker

In der Gruppe der nicht-selektiven Betarezeptorenblocker nahmen die Verordnungen der Propranolol enthaltenden Präparate im Mittel um 14,8 % ab, drei der vier Sotalolpräparate wurden häufiger verord-

Tabelle 17.3: Verordnungen von nichtselektiven Betarezeptorenblockern Angegeben sind die 1997 verordneten Tagesdosen, die Änderungen gegenüber 1996 und die mittleren Kosten je DDD 1997.

Präparat	Bestandteile	DDD 1997 in Mio.	Änderung in %	DDD-Kosten in DM
Sotalol				
Sotalex	Sotalol	52,8	(−15,9)	1,25
Sotahexal	Sotalol	37,7	(+10,9)	0,87
Sotalol-ratiopharm	Sotalol	13,7	(+24,0)	0,86
Sotabeta	Sotalol	4,8	(+85,7)	0,76
		109,0	(−1,3)	1,05
Propranolol				
Obsidan	Propranolol	20,2	(−18,2)	1,40
Dociton	Propranolol	9,3	(−13,1)	1,44
Propra-ratiopharm	Propranolol	4,7	(−0,8)	1,26
		34,2	(−14,8)	1,39
Intrinsische Aktivität				
Selectol	Celiprolol	35,1	(−5,8)	0,90
Visken	Pindolol	3,8	(−15,8)	1,79
		38,9	(−6,9)	0,98
Alpha- und Betarezeptorenblocker				
Dilatrend	Carvedilol	18,2	(+49,0)	2,76
Querto	Carvedilol	14,3	(+17,2)	2,75
		32,5	(+33,1)	2,76
Summe		214,7	(−1,0)	1,35

net (Tabelle 17.3). Sotalol, bedingt durch seine besondere chemische Struktur, verfügt über zusätzliche Eigenschaften eines Klasse-III-Antiarrhythmikums (Ijzerman und Soudijn 1989). Die beiden Carvedilol enthaltenden Präparate nahmen erneut stark zu. Beim Vergleich zu den bisher publizierten Daten ist zu berücksichtigen, daß durch die systematische Umstellung auf die Tagesdosen der WHO (WHO-DDD) für einige Substanzen (Sotalol, Carvedilol) eine entsprechende Neuberechnung der DDD notwendig war.

Betarezeptorenblocker mit intrinsischer Aktivität (ISA)

In dieser Gruppe sind nur noch zwei Präparate vertreten. *Selectol* enthält den Betarezeptorenblocker Celiprolol, einen beta$_1$-selektiven Antagonisten mit gering beta$_2$-selektiv agonistischer und vasodilatierender Wirkungsqualität. *Selectol* hatte erstmals einen Rückgang zu verzeichnen. Nach einer Zunahme 1996 fielen die Verordnungen von *Visken* im Jahre 1997 stark ab (Tabelle 17.3). Insgesamt entfallen nur etwa 6 % aller Verordnungen von Betarezeptorenblockern auf Präparate mit intrinsischer Aktivität.

Alpha- und Betarezeptorenblocker

Carvedilol (*Dilatrend, Querto*) ist ein nichtselektiver Betarezeptorenblocker mit vasodilatierenden Eigenschaften aufgrund einer zusätzlichen alpha-blockierenden Wirkung. Unter klinischen Bedingungen überwiegt die Betarezeptorenblockade. Die Substanz wurde zunächst als Antihypertonikum entwickelt und bisher auch in dieser Indikationsgruppe eingeordnet. Nach erfolgreichen Studien bei schwerer Herzinsuffizienz mit dem Nachweis der Verminderung der Mortalität ist Carvedilol auch für diese Indikation zugelassen worden (Packer et al. 1996, Scholz 1997). Vermutlich waren die neuen therapeutischen Möglichkeiten für den Markterfolg der beiden Präparate, mit einem kräftigen Zuwachs der verordneten Tagesdosen 1997, verantwortlich (Tabelle 17.3).

Wirtschaftliche Aspekte

die Generika der Betarezeptorenblocker spielen im Verordnungsvolumen eine zunehmende Rolle. Auf die Nachfolgepräparate von Atenolol entfielen etwa 75 %, auf die Metroprolol- und Propranolol-Nachfolgepräparate 36 % bzw. 40 %, und auf die von Bisoprolol und Sotalol 45 % bzw. 52 % der Verordnungen (Tabelle 17.2, 17.3).

Literatur

Frishman W. H., Kostis J., Strom J., Hossler M., Ekayam U. et al. (1979): Clinical pharmacology of the new beta-adrenergic blocking drugs. Part 6: A comparison of pindolol and propranolol in the treatment of patients with angina pectoris. The role of intrinsic sympathomimetic activity. Am. Heart J. 98: 526–535.

Frishman W. H. (1996): Secondary prevention of myocardial infarction: the roles of β-adrenergic blockers, calcium-channel blockers, angiotensin converting enzyme inhibitors, and aspirin. In: Willich S. N, Muller J. E. (eds.): Triggering of acute coronary syndromes. Kluwer Academic Publishers, Dordrecht, Boston, London, pp. 367–394.

Ijzerman A. P., Soudijn W. (1989): The antiarrhythmic properties of β-adrenoceptor antagonists. Trends Pharmacol. Sci. 10: 31–36.

Hoffman B. B., Lefkowitz R. J. (1996): Catecholamines, sympathomimetic drugs, and adrenergic receptor antagonists. In: Hardman J. G., Limbird L. E., Molinoff P. B., Ruddon R. W., Goodman Gilman A. (eds.): Goodman & Gilman's The Pharmacological Basis of Therapeutics. McGraw-Hill, New York, 9th ed., pp. 232–248.

Kilbinger H., Rahn K.-H. (1997): Hypertonie. In: Fülgraff G., Palm D. (Hrsg.): Pharmakotherapie – Klinische Pharmakologie, 10. Auflage, Gustav Fischer Verlag, Stuttgart, S. 202–217.

Packer M., Bristow M. R., Cohn J. N., Colucci W. S., Fowler M. B. et al. (1996): The effect of carvedilol on morbidity and mortality in patients with chronic heart failure. N. Engl. J. Med. 334: 1349–1355.

Palm D. (1987): Wie viele Beta-Rezeptoren-Blocker braucht der Arzt? Klin. Wochenschr. 65: 289–295.

Poynard T., Calès P., Pasta L., Ideo G., Pascal J.-P. et al. and the Franco-Italian Multicenter Study Group (1991): Beta-adrenergic-antagonist drugs in the prevention of gastrointestinal bleeding in patients with cirrhosis and esophageal varices. N. Engl. J. Med. 324:1532–1538.

Quyyumi A. A., Wright C., Mockus L., Fox K. M. (1984): Effect of partial agonist activity in β-blockers in severe angina pectoris: A double blind comparison of pindolol and atenolol. Brit. Med. J. 289: 951–953.

Scholz H. (1997): Herzinsuffizienz. In: Fülgraff G., Palm D. (Hrsg.): Pharmakotherapie – Klinische Pharmakologie. 10. Aufl., Gustav Fischer Verlag, Stuttgart, S. 223–240.

Schrör K., Just H. (1997): Koronare Herzkrankheit. In: Fülgraff G., Palm D. (Hrsg.): Pharmakotherapie – Klinische Pharmakologie. 10. Aufl., Gustav Fischer Verlag, Stuttgart, S. 241–256.

Van Nueten L., Taylor F. R., Robertson J. I. (1998): Nebivolol vs atenolol and placebo in essential hypertension: a double-blind randomised trial. J. Hum. Hypertens. 12: 135–140.

18 Bronchospasmolytika und Antiasthmatika

B. Lemmer

Bronchospasmolytika werden zur Behandlung des Asthma bronchiale und der chronisch-obstruktiven Bronchitis (COPD) eingesetzt. Bei beiden Erkrankungen ist es das Ziel, die reversible Bronchialobstruktion zu beseitigen und die therapeutisch kaum noch zu beeinflussenden Zustände der Ateminsuffizienz und des Cor pulmonale so weit wie möglich zu bessern.

Asthma bronchiale ist eine entzündliche Erkrankung der Atemwege mit bronchialer Hyperreaktivität und variabler Atemwegsobstruktion. Den entzündlichen Prozessen wird heute eine wesentlich größere Bedeutung zugesprochen als noch vor wenigen Jahren. Die Mechanismen, die der bronchialen Übererregbarkeit zugrunde liegen, sind vielfältig, in ihrer Bedeutung für das Krankheitsgeschehen aber immer noch nicht eindeutig abgeklärt (International Consensus Report 1992, GINA 1995, National Heart, Lung, and Blood Institute (EPR-2) 1997). Asthmatische Anfälle pflegen in 70–80 % der Fälle vor allem nachts aufzutreten (Smolensky und D'Alonso 1997). Eine Zunahme der zirkadianen Tag-Nacht-Amplitude der Lungenfunktion ist symptomatisch für den Schweregrad der Erkrankung und daher für die antiasthmatische Stufentherapie von Bedeutung (Wettengel et al. 1994, GINA 1995, EPR-2 1997). Weltweit scheinen das Asthma bronchiale, sein Schweregrad und die Zahl der Klinikeinweisungen zuzunehmen, die Ursachen dafür sind aber weiterhin unklar (Williams 1989, GINA 1995).

Grundlage für eine erfolgreiche Arzneitherapie ist in erster Linie die Ausschaltung auslösender Ursachen. Beim Asthma bronchiale gehört dazu die Allergenkarenz und gegebenenfalls eine frühzeitige Hyposensibilisierung. Beim häufigen endogenen Asthma sind allerdings die Ursachen nicht bekannt. Bei chronisch-obstruktiver Bronchitis ist es erforderlich, daß ein absolutes Rauchverbot eingehalten wird und rezidivierende Atemwegsinfektionen sowie eine berufliche

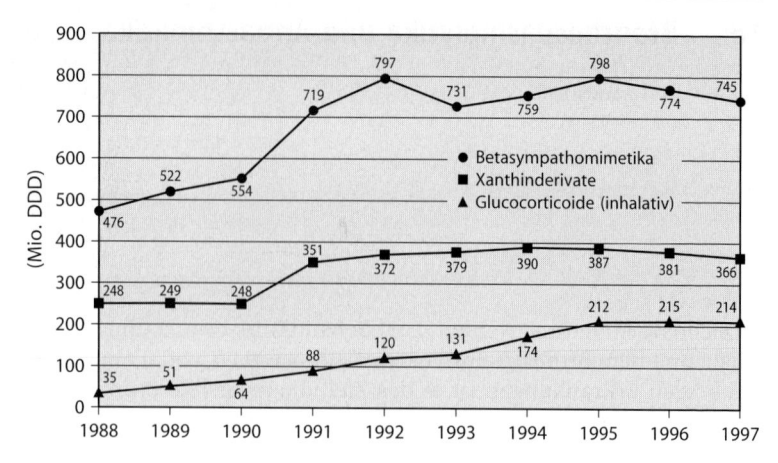

Abbildung 18.1: Verordnungen von Bronchospasmolytika und Antiasthmatika 1988 bis 1997
DDD der 2000 meistverordneten Arzneimittel

Staubexposition vermieden werden. Beim saisonal bedingten Asthma ist eine Dauertherapie nicht erforderlich. Bei der chronisch-obstruktiven Ventilationsstörung muß eine Langzeittherapie auch im beschwerdefreien Intervall durchgeführt werden.

Entsprechend einer internationalen Übereinkunft (GINA 1995) und den Empfehlungen der Deutschen Atemwegsliga (Wettengel et al. 1994) basiert das Prinzip der Therapie des Asthma bronchiale auf einem Stufenschema mit einer entzündungshemmenden Dauertherapie und bedarfsorientierter Verwendung von Bronchospasmolytika. In der jüngsten umfassenden Publikation (EPR-2 1997) wurden die früheren Empfehlungen (International Consensus Report 1992, GINA 1995) aktualisiert, die als Richtschnur der Weiterentwicklung nationaler Empfehlungen dienen können (Schultze-Werninghaus 1998). Entsprechend dem Schweregrad der Erkrankung wird ein vierstufiges Behandlungsschema empfohlen, wobei zunehmend einer „step-down"-Therapie der Vorzug gegeben wird, die eine initial hochdosierte Therapie zwecks rascher Rückbildung der Symptome beinhaltet, die dann langsam bis zur niedrigsten Erhaltungsstufe abgebaut wird. Grundsätzlich teilt man die zur Therapie eingesetzten Arzneimittel in zwei Gruppen ein (EPR-2 1997): Zur symptomatischen Akut-Behandlung („quick-relief-medications") werden als Mittel der

Wahl kurz wirksame inhalative Beta$_2$-Sympathomimetika und Anticholinergika als Alternative bei Unverträglichkeit von Beta$_2$-Sympathomimetika empfohlen. Obwohl der Wirkungseintritt der systemischen Glucocorticoide verzögert ist, werden sie zu dieser Gruppe gerechnet, da sie die Besserung der Atemwegsobstruktion beschleunigen und die Exazerbationen vermindern können. Zur Dauertherapie und Kontrolle des Krankheitsgeschehens werden Medikamente („long-term control medications") wie die antiinflammatorisch wirkenden inhalativen Glucocorticoide, Cromoglicinsäure und Nedocromil sowie lang wirksame Beta$_2$-Sympathomimetika und retardiertes Theophyllin verwendet. Als neues therapeutisches Prinzip stehen seit kurzem Leukotrienantagonisten zur Verfügung, von denen kürzlich Montelukast (*Singulair*) als erster Vertreter eingeführt wurde.

Kurz wirkende Beta$_2$-Sympathomimetika sollten nicht regelmäßig, sondern bei Bedarf eingesetzt werden. Im Stufenplan für die Langzeittherapie gilt als Basistherapie die regelmäßige Inhalation einer antiinflammatorischen Substanz. Frühzeitig wird die Kombination mit inhalativen Glucocorticoiden bzw. Cromoglicinsäure oder Nedocromil empfohlen. Bei stärkeren Beschwerden werden zusätzlich Theophyllin, Anticholinergika oder orale Beta$_2$-Sympathomimetika sowie orale Glucocorticoide vorgeschlagen. Lang wirkende Beta$_2$-Sympathomimetika sind zur abendlichen Anwendung bei nächtlichem Asthma indiziert, um die häufige Atemnot in den frühen Morgenstunden zu verhindern. Sie sind allerdings zur Akuttherapie nur beschränkt geeignet bzw. zugelassen (Schweiz, Österreich), da die lange Wirkungsdauer bei mehrfach täglicher Anwendung, wie es bei kurz-wirkenden Beta$_2$-Sympathomimetika üblich ist, zu Überdosierungen führen kann.

Verordnungsspektrum

Nach steigendem Verordungsverhalten in den Vorjahren nahmen die Verordnungen der Bronchospasmolytika und Antiasthmatika 1997 leicht ab (Tabelle 18.1). Unter den verordnungshäufigsten Arzneimitteln finden sich 1997 56 Präparate, drei mehr als im Vorjahr. Fünf Präparate sind nicht mehr unter den verordnungshäufigsten (*DNCG Mundipharma, Ketof, Neobiphyllin, Ventilat, Bronchoparat Amp.*), während acht neu hinzukamen (*Foradil, Salbutamol-ratiopharm, Oxis, Budesonid-ratiopharm, Respicort, Pulbil, Theo von ct, Alupent Tabl./Drag.*).

Tabelle 18.1: Verordnungen von Bronchospasmolytika und Antiasthmatika 1997
Angegeben sind die verordnungshäufigsten Präparate mit Verordnungsrang, Verordnungen und Umsatz 1997 im Vergleich zu 1996.

Rang	Präparat	Verordnungen in Tsd.	Änd. %	Umsatz Mio. DM	Änd. %
23	Berodual	2493,5	−6,1	182,0	−0,3
26	Spasmo-Mucosolvan	2313,9	−4,7	41,5	−3,4
50	Sultanol Aerosol	1727,0	−14,2	63,9	−13,2
55	Pulmicort	1658,1	−7,2	211,1	−2,9
56	Bronchoretard	1651,1	−8,8	92,5	−7,5
69	Berotec Aerosol	1554,3	−20,3	46,1	−11,0
163	Aarane	927,3	−9,2	123,3	−10,7
166	Flutide	919,2	+23,8	98,3	+20,3
184	Allergospasmin-Aerosol	853,5	−10,8	114,1	−10,5
216	Broncho Spray	744,2	−4,6	23,4	−1,5
254	Serevent	657,5	+42,7	53,1	+44,5
255	Afonilum	657,3	−8,1	33,5	+4,9
297	Solosin	581,5	−18,4	16,2	−14,0
318	Apsomol Dosieraerosol	554,0	−1,3	11,2	−5,6
334	Uniphyllin	533,9	+3,6	32,5	+8,2
433	Euphylong	452,1	+6,9	23,6	−0,7
447	Atrovent	440,8	−2,0	13,4	+6,3
458	Bricanyl/Duriles	428,5	−2,5	10,7	−12,0
529	Aerodur	371,1	−8,3	16,8	−8,3
546	Theophyllin-ratiopharm	365,7	+30,8	10,3	+35,5
558	Ditec	354,5	−9,4	38,4	−2,8
589	atemur	340,3	+26,9	36,0	+28,3
621	Theophyllard	323,1	−22,5	17,5	−20,4
631	Inhacort	318,7	−20,2	51,6	−18,5
654	Sanasthmax	310,9	−26,9	41,9	−22,4
704	Aminophyllin OPW	287,9	−22,2	9,8	−20,1
718	Aeromax	280,9	+45,7	22,7	+47,9
751	Foradil	268,6	(neu)	25,4	(neu)
829	Euphyllin N	241,3	−32,0	9,2	−29,6
835	Aerobec	239,5	+3,2	25,6	+12,4
849	Spiropent	234,9	−4,6	8,2	−3,1
857	Unilair	233,3	−6,8	9,0	+6,8
888	Bronchocort/-mite	225,2	+7,1	24,3	+8,3
906	Volmac	219,0	−24,9	10,0	−23,9
955	Aerobin	204,9	−2,2	7,2	−8,5
1020	Bambec	189,5	−14,3	22,2	−10,2
1057	Intal	182,7	−31,8	14,5	−36,7
1071	Loftan	179,2	−27,0	7,9	−25,6
1145	Beclomet Orion	167,1	−31,4	19,9	−20,1
1283	Salbutamol-ratiopharm	142,6	+822,4	3,0	+862,1
1305	Zaditen	139,6	−24,2	5,4	−26,7
1342	Sanasthmyl	135,5	−30,1	8,9	−30,7
1393	Tilade	128,9	−23,3	12,0	−24,4
1437	Bricanyl Aerosol	122,5	−3,2	3,8	−10,0
1510	DNCG Stada	115,1	−3,9	6,2	−6,0

Tabelle 18.1: Verordnungen von Bronchospasmolytika und Antiasthmatika 1997 (Fortsetzung)
Angegeben sind die verordnungshäufigsten Präparate mit Verordnungsrang, Verordnungen und Umsatz 1997 im Vergleich zu 1996.

Rang	Präparat	Verordnungen in Tsd.	Änd. %	Umsatz Mio. DM	Änd. %
1552	PulmiDur	110,4	−14,8	5,8	−15,0
1574	Arubendol Salbutamol	108,0	−8,2	3,1	−9,8
1614	Oxis	103,9	(neu)	7,9	(neu)
1658	Budesonid-ratiopharm	99,1	(neu)	8,1	(neu)
1689	Euphyllin	95,5	−28,7	4,9	−27,5
1694	Respicort	95,2	(neu)	7,7	(neu)
1724	Pulbil	91,6	+21,5	5,5	+23,4
1788	Theo von ct	87,5	+11,4	1,7	+14,5
1880	Ketotifen-ratiopharm	80,5	−24,4	2,3	−18,1
1914	Alupent Tabl./Drag.	78,4	−0,6	1,9	+0,8
1985	Salbulair Dosieraerosol	73,8	−23,0	2,5	−24,3
	Summe	26493,9	−5,3	1709,1	−1,5
	Anteil an der Indikationsgruppe	91,3 %		94,5 %	
	Gesamte Indikationsgruppe	29026,5	−4,3	1808,2	−0,9

Die bei Asthma und chronisch-obstruktiver Atemwegserkrankung in der Bundesrepublik zugelassenen Präparate lassen sich mehreren pharmakologischen Stoffklassen zuordnen. Wie schon bisher bilden die Beta$_2$-Sympathomimetika mit 24 Präparaten die therapeutisch bedeutsamste Gruppe, die mehr als die Hälfte aller Verordnungen umfaßt. Als weitere wichtige Gruppen folgen die Xanthinpräparate (14 Präparate) und die Glucocorticoide (11 Präparate). Dagegen spielen die Anticholinergika (1 Präparat) und die Antiallergika (6 Präparate) nur eine untergeordnete Rolle. Die Beta$_2$-Sympathomimetika zeigten bis 1992 einen steten Verordnungsanstieg, der dann 1993 unterbrochen wurde (Abbildung 18.1). Die Xanthinderivate haben sich seit 1991 auf nahezu konstantem Niveau stabilisiert. Im Unterschied dazu steigen die Verordnungen der inhalativen Glucocorticoide kontinuierlich weiter an und haben sich seit 1991 mehr als verdoppelt. Diese Entwicklung dokumentiert die zunehmende Beachtung nationaler und internationaler Richtlinien zur Asthmatherapie, die einen möglichst frühzeitigen Einsatz der antiinflammatorisch wirksamen inhalativen Glucocorticoide empfehlen.

Beta₂-Sympathomimetika

Beta$_2$-Sympathomimetika werden nach wie vor am häufigsten bei der Behandlung von Bronchialobstruktionen und bei der Langzeittherapie obstruktiver Atemwegserkrankungen eingesetzt. Sie sind die wirksamsten Bronchospasmolytika. Neben ihrem bronchodilatatorischen Effekt verstärken sie die mukoziliäre Clearance und vermindern die mikrovasale Exsudation und die Freisetzung von Entzündungsmediatoren. Neuere Studien zeigen, daß die regelmäßige Gabe von Beta$_2$-Sympathomimetika bei bestimmungsgemäßem Gebrauch keine vermehrten Risiken mit sich bringt, aber auch keine Vorteile gegenüber einer Bedarfstherapie (s. EPR-2 1997). Daher wird zur Asthmaprophylaxe in Abweichung von der früher üblichen regelmäßigen Anwendung von viermal täglich die symptomorientierte, bedarfsweise Anwendung eines inhalativen Beta$_2$-Sympathomimetikums empfohlen (Wettengel et al. 1994, GINA 1995, EPR-2 1997). Dementsprechend sollte in der Mehrzahl der Fälle bzw. bei regelmäßig auftretenden Beschwerden neben den Beta$_2$-Sympathomimetika stets eine ausreichende entzündungshemmende Basistherapie mit inhalierbaren Glucocorticoiden bzw. Cromoglicinsäure oder Nedocromil angewendet werden.

Insgesamt entfielen 1997 knapp die Hälfte aller Verordnungen von Beta$_2$-Sympathomimetika auf Monopräparate. Der seit 1988 zu beobachtende Trend zu den inhalativen Präparaten hielt an, inzwischen entfallen über 90 % der Verordnungen auf diese Präparategruppe (Tabelle 18.2 und 18.3). Spitzenreiter der Monopräparate ist trotz eines erneuten Rückgangs *Berotec Aerosol*. Den stärksten Zuwachs erzielten 1997 die neueren, langwirkenden Beta$_2$-Sympathomimetika, die vor allem beim nächtlichen Asthma von Bedeutung sind (Barnes 1995, Serafin 1996, Palm und Lemmer 1997, EPR-2 1997). Es handelt sich um Salmeterol (*Serevent*, *Aeromax*) und das erstmals vertretene Formoterol (*Foradil*, *Oxis*) (Tabelle 18.2).

Die inhalativen Kombinationspräparate nahmen 1997, wie im Vorjahr, weiter ab (Tabelle 18.2). *Berodual*, auf das etwa 75 % der Verordnungen in dieser Gruppe entfallen, enthält neben dem Beta$_2$-Sympathomimetikum Fenoterol noch das Anticholinergikum Ipratropiumbromid (siehe unten). Die Kombination eines Beta$_2$-Sympathomimetikums mit Ipratropiumbromid kann sinnvoll sein (Wettengel et al. 1994, Serafin 1996), weil Fenoterol einen schnelleren Wirkungseintritt hat, während Ipratropiumbromid in der Wirkung langsamer ein-

Tabelle 18.2: Verordnungen von inhalativen Beta$_2$-Sympathomimetika 1997
Angegeben sind die 1997 verordneten Tagesdosen, die Änderungen gegenüber
1996 und die mittleren Kosten je DDD 1997.

Präparat	Bestandteile	DDD 1997 in Mio.	Änderung in %	DDD-Kosten in DM
Fenoterol				
Berotec Aerosol	Fenoterol	138,8	(−8,3)	0,33
Salbutamol				
Sultanol Aerosol	Salbutamol	56,2	(−14,3)	1,14
Broncho Spray	Salbutamol	29,5	(−3,1)	0,79
Apsomol Dosieraerosol	Salbutamol	17,2	(+1,4)	0,65
Salbutamol-ratiopharm	Salbutamol	6,6	(+894,3)	0,45
Arubendol Salbutamol	Salbutamol	4,1	(−8,2)	0,77
Salbulair Dosieraerosol	Salbutamol	2,2	(−24,9)	1,13
		115,7	(−4,3)	0,93
Terbutalin				
Aerodur	Terbutalin	18,6	(−8,3)	0,91
Bricanyl Aerosol	Terbutalin	4,6	(−10,6)	0,82
		23,1	(−8,8)	0,89
Salmeterol				
Serevent	Salmeterol	20,0	(+44,8)	2,65
Aeromax	Salmeterol	8,6	(+48,0)	2,65
		28,6	(+45,7)	2,65
Formoterol				
Foradil	Formoterol	10,2	(neu)	2,48
Oxis	Formoterol	2,7	(neu)	2,90
		12,9	(neu)	2,57
Kombinationen				
Berodual	Ipratropiumbromid Fenoterol	267,5	(−3,8)	0,68
Aarane	Cromoglicinsäure Reproterol	38,5	(−9,8)	3,20
Allergospasmin-Aerosol	Cromoglicinsäure Reproterol	35,7	(−9,4)	3,20
Ditec	Cromoglicinsäure Fenoterol	13,2	(−7,1)	2,91
		354,7	(−5,2)	1,29
Summe		674,0	(−2,5)	1,10

Tabelle 18.3: Verordnungen von systemischen Beta$_2$-Sympathomimetika 1997. Angegeben sind die 1997 verordneten Tagesdosen, die Änderungen gegenüber 1996 und die mittleren Kosten je DDD 1997.

Präparat	Bestandteile	DDD 1997 in Mio.	Änderung in %	DDD-Kosten in DM
Monopräparate				
Volmac	Salbutamol	8,6	(−25,1)	1,17
Bricanyl/Duriles	Terbutalin	7,9	(−14,8)	1,35
Loftan	Salbutamol	6,9	(−26,3)	1,14
Spiropent	Clenbuterol	6,6	(+1,4)	1,25
Bambec	Bambuterol	6,3	(−9,5)	3,51
Alupent Tabl./Drag.	Orciprenalin	2,3	(+0,2)	0,82
		38,6	(−15,9)	1,58
Kombinationen				
Spasmo-Mucosolvan	Clenbuterol Ambroxol	15,4	(−9,9)	2,69
Summe		54,0	(−14,3)	1,90

setzt, aber länger anhält als Fenoterol. Es wird empfohlen, bei nicht ausreichender Wirkung der Beta$_2$-Sympathomimetika ggf. zusätzlich ein Anticholinergikum zu geben, da die Kombination wirksamer sein kann als die jeweilige Monotherapie (Serafin 1996). Da fixe Arzneimittelkombinationen die Anwendung vereinfachen und die Compliance verbessern können, sieht die Deutsche Atemwegsliga die fixe inhalative Kombination von Beta$_2$-Sympathomimetikum plus Ipratropiumbromid oder Cromoglicinsäure als sinnvoll an, erstere Kombination besonders bei älteren, letztere besonders bei jüngeren Patienten (Wettengel et al. 1994, Schultze-Werninghaus 1998).

Allergospasmin-Aerosol, *Aarane* und *Ditec* enthalten neben einem Beta$_2$-Sympathomimetikum das Antiallergikum Cromoglicinsäure. Letzteres ist aufgrund seiner entzündungshemmenden Eigenschaften bei Anstrengungen und Allergenexposition in Stufe 2 des international erarbeiteten Stufenplans zur Behandlung des Asthma bronchiale aufgenommen worden (GINA 1995, EPR-2 1997). Nach den Empfehlungen einer deutschen Expertengruppe wird Cromoglicinsäure alternativ zu inhalativen Glucocorticoiden gegeben, ggf. in Kombination mit einem Beta$_2$-Sympathomimetikum (Wettengel et al. 1994).

Die systemischen Beta$_2$-Sympathomimetika zeigten den stärksten Rückgang innerhalb dieser Wirkstoffgruppe. Die einzigen Ausnahmen bildeten das besonders lang wirkende Clenbuterol (*Spiropent*) sowie das kürzer wirkende Orciprenalin (*Alupent*), das allerdings als nicht selektives Beta-Sympathomimetikum mit ausgeprägter β_1-agonistischer Wirkung primär bei kardiologischen Indikationen (Bradykardie, AV-Block) eingesetzt wird. Auffälligerweise entfallen weiterhin die meisten Verordnungen auf *Spasmo-Mucosolvan*, eine Kombination von Clenbuterol mit dem Mukolytikum Ambroxol. Entsprechend der uneinheitlichen Beurteilung der Expektorantien, insbesondere beim Asthma bronchiale, ist der Nutzen der Kombination unsicher.

Insgesamt sollten Beta$_2$-Sympathomimetika vorzugsweise inhalativ angewandt werden, da sie in dieser Applikationsweise sicherer, wirksamer und mit weniger unerwünschten Wirkungen behaftet sind (Wettengel et al. 1994, Serafin 1996, EPR-2 1997). Die orale Gabe ist nicht zweckmäßig (Arzneimittelkommission der deutschen Ärzteschaft 1997).

Unabdingbar ist nach wie vor, daß der Patient durch Schulung (richtige Inhalationstechnik, Verwendung von Inhalationshilfen, Peak-Flow-Messungen, Dokumentation von Symptomen und Arzneimittelverbrauch) und ärztlich geführte Selbstbehandlung lernen muß, seine Erkrankung zu verstehen, um einen optimalen Therapieerfolg zu erreichen. Verschiedentlich wurden Todesfälle beschrieben, weil Patienten im Vertrauen auf ihre Beta$_2$-Sympathomimetika enthaltenden Dosieraerosole zu lange warteten, bevor sie ärztliche Hilfe in Anspruch nahmen (Sears et al. 1987). „Schulung und Training sind Aufgaben des Arztes!"

Glucocorticoide

Glucocorticoide werden heute frühzeitig bei der Behandlung des Asthma bronchiale in inhalativer Form empfohlen (Wettengel et al. 1994, GINA 1995, EPR-2 1997), da sie in alle Prozesse der Entzündungsreaktion eingreifen. Glucocorticoide sind nicht im Anfall wirksam, sondern müssen prophylaktisch gegeben werden. Um die systemischen Nebenwirkungen möglichst gering zu halten, soll zunächst immer die inhalative Anwendung erfolgen. Dafür stehen die topisch stark wirksamen Glucocorticoide als Dosieraerosole zur Verfügung. Die Berechnung der definierten Tagesdosen basiert einheitlich auf den WHO-DDD für die Dosieraerosole von Beclometason (0,8 mg), Budesonid (0,8 mg), Flunisolid (1 mg) und Fluticason (0,6 mg). Bei

Tabelle 18.4: Verordnungen von inhalativen Glucocorticoiden 1997
Angegeben sind die 1997 verordneten Tagesdosen, die Änderungen gegenüber
1996 und die mittleren Kosten je DDD 1997.

Präparat	Bestandteile	DDD 1997 in Mio.	Änderung in %	DDD-Kosten in DM
Beclometason				
Sanasthmax	Beclometason	20,2	(−21,8)	2,07
Bronchocort/-mite	Beclometason	15,8	(+8,6)	1,54
Aerobec	Beclometason	14,4	(+16,9)	1,77
Beclomet Orion	Beclometason	9,2	(−24,4)	2,17
Sanasthmyl	Beclometason	3,3	(−31,1)	2,70
		62,9	(−9,7)	1,92
Budesonid				
Pulmicort	Budesonid	77,6	(−7,8)	2,72
Budesonid-ratiopharm	Budesonid	5,8	(neu)	1,39
Respicort	Budesonid	5,5	(neu)	1,41
		88,9	(+5,5)	2,55
Fluticason				
Flutide	Fluticason	28,2	(+18,5)	3,49
Atemur	Fluticason	10,3	(+27,6)	3,50
		38,5	(+20,8)	3,49
Flunisolid				
Inhacort	Flunisolid	22,5	(−18,4)	2,29
Summe		212,7	(−0,3)	2,51

allem Enthusiasmus gegenüber inhalativen Glucocorticoiden sind lokale und systemische unerwünschte Wirkungen zu bedenken. Nachdem aufgrund zahlreicher früherer Studien und einer Metaanalyse (Allen et al. 1994) angenommen wurde, daß bei asthmatischen Kindern eine jahrelange inhalative Gabe von Glucocorticoiden ohne wesentliche Nebenwirkungen auf das Wachstum und die Nebennierenfunktion seien, weisen neuere Studien darauf hin, daß hohe Dosen von Glucocorticoiden doch verminderte Körpergröße und Gewicht sowie ein verlangsamtes Wachstum zur Folge haben können (McCowan et al. 1998, s.a. ERP-2 1997). Daher empfehlen die jüngsten Richtlinien eine Kontrolle des Längenwachstums bei Kindern (EPR-2 1997). Bei erwachsenen Asthmatikern ist nach zweijähriger inhalativer Applikation hoher Dosen von Glucocorticoiden eine dosisabhängige Verminderung der Knochendichte beschrieben worden (Hanania et al. 1995). Jüngst wurde auch über ein erhöhtes Risiko der Entwicklung von Katarakten unter langzeitiger Gabe von inhalativen Glucocorticoiden berichtet (Cumming et al. 1997). Bei höheren Tagesdosen sollte, um eine orale Candidiasis zu vermeiden, immer ein Spacer verwendet und der Mund nach Inhalation ausgespült werden. Verwendung von Spacern verbessert auch die Wirkstoffdeposition in der Lunge.

Auf Budesonidpräparate entfallen ca. 40 % aller Verordnungen der inhalativen Glucocorticoide (Tabelle 18.4). Das 1995 erstmals vertretende Fluticason hatte mit zwei Präparaten (*Flutide, atemur*) auch 1997 wiederum den stärksten Zuwachs an Verordnungen zu verzeichnen. Obwohl bei diesem inhalativen Glucocorticoid bisher davon ausgegangen wurde, daß therapeutische Dosen aufgrund der geringen oralen Bioverfügbarkeit von 1 % (EPR-2 1997) keine systemischen Nebenwirkungen haben, hatten bei Gesunden bereits inhalative Einzeldosen von 0,25-0,5 mg eine Abnahme des Plasmacortisols zur Folge (Grahnén et al. 1994). Die DDD-Kosten der Fluticasonpräparate liegen erheblich höher als die von Budesonid.

Die Verordnung inhalativer Glucocorticoide ist seit zwei Jahren konstant (Abbildung 18.1), die Veränderungen in der Verordnungshäufigkeit einzelner Präparate sind sehr uneinheitlich (Tabelle 18.4) und pharmakologisch nicht zu begründen. Die mittleren Tageskosten zeigen deutliche Unterschiede, ohne daß eine einheitliche Beziehung der Verordnungsänderungen erkennbar wird. Die neuen Budesonidgenerika haben die geringsten DDD-Kosten.

Die orale Anwendung von Glucocorticoiden ist entsprechend dem Stufenschema erst indiziert, wenn alle übrigen arzneitherapeutischen Maßnahmen versagen. Jedoch kann bei schwerem Asthma die inhalative Gabe von Glucocorticoiden zur Einsparung der oralen Form eingesetzt werden (GINA 1995, EPR-2 1997). Auch bei instabilem chronischem Asthma wird nach einer kurzzeitigen Verordnung von oralen Corticosteroiden eine optimale Therapie mit hohen inhalativen Dosen angestrebt.

Xanthinderivate

Retardiertes Theophyllin wird als leicht bis mäßig wirksamer Bronchodilatator angesehen, der zusätzlich zu inhalativen Glucocorticoiden, vor allem bei nächtlichem Asthma, gegeben wird (EPR-2 1997). Theophyllin verfügt in niedrigen Plasmakonzentrationen auch über antiinflammatorische Wirkungsqualitäten (Barnes und Pauwels 1994).

Unter den verordnungshäufigsten Xanthinderivaten findet sich nur noch Theophyllin (Tabelle 18.5). *Bronchoretard* hält mit weitem Abstand weiterhin den ersten Platz. Im übrigen ist die Entwicklung der verordneten Tagesdosen insgesamt leicht rückläufig, jedoch bei den Einzelpräparaten wie schon in den Vorjahren uneinheitlich. Dies legt die Vermutung nahe, daß Werbestrategien um den Theophyllinmarkt eine Rolle spielen. Die mittleren Tageskosten der oralen Theophyllinpräparate variieren zwischen 0,45 DM und 1,37 DM, wobei – wie in früheren Jahren – die Verordnungshäufigkeit offensichtlich nicht mit den DDD-Kosten korreliert (Tabelle 18.5). Es ist zu beachten, daß sich verschiedene Theophyllin-Retardformulierungen in

Tabelle 18.5: Verordnungen von Xanthinderivaten 1997
Angegeben sind die 1997 verordneten Tagesdosen, die Änderungen gegenüber 1996 und die mittleren Kosten je DDD 1997.

Präparat	Bestandteile	DDD 1997 in Mio.	Änderung in %	DDD-Kosten in DM
Bronchoretard	Theophyllin	119,3	(−8,2)	0,78
Uniphyllin	Theophyllin	45,9	(+6,9)	0,71
Afonilum	Theophyllin	42,2	(−2,3)	0,79
Euphylong	Theophyllin	24,5	(+8,6)	0,96
Theophyllin-ratiopharm	Theophyllin	22,8	(+36,9)	0,45
Theophyllard	Theophyllin	20,8	(−20,4)	0,84
Solosin	Theophyllin	15,3	(−12,6)	1,05
Unilair	Theophyllin	14,0	(+2,0)	0,64
Aerobin	Theophyllin	12,8	(−5,3)	0,56
Euphyllin N	Theophyllin	7,7	(−26,6)	1,20
Aminophyllin OPW	Theophyllin-Ethylendiamin	7,2	(−21,7)	1,37
PulmiDur	Theophyllin	6,6	(−14,1)	0,87
Euphyllin	Theophyllin	4,3	(−26,3)	1,16
Theo von ct	Theophyllin	3,6	(+13,9)	0,48
Summe		347,0	(−4,3)	0,79

Geschwindigkeit und Ausmaß der Resorption, ihrer Bioverfügbarkeit und ihrem pharmakokinetischen Profil unterscheiden (Lemmer 1990, Schmidt 1994, Weinberger und Hendeles 1996) und damit nicht ohne weiteres austauschbar sind. In Anbetracht der nächtlich verstärkten Atemwegsobstruktion hat sich gezeigt, daß häufig eine abendliche Dosissteigerung bzw. eine abendliche hohe Einmaldosis empfehlenswert ist (Weinberger und Hendeles 1996, Smolensky und D'Alonso 1997).

Die von uns in früheren Auflagen kritisierten Xanthinkombinationen sind 1997 erstmals nicht mehr unter den verordnungshäufigsten Präparaten vertreten.

Anticholinergika

Anticholinergika werden bei schweren Exazerbationen zusätzlich zu Beta$_2$-Sympathomimetika empfohlen. Außerdem stellen sie eine Alternative bei Patienten dar, die inhalative Beta$_2$-Sympathomimetika schlecht tolerieren.

Die Verordnungen von *Atrovent* haben sich 1997 nur wenig verändert (Tabelle 18.6). Der bronchodilatierende Effekt von Ipratropiumbromid ist bei Patienten mit chronisch-obstruktiver Bronchialerkrankung belegt und mit der Wirkung eines Beta$_2$-Sympathomimetikums äquipotent (Easton et al. 1986). Ältere Patienten mit chronisch-obstruktiver Bronchitis sollen stärker von Anticholinergika profitieren als jüngere Patienten mit Asthma bronchiale (Easton et al. 1986, Gross 1988). Die synthetischen Anticholinergika haben weniger systemische Wirkungen als Atropin, vor allem bei inhalativer Anwendung. Die freie Kombination von Ipratropiumbromid mit einem Beta$_2$-Sympathomimetikum wird als therapeutisch sinnvoll angesehen (Serafin 1996, s. o.). Ipratropiumbromid wird als fixe Kombination mit dem Beta$_2$-Sympathomimetikum Fenoterol (Tabelle 18.2) bei uns fast 17mal so häufig verordnet wie das Monopräparat (Tabelle 18.6). Eine solche fixe Kombination in niedriger Dosierung wird von der Deutschen Atemwegsliga besonders bei älteren Patienten mit chronischen Asthma aus Gründen der Verbesserung der Compliance als sinnvoll angesehen (Wettengel et al. 1994, Schultze-Werninghaus 1998). Bei koronarer Herzkrankheit sind Anticholinergika bevorzugt einzusetzen.

Tabelle 18.6: Verordnungen von Anticholinergika und Antiallergika 1997
Angegeben sind die 1997 verordneten Tagesdosen, die Änderungen gegenüber
1996 und die mittleren Kosten je DDD 1997.

Präparat	Bestandteile	DDD 1997 in Mio.	Änderung in %	DDD-Kosten in DM
Anticholinergika				
Atrovent	Ipratropiumbromid	16,1	(−0,5)	0,83
Antiallergika				
Tilade	Nedocromil	4,4	(−24,5)	2,71
Zaditen	Ketotifen	4,3	(−24,5)	1,26
Intal	Cromoglicinsäure	3,3	(−31,1)	4,36
Ketotifen-ratiopharm	Ketotifen	1,9	(−16,7)	1,23
DNCG Stada	Cromoglicinsäure	1,8	(−6,0)	3,51
Pulbil	Cromoglicinsäure	1,3	(+17,8)	4,37
		16,9	(−21,5)	2,71
Summe		33,0	(−12,4)	1,79

Antiallergika

In der Gruppe der Antiallergika sind sechs Präparate zusammengefaßt. Neu hinzugekommen ist das Cromoglicinsäurepräparat *Pulbil*, während *Ketof* und *DNCG Mundipharma* nicht mehr in dieser Gruppe vertreten sind. Als Degranulationshemmer vermindern sie die Antigen-induzierte Histaminfreisetzung aus den Gewebsmastzellen und damit die Freisetzung von Entzündungsmediatoren. Insgesamt hat die Verordnung der Antiallergika 1997 stark abgenommen, die mittleren Tageskosten variieren zwischen 1,23 DM und 4,37 DM (Tabelle 18.6). Wie andere, ältere H_1-Antihistaminika hat der Wirkstoff Ketotifen eine ausgeprägte sedierende Wirkung.

Cromoglicinsäure und Nedocromil verfügen über leicht bis mäßig ausgeprägte antiinflammatorische Wirkungen. Sie sind vor allem als Basistherapeutika Mittel der Wahl in der Langzeitkontrolle von Kindern (Wettengel et al. 1994, EPR-2 1997). Außerdem werden sie prophylaktisch bei Asthmatikern vor körperlicher Aktivität und bei nicht vermeidbarer Pollenexposition angewendet.

Cromoglicinsäure ist nicht akut wirksam und muß regelmäßig mehrmals täglich inhaliert werden, da die pulmonale Bioverfügbarkeit nach Inhalation gering ist und die Halbwertszeit nur 80 Minuten beträgt (Bundesgesundheitsamt 1988).

Tilade enthält den Wirkstoff Nedocromil, der eine entfernte strukturelle Verwandtschaft mit Cromoglicinsäure aufweist, aber eine vergleichbare, bei Inhalation etwa doppelt so starke Wirkung haben soll (EPR-2 1997). Cromoglicinsäure oder Nedocromil werden neben der erwähnten Anwendung bereits in Stufe 2 alternativ zu Glucocorticoiden empfohlen (Wettengel et al. 1994, GINA 1995, EPR-2 1997). Beide Substanzen werden zu den sog. «long term control»-Medikamenten gezählt.

Literatur

Allen D. B., Mullen M., Mullen B. A. (1994): A meta-analysis of the effect of oral and inhaled corticosteroids on growth. J. Allergy Clin. Immunol. 93:967–976.
Arzneimittelkommission der deutschen Ärzteschaft (1997): Arzneiverordnungen. 18. Aufl., Deutscher Ärzte-Verlag, Köln, S. 484–495.
Barnes P. J. (1995): Beta-adrenergic receptors and their regulation. Am. J. Respir. Crit. Care Med. 152: 838–860.
Barnes P. J., Pauwels R. A. (1994): Theophylline in the management of asthma: time for reappraisal? Eur. Respir. J. 7: 579–591.
Barnes P. J., Holgate S. T., Laitinen L. A., Pauwels R. (1995): Asthma mechanisms, determinants of severity and treatment: the role of nedocromil sodium. Clin. Exp. Allergy 25: 771–787.
Bundesgesundheitsamt (1988): Aufbereitungsmonographie zu Cromoglicinsäure. Bundesanzeiger 40 vom 11.7.1998, S. 7–9.
Cumming R. G., Mitchell P., Leeder S. R. (1997): Use of inhaled corticosteroids and the risk of cataracts. New Engl. J. Med. 337: 8–14.
Easton P. A., Jadue C., Dhingra S., Anthonisen N. R. (1986): A comparison of the bronchodilating effects of a beta-2 adrenergic agent (albuterol) and an anticholinergic agent (ipratropium bromide), given by aerosol alone or in sequence. N. Engl. J. Med. 315: 735–739.
GINA – Global initiative for Asthma (1995): Global strategy for asthma management and prevention NHLI/WHO workshop report. National Heart, Lung, and Blood Institute, National Institutes of Health, Publication No 95–3569.
Grahnén A., Eckernas S. A., Brundin R. M., Ling-Andersson A. (1994): An assessment of the systemic activity of single doses of inhaled fluticasone propionate in healthy volunteers. Br. J. Clin. Pharmacol. 38: 521–525.
Gross N. J. (1988): Ipratropium bromide. N. Engl. J. Med. 319: 486–494.
Hanania N. A., Chapman K. R., Sturtridge W. C., Szalai J. P., Kesten S. (1995): Dose-related decrease in bone density among asthmatic patients treated with inhaled corticosteroids. J. Allergy Clin. Immunol. 96: 571–579.
Lemmer B. (1990): Chronopharmakologische Aspekte der Theophyllintherapie. In: Blume H. (Hrsg.): Bioäquivalenz retardierter Theophyllin-Fertigarzneimittel. Govi, Frankfurt, S. 75–82.
McCowan C., Neville R. G., Thomas G.E., Crombie I. K., Clark R. A. et al. (1998): Effect of asthma and its treatment on growth: four year follow up of cohort of children from general practices in Tayside, Scotland. Brit. Med. J. 316: 668–672.
National Heart, Lung, and Blood Institute (1992): International Consensus Report on Diagnosis and Management of Asthma. National Institutes of Health pub. no. 92–3642.

National Heart, Lung, and Blood Institute and World Health Organization (1995): Global Initiative for Asthma [GINA]. National Institutes of Health, pub. no. 95-3659.

National Heart, Lung, and Blood Institute (1997): Expert Panel Report 2: Guidelines for the Diagnosis and Management of Asthma [EPR-2]. National Institutes of Health, pub. no. 97-4051.

Palm D., Lemmer B. (1997): Erkrankungen der Atemwege. In: Fülgraff G., Palm D. (Hrsg.): Pharmakotherapie – Klinische Pharmakologie, 10. Aufl., Fischer Verlag, Stuttgart Jena Lübeck Ulm, S. 320-335.

Serafin W. E. (1996): Drugs used in the treatment of asthma. In: Hardman J.H., Limbird L.E., Molinoff P.B., Ruddon R.W., Goodman Gilman A. (eds.): Goodman & Gilman The Pharmacological Basis of Therapeutics, 9th ed. McGraw Hill, New York, pp. 659-682.

Schmidt H. (1994): Retardtheophyllin ist nicht gleich Retardtheophyllin. Atemwegs-Lungenkr. 20: 223-231.

Schultze-Werninghaus G. (1998): Medikamentöse Asthmatherapie: Brauchen wir einen neuen Stufenplan? Allergo. J. 7: 99-106.

Sears M. R., Rea H. H., Fenwick J., Gillies A. J. D., Holst P. E. et al. (1987): 75 Deaths in asthmatics prescibed home nebulisers. Brit. Med. J. 294: 477-480.

Smolensky M. H., D'Alonso G. E. (1997): Progress in the chronotherapy of nocturnal asthma. In: Redfern P., Lemmer B. (eds.): Physiology and Pharmacology of Biological Rhythms. Handbook of Experimental Pharmacology, Vol. 125, Springer, Berlin, Heidelberg, New York, pp. 205-249.

Weinberger M., Hendeles L. (1996): Theophylline in asthma. N. Engl. J. Med. 334: 1380-1388.

Wettengel R., Berdel D., Cegla U., Fabel H., Geisler L. et al. (1994): Empfehlungen der Deutschen Atemwegsliga zum Asthmamanagement bei Erwachsenen und bei Kindern. Med. Klin. 89: 57-67.

Williams M. H. (1989): Increasing severity of asthma from 1960 to 1987. N. Engl. J. Med. 320: 1015-1020.

19 Calciumantagonisten

H. Scholz

Calciumantagonisten hemmen am Herzen und an der glatten Muskulatur den Einstrom von Calcium aus dem Extrazellulärraum während des Aktionspotentials. Dies führt zu einer Vasodilatation (vorwiegend der arteriellen Gefäße) und am Herzen zu einer Abnahme von Kontraktionskraft und Herzfrequenz, die allerdings durch eine adrenerge Gegenregulation infolge der Vasodilatation kompensiert wird. Bei Calciumantagonisten vom Nifedipin-Typ bewirkt dieser Kompensationsmechanismus nicht selten sogar eine reflektorische Tachykardie. Weiterhin hemmen Calciumantagonisten vom Verapamil- und Diltiazem-Typ die AV-Überleitung und unter Umständen auch ventrikuläre Extrasystolen und Tachyarrhythmien.

Die Abnahme von Herzkraft und Herzfrequenz einerseits und die Gefäßerweiterung andererseits sind qualitativ bei allen Calciumantagonisten gleich. Allen Calciumantagonisten gemeinsam ist auch, daß die Vasodilatation im Vergleich zur Kardiodepression bei niedrigeren Konzentrationen auftritt. Allerdings ist der Abstand zwischen vasodilatierend und kardiodepressiv wirkenden Konzentrationen bei 1,4-Dihydropyridinen (z. B. Nifedipin) größer als bei Calciumantagonisten vom Verapamil- und Diltiazem-Typ (Verapamil, Diltiazem, Gallopamil).

Klassische Indikationen für Calciumantagonisten sind die koronare Herzkrankheit, bestimmte Formen von Tachyarrhythmien und die arterielle Hypertonie (weitere Hinweise dazu s. Arzneiverordnungs-Report '90). Die gebräuchlichsten Calciumantagonisten sind nach wie vor die kurzwirkenden Substanzen Verapamil und Nifedipin. Neuere Calciumantagonisten sind Weiterentwicklungen von Nifedipin aus der Gruppe der 1,4-Dihydropyridine mit längerer Wirkungsdauer, wie z. B. Nitrendipin, Nisoldipin, Isradipin, Nilvadipin, Felodipin und vor allem Amlodipin. Gallopamil ist das Methoxyderivat des Verapamil mit ähnlichen Wirkungen wie Verapamil. Fendilin

Tabelle 19.1: Verordnungen von Calciumantagonisten 1997
Angegeben sind die verordnungshäufigsten Präparate mit Verordnungsrang, Verordnungen und Umsatz 1997 im Vergleich zu 1996.

Rang	Präparat	Verordnungen in Tsd.	Änd. %	Umsatz Mio. DM	Änd. %
27	Isoptin	2313,7	−19,0	100,9	−19,6
36	Norvasc	2046,6	+19,6	278,4	+29,8
46	Corinfar	1781,8	−30,2	87,8	−30,2
70	Adalat	1544,0	−19,2	73,3	−21,7
152	Nifedipin-ratiopharm	968,2	−10,9	34,4	−20,4
159	Nifehexal	948,7	+0,2	44,8	+0,1
162	Falicard	938,7	−15,5	25,1	−3,9
187	Dilzem	847,5	−24,4	60,1	−30,0
194	Bayotensin	813,0	−24,8	106,5	−22,8
199	Verahexal	788,4	+5,9	30,4	+6,4
219	Verapamil-ratiopharm	738,2	+2,4	18,6	+5,3
226	duranifin	721,6	−4,3	32,1	−6,6
230	Pidilat	719,1	−18,0	26,2	−19,8
238	Nifedipat	694,5	−15,0	31,0	−12,8
256	Modip	655,7	+2,7	86,7	+7,5
336	Veramex	528,2	−7,4	22,4	−6,4
401	Nifedipin Stada	467,7	−16,3	20,3	−16,4
416	Baymycard	458,6	−0,0	43,4	+6,2
635	Procorum	317,5	−16,5	24,1	−11,1
646	Munobal	313,5	+1,0	43,3	+6,2
647	Nifical	312,7	−12,9	11,8	−11,6
694	Corotrend	292,0	−12,2	13,1	−13,8
729	Diltahexal	277,6	−5,1	14,6	−4,8
731	Azupamil	276,9	−5,9	8,4	+2,1
741	Nimotop	273,0	−19,8	32,9	−20,1
786	Vascal	257,0	−6,3	30,6	+1,5
793	Nitrendepat	254,9	+412,9	17,5	+384,9
945	durasoptin	208,2	+0,2	6,6	−0,8
1025	nife von ct	188,4	−9,7	5,5	−22,8
1052	Nitrepress	184,0	+754,1	12,1	+685,4
1055	Aprical	183,4	−23,0	9,0	−21,6
1078	Belnif	178,5	−9,2	19,3	−0,3
1103	Cordicant	174,6	−16,8	9,3	−19,7
1209	Nifedipin Heumann	154,8	−9,9	5,5	−9,4
1295	Lomir	141,4	−27,6	18,0	−23,5
1329	Nifedipin AL	136,8	+46,5	4,0	+41,9
1334	Diltiuc	136,4	−9,2	8,9	−7,5
1360	Verapamil AL	133,2	+34,0	3,0	+40,3
1375	Antagonil	131,5	−23,3	11,6	−8,7
1387	Sibelium	130,5	−33,4	9,9	−39,2
1391	Verabeta	129,6	+82,8	4,4	+71,8
1400	vera von ct	127,5	+8,7	2,8	+14,8
1438	Nifeclair	122,4	+20,3	3,9	+25,5
1493	Nivadil	116,9	−8,3	16,5	−7,7
1518	Cisday	114,5	−9,4	7,2	−18,7

Tabelle 19.1: Verordnungen von Calciumantagonisten 1997 (Fortsetzung)
Angegeben sind die verordnungshäufigsten Präparate mit Verordnungsrang, Verordnungen und Umsatz 1997 im Vergleich zu 1996.

Rang	Präparat	Verordnungen in Tsd.	Änd. %	Umsatz Mio. DM	Änd. %
1707	Nifedipin Verla	93,9	−5,9	2,8	−4,6
1714	Nifelat	93,0	+6,6	3,8	+10,2
1757	Sensit	89,4	−20,1	8,3	−19,7
1835	Diltiazem-ratiopharm	84,1	+129,5	4,0	+122,0
1853	Dignokonstant	82,4	−14,9	3,2	−15,6
	Summe	23685,0	−9,9	1498,2	−6,3
	Anteil an der Indikationsgruppe	43,0 %		44,2 %	
	Gesamte Indikationsgruppe	55090,3	−2,4	3393,1	−4,6

ist ein älterer Calciumantagonist, dessen Wirkungsstärke und Spezifität geringer als bei den zuvor genannten Substanzen ist.

Bezüglich der Unterschiede zwischen den einzelnen Substanzen läßt sich sagen, daß alle Calciumantagonisten in gleicher Weise antianginös und antihypertensiv wirken; in ihrem sonstigen Wirkungsspektrum sind die einzelnen Calciumantagonisten jedoch nicht identisch. Nifedipin-ähnliche Calciumantagonisten unterscheiden sich von Verapamil oder Diltiazem dadurch, daß ihre Wirkung an der glatten Muskulatur im Vergleich zum Herzen relativ stärker ausgeprägt ist. Hierbei handelt es sich um quantitative Unterschiede. Sie sind von Bedeutung bei einer etwaigen Kombination mit Betarezeptorenblockern, die (wenn überhaupt) mit Calciumantagonisten vom Nifedipin-Typ durchgeführt werden sollte (Scholz 1987, Packer 1989). Weiterhin erlaubt die unterschiedlich ausgeprägte kompensatorische Kardiostimulation differentialtherapeutische Überlegungen insofern, als Verapamil und Diltiazem vor allem bei Patienten mit Tachykardie, 1,4-Dihydropyridine dagegen bei solchen mit Bradykardie eingesetzt werden. 1,4-Dihydropyridine haben keine Wirkung am AV-Knoten und können deshalb nicht als Antiarrhythmika bei supraventrikulären Tachyarrhythmien eingesetzt werden. Dies hat keine wesentliche Bedeutung in bezug auf die Wirksamkeit der Calciumantagonisten bei der Hypertonie oder bei der koronaren Herzkrankheit.

Die pharmakokinetischen Eigenschaften der einzelnen Calciumantagonisten sind in vielen Punkten ähnlich. Die Substanzen werden gut aus dem Magen-Darm-Trakt resorbiert, unterliegen jedoch danach einem beträchtlichen First-Pass-Metabolismus, so daß ihre Bioverfügbarkeit relativ gering ist. Alle Calciumantagonisten werden umfassend metabolisiert und haben mit Ausnahme der neueren Substanzen Nitrendipin, Nisoldipin, Isradipin, Felodipin, Nilvadipin und Amlodipin nur eine relativ kurze Eliminationshalbwertszeit, so daß sie zumindest in nicht-retardierter Form mehrmals täglich appliziert werden müssen. Einige der neueren Calciumantagonisten (z. B. Felodipin, Amlodipin und Nisoldipin in retardierter Form) haben einen relativ langsamen Wirkungseintritt und verursachen damit nur eine wenig ausgeprägte oder gar keine reflektorische Tachykardie.

Mibefradil (*Posicor*, *Cerate*) ist ein Calciumantagonist, der bevorzugt T-Typ-Calciumkanäle blockiert. Es bewirkt eine koronare und periphere Vasodilatation und hat negativ chronotrope und negativ dromotrope Wirkung. Die Wirkung von Mibefradil ist damit am ehesten mit derjenigen von Verapamil vergleichbar; Mibefradil hat jedoch nur eine geringe oder gar keine negativ inotrope Wirkung. Auch die Eliminationshalbwertszeit von Mibefradil ist mit 17–25 Stunden deutlich länger als bei Verapamil. Mibefradil wird über das CYP3A4-System metabolisiert. Dies und die durch Mibefradil bewirkte Verlängerung der QT-Zeit führt möglicherweise zu einem häufigeren Auftreten von Arzneimittelwechselwirkungen, was die Herstellerfirma im Juni 1998 veranlaßt hat, *Posicor* weltweit vom Markt zurückzunehmen (Po und Zhang 1998).

Verordnungsspektrum

Unter den 2000 verordnungshäufigsten Präparaten befinden sich 1997 50 Calciumantagonisten mit einer Verordnungshäufigkeit von 1234,3 Mio. definierten Tagesdosen (DDD) (Tabelle 19.2). Trotz einer geringfügigen Abnahme werden sie weiterhin häufiger als Betarezeptorenblocker und Nitrate verordnet (siehe Kapitel 17 und 30).

Das Verordnungsspektrum zeigt, daß Nifedipin mit 42 % des Marktsegments wieder am häufigsten verordnet wurde (Tabelle 19.2). Danach folgt mit einem weiteren Anstieg bereits die Gruppe der langwirkenden Calciumantagonisten, auf die nunmehr 31 % (Vorjahr 26 %) der verordneten Tagesdosen entfallen, gefolgt von Verapamil und Diltiazem (Abbildung 19.1). Andere Calciumantagonisten (Gallopamil, Nimodipin, Nicardipin, Fendilin) haben kaum noch Bedeutung, da die Verordnungen erneut deutlich abnahmen.

Tabelle 19.2: Verordnungen von Calciumantagonisten 1997
Angegeben sind die 1997 verordneten Tagesdosen, die Änderungen gegenüber 1996 und die mittleren Kosten je DDD 1997.

Präparat	Bestandteile	DDD 1997 in Mio.	Änderung in %	DDD-Kosten in DM
Verapamil				
Isoptin	Verapamil	98,7	(−17,7)	1,02
Verahexal	Verapamil	34,4	(+6,8)	0,88
Falicard	Verapamil	26,2	(−4,7)	0,96
Veramex	Verapamil	23,8	(−4,0)	0,94
Verapamil-ratiopharm	Verapamil	23,0	(+12,1)	0,81
Azupamil	Verapamil	9,7	(+1,2)	0,86
durasoptin	Verapamil	7,5	(−0,6)	0,88
Verabeta	Verapamil	5,9	(+75,7)	0,74
Verapamil AL	Verapamil	4,4	(+41,5)	0,68
vera von ct	Verapamil	3,7	(+13,2)	0,75
		237,2	(−5,7)	0,94
Nifedipin				
Corinfar	Nifedipin	89,7	(−23,4)	0,98
Adalat	Nifedipin	78,9	(−11,2)	0,93
Nifehexal	Nifedipin	64,5	(+2,0)	0,69
Nifedipin-ratiopharm	Nifedipin	46,0	(−9,0)	0,75
Nifedipat	Nifedipin	39,6	(−10,6)	0,78
duranifin	Nifedipin	37,5	(+0,4)	0,86
Pidilat	Nifedipin	32,9	(−19,9)	0,79
Nifedipin Stada	Nifedipin	22,8	(−12,5)	0,89
Nifical	Nifedipin	13,3	(−11,5)	0,89
Corotrend	Nifedipin	13,2	(−10,3)	0,99
Aprical	Nifedipin	12,4	(−19,3)	0,72
Cisday	Nifedipin	12,2	(−10,1)	0,59
Cordicant	Nifedipin	11,2	(−11,4)	0,83
nife von ct	Nifedipin	8,7	(−7,4)	0,63
Nifedipin Heumann	Nifedipin	7,6	(−8,3)	0,72
Nifedipin AL	Nifedipin	6,9	(+45,7)	0,58
Nifeclair	Nifedipin	6,1	(+29,5)	0,64
Nifelat	Nifedipin	4,9	(+12,4)	0,78
Nifedipin Verla	Nifedipin	4,1	(−4,5)	0,68
Dignokonstant	Nifedipin	3,5	(−12,6)	0,91
		516,1	(−11,0)	0,83
Diltiazem				
Dilzem	Diltiazem	31,4	(−20,8)	1,91
Diltahexal	Diltiazem	10,5	(−4,3)	1,39
Diltiuc	Diltiazem	5,5	(−7,3)	1,63
Diltiazem-ratiopharm	Diltiazem	2,9	(+130,7)	1,39
		50,3	(−13,0)	1,74

Tabelle 19.2: Verordnungen von Calciumantagonisten 1997 (Fortsetzung) Angegeben sind die 1997 verordneten Tagesdosen, die Änderungen gegenüber 1996 und die mittleren Kosten je DDD 1997.

Präparat	Bestandteile	DDD 1997 in Mio.	Änderung in %	DDD-Kosten in DM
Langwirkende Calciumantagonisten				
Norvasc	Amlodipin	158,3	(+29,0)	1,76
Bayotensin	Nitrendipin	58,3	(−24,0)	1,82
Modip	Felodipin	57,8	(+8,8)	1,50
Munobal	Felodipin	30,4	(+8,4)	1,42
Vascal	Isradipin	17,3	(+4,5)	1,76
Nitrendepat	Nitrendipin	16,5	(+518,0)	1,06
Baymycard	Nisoldipin	14,9	(+18,9)	2,91
Nitrepress	Nitrendipin	11,7	(+846,9)	1,04
Nivadil	Nilvadipin	11,2	(−9,6)	1,48
Lomir	Isradipin	10,5	(−22,3)	1,71
		387,0	(+13,9)	1,69
Andere Calciumantagonisten				
Procorum	Gallopamil	15,9	(−16,0)	1,52
Sibelium	Flunarizin	10,0	(−29,9)	0,99
Sensit	Fendilin	3,5	(−19,0)	2,36
Antagonil	Nicardipin	3,3	(−22,8)	3,52
Nimotop	Nimodipin	2,5	(−20,0)	12,97
		35,2	(−21,6)	2,46
Kombinationen				
Belnif	Nifedipin Metoprolol	8,4	(−5,3)	2,30
Summe		1234,3	(−3,8)	1,21

Die längere Wirkungsdauer der langwirkenden Calciumantagonisten mit der Möglichkeit der einmal täglichen Einnahme ist unter dem Gesichtspunkt einer besseren Compliance als Vorteil gegenüber den kurzwirkenden Calciumantagonisten (Nifedipin, Verapamil, Diltiazem) anzusehen. Es bleibt abzuwarten, ob diese Entwicklung weitergeht, da die kurzwirkenden Substanzen (Nifedipin bei akuten Koronarereignissen; Nifedipin, Verapamil und Diltiazem bei Hypertonikern) aufgrund von retrospektiven Analysen ins Kreuzfeuer der Kritik geraten sind (Furberg et al. 1995, Psaty et al. 1995, s. a. Lüscher et al. 1996). Als Reaktion darauf hat das Bundesinstitut für Arzneimittel und Medizinprodukte (BfArM) die Anwendung der Calciumantagonisten vom 1,4-Dihydropyridintyp eingeschränkt und die

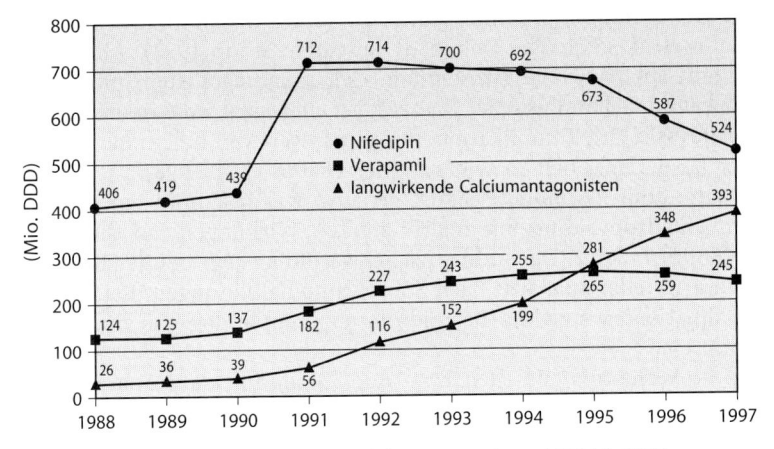

Abbildung 19.1: Verordnungen von Calciumantagonisten 1988 bis 1997 Gesamtverordnungen nach definierten Tagesdosen (ab 1991 mit neuen Bundesländern)

instabile Angina pectoris und den akuten Myokardinfarkt innerhalb der ersten vier Wochen als Kontraindikationen festgelegt. Eine Stellungnahme zu schnell freisetzenden Verapamil- und Diltiazempräparaten wurde bisher vom BfArM noch nicht abgegeben. Schnell freisetzende Arzneiformen von Nifedipin dürfen danach bei Hypertonie und chronischer Angina pectoris nur noch eingesetzt werden, wenn andere Arzneimittel nicht angezeigt sind (Arzneimittelkommission der deutschen Ärzteschaft 1997). Nifedipin wird daher fast nur noch in Form von Retardpräparaten angewendet. Nifedipin-Kapseln sind unseres Erachtens nur noch bei der hypertensiven Krise und der Prinzmetal-Angina indiziert.

Einen besonders großen Verordnungszuwachs hat 1997 auch wieder Amlodipin (*Norvasc*) aus der Gruppe der langwirkenden Calciumantagonisten erzielt, das inzwischen Verordnungsrang 36 erreicht hat und wie im Vorjahr der umsatzstärkste Calciumantagonist ist (Tabelle 19.1). Amlodipin unterscheidet sich von anderen Dihydropyridinen durch einen langsameren Wirkungseintritt (maximale Plasmakonzentration nach 6–12 Stunden) und eine besonders lange Wirkungsdauer mit einer Halbwertszeit von 35–50 Stunden. Weiterhin gibt es erste Hinweise dafür, daß Amlodipin auch bei Patienten mit Herzinsuffizienz eingesetzt werden kann (Packer et al. 1996). Gleiches gilt für Felodipin (*Modip, Munobal*) und Nisoldipin (*Baymycard*) (Cohn et al. 1995, The Defiant-II Research Group 1997). Allerdings sollten auch die langwirkenden Calciumantagonisten nicht zur Hypertoniebehandlung bei Diabetikern eingesetzt werden, bei denen kardiovaskuläre Komplikationen in Gegenwart von Calciumantagonisten besonders hoch zu sein scheinen (Pahor et al. 1998).

Nimodipin (*Nimotop*) gehört genauso wie Nifedipin zur Gruppe der Dihydropyridine mit relativ starken Wirkungen auf die glatte Gefäßmuskulatur. Der indikative Schwerpunkt liegt bei der Behandlung arterieller Spasmen nach Subarachnoidalblutungen. Bei Schlaganfallpatienten sind die Behandlungsergebnisse dagegen uneinheitlich.

Das Verhältnis zwischen Erst- und Zweitanmelderpräparaten hat sich 1997 nicht wesentlich verschoben. Die Erstanmelderpräparate *Isoptin, Adalat* und *Dilzem* haben durchschnittlich um 15 % abgenommen. Erwähnenswert ist auch, daß *Corinfar* aus den neuen Bundesländern trotz eines erneuten Rückgangs weiterhin das am häufigsten verordnete Nifedipinpräparat geblieben ist.

Die mittleren DDD-Kosten der gesamten Indikationsgruppe sind 1997 trotz der überproportionalen Zunahme der langwirkenden Calciumantagonisten mit 1,21 DM unverändert geblieben. Alle neueren Calciumantagonisten stehen noch unter Patentschutz und sind deshalb im Durchschnitt etwa doppelt so teuer wie die Nifedipinpräparate. Bemerkenswert ist, daß Verapamil (0,94 DM/DDD) und Nifedipin (0,83 DM/DDD) relativ preiswert sind. Im Vergleich dazu sind Diltiazem, Gallopamil, Nimodipin, Nicardipin und Fendilin wesentlich teurer, ohne nennenswerte Vorteile zu bieten.

Therapeutische Gesichtspunkte

Aus der häufigen Verordnung von Nifedipin und den langwirkenden 1,4-Dihydropyridinen läßt sich schließen, daß Calciumantagonisten überwiegend bei der koronaren Herzkrankheit und der arteriellen Hypertonie angewendet werden, da Nifedipin und seine Derivate keine antiarrhythmische Wirkung aufweisen. Es ist anzunehmen, daß die Verordnungshäufigkeit von Calciumantagonisten bei beiden Indikationen auch weiterhin beträchtlich sein wird. Große Studien zum Sicherheits- und Wirksamkeitsprofil werden zur Zeit durchgeführt.

Literatur

Arzneimittelkommission der deutschen Ärzteschaft (1997): Calciumantagonisten vom 1,4-Dihydropyridin-Typ. Dtsch. Ärztebl. 22: C-1122-C-1123.

Cohn J. N., Ziesche S. M., Loss L. E., Anderson G. F., V-HeFT Study Group (1995): Effect of felodipine on short-term exercise and neurohumone and long-term mortality in heart failure: Results of V-HeFT VIII. Circulation 92: I-143.

Furberg C., Psaty B. M., Meyer J. S. (1995): Nifedipine. Dose-related increase in mortality in patients with coronary heart disease. Circulation 92: 1326–1331.

Lüscher T. F., Wenzel R. R., Noll G. (1996): Calciumantagonisten in der Kontroverse: Gibt es eine rationale Differentialtherapie? Dtsch. Med. Wochenschr. 121: 532–538.

Packer M. (1989): Combined beta-adrenergic and calcium-entry blockade in angina pectoris. N. Engl. J. Med. 320: 709–718.

Packer M., O'Connor C. M., Ghali J. K., Pressler M. L., Carson P. E. et al. (1996): Effect of amlodipine on morbidity and mortality in severe chronic heart failure. N. Eng. J. Med. 335: 1107–1114.

Pahor M., Psaty B. M., Furberg C. D. (1998): Treatment of hypertensive patients with diabetes. Lancet 351: 689–690.

Po A. L. W., Zhang W. Y. (1998): What lessons can be learnt from withdrawal of mibefradil from the market? Lancet 351: 1829–1830.

Psaty B. M., Heckbert S. R., Koepsell T. D., Siscovick D. S., Raghunathan T. E. et al. (1995): The risk of myocardial infarction associated with antihypertensive drug therapies. J. Am. Med. Assoc. 274: 620–625.

Scholz H. (1987): Wechselwirkungen zwischen Beta-Rezeptorenblockern und Antiarrhythmika. In: Grosdanoff P. et al. (Hrsg.): Beta-Rezeptoren und Beta-Rezeptorenblocker, Walter de Gruyter & Co., Berlin New York: S. 255–271.

The Defiant-II Research Group (1997): Doppler flow and echocardiography in functional cardiac insufficiency: Assessment of nisoldipine therapy. Results of the DEFIANT-II study. Eur. Heart J. 18: 31–40.

20 Corticosteroide

U. Schwabe

Als Corticosteroide werden die natürlichen Steroidhormone der Nebennierenrinde und ihre synthetischen Derivate bezeichnet. Nach ihren vorherrschenden Wirkungen auf den Kohlenhydratstoffwechsel und den Elektrolythaushalt werden sie in Glucocorticoide und Mineralocorticoide eingeteilt. Sie haben ein weites Spektrum physiologischer und pharmakologischer Wirkungen und werden im wesentlichen für zwei verschiedene Zwecke therapeutisch eingesetzt.

In niedrigen physiologischen Mengen dienen sie zur Hormonsubstitution bei *Nebennierenrindeninsuffizienz*, wie z. B. bei Morbus Addison und adrenogenitalem Syndrom. Als natürliches Nebennierenrindenhormon wird Cortisol (Hydrocortison) bevorzugt, weil es gleichzeitig glucocorticoide und mineralocorticoide Eigenschaften hat.

In höheren pharmakologischen Dosen werden Glucocorticoide eingesetzt, um *Entzündungserscheinungen* und *immunologische Reaktionen* zu unterdrücken. Als Standardsteroid wird Prednisolon aus der Gruppe der nicht-fluorierten Glucocorticoide verwendet, weil es nur noch geringe mineralocorticoide Aktivität besitzt und am längsten in die Therapie eingeführt ist. Zu den wichtigsten Indikationen gehören rheumatische und allergische Krankheiten, Asthma bronchiale und Kollagenosen. Die inhalativen Glucocorticoide werden bei den Bronchospasmolytika und Antiasthmatika (Kapitel 18) besprochen. Wegen der Risiken der Langzeitbehandlung werden orale Glucocorticoide nur bei Versagen anderer Therapiemöglichkeiten und immer nur möglichst kurzfristig eingesetzt.

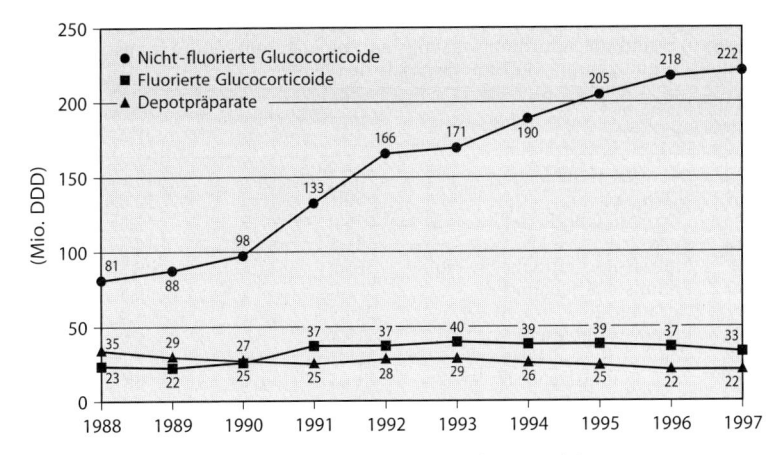

Abbildung 20.1: Verordnungen von Glucocorticoiden 1988 bis 1997
Gesamtverordnungen nach definierten Tagesdosen (ab 1991 mit neuen Bundesländern)

Verordnungsspektrum

Glucocorticoide lassen sich nach pharmakologischen Kriterien in nicht-fluorierte und fluorierte Glucocorticoide sowie Depotpräparate einteilen. In den letzten zehn Jahren zeigen die nicht-fluorierten Glucocorticoide eine kontinuierliche Zunahme, während die fluorierten Glucocorticoide und die Depotpräparate sich kaum verändert haben. Damit haben sich die nicht-fluorierten Glucocorticoide eindeutig als therapeutische Option durchgesetzt (Abbildung 20.1). Verordnungen und Umsätze waren dagegen 1997 leicht rückläufig (Tabelle 20.1).

Nicht-fluorierte Glucocorticoide

Führendes Präparat dieser Gruppe sind *Decortin-H Tabl.* (Tabelle 20.2). Prednisolon hat im Vergleich zu dem natürlichen Nebennierensteroid Cortisol (Hydrocortison) nur noch eine geringe Mineralocorticoidaktivität und löst daher seltener Natriumretention, Ödembildung und Hypokaliämie aus. Darüber hinaus hat Prednisolon pharmakokinetische Vorteile gegenüber seinem Prodrug Prednison, weil es bereits die aktive Wirkform darstellt, während Prednison erst

Tabelle 20.1: Verordnungen von Corticosterioden 1997
Angegeben sind die verordnungshäufigsten Präparate mit Verordnungsrang, Verordnungen und Umsatz 1997 im Vergleich zu 1996.

Rang	Präparat	Verordnungen in Tsd.	Änd. %	Umsatz Mio. DM	Änd. %
212	Decortin-H Tabl.	755,3	−8,1	15,5	−3,9
259	Urbason	650,1	−15,4	52,8	−8,8
303	Decortin Tabl./Perlen	575,0	+7,5	17,6	+10,8
335	Rectodelt	531,8	+4,9	10,6	+1,1
544	Prednisolon-ratiopharm Tabl.	365,9	+17,7	5,5	+26,3
623	Prednisolon Jenapharm	322,0	−7,1	4,8	−4,3
821	Decaprednil	244,9	+5,4	4,3	+8,8
903	Predni-H-Tablinen	219,4	+5,3	4,0	+3,7
919	Volon A Kristallsusp.	217,2	−14,0	7,2	−11,7
925	Supertendin-Depot N	215,3	+1,4	5,9	+9,0
995	Dexa-Phlogont L	194,6	−7,2	3,0	−10,8
1035	Triamhexal	186,5	+9,0	3,2	+7,9
1086	Lipotalon Amp.	177,0	−1,7	3,3	−2,4
1151	Celestamine N	165,6	+7,0	4,3	+10,8
1168	Solu-Decortin H	162,3	+8,6	7,4	+34,6
1273	Prednison Dorsch	144,0	+5,3	4,1	+6,0
1330	Ultralan-oral	136,7	−14,1	10,7	−13,7
1353	duraprednisolon	134,3	−7,7	1,8	−2,8
1494	Syntestan	116,9	−25,4	10,9	−20,9
1604	Metypred	104,6	+19,1	8,9	+44,5
1701	Fortecortin Tabl.	94,6	−10,5	17,0	−8,5
1779	Dexa-Allvoran Amp.	88,0	−19,8	0,9	−11,7
1804	Prednihexal	86,3	+31,5	1,0	+16,8
1814	Dexabene Amp.	85,8	−9,0	1,3	−12,8
1836	Hydrocortison Hoechst Tbl.	84,1	+0,3	9,8	+4,9
1863	Dexaflam Amp.	81,7	+28,5	0,6	+30,2
Summe		6139,9	−2,1	216,5	−1,7
Anteil an der Indikationsgruppe		80,2 %		79,5 %	
Gesamte Indikationsgruppe		7658,1	−2,5	272,3	−1,7

durch die hepatische 11β-Hydroxysteroiddehydrogenase in seinen aktiven Metaboliten umgewandelt werden muß. Da diese Umwandlung ca. 1h benötigt, wirkt Prednisolon bei akuten Therapieindikationen schneller. Außerdem wird Prednisolon nach oraler Gabe zuverlässiger als Prednison resorbiert (Frey und Frey 1990). Die höchste Zunahme unter den Prednisolonpräparaten weisen *Prednisolon-ratiopharm Tabl.* auf.

Auf den zweiten Platz folgt *Urbason*. Es enthält das Glucocorticoid Methylprednisolon, das geringere Mineralocorticoidwirkungen als Prednisolon aufweist. Es ist 4-6mal so teuer wie Prednisolonpräparate (Tabelle 20.2).

Tabelle 20.2: Verordnungen von Glucocorticoiden (Monopräparate) 1997
Angegeben sind die 1997 verordneten Tagesdosen, die Änderungen gegenüber 1996 und die mittleren Kosten je DDD 1997.

Präparat	Bestandteile	DDD 1997 in Mio.	Änderung in %	DDD-Kosten in DM
Nicht-fluorierte Glucocorticoide				
Decortin-H Tabl.	Prednisolon	41,2	(−5,1)	0,38
Urbason	Methylprednisolon	32,7	(−9,4)	1,62
Decortin Tabl./Perlen	Prednison	30,4	(+11,2)	0,58
Prednisolon-ratiopharm Tabl.	Prednisolon	20,0	(+28,0)	0,28
Rectodelt	Prednison	14,0	(+0,5)	0,76
Decaprednil	Prednisolon	12,0	(+10,2)	0,36
Prednisolon Jenapharm	Prednisolon	10,9	(−4,1)	0,44
Predni-H-Tablinen	Prednisolon	10,2	(+4,6)	0,39
Prednison Dorsch	Prednison	7,9	(+4,2)	0,52
Metypred	Methylprednisolon	5,6	(+35,4)	1,57
duraprednisolon	Prednisolon	5,2	(−1,6)	0,34
Solu-Decortin H	Prednisolonhydrogen-succinat	4,8	(+34,7)	1,52
Syntestan	Cloprednol	4,0	(−24,1)	2,71
Hydrocortison Hoechst Tbl.	Hydrocortison	2,7	(+2,5)	3,57
		201,9	(+2,4)	0,78
Fluorierte Glucocorticoide				
Fortecortin Tabl.	Dexamethason	12,3	(−6,4)	1,38
Ultralan-oral	Fluocortolon	6,4	(−15,8)	1,67
Celestamine N	Betamethason	1,7	(+9,0)	2,50
Dexabene Amp.	Dexamethason-dihydrogenphosphat	1,1	(−11,5)	1,22
Dexa-Allvoran Amp.	Dexamethason-dihydrogenphosphat	0,7	(−10,4)	1,21
Lipotalon Amp.	Dexamethasonpalmitat	0,7	(−3,1)	4,72
Dexaflam Amp.	Dexamethasonphosphat	0,6	(+26,1)	0,90
		23,6	(−7,9)	1,62
Depotpräparate				
Triamhexal	Triamcinolonacetonid	8,3	(+12,1)	0,39
Volon A Kristallsusp.	Triamcinolonacetonid	6,3	(−7,3)	1,14
Prednihexal	Prednisolonacetat	0,9	(+14,2)	1,10
		15,5	(+3,5)	0,74
Summe		240,9	(+1,4)	0,86

Decortin Tabl./Perlen (Prednison) haben im Gegensatz zu *Decortin-H Tabl.* zugenommen, obwohl die DDD-Kosten 50 % höher liegen. In Anbetracht der pharmakokinetischen Vorteile von Prednisolon sind diese Mehrkosten schwer verständlich. Ein weiteres Prednisonpräparat ist *Rectodelt*, für das eine rektale Bioverfügbarkeit von nur knapp 30 % gemessen wurde. Die Suppositorien wurden bisher zu 90 % an Kinder verordnet, ohne daß sie entsprechend als Kinderarzneiformen gekennzeichnet sind. Vom Hersteller wird für Kinder an erster Stelle die Anwendung bei stenosierender Laryngitis (Croup-Syndrom) genannt. Nach jahrzehntelanger Diskussion ist der therapeutische Nutzen von Glucocorticoiden bei dieser Indikation in mehreren kontrollierten Studien nachgewiesen worden (Klassen et al. 1994). Dazu gehört die Gabe von intramuskulärem Dexamethason, oralem Prednisolon und inhalativem Budesonid, während zu rektalem Prednison nach einer Medline-Recherche bisher keine kontrollierten Untersuchungen publiziert wurden.

Cloprednol (*Syntestan*) ist ein chloriertes Prednisolon, das nach hohen jährlichen Zuwachsraten von 30-50 % einen deutlichen Verordnungsrückgang zeigt (Tabelle 20.2). Bei älteren Patienten soll der Calciumverlust der Knochen nach Cloprednol geringer als nach Prednison sein (Medici und Rüegsegger 1990). Der bei einer kleinen Untergruppe postmenopausaler Frauen erhobene Unterschied (4,5 %) ist jedoch nicht verwertbar, weil sich bereits die Ausgangswerte der Knochendichte wesentlich stärker unterschieden (24 %). Mit einer Äquivalenzdosis von 2,5 mg (entsprechend 20 mg Cortisol) ist es das teuerste Präparat aller synthetischen Glucocorticoide in dieser Gruppe.

Fluorierte Glucocorticoide

Fluorierte Glucocorticoide haben im Gegensatz zu Prednisolon keine mineralocorticoiden Wirkungen. Die Wirkungsdauer von Betamethason und Dexamethason ist erheblich länger als die von Prednisolon. Sie werden daher für die gezielte Hypophysenhemmung eingesetzt, sind aber für die übliche zirkadiane Dosierung nicht geeignet. Vorteilhaft ist die längere Wirkungsdauer bei der intraartikulären Lokaltherapie, für die mehrere Dexamethasonpräparate eingesetzt werden. Verglichen mit den nicht-fluorierten Präparaten liegen die täglichen Therapiekosten der fluorierten Glucocorticoide mehr als doppelt so hoch. Die Verordnungen dieser Gruppe waren rückläufig, so daß ihr Anteil erstmals unter 10 % der Verordnungen aller Monopräparate abgesunken ist (Tabelle 20.2).

Depotpräparate

Depotcorticosteroide zur intramuskulären Injektion werden seit langem als nebenwirkungsreiche Präparate mit fragwürdigen Indikationen kritisiert (Köbberling 1979). Im Vergleich zur zirkadianen oralen Therapie sind die atrophischen Veränderungen an Haut, Knochen und Muskulatur (sogenannte „Triamcinolonlöcher") bei Langzeitgabe besonders ausgeprägt. Die intramuskulären Depotpräparate sollten zum Schutz der Patienten möglichst bald verboten werden, denn 1997 sind die verordneten Tagesdosen wieder gestiegen.

Dagegen kann die intraartikuläre Injektion eines Glucocorticoids bei akuten Entzündungserscheinungen einer aktivierten Arthrose eine sinnvolle Maßnahme sein (Krüger und Schattenkirchner 1995, Lemmel 1996). Auch in schwersten Fällen akuter Periarthropathien kann eine gezielte periartikuläre Injektion von Glucocorticoiden hilfreich sein, wenn Ruhigstellung, Kryotherapie und systemische Gabe von nichtsteroidalen Antiphlogistika nicht ausreichend sind. Allerdings entfällt nur ein kleiner Teil der Verordnungen von *Triamhexal*, *Volon A Kristallsuspension* und *Prednihexal* auf Arzneiformen, die ausschließlich für die sinnvolle intraartikuläre und intrafokale Anwendung angeboten werden. Die Depotcorticosteroide zur intramuskulären systemischen Anwendung werden wegen dieser Abgrenzungsprobleme trotzdem weiterhin als Arzneimittel mit unumstrittener Wirksamkeit klassifiziert.

Kombinationspräparate

Fixe Kombinationen aus Glucocorticoiden und anderen Arzneimitteln, insbesondere Antirheumatika werden allgemein abgelehnt, weil Glucocorticoide genau dosiert werden müssen und die Kombination zur unnötigen und unkontrollierten Anwendung der Steroide verführt (Habermann und Löffler 1983).

Seit 1991 sind in dieser Gruppe nur noch zwei Kombinationspräparate vertreten, die zusätzlich zu den Glucocorticoiden ein Lokalan-

Tabelle 20.3: Verordnungen von Glucocorticoiden 1997 (Kombinationspräparate) Angegeben sind die 1997 verordneten Tagesdosen, die Änderungen gegenüber 1996 und die mittleren Kosten je DDD 1997.

Präparat	Bestandteile	DDD 1997 in Mio.	Änderung in %	DDD-Kosten in DM
Supertendin-Depot N	Dexamethasonacetat Lidocain	8,8	(+11,6)	0,66
Dexa-Phlogont L	Dexamethason Prednisolon Lidocain	0,8	(−12,3)	3,91
Summe		9,6	(+9,2)	0,93

ästhetikum enthalten (Tabelle 20.3). Bei Periarthropathien mit sehr starken Schmerzen kann eine gezielte Infiltration von Glucocorticoiden hilfreich sein, ggf. zusätzlich auch vermischt mit einem Lokalanästhetikum zur akuten Schmerzlinderung. Fixe Kombinationen von Glucocorticoiden und Lokalanästhetika werden in der Standardliteratur nicht erwähnt (Krüger und Schattenkirchner 1995, Kelley et al. 1997, Hettenkofer 1998). *Dexa-Phlogont L* enthält neben dem Lokalanästhetikum noch ein zweites Glucocorticoid zur täglichen intramuskulären Initialtherapie. Die fixe Kombination von zwei gleichartig wirkenden Glucocorticoiden ist pharmakologisch nicht begründbar und damit entbehrlich.

Literatur

Frey B. M., Frey F. J. (1990): Clinical pharmacokinetics of prednisone and prednisolone. Clin. Pharmacokinet. 19: 126–146.
Habermann E., Löffler H. (1983): Spezielle Pharmakologie und Arzneitherapie. 4. Auflage, Springer-Verlag, Berlin Heidelberg New York, S. 283.
Hettenkofer H.-J. (Hrsg.) (1998): Rheumatologie, 3. Aufl., Georg Thieme Verlag, Stuttgart New York, S. 289–290.
Kelley W. N., Ruddy S., Harris E. D., Sledge C. B. (eds.) (1997): Textbook of rheumatology, 5th ed., W.B. Saunders Company, Philadelphia, London, Toronto, Montreal, Sydney, Tokyo, pp. 594–599.
Klassen T. P., Feldman M. E., Watters L. K. Sutcliffe T., Rowe P. C. (1994): Nebulized budesonide for children with mild-to-moderate croup. New Engl. J. Med. 331: 285–289.
Köbberling J. (1979): Gefahren der Depotkortikoid-Therapie. Internist. Welt 4: 118–122.

Krüger K., Schattenkirchner M. (1995): Rheumatische Erkrankungen. In: Paumgartner G., Riecker G. (Hrsg.): Therapie innerer Krankheiten. Springer, Berlin Heidelberg New York, S. 723–757.

Lemmel E.M. (1996): Krankheiten des rheumatischen Formenkreises und Gelenkerkrankungen anderer Genese. In: Weihrauch T. (Hrsg.): Internistische Therapie 96/97. Urban & Schwarzenberg, München Wien Baltimore, S. 812–845.

Medici T.C., Rüegsegger P. (1990): Does alternate-day cloprednol therapy prevent bone loss? A longitudinal double-blind, controlled clinical study. Clin. Pharmacol. Ther. 48: 455–466.

21 Dermatika und Wundbehandlungsmittel

U. Fricke

Dermatika zählen zu den verordnungsstärksten Arzneimitteln. Ihre Anwendungsgebiete sind sehr unterschiedlich. Entsprechend heterogen sind die Stoffklassen, die von wirkstofffreien Zubereitungen bis zu hochwirksamen Corticosteroid-Externa reichen.

Verordnungsspektrum

Die Verordnung der Dermatika war 1997 stark rückläufig (Tabelle 21.1). Damit setzt sich der Trend des Vorjahres weiter fort. Von dieser Entwicklung betroffen sind nun praktisch alle Indika-

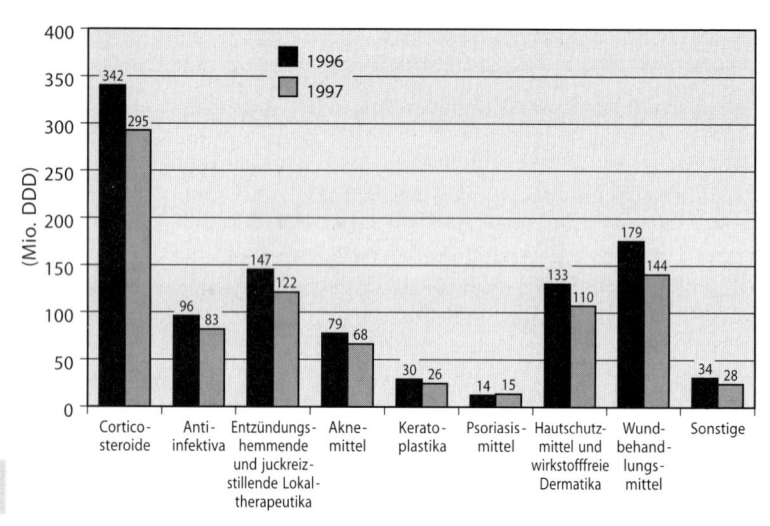

Abbildung 21.1: Verordnungen von Dermatika und Wundbehandlungsmitteln 1997 DDD der 2000 meistverordneten Arzneimittel

tions- bzw. Stoffgruppen dieses Marksegments. Bezogen auf verordnete Tagesdosen (DDD) wurden im Mittel etwa 10-20 % weniger Dermatika verschrieben als im Vorjahr. Lediglich die Verordnung der Antipsoriatika hat wieder leicht zugenommen (Abbildung 21.1).

Unter den 2000 meistverordneten Fertigarzneimitteln finden sich 1997 insgesamt 118 dermatologische Präparate, fünf weniger als im Vorjahr. Sie machen 78,5 % aller Verordnungen dieses Marktsegmentes aus. Im Vergleich zu anderen Indikationsgruppen entspricht dies – trotz der hohen Zahl an Handelspräparaten – einem relativ geringen Marktanteil und weist damit auf einen hohen Verordnungsanteil weiterer Fertigarzneimittel geringerer Bedeutung hin. Am häufigsten werden Corticosteroide verordnet, sie allein haben bereits einen Anteil an allen Dermatika-Verordnungen von 33 % (Abbildung 21.1). Auch die zum Teil im Rahmen der Intervalltherapie im Wechsel mit den Corticosteroiden eingesetzten wirkstofffreien Dermatika und Hautschutzmittel (*siehe dort*) haben mit 12 % einen relativ hohen Verordnungsanteil.

Die Verordnung von Wundbehandlungsmitteln hat 1997 entsprechend dem allgemeinen Trend ebenfalls deutlich abgenommen (Tabelle 21.2). Die Mittel werden nachfolgend aus pharmakologisch-praktischen Gründen zum Teil in einem eigenständigen Abschnitt (siehe Tabelle 21.12), zum Teil unter den *antiinfektiven Dermatika* (siehe Tabelle 21.6) aufgeführt.

Wie in den Vorjahren nicht mehr unter den 2000 meist verordneten Fertigarzneimitteln sind medizinische Kopfwaschmittel wie *Ellsurex* und *de-squaman*. Lediglich *Terzolin* (siehe Kapitel 14) wird noch häufiger verordnet. Als „Mittel, die auch zur Reinigung und Pflege oder Färbung der Haut, des Haares und der Nägel dienen", dürfen sie nicht zu Lasten der gesetzlichen Krankenversicherung verordnet werden (Arzneimittel-Richtlinien Ziffer 17.1c). In der Behandlung seborrhoischer Erkrankungen der Kopfhaut sind die Mittel wirksam und dermatologisch anerkannt (Hornstein und Nürnberg 1985, Ring und Fröhlich 1985, Steigleder 1993, Korting 1995). Wegen der besseren Verträglichkeit werden dann meist Zinkpyrithion-haltige Präparate (*de-squaman Hermal*) vorgezogen (Ring und Fröhlich 1985). Über diese Anwendung hinaus besitzen Selendisulfid-haltige Mittel (*Ellsurex, Selsun, Selukos*) eine gute Wirksamkeit bei Pityriasis versicolor im Bereich der behaarten Kopfhaut (Hornstein und Nürnberg 1985, Steigleder 1993, Nenhoff und Haustein 1994) und sind dann auch verordnungs- und erstattungsfähig.

Tabelle 21.1: Verordnungen von Dermatika 1997
Angegeben sind die verordnungshäufigsten Präparate mit Verordnungsrang, Verordnungen und Umsatz 1997 im Vergleich zu 1996.

Rang	Präparat	Verordnungen in Tsd.	Änd. %	Umsatz Mio. DM	Änd. %
91	Fucidine Gel etc.	1380,1	−14,0	22,8	−15,2
94	Linola	1310,3	−25,7	28,9	−19,3
101	Dermatop	1280,3	−10,3	28,9	−10,1
200	Tannosynt	787,2	−14,8	11,4	−15,3
222	Ecural	735,5	−9,5	17,1	−8,8
277	Tannolact Creme etc.	609,2	−19,3	9,3	−19,6
290	Parfenac	591,4	−17,8	10,8	−18,3
296	Verrumal	582,7	−16,7	12,8	−5,5
302	Advantan	577,9	+5,6	12,0	−2,7
310	Anaesthesulf P	563,9	−8,7	7,2	−8,9
313	Nebacetin Puder etc.	560,3	−22,1	10,7	−23,5
444	Fucidine plus	441,9	+0,6	9,7	+0,0
449	Zovirax Creme	439,2	−47,5	7,5	−59,2
456	Dermoxin/Dermoxinale	432,1	−12,7	13,7	−12,1
479	Betnesol-V Creme etc.	413,4	−18,1	14,8	−17,0
501	Linola-H N	395,6	−19,0	9,4	−17,6
554	Ultralan Creme etc.	360,4	−17,1	13,1	−18,8
572	Refobacin Creme/Puder	346,9	−15,6	4,0	−14,0
599	Alfason Creme etc.	334,3	−7,8	10,0	−8,4
612	Ell-Cranell	327,4	−21,5	11,4	−14,7
618	Sofra-Tüll	324,3	−10,1	7,6	−6,4
633	Jellin	317,8	−14,0	7,8	−10,7
669	Guttaplast	303,5	−12,8	1,5	−4,8
671	Kortikoid-ratiopharm/F	302,6	−8,6	4,0	−4,3
693	Basodexan	292,1	−27,4	6,1	−28,2
701	Aciclovir-ratiopharm Creme	289,0	−3,2	3,3	−21,1
707	Optiderm Creme	286,7	−15,4	7,7	−9,3
739	Elacutan	273,9	−12,5	5,3	−7,9
742	Aknemycin Lösung/Salbe	272,1	−24,4	4,4	−26,9
743	Psorcutan	271,9	−7,5	25,7	−1,8
783	Kaban Creme/Salbe	257,5	−20,7	6,1	−22,5
825	Acic Creme	242,2	−6,8	2,6	−23,1
839	Jellin polyvalent	237,8	−13,8	6,6	−15,0
847	Diprogenta Creme/Salbe	235,4	−14,3	9,5	−14,0
890	Benzaknen	224,2	−9,9	3,8	−8,6
902	Topisolon Salbe/Lotio	219,4	−14,3	6,3	−11,9
913	Ingelan Puder	218,5	−30,0	2,6	−28,1
922	Ichtholan	216,1	−12,3	3,6	−12,3
930	Betagalen	213,8	+54,3	3,7	+53,2
938	Iruxol	211,7	−17,8	12,8	−16,7
948	Skinoren Creme	207,6	−12,9	7,5	−10,1
961	Duofilm	202,6	−3,8	2,6	−3,8
980	Flammazine	198,3	−7,2	5,8	−4,9
1002	Betadermic	192,3	+2,7	3,1	+3,0
1007	duradermal	191,4	−18,2	3,1	−19,1

Tabelle 21.1: Verordnungen von Dermatika 1997 (Fortsetzung)
Angegeben sind die verordnungshäufigsten Präparate mit Verordnungsrang, Verordnungen und Umsatz 1997 im Vergleich zu 1996.

Rang	Präparat	Verordnungen in Tsd.	Änd. %	Umsatz Mio. DM	Änd. %
1024	Amciderm	188,5	−2,3	6,3	−3,2
1026	Zineryt	188,2	−16,1	6,9	−16,0
1042	TriamSalbe/Creme Lichtenst.	185,6	+16,3	1,9	+20,2
1064	Ilon-Abszeß-Salbe	180,5	−26,1	1,9	+5,0
1065	Sulmycin mit Celestan-V	180,4	−3,3	7,0	−0,2
1082	Karison	177,8	+16,9	4,3	+18,0
1085	Prednisolon Salbe LAW	177,4	−32,6	3,1	−29,7
1094	Volon A (antibiotikafrei)/N	176,4	−15,9	3,0	−17,3
1099	PanOxyl	175,8	−8,8	3,0	−11,2
1106	Asche Basis-Creme/Salbe	174,4	−25,6	2,4	−20,6
1109	Dermatop Basis	174,2	−28,5	2,9	−25,8
1114	Contractubex Gel	173,8	−26,1	4,9	−28,8
1118	Leioderm P-Creme	172,4	−10,6	2,9	+0,0
1135	Sanoxit/MT	168,8	−8,4	2,5	−6,0
1146	Hydrodexan Creme	167,1	−18,3	5,7	−21,6
1150	Halicar	165,9	−32,1	3,1	−31,0
1159	Ichthoseptal	164,5	−8,0	4,4	−7,8
1188	Differin	158,3	+6,7	3,5	+10,1
1194	Hydrocortison-Wolff	157,0	−7,9	2,0	+1,9
1203	Cordes BPO Gel	155,6	−17,9	2,1	−17,8
1207	Pyolysin-Salbe	155,1	−24,1	2,0	−23,2
1210	Kabanimat	154,7	−13,7	2,7	−13,3
1266	Alpicort F	144,6	−19,0	3,4	−3,7
1292	Sulmycin Creme/Salbe	142,1	−40,5	3,2	−39,3
1309	Anaesthesin Creme etc.	139,1	−19,3	2,1	−19,1
1319	Basocin	138,2	−14,8	4,1	−11,9
1339	Jellin-Neomycin	135,8	−5,4	2,9	−2,7
1346	Aknefug simplex	135,1	−29,8	2,1	−23,4
1358	Kelofibrase	133,6	−29,9	3,3	−26,7
1382	Triapten	130,9	−31,4	3,6	−24,4
1398	Bufexamac-ratiopharm	127,6	−4,9	1,9	−6,8
1403	Vaspit	127,2	−12,5	1,5	−17,2
1416	Pandel	125,1	−18,4	2,2	−17,7
1429	Aciclostad Creme	123,7	+12,0	1,5	+10,8
1439	Alpicort	122,4	−9,0	1,8	+7,5
1440	Laceran Salbe	122,4	−22,7	2,9	−21,9
1469	Collomack	119,8	−15,0	0,7	−15,0
1524	Cordes Beta	113,7	−21,8	2,4	−23,8
1534	Terracortril Salbe etc.	112,5	+6,6	2,5	−2,5
1542	Roaccutan	111,0	−7,5	29,2	+0,1
1546	Cerson Salbe/Creme	110,7	−30,4	2,9	−31,6
1566	Eryaknen	108,3	−9,8	1,7	−5,6
1568	Curatoderm	108,3	+45,2	9,1	+65,4
1571	Volon A Tinktur N	108,2	+10,7	2,6	+3,6
1577	Sweatosan N	107,7	−27,9	3,7	−26,1

Tabelle 21.1: Verordnungen von Dermatika 1997 (Fortsetzung)
Angegeben sind die verordnungshäufigsten Präparate mit Verordnungsrang, Verordnungen und Umsatz 1997 im Vergleich zu 1996.

Rang	Präparat	Verordnungen in Tsd.	Änd. %	Umsatz Mio. DM	Änd. %
1578	Berniter Kopfhaut-Gel	107,6	−29,8	3,1	−22,8
1596	Azulon Kamillen-Puder/Creme	105,7	−22,2	1,3	−19,6
1606	Inderm Lösung	104,4	−25,7	2,1	−30,3
1607	Dexa-Loscon mono	104,3	−13,2	4,0	−7,9
1616	Triamcinolon Wolff	103,8	−18,9	1,4	−6,3
1622	Verrucid	103,1	−5,8	1,3	+6,1
1645	Gentamycin Salbe etc. medph.	100,3	−18,3	1,6	−18,4
1677	Aknefug-oxid Gel	97,3	−17,7	1,1	−17,8
1686	Crino-Kaban N	95,9	−6,7	3,0	+5,6
1719	Soventol Hydrocortison	92,2	+35,4	1,2	+24,9
1725	Aknichthol N/-soft N	91,6	−24,0	3,0	−23,9
1737	Topsym/-F	90,6	−4,2	2,4	−5,8
1818	Jomax	85,5	−12,8	1,0	−14,0
1820	Aureomycin Salbe	85,4	−18,1	1,9	−15,7
1831	Diprosalic Lösung/Salbe	84,4	+9,7	4,9	+10,0
1851	Dexamethason-Salbe LAW	82,8	−29,7	2,2	−29,4
1852	Stiemycine	82,5	−14,0	1,3	−14,7
1854	Lomaherpan	82,4	−27,7	1,2	−27,7
1861	Fumaderm	81,8	−8,0	14,7	+12,8
1869	Remederm Widmer	81,2	+59,9	2,1	+188,0
1871	Leukase N Puder/Salbe	81,2	−20,6	2,9	−15,7
1888	Nubral	80,1	−14,5	2,0	−13,6
1896	Linola-sept	79,6	−3,5	0,7	+5,6
1903	Brasivil Paste	79,2	−35,3	1,5	−30,2
1932	Locacorten-Vioform	77,0	+2,0	2,2	−3,2
1973	Symadal Spray	74,5	−10,8	1,0	−6,9
1988	Akneroxid	73,6	−24,5	1,4	−23,4
1989	Aknemycin Emulsion	73,6	−14,3	1,5	−14,3
Summe		27774,2	−15,4	656,3	−12,6
Anteil an der Indikationsgruppe		78,5 %		76,3 %	
Gesamte Indikationsgruppe		35375,5	−15,7	860,6	−13,9

Corticosteroid-Externa

Glucocorticoide nehmen in der externen Therapie eine zentrale Stelle ein. Dennoch sollten sie zurückhaltend eingesetzt werden. Corticosteroide können keine Krankheiten heilen, sie unterdrücken lediglich die Symptome. Bei falscher Indikation, z. B. bei Virusinfekten, Tuberkulose oder mikrobieller Pyodermie, können sie sogar verschlimmernd wirken. Eine zu lange Anwendung ruft unerwünschte Wirkungen oder Krankheitswechsel hervor (Hornstein und Nürnberg 1985, Fülgraff und Palm 1997). In der Fachliteratur finden sich daher immer wieder Hinweise auf einen kritischen Einsatz von Glucocorticoiden, sowohl in bezug auf die Indikation als auch im Hinblick auf das einzusetzende Steroid (Savin 1985, Niedner und Ziegenmeyer 1992, Niedner 1996).

Die heute verfügbaren Corticosteroide werden nach ihren erwünschten entzündungshemmenden und unerwünschten atrophisierenden Wirkungen in mehrere Gruppen eingeteilt (Niedner 1996). Sie reichen von schwach wirksamen Steroiden wie Hydrocortison mit entsprechend geringem Risiko unerwünschter Wirkungen bis zu den fluorierten Corticosteroiden mit hoher Wirksamkeit wie Clobetasol,

Tabelle 21.2: Verordnungen von Wundbehandlungsmitteln 1997
Angegeben sind die verordnungshäufigsten Präparate mit Verordnungsrang, Verordnungen und Umsatz 1997 im Vergleich zu 1996.

Rang	Präparat	Verordnungen in Tsd.	Änd. %	Umsatz Mio. DM	Änd. %
134	Betaisodona Salbe etc.	1060,1	−5,7	16,6	−6,5
169	Panthenol-ratiopharm	899,4	−15,0	7,0	−15,0
201	Bepanthen Roche Salbe/Lsg.	781,7	−40,8	7,7	−38,1
240	Mirfulan Wund-Heilsalbe	691,7	−7,0	10,5	−3,7
326	Panthenol Lichtenstein	544,6	−4,6	4,1	+3,2
580	Freka-cid	342,4	−14,5	3,7	−14,0
634	Fibrolan	317,8	−14,7	20,3	−15,0
767	Mitosyl	264,0	−22,6	4,4	−21,1
880	PVP Jod-ratiopharm	226,6	+23,5	2,7	+28,1
975	Hametum Salbe	200,4	−16,7	3,2	−12,2
989	Desitin Salbe/Salbenspray	196,3	−21,0	2,2	−19,2
1144	Panthogenat	167,3	−28,6	1,4	−26,3
1178	Braunovidon Salbe/Gaze	159,7	−16,9	2,5	−20,5
1286	Oleo-Tüll	142,4	+5,5	4,0	+0,6
1351	Zinkoxidemulsion/Salbe LAW	134,5	−13,0	1,4	−17,0
1533	Mirfulan N	112,7	−19,2	1,7	−18,4
1600	Pantederm Salbe	105,5	−27,6	1,1	−25,9
1666	Traumasept Wund-/Heils. etc.	98,4	−17,7	0,9	−18,8
1755	Furacin-Sol	89,4	−3,2	1,3	+4,6
1774	Dexpanthenol Heumann	88,3	−11,1	0,7	−14,1
1925	Kamillosan Creme/Salbe/Bad	77,7	−4,6	1,2	+28,2
1981	Panthenolsalbe von ct	74,0	−1,7	0,5	−4,0
Summe		6774,9	−16,1	98,9	−13,4
Anteil an der Indikationsgruppe		87,5 %		87,8 %	
Gesamte Indikationsgruppe		7740,9	−17,0	112,6	−14,7

die dann aber bei längerer Anwendung auch das Risiko erheblicher unerwünschter Wirkungen in sich bergen. Da direkt vergleichende Untersuchungen zur Wirksamkeit topischer Corticosteroide fehlen und darüber hinaus konzentrationsabhängige Verschiebungen von einer Gruppe in die andere möglich sind, ist eine solche Einteilung allerdings nicht immer einheitlich und sollte daher nur als grobe Richtlinie angesehen werden. Auch können die Hautbeschaffenheit und Lokalisation einer Dermatose die Kinetik der Glucocorticoide beeinflussen und schließlich die Wirkungsintensität der externen Steroide je nach verwendeter Grundlage (Galenik) sehr unterschiedlich sein. Um das Risiko unerwünschter lokaler und systemischer Wirkungen möglichst gering zu halten, werden stark bis sehr stark wirksame Glucocorticoide (z. B. Clobetasol, Betamethason) in der Regel nur kurzfristig und kleinflächig angewendet. Schwach wirksame Corticosteroide (z. B. Hydrocortison, Prednisolon) eignen sich dagegen auch für eine längerfristige und großflächige Anwendung bzw. für eine Applikation bei Kindern. Die Lokaltherapie mit einem Corticosteroid sollte zunächst mit dem am stärksten wirksamen Präparat begonnen werden, das die Dermatose unter Berücksichtigung der Lokalisation und Ausprägung gerade noch zuläßt. Die weitere Behandlung sollte jedoch immer mit dem schwächsten, gerade noch effektiven Glucocorticoid durchgeführt werden. Schließlich wird die Therapie im Wechsel mit einer steroidfreien Basissalbe/creme fortgeführt (Intervalltherapie, siehe Tabelle 21.11), bis eine ausschließlich wirkstofffreie Nachbehandlung möglich ist (Ring und Fröhlich 1985, Savin 1985, Niedner und Ziegenmeyer 1992, Niedner 1996).

Monopräparate

Corticosteroid-haltige Lokaltherapeutika werden überwiegend als Monopräparate verordnet (Tabelle 21.3). Dem allgemeinen Trend folgend haben sie bis auf wenige Ausnahmen auch 1997 wieder insgesamt deutlich abgenommen.

Der Einsatz der schwach wirksamen Glucocorticoide entspricht allgemeinen Therapieempfehlungen (siehe oben). Neben den bereits früher dieser Gruppe zugeordneten Steroiden Hydrocortison und Prednisolon werden hier neuerdings auch Fluocortin und Dexamethason aufgeführt (Niedner und Ziegenmeyer 1992, Niedner 1996). Das klinisch relativ schwach wirksame Dexamethason wird allerdings

Tabelle 21.3: Verordnungen corticosteroidhaltiger Dermatika 1997 (Monopräparate) Angegeben sind die 1997 verordneten Tagesdosen, die Änderungen gegenüber 1996 und die mittleren Kosten je DDD 1997.

Präparat	Bestandteile	DDD 1997 in Mio.	Änderung in %	DDD-Kosten in DM
Schwach wirksame Corticosteroide				
Linola-H N	Prednisolon	8,2	(−19,6)	1,14
Prednisolon Salbe LAW	Prednisolon	6,1	(−30,3)	0,51
Dexamethason-Salbe LAW	Dexamethason	3,1	(−30,9)	0,71
Vaspit	Fluocortin	2,7	(−19,9)	0,57
Dexa-Loscon mono	Dexamethason	2,3	(−14,7)	1,70
Hydrocortison-Wolff	Hydrocortison	1,9	(−5,1)	1,01
Soventol Hydrocortison	Hydrocortison	1,2	(+21,7)	1,00
		25,6	(−21,5)	0,91
Mittelstark wirksame Corticosteroide				
Dermatop	Prednicarbat	40,8	(−12,1)	0,71
Advantan	Methylprednisolon-aceponat	15,6	(+4,8)	0,77
Kaban Creme/Salbe	Clocortolon	8,4	(−25,0)	0,72
Alfason Creme etc.	Hydrocortisonbutyrat	6,0	(−10,4)	1,67
Kabanimat	Clocortolon	5,5	(−15,3)	0,50
Kortikoid-ratiopharm/F	Triamcinolonacetonid	4,3	(−6,1)	0,93
Cerson Salbe/Creme	Flumetason	4,1	(−34,1)	0,71
TriamSalbe/Creme Lichtenst.	Triamcinolonacetonid	3,1	(+18,8)	0,60
Volon A (antibiotikafrei)/N	Triamcinolonacetonid	2,7	(−21,8)	1,11
Triamcinolon Wolff	Triamcinolonacetonid	1,4	(−11,2)	0,99
Pandel	Hydrocortisonbuteprat	1,1	(−19,4)	1,90
		93,1	(−11,8)	0,81
Stark wirksame Corticosteroide				
Ecural	Mometason	20,3	(−10,4)	0,84
Ultralan Creme etc.	Fluocortolon	16,8	(−21,4)	0,78
Betnesol-V Creme etc.	Betamethason	13,0	(−18,8)	1,14
Jellin	Fluocinolonacetonid	6,5	(−12,4)	1,21
Amciderm	Amcinonid	5,4	(−5,6)	1,18
Topisolon Salbe/Lotio	Desoximetason	5,3	(−12,5)	1,20
Betagalen	Betamethason	4,1	(+52,6)	0,89
Cordes Beta	Betamethason	2,7	(−24,2)	0,89
Topsym/-F	Fluocinonid	2,1	(−8,9)	1,19
		76,1	(−13,2)	0,97
Sehr stark wirksame Corticosteroide				
Dermoxin/Dermoxinale	Clobetasol	15,4	(−14,0)	0,89
Karison	Clobetasol	5,6	(+18,4)	0,76
		21,0	(−7,2)	0,86
Summe		215,8	(−13,2)	0,88

aufgrund seiner guten perkutanen Resorption insbesondere bei längerer Anwendung mit nicht unerheblichen unerwünschten Wirkungen in Zusammenhang gebracht. Fluocortin wird dagegen bereits in der Haut (oder sehr rasch im Blut bzw. in der Leber) inaktiviert, so daß sich hieraus ein relativ günstiges Nutzen-Risiko-Verhältnis ableiten läßt. Neu in dieser Stoffgruppe ist *Soventol Hydrocortison*.

Bei insgesamt rückläufiger Verordnung der mittelstark wirksamen Corticosteroide wurde *Advantan* in dieser Gruppe erneut zunehmend verordnet. Es ist nach vergleichenden klinischen Studien Hydrocortisonbutyrat (*Alfason*), Prednicarbat (*Dermatop*) und Betamethason (z. B. *Betnesol-V*) therapeutisch äquivalent und zeichnet sich nach bisherigen Erfahrungen durch ein relativ günstiges Nutzen-Risiko-Verhältnis aus (Schäfer-Korting et al. 1996, Fricke und Klaus 1997). *Advantan* gehört darüber hinaus zu den eher preiswerten Glucocorticoiden. Einen deutlichen Verordnungszuwachs erfuhr auch *Triam-Salbe Lichtenstein*. Auch dieses Präparat gehört zu den preiswerten Vertretern dieses Marktsegments. Aufgrund pharmakokinetischer Besonderheiten ebenfalls günstig beurteilt wird Prednicarbat (*Dermatop*). Es ist bei vergleichbar hoher Wirksamkeit mit geringeren Nebenwirkungen behaftet als andere Vertreter dieser Stoffgruppe. Allerdings ist es wegen der fehlenden Tiefenwirkung auch weniger zur Behandlung infiltrativer Dermatosen geeignet (Schäfer-Korting et al. 1996, Scholz und Schwabe 1997).

In der Gruppe der stark wirksamen Corticosteroide hat *Betagalen* abermals deutlich zugenommen. Es enthält Betamethason und gehört mit *Cordes Beta* zu den besonders preiswerten Präparaten dieser Stoffklasse. Nicht mehr in diesem Marktsegment vertreten sind *Diprosis* und *Celestan-V*, beides vergleichsweise teure Alternativen. Auch das Diflucortolon-haltige *Nerisona* ist aus der Gruppe der 2000 meistverordneten Fertigarzneimitteln herausgefallen. Systemische Nebenwirkungen nach topischer Applikation von Diflucortolon sind nach tierexperimentellen Untersuchungen offensichtlich in ähnlicher Ausprägung zu erwarten wie nach Anwendung des zu den sehr stark wirksamen Corticosteroiden zählenden Clobetasol (Schäfer-Korting et al. 1996).

Bei den Glucocorticoiden mit sehr starker Wirksamkeit hat das seit 1995 in diesem Marktsegment vertretene *Karison* abermals deutlich zugenommen. Es enthält Clobetasol und ist etwas preiswerter als die wirkstoffidentischen Präparate *Dermoxin* bzw. *Dermoxinale*.

Tabelle 21.4: Verordnungen antiinfektivahaltiger Corticosteroidkombinationen 1997
Angegeben sind die 1997 verordneten Tagesdosen, die Änderungen gegenüber
1996 und die mittleren Kosten je DDD 1997.

Präparat	Bestandteile	DDD 1997 in Mio.	Änderung in %	DDD-Kosten in DM
Schwach wirksame Corticosteroide				
Leioderm P-Creme	Chinolinolsulfat Prednisolon	1,7	(−5,4)	1,68
Terracortril Salbe etc.	Hydrocortison Oxytetracyclin Polymyxin B	0,9	(−14,5)	2,74
		2,6	(−8,8)	2,05
Mittelstark wirksame Corticosteroide				
Fucidine plus	Hydrocortisonbutyrat Fusidinsäure	3,2	(−4,8)	3,05
Locacorten-Vioform	Flumetason Clioquinol	0,7	(−4,1)	3,09
		3,9	(−4,7)	3,06
Stark wirksame Corticosteroide				
Diprogenta Creme/Salbe	Betamethason Gentamicin	4,8	(−14,5)	1,97
Jellin polyvalent	Fluocinolonacetonid Neomycin Nystatin	2,8	(−18,5)	2,38
Jellin-Neomycin	Fluocinolonacetonid Neomycin	2,3	(−6,0)	1,29
Sulmycin mit Celestan-V	Betamethason Gentamicin	2,3	(−0,2)	3,09
		12,1	(−11,6)	2,14
Summe		18,6	(−9,9)	2,32

Corticosteroidkombinationen

Der Einsatz corticosteroidhaltiger Kombinationen (Tabellen 21.4 und 21.5) wird in der Fachliteratur kontrovers beurteilt. So wird zwar in Einzelfällen initial eine kurzzeitige, kombinierte Anwendung von Glucocorticoiden mit einem Antibiotikum oder Antiseptikum durchaus befürwortet, obwohl letztlich eine einheitliche Penetration der einzelnen Wirkstoffe in die Haut und damit die antiinfektive Wirksamkeit des entsprechenden Kombinationspartners nicht sichergestellt sind (Hornstein und Nürnberg 1985, Fülgraff und Palm 1997). Die gute Wirksamkeit der Corticosteroidkomponente beeinflußt jedoch den Patienten und verführt ihn schließlich zu einer unerwünschten Langzeittherapie (Ring und Fröhlich 1985). Aus diesem Grund und weil bis heute unklar ist, ob pathogene Keime (insbesondere Staphylococcus aureus) das ekzematöse Geschehen überhaupt beeinflussen, wird allgemein eine kritische Haltung empfohlen (Gloor 1982, Ring und Fröhlich 1985, Korting 1995, Niedner 1996). Gänzlich abgelehnt wird eine Kombination von extern einsetzbaren Corticosteroiden mit Antibiotika/Antiseptika und Antimyzetika (*Terracortril, Jellin polyvalent*) (Ring und Fröhlich 1985, Niedner und Ziegenmeyer 1992). „Tatsächlich hat sich jedoch weithin das *Ex-juvantibus-Denken* eingebürgert, das auf die Stellung einer Diagnose verzichtet und nur schnellstmöglich mit einer Kombination aus allem Denkbaren zum Erfolg kommen will" (Ring und Fröhlich 1985).

Tabelle 21.5: Verordnungen sonstiger corticosteroidhaltiger Dermatikakombinationen 1997
Angegeben sind die 1997 verordneten Tagesdosen, die Änderungen gegenüber 1996 und die mittleren Kosten je DDD 1997.

Präparat	Bestandteile	DDD 1997 in Mio.	Änderung in %	DDD-Kosten in DM
Corticosteroide und Salicylsäure				
Betadermic	Betamethason Salicylsäure	4,7	(+3,0)	0,66
Crino-Kaban N	Clocortolon Salicylsäure	3,2	(−6,7)	0,95
Alpicort	Prednisolon Salicylsäure	2,4	(−9,0)	0,74
Diprosalic Lösung/Salbe	Betamethason Salicylsäure	2,2	(+9,3)	2,18
Volon A Tinktur N	Triamcinolonacetonid Salicylsäure	1,6	(+2,1)	1,55
		14,2	(−0,8)	1,08
Andere Corticosteroidkombinationen				
Ell-Cranell	Dexamethason Estradiol Salicylsäure	39,7	(−20,3)	0,29
Hydrodexan Creme	Hydrocortison Harnstoff	3,6	(−22,8)	1,58
Alpicort F	Prednisolon Estradiol Salicylsäure	2,9	(−19,0)	1,16
		46,3	(−20,5)	0,44
Summe		60,4	(−16,6)	0,59

Auch vor einer ungezielten Anwendung Gentamicin-haltiger Lokaltherapeutika (*Diprogenta, Sulmycin mit Celestan V*) wird gewarnt, da auf der Haut resistente Pseudomonasstämme entstehen können, die schließlich Anlaß zu schwer therapierbaren Infektionen innerer Organe oder sogar zu einer Pseudomonassepsis geben könnten (Gloor 1982). Andere Glucocorticoidkombinationen werden ähnlich kritisch beurteilt (zur Kombination von Corticoiden und Antimykotika siehe Kapitel 14). Lediglich die in Tabelle 21.5 aufgeführten Kombinationen von Glucocorticoiden mit Salicylsäure (*Betadermic, Crino-Kaban N, Alpicort, Diprosalic, Volon A Tinktur N*) bzw. Harnstoff (*Hydrodexan*) werden zum Teil positiv bewertet, da die Wirksamkeit des Corticosteroids infolge verbesserter Penetration erhöht wird, ohne daß eine Steigerung der Nebenwirkungsrate resultieren soll (Ring und Fröhlich 1985, Niedner 1996).

Corticosteroidkombinationen sind auch 1997 insgesamt weniger verordnet worden. Lediglich *Diprosalic*, das im Vorjahr aus den 2000 meistverordneten Fertigarzneimitteln herausgefallen war, sowie *Betadermic* und *Volon A Tinktur N*, sämtlich Salicylsäure-haltige Glucocorticoidkombinationen, wurden häufiger eingesetzt als im Vorjahr. Wieder aufgestiegen ist trotz Rückgangs verordneter DDD die erst im Vorjahr herausgefallene, relativ teure antiseptikahaltige Kombination *Locacorten-Vioform*.

Antiinfektive Dermatika

Die Verordnung antiinfektiver Lokaltherapeutika hat gegenüber dem Vorjahr weiter abgenommen (Tabelle 21.6). Am stärksten betroffen sind die Virostatika. Hier haben lediglich *Aciclovir-ratiopharm* und *Aciclostad* zugenommen. Beide sind vergleichsweise preiswerte Vertreter dieses Marksegments. Auch die Antibiotika-haltigen Monopräparate und Kombinationen waren stark rückläufig. Weniger ausgeprägt war dagegen der Verordnungsrückgang bei den Antiseptika. Hier nahm als einziges Mittel *PVP Jod-ratiopharm* überdurchschnittlich zu.

Tabelle 21.6: Verordnungen von antiinfektiven Dermatika 1997
Angegeben sind die 1997 verordneten Tagesdosen, die Änderungen gegenüber 1996 und die mittleren Kosten je DDD 1997.

Präparat	Bestandteile	DDD 1997 in Mio.	Änderung in %	DDD-Kosten in DM
Antibiotika				
Fucidine Gel etc.	Fusidinsäure	9,2	(−16,4)	2,48
Sofra-Tüll	Framycetin	3,5	(−9,8)	2,18
Leukase N Puder/Salbe	Framycetin	2,2	(−17,7)	1,28
Refobacin Creme/Puder	Gentamicin	1,9	(−12,8)	2,10
Sulmycin Creme/Salbe	Gentamicin	1,7	(−40,1)	1,90
Aureomycin Salbe	Chlortetracyclin	1,4	(−17,9)	1,31
Gentamycin Salbe etc. medph.	Gentamicin	1,2	(−18,5)	1,33
		21,2	(−18,0)	2,08
Antiseptika				
Betaisodona Salbe etc.	Polyvidon-Iod	14,4	(−4,2)	1,15
Freka-cid	Polyvidon-Iod	3,2	(−11,7)	1,16
Braunovidon Salbe/Gaze	Polyvidon-Iod	2,3	(−17,4)	1,08
PVP Jod-ratiopharm	Polyvidon-Iod	2,3	(+32,8)	1,17
Linola-sept	Clioquinol	1,1	(−3,4)	0,65
Traumasept Wund-/Heils. etc.	Polyvidon-Iod	0,7	(−15,6)	1,24
Furacin-Sol	Nitrofural	0,7	(−2,0)	1,89
		24,7	(−4,5)	1,15
Sulfonamide				
Flammazine	Sulfadiazin-Silber	10,3	(−6,7)	0,56
Virostatika				
Zovirax Creme	Aciclovir	2,8	(−44,6)	2,71
Aciclovir-ratiopharm Creme	Aciclovir	1,8	(+6,4)	1,81
Lomaherpan	Melissenblätterextrakt	1,4	(−27,7)	0,84
Acic Creme	Aciclovir	1,3	(−5,5)	1,98
Aciclostad Creme	Aciclovir	0,9	(+3,7)	1,59
Triapten	Foscarnet	0,6	(−28,5)	6,51
		8,7	(−24,9)	2,24
Kombinationen				
Iruxol	Chloramphenicol Kollagenase	11,2	(−16,5)	1,15
Ichthoseptal	Chloramphenicol Natriumbituminosulfonat	3,6	(−11,8)	1,21
Nebacetin Puder etc.	Neomycin Bacitracin	3,2	(−27,1)	3,36
		18,0	(−17,7)	1,55
Summe		82,9	(−13,9)	1,52

Antibiotika

Der Einsatz von Antibiotika in der Lokaltherapie und Prophylaxe wird in der Fachliteratur zurückhaltend bewertet. Dabei werden vor allem Resistenzentwicklungen gefürchtet. Grundsätzlich gilt die Regel, nach Möglichkeit nur solche Antibiotika in der Lokaltherapie einzusetzen, die systemisch nicht verwendet werden (Ring und Fröhlich 1985, Fricke und Klaus 1988, Korting 1995, Fülgraff und Palm 1997). Damit scheiden in der Regel Antibiotika wie Gentamicin (*Gentamycin medphano, Sulmycin Creme, Refobacin Creme*), Fusidinsäure (*Fucidine Gel*), Chloramphenicol (in *Iruxol, Ichthoseptal*) und Tetracycline (*Aureomycin Salbe*) für eine Lokalbehandlung aus.

Ähnlich zurückhaltend werden die Neomycin-haltigen Lokaltherapeutika (*Nebacetin*) bewertet, da hier häufig Kontaktsensibilisierungen als Folge jahrelangen, unkontrollierten Einsatzes besonders bei Patienten mit Unterschenkelekzemen vorkommen sollen (Ring und Fröhlich 1985, Niedner und Ziegenmeyer 1992, Korting 1995, Fülgraff und Palm 1997). Parallelallergische Reaktionen zu anderen Aminoglykosidantibiotika, z. B. Gentamicin und Framycetin (= Neomycin$_1$ B), sowie zu dem Polypeptidantibiotikum Bacitracin sind beschrieben (Hornstein und Nürnberg 1985). Aufgrund dieser Risiken ist es nicht verwunderlich, daß zur Behandlung bakterieller (und mykotischer) Hautinfektionen in neuerer Zeit auch wieder bereits jahrzehntelang bekannte Lokalantiseptika wie Chinolinderivate, Fuchsin, Gentianaviolett, Malachitgrün und Polyvidon-Iod empfohlen werden. Als nachteilig gelten die infolge Verfärbung der Haut geringe kosmetische Akzeptanz sowie – insbesondere bei Polyvidon-Iod – mögliche Überempfindlichkeitsreaktionen und Anwendungsbeschränkungen im Kindesalter sowie bei Patienten mit Schilddrüsenerkrankungen (Ring und Fröhlich 1985, Nolting 1985, Daschner 1987, Zesch 1988, Korting 1995, Fülgraff und Palm 1997, Scholz und Schwabe 1997). Ein Clioquinol-haltiges Fertigarzneimittel ist *Linolasept*. Es ist bei infizierten Hauterkrankungen indiziert. Auch Polyvidon-Iod-haltige Präparate (*Betaisodona, Braunovidon, Freka-cid, PVP Jod-ratiopharm, Traumasept*) können bei infektiösen Dermatosen eingesetzt werden. Der Schwerpunkt ihrer Anwendung liegt allerdings auf der Wundbehandlung und insbesondere der Behandlung von Verbrennungen. Auch Nitrofurazon (*Furacin*) wird im wesentlichen zur Lokalbehandlung infizierter Wunden und Ulzera sowie bei Verbrennungen eingesetzt. Es wirkt bei lokaler Anwendung bakterizid auf Staphylokokken, Streptokokken, Escherichia coli, Enterobacter, Klebsiella und Proteus, nicht dagegen auf Pseudomonas aeruginosa. Allergische Reaktionen (Kontaktekzem) sind möglich. Eine Dauertherapie sollte jedoch wegen onkogener Eigenschaften unterbleiben (Korting 1995, Simon und Stille 1997, Scholz und Schwabe 1997).

In der lokalen Aknetherapie sind Antibiotika dagegen durchaus indiziert, obwohl auch hier bei länger dauernder Behandlung eine Resistenzinduktion befürchtet werden muß und Tetracycline nicht als Mittel der ersten Wahl angesehen werden (Gloor 1982, Ring und Fröhlich 1985, Fülgraff und Palm 1997). Eine strenge Indikationsstellung sowie die Ausschöpfung aller übrigen Behandlungsmöglichkeiten (siehe *Aknemittel*) sind daher selbstverständlich. Darüber hinaus werden Tetracycline äußerlich auch zur Wundbehandlung eingesetzt (*Aureomycin Salbe*). Insbesondere hier ist jedoch die Indikation wegen der schnellen Resistenzentwicklung und Hemmung der Wundheilung besonders kritisch zu stellen (Niedner und Ziegenmeyer 1992).

Virostatika

Topische Virostatika werden bei Infektionen durch Herpes-simplex-Viren eingesetzt, Tromantadin auch bei Herpes-zoster-Infektionen. Eine beschleunigte Abheilung ist allerdings selbst bei frühzeitiger Anwendung im klinischen Prodromalstadium kaum zu erwarten. Rezidive werden nicht verhindert. Aciclovir (*Zovirax Creme, Aciclovir-ratiopharm, Acic, Aciclostad*) wird am günstigsten beurteilt, obwohl Placebo-(Vehikel-)kontrollierte klinische Studien an Patienten mit rezidivierendem Herpes labialis selbst bei Applikation innerhalb einer Stunde nach Auftreten der ersten klinischen Symptome keinen signifikanten Einfluß auf Schmerzdauer, Verkrustungs- bzw. Erscheinungsdauer zeigen (Raborn et al. 1989) und in der Therapie des Herpes genitalis die topische Anwendung der systemischen Gabe unterlegen ist (Hornstein und Nürnberg 1985).

Auch die Wirksamkeit der übrigen Virostatika ist nicht gesichert. Das gilt beispielsweise für den Melissenblätterextrakt (*Lomaherpan*) (Fricke und Klaus 1985), der 1997 – wie schon im Vorjahr – stark rückläufig war. Variable und letztlich enttäuschende Therapieergebnisse wurden auch für den topischen Einsatz von Foscarnet (*Triap-

ten) bei Herpes-labialis- bzw. Herpes-genitalis-Infektionen beschrieben (Fricke und Klaus 1991). Es ist ein besonders teures Präparat und hat 1997 weiter abgenommen.

Sulfonamide

Schließlich findet sich nach wie vor auch ein Sulfonamid-haltiges Externum unter den 2000 meistverordneten Fertigarzneimitteln (Tabelle 21.6). Abgesehen von der schwachen antibakteriellen Wirkung wird der topische Einsatz der Sulfonamide heute wegen ihrer ausgeprägten kontaktsensibilisierenden Potenz abgelehnt (Hornstein und Nürnberg 1985, Daschner 1987, Simon und Stille 1997). Die meisten von den Herstellern in Anspruch genommenen Indikationen gelten darüber hinaus sogar eher als Kontraindikationen einer Sulfonamid-Lokaltherapie (Daschner 1987). *Flammazine* wird zur Prophylaxe und Therapie von Wundinfektionen nach Verbrennungen, Verbrühungen und Verätzungen eingesetzt. Seine antibakterielle Wirkung soll im wesentlichen auf der Freisetzung von Silberionen beruhen (Simon und Stille 1997). Die Verordnung hat abermals abgenommen.

Antiphlogistika/Antipruriginosa

Lokal angewendete Antiphlogistika und Antipruriginosa (Tabelle 21.7) werden in der Dermatologie sehr unterschiedlich beurteilt. Allgemein anerkannt ist in der dermatologischen Fachliteratur die entzündungshemmende und juckreizstillende Wirkung von Steinkohlenteer (*Berniter*) und sulfonierten Destillationsprodukten des Schieferöls (*Ichtholan*) (Aulepp 1983, Hornstein und Nürnberg 1985, Ring und Fröhlich 1985, Steigleder 1993, Korting 1995). Zu beachten ist allerdings ein mögliches mutagenes und kanzerogenes Risiko Teer-haltiger Produkte (siehe *Psoriasismittel*). Auch *Tannosynt Lotio* und *Tannolact* können aufgrund ihres Gerbstoffgehaltes bei entzündlichen und juckenden Hauterkrankungen eingesetzt werden. Insbesondere nässende Dermatosen sollen günstig beeinflußt werden. Bei Pruritus empfohlen werden schließlich auch wirkstofffreie Zubereitungen oder Harnstoff-haltige Präparate (siehe Tabelle 21.11) (Maddin 1982, Aulepp 1983, Hornstein und Nürnberg 1985, Pierach 1989, Steigleder 1993, Korting 1995).

Tabelle 21.7: Verordnungen entzündungshemmender und juckreizstillender Lokaltherapeutika 1997
Angegeben sind die 1997 verordneten Tagesdosen, die Änderungen gegenüber 1996 und die mittleren Kosten je DDD 1997.

Präparat	Bestandteile	DDD 1997 in Mio.	Änderung in %	DDD-Kosten in DM
Bufexamac				
Parfenac	Bufexamac	14,4	(−18,5)	0,75
duradermal	Bufexamac	4,6	(−18,5)	0,68
Bufexamac-ratiopharm	Bufexamac	2,7	(−7,4)	0,69
Jomax	Bufexamac	1,3	(−16,0)	0,77
		23,1	(−17,2)	0,73
Andere Monopräparate				
Tannosynt	Gerbstoff	37,2	(−9,9)	0,31
Ichtholan	Ammoniumbituminosulfonat	18,8	(−12,4)	0,19
Berniter Kopfhaut-Gel	Steinkohlenteer	11,1	(−27,4)	0,28
Tannolact Creme etc.	Gerbstoff	8,0	(−18,4)	1,17
Anaesthesin Creme etc.	Benzocain	7,0	(−19,3)	0,31
		82,1	(−14,9)	0,36
Kombinationspräparate				
Anaesthesulf P	Polidocanol Zinkoxid	9,3	(−9,4)	0,77
Ingelan Puder	Isoprenalin Salicylsäure	6,8	(−31,3)	0,38
		16,1	(−20,1)	0,61
Summe		121,3	(−16,1)	0,46

Dagegen wird die klinische Effektivität von Bufexamac (*Parfenac, duradermal, Bufexamac-ratiopharm, Jomax*) uneinheitlich und z. T. als „wenig ermutigend" bezeichnet. Dem zweifelhaften Nutzen stehen darüber hinaus – wenn auch seltene – Kontaktallergien als Risiko gegenüber (Maddin 1982, Ring und Fröhlich 1985, Hornstein und Nürnberg 1985, Niedner und Ziegenmeyer 1992, Korting 1995, Dinnendahl und Fricke 1997). Auch der topische Einsatz von Lokalanästhetika, insbesondere von *Anaesthesin Creme/Salbe/Puder*, wird wegen ihrer geringen antipruritischen Potenz und nicht seltenen Neigung zu Kontaktsensibilisierungen (Inzidenz unter Benzocain 3–6%) weitgehend abgelehnt. Ferner besteht bei Anwendung auf größeren Wundflächen die Gefahr einer Methämoglobinbildung (Maddin 1982, Ring und Fröhlich 1985, Niedner und Ziegenmeyer 1992, Reynolds

1996, Mutschler 1996). Polidocanol (in *Anaesthesulf P*) besitzt lokalanästhetische und juckreizstillende Eigenschaften, kann andererseits in seltenen Fällen aber auch selbst sensibilisierend wirken (Maddin 1982, Aulepp 1983, Korting 1995, Reynolds 1996).

Juckreizstillenden Zubereitungen mit Isoprenalin (*Ingelan*) wird allenfalls ein schmales Indikationsgebiet eingeräumt. So erscheint zwar die Anwendung bei Varizellen geeignet, nicht aber bei anderen juckenden Hauterkrankungen, insbesondere nicht bei Unterschenkelgeschwüren oder chronischen Ekzemen (Aulepp 1983). Zu beachten sind ferner gelegentlich auftretende Unverträglichkeitsreaktionen („Ingelan-Dermatitis") der Haut (Ring und Fröhlich 1985). Insgesamt wird der Einsatz von Isoprenalin als juckreizstillende Substanz kritisch bewertet (Niedner und Ziegenmeyer 1992). Schließlich ist auch der Zusatz von Calciumsalzen (früher in *Tannolact* als Wirkstoff aufgeführt, seit 1991 zum Hilfsstoff degradiert) außer als „teures Placebo" heute nicht mehr begründbar (Hornstein und Nürnberg 1985, Keseberg 1985). Insgesamt unterstreicht die Vielzahl der angebotenen Mittel gegen Juckreiz nur die Hilflosigkeit des Therapeuten (Pierach 1989).

Die Verordnung entzündungshemmender und juckreizstillender Lokaltherapeutika hat nach Anstiegen in den Vorjahren erstmals wieder abgenommen. Mit einem Rückgang von mehr als 20% waren *Ingelan Puder*, *Berniter* und *Parfenac* besonders betroffen.

Aknemittel

Auch die Aknemittel sind nach steigenden Verordnungen in den Vorjahren 1997 erstmals insgesamt wieder rückläufig. Lediglich *Differin*, das erst Anfang 1996 neu eingeführt wurde und sich bereits im selben Jahr unter den 2000 meistverordneten Fertigarzneimitteln etablieren konnte, hat noch einmal deutlich zugenommen (Tabelle 21.8). Nicht mehr vertreten ist dafür das nach DDD-Kosten nahezu doppelt so teure, strukturverwandte *Isotrex* (siehe unten). Auch *Klinoxid*, ein Benzoylperoxid-haltiges Aknemittel, sowie die Tetracyclin-haltige *Imex Salbe* befinden sich nicht mehr unter den meistverordneten Fertigarzneimitteln. Letzteres ist ein besonders teures Präparat seines Marktsegments. Unter den Kombinationspräparaten sind *Aknin-Winthrop* und *Aknefug N* herausgefallen.

In der lokalen Behandlung der Akne gelten Benzoylperoxid (z. B. *PanOxyl*) und Tretinoin (z. B. *Cordes VAS*) als Mittel der Wahl, wäh-

Tabelle 21.8: Verordnungen von Aknemitteln 1997
Angegeben sind die 1997 verordneten Tagesdosen, die Änderungen gegenüber 1996 und die mittleren Kosten je DDD 1997.

Präparat	Bestandteile	DDD 1997 in Mio.	Änderung in %	DDD-Kosten in DM
Benzoylperoxid				
PanOxyl	Benzoylperoxid	9,5	(−12,8)	0,31
Benzaknen	Benzoylperoxid	8,6	(−7,6)	0,44
Sanoxit/MT	Benzoylperoxid	5,3	(−4,4)	0,48
Cordes BPO Gel	Benzoylperoxid	3,9	(−12,2)	0,53
Akneroxid	Benzoylperoxid	2,7	(−24,0)	0,51
Aknefug-oxid Gel	Benzoylperoxid	1,9	(−13,7)	0,62
		31,9	(−11,3)	0,44
Antibiotika				
Aknemycin Lösung/Salbe	Erythromycin	3,9	(−23,9)	1,14
Inderm Lösung	Erythromycin	2,6	(−25,7)	0,79
Basocin	Clindamycin	2,5	(−17,3)	1,67
Eryaknen	Erythromycin	1,5	(−2,8)	1,14
Stiemycine	Erythromycin	1,2	(−12,5)	1,13
		11,6	(−19,7)	1,17
Andere topische Mittel				
Differin	Adapalen	4,7	(+12,8)	0,73
Brasivil Paste	Aluminiumoxid	4,0	(−35,3)	0,37
Skinoren Creme	Azelainsäure	3,5	(−14,7)	2,10
Aknefug simplex	Hexachlorophen	2,8	(−26,0)	0,77
		15,0	(−17,6)	0,97
Orale Mittel				
Roaccutan	Isotretinoin	3,0	(−3,4)	9,70
Kombinationspräparate				
Zineryt	Erythromycin Zinkacetat	3,5	(−16,0)	1,97
Aknichthol N/-soft N	Natriumbituminosulfonat Salicylsäure	2,0	(−23,9)	1,46
Aknemycin Emulsion	Erythromycin Ammoniumbituminosulfonat	0,6	(−14,3)	2,39
		6,1	(−18,6)	1,84
Summe		67,7	(−14,7)	1,22

rend Schleifpasten (z. B. *Brasivil*) eher als Begleittherapie angesehen werden. Eine vergleichbare Wirksamkeit wie Tretinoin besitzt sein Isomer Isotretinoin (*Isotrex*). Letzteres wird als *Roaccutan* bei schweren Formen der Akne auch systemisch eingesetzt (siehe unten). Ein neues Retinoid, aufgrund seiner abweichenden polyaromatischen Struktur auch als Arotinoid bezeichnet, ist Adapalen (*Differin*). Nach bisherigen klinischen Studien an Patienten mit geringgradig bis mittelstark ausgeprägter Akne vulgaris ist es Tretinoin und Isotretinoin therapeutisch weitgehend äquivalent. Auch die Retinoid-spezifischen Irritationen der Haut sind ähnlich wie nach Isotretinoin, jedoch geringer als unter der Behandlung mit Tretinoin (Brogden und Goa, 1997). Die Tagesbehandlungskosten liegen etwa im Bereich der Tretinoin-haltigen Fertigarzneimittel.

Allgemein heilt die Akne unter Benzoylperoxid rascher ab als unter den Retinoiden. Darüber hinaus dürfen letztere wegen ihrer teratogenen Eigenschaften auch in topischer Darreichungsform nicht während der Schwangerschaft (und Stillperiode) eingesetzt werden. Tretinoin hat unter den Retinoiden das größte teratogene Potential. In schweren Fällen wird die Kombination einer abendlichen Applikation von Tretinoin mit der morgendlichen Anwendung von Benzoylperoxid empfohlen. Eine gleichzeitige Anwendung sollte jedoch wegen eines dann möglichen Wirkungsverlustes vermieden werden (Niedner und Ziegenmeyer 1992, Hughes et al. 1992, Steigleder 1993, Sykes und Webster 1994, Arzneimittelkommission der deutschen Apotheker 1994, Kappeler 1995, Fülgraff und Palm 1997, Orfanos et al. 1997).

Azelainsäure (*Skinoren*) ist eine natürlich vorkommende C_9-Dicarbonsäure mit antibakteriellen und entzündungshemmenden Eigenschaften, die zu einer Normalisierung der gestörten follikulären Keratinisierung führt. Ein Einfluß auf die Talgproduktion fehlt. Azelainsäure greift damit in verschiedene mögliche pathogenetische Vorgänge der Akne ein. Kontrollierte klinische Studien zeigen eine anderen topischen Aknemitteln wie Benzoylperoxid, Tretinoin oder Erythromycin äquivalente Wirksamkeit. Wie mit diesen ist die Behandlung der Akne langwierig (mehrere Monate). Erste klinische Besserungen sind nach etwa vier Wochen zu erwarten. Patienten mit papulopustulöser Akne und Komedonen-Akne sprechen am besten an. Die Acne conglobata erweist sich dagegen als relativ therapieresistent (Fricke und Klaus 1992). Als Mittel der Wahl gelten hier orale Retinoide wie Isotretinoin (*Roaccutan*). Zu beachten ist bei letzterem jedoch wieder das nicht unerhebliche teratogene Potential, das eine Anwendung während der Schwangerschaft sowie bei gebärfähigen Frauen ohne strenge Kontrazeption ausschließt. Ferner liegen unter der Behandlung mit Isotretinoin Berichte über Depressionen, Psychosen und in seltenen Fällen auch über Suizide vor (Gatti und Serri 1991, Bravard et al. 1993, Byrne und Hnatko 1995). Dies hat kürzlich in den USA zu einer Änderung der Fachinformation geführt (FDA 1998).

Die lokale Therapie der Akne mit Antibiotika wie Erythromycin, Clindamycin und Tetracyclin ist zwar wirksam, ihr Einsatz sollte jedoch kritisch abgewogen werden (siehe Antibiotika). Dabei sind vor allem mögliche Resistenzentwicklungen zu berücksichtigen. Das Antiseptikum Hexachlorophen (*Aknefug simplex*) gilt in der Aknetherapie als obsolet, nicht zuletzt wegen möglicher neurotoxischer Wirkungen in höheren Konzentrationen bei häufiger oder großflächiger Anwendung (Gloor 1982, Hornstein und Nürnberg 1985, Ring und Fröhlich 1985, Steigleder 1993, Sykes und Webster 1994). Das Hexachlorophen-haltige Kombinationspräparat *Aknefug-Emulsion N* befindet sich nicht mehr unter den 2000 meistverordneten Fertigarzneimitteln.

Die weiteren zur Aknebehandlung eingesetzten Kombinationspräparate (Tabelle 21.8) enthalten neben Antibiotika noch Salicylsäure, Zinkacetat oder Teerpräparate. Diese Aknemittel spielen heute in den Therapieempfehlungen nur noch eine untergeordnete Rolle, meist wegen ihrer unzureichenden Wirksamkeit. So ist z. B. die eigentlich wirksame Salicylsäure häufig zu niedrig (< 1%) dosiert (*Aknichthol N*), da zur Komedolyse 5-10%ige Salicylsäure-Zubereitungen verlangt werden. Schwefelhaltige Zubereitungen (z.B. *Aknin-Winthrop*) finden sich nicht mehr unter den 2000 meistverordneten Fertigarzneimitteln. Schwefel wurde in der Aufbereitungsmonographie des vormaligen Bundesgesundheitsamtes negativ bewertet, was nicht zuletzt zur Änderung der Zusammensetzung zahlreicher Altarzneimittel geführt hat (Hornstein und Nürnberg 1985, Bundesgesundheitsamt 1993a). Auch Teerpräparate sollten nur nach sorgfältiger Nutzen-Risiko-Abwägung eingesetzt werden (siehe *Psoriasismittel*). Die Erythromycin-haltige Kombination *Zineryt* ist prinzipiell wie die entsprechenden Monopräparate zu beurteilen.

Mittel zur Behandlung von Hyperkeratosen

Bei den Mitteln zur Behandlung von Hyperkeratosen dominiert die konservative Lokaltherapie mit den allgemein empfohlenen Salicylsäure-haltigen Präparaten. Die Verordnungen aller Präparate haben 1997 abgenommen (Tabelle 21.9). Allerdings sind die absoluten DDD-Werte nicht direkt mit den früher publizierten Daten vergleichbar, weil für alle flüssigen Darreichungsformen erstmals eine einheitliche DDD von 0,5 ml zugrundegelegt wurde. Als praktikables Vorgehen gilt der Einsatz von Salicylsäure-Pflastern (Ring und Fröhlich 1985). Dementsprechend gehört *Guttaplast* seit vielen Jahren zu den führenden Präparaten dieser Gruppe. Mit DDD-Kosten von 0,18 DM ist es zugleich auch die preisgünstigste Behandlungsform.

Für Zusätze wie Milchsäure (in *Collomack, Duofilm*) oder Essigsäure (in *Verrucid* früher als Wirkstoff, heute als Hilfsmittel deklariert) konnte die Wirksamkeit im Rahmen der Aufbereitung und Nachzulassung entsprechender nichtverschreibungspflichtiger Arzneimittel durch die amerikanische Zulassungsbehörde (FDA) nicht belegt werden (Walluf-Blume 1991). Fluorouracil (in *Verrumal*) ist ein Zytostatikum und gilt mit dieser Indikation in der dermatologischen Fachliteratur eher als Zweitwahlmittel. Zytostatika sollten dann auch nur kleinflächig, zeitlich auf 10-14 Tage begrenzt und nicht während der Schwangerschaft eingesetzt werden (Hornstein und Nürnberg 1985, Ring und Fröhlich 1985).

Tabelle 21.9: Verordnungen von Keratoplastika 1997
Angegeben sind die 1997 verordneten Tagesdosen, die Änderungen gegenüber 1996 und die mittleren Kosten je DDD 1997.

Präparat	Bestandteile	DDD 1997 in Mio.	Änderung in %	DDD-Kosten in DM
Verrumal	Fluorouracil Salicylsäure Dimethylsulfoxid	15,1	(−16,7)	0,84
Guttaplast	Salicylsäure	8,2	(−12,8)	0,18
Duofilm	Salicylsäure Milchsäure	6,1	(−3,8)	0,43
Collomack	Salicylsäure Milchsäure Polidocanol	2,4	(−15,0)	0,31
Verrucid	Salicylsäure	2,1	(−5,8)	0,63
Summe		33,9	(−13,0)	0,56

Psoriasismittel

Die Behandlung der Schuppenflechte erfolgt aufgrund der nach wie vor ungeklärten Pathogenese weitgehend symptomatisch. Es stehen lokale und systemische Maßnahmen zur Verfügung. Die externe Therapie erfolgt im wesentlichen mit Emollentia, z. B. Basiscremes, -salben (siehe Tabelle 21.11) und rückfettenden Ölbädern, Teer, Dithranol, fluorierten Glucocorticoiden, Vitamin-D-Analoga wie Calcipotriol und Tacalcitol und seit kurzem auch mit topischen Retinoiden wie Tazaroten (*Zorac*). Eine große Bedeutung hat ferner die Phototherapie (SUP, PUVA). Zur Entfernung der Schuppen wird insbesondere zu Beginn der Behandlung 2-10%ige Salicylsäure-Vaseline eingesetzt, obwohl hiervon neuerdings zunehmend Abstand genommen wird. Eine entschuppende Wirkung haben auch 1-3%ige Kochsalzbäder oder Ölbäder wie *Balneum Hermal*. Als Basis- Antipsoriatikum gilt Dithranol, das je nach klinischem Befund meist in Kombination mit Salicylsäure (z. B. *Psoralon MT*) oder Harnstoff (z. B. *Psoradexan*) angewandt wird. Eine besonders hohe Akzeptanz hat hier die sog. Minutentherapie. Die systemische Therapie bleibt schweren, therapieresistenten Formen der Psoriasis vorbehalten und besteht prinzipiell in der Gabe von Retinoiden wie Acitretin, Zytostatika wie Methotrexat, Immunsuppressiva wie Ciclosporin sowie ggf. Fumaraten. Orale Glucocorticoide gelten dagegen wegen der Gefahr schwerer Rezidive sowie der möglichen Umwandlung der Psoriasis in eine pustulöse oder erythrodermische Form als obsolet (Greaves und Weinstein 1995, Braun-Falco et al 1995, Panizzon 1995, Weinstein 1996, Scholz und Schwabe 1997, van de Kerkhof 1998a).

Tabelle 21.10: Verordnungen von Psoriasismitteln 1997
Angegeben sind die 1997 verordneten Tagesdosen, die Änderungen gegenüber 1996 und die mittleren Kosten je DDD 1997.

Präparat	Bestandteile	DDD 1997 in Mio.	Änderung in %	DDD-Kosten in DM
Psorcutan	Calcipotriol	9,1	(−7,4)	2,83
Curatoderm	Tacalcitol	4,3	(+67,3)	2,13
Fumaderm	Dimethylfumarat Ethylhydrogenfumarat	1,6	(−4,7)	9,43
Summe		14,9	(+6,5)	3,32

Wie in den Vorjahren befinden sich nur wenige Psoriasismittel unter den 2000 meistverordneten Fertigarzneimitteln (Tabelle 21.10). Schon seit Jahren nicht mehr vertreten sind – trotz der positiven Bewertung (siehe oben) – Dithranol-haltige Präparate. Nach rückläufiger Verordnung bereits im Vorjahr ist 1997 erstmals auch die Teer-haltige Zubereitung *Poloris* aus der Gruppe der meistverordneten Fertigarzneimittel herausgefallen. Teerpräparate wirken kanzerogen. Ihre Anwendung sollte daher nur nach sorgfältiger Abwägung von Nutzen und Risiko unter Berücksichtigung therapeutischer Alternativen erfolgen. Allerdings scheint das Risiko insgesamt gering zu sein (Bundesgesundheitsamt 1993b, Jemec und Østerlind 1994, Greaves und Weinstein 1995). Auch *Psorcutan* und *Fumaderm* waren rückläufig. Insgesamt hat die Verordnung von Psoriasismitteln 1997 nach vorübergehendem Rückgang im Vorjahr jedoch wieder leicht zugenommen.

Neu unter den 2000 meist verordneten Fertigarzneimitteln ist *Curatoderm*. Es enthält Tacalcitol und gehört wie Calcipotriol (*Psorcutan*) zur Gruppe der Vitamin-D-Analoga. Dies sind neuere topische Antipsoriatika zur Behandlung der leichten bis mittelschweren Psoriasis vom sog. Plaque-Typ, die chemisch dem natürlichen Vitamin-D-Hormon Calcitriol nahe stehen. Sie wirken antiproliferativ, fördern die Differenzierung der Keratinozyten und besitzen immunmodulatorische Eigenschaften. So hemmen sie beispielsweise die Produktion bestimmter Zytokine (IL-1, IL-6) und vermindern die Zahl aktivierter T-Lymphozyten, die ihrerseits an der Pathogenese der Psoriasis beteiligt sein sollen. Klinisch sind Calcipotriol und Tacalcitol dem zu den stark wirksamen Lokalcorticoiden zählenden Betamethasonvalerat sowie dem „Goldstandard" Dithranol therapeutisch weitgehend äquivalent. Als Vorteil gegenüber Calcipotriol, das zweimal täglich angewendet werden muß, gilt die nur einmal tägliche Applikation von Tacalcitol. Allerdings war letztere im direkten Vergleich etwas geringer wirksam als die zweimal tägliche Anwendung von Calcipotriol. Zu beachten sind mögliche Störungen des Calciumhaushaltes. Eine maximale Tagesdosis von 15 g *Psorcutan Salbe* bzw. 5 g *Curatoderm Salbe* sollte daher nicht überschritten werden. Die maximale Wochendosis von *Psorcutan Salbe* ist auf 100 g beschränkt. *Curatoderm Salbe* sollte maximal auf 10 % der Gesamthautfläche (z. B. Fläche eines Armes) aufgetragen werden. Die Anwendungsdauer sollte 6–8 Wochen nicht überschreiten. Dennoch wurden zumindest für Calcipotriol Hyperkalzämien auch bei regelgerechter Anwendung beschrieben. Regelmäßige Bestimmung des Plasmacalciums oder der

Calciumausscheidung im Urin im Abstand von drei Wochen werden daher empfohlen (Fricke und Klaus 1994, Peters und Balfour 1997, Veien et al. 1997, van de Kerkhof 1998b).

Fumaderm ist ein Gemisch aus Dimethylfumarat und verschiedenen Salzen von Ethylhydrogenfumarat zur oralen Anwendung bei schweren Formen der Psoriasis vulgaris (außer Psoriasis pustulosa und Psoriasis vom Plaque-Typ), wenn eine lokale Behandlung nicht angezeigt ist. Eine antiproliferative Wirkung kommt nach experimentellen Untersuchungen vor allem Dimethylfumarat zu. Auch eine klinische Doppelblindstudie, die Dimethylfumarat als Monotherapie gegen ein Gemisch aus Dimethylfumarat und verschiedenen Salzen von Ethylhydrogenfumarat an Psoriasis-Patienten prüfte, zeigte keinen Unterschied in der therapeutischen Effektivität beider Zubereitungen. Dimethylfumarat ist allerdings aufgrund einer raschen Hydrolyse zum entsprechenden Monomethylderivat im Blut nicht nachweisbar. Fumarsäure und Fumarsäurealkylester wurden im Rahmen der Aufbereitung der Altarzneimittel aufgrund mangelnder Wirksamkeit und schwerwiegender, insbesondere nephrotoxischer Nebenwirkungen negativ beurteilt (Bundesgesundheitsamt 1988). Eine neuere Placebo-kontrollierte klinische Studie mit *Fumaderm* an allerdings insgesamt nur 100 Patienten macht indessen therapeutische Effekte glaubhaft, wenn auch 40% der Patienten unter der Verum-Medikation die Behandlung mehrheitlich wegen unerwünschter Wirkungen vorzeitig abbrachen. *Fumaderm* gilt – nicht zuletzt auch aufgrund des unklaren Wirkungsmechanismus – daher eher als Mittel der letzten Wahl. Unerläßlich sind vor Beginn und im Verlauf der Behandlung in regelmäßigen – initial in vierzehntägigen, ab dem zweiten Monat in dreimonatigen – Abständen Kontrollen des Blutbildes (weißes Differentialblutbild) sowie der Leber- und Nierenfunktion. Bei einem Anstieg des Serumkreatinins ist die Therapie abzubrechen (Fricke und Klaus 1997).

Wirkstofffreie Dermatika, Hautschutz- und Pflegemittel

Die Wirksamkeit einer lokalen Behandlung von Hauterkrankungen wird nur selten vom pharmakologischen Wirkstoff allein bestimmt. Eine wesentliche Bedeutung hat gerade in der Dermatologie auch der Wirkstoffträger, also die galenische Grundlage (Ring und Fröhlich 1985, Hornstein 1992, Niedner und Ziegenmeyer 1992, Korting 1995,

Fülgraff und Palm 1997). So ist es nicht verwunderlich, daß gerade die Basistherapeutika nach verordneten Tagesdosen mit zu den meistverordneten Fertigarzneimitteln unter den Dermatika gehören (Abbildung 21.1, Tabelle 21.11). Verordnungsfähig sind sie allerdings nur im Rahmen der sog. Intervall- oder Tandemtherapie bei gleichzeitiger Behandlung mit Glucocorticoiden (Arzneimittel-Richtlinien, Ziffer 17.1c).

Die diskontinuierliche topische Corticosteroidbehandlung (*Tandem- bzw. Intervalltherapie*) hat in den letzten Jahren zunehmend an Bedeutung gewonnen und ist inzwischen allgemein akzeptiert. So

Tabelle 21.11: Verordnungen von wirkstofffreien Dermatika, Hautschutz- und Pflegemitteln 1997
Angegeben sind die 1997 verordneten Tagesdosen, die Änderungen gegenüber 1996 und die mittleren Kosten je DDD 1997.

Präparat	Bestandteile	DDD 1997 in Mio.	Änderung in %	DDD-Kosten in DM
Wirkstofffreie Dermatika				
Linola	Linolsäure 9,11-Octadecadiensäure	42,1	(−23,8)	0,68
Asche Basis-Creme/Salbe	Wirkstofffreie Grundlage	7,3	(−28,8)	0,33
Dermatop Basis	Wirkstofffreie Grundlage	6,2	(−30,5)	0,47
		55,7	(−25,3)	0,61
Harnstoffhaltige Präparate				
Optiderm Creme	Harnstoff Polidocanol	12,5	(−7,9)	0,62
Basodexan	Harnstoff	12,1	(−28,5)	0,50
Elacutan	Harnstoff	10,7	(−5,4)	0,49
Remederm Widmer	Harnstoff Retinolpalmitat α-Tocopherolacetat Dexpanthenol	6,7	(+249,4)	0,32
Laceran Salbe	Harnstoff	6,2	(−21,5)	0,48
Nubral	Harnstoff	4,6	(−13,2)	0,45
		52,7	(−7,3)	0,50
Hautschutzmittel				
Symadal Spray	Dimeticon	1,3	(−10,8)	0,74
Summe		109,7	(−17,4)	0,56

lassen sich unerwünschte Wirkungen der Glucocorticoidtherapie mildern oder sogar vermeiden (siehe *Corticosteroid-Externa*). Auch einer möglichen Tachyphylaxie gegenüber Lokalcorticoiden soll sie entgegenwirken (Hornstein und Nürnberg 1985, Merk und Bickers 1992, Hornstein 1992, Niedner und Ziegenmeyer 1992, Steigleder 1993, Korting 1995). Wirkstofffreie Dermatika werden daher vor allem von den Herstellern Corticosteroid-haltiger Externa ausgeboten.

Außer zur Intervalltherapie finden die in Tabelle 21.11 aufgeführten Fertigarzneimittel darüber hinaus auch bei anderen Indikationen Verwendung. So wird beispielsweise *Linola* auch zur Behandlung von Dermatosen bei seborrhoischer Haut eingesetzt. Harnstoff-haltige Zubereitungen (z. B. *Nubral*) werden außer zur Nach- und Intervallbehandlung entzündlicher Hauterkrankungen auch bei trockener und seniler Haut sowie bei Hyperkeratosen (z. B. Ichthyosis) empfohlen. Zusätzlich wirken sie durch die verbesserte Hydratation der Hornschicht juckreizstillend und werden daher auch bei Pruritus angewandt. Polidocanol (in *Optiderm*) kann andererseits in seltenen Fällen aber auch selbst sensibilisierend wirken. Der Dimeticon-haltige *Symadal-Spray* wird u. a. zur Dekubitusprophylaxe ausgeboten (Hornstein und Nürnberg 1985, Steigleder 1993, Korting 1995, Reynolds 1996).

Die Verordnung wirkstofffreier Dermatika und Hautschutzmittel hat nach Jahren kontinuierlicher Zunahme erstmals insgesamt wieder abgenommen. Neu unter den 2000 meistverordneten Fertigarzneimitteln ist die Harnstoff-haltige *Remederm Creme Widmer*. Basissalben/-cremes werden von nahezu jedem Hersteller von Lokalcorticoiden vertrieben. Von einer prinzipiellen Austauschbarkeit kann ausgegangen werden, obwohl von fachdermatologischer Seite immer auf die Erfordernis einer dem Corticoid-haltigen Fertigarzneimittel zumindest ähnlichen Grundlage hingewiesen wird (Hornstein 1997).

Wundbehandlungsmittel

Entsprechend den Phasen der Wundheilung lassen sich Wundbehandlungsmittel (Tabelle 21.12) in Mittel zur Reinigung, Granulationsförderung und Förderung der Epithelisierung unterscheiden. Sie werden im wesentlichen bei chronischen, schlecht heilenden Wunden eingesetzt. Traumatische Wunden bedürfen in der Regel keiner zusätzlichen Therapie, sie heilen nach chirurgischer Primärversor-

Tabelle 21.12: Verordnungen von Wundbehandlungsmitteln 1997
Angegeben sind die 1997 verordneten Tagesdosen, die Änderungen gegenüber
1996 und die mittleren Kosten je DDD 1997.

Präparat	Bestandteile	DDD 1997 in Mio.	Änderung in %	DDD-Kosten in DM
Dexpanthenol				
Panthenol-ratiopharm	Dexpanthenol	33,6	(−15,7)	0,21
Panthenol Lichtenstein	Dexpanthenol	23,2	(−6,3)	0,18
Bepanthen Roche Salbe/Lsg.	Dexpanthenol	21,4	(−38,8)	0,36
Panthogenat	Dexpanthenol	5,1	(−30,0)	0,27
Panthenolsalbe von ct	Dexpanthenol	2,6	(−5,0)	0,17
Dexpanthenol Heumann	Dexpanthenol	2,5	(−14,1)	0,28
		88,3	(−21,4)	0,24
Zinkoxidpräparate				
Mirfulan Wund-Heilsalbe	Lebertran Zinkoxid	23,9	(−6,7)	0,44
Mitosyl	Zinkoxid	6,7	(−23,7)	0,65
Desitin Salbe/Salbenspray	Lebertran Zinkoxid	6,0	(−30,3)	0,37
Mirfulan N	Zinkoxid Lebertran Levomenol	5,6	(−19,2)	0,30
Zinkoxidemulsion/Salbe LAW	Zinkoxid	2,7	(−19,9)	0,53
Pantederm Salbe	Dexpanthenol Zinkoxid	2,6	(−25,5)	0,43
		47,6	(−16,4)	0,45
Weitere Mittel				
Fibrolan	Plasmin Desoxyribonuclease	5,2	(−16,6)	3,93
Oleo-Tüll	Weißes Vaselin	2,4	(−2,8)	1,69
		7,5	(−12,7)	3,23
Summe		143,4	(−19,4)	0,47

gung spontan ab. Auch bei chronischen Wunden steht die Behandlung der Grundkrankheit, z. B. beim Ulcus cruris die möglichst weitgehende Beseitigung der chronisch venösen Mikro- und Makrozirkulationsstörung durch Kompressionsverbände (siehe Kapitel 46), im Vordergrund. Zur Wundabdeckung können wirkstofffreie Wundauflagen (*Oleo-Tüll*) zweckmäßig sein. Zinkoxid-haltige Zubereitungen (*Mirfulan, Mitosyl, Desitin, Zinkoxidemulsion LAW, Pantederm*) werden aufgrund ihrer abdeckenden, adstringierenden, austrocknenden und exsudatbindenden Eigenschaften außer zur Randabdeckung von Ulcera crurum auch in der Säuglings- und Kleinkinderpflege, bei Windeldermatitis, subakuten intertriginösen Entzündungen, leichteren Verbrennungen oder bei Dekubitalläsionen eingesetzt (Hornstein und Nürnberg 1985, Niedner und Ziegenmeyer 1992, Knapp 1995, Korting 1995). Die Verordnung von *Oleo-Tüll* und Zinkoxid-haltigen Fertigarzneimitteln hat insgesamt abgenommen.

Zur Wundreinigung werden neben lokalchirurgischen Maßnahmen und Umschlägen mit hypertoner Kochsalzlösung unter anderem Antiseptika (siehe Tabelle 21.6) sowie proteolytische und kollagenolytische Enzyme zum Abbau nekrotischer Beläge eingesetzt. Ein häufig verordnetes Fertigarzneimittel ist *Fibrolan* (Tabelle 21.12). Es enthält bovines Plasmin sowie bovine Desoxyribonuklease. Kontrollierte klinische Studien zur Wirksamkeit dieser Kombination liegen nicht vor. Zu beachten ist eine mögliche Allergie gegen bovines Eiweiß (Hornstein und Nürnberg 1985, Korting 1995). Die Verordnung von *Fibrolan* hat 1997 – nach deutlichem Anstieg im Vorjahr – abgenommen.

Eine beschleunigte Wundheilung mit signifikanter und klinisch relevanter Förderung der Granulation und Epithelisierung ist mit pharmakologischen Mitteln kaum zu erreichen. „Viele Wundbehandlungsmittel sind Wundheilungsverzögerer" (Niedner und Ziegenmeyer 1992). Eine Hemmung der Wundheilung durch Dexpanthenol wurde zwar bisher nicht festgestellt, allerdings existieren auch kaum objektive Untersuchungen zu seiner Wirkung. Kontaktallergien auf Dexpanthenol sind beschrieben (Hornstein und Nürnberg 1985, Schulze-Dirks und Frosch 1988, Hahn et al. 1993, Korting 1995). Die Verordnung Dexpanthenol-haltiger Fertigarzneimittel hat gegenüber dem Vorjahr insgesamt deutlich abgenommen, wobei der geringste Rückgang bei den preiswertesten Vertretern (*Panthenolsalbe von ct, Panthenol Lichtenstein*) zu verzeichnen war.

Sonstige Dermatika

Die in diesem Marktsegment aufgeführten Dermatika verteilen sich auf Mittel zur Behandlung der atopischen Dermatitis sowie anderen entzündlichen Dermatosen, der Hyperhidrosis und weiterer, nicht genau definierter Erkrankungen (Tabelle 21.13). Ihre klinische

Tabelle 21.13: Verordnungen sonstiger Dermatika 1997
Angegeben sind die 1997 verordneten Tagesdosen, die Änderungen gegenüber 1996 und die mittleren Kosten je DDD 1997.

Präparat	Bestandteile	DDD 1997 in Mio.	Änderung in %	DDD-Kosten in DM
Pyolysin-Salbe	Pyolysin Zinkoxid Salicylsäure	5,5	(−22,5)	0,37
Ilon-Abszeß-Salbe	Lärchenterpentin Terpentinöl, gereinigt	5,5	(+19,2)	0,34
Halicar	Cardiospermum ⌀	4,1	(−33,1)	0,75
Hametum Salbe	Hamamelisextrakt	3,9	(−17,4)	0,83
Sweatosan N	Salbeiextrakt	3,7	(−25,1)	1,01
Contractubex Gel	Heparin Allantoin Küchenzwiebelextrakt	1,4	(−29,7)	3,57
Azulon Kamillen-Puder/Creme	Kamillenblütenextrakt	1,4	(−20,3)	0,96
Kamillosan Creme/Salbe/Bad	Kamillenblütenextrakt	1,2	(−16,1)	0,95
Kelofibrase	Harnstoff Heparin Campher	1,1	(−30,9)	3,12
Summe		27,7	(−18,9)	0,89

Bedeutung ist unklar. Die Verordnungen sonstiger Dermatika waren insgesamt stark rückläufig. Lediglich *Ilon-Abszeß-Salbe* hat zugenommen. Nicht mehr unter den 2000 meistverordneten Fertigarzneimitteln sind *Bioplant-Kamillenfluid* und *Epogam*, ein orales Phytotherapeutikum zur Behandlung des atopischen Ekzems. Es enthält das Keimöl der Nachtkerze (Oenothera ssp.). Als aktiver Bestandteil wird γ-Linolensäure angenommen. Klinische Studien zur Wirksamkeit der atopischen Dermatitis sind widersprüchlich (Editorial 1990).

Halicar enthält – wie das früher ebenfalls häufiger verordnete *Cardiospermum DHU* – Cardiospermum Urtinktur und wird als homöopathisches Mittel bei allergischen Hauterkrankungen und Entzündungen angewandt. Die Inhaltsstoffe von Cardiospermum halicacabum (Herzsame), einer tropischen Pflanze, sind bisher nicht bekannt. Nach Wiesenauer (1987) gehört Cardiospermum zu einer Reihe neuer

Homöopathika, deren Wirkungsprofil in praxi noch präzisiert werden muß. Der Verdacht drängt sich auf, daß die Verordnung der Homöopathika am ehesten im Sinne eines „ut aliquid fiat" erfolgt.

Hametum enthält einen Extrakt der Zaubernuß (Hamamelis) und wird zur Anwendung bei leichten Hautverletzungen, lokalen Entzündungen sowie bei Verbrühungen, Verbrennungen, Sonnenbrand, zur Wundpflege bei Säuglingen und bei Hämorrhoiden ausgeboten. Hamamelisextrakt hat nach experimentellen Untersuchungen antiphlogistische und antivirale Eigenschaften, die sich allerdings klinisch bisher nicht bestätigen ließen (Korting et al. 1995, Erdelmeier et al. 1996). Auch *Azulon Kamillen Puder* und *Kamillosan* werden bei entzündlichen Dermatosen sowie zur Vorbeugung und Behandlung von Strahlenschäden eingesetzt. Hinweise auf antiphlogistische Wirkungen von Kamillenextrakten ergeben sich derzeit ebenfalls nur aus experimentellen Studien (Korting 1995, Ammon et al. 1996). Die übrigen nicht genau klassifizierbaren Dermatika sind in der dermatologischen Fachliteratur kaum oder gar nicht beschrieben. Mag man *Ilon-Abszeß-Salbe* aufgrund des Gehaltes an ätherischen Ölen und Phenolen noch eine gewisse antiseptische Wirkung zubilligen, ist der therapeutische Wert anderer Präparate wie *Pyolysin*, *Sweatosan N*, *Contractubex* und *Kelofibrase* nicht ohne weiteres erkennbar. *Pyolysin*, dessen wesentlicher Bestandteil aus einem keimfreien Filtrat aus Staphylokokken-, Streptokokken-, Escherichia-coli-, Pseudomonasaeruginosa- und Enterokokken-Bouillon-Kulturen besteht, wird zur Behandlung bei oberflächlichen Hautinfektionen, Ulcus cruris, Verbrennungen etc. ausgeboten. *Sweatosan N*, das bei gesteigerter Schweißbildung eingesetzt wird, enthält nur noch Salbeiextrakt. *Kelofibrase* und *Contractubex*, welches neben Heparin und Allantoin einen Extrakt aus der Küchenzwiebel enthält, werden zur Behandlung von Narben und Narbenkontrakturen eingesetzt. Unabhängig von der fragwürdigen Zusammensetzung ist die Therapie der Keloide insgesamt problematisch. Sofern Wirkungen beobachtet werden, stellt sich die Frage, ob diese nicht allein auf der Anwendung des Vehikels beruhen (Steigleder 1993, Korting 1995).

Literatur

Ammon H. P. T., Sabieraj J., Kaul R. (1996): Kamille. Mechanismus der antiphlogistischen Wirkung von Kamillenextrakten und -inhaltsstoffen. Dtsch. Apoth. Ztg. 136: 1821–1834.
Arzneimittelkommission der deutschen Apotheker (1994): Tretinoin-haltige Arzneimittel zur topischen Anwendung. Pharm. Ztg. 139: 2370.
Aulepp H. (1983): Juckreiz – ein Symptom und seine Therapie. Offizinpharmazie 6: 1–13.
Braun-Falco O., Plewig G., Wolff H. H. (1995): Dermatologie und Venerologie, 4. Aufl. Springer-Verlag, Berlin Heidelberg New York.
Bravard P., Krug M., Rzeznick J. C. (1993): Isotretinoin et depression, soyons vigilantes. Nouv. Dermatol. 12: 215.
Brogden R.N., Goa K.L. (1997): Adapalene. A review of its pharmacological properties and clinical potential in the management of mild to moderate acne. Drugs 53: 511–519.
Bundesgesundheitsamt (1988): Monographie Fumarsäuremonoalkylester, Fumarsäuredialkylester, Fumarsäure und Fumarsäuresalze. Bundesanzeiger vom 11.10.1988, Nr. 191.
Bundesgesundheitsamt (1993a): Monographie Schwefel. Bundesanzeiger 45: 845.
Bundesgesundheitsamt (1993b): Monographie Steinkohlenteer. Bundesanzeiger 45: 845.
Byrne A., Hnatko G. (1995): Depression associated with isotretinoin therapy. Can. J. Psychiatry 40: 567.
Daschner F. (1987): Sind Lokalantibiotika bei Hautinfektionen sinnvoll? Arzneiverordnung 4: 41–46.
Dinnendahl V., Fricke U. (Hrsg.) (1997): Arzneistoff-Profile. Basisinformation über arzneiliche Wirkstoffe. Stammlieferung mit 1. bis 12. Ergänzungslieferung 1997, Govi-Verlag, Eschborn.
Editorial (1990): Gamolenic acid in atopic eczema: Epogam. Drug Ther. Bull. 28: 69–70.
Erdelmeier C. A. J., Cinatl J. jr., Rabenau H., Doerr H. W., Biber A., Koch E. (1996): Antiviral and antiphlogistic activities of Hamamelis virginia bark. Planta Med. 62: 241–245.
Food and Drug Administration (1998): Important new safety information about accutane. FDA Talk Paper Feb. 25, 1998.
Fricke U., Klaus W. (1985): Die neuen Arzneimittel – Wirkungsweise und therapeutischer Stellenwert. Eine Übersicht von Januar 1983 – Juni 1984. Offizinpharmazie 10: 1–71.
Fricke U., Klaus W. (1988): Neue Arzneimittel 1987/88. Fortschritte für die Arzneimitteltherapie? Wissenschaftliche Verlagsgesellschaft, Stuttgart.
Fricke U., Klaus W. (1991): Neue Arzneimittel 1990/91. Fortschritte für die Arzneimitteltherapie? Wissenschaftliche Verlagsgesellschaft, Stuttgart.
Fricke U., Klaus W. (1992): Neue Arzneimittel 1991/92. Fortschritte für die Arzneimitteltherapie? Wissenschaftliche Verlagsgesellschaft, Stuttgart.
Fricke U., Klaus W. (1994): Neue Arzneimittel 1993. Fortschritte für die Arzneimitteltherapie? Wissenschaftliche Verlagsgesellschaft, Stuttgart.
Fricke U., Klaus W. (1997): Neue Arzneimittel 1995. Fortschritte für die Arzneimitteltherapie? Wissenschaftliche Verlagsgesellschaft, Stuttgart.
Fülgraff G., Palm D. (Hrsg.) (1997): Pharmakotherapie, klinische Pharmakologie, 10. Aufl. Gustav Fischer Verlag, Stuttgart Jena Lübeck Ulm.
Gatti S., Serri F. (1991): Acute depression from isotretinoin. J. Acad. Dermatol. 25: 132.

Gloor M. (1982): Pharmakologie dermatologischer Externa. Springer-Verlag, Berlin Heidelberg New York.
Greaves M.W., Weinstein G. D. (1995): Treatment of psoriasis. N. Engl. J. Med. 332: 581–588.
Hahn C., Röseler S., Fritzsche R., Schneider R., Merk H. F. (1993): Allergic contact reaction to dexpanthenol: lymphocyte transformation test and evidence for microsomal-dependent metabolism of the allergen. Contact Dermatitis 28: 81–83.
Hornstein O. P., Nürnberg E. (Hrsg.) (1985): Externe Therapie von Hautkrankheiten. Pharmazeutische und medizinische Praxis. Georg Thieme Verlag, Stuttgart New York.
Hornstein O. P. (1992): Die lokale Behandlung mit Arzneimitteln – ein Charakteristikum der dermatologischen Therapie. In: H. J. Dengler und J. Knop (Hrsg.): Klinische Pharmakologie der Haut und Sinnesorgane. Gustav Fischer Verlag, Stuttgart Jena New York.
Hornstein O. P. (1997): Glukokortikosteroide in der Dermatologie: Tag- und Nacht-Therapie vergessen. Dtsch. Ärztebl. 94: A-678.
Hughes B. R., Norris J. F., Cunliffe W. J. (1992): A double-blind evaluation of topical isotretinoin 0,05 %, benzoyl peroxide gel 5 % and placebo in patients with acne. Clin. Exp. Dermatol. 17: 165–168.
Jemec G. B. E., Østerlind A. (1994): Cancer in patients treated with coal tar: a long-term follow up study. J. Eur. Acad. Dermatol. Venerol. 3: 153–156.
Kappeler T. (1995): Therapie der Akne. Pharma-Kritik 17: 49–52.
Keseberg A. (1985): Wert und Unwert der Therapie mit Calciumionen. Z. Allgemeinmed. 61: 899–901.
Knapp U. (1995): Grundlagen der Wundheilung und Wundbehandlung. Med. Monatsschr. Pharm. 18: 219–230.
Korting H. C. (1995): Dermatotherapie: ein Leitfaden. Springer-Verlag, Berlin Heidelberg New York.
Korting H. C., Schäfer-Korting M., Klövekorn W., Klövekorn G., Martin C., Laux P. (1995): Comparative efficacy of hamamelis distillate and hydrocortisone cream in atopic eczema. Eur. J. Clin. Pharmacol. 48: 461–465.
Maddin S. (Hrsg.) (1982): Current Dermatologic Therapy. W.B. Saunders Comp., Philadelphia.
Merk H. F., Bickers D. R. (1992): Dermatopharmakologie und Dermatotherapie. Blackwell, Berlin.
Mutschler E. (1996): Arzneimittelwirkungen, 7. Aufl. Wissenschaftliche Verlagsgesellschaft mbH, Stuttgart.
Nenhoff P., Haustein U. F. (1994): Der Effekt antiseborrhoischer Substanzen gegenüber Pityrosporum ovale in vitro. Hautarzt 45: 464–467.
Niedner R. (1996): Glukokortikosteroide in der Dermatologie. Dtsch. Ärztebl. 93: A2868-A2872.
Niedner R., Ziegenmeyer J. (Hrsg.) (1992): Dermatika. Therapeutischer Einsatz, Pharmakologie und Pharmazie. Wissenschaftliche Verlagsgesellschaft, Stuttgart.
Nolting S. (1985): Antiseptika versus Antibiotika in der Lokalbehandlung von bakteriellen Hautinfektionen. In: Mahrle G., Ippen H. (Hrsg.): Dermatologische Therapie. Perimed Fachbuch-Verlagsgesellschaft mbH, Erlangen, S. 154–158.
Orfanos C. E., Zouboulis C. C., Almond-Roesler B., Geilen C. C. (1997): Current use and future potential role of retinoids in dermatology. Drugs 53: 358–388.
Panizzon R. (1995): Psoriasis: Diagnostik und Therapie. Schweiz. Rundsch. Med. Prax. 84: 649–653.
Peters D. C., Balfour J. A. (1997): Tacalcitol. Drugs 54: 265–271.
Pierach C. A. (1989): Was ist zu tun beim Juckreiz? Arzneiverordnung in der Praxis 5/89: 49–51.

Raborn G. W., McGaw W. T., Grace M., Eng P., Percy J., Samuels S. (1989): Herpes labialis treatment with acyclovir 5% modified aqueous cream: A double-blind, randomized trial. Oral Surg. Oral Med. Oral Pathol. Oral Radiol. Endod. 67: 676–679.

Reynolds J. E. F. (ed.) (1996): Martindale: The Extra Pharmacopoeia, 31th edition. Royal Pharmaceutical Society, London.

Ring J., Fröhlich H. H. (1985): Wirkstoffe in der dermatologischen Therapie, 2. Aufl. Springer-Verlag, Berlin Heidelberg.

Savin J. A. (1985): Some guidelines to the use of topical corticosteroids. Brit. Med. J. 290: 1607–1608.

Schäfer-Korting M., Schmid M. H., Korting H. C. (1996): Topical glucocorticoids with improved risk-benefit ratio. Drug Safety 14: 375–385.

Scholz H., Schwabe U. (Hrsg.) (1997): Taschenbuch der Arzneibehandlung – Angewandte Pharmakologie, 11. Aufl. Gustav Fischer Verlag, Stuttgart New York.

Schulze-Dirks A., Frosch P. J. (1988): Kontaktallergie auf Dexpanthenol. Hautarzt 39: 375–377.

Simon C., Stille W. (1997): Antibiotika-Therapie in Klinik und Praxis, 9. Aufl. F. K. Schattauer Verlagsgesellschaft mbH, Stuttgart New York.

Steigleder G. K. (1993): Therapie der Hautkrankheiten, 4. Aufl. Georg Thieme Verlag, Stuttgart New York.

Sykes N. L., Webster G. F. (1994): Acne. A review of optimum treatment. Drugs 48: 59–70.

Van de Kerkhof P. C. (1998a): The management of psoriasis. Neth. J. Med. 52: 40–45.

Van de Kerkhof P. C. (1998b): An update on vitamin D3 analogues in the treatment of psoriasis. Skin Pharmacol. Appl. Skin Physiol. 11: 2–10.

Veien N. K., Bjerke J. R., Rossmann-Ringdahl I., Jakobsen H.B. (1997): Once daily treatment of psoriasis with tacalcitpl compared with twice daily treatment with calcipotriol. A double-blind trial. Br. J. Dermatol. 137: 581–586.

Walluf-Blume D. (1991): Aufbereitung und Nachzulassung von OTC-Arzneimitteln in den USA 1990. Pharm. Ind. 53: 152–158.

Weinstein G. D. (1996): Safety, efficacy and duration of therapeutic effect of tazarotene used in the treatment of plaque psoriasis. Br. J. Dermatol. 135 (Suppl. 49): 32–36.

Wiesenauer M. (1987): Homöopathie für Apotheker und Ärzte. Deutscher Apotheker Verlag, Stuttgart.

Zesch A. (1988): Externa: Galenik, Wirkung, Anwendung. Springer-Verlag, Berlin Heidelberg.

22 Diuretika

H. Osswald und B. Mühlbauer

Diuretika werden zur Behandlung von Erkrankungen eingesetzt, bei denen das therapeutische Ziel eine Vermehrung der Ausscheidung von Salz und Wasser zur Verminderung des Extrazellulärvolumens ist. Die Hauptindikationen sind arterielle Hypertonie, Herzinsuffizienz sowie Ödeme kardialer, hepatischer und renaler Genese.

Diuretika vergrößern den Harnfluß vor allem über eine Hemmung der Rückresorption von Natrium und Chlorid in der Niere. Die einzelnen Gruppen von Diuretika wirken an verschiedenen Tubulusabschnitten des Nephrons und unterscheiden sich in Stärke und Dauer ihrer diuretischen Wirkung. Bei Thiaziden und ihren Analoga tritt die Wirkung relativ langsam ein, sie wirken 6–72 Stunden. Ihre maximale Wirkungsstärke liegt bei einer Ausscheidung von etwa 5–10 % der glomerulären Filtrationsrate. Die Wirkung von Schleifendiuretika tritt schneller ein und ist in der Regel kürzer. Sie sind stärker wirksam als Thiazide und können bis zu 30 % der glomerulären Filtrationsrate zur Ausscheidung bringen (Greger 1995). Sie sind auch noch bei eingeschränkter Nierenfunktion wirksam.

Kaliumsparende Diuretika führen zu einer Hemmung der Kaliumausscheidung, während ihre natriuretische Wirkung sehr schwach ausgeprägt ist. Ihre therapeutische Bedeutung besteht daher vor allem in der Korrektur der Hypokaliämien, wie sie bei der diuretischen Therapie mit Thiaziden und Schleifendiuretika entstehen können. Aus diesem Grunde werden sie ausschließlich in Kombination mit den beiden anderen Diuretikagruppen angewendet. Der Aldosteronantagonist Spironolacton hat ebenfalls eine hemmende Wirkung auf die Kaliumausscheidung und wird daher hauptsächlich bei Hyperaldosteronismus eingesetzt.

Thiazide werden in Deutschland überwiegend als Kombinationspräparate mit kaliumsparenden Diuretika verordnet. In den letzten Jahren hat sich die Verordnungshäufigkeit dieser Kombinationen

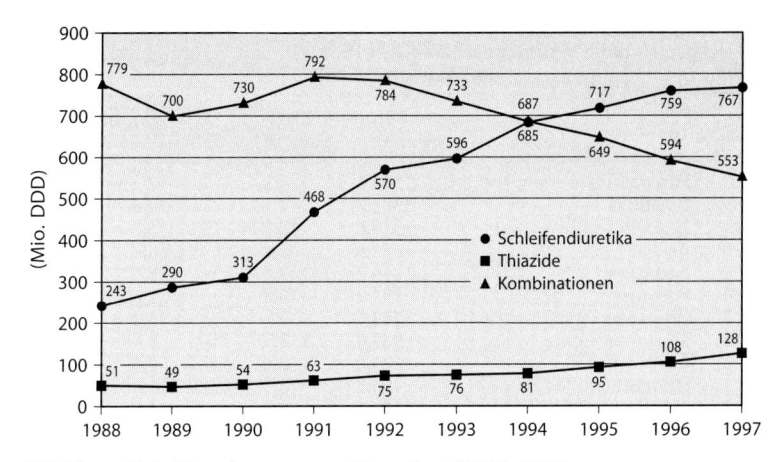

```
900
800  779                  792
          700    730           784    733              717
700                                        687              759   767
                                  596    685              594
600                                            649              553
500                       468  570
                                            ● Schleifendiuretika
400                                         ■ Thiazide
          290    313                        ▲ Kombinationen
300  243
200
                                                       108   128
100  51   49    54   63
                          75    76    81    95
  0
   1988 1989 1990 1991 1992 1993 1994 1995 1996 1997
```
(Mio. DDD)

Abbildung 22.1: Verordnungen von Diuretika 1988 bis 1997
Gesamtverordnungen nach definierten Tagesdosen (ab 1991 mit neuen Bundesländern)

kontinuierlich verringert (Abbildung 22.1). Ein Grund könnte die zunehmende Verordnung von ACE-Hemmern oder AT_1-Rezeptorantagonisten sein, die über eine Senkung der Aldosteronwirkung ebenfalls antikaliuretisch wirken. Die Verordnungshäufigkeit von Schleifendiuretika liegt deutlich über der von Thiaziden einschließlich ihrer Kombinationen (Abbildung 22.1). Diese Verschiebung gegenüber der Darstellung im Arzneiverordnungs-Report '97 beruht darauf, daß jetzt auch die hochdosierten Arzneiformen von Furosemid und anderen Schleifendiuretika nach den WHO-DDD berechnet werden. In der gesamten Indikationsgruppe Diuretika haben sich 1997 Verordnungen und Umsatz wenig verändert (Tabelle 22.1).

Thiazide und Thiazidanaloga

In dieser Diuretikagruppe erscheinen 1997 auf der Liste der 2000 am häufigsten angewandten Präparate die drei Wirkstoffe Xipamid, Hydrochlorothiazid und Indapamid, die sich in ihrem Wirkungsprofil deutlich voneinander unterscheiden (Tabelle 22.3).

Aquaphor enthält das Thiazidanalogon Xipamid, das in seinem Wirkungseintritt und der Wirkungsdauer zwar dem Hydrochloro-

Tabelle 22.1: Verordnungen von Diuretika 1997
Angegeben sind die verordnungshäufigsten Präparate mit Verordnungsrang, Verordnungen und Umsatz 1997 im Vergleich zu 1996.

Rang	Präparat	Verordnungen in Tsd.	Änd. %	Umsatz Mio. DM	Änd. %
40	Furosemid-ratiopharm	1917,4	+0,9	42,7	−3,7
89	Dytide H	1388,7	−7,1	29,8	−7,3
93	Lasix	1310,6	−18,1	46,2	−31,3
116	Arelix	1172,6	−1,8	60,8	+2,1
138	Aquaphor	1049,2	+12,0	58,0	+14,9
196	Furorese	804,2	+18,6	35,0	+27,2
308	Ödemase Tabl.	565,1	−13,8	13,0	−11,1
316	Triampur comp.	559,0	−18,1	7,4	−15,8
344	furo von ct	523,0	+13,9	8,5	+16,5
372	Diutensat	494,3	−13,1	10,9	−11,2
453	dehydro sanol tri	436,7	−22,5	15,9	−18,8
467	Torem	419,2	+8,4	38,2	+14,6
517	Tri.-Thiazid Stada	381,2	−3,3	8,3	−2,9
569	Unat	349,3	+22,7	31,3	+29,1
630	Moduretik	320,2	−18,7	7,4	−20,2
655	Furosemid Heumann	310,4	−2,4	5,1	+5,0
658	Esidrix	309,9	+19,1	11,0	+23,4
780	Diuretikum Verla	258,6	+10,0	4,6	+13,8
805	Triamteren comp.-ratiopharm	252,3	−4,9	5,1	−5,0
830	triazid comp	241,3	+34,2	3,8	+41,1
846	Furosemid AL	235,4	+13,3	3,3	+26,9
924	Nephral	215,6	−1,3	4,7	−5,2
950	Neotri	207,3	−16,6	13,7	−16,5
985	Aquaretic	197,2	−10,6	4,1	−7,9
1056	diucomb	183,0	−11,7	11,6	−8,6
1063	Natrilix	180,8	−13,0	13,9	−11,1
1091	Furobeta	176,6	+89,7	4,0	+51,2
1123	Turfa-BASF	171,2	−0,1	3,7	+3,1
1263	HCT von ct	145,5	(>1000)	2,1	(>1000)
1350	Furosemid Stada	134,7	+1,1	2,5	+7,7
1373	Hct-Isis	131,7	+52,4	3,6	+60,5
1390	Diursan	130,0	−2,7	2,8	−7,9
1545	Triamteren HTC AL	110,8	+21,5	1,7	+23,1
1655	Diurapid	99,5	−5,4	2,7	−10,9
1703	Furanthril	94,5	−14,9	2,0	−18,4
1784	Refluin	87,7	−14,8	1,9	−17,4
1805	Amilorid comp.-ratiopharm	86,2	−15,8	1,5	−32,1
Summe		15650,7	−1,6	523,0	−0,8
Anteil an der Indikationsgruppe		94,2 %		95,8 %	
Gesamte Indikationsgruppe		16619,4	−1,3	545,7	−0,7

Tabelle 22.2: Verordnungen von Aldosteronantagonisten 1997
Angegeben sind die verordnungshäufigsten Präparate mit Verordnungsrang, Verordnungen und Umsatz 1997 im Vergleich zu 1996.

Rang	Präparat	Verordnungen in Tsd.	Änd. %	Umsatz Mio. DM	Änd. %
491	Spiro comp.-ratiopharm	403,9	−3,9	27,2	+7,4
816	Aldactone Drag./Kaps.	248,6	−10,9	13,3	−15,2
818	Osyrol-Lasix Kaps.	247,1	−18,2	20,0	−13,1
1314	Spironolacton-ratiopharm	138,4	+7,4	9,7	−5,0
Summe		1038,0	−8,2	70,2	−5,4
Anteil an der Indikationsgruppe		65,6 %		62,3 %	
Gesamte Indikationsgruppe		1582,6	−9,0	112,7	−6,5

thiazid ähnlich ist, aber in höheren Dosierungen (40–80 mg) eine etwas stärkere diuretische Wirkung besitzt und auch bei niereninsuffizienten Patienten eingesetzt werden kann (Oßwald und Albinus 1993). Das Präparat liegt weiterhin an der Spitze der Thiazidverordnungen. Das gilt auch noch, nachdem die Berechnung der definierten Tagesdosen auf die WHO-DDD (20 mg) umgestellt wurde (bisher 10 mg nach Herstellerdosis).

Hydrochlorothiazid ist das klassische Thiaziddiuretikum. Neben *Esidrix* und *Hct-Isis* ist 1997 als weiteres Generikum *HCT von ct* vertreten.

Natrilix (Indapamid) ist bis zu einer Dosierung von 2,5 mg tgl. ein Antihypertensivum ohne diuretische Wirkung. In höheren Dosierungen von 5 mg ruft es einen den Thiaziden ähnlichen diuretischen Effekt hervor, der jedoch die blutdrucksenkende Wirkung nicht steigert (Oßwald und Albinus 1993). Es kann auch in niedriger Dosierung Hypokaliämien auslösen. Das Verordnungsvolumen dieses Diuretikums ist 1997 leicht zurückgegangen.

Insgesamt beträgt der Anteil der Thiazide als Monopräparate an den Diuretikaverordnungen 9 %. Dies sollte nicht darüber hinwegtäuschen, daß diese Substanzgruppe in fixer Dosiskombination mit kaliumsparenden Diuretika und anderen Antihypertensiva (vor allem ACE-Hemmern) sehr häufig angewandt wird und ein bewährtes Therapieprinzip darstellt (siehe Kapitel 1 und 11).

Tabelle 22.3: Verordnungen von Diuretika 1997 (Monopräparate)
Angegeben sind die 1997 verordneten Tagesdosen, die Änderungen gegenüber 1996 und die mittleren Kosten je DDD 1997. Bei den mit (h) gekennzeichneten Präparaten handelt es sich um Schleifendiuretika mit hochdosierten Arzneiformen.

Präparat	Bestandteile	DDD 1997 in Mio.	Änderung in %	DDD-Kosten in DM
Thiazide und Analoga				
Aquaphor	Xipamid	80,3	(+13,5)	0,72
Esidrix	Hydrochlorothiazid	21,2	(+22,9)	0,52
Natrilix	Indapamid	14,4	(−8,2)	0,96
HCT von ct	Hydrochlorothiazid	9,9	(>1000)	0,21
Hct-Isis	Hydrochlorothiazid	7,1	(+61,1)	0,50
		132,9	(+22,5)	0,67
Furosemid				
Furosemid-ratiopharm	Furosemid (h)	181,7	(+2,3)	0,23
Lasix	Furosemid (h)	138,6	(−21,7)	0,33
Furorese	Furosemid (h)	132,7	(+20,5)	0,26
Ödemase Tabl.	Furosemid	49,6	(−8,4)	0,26
furo von ct	Furosemid	38,1	(+18,4)	0,22
Furosemid Heumann	Furosemid	23,3	(+5,2)	0,22
Furobeta	Furosemid	19,2	(+56,4)	0,21
Furosemid AL	Furosemid	17,3	(+28,9)	0,19
Diurapid	Furosemid	10,2	(−0,5)	0,27
Furosemid Stada	Furosemid	9,2	(+10,3)	0,28
Furanthril	Furosemid (h)	8,9	(−18,1)	0,23
		628,8	(+0,1)	0,26
Weitere Schleifendiuretika				
Arelix	Piretanid	74,8	(+0,9)	0,81
Torem	Torasemid[h]	27,5	(+26,8)	1,39
Unat	Torasemid[h]	23,7	(+24,5)	1,32
		126,0	(+9,7)	1,03
Summe		887,7	(+4,2)	0,43

Schleifendiuretika

Die Verordnung von Schleifendiuretika ist 1997 nahezu gleich geblieben (Abbildung 22.1). Weiterhin dominieren Furosemidpräparate mit einem Anteil von über 80 % an den verordneten Tagesdosen (Tabelle 22.3). Durch die Neuberechnung der DDD-Kosten unter Einbeziehung der Präparate, die auch als hochdosierte Arzneimittelformen verfügbar sind, ergeben sich gegenüber früher um 40 % reduzierte Tagestherapiekosten der Furosemidpräparate. Daher sind die jetzigen Tagestherapiekosten nicht direkt mit denen der Vorjahre vergleichbar.

Piretanid (*Arelix*) und Torasemid (*Unat, Torem*) sind neuere Vertreter in der Gruppe der Schleifendiuretika. Ihre Wirkung tritt im Vergleich zu Furosemid verzögert ein und hält länger an. Dieser Zeitverlauf der diuretischen Wirkung stellt einen gewissen therapeutischen Vorteil gegenüber Furosemid dar. Beide Substanzen weisen eine hohe Bioverfügbarkeit von über 85 % auf. Trotz höherer DDD-Kosten hat die Verordnungshäufigkeit von Torasemidpräparaten weiter zugenommen (Tabelle 22.3).

Kaliumsparende Diuretika

Das kaliumsparende Diuretikum Triamteren erscheint als Monopräparat auch 1997 nicht unter den 2000 verordnungshäufigsten Medikamenten, sondern nur in Kombination mit Thiazid- oder Schleifendiuretika. Amilorid wird als Monopräparat in Deutschland nicht angeboten.

Das einzige häufig als Monopräparat eingesetzte kaliumsparende Diuretikum ist Spironolacton, das als kompetitiver Antagonist des Mineralocorticoids Aldosteron wirkt. Durch Verminderung der Natriumreabsorption im Tubulussystem wird die Natriumausscheidung verstärkt und die Kaliumausscheidung gesenkt. Der diuretische Effekt von Spironolacton ist gering. Er setzt am zweiten Tag ein und erreicht sein Maximum nach 3-5 Tagen. Spironolacton wird zur Behandlung des primären und sekundären Hyperaldosteronismus eingesetzt sowie zur Therapie von Ödemen bei chronischer Herzinsuffizienz, Leberzirrhose und nephrotischem Syndrom, wenn andere Diuretika nicht ausreichend wirksam sind. Während der Therapie mit Spironolacton ist eine sorgfältige Kontrolle des Serumkaliumspiegels notwendig, weil eine Hyperkaliämie auch bei gleichzeitiger Gabe von Thiaziden oder Schleifendiuretika auftreten kann.

Die Verordnungshäufigkeit der Spironolacton-Monopräparate, die unter den 2000 am häufigsten verordneten Medikamenten aufgeführt sind, ist weiter zurückgegangen (Tabelle 22.4). Allerdings hat sich, alle Spironolacton-Monopräparate zusammengenommen, in den letzten vier Jahren ein nahezu konstantes Niveau der Verordnungen ausgebildet (Abbildung 22.2).

Die fixen Kombinationen von Thiaziden mit kaliumsparenden Diuretika betrugen 1997 34 % der Diuretikaverordnungen (Tabellen 22.5 und 22.6). Ihr Anteil ist, gemessen an den DDD, in den letzten Jahren kontinuierlich zurückgegangen (Abbildung 22.1), was auf der bereits erwähnten steigenden Verordnungshäufigkeit von ACE-Inhibitoren und AT_1-Rezeptorantagonisten bei der Behandlung von Herzinsuffizienz und arterieller Hypertonie beruhen könnte.

Spitzenreiter der Hydrochlorothiazidkombinationen sind auch 1997 *Dytide H* und *Moduretik* (Tabelle 22.5). Stärker zurückgegangen sind wie in den letzten Jahren die Kombinationen von Triamteren mit Bemetizid oder Xipamid, was angesichts der DDD-Kosten von *dehydro sanol tri* nicht ausschließlich auf den höheren Preis dieser Präparategruppe zurückzuführen sein dürfte (Tabelle 22.6).

Auf der Liste der 2000 verordnungsstärksten Präparate erscheinen auch 1997 keine fixen Kombinationen von Furosemid mit Triamteren oder Amilorid, sondern nur zwei Furosemidkombinationen mit Spironolacton. Aber auch diese Präparategruppe fiel nach DDD zurück (Tabelle 22.4). Nur durch die Beobachtung des Therapieerfolges in der Praxis kann die Frage beantwortet werden, ob der angestrebte Kombinationseffekt trotz der unterschiedlichen Wirkungsdauer von Furosemid (4-6 Std.) und Spironolacton (48-72 Std.) erreicht wird.

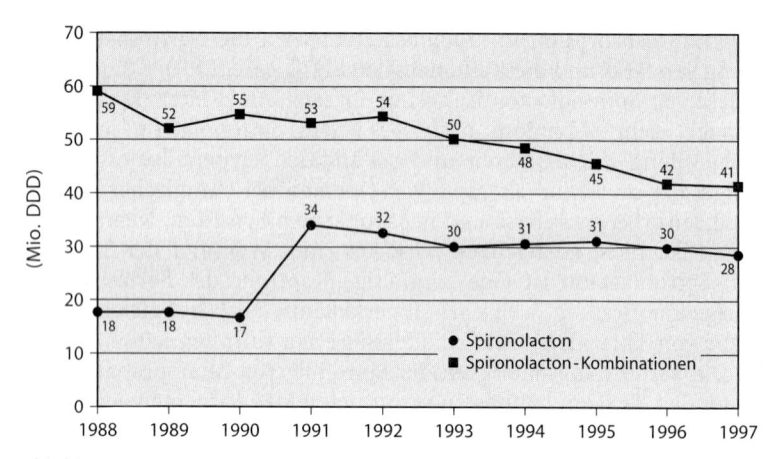

Abbildung 22.2: Verordnungen von Aldosteronantagonisten 1988 bis 1997 Gesamtverordnungen nach definierten Tagesdosen (ab 1991 mit neuen Bundesländern)

Tabelle 22.4: Verordnungen von Aldosteronantagonisten 1997
Angegeben sind die 1997 verordneten Tagesdosen, die Änderungen gegenüber 1996 und die mittleren Kosten je DDD 1997.

Präparat	Bestandteile	DDD 1997 in Mio.	Änderung in %	DDD-Kosten in DM
Spironolacton				
Aldactone Drag./Kaps.	Spironolacton	9,3	(−10,8)	1,42
Spironolacton-ratiopharm	Spironolacton	8,9	(+5,1)	1,09
		18,2	(−3,7)	1,26
Kombinationen				
Spiro comp.-ratiopharm	Spironolacton Furosemid	17,3	(+8,9)	1,58
Osyrol-Lasix Kaps.	Spironolacton Furosemid	11,6	(−11,9)	1,73
		28,9	(−0,5)	1,64
Summe		47,1	(−1,8)	1,49

Therapeutische Aspekte

Bei der Ausschwemmung von Ödemen werden Thiazide bevorzugt eingesetzt (Heidland und Bahner 1995). Wegen des bei Ödemen häufig auftretenden Hyperaldosteronismus wird bei dieser Indikation eine Kombination mit kaliumsparenden Diuretika als sinnvoll angesehen. Dies gilt nicht bei Vorliegen einer Niereninsuffizienz wegen der Gefahr einer Hyperkaliämie. Die Kombinationen von Thiaziden oder Schleifendiuretika mit kaliumsparenden Diuretika sind pharmakologisch sinnvoll, weil dadurch ein möglicher Kaliumverlust verhindert werden kann. Die DDD-Kosten der meisten Kombinationen liegen unter denen der Monopräparate. Das allein sollte jedoch nicht dazu führen, Kombinationspräparate zu bevorzugen.

Das hohe Verordnungsvolumen von Schleifendiuretika hängt zum Teil damit zusammen, daß etwa 25 % der verordneten DDD auf hochdosierte Arzneiformen für niereninsuffiziente Patienten entfällt. Ob diese stark wirksamen Mittel in allen übrigen Fällen einer Diuretikatherapie indiziert sind, ist fraglich. Auf diese Aspekte ist bereits wiederholt hingewiesen worden (s. Arzneiverordnungs-Report '91).

Spironolacton in der Gruppe der kaliumsparenden Diuretika muß bei der Differentialtherapie mit Triamteren und Amilorid verglichen

Tabelle 22.5: Verordnungen von Hydrochlorothiazidkombinationen 1997
Angegeben sind die 1997 verordneten Tagesdosen, die Änderungen gegenüber 1996 und die mittleren Kosten je DDD 1997.

Präparat	Bestandteile	DDD 1997 in Mio.	Änderung in %	DDD-Kosten in DM
Mit Triamteren				
Dytide H	Hydrochlorothiazid Triamteren	98,8	(−5,7)	0,30
Diutensat	Hydrochlorothiazid Triamteren	37,1	(−9,4)	0,29
Tri.-Thiazid Stada	Hydrochlorothiazid Triamteren	28,0	(−2,5)	0,30
Triampur comp.	Hydrochlorothiazid Triamteren	22,7	(−14,0)	0,33
Diuretikum Verla	Hydrochlorothiazid Triamteren	18,9	(+14,3)	0,24
Triamteren comp.-ratiopharm	Hydrochlorothiazid Triamteren	18,8	(−5,1)	0,27
triazid von ct	Hydrochlorothiazid Triamteren	18,2	(+42,4)	0,21
Nephral	Hydrochlorothiazid Triamteren	15,7	(−3,9)	0,30
Turfa-BASF	Hydrochlorothiazid Triamteren	13,0	(+3,3)	0,28
Triamteren HTC AL	Hydrochlorothiazid Triamteren	8,5	(+23,3)	0,20
		279,8	(−2,1)	0,29
Mit Amilorid				
Moduretik	Hydrochlorothiazid Amilorid	47,0	(−17,7)	0,16
Aquaretic	Hydrochlorothiazid Amilorid	29,0	(−7,4)	0,14
Diursan	Hydrochlorothiazid Amilorid	18,3	(−5,5)	0,15
Amilorid comp.-ratiopharm	Hydrochlorothiazid Amilorid	14,2	(−9,5)	0,11
Rhefluin	Hydrochlorothiazid Amilorid	11,6	(−14,0)	0,17
		120,1	(−12,3)	0,15
Summe		399,8	(−5,4)	0,24

Tabelle 22.6: Verordnungen von Thiazidanalogakombinationen 1997
Angegeben sind die 1997 verordneten Tagesdosen, die Änderungen gegenüber 1996 und die mittleren Kosten je DDD 1997.

Präparat	Bestandteile	DDD 1997 in Mio.	Änderung in %	DDD-Kosten in DM
dehydro sanol tri	Triamteren Bemetizid	55,3	(−16,8)	0,29
Neotri	Triamteren Xipamid	14,3	(−15,1)	0,96
diucomb	Triamteren Bemetizid	11,5	(−8,5)	1,01
Summe		81,2	(−15,4)	0,51

werden. Dabei fällt auf, daß Spironolacton als Monopräparat ein Verordnungsvolumen von 18,2 Mio. Tagesdosen erreicht, während die beiden anderen kaliumsparenden Diuretika als Monopräparate unter den 2000 meistverordneten Arzneimitteln nicht erscheinen oder in Deutschland nicht angeboten werden. Diese Bevorzugung von Spironolacton erscheint aufgrund seiner zahlreichen und z. T. schwerwiegenden Nebenwirkungen (s. u.) therapeutisch nicht gerechtfertigt.

Spironolacton gilt als Mittel der Wahl beim Conn-Syndrom, soweit eine operative Tumorentfernung nicht möglich ist. Weiterhin kann es bei Ödemformen gegeben werden, die mit einem sekundären Hyperaldosteronismus einhergehen wie z. B. die chronische Leberinsuffizienz mit Aszites oder kardial bedingten Ödemen. Damit ist die Anwendung von Aldosteronantagonisten auf eine relativ kleine Zahl von therapeutischen Situationen begrenzt.

Wenn es um die Beseitigung oder Verhinderung eines durch Diuretika verursachten Kaliummangels im Organismus geht, wird man zunächst immer Kombinationen mit Triamteren oder Amilorid einsetzen. Diese kaliumsparenden Diuretika haben gegenüber Spironolacton den Vorteil eines schnelleren Wirkungseintritts und einer größeren Wirtschaftlichkeit (Greven und Heidenreich 1997). Nach den Verordnungsdaten von 1997 betragen die mittleren DDD-Kosten der Hydrochlorothiazidkombinationen mit Triamteren oder Amilorid weniger als ein Fünftel der Kosten von Spironolactonkombinationen.

Bei der Anwendung von Aldosteronantagonisten ist schließlich noch das besondere Nebenwirkungsprofil zu berücksichtigen. Neben der Hyperkaliämie kann Spironolacton als Hormonantagonist auch Störungen anderer Steroidhormonwirkungen auslösen. So ruft eine Dauertherapie mit Tagesdosen von über 50 mg Spironolacton bei Männern oft Gynäkomastie hervor. Libido- und Potenzverlust sind ebenfalls berichtet worden. Bei Frauen können Menstruationsstörungen, Hirsutismus und tiefe Stimmlage auftreten.

Außerdem wird eine mögliche karzinogene Wirkung als Risiko diskutiert. Toxikologische Studien an Ratten haben gezeigt, daß nach hochdosierter Langzeitgabe von Kaliumcanrenoat, dem wasserlöslichen Metaboliten von Spironolacton, Tumoren und Leukämien aufgetreten sind. Daher haben die Hersteller alle Canrenoat-haltigen Kombinationspräparate 1986 aus dem Handel gezogen (Arzneimittelkommission 1986). Weiterhin wurde empfohlen, das Monopräparat nur noch kurzfristig anzuwenden. Ähnliche tierexperimentelle Studien mit Spironolacton haben kein erhöhtes Krebsrisiko gezeigt. Bei einigen Patientinnen hat sich nach Spironolactontherapie ein Brustkrebs entwickelt, ohne daß der kausale Zusammenhang geklärt werden konnte (American Medical Association 1986).

Literatur

American Medical Association (1986): Drug Evaluations, 6th ed. Saunders Company, Philadelphia London, p. 556.

Arzneimittelkommission der deutschen Ärzteschaft (1986): Rote-Hand-Brief zu Kaliumcanrenoat-haltigen Arzneimitteln. Dtsch. Ärztebl. 83: 2858.

Greger R. (1995): Loop Diuretics. In: Greger R., Knauf H., Mutschler, E. (eds.): Handbook of Experimental Pharmacology: Diuretics, Vol. 117. Springer-Verlag, Berlin, pp. 221–274.

Greven J., Heidenreich O. (1995): Ödeme. In: Pharmakotherapie, klinische Pharmakologie (Fülgraff G., Palm D., Hrsg.) 10. Aufl. Gustav Fischer Verlag, Stuttgart, S. 52–61.

Heidland A., Bahner U. (1995): Diuretika. In: Paumgartner G., Riecker G. (Hrsg.): Therapie innerer Krankheiten, 8. Aufl., Springer-Verlag, Berlin Heidelberg New York, S. 1293–1308.

Oßwald H., Albinus M. (1993). In: Bruchhausen F. v. et al. (Hrsg.): Hagers Handbuch der Pharmazeutischen Praxis, Stoffe A-Z. 5. Aufl, Band 8: Indapamid, S. 534–537; Band 9: Spironolacton, S. 650–654; Band 9: Xipamid S. 1212–1215. Springer-Verlag, Berlin.

23 Durchblutungsfördernde Mittel

U. Schwabe

Durchblutungsfördernde Mittel werden bei peripheren und zerebralen Durchblutungsstörungen eingesetzt. Die Mehrzahl der Präparate ist indikativ nicht abgegrenzt. Ihre Anwendung wird von den Herstellern sowohl für periphere arterielle wie auch für zentrale Durchblutungsstörungen empfohlen. Zahlreiche Präparate wurden ab 1996 zusammen mit den Nootropika in eine neu geschaffene Indikationsgruppe „Antidementiva" umgruppiert (s. Kapitel 7).

In der Pathogenese von Durchblutungsstörungen spielen im wesentlichen Gefäßwandveränderungen sowie rheologische und hämodynamische Faktoren eine Rolle. Die pathogenetische Bedeutung von Kollateralbildung und Gefäßspasmen und das daraus abgeleitete therapeutische Prinzip der Vasodilatation ist jedoch nach wie vor problematisch. Nach Vasodilatatoren kommt es zwar zu einer Durchblutungssteigerung, die jedoch wegen der fehlenden Selektivität inhomogen ist und zur Blutumverteilung bis zum Auftreten therapeutisch unerwünschter Stealeffekte führt. Die regionale Vasodilatation in gesunden Gefäßbezirken ist der wesentliche konzeptionelle Nachteil der vasodilatierenden Substanzen, da keine selektive Dilatation der Kollateralgefäße nachweisbar ist, sondern vorwiegend muskuläre und kutane Widerstandgefäße dilatiert werden und damit Stealeffekte möglich sind. So werden weitere Wirkungsmechanismen für durchblutungsfördernde Mittel diskutiert, z. B. eine Verbesserung rheologisch wirksamer Faktoren. Inwieweit diese für einige Substanzen nachgewiesenen Wirkungen klinisch relevant sind, bleibt bis auf wenige Ausnahmen unklar.

Von entscheidender Bedeutung für die Anwendung durchblutungsfördernder Mittel ist der Nachweis ihrer Wirksamkeit in kontrollierten Studien nach heute gültigen Kriterien (Heidrich et al. 1992). Dabei wurde für einzelne Substanzen eine klinische Wirksamkeit bei definierten Indikationen nachgewiesen, wie z. B. die Rezidivprophylaxe von transitorischen ischämischen Attacken und Hirninfarkten mit Acetylsalicylsäure und Ticlopidin. Bei der peripheren arteriellen Verschlußkrankheit liegen Hinweise auf die klinische Wirksamkeit von Prostaglandin E_1 vor. Auch für Pentoxifyllin, Naftidrofuryl und Buflomedil gibt es Ergebnisse aus Placebo-kontrollierten Studien, die im folgenden besprochen werden (s. Tabelle 23.3). Dagegen fehlt für die große Mehrzahl der übrigen Präparate ein ausreichender Nachweis der klinischen Wirksamkeit, so daß durchblutungsfördernde Mittel auch als „Massenplacebos" bezeichnet wurden, die allerdings wegen unerwünschter Wirkungen keineswegs immer unbedenklich sind (Laporte und Capella 1986).

In frühen Krankheitsstadien (I und II), in denen keine unmittelbare Gefahr durch Gangrän oder Amputation droht, sind systematisches Gehtraining und Rauchverzicht vorrangige Maßnahmen. Ein britischer Angiologe hat diese Empfehlung in einem klassischen Editorial in fünf Worte gefaßt: „Stop smoking and keep walking" (Housley 1988). Als Risikofaktoren sind zusätzlich Hypertonie, Diabetes und Hypercholesterinämie bedeutsam. So zeigen neue Daten der Scandinavian Simvastatin Survival Study Group (1994), daß Simvastatin auch nichtkoronare Ereignisse beeinflußt und das Risiko einer neuen oder verschlechterten Claudicatio intermittens um 38 % senkt (Pedersen et al. 1998).

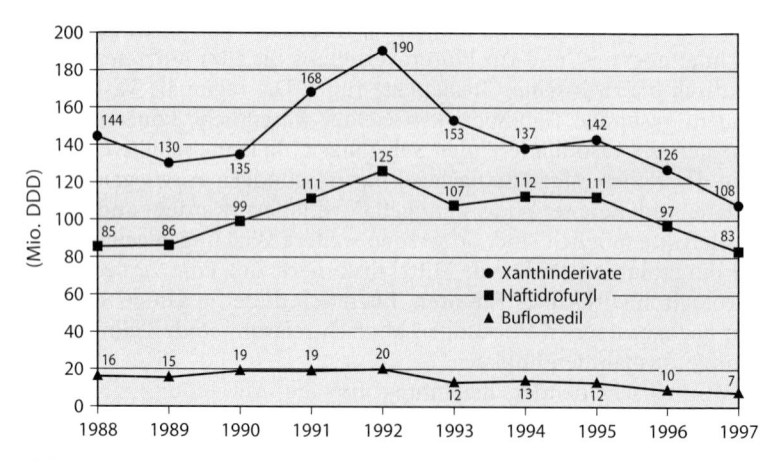

Abbildung 23.1: Verordnungen von durchblutungsfördernden Mitteln 1988 bis 1997 Gesamtverordnungen nach definierten Tagesdosen (ab 1991 mit neuen Bundesländern)

Bei zunehmenden Beschwerden durch die Claudicatio sind in Abhängigkeit vom individuellen Verschlußmuster strombahnwiederherstellende Verfahren (transluminale Angioplastie, Thrombolyse, Operation) in Betracht zu ziehen. Zu berücksichtigen ist auch, daß 75 % der Patienten im Stadium II ein Herzinfarkt oder eine Hirnischämie droht. Durchblutungsstörungen einer Gefäßregion sind demnach als Erstmanifestation eines generalisierten Gefäßleidens bei der Therapieplanung aufzufassen.

Verordnungshäufigkeit

Das Verordnungsvolumen der durchblutungsfördernden Mittel hat 1997 weiter abgenommen (Tabelle 23.1). Seit dem Höhepunkt der Ausgaben im Jahre 1992 mit 1530 Mio. DM ist das Umsatzvolumen 1997 auf 362 Mio. DM geschrumpft. In der Restgruppe der durchblutungsfördernden Mittel haben nur noch Pentoxifyllin und Naftidrofuryl einen größeren Verordnungsumfang, der allerdings seit 1992

Tabelle 23.1: Verordnungen von durchblutungsfördernden Mitteln 1997
Angegeben sind die verordnungshäufigsten Präparate mit Verordnungsrang, Verordnungen und Umsatz 1997 im Vergleich zu 1996.

Rang	Präparat	Verordnungen in Tsd.	Änd. %	Umsatz Mio. DM	Änd. %
47	Dusodril	1764,7	−18,9	83,3	−17,4
115	Trental	1173,5	−24,2	67,9	−27,4
409	Pentoxifyllin-ratiopharm	463,7	+0,3	21,7	+0,2
445	Claudicat	441,5	−12,6	21,4	−12,8
614	Naftilong	325,9	−11,7	15,5	−16,7
750	Ginkgo biloba comp.	268,8	−28,9	7,8	−29,3
1039	Bufedil	186,3	−22,9	11,8	−43,1
1060	Rentylin	182,2	−16,5	10,6	−18,5
1296	Kollateral A+E Drag.	141,4	−10,3	8,0	+3,0
1301	Pento-Puren	140,4	+14,1	6,8	+7,6
1370	Cefavora	132,0	+138,6	3,9	+78,4
1385	Defluina peri	130,7	−19,9	9,1	−25,7
1702	Ralofekt	94,6	−20,5	4,5	−21,5
1739	Kollateral	90,3	−7,7	4,7	−4,8
1848	Pentohexal	82,9	+10,5	4,0	+1,6
1921	Nafti-ratiopharm	78,1	+85,2	3,4	+99,4
Summe		5697,1	−15,4	284,4	−18,4
Anteil an der Indikationsgruppe		86,9 %		78,6 %	
Gesamte Indikationsgruppe		6556,8	−14,0	361,6	−15,3

kontinuierlich zurückgeht (Abbildung 23.1). Die relativ teuren Buflomedilpräparate haben immer nur eine untergeordnete Rolle gespielt. Sie sind 1997 nochmals zurückgefallen (Tabelle 23.2).

Tabelle 23.2: Verordnungen von durchblutungsfördernden Mitteln 1997 Angegeben sind die 1997 verordneten Tagesdosen, die Änderungen gegenüber 1996 und die mittleren Kosten je DDD 1997.

Präparat	Bestandteile	DDD 1997 in Mio.	Änderung in %	DDD-Kosten in DM
Xanthinderivate				
Trental	Pentoxifyllin	43,3	(−22,7)	1,57
Claudicat	Pentoxifyllin	17,6	(−12,6)	1,21
Pentoxifyllin-ratiopharm	Pentoxifyllin	16,3	(+2,9)	1,33
Rentylin	Pentoxifyllin	7,0	(−16,4)	1,52
Pento-Puren	Pentoxifyllin	5,5	(+8,5)	1,25
Pentohexal	Pentoxifyllin	3,1	(+4,2)	1,27
Ralofekt	Pentoxifyllin	2,6	(−16,6)	1,75
		95,3	(−14,4)	1,44
Naftidrofuryl				
Dusodril	Naftidrofuryl	60,8	(−16,2)	1,37
Naftilong	Naftidrofuryl	15,0	(−12,1)	1,03
Nafti-ratiopharm	Naftidrofuryl	3,2	(+101,6)	1,06
		79,0	(−13,4)	1,29
Andere Monopräparate				
Bufedil	Buflomedil	4,6	(−25,1)	2,54
Defluina peri	Buflomedil	2,6	(−26,6)	3,47
Kollateral	Moxaverin	2,5	(−3,8)	1,87
		9,8	(−21,0)	2,61
Kombinationspräparate				
Ginkgo biloba comp.	Aurum colloid. D8 Ginkgo biloba D3	23,3	(−30,2)	0,33
Cefavora	Ginko biloba ∅ Viscum album ∅ Crataegus ∅	6,1	(+65,9)	0,64
Kollateral A+E Drag.	Moxaverin Retinolacetat α-Tocopherolacetat	5,1	(−7,8)	1,59
		34,5	(−19,0)	0,57
Summe		218,7	(−15,1)	1,30

Pentoxifyllin

Pentoxifyllin ist ein Xanthinderivat, das als Vasodilatator bei peripheren und zerebralen Durchblutungsstörungen sowie bei vaskulär bedingten Funktionsstörungen von Auge und Innenohr eingesetzt wird. Der Schwerpunkt seiner Anwendung liegt nach heutigen Vorstellungen bei den peripheren Durchblutungsstörungen. So hatte das vormalige Bundesgesundheitsamt *Rentylin* und andere Zweitanmelderpräparate nur für die Behandlung peripherer arterieller Durchblutungsstörungen zugelassen. Pentoxifyllin ist für diese Indikation in zahlreichen klinischen Untersuchungen geprüft worden, von denen einige Hinweise auf eine Wirksamkeit erbracht haben. Die Ergebnisse haben dazu geführt, daß Pentoxifyllin von der Food and Drug Administration in den USA zugelassen worden ist.

Trotz statistisch signifikanter Unterschiede ist aber das Ausmaß der Wirksamkeit seit langem umstritten (Transparenzkommission 1983). So nahm die maximale Gehstrecke bei Patienten mit Claudicatio intermittens nur in drei kleineren Studien über 100 m zu (Bollinger und Frei 1977, Di Perri et al. 1984, Roekaerts und Deleers 1984). In der Mehrzahl der Studien lag die Differenz zwischen Pentoxifyllin und Placebo zwischen 7 und 69 m (Tabelle 23.3). Diese Unterschiede sind in einigen Fällen statistisch signifikant, aber klinisch nicht relevant, denn die Patienten sind unter diesen Bedingungen durch ihr Gefäßleiden weiterhin schwer beeinträchtigt. Dagegen wird die absolute Gehstrecke durch ein 2–6monatiges Gehtraining reproduzierbar um 80–180 % verlängert (Tabelle 23.3). Auch bei Patienten, die das Rauchen aufgeben, fand sich im Vergleich zu einer Rauchergruppe eine geringfügige, aber meßbare Zunahme der Gehstrecke um über 60 m (Quick und Cotton 1982). Eine kombinierte Anwendung von Pentoxifyllin und Gehtraining zeigte dagegen keinen einheitlichen Effekt der Arzneitherapie auf die schmerzfreie Gehstrecke, die absolute Gehstrecke wurde durch Pentoxifyllin nur in den ersten acht Wochen verlängert (Kiesewetter et al. 1987, Ernst et al. 1992). Eine früher beschriebene Verbesserung der Erythrozytenverformbarkeit durch Pentoxifyllin ließ sich in einer späteren Untersuchung nicht bestätigen (Cummings et al. 1992).

Neuere Übersichtsarbeiten kommen daher zu dem Ergebnis, daß die begrenzte Qualität der Daten eine zuverlässige Bewertung der Wirksamkeit von Pentoxifyllin ausschließt (Radack und Wyderski 1990, Ernst 1994). Weiterhin wird hervorgehoben, daß strukturierte

Tabelle 23.3: Wirkung von durchblutungsfördernden Mitteln und Gehtraining bei Durchblutungsstörungen

Studie	Fallzahl	Maximale Gehstrecke (m)		
		Verum vor/nach	Placebo vor/nach	Differenz (m)
Pentoxifyllin				
Bollinger & Frei (1977)	19	226/697	177/270	378
Porter et al. (1982)	82	172/268	181/229	27
Di Perri et al. (1984)	24	222/358	210/216	130
Donaldson et al. (1984)	80	108/119	97/129	−21
Strano et al. (1984)	18	*121/175	*134/139	49
Roekaerts & Deleers (1984)	16	251/555	224/190	338
Gallus et al. (1985)	38	68/91	88/100	ns 11
Kiesewetter et al. (1987)	30	*202/247	*174/189	30
Dettori et al. (1989)	59	112/324	144/349	ns 7
Lindgärde et al. (1989)	150	132/198	155/200	ns 21
Ernst et al. (1992)	40	166/504	151/420	ns 69
Naftidrofuryl				
Maas et al. (1984)	104	220/342	224/314	ns 32
Adhoute et al. (1986)	118	*215/416	*215/313	103
Karnik et al. (1988)	40	104/127	103/116	10
Adhoute et al. (1990)	112	293/469	264/336	104
		Training vor/nach	Kontrolle vor/nach	Differenz (m)
Gehtraining				
Larsen & Lassen (1966)	16	222/629	248/222	407
Dahllöf et al. (1976)	23	318/742	301/512	213
Ekroth et al. (1978)	129	298/749		451
Jonason et al. (1979)	68	261/583		322
Clifford et al. (1980)	21	299/535		236

* schmerzfreie Gehstrecke, ns: nicht signifikant

Übungsprogramme die schmerzfreie Gehstrecke erhöhen. Durch Einstellen des Rauchens wurden die postoperativen Ergebnisse von lumeneröffnenden Maßnahmen verbessert und die Komplikationen der peripheren Verschlußkrankheit vermindert.

Naftidrofuryl

Naftidrofuryl ist ein durchblutungsförderndes Mittel, für das eine Vasodilatation über eine 5-HT$_2$-Rezeptor-blockierende Wirkung an der glatten Gefäßmuskulatur und eine Verbesserung von Sauerstoff-

und Glukoseaufnahme geltend gemacht wird. In klinischen Studien wurde eine Verlängerung der maximalen Gehstrecke beobachtet (Tabelle 23.3). Ähnlich wie bei Pentoxifyllin waren die Effekte sehr variabel und erreichten nicht das Ausmaß der Gehstreckenzunahmen, die durch Gehtraining erzielbar sind. Für 40 mg-Ampullen von Naftidrofuryl hat das zuständige Bundesinstitut im Januar 1996 den Widerruf der Zulassung angeordnet, weil zwei Todesfälle nach intravenöser Injektion aufgetreten waren (Arzneimittelkommission der Deutschen Apotheker 1995). Die Verordnungen der Naftidrofurylpräparate sind 1997 insgesamt weiter rückläufig gewesen (Tabelle 23.2).

Andere Präparate

Buflomedil ist ein durchblutungsförderndes Mittel, für dessen Wirkung insbesondere eine bessere Verformbarkeit der Erythrozyten und eine hemmende Wirkung auf die Thrombozytenaggregation geltend gemacht wird. In kontrollierten klinischen Studien sind Hinweise auf eine therapeutische Wirksamkeit gefunden worden (Transparenzkommission 1983).

Moxaverin (*Kollateral*) ist ein muskulotropes Spasmolytikum vom Papaverintyp, das die Calmodulin-stimulierte Phosphodiesterase hemmt. In Dosen von 300–450 mg/d wird es zur Behandlung vasospastischer Störungen angewendet. Belege für eine therapeutische Wirksamkeit wurden bisher nicht publiziert. Auch für das Kombinationspräparat *Kollateral A+E Drag.* fanden sich bei einer Medline-Recherche nur zwei ältere offene Studien zur Behandlung von zerebralen Mangeldurchblutungserscheinungen bei Patienten eines Alterspflegeheims.

Ginkgoextrakte

Ginkgoextrakte waren bis 1994 als durchblutungsfördernde Mittel klassifiziert, seit 1996 werden sie größtenteils als pflanzliche Antidementiva bezeichnet (s. Kapitel 7). Die Verlagerung des indikativen Schwerpunktes von der Peripherie in das Gehirn mag damit zusammenhängen, daß immer Schwierigkeiten mit einem überzeugenden Nachweis der Wirkung bei peripheren arteriellen Durchblutungsstörungen bestanden. So lagen bei einer Studie zum Nachweis der

Gehstreckenverlängerung bei Patienten mit Claudicatio intermittens trotz angeblicher Randomisierung bereits zu Beginn signifikante Strukturunterschiede zwischen Placebogruppe und Verumgruppe in der Gehstrecke vor, so daß nur durch einen unzulässigen Vorher-Nachher-Vergleich von Differenzen das erwünschte Ergebnis erreicht wurde (Bauer 1984). Diese bereits von der Transparenzkommission beim vormaligen Bundesgesundheitsamt festgestellten methodischen Mängel sind durch weitere Studien bestätigt worden. Eine dänische Studie zeigte keine signifikanten Änderungen von Gehstrecke oder Beinschmerzen bei Patienten mit Claudicatio intermittens (Drabæk et al. 1996). Eine deutsche Multizenterstudie, die bereits vor drei Jahren abgeschlossen wurde, ergab ebenfalls keinen signifikanten Unterschied zwischen Ginkgoextrakt und Placebo (Schoop et al. in Vorbereitung). Das Ergebnis wurde bisher nur als Kongreßabstrakt publiziert, weil sich die beteiligten Autoren mit dem Sponsor der Studie nicht über die Interpretation der negativen Daten einigen konnten.

In dieser Situation ist verständlich, daß 1997 nur noch zwei homöopathische Ginkgopräparate als durchblutungsfördernde Mittel häufig verordnet wurden. Da homöopathischen Arzneimitteln der Wirkungsnachweis bei der bestehenden Registrierungspflicht erlassen ist, versagen die normalen Kriterien der therapeutischen Beurteilung. Dieser Regelung ist es vermutlich zuzuschreiben, daß mit *Cefavora* jetzt bereits ein zweites homöopathisches Komplexpräparat bei den meistverordneten Präparaten auftaucht. Als besondere pharmakologische Kuriosität betrachten wir *Ginkgo biloba comp.* mit hochpotenziertem Gold, sozusagen „vergoldeter Ginkgo" im Sinne eines besonders „wertvollen" Placebos.

Literatur

Adhoute G., Andreassian B., Boccalon H., Cloarec M., Di Maria G. et al. (1990): Treatment of stage II chronic arterial disease of the lower limbs with the serotonergic antagonist naftidrofuryl: results after 6 months of a controlled, multicenter study. J. Cardiovasc. Pharmacol. 16 (Suppl. 3): S75-S80.

Adhoute G., Bacourt F., Barral M., Cardon J. M., Chevalier J. M. et al. (1986): Naftidrofuryl in chronic arterial disease. Results of a six month controlled multicenter study using naftidrofuryl tablets 200 mg. Angiology 37: 160-167.

Arzneimittelkommission der Deutschen Apotheker (1995): Naftidrofuryl Infusionslösung. Pharmazeut. Ztg. 140: 2222.

Bauer U. (1984): 6-Month double-blind randomised clinical trial of ginkgo biloba extract versus placebo in two parallel groups in patients suffering from peripheral arterial insufficiency. Arzneim. Forsch. 34: 716–720.

Bollinger A., Frei Ch. (1977): Double-blind study of pentoxifylline against placebo in patients with intermittent claudication. Pharmatherapeutica 1: 557–563.

Clifford P. C., Davies P. W., Hayne J. A., Baird R. N. (1980): Intermittent claudication: is a supervised exercise class worth while? Brit. Med. J. 280: 1503–1505.

Cummings D. M., Ballas S. K., Ellison M. J. (1992): Lack of effect of pentoxifylline on red blood cell deformability. J. Clin. Pharmacol. 32: 1050–1053.

Dahllöf A.-G., Holm J., Scherstén T., Sivertsson R. (1976): Peripheral arterial insufficiency. Effect of physical training on walking tolerance, calf blood flow, and blood flow resistance. Scand. J. Rehab. Med. 8: 19–26.

Dettori A. G., Pini M., Moratti A., Paolicelli M., Basevi P. et al. (1989): Acenocoumarol and pentoxifylline in intermittent claudication. A controlled clinical study. Angiology 40: 237–248.

Di Perri T., Carandente O., Vittoria A., Guerrini M., Messsa G.L. (1984): Studies of the clinical pharmacology and therapeutic efficacy of pentoxifylline in peripheral obstructive arterial disease. Angiology 35: 427–435.

Donaldson D. R., Hall T. J., Kester R. C., Ramsden C. W., Wiggins P. A. (1984): Does oxpentifylline ('Trental') have a place in the treatment of intermittent claudication? Curr. Med. Res. Opin. 9: 35–40.

Drabæk H., Petersen J. R., Winberg N., Hansen K. F., Mehlsen J. (1996): The effect of Ginkgo biloba extract in patients with intermittent claudication. Ugeskr. Laeger 158: 3928–3931.

Ekroth R., Dahllöf A.-G., Gundevall B., Holm J., Scherstén T. (1978): Physical training of patients with intermittent claudication: indications, methods, and results. Surgery 84: 640–643.

Ernst E., Kollár L., Resch K. L. (1992): Does pentoxifylline prolong the walking distance in exercised claudicants? A placebo-controlled double-blind trial. Angiology 43: 121–125.

Ernst E. (1994): Pentoxifylline for intermittent claudication. A critical review. Angiology 45: 339–345.

Gallus A. S., Morley A. A., Dupont P., Walsh H., Gleadow F. et al. (1985): Intermittent claudication: a double-blind study crossover trial of pentoxifylline. Aust. N. Z. J. Med. 15: 402–409.

Heidrich H., Allenberg J., Cachovan M., Creutzig A., Diehm C. et al. (1992): Prüfrichtlinien für Therapiestudien im Fontaine-Stadium II-IV bei peripher-arterieller Verschlußkrankheit. Vasa 21: 333–337.

Housley E. (1988): Treating claudication in five words. Brit. Med. J. 296: 1483–1484.

Jonason T., Jonzon B., Ringqvist I., Öman-Rydberg A. (1979): Effect of physical training on different categories of patients with intermittent claudication. Acta Med. Scand. 206: 253–258.

Karnik R., Valentin A., Stöllberger C., Slany J. (1988): Effects of naftidrofuryl in patients with intermittent claudication. Angiology 39: 234–240.

Kiesewetter H., Blume J., Jung F., Gerhards M., Leipnitz G. (1987): Gehtraining und medikamentöse Therapie bei der peripheren arteriellen Verschlußkrankheit. Randomisierte, prospektive, placebo-kontrollierte Doppelblindstudie. Dtsch. Med. Wochenschr. 112: 873–878.

Laporte J. R., Capella D. (1986): Useless drugs are not placebos: Lessons from flunarizine and cinnarizine. Lancet 2: 853–854.

Larsen O. A., Lassen N. A. (1966): Effect of daily muscular exercise in patients with intermittent claudication. Lancet 2: 1093–109#6.

Lindgärde F., Jelnes R., Björkman H., Adielsson G., Kjellström T. et al. (1989): Conservative drug treatment in patients with moderately severe chronic occlusive peripheral arterial disease. Circulation 80: 1549–1556.

Maass U., Amberger H.-G., Böhme H., Diehm C., Dimroth H. et al. (1984): Naftidrofuryl bei arterieller Verschlußkrankheit. Dtsch. Med. Wochenschr. 19: 745–750.

Pedersen T. R., Kjekshus J., Pyörälä K., Olsson A. G., Cook T. J. et al. (1998): Effect of Simvastatin on ischemic signs and symptoms in the Scandinavian Simvastatin Survival Study (4S). Am. J. Cardiol. 81: 333–335.

Porter J. M., Cutler B. S., Lee B. Y., Reich Th., Reichle F. A. et al. (1982): Pentoxifylline efficacy in the treatment of intermittent claudication. Multicenter controlled double-blind trial with objective assessment of chronic occlusive arterial disease patients. Am. Heart J. 104: 66–72.

Quick C. R., Cotton L. T. (1982): The measured effect of stopping smoking on intermittent claudication. Brit. J. Surg. 69 (Suppl.): S24–S26.

Radack K., Wyderski R. J. (1990): Conservative management of intermittent claudication. Ann. Intern. Med. 113: 135–146.

Roekaerts F., Deleers L. (1984): Trental® 400 in the treatment of intermittent claudication: results of long-term, placebo-controlled administration. Angiology 35: 396–406.

Scandinavian Simvastatin Survival Study Group (1994): Randomized trial of cholesterol lowering in 4444 patients with coronary heart disease. The Scandinavian Simvastatin Survival Study (4S). Lancet 344: 1383–1389.

Schoop W., Breddin K., Diehm C., Gruß J., Held K. et al.: Klinische Prüfung mit Ginkgo biloba-Spezialextrakt Egb 761 bei Patienten mit peripherer arterieller Verschlußkrankheit im Stadium II b nach Fontaine im Vergleich zu Placebo. In Vorbereitung.

Strano A., Davi G., Avellone G., Novo S., Pinto A. (1984): Double-blind, crossover study of the clinical efficacy and the hemorheological effects of pentoxifylline in patients with occlusive arterial disease of the lower limbs. Angiology 35: 459–466.

Transparenzkommission (1983): Transparenzliste für das Teilgebiet periphere arterielle Durchblutungsstörungen. Bundesanzeiger Nr. 169 vom 9.9.1983.

24 Gichtmittel

G. Schmidt

Gichtmittel werden zur Behandlung des Gichtanfalls und zur Normalisierung eines erhöhten Harnsäurebestandes im Körper eingesetzt. Die Basis der Therapie ist eine Diät mit reduzierter Purinzufuhr. Sie ist allein ausreichend, wenn der Patient keine klinischen Symptome zeigt, die Harnsäure im Plasma unter 9 mg pro 100 ml liegt und keine Uratsteine vorliegen.

Die Arzneimitteltherapie der Gicht ist pharmakologisch gut begründet und gliedert sich in die drei Therapieprinzipien: Unterdrückung des Gichtanfalls, Hemmung der Harnsäurebildung durch Urikostatika und Förderung der Harnsäureausscheidung durch Urikosurika (Emmerson 1996). Für die Therapie des *akuten Gichtanfalls* kommen Colchicin und nichtsteroidale Antiphlogistika (z. B. Indometacin) sowie gegebenenfalls auch Glucocorticoide in Frage. Colchicin wird in diagnostisch unklaren Fällen bevorzugt, weil mit einer prompten Wirkung von Colchicin eine Bestätigung der Diagnose Arthritis urica möglich ist. Bei der *Dauertherapie der Gicht* wird entweder die Harnsäurebildung durch Xanthinoxidasehemmstoffe (Allopurinol) reduziert oder die renale Harnsäureausscheidung durch Urikosurika gesteigert. Allopurinol gilt allgemein als Mittel der Wahl. Dagegen sind Urikosurika bei Patienten mit eingeschränkter Nierenfunktion und Gichtnephropathie kontraindiziert.

Verordnungsspektrum

Die Gichtmittel bilden mit 13 Präparaten unter den häufig verordneten Arzneimitteln ein kleines Indikationsgebiet. Bis auf ein Colchicinpräparat und ein Kombinationspräparat sind sonst nur Allopurinolpräparate vertreten (Tabelle 24.1). So entfallen über 95 % der verordneten Tagesdosen auf Allopurinol, das sich gegenüber dem Vorjahr

Tabelle 24.1: Verordnungen von Gichtmitteln 1997
Angegeben sind die verordnungshäufigsten Präparate mit Verordnungsrang, Verordnungen und Umsatz 1997 im Vergleich zu 1996.

Rang	Präparat	Verordnungen in Tsd.	Änd. %	Umsatz Mio. DM	Änd. %
33	Allopurinol-ratiopharm	2147,2	−4,7	36,3	−0,5
389	Zyloric	474,6	−21,9	10,0	−25,7
434	allo von ct	452,0	+12,8	6,6	+10,9
474	Uripurinol	416,9	−16,1	8,6	−16,7
745	Allopurinol AL	271,7	+13,6	4,0	+12,0
761	Allopurinol Heumann	265,0	+3,4	4,7	+7,9
900	Colchicum-Dispert	220,3	−4,5	5,1	−0,7
1005	Remid	191,9	−9,6	4,1	−13,6
1401	Allopurinol 300 Stada	127,5	−11,6	3,0	−16,7
1548	Allohexal	110,6	+172,1	1,6	+195,1
1726	Allomaron	91,5	−19,9	5,4	−20,2
1777	Cellidrin	88,1	+0,9	1,8	−8,5
1967	Allobeta	74,7	+73,5	1,1	+84,8
Summe		4932,1	−3,8	92,4	−5,3
Anteil an der Indikationsgruppe		87,5 %		83,0 %	
Gesamte Indikationsgruppe		5634,8	−5,8	111,3	−8,3

nur wenig verändert hat (Tabelle 24.2). Allerdings sind die DDD-Werte von Allopurinol nicht direkt mit den bisher publizierten Daten vergleichbar, weil der bisher nach der Preisvergleichsliste berechnete Wert (300 mg) auf die WHO-DDD (400 mg) umgestellt wurde. Weiterhin dominieren preisgünstige Generika bei den Verschreibungen.

Colchicin ist ein Alkaloid aus den Blüten und Samen der Herbstzeitlose. Es wird im Gegensatz zu Allopurinol und Benzbromaron nur für die Akuttherapie des Gichtanfalls und die Kurzzeitprophylaxe zu Beginn einer medikamentösen Gichttherapie verwendet. In Deutschland werden immer noch die Pflanzenextrakte der Herbstzeitlose verwendet, während in anderen Ländern das Reinalkaloid als Handelspräparat zur Verfügung steht. Die Verordnung von *Colchicum-Dispert* ist 1997 gegenüber dem Vorjahr geringfügig zurückgegangen.

Benzbromaron erscheint nur noch in Kombination mit Allopurinol (Tabelle 24.2). Bei dem einzigen Kombinationspräparat (*Allomaron*) haben die Verordnungen 1997 noch einmal deutlich abgenommen. Aus theoretischen Gründen mag es sinnvoll sein, die Prinzipien der Xanthinoxidasehemmung und der urikosurischen Wirkung zu kombinieren und dadurch eine Dosisreduktion zu erzielen. Unter

Tabelle 24.2: Verordnungen von Gichtmitteln 1997
Angegeben sind die 1997 verordneten Tagesdosen, die Änderungen gegenüber 1996 und die mittleren Kosten je DDD 1997.

Präparat	Bestandteile	DDD 1997 in Mio.	Änderung in %	DDD-Kosten in DM
Allopurinol				
Allopurinol-ratiopharm	Allopurinol	107,7	(+0,6)	0,34
Zyloric	Allopurinol	25,2	(−19,9)	0,40
allo von ct	Allopurinol	24,1	(+19,5)	0,28
Uripurinol	Allopurinol	22,4	(−11,7)	0,38
Allopurinol AL	Allopurinol	14,5	(+17,3)	0,27
Allopurinol Heumann	Allopurinol	12,9	(+11,0)	0,37
Remid	Allopurinol	10,5	(−6,5)	0,39
Allopurinol 300 Stada	Allopurinol	8,3	(−10,7)	0,36
Allohexal	Allopurinol	5,6	(+204,8)	0,28
Cellidrin	Allopurinol	4,7	(−0,6)	0,39
Allobeta	Allopurinol	4,2	(+93,1)	0,27
		240,1	(+1,2)	0,34
Colchicin				
Colchicum-Dispert	Herbstzeitlosensamenextrakt	4,0	(−4,6)	1,27
Kombinationspräparate				
Allomaron	Allopurinol Benzbromaron	7,8	(−20,3)	0,69
Summe		251,9	(+0,2)	0,37

praktischen Bedingungen ist dieses Kombinationsprinzip jedoch problematisch, weil Benzbromaron die Ausscheidung des wirksamen Metaboliten von Allopurinol (Oxipurinol) erhöht (Löffler et al. 1983). Es sollte besonderen Indikationen (schnelle Senkung besonders hoher Harnsäurespiegel) vorbehalten bleiben und nicht zur Standardtherapie in Form von fixen Kombinationen verwendet werden.

Literatur

Emmerson B. T. (1996): The management of gout. New Engl. J. Med. 334: 445–451.
Löffler W., Simmonds H. A., Gröbner W. (1983): Gout and uric acid nephropathy: Some new aspects in diagnosis and treatment. Klin. Wochenschr. 61: 1223–1239.

25 Gynäkologika

U. Schwabe und T. Rabe

In der Indikationsgruppe Gynäkologika stehen Mittel zur Behandlung von gynäkologischen Infektionen und klimakterischen Beschwerden im Vordergrund. Die größte Gruppe bilden die gynäkologischen Sexualhormonpräparate zur topischen Applikation, die 1997 erstmals nach den definierten Tagesdosen der WHO berechnet wurden und daher höher liegen als in den vorangehenden Jahren, als die Herstellerempfehlungen zugrundegelegt wurden (Abbildung 25.1). Die systemisch applizierbaren Sexualhormonpräparate werden im Kapitel 43 besprochen. Ein weiterer hoher Anteil der Verordnungen entfällt auf die „sonstigen Gynäkologika", die überwiegend Pflanzenextrakte und homöopathische Zubereitungen enthalten. Kleinere

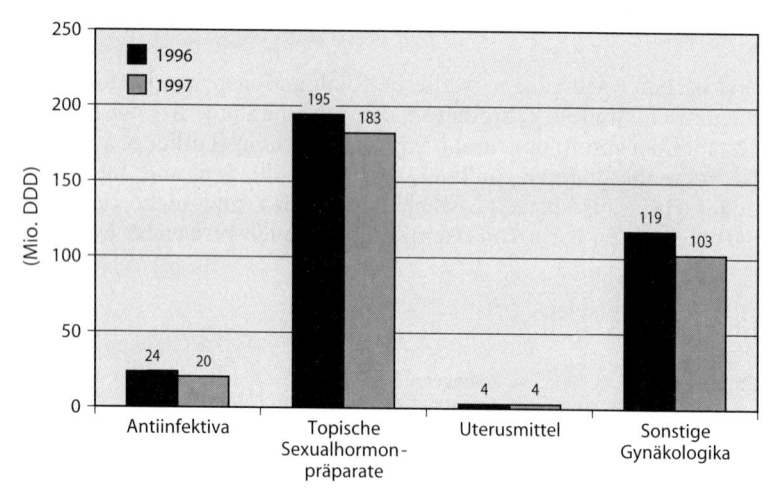

Abbildung 25.1 Verordnungen von Gynäkologika 1997 DDD der meistverordneten Arzneimittel

Tabelle 25.1: Verordnungen von Gynäkologika 1997
Angegeben sind die verordnungshäufigsten Präparate mit Verordnungsrang, Verordnungen und Umsatz 1997 im Vergleich zu 1996.

Rang	Präparat	Verordnungen in Tsd.	Änd. %	Umsatz Mio. DM	Änd. %
182	Kadefungin	859,8	−3,4	11,9	−2,1
271	OeKolp vaginal	619,5	−11,8	7,7	−12,2
312	Ovestin Creme/Ovula	560,4	−14,3	8,6	−14,4
357	Remifemin plus	512,1	+8,9	15,9	+20,5
448	Remifemin	440,5	−30,2	8,2	−27,5
484	Arilin	409,6	−2,0	4,1	−0,2
562	Canifug Vaginal	352,8	−14,7	5,1	−15,6
702	Fluomycin N	288,2	−17,8	7,2	−8,8
757	Antifungol Vaginal	265,9	+0,4	3,7	+1,8
779	Linoladiol N Creme	258,8	−10,4	4,7	−10,1
824	Gynoflor	242,4	−15,1	4,1	−11,9
837	Vagiflor	239,1	−11,1	4,0	−1,8
841	Mykofungin Vaginal	237,4	−31,8	4,1	−29,7
892	Agnucaston	223,3	−11,9	6,3	−6,4
898	Fungizid-ratiopharm Vaginal	221,1	−19,2	3,1	−17,9
914	Methergin	218,2	−12,6	2,0	−12,0
929	Progestogel	214,3	−18,1	5,6	−13,8
964	Mastodynon N	202,2	−18,0	5,4	−19,0
1075	Linoladiol-H N Creme	179,0	−1,7	3,7	−0,6
1115	Agnolyt	173,6	−26,9	5,7	−25,8
1173	Estriol Jenapharm Ovula	161,4	+8,6	1,7	+20,7
1260	Gyno-Pevaryl	145,9	−27,4	2,9	−26,6
1267	Fenizolan	144,5	−18,2	1,4	−20,6
1306	gyno Canesten	139,5	−23,3	2,5	−24,1
1318	Klimaktoplant	138,2	−20,7	3,8	−17,9
1364	Myfungar Vaginal	132,6	−3,1	1,4	−0,3
1426	Vagimid	123,9	−21,2	2,0	−22,6
1434	Estriol LAW	122,7	+5,9	1,6	+8,0
1495	Döderlein Med	116,9	−5,3	2,2	−2,5
1558	Simplotan Tabl.	109,6	−15,0	3,2	−10,9
1704	Metronidazol Artesan	94,2	+10,7	1,2	+12,4
1708	Mykohaug	93,8	+1,7	1,1	+0,6
1776	Nifuran	88,1	−1,6	1,2	−5,7
1780	Clont	87,9	−15,8	1,1	−17,2
1819	Klimadynon	85,5	−4,8	1,8	−4,0
1891	Biofanal Vaginal	80,0	−11,7	1,4	−13,9
1892	Partusisten	80,0	−15,7	3,7	−14,7
1908	Cutanum	78,9	(neu)	3,9	(neu)
1919	Kytta Femin	78,2	+194,8	1,4	+206,7
1952	Betaisodona Vaginal	75,4	−21,4	3,1	−22,8
1968	Gyno-Daktar	74,7	−12,9	1,6	−11,2
1991	Cefakliman Tabletten	73,4	−14,0	2,1	−8,9
	Summe	9043,3	−11,1	167,2	−8,0
	Anteil an der Indikationsgruppe	85,7 %		81,1 %	
	Gesamte Indikationsgruppe	10555,6	−11,6	206,3	−10,1

Indikationsgruppen bilden die Antiinfektiva und die Uterusmittel. Die Verordnungen von Gynäkologika waren insgesamt erneut rückläufig (Tabelle 25.1) und sind damit wieder unter das Niveau von 1993 zurückgefallen.

Gynäkologische Antiinfektiva

Die gynäkologischen Antiinfektiva werden zur Lokaltherapie von Infektionen des äußeren Genitale eingesetzt. Im Vordergrund steht dabei die Kolpitis, die oft mit einer Vulvitis oder Urethritis kombiniert auftritt und als Hauptsymptom vaginalen Fluor aufweist. Die häufigsten Erreger sind Candida albicans, Trichomonas vaginalis und Enterobakterien. Nicht selten liegen Mischinfektionen vor, die eine gezielte Therapie vor allem initial erschweren.

Eine *Candida-Kolpitis* tritt überwiegend als Folge anderer Grundkrankheiten oder Veränderungen auf (Diabetes mellitus, Gravidität, Ovulationshemmer, Antibiotikatherapie). Zur lokalen Behandlung werden in erster Linie Clotrimazol und weitere Imidazolderivate eingesetzt (Tabelle 25.2). Dagegen ist die Verordnung des Desinfektionsmittels Dequalinium (*Fluomycin N*), das unspezifische antimykotische Wirkungen hat, aber auch relativ teuer ist, überproportional zurückgegangen.

Die *Trichomoniasis* gehört zu den sexuell übertragbaren Krankheiten und wird in erster Linie mit Metronidazol behandelt. Stärker trichomonazid wirkt ein anderes Nitroimidazolderivat, Tinidazol, das daher für die Einmaltherapie geeignet ist. Bei bakteriell bedingten Kolpitiden wird ebenfalls Metronidazol empfohlen, während eine Lokalbehandlung mit Polyvidon-Iod (*Betaisadona Vaginal*) als unwirksam angesehen wird (Simon und Stille 1997).

Topische Sexualhormonpräparate

Die topischen Sexualhormonpräparate enthalten mit einer Ausnahme nur Östrogene. Estriol und Estradiol werden erfolgreich im Rahmen der postmenopausalen Östrogentherapie als Lokaltherapeutika bei atrophischen urogenitalen Veränderungen eingesetzt. Hauptindikationen sind die Folgen von Genitalatrophien und postmenopausalen Dysurien. Östrogene werden nach vaginaler und kutaner Applikation

Tabelle 25.2: Verordnungen von gynäkologischen Antiinfektiva 1997
Angegeben sind die 1997 verordneten Tagesdosen, die Änderungen gegenüber 1996 und die mittleren Kosten je DDD 1997.

Präparat	Bestandteile	DDD 1997 in Mio.	Änderung in %	DDD-Kosten in DM
Clotrimazol				
Kadefungin	Clotrimazol	4,8	(−3,7)	2,49
Canifug Vaginal	Clotrimazol	1,6	(−16,6)	3,16
Antifungol Vaginal	Clotrimazol	1,4	(+1,3)	2,55
Mykofungin Vaginal	Clotrimazol	1,3	(−32,3)	3,24
Fungizid-ratiopharm Vaginal	Clotrimazol	1,2	(−19,8)	2,69
gyno Canesten	Clotrimazol	0,7	(−23,9)	3,33
Mykohaug	Clotrimazol	0,5	(+1,3)	2,29
		11,5	(−12,3)	2,74
Andere Imidazolderivate				
Myfungar Vaginal	Oxiconazol	0,9	(−3,1)	1,55
Fenizolan	Fenticonazol	0,9	(−21,3)	1,66
Gyno-Daktar	Miconazol	0,6	(−13,9)	2,70
Gyno-Pevaryl	Econazol	0,5	(−26,9)	5,40
		2,9	(−16,0)	2,52
Nitroimidazolderivate				
Arilin	Metronidazol	1,1	(+4,2)	3,79
Vagimid	Metronidazol	0,6	(−22,8)	3,51
Metronidazol Artesan	Metronidazol	0,4	(+12,9)	2,83
Clont	Metronidazol	0,2	(−19,6)	5,48
Simplotan Tabl.	Tinidazol	0,2	(−10,3)	18,15
		2,4	(−5,7)	4,72
Andere Antiinfektiva				
Betaisodona Vaginal	Polyvidon-Iod	1,5	(−21,2)	2,06
Fluomycin N	Dequalinium	0,9	(−47,7)	8,19
Biofanal Vaginal	Nystatin	0,6	(−12,2)	2,33
Nifuran	Furazolidin	0,3	(−9,3)	4,17
		3,2	(−28,8)	3,95
Summe		20,1	(−15,3)	3,14

schnell resorbiert und erreichen wesentlich höhere Plasmaspiegel als nach oraler Gabe, weshalb die Dosierungsrichtlinien sorgfältig eingehalten werden müssen (Kaiser und Wolff 1986). Die Verordnungen der topischen Östrogene waren 1997 wiederum rückläufig (Tabelle 25.3). Wesentlich höher sind die verordneten Tagesdosen für *Estraderm TTS*, das Estradiol in Form eines transdermalen therapeutischen Systems für die systemische Östrogensubstitution enthält und im Kapitel Sexualhormone besprochen wird.

Progestogel enthält als einziges Lokalpräparat das natürliche Gestagen Progesteron. Es wird vom Hersteller bei prämenstrueller Mastodynie zur lokalen Applikation auf der Brust empfohlen. Die Anwendung beruht auf der bisher nicht bewiesenen Annahme, daß beim prämenstruellen Syndrom ein relativer Progesteronmangel vorliegt (Gath und Ill 1988). Progesteron wird zwar zu 10 % durch die Haut resorbiert, aber auch schnell zu unwirksamen Metaboliten abgebaut. Tatsächlich wirkte eine 1 %-Progesteroncreme gegen zyklusbedingte Brustschmerzen nicht besser als Placebo (McFadyen et al. 1989). Auch in einer neueren englischen Übersichtsarbeit wird die Verwendung von Gestagenen bei Mastalgien nicht mehr empfohlen (Holland und Gateley 1994). Die Verordnung von *Progestogel* ging 1997 zurück (Tabelle 25.3).

Tabelle 25.3: Verordnungen topischer Sexualhormonpräparate 1997
Angegeben sind die 1997 verordneten Tagesdosen, die Änderungen gegenüber 1996 und die mittleren Kosten je DDD 1997.

Präparat	Bestandteile	DDD 1997 in Mio.	Änderung in %	DDD-Kosten in DM
Monopräparate				
Ovestin Creme/Ovula	Estriol	92,6	(−13,3)	0,09
OeKolp vaginal	Estriol	41,2	(−9,1)	0,19
Estriol LAW	Estriol	22,3	(+5,8)	0,07
Linoladiol N Creme	Estradiol	6,8	(−8,5)	0,70
Cutanum	Estradiol	6,2	(neu)	0,63
Estriol Jenapharm Ovula	Estriol	6,0	(+14,3)	0,29
Progestogel	Progesteron	4,3	(−18,1)	1,30
		179,4	(−6,2)	0,19
Kombinationspräparate				
Linoladiol-H N Creme	Estradiol Prednisolon	2,7	(−0,2)	1,37
Gynoflor	Estriol L. acidophilus	1,1	(−16,2)	3,59
		3,8	(−5,5)	2,03
Summe		183,2	(−6,2)	0,23

Tabelle 25.4: Verordnungen von Uterusmitteln 1997
Angegeben sind die 1997 verordneten Tagesdosen, die Änderungen gegenüber 1996 und die mittleren Kosten je DDD 1997.

Präparat	Bestandteile	DDD 1997 in Mio.	Änderung in %	DDD-Kosten in DM
Mutterkornalkaloide				
Methergin	Methylergometrin	2,7	(−11,6)	0,71
Tokolytika				
Partusisten	Fenoterol	0,9	(−14,5)	4,36
Summe		3,6	(−12,3)	1,59

Uterusmittel

Als Uterusmittel sind Arzneimittel zusammengefaßt, die in der Geburtshilfe eingesetzt werden, um die Motilität der glatten Uterusmuskulatur zu steigern oder zu hemmen (Tabelle 25.4). Methylergometrin gehört zur Gruppe der Mutterkornalkaloide und bewirkt eine langanhaltende Kontraktion des Uterus. Hauptindikation ist die postpartale Uterusatonie, insbesondere Uterusblutungen nach Plazentaablösung. Bei mangelhafter Uterusinvolution wird Methylergometrin wegen Beeinträchtigung der Laktation seltener angewendet. *Partusisten* enthält das Beta$_2$-Sympathomimetikum Fenoterol. Es hat sich als Tokolytikum für die Hemmung vorzeitiger Wehentätigkeit oder zur Uterusrelaxation bei geburtshilflichen Notfällen bewährt.

Sonstige Gynäkologika

Als „sonstige Gynäkologika" sind Pflanzenextrakte, Bakterienpräparate und homöopathische Komplexpräparate zusammengefaßt worden, die größtenteils den besonderen Therapierichtungen zuzuordnen sind und keine Ansätze für eine pharmakologisch begründete Therapie erkennen lassen. Nach dem kräftigen Zuwachs des Jahres 1996 ist 1997 vor allem bei den Monopräparaten ein deutlicher Rückgang der Verordnungen eingetreten (Tabelle 25.5).

Extrakte aus Cimicifuga racemosa (schwarze Schlangenwurzel, Traubensilberkerzenwurzelstock) werden bei klimakterisch bedingten neurovegetativen und psychischen Beschwerden angewendet.

Tabelle 25.5: Verordnungen sonstiger Gynäkologika 1997
Angegeben sind die 1997 verordneten Tagesdosen, die Änderungen gegenüber 1996 und die mittleren Kosten je DDD 1997.

Präparat	Bestandteile	DDD 1997 in Mio.	Änderung in %	DDD-Kosten in DM
Monopräparate				
Remifemin	Cimicifuga-Wurzelstockextrakt	22,5	(−30,6)	0,37
Agnucaston	Mönchspfefferextrakt	15,9	(−8,4)	0,39
Agnolyt	Mönchspfeffertinktur	13,0	(−24,8)	0,44
Klimadynon	Cimicifuga-Wurzelstockextrakt	4,0	(−3,9)	0,47
Kytta Femin	Mönchspfefferfrüchte	3,8	(+208,6)	0,36
Vagiflor	Milchsäurebakterien	1,7	(−11,1)	2,33
Döderlein Med	Lactobacillus gasseri	1,2	(−5,3)	1,85
		62,1	(−17,9)	0,48
Kombinationspräparate				
Remifemin plus	Johanniskrautextrakt Cimicifuga-Wurzelstockextrakt	23,9	(+10,4)	0,67
Mastodynon N	Agnus castus D1 Caulophyllum thal. D4 Cyclamen D4 Ignatia D6 Iris D2 Lilium tigrinum D3	10,3	(−21,0)	0,52
Klimaktoplant	Cimicifuga D2 Sepia D2 Lachesis D5 Ignatia D3 Sanguinaria D2	5,3	(−18,8)	0,71
Cefakliman Tabletten	Lachesis D12 Cimicifuga D5 Sepia D5 Lilium tigrinum D5	1,7	(−10,6)	1,29
		41,2	(−4,5)	0,66
Summe		103,3	(−13,0)	0,55

Eine Medline-Recherche der letzten 30 Jahre ergab zwei Arbeiten über unkontrollierte Untersuchungen bei klimakterischen Symptomen, die nicht die Anforderungen an den Nachweis der therapeutischen Wirksamkeit erfüllen (Lehmann-Willenbrock und Riedel 1988, Düker et al. 1991).

Extrakte aus Vitex agnus castus (Mönchspfefferfrüchte, Keuschlammfrüchte) (*Agnolyt, Agnucaston*) sollen bei Regeltempoanomalien, Mastodynie und prämenstruellem Syndrom angewendet werden. Diese mediterrane Arzneipflanze wurde schon vor 2000 Jahren von Dioskurides erwähnt: „Er wird agnos (der Unfruchtbare) genannt, weil der Samen der Pflanze als Trank genommen den Drang zum Beischlaf mäßige". Im Mittelalter soll er das schwere Gelübde des Zölibats in den Klöstern (daher „Mönchspfeffer" oder „Keuschlamm") erleichtert haben. Dementsprechend wird Agnus castus in der Homöopathie zur Behandlung der Impotenz verwendet. Heute wird den Agnus-castus-Extrakten eine dopaminagonistische Wirkung zugeschrieben, die zur Hemmung der Prolaktinsekretion geeignet sein soll (Jarry et al. 1994). Eine marginale Hemmung TRH-stimulierter Prolaktinspiegel ist von zweifelhafter klinischer Bedeutung (Milewicz et al. 1993). Zum prämenstruellen Syndrom und zur Mastodynie gibt es keine kontrollierten Studien. Dennoch wird behauptet, daß die Wirksamkeit dieser Präparate in zahlreichen klinischen Untersuchungen gut belegt sei (Weiss und Fintelmann 1997). Es existiert für Keuschlammfrüchte sogar eine Zulassung durch das vormalige Bundesgesundheitsamt in Form einer positiven Aufbereitungsmonographie der Kommission E, die zwar die arzneimittelrechtlichen Anforderungen für die Phytotherapie als besondere Therapierichtung erfüllt, aber weit hinter den wissenschaftlich akzeptierten Maßstäben für einen Wirksamkeitsnachweis zurückbleibt.

Vagiflor und *Döderlein Med* enthalten Milchsäurebakterien (Lactobacillus acidophilus) und werden als Vaginalpräparate bei Vaginitiden unterschiedlicher Genese empfohlen, um den vaginalen pH-Wert zu senken. Milchsäurebakterien sind jedoch nicht in der Lage, eine normale Vaginalflora wiederherzustellen oder spezifisch pathogene Keime zu beseitigen (American Medical Association 1986).

Das von uns wiederholt kritisierte Kälbermilzultrafiltrat *Solcosplen* ist 1997 nach einem abermaligen Verordnungsrückgang nicht mehr unter den meistverordneten Arzneimitteln vertreten (Tabelle 25.5).

Kombinationspräparate

Unter den Kombinationspräparaten sind überwiegend homöopathische Komplexpräparate vertreten, die sogar von der klassischen Homöopathie Hahnemannscher Prägung abgelehnt werden. In vielen Fällen ist Cimicifuga als homöopathische Potenz enthalten. Bei klimakterischen Beschwerden, Mastopathien und „psychosexuellen Störungen" erfreuen sie sich als Placebos trotz Verordnungsabnahmen bei mehreren Präparaten immer noch großer Beliebtheit. Durch eine zurückhaltende Verordnung dieser pharmakologisch bizarren Präparategruppe sind 1997 ca. 10 Mio. DM eingespart worden, obwohl die Preise führender Präparate (*Remifemin, Remifemin plus, Agnucaston*) innerhalb eines Jahres kräftig (5-15 %) erhöht wurden.

Literatur

American Medical Association (1986): Drug Evaluations, 6th ed. Saunders Company, Philadelphia, p. 1575.

Düker E. M., Kopanski L., Jarry H., Wuttke W. (1991): Effects of extracts from Cimicifuga racemosa on gonadotropin release in menopausal women and ovariectomized rats. Planta Med. 57: 420–424.

Gath D., Ill S. (1988): Treating the premenstrual syndrome. Brit. Med. J. 297: 237–238.

Holland P. A., Gateley C. A. (1994): Drug therapy of mastalgia. What are the options? Drugs 48: 709–716.

Jarry H., Leonhardt S., Wuttke W. (1994): In vitro prolactin but not LH and FSH release is inhibited by compounds in extracts of Agnus castus: direct evidence for a dopaminergic principle by the dopamine receptor assay. Exp. Clin. Endocrinol. 102: 448–454.

Kaiser R., Wolff F. (1986): Lokale Östrogentherapie: Resorption, systemische Wirkungen und Dosierungsvorschläge. Dtsch. Ärztebl. 83: C1197–1201.

Lehmann-Willenbrock E., Riedel H. H. (1988): Klinische und endokrinologische Untersuchungen zur Therapie ovarieller Ausfallserscheinungen nach Hysterektomie unter Belassung der Adnexe. Zentralbl. Gynäkol. 110: 611–618.

McFadyen I. J., Forrest A. P. M., Raab G. M., Macintyre C. C. A. (1989): Progesterone cream for cyclic breast pain. Brit. Med. J. 289: 931.

Milewicz A., Gejdel E., Sworen H., Sienkiewicz K., Jedrzejak J. et al. (1993): Vitex agnus-Extrakt zur Behandlung von Regeltempoanomalien infolge latenter Hyperprolaktinämie. Arzneim. Forsch. 43: 752–756.

Simon C., Stille W. (1997): Antibiotika-Therapie in Klinik und Praxis. 9. Aufl., Schattauer, Stuttgart New York, S. 487.

Weiss R. F., Fintelmann V. (Hrsg.) (1997): Lehrbuch der Phytotherapie, 8. Aufl. Hippokrates Verlag, Stuttgart.

26 Hämorrhoidenmittel

V. Dinnendahl

Etwa jeder dritte Bundesbürger leidet an Hämorrhoiden. Hauptursache ist eine schlackenarme Ernährung und die daraus resultierende Obstipation. Daneben werden auch erbliche Belastung, bewegungsarme Lebensweise, Laxantienabusus oder Geburten als zusätzliche Faktoren diskutiert (Kirsch 1984).

Die Basistherapie eines Hämorrhoidalleidens besteht daher vor allem in ballaststoffreicher Ernährung und ausreichender Flüssigkeitszufuhr. Ein Laxantienabusus muß beseitigt werden. Je nach Schweregrad (Stadien I-IV) wird als kausale Behandlung Sklerosierung, Gummibandligatur nach Barron oder ein chirurgischer Eingriff empfohlen (Wienert 1985, Stelzner 1990, Staude 1992).

Eine lokale medikamentöse Therapie, die bestenfalls symptomatisch wirkt, kann *adjuvant* indiziert sein, um Jucken, Schmerzen und weitere Entzündungszeichen akut zu lindern bzw. zu beseitigen. Es liegt bisher jedoch kein Nachweis vor, daß Schweregrad und Progredienz des Leidens durch eine derartige Arzneitherapie beeinflußt werden (Transparenzkommission 1990), insbesondere kann dadurch die notwendige Kausalbehandlung nicht ersetzt werden. Bei jeder Lokaltherapie muß grundsätzlich mit allergischen Reaktionen gerechnet werden. Das Risiko von Überempfindlichkeitsreaktionen nimmt mit der Zahl der Kombinationspartner in den Arzneimitteln zu, so daß es sich empfiehlt, Präparate mit möglichst wenigen arzneilich wirkenden Substanzen einzusetzen. In diesem Zusammenhang müssen auch die zahlreichen galenischen Hilfsstoffe (bis zu zehn!) mitberücksichtigt werden. Als Konservierungsmittel werden z. B. auch Parabene eingesetzt, die ein relativ hohes allergenes Potential besitzen (ABDA-Datenbank 1998). Unverständlicherweise gibt es sogar Hersteller, die ihren anorektal anzuwendenden Zubereitungen Farbstoffe oder Parfümöl bzw. Geruchsstoffe zumischen.

Bei der Beurteilung der Frage, ob lokal anzuwendende Präparate zur symptomatischen Behandlung von Hämorrhoidalbeschwerden geeignet sind, spielt gerade in diesem Indikationsgebiet auch die Arzneiform eine wichtige Rolle. So sind Salben, Cremes oder Sprays zumeist nur bei ekzematösen Reaktionen der Perianalhaut geeignet, sofern sie der besonderen anatomischen Situation (intertriginöses Hautareal) gerecht werden. Suppositorien sind in ihrer Effektivität kritisch zu bewerten, da sie in aller Regel aufgrund der anatomischen Gegebenheiten in der Rektumampulle ihre Wirkstoffe freisetzen und nicht am Ort der Beschwerden, nämlich im Analkanal (Transparenzkommission 1990). Bei intraanalen Beschwerden sollten daher sogenannte „Analtampons" eingesetzt werden, von denen aufgrund ihrer besonderen Applikationsweise eine lokale Wirkung erwartet werden kann. Inzwischen sind viele Hämorrhoidalpräparate nicht nur als Salben und Suppositorien, sondern auch als Analtampons (mit Mulleinlage) verfügbar.

Verordnungsspektrum

Trotz eindeutiger Erkenntnisse, die eine fachärztliche Behandlung nahelegen, ist die beliebteste therapeutische Maßnahme die Verordnung eines der zahlreichen Hämorrhoidenmittel, die als Zäpfchen,

Tabelle 26.1: Verordnungen von Hämorrhoidenmitteln 1997
Angegeben sind die verordnungshäufigsten Präparate mit Verordnungsrang, Verordnungen und Umsatz 1997 im Vergleich zu 1996.

Rang	Präparat	Verordnungen in Tsd.	Änd. %	Umsatz Mio. DM	Änd. %
215	Faktu	745,7	−19,3	20,0	−18,7
315	Dolo Posterine N	559,5	−12,9	11,9	−13,3
417	Posterisan Salbe/Supp.	458,5	−18,6	7,5	−18,3
552	Haemo-Exhirud/S	360,9	−19,0	10,3	−16,9
652	Posterisan forte	311,8	−8,7	6,6	−9,9
942	Scheriproct	209,5	−11,0	3,5	−8,0
984	Procto-Jellin	197,4	−12,7	2,8	−13,7
1710	Anusol	93,3	−17,6	1,4	−15,8
1846	Procto-Kaban	83,2	−25,8	1,4	−20,9
1969	Lido Posterine	74,6	+55,4	1,5	+63,0
Summe		3094,3	−15,2	66,8	−14,9
Anteil an der Indikationsgruppe		78,1 %		82,1 %	
Gesamte Indikationsgruppe		3962,9	−15,7	81,4	−15,0

Salben, Cremes, Tücher, Sprays und entsprechende Kombinationspackungen im Handel sind. Im Jahre 1997 sind allerdings Verordnungen, Umsatz und verordnete Tagesdosen (DDD) noch einmal erheblich zurückgegangen (Tabellen 26.1 und 26.2). Damit hat sich der bereits in den vergangenen Jahren zu beobachtende Trend weiter verstärkt. Hämorrhoidalpräparate erzielten 1997 einen Umsatz von 81,4 Mio. DM zu Lasten der GKV und belegten mit knapp 4 Mio. Verordnungen nur noch den 45. Rang (Vorjahr 43) unter den Indikationsgruppen.

Unter den 2000 nach Verordnungshäufigkeit führenden Arzneimitteln finden sich nur noch zehn Hämorrhoidenmittel, nachdem *Ultraproct* und *Tampositorien H* nicht mehr in dieser Gruppe vertreten sind. Auf diese entfallen 78 % der Verordnungen und 82 % des Umsatzes der Indikationsgruppe. Auch die durchschnittlichen Tagesbehandlungskosten sind geringfügig von DM 1,69 auf DM 1,64 gesunken.

Therapeutische Aspekte

In der Mehrzahl der Hämorrhoidenmittel sind Lokalanästhetika wie Lidocain, Cinchocain oder Polidocanol als Kombinationspartner enthalten (Tabelle 26.2). Sie sind geeignet, kurzfristig Schmerzen und Juckreiz zu lindern. Als Salze können die Arzneistoffe allerdings nicht durch die intakte Haut, sondern nur durch die Rektalschleimhaut resorbiert werden. Im Sinne einer rationalen Therapie ist es zu begrüßen, daß inzwischen neben dem Cinchocain- auch ein Lidocain-Monopräparat in die Liste der 2000 nach Verordnungshäufigkeit führenden Arzneimittel aufgestiegen ist.

Glucocorticoide wirken zwar stark entzündungshemmend, dürfen jedoch allenfalls bei nässenden Analekzemen oder anderweitig therapierefraktärem Pruritus kurzfristig angewandt werden. Bei länger dauernder Behandlung (besonders mit fluorierten Corticoiden) muß mit dem Auftreten einer Candidiasis gerechnet werden. Darüber hinaus besteht die Gefahr irreparabler Hautatrophien im Analbereich und der Verschlimmerung eitrig-entzündlicher Prozesse (Transparenzkommission 1990).

Adstringentien wie Policresulen und Bismutverbindungen wirken aufgrund einer oberflächlichen Eiweißfällung lokal schwach blutstillend und entzündungshemmend. Sie sollten vorzugsweise bei nässenden Ekzemen im Analbereich eingesetzt werden.

Tabelle 26.2: Verordnungen von Hämorrhoidenmitteln 1997
Angegeben sind die 1997 verordneten Tagesdosen, die Änderungen gegenüber 1996 und die mittleren Kosten je DDD 1997.

Präparat	Bestandteile	DDD 1997 in Mio.	Änderung in %	DDD-Kosten in DM
Lokalanästhetika-haltige Mittel				
Faktu	Policresulen Cinchocain	9,3	(−19,9)	2,14
Haemo-Exhirud/S	Blutegelwirkstoff Allantoin Polidocanol	7,8	(−19,1)	1,32
Dolo Posterine N	Cinchocain	7,2	(−11,0)	1,65
Lido Posterine	Lidocain	1,0	(+68,3)	1,49
		25,4	(−15,5)	1,72
Glucocorticoidkombinationen				
Posterisan forte	Escherichia-coli-Stoffwechselprodukte Hydrocortison	2,4	(−6,9)	2,73
Scheriproct	Prednisolon Cinchocain	2,3	(−12,8)	1,53
Procto-Jellin	Fluocinolonacetonid Lidocain	1,6	(−11,2)	1,75
Procto-Kaban	Clocortolon Cinchocain	0,9	(−25,7)	1,57
		7,2	(−12,5)	1,99
Andere Mittel				
Posterisan Salbe/Supp.	Escherichia-coli-Stoffwechselprodukte	6,6	(−16,1)	1,13
Anusol	Bismut-Ammonium-Iodid-Benzol-Komplex Perubalsam Zinkoxid	1,5	(−11,9)	0,95
		8,1	(−15,4)	1,10
Summe		40,6	(−14,9)	1,64

Einige Hämorrhoidenmittel enthalten zusätzliche Substanzen von fraglichem Wert, wie Allantoin, Blutegelwirkstoff oder schwache Antiseptika wie Perubalsam (z. B. *Anusol),* der ein relativ hohes allergenes Potential besitzt. Insbesondere fehlen überzeugende Belege dafür, daß irgendeines dieser Mischpräparate eine überlegene Wirkung hat (American Medical Association 1986). Zwei Mittel (*Posteri-*

san, Posterisan forte) enthalten sinnigerweise abgetötete Colibakterien, die nach Auffassung des Herstellers besondere Wirkungen im Vergleich zu den natürlichen Colibakterien der Analregion haben sollen.

Für die meisten dieser Präparate gibt es zahlreiche Literaturstellen, die aus Sicht der Hersteller den therapeutischen Effekt belegen sollen. Entscheidend für die Bewertung eines Arzneimittels sind klinisch kontrollierte Studien zur Wirksamkeit mit korrekter statistischer Auswertung. Solche Studien sind in diesem Indikationsgebiet eher die Ausnahme, wobei nicht verkannt werden soll, daß ein valider Wirksamkeitsnachweis beim Hämorrhoidalleiden schwierig zu führen ist.

Hervorgehoben werden soll, daß die ärztliche Verordnung in diesem Indikationsgebiet in den letzten Jahren immer rationaler wurde. Einige weniger zweckmäßig zusammengesetzte Präparate sind inzwischen aus der Gruppe der am häufigsten verordneten Arzneimittel herausgefallen. Insgesamt ist ein erfreulicher Trend weg von den unübersichtlichen, nicht plausiblen Mehrfachkombinationen zu erkennen. Die noch 1992 zu beobachtende „therapeutische Experimentierlust" in der ärztlichen Praxis (Kirsch 1989), abzulesen an den rational nicht erklärbaren starken prozentualen Schwankungen in den verordneten DDD der einzelnen Präparate, ist seit 1993 nicht mehr festzustellen.

Für die symptomatische Linderung von Hämorrhoidalbeschwerden sind einfache, evtl. sogar wirkstofffreie Zubereitungen wahrscheinlich am sichersten. Persönliche Hygienemaßnahmen haben oberste Priorität.

Literatur

ABDA-Datenbank (Mai 1998) Werbe- und Vertriebsges. Dtsch. Apotheker, Version Lauer/Fischer.

American Medical Association (1986): Drug Evaluations, 6th ed., Saunders Company, Philadelphia, p. 972.

Kirsch J. J. (1984): Hämorrhoiden: Diagnostische Abgrenzung und differenzierte Therapie. Dtsch. Ärztebl. 81: A-1621–1631.

Kirsch J. J. (1989): Medikamentöse Hämorrhoiden-Behandlung. Was ist sinnvoll, was unsinnig? Therapiewoche 39: 800–804.

Staude G. (1992): Sklerotherapie und Gummiring-Ligatur bei Hämorrhoiden. Münch. Med. Wochenschr. 134: 186–190.

Stelzner F. (1990): Das Corpus cavernosum recti und seine Hyperplasie – die Hämorrhoiden. Dtsch. Ärztebl. 87: C-1578–1581.

Transparenzkommission (1990): Transparenzliste für die Indikation Hämorrhoidalleiden. Bundesanzeiger Nr. 215 vom 17.11.1990.

Wienert V. (1985): Einführung in die Proktologie. Schattauer-Verlag, Stuttgart New York.

27 Hypnotika und Sedativa

M. J. Lohse und B. Müller-Oerlinghausen

Hypnotika werden zur symptomatischen Therapie von Schlafstörungen eingesetzt. Der Übergang zu den Sedativa, die vorwiegend tagsüber eingenommen werden, ist fließend. Bei einigen Wirkstoffen ist aufgrund der langen Halbwertszeit auch bei Verwendung als Hypnotikum mit einer Sedation während des auf die Einnahme folgenden Tages zu rechnen. Die Abgrenzung gegenüber den Tranquillantien (vgl. Kapitel 40) ist oft willkürlich und basiert vermutlich weitgehend auf Marketingaspekten.

An häufigen oder ständigen Schlafstörungen leiden 7% der Bundesbürger. Eine dringende Behandlungsbedürftigkeit ist vor allem bei solchen Patienten gegeben, deren Schlafstörungen über einen Monat mindestens dreimal pro Woche auftreten und zur Einbuße in der Tagesbefindlichkeit und Leistungsfähigkeit führen oder starken Leidensdruck auslösen (Clarenbach et al. 1995).

Die Verordnung eines Hypnotikums setzt voraus, daß mögliche Ursachen für eine Schlafstörung abgeklärt sind. Zu solchen Ursachen für Schlafstörungen zählen insbesondere situative oder chronische psychische Belastungen, organische und psychische Erkrankungen und die Einnahme von Medikamenten und anderen Substanzen, die das Zentralnervensystem stimulieren, zum Beispiel Theophyllin und Coffein. Vielfach sind Schlafstörungen auch nicht ohne weiteres objektivierbar, so daß das Problem in erster Linie bei der Bewertung der Schlafqualität durch den Patienten zu sehen ist. Eine differenzierte Diagnostik ist vor allem bei längerdauernder Schlaflosigkeit erforderlich (Penzel und Brandenburg 1996). In vielen Fällen sind nicht-medikamentöse Maßnahmen möglich, die manchmal die Verordnung von Hypnotika vermeidbar machen können, immer aber ergänzen sollten (Mendelson und Jain 1995). Indiziert scheint die Verwendung von Hypnotika in erster Linie für die kurzfristige Behandlung. Der lediglich symptomatische Charakter der Therapie

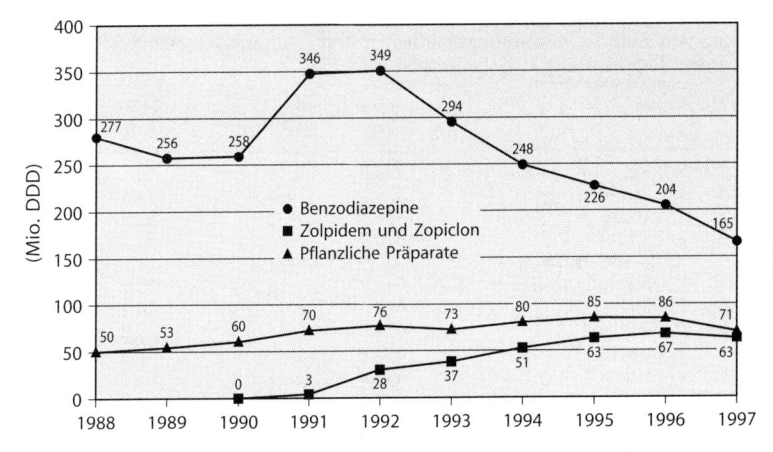

Abbildung 27.1: Verordnungen von Hypnotika und Sedativa 1988 bis 1997 Gesamtverordnungen nach definierten Tagesdosen (ab 1991 mit neuen Bundesländern)

mit Hypnotika darf dabei nicht übersehen werden. Die Behandlung chronischer Insomnien stellt häufig ein gravierendes Problem dar. Diese Patienten sollten, wenn möglich, an Spezialisten verwiesen werden, die eine komplexe Diagnostik, besonders in Form der Polysomnographie (Penzel und Brandenburg 1996) und spezifische verhaltenstherapeutische Interventionen und Pharmakotherapien anbieten können.

Die Hypnotika gliedern sich im wesentlichen in drei Gruppen auf (Abbildung 27.1): Benzodiazepine, chemisch andersartige Benzodiazepin-Rezeptoragonisten (Zopiclon und Zolpidem) und pflanzliche Präparate, von denen die Mehrzahl Kombinationspräparate sind. Während die Verwendung der heute obsoleten Barbiturate in den letzten Jahren fast vollständig aufgehört hat, verzeichneten neuartige Benzodiazepin-Rezeptoragonisten seit 1991 sehr starke Zuwächse, die sie vermutlich überwiegend auf Kosten klassischer Benzodiazepinagonisten realisierten. Daneben gibt es noch chemisch unterschiedliche Substanzen, die als Hypnotika eingesetzt werden können. Von ihnen findet sich lediglich das Chloralhydrat unter den 2000 verordnungshäufigsten Arzneimitteln.

Tabelle 27.1: Verordnungen von Hypnotika und Sedativa 1997
Angegeben sind die verordnungshäufigsten Präparate mit Verordnungsrang, Verordnungen und Umsatz 1997 im Vergleich zu 1996.

Rang	Präparat	Verordnungen in Tsd.	Änd. %	Umsatz Mio. DM	Änd. %
68	Stilnox	1556,5	−1,8	45,1	+2,5
78	Noctamid	1496,1	−6,9	25,5	−5,8
117	Ximovan	1169,3	−2,7	33,8	+5,9
129	Rohypnol	1076,8	−24,7	15,7	−24,2
229	Kytta-Sedativum F	720,0	−31,4	18,9	−29,9
237	Lendormin	694,9	−18,5	10,1	−18,4
246	Bikalm	679,4	−21,2	20,1	−17,3
248	Radedorm	675,0	−48,0	3,8	−48,6
273	Remestan	615,2	−8,5	8,6	−8,5
378	Planum	490,9	−18,4	7,1	−17,3
379	Halcion	490,6	−24,7	4,9	−21,6
436	Viburcol	450,2	−11,4	3,4	−9,7
441	Dalmadorm	445,3	−12,5	6,6	−12,1
504	Staurodorm Neu	392,1	−17,0	6,0	−17,0
534	Chloraldurat Pohl	368,3	−9,5	4,1	−7,1
539	Luvased	366,6	−25,2	6,2	−15,6
763	Euvegal-Dragees forte	264,4	−29,0	8,9	−27,4
796	Flunitrazepam-ratiopharm	253,8	−8,0	2,6	−6,4
1043	Flunitrazepam-neuraxpharm	185,4	+1,7	1,8	+1,5
1161	Psychotonin-sed.	164,3	−4,1	5,0	+2,0
1281	Baldrian-Dispert/-Stark	142,8	−22,2	2,5	−23,1
1288	Imeson	142,3	−37,5	0,9	−27,6
1369	Ivel	132,2	−39,3	4,2	−36,0
1526	dysto-loges	113,3	+42,1	2,0	+50,5
1646	Sedonium	100,1	+130,6	3,5	+222,5
1657	Eatan N	99,2	−22,1	1,0	−17,7
1736	Sedacur	90,6	+0,5	1,8	+9,2
1826	Ergocalm	85,1	−22,4	1,6	−18,9
1850	Loretam	82,8	−34,8	1,5	−33,1
1915	Valdispert	78,4	−34,1	1,2	−36,0
1949	Temazep von ct	75,9	+33,3	1,1	+44,9
1979	Mogadan	74,1	−46,5	0,6	−29,8
Summe		13771,9	−17,6	260,1	−11,8
Anteil an der Indikationsgruppe		90,1 %		90,7 %	
Gesamte Indikationsgruppe		15284,7	−17,9	286,9	−13,0

Verordnungsspektrum

Insgesamt stagnieren die Verordnungen von Hypnotika und Sedativa seit einigen Jahren (Tabelle 27.1, Abbildung 27.1). 1997 sind sie drastisch um fast 18 % zurückgegangen. Diese Abnahme findet sich auch bei den DDDs, sie geht also nicht etwa auf die Verordnung jeweils größerer Packungen zurück. Der Rückgang betrifft alle Gruppen von Hypnotika/Sedativa, allerdings in geringerem Ausmaß die neueren Substanzen Zolpidem und Zopiclon. *Stilnox* liegt jetzt bezüglich der Verordnungen an der Spitze vor *Noctamid*. Dennoch entfällt nach wie vor der Großteil der Verordnungen auf die Benzodiazepine. Pflanzliche Präparate haben nach kontinuierlichen Zuwächsen in den Vorjahren nun deutlich abgenommen. Barbiturate spielen als Hypnotika/Sedativa keine Rolle mehr. Aus der Gesamtzahl von ca. 300 Mio. Tagesdosen läßt sich ableiten, daß in der Bundesrepublik jeden Tag knapp eine Million Menschen ein Schlafmittel oder Sedativum einnehmen, wobei die potentielle Anwendung von Tranquillantien als Hypnotika nicht berücksichtigt ist. Nach entsprechenden Erhebungen leidet freilich ein wesentlich größerer Teil der Bevölkerung an die Lebensqualität beeinträchtigenden Schlafstörungen, ohne medikamentöse Hilfe in Anspruch zu nehmen (Gillin und Byerley 1990).

Benzodiazepine

Für den Einsatz von Benzodiazepinen (Tabelle 27.2) als Hypnotika ist bei insgesamt ähnlichen Eigenschaften dieser Substanzen die Wirkdauer bislang der entscheidende Parameter für die differentialtherapeutische Anwendung. Deshalb werden sie in Präparate mit kurzer, mittlerer und langer Wirkdauer unterteilt. Dabei ist es wichtig zu wissen, daß die Wirkdauer nicht nur durch die Halbwertszeit der Wirksubstanz, sondern auch durch Umverteilungsprozesse, aktive Metaboliten sowie nicht zuletzt durch patientenbezogene Variablen bestimmt ist. Hierzu zählt auch, daß die meisten pharmakokinetischen Daten an jungen Gesunden erhoben sind, daß aber der Metabolismus der meisten Benzodiazepine durch Leberfunktionsstörungen und ganz allgemein im Alter massiv verlangsamt sein kann (Klotz 1995). Dies gilt in sehr viel geringerem Ausmaß für solche Substanzen, die direkt glukuronidiert werden und die deshalb mit größerer Sicherheit dosiert werden können: Lorazepam, Lormetazepam, Oxazepam und Temazepam.

Tabelle 27.2: Verordnungen von Benzodiazepinhypnotika 1997
Angegeben sind die 1997 verordneten Tagesdosen, die Änderungen gegenüber 1996 und die mittleren Kosten je DDD 1997.

Präparat	Bestandteile	DDD 1997 in Mio.	Änderung in %	DDD-Kosten in DM
Mit kurzer Wirkdauer				
Lendormin	Brotizolam	13,3	(−18,4)	0,76
Halcion	Triazolam	6,0	(−22,6)	0,82
		19,3	(−19,7)	0,78
Mit mittlerer Wirkdauer				
Noctamid	Lormetazepam	44,0	(−5,3)	0,58
Remestan	Temazepam	10,8	(−8,8)	0,80
Planum	Temazepam	9,1	(−17,2)	0,78
Ergocalm	Lormetazepam	3,1	(−18,9)	0,52
Loretam	Lormetazepam	2,8	(−32,1)	0,54
Temazep von ct	Temazepam	1,4	(+50,2)	0,74
		71,2	(−8,9)	0,64
Mit langer Wirkdauer				
Rohypnol	Flunitrazepam	20,6	(−24,4)	0,76
Radedorm	Nitrazepam	13,1	(−48,8)	0,29
Dalmadorm	Flurazepam	8,6	(−12,1)	0,76
Staurodorm Neu	Flurazepam	7,8	(−17,0)	0,76
Flunitrazepam-ratiopharm	Flunitrazepam	4,8	(−7,4)	0,54
Eatan N	Nitrazepam	3,9	(−21,9)	0,27
Flunitrazepam-neuraxpharm	Flunitrazepam	3,6	(+1,1)	0,50
Imeson	Nitrazepam	2,8	(−38,3)	0,34
Mogadan	Nitrazepam	1,4	(−47,7)	0,40
		66,5	(−28,3)	0,58
Andere Benzodiazepinrezeptoragonisten				
Stilnox	Zolpidem	28,7	(−2,1)	1,57
Ximovan	Zopiclon	21,8	(−2,1)	1,55
Bikalm	Zolpidem	12,7	(−20,9)	1,58
		63,1	(−6,5)	1,57
Summe		220,2	(−16,2)	0,90

Empfohlen werden bei Einschlafstörungen Präparate mit kurzer Wirkdauer, bei Durchschlafstörungen solche mittlerer Wirkdauer. Besonders bei den langwirkenden Benzodiazepinen muß auch am nächsten Tage mit einer Sedation gerechnet werden. Sehr kurz wirkende Benzodiazepine verursachen tagsüber möglicherweise Unruhe- und Angstzustände (Lader 1987). Als Sedativa können trotz der Kumulationsgefahr Präparate mit langer Wirkdauer von Nutzen sein.

Neben der Bedeutung der Wirkdauer ist ein schneller Wirkungseintritt für die Anwendung als Hypnotikum oft günstig.

Die Verordnungen von Benzodiazepinen inklusive der neueren Benzodiazepin-Rezeptoragonisten Zolpidem und Zopiclon sind bezogen auf die Tagesdosen des Gesamtmarktes stark rückläufig (Abbildung 27.1). Durch starke Zunahmen bei Zolpidem und Zopiclon in den vergangenen Jahren hat sich insgesamt ein Trend zu kürzer wirksamen Substanzen ergeben.

Bei den Substanzen mit kurzer Wirkdauer haben sich die verordneten Tagesdosen von *Halcion* und *Lendormin* stark verringert. Bei den Benzodiazepinen mittlerer Wirkdauer hat es insgesamt nur moderate Abnahmen gegeben, so daß diese Gruppe bezüglich der verordneten DDD-Zahl jetzt die Gruppe der langwirkenden Substanzen übertrifft. Interessanterweise umfaßt diese Gruppe mit mittlerer Wirkdauer nur direkt glukuronidierte Substanzen, die im Alter leichter zu dosieren sind.

Dagegen hat es bei den lang wirkenden Benzodiazepinen, der bislang größten Gruppe, die stärksten Einbrüche gegeben. Dies gilt für Nitrazepam ebenso wie für Flunitrazepam. Beim langjährigen Marktführer *Rohypnol* war 1995 eine vermehrte Verordnung von größeren Packungen nach der Umstellung von 2-mg-Tabletten auf 1-mg-Tabletten zu beobachten. Im Hinblick auf den bekannten Mißbrauch von *Rohypnol* in der internationalen Drogenszene sollte die Verordnung besonders kritisch erfolgen (Keup 1992).

Zopiclon (*Ximovan*) und Zolpidem (*Stilnox*, *Bikalm*) sind chemisch den Benzodiazepinen nicht verwandte Substanzen, die ebenfalls an Rezeptoren für γ-Aminobuttersäure (GABA) angreifen, jedoch an anderer Stelle als die Benzodiazepine. Daher ergeben sich insgesamt den Benzodiazepinen pharmakologisch ähnliche Eigenschaften, die sicherlich wichtiger sind als die unterschiedliche chemische Struktur. Mit einer Halbwertszeit von 3-6 Stunden ist Zopiclon ähnlich wie Triazolam zu bewerten, dem es nach einer großen Studie an ambulanten Patienten (Rüther et al. 1992) therapeutisch ebenbürtig ist. Möglicherweise beeinflußt es vor allem bei älteren Patienten weniger das Kurzzeitgedächtnis (Kerr et al. 1995). Zolpidem hat mit einer Halbwertszeit von 2-3 Stunden eine noch kürzere Wirkdauer. Es zeigt eine dem Triazolam vergleichbare Wirksamkeit.

Tierexperimentelle Studien und erste Daten aus größeren klinischen und epidemiologischen Studien ergeben Hinweise auf ein möglicherweise geringeres Abhängigkeitsrisiko von Zopiclon und Zolpidem. Auch ist ein wesentlicher Mißbrauch von Zopiclon und Zolpidem bisher nicht beobachtet worden. Andererseits wurde kürzlich die Meinung vertreten, daß das Gesamtprofil von Zolpidem doch demjenigen von Triazolam weitgehend vergleichbar sei (Lobo und Greene 1997). Auf eine relativ hohe Zahl gravierender zentraler Nebenwirkungen wurde hingewiesen (Müller 1994). In der Tat gibt es Einzelfallberichte sowohl über schwerwiegende zentrale Nebenwirkungen (Amnesie, visuelle Wahrnehmungsstörungen, Auslösung von Psychosen) als auch Warnungen vor Abhängigkeit von diesen Substanzen (Ansseau et al. 1992, Fava 1996, Canaday 1996, Markowitz und Brewerton 1996, Clee et al. 1996, Sanchez et al. 1996). Zwei Todesfälle nach Zopiclon-Überdosierung wurden berichtet (Boniface und Russell 1996). Jüngere Studien und epidemiologische Daten aus der Schweiz zeigten dagegen ein günstiges Profil unerwünschter Wirkungen und eine geringere akute Toxizität als klassische Benzodiazepine (Dockhorn und Dockhorn 1996, Wyss et al. 1996). Für eine abschließende klinische Bewertung dieser Substanzen fehlen letztlich noch ausreichende Beobachtungen (Inman et al. 1993, Hajak und Rüther 1995), auch wenn sich die Hinweise mehren, daß diese Präparate ein günstigeres Nutzen/Risiko-Verhältnis haben könnten als klassische Benzodiazepine (Lader 1987). Trotz ihres höheren Preises haben die Verordnungen dieser Präparate in den letzten Jahren kontinuierlich zugenommen (Abbildung 27.1). Ihr Wert scheint vor allem in der Therapie von Einschlafstörungen zu liegen.

Chloralhydrat

Die Verordnungen von *Chloraldurat* zeigen seit vielen Jahren einen wellenförmigen Verlauf; sie sind diesmal ebenfalls rückläufig (4,3 Mio. DDD). Chloralhydrat ist bei leichteren Schlafstörungen interessant, weil es praktisch keine Störungen der Schlafphasen verursacht. In verkapselter Form ist es für Patienten im allgemeinen akzeptabel, obwohl auch bei dieser Darreichungsform gastrointestinale Nebenwirkungen auftreten können. Eine geringe therapeutische Breite und mögliche kardiovaskuläre Nebenwirkungen begrenzen aber die Verwendung dieses Arzneimittels besonders bei kardiovaskulären Risikopatienten.

Pflanzliche Präparate

Pflanzliche Präparate aus Baldrian, Melisse, Hopfen etc. werden in der traditionellen Phytotherapie zur Behandlung von Schlaflosigkeit seit langem eingesetzt. Ihre Wirkung ist jedoch nicht ausreichend belegt. Von vielen Autoren werden sie im wesentlichen als (Pseudo-) Placebos eingestuft. Dazu trägt auch bei, daß von den verschiedenen in den letzten Jahrzehnten als wirksamkeitsbestimmend angesehenen Inhaltsstoffen des Baldrians – ätherisches Öl, Methylpyrrylketon, Valerensäure, Valepotriate – keiner auch nur entfernt die erforderlichen Mengen in Fertigarzneimitteln erreicht (Hänsel und Volz 1995). Der objektive Nachweis einer hypnotischen Wirkung von Baldrianextrakten ist bislang nicht überzeugend gelungen (Dreßing et al. 1992, Schulz et al. 1994). Zwei placebokontrollierte Doppelblindstudien von wäßrigem Baldrianextrakt fanden zwar schlaffördernde Effekte, diese ließen sich im Schlaf-EEG aber nicht objektivieren (Balderer und Borbély 1985, Leathwood und Chauffard 1985). Eine jüngere Studie (Dreßing et al. 1992) findet zwar keine signifikanten Effekte einer Baldrian-Melissen-Kombination auf Einschlaflatenz und Schlafeffizienz, kommt aber trotzdem zu dem Fazit „schlafverbessernde Wirkung der Baldrian-Melissen-Kombination nachgewiesen". Ebenso enthalten die meisten Hopfenpräparate nur so viel eingesetzter Hopfendroge wie 10 ml Bier (Hänsel 1987). Allerdings haben auch die fünf Flaschen Bier entsprechenden Hopfen-Inhaltsstoffe keine schlafinduzierende Wirkung (Stocker 1967). Auch für Präparate aus Melisse und Passionsblume finden sich keine klinischen Studien, die eine hypnotische Wirkung zeigen (Hänsel und Volz 1995). Die Verwendung pflanzlicher Hypnotika gilt jedoch als kaum von Nebenwirkungen belastet, und der ausgeprägte Placeboeffekt kann vielen Patienten mit leichten Schlafstörungen eine subjektive Verbesserung der Schlafqualität bringen (Nachtmann und Hajak 1996). Wie aus den durchschnittlichen Kosten für eine definierte Tagesdosis zu ersehen ist (Tabelle 27.3), ist die Behandlung mit diesen Präparaten im Vergleich zu der mit Benzodiazepinen jedoch keineswegs billig, sondern sogar teurer. Allerdings haben sich in jüngerer Zeit vor allem preisgünstige Präparate wie das *Psychotonin* durchgesetzt. Freilich sollten die leicht höheren Kosten pflanzlicher Hypnotika kein Argument sein, wenn dem Patienten geholfen und das Entstehen einer Benzodiazepinabhängigkeit vermieden wird.

Insgesamt hat die Verordnung von pflanzlichen Hypnotika und Sedativa, die meist Extrakte mehrerer Pflanzen enthalten, 1997 stark

Tabelle 27.3: Verordnungen von pflanzlichen Hypnotika und Sedativa 1997
Angegeben sind die 1997 verordneten Tagesdosen, die Änderungen gegenüber
1996 und die mittleren Kosten je DDD 1997.

Präparat	Bestandteile	DDD 1997 in Mio.	Änderung in %	DDD-Kosten in DM
Monopräparate				
Sedonium	Baldrianwurzelextrakt	3,8	(+245,6)	0,93
Baldrian-Dispert/-Stark	Baldrianwurzelextrakt	2,0	(−23,8)	1,27
Valdispert	Baldrianwurzelextrakt	0,8	(−35,1)	1,49
		6,6	(+32,0)	1,11
Kombinationspräparate				
Kytta-Sedativum F	Baldrianwurzelextrakt Hopfenzapfenextrakt Passionsblumenextrakt	18,9	(−30,8)	1,00
Luvased	Baldrianwurzelextrakt Hopfenzapfenextrakt	9,9	(−23,6)	0,63
Psychotonin-sed.	Johanniskrautextrakt Baldrianwurzelextrakt	8,7	(+0,0)	0,58
Euvegal-Dragees forte	Baldrianwurzelextrakt Melissenblütenextrakt	7,3	(−27,5)	1,21
Ivel	Baldrianwurzelextrakt Hopfenzapfenextrakt	5,5	(−35,5)	0,76
dysto-loges	Reserpinum D4 Gelsemium D4 Passiflora inc. ∅ Melissa ∅ Spigelia D4 Coffea D6 Glonoinum D8 Veratrum D6 Tabacum D6	3,8	(+42,7)	0,53
Viburcol	Chamomilla D1 Belladonna D2 Dulcamara D4 Plantago major D3 Pulsatilla D2 Calcium carbonic. D8	2,3	(−11,8)	1,51
Sedacur	Baldrianwurzelextrakt Hopfenzapfenextrakt Melissenblätterextrakt	1,8	(+2,8)	1,03
		58,2	(−22,0)	0,87
Summe		64,8	(−18,6)	0,89

abgenommen. Möglicherweise wird dieser Rückgang durch verstärkte Selbstmedikation auf der Patientenseite kompensiert. Ihre Bedeutung gewinnen diese Präparate vermutlich vor allem in dem Versuch, der Entwicklung einer Benzodiazepinabhängigkeit durch Verordnung von pflanzlichen Präparaten entgegenzuwirken. Bei der oft behaupteten Unschädlichkeit gilt es aber im Auge zu behalten, daß die Langzeittoxikologie der meisten Präparate höchst unzulänglich untersucht ist. Insbesondere dürfte das karzinogene Potential der im Baldrian enthaltenen Valepotriate Grund zur Skepsis gegenüber der angeblichen Freiheit von Nebenwirkungen pflanzlicher Hypnotika sein (Hänsel und Volz 1995).

Therapeutische Aspekte

Die Verordnungen von Hypnotika und Sedativa haben den seit Jahren beobachteten abnehmenden Trend fortgesetzt. In erster Linie werden weiterhin Benzodiazepine und neuartige Benzodiazepin-Rezeptoragonisten verordnet. Marktführer ist jetzt das der letzteren Gruppe zugehörige Zolpidempräparat *Stilnox*, während das Konkurrenzpräparat *Bikalm* Umsatzeinbußen hinnehmen mußte. Auch das Zopiclonpräparat *Ximovan* hat sich in die Spitzengruppe – zwischen *Noctamid* und *Rohypnol* – vorgearbeitet. Zolpidem stand auch in den USA 1995 an Platz 48 der 200 meistverordneten Arzneimittel. Unter den pflanzlichen Präparaten hat *Kytta-Sedativum f* seine führende Stellung trotz eines erheblichen Markteinbruchs behauptet.

Ob neben den pharmakokinetischen Daten für die Gesamtbewertung des Nutzens einzelner Benzodiazepine doch noch andere Parameter wie z. B. unterschiedliche Toleranzentwicklung oder unterschiedliche Beeinflussung der Befindlichkeit am folgenden Tag von Bedeutung sind, ist nach wie vor nicht eindeutig zu beantworten. Die Beschreibung von multiplen Formen von GABA/Benzodiazepin-Rezeptoren (Biggio und Costa 1990, Doble und Martin 1992), neuerdings auch Belege zu den Wirkungen von Benzodiazepinen und Benzodiazepinagonisten an spezifischen Untereinheiten, schafft die Basis für mögliche pharmakodynamische Unterschiede. So scheinen bislang für Zolpidem keine Fälle primärer Abhängigkeit bekannt geworden zu sein. Auch soll dieser Substanz die muskelrelaxierende Wirkung fehlen.

Insgesamt bewegen sich die Verordnungen von Hypnotika in Deutschland wie auch in vielen anderen Ländern auf einem relativ hohen Niveau (Friebel 1989). Die Zahl der Menschen, die täglich Hypnotika einnehmen, ist möglicherweise höher, als medizinisch gerechtfertigt wäre. Dabei ist insbesondere zu berücksichtigen, daß pharmakologisch wirksame Präparate schon nach wenigen Wochen einen deutlichen Wirkungsverlust zeigen können. Seit etwa zehn Jahren ist allgemein akzeptiert, daß Benzodiazepine auch in therapeutischen Dosen zu einer Abhängigkeit führen können, deren medizinisches Risiko allerdings ungeklärt bleibt. Da die Entzugssymptome nach Absetzen von Hypnotika Schlaflosigkeit und Unruhe beinhalten, kann es zu einem Circulus vitiosus der Hypnotikaverordnung kommen. Nach den Meldungen der Ärzteschaft an die Arzneimittelkommission machten in früheren Jahren die Benzodiazepine etwa die Hälfte aller Fälle von Medikamentenmißbrauch aus und die Barbiturate weitere 15 % (Keup 1986). Unter kurzwirkenden Benzodiazepinen wurden dagegen nur sehr wenige Fälle einer Abhängigkeit beobachtet.

Insgesamt haben – sicher auch durch solche kritischen Einwände verursacht – die Verordnungen von Hypnotika in den letzten Jahren drastisch abgenommen. Seit 1992 macht diese Abnahme insgesamt ein Drittel der DDDs aus, vor allem bedingt durch einen Rückgang bei den Benzodiazepinen um über 50 % (Abbildung 27.1). Unklar ist, wie dieser Rückgang der Hypnotikaverordnungen kompensiert worden ist: ob durch Selbstmedikation, Verschreibung auf Privatrezept, nicht-medikamentöse Maßnahmen oder durch unzureichende Versorgung.

Die Therapie mit Hypnotika ist in starkem Maße eine Therapie im Alter. Dabei muß berücksichtigt werden, daß – mit den unter den Benzodiazepinen erwähnten Ausnahmen – die verlangsamte Inaktivierung von Hypnotika bei diesen Patienten sehr wesentlich sein kann. Auch hieraus ergibt sich die Notwendigkeit differenzierter Indikationsstellung und Dosierung.

Vor diesem Hintergrund erscheint die zurückhaltende und differenzierte Verwendung von Hypnotika nach wie vor notwendig, dies gilt selbstverständlich auch für die neueren Benzodiazepin-Rezeptoragonisten. Insbesondere wird in der Literatur die flexible und intermittierende Dosierung (medikationsfreie Intervalle!) empfohlen, wenn sich schon eine längerfristige Anwendung nicht vermeiden läßt (Tyrer und Murphy 1987).

In den letzten Jahren erarbeitete Konsensus-Dokumente geben den Ärzten klare Empfehlungen für die differenzierte und rationale Therapie von Schlafstörungen (Clarenbach et al. 1995). Neben der im allgemeinen kurzfristigen Anwendung ist danach nur in wenigen begründeten Ausnahmen eine Medikation für längstens sechs Monate akzeptabel, wobei die Indikation alle zwei bis vier Wochen strikt überprüft werden muß.

Literatur

Ansseau M., Pitchot W., Hansenne M., Gonzales-Moreno A. (1992): Psychotic reactions to zolpidem. Lancet 339: 809.
Balderer G., Borbély A. (1985): Effect of valerian on human sleep. Psychopharmacology 87: 406–409.
Biggio G., Costa E. (1990): GABA and benzodiazepine receptor subtypes – Molecular biology, pharmacology, and clinical aspects. Raven Press, New York.
Boniface P. J., Russell S. G. (1996): Two cases of fatal zopiclone overdose. J. Anal. Toxicol. 20: 131–133.
Canaday B. R. (1996): Amnesia possibly associated with zolpidem administration. Pharmacotherapy 16: 687–689.
Clarenbach P., Steinberg R., Weeß H. G., Berger M., Hajak G. et al. (1995): Empfehlungen zu Diagnostik und Therapie der Insomnie. Deutsche Gesellschaft für Schlafforschung und Schlafmedizin DGSM. Nervenarzt 66: 723–729.
Clee W. B., McBride A. J., Sullivan G. (1996): Warning about Zopiclone misuse. Addiction 91: 1389–1390.
Doble A., Martin I. L. (1992): Multiple benzodiazepine receptors: no reason for anxiety. Trends Pharmacol. Sci. 13: 76–81.
Dockhorn R. J., Dockhorn D. W. (1996): Zolpidem in the treatment of short-term insomnia: a randomized, double-blind, placebo-controlled clinical trial. Clin. Neuropharmacol. 19: 333–340.
Dreßing H., Riemann D., Löw H., Schredl M., Reh C. et al. (1992): Baldrian-Melisse-Kombinationen versus Benzodiazepine. Bei Schlafstörungen gleichwertig? Therapiewoche 42: 726–736.
Fava G. A. (1996): Amnestic syndrome induced by zopiclone. Eur. J. Clin. Pharmacol. 50: 509.
Friebel H. H. (1989): Psychopharmakaverbrauch im internationalen Vergleich. In: Heinrich H., Linden M., Müller-Oerlinghausen B. (Hrsg.): Werden zu viele Psychopharmaka verbraucht? Georg Thieme Verlag, Stuttgart, S. 7–41.
Gillin J. C., Byerley W. F. (1990): The diagnosis and management of insomnia. N. Engl. J. Med. 322: 239–248.
Hänsel R. (1987): Möglichkeiten und Grenzen pflanzlicher Arzneimittel (Phytotherapie). Dtsch. Apoth. Ztg. 127: 2–6.
Hänsel R., Volz H.-P. (1995): Pflanzliche Mittel mit psychotroper Wirkung. In: Riederer P., Laux, G., Pöldinger, W. (Hrsg.): Neuropsychopharmaka, Bd. 2, Springer-Verlag, Wien, S. 303–334.
Hajak G., Rüther E. (1995): Neue Nichtbenzodiazepinhypnotika. Internist 36: 1085–1091.
Inman W., Kubota K., Pearce G., Wilton L. (1993): PEM Report Number 10. Zopiclone. Pharmacoepidemiology and Drug Safety 2: 499–521.

Kerr J. S., Drawe R. A., Parkin C., Hindmarch I. (1995): Zopiclone in elderly patients: Efficacy and safety. Human Psychopharmacology 10: 221–229.
Keup W. (1986): Arzneimittelmißbrauch. Arzneiverordnung in der Praxis 1: 1–8.
Keup W. (1992): Flunitrazepam (Rohypnol) – führend beim Mißbrauch unter den Benzodiazepin-Derivaten. Sucht 38: 3–6.
Klotz U. (1995): Benzodiazepin-Hypnotika; Pharmakokinetik. In: Riederer P., Laux G., Pöldinger W. (Hrsg.): Neuropsychopharmaka, Bd. 2. Springer-Verlag, Wien, S. 135–139.
Lader M. (1987): Clinical Pharmacology of Benzodiazepines. Ann. Rev. Med. 38: 19–28.
Leathwood P. D., Chauffard F. (1985): Aqueous extract of valerian reduces latency of fall asleep in man. Planta Med. 50: 144–148.
Lobo B. L., Greene W. L. (1997): Zolpidem distinct from triazolam? Ann. Pharmacother. 31:625–632.
Markowitz J. S., Brewerton T. D. (1996): Zolpidem-induced psychosis. Ann. Clin. Psychiatry 8: 89–91.
Mendelson W. B., Jain B. (1995): An assessment of short-acting hypnotics. Drug Safety 13: 257–270.
Müller W. E. (1994): Wie „neu" sind die Hypnotika Zopiclon und Zolpidem? Arzneiverordnung in der Praxis 2: 6–8.
Nachtmann A., Hajak G. (1996): Phytopharmaka zur Behandlung von Schlafstörungen. Internist 37: 743–749.
Penzel T., Brandenburg U. (1996): Diagnostische Verfahren und Standards in der Schlafmedizin. Internist 37: 442–453.
Rüther E., Clarenbach P., Hajak G., Fischer W., Haase W. (1992): Zopiclon bei Patienten mit Schlafstörungen. Einflüsse auf Schlafqualität und Tagesbefinden im Vergleich zu Flunitrazepam, Triazolam und Placebo. Münch. Med. Wochenschr. 46: 753–757.
Sanchez L. G., Sanchez J. M., Lopez-Moreno J. (1996): Dependence and tolerance with zolpidem. Am. J. Health Syst. Pharm. 53: 2638.
Schulz H., Stolz C., Müller J. (1994): The effect of valerian extract on sleep polygraphy in poor sleepers. A pilot study. Pharmacopsychiatry 27: 147–151.
Stocker, H. R. (1967): Sedative und hypnogene Wirkung des Hopfens. Schweiz. Brau.-Rundsch. 78: 80–89.
Tyrer P., Murphy S. (1987): The place of benzodiazepines in psychiatric practice. Brit. J. Psychiat. 151: 719–723.
Woods J. H., Katz J. L., Winger G. (1987): Abuse liability of benzodiazepines. Pharmacol. Rev. 39: 254–419.
Wyss, P. A. Radovanovic D., Meier-Abt P. J. (1996): Akute Überdosierung von Zolpidem (Stilnox). Schweiz. Med. Wochenschr. 126: 750–756.

28 Immuntherapeutika und Zytostatika

K.-O. HAUSTEIN

Zu den das Immunsystem beeinflussenden Stoffen gehören solche, die Reaktionen des Immunsystems hemmen (Immunsuppressiva) und solche, die seine Aktivitäten steigern (Immunstimulantien). Hinzu kommen körpereigene Mediatoren des Immunsystems (Interferone, Interleukine, koloniestimulierende Faktoren etc.), die durch die Erfolge der Gentechnologie in größeren Mengen für therapeutische Zwecke hergestellt werden. Da Immunsuppressiva teilweise in die Gruppe der Zytostatika einzuordnen sind, ergeben sich Abweichungen von der Einteilung in den Tabellen 28.1 und 28.2, die der Systematik der Roten Liste folgen.

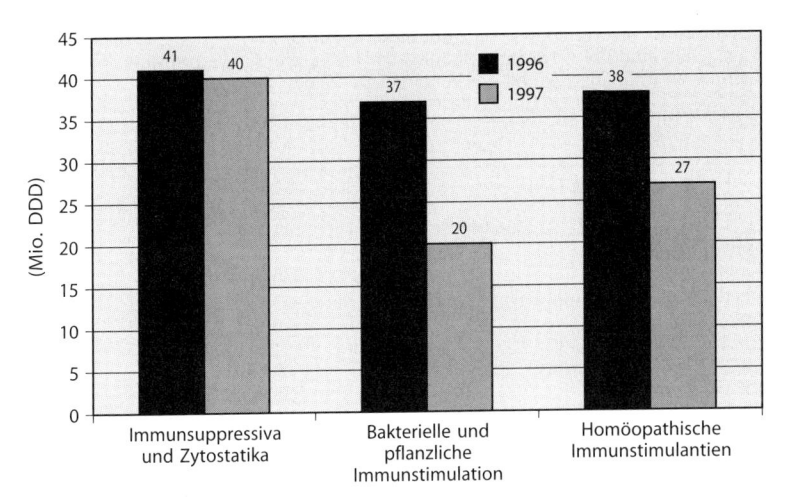

Abbildung 28.1: Verordnungen von Immuntherapeutika 1997
DDD der 2000 meistverordneten Arzneimittel

Im Vergleich zu 1996 wurden Immunsuppressiva und Zytostatika 1997 nahezu unverändert verordnet, wohingegen die Verordnung bakterieller und pflanzlicher sowie homöopathischer Immunstimulantien drastisch abnahm (Abbildung 28.1). Bei den Immuntherapeutika sind die Verordnungen bei allen Präparaten rückläufig gewesen (Tabelle 28.1). In der gesamten Indikationsgruppe der Zytostatika sind die Verordnungen geringfügig angestiegen, der Umsatz hat sich wiederum deutlich erhöht (Tabelle 28.2). Allerdings fällt nur ein kleiner Anteil von Präparaten in die Gruppe der häufig verordneten Zytostatika.

Immunsuppressiva

Immunsuppressiva werden bei Organtransplantationen, Autoimmunerkrankungen und Isoimmunerkrankungen angewandt. Methotrexat (z. B. *Methotrexat Medac*) und Azathioprin (*Imurek*) sind zytotoxisch wirkende Immunsuppressiva, welche über Wechselwirkungen mit dem Nukleinsäurestoffwechsel der Zelle die Zahl der Lymphozyten verringern, während Ciclosporin (*Sandimmun*) in einer frühen Phase

Tabelle 28.1: Verordnungen von Immuntherapeutika 1997
Angegeben sind die verordnungshäufigsten Präparate mit Verordnungsrang, Verordnungen und Umsatz 1997 im Vergleich zu 1996.

Rang	Präparat	Verordnungen		Umsatz	
		in Tsd.	Änd. %	Mio. DM	Änd. %
151	Contramutan D/N	969,3	−27,6	18,1	−26,5
393	Symbioflor I	471,8	−27,4	9,1	−17,0
402	Esberitox N	466,0	−53,4	8,3	−51,2
472	Sandimmun	417,6	−11,6	259,7	−3,2
802	Echinacin	252,7	−60,0	6,0	−60,7
854	Echinacea-ratiopharm	234,2	−43,8	2,1	−51,3
956	Imurek	204,6	−10,4	49,3	−15,7
1054	Lymphomyosot	183,7	−21,2	3,3	−23,6
1363	Broncho-Vaxom	132,6	−29,6	9,5	−22,7
1384	Lymphozil K/E	130,8	−26,6	1,4	−17,0
1447	toxi-loges Tropfen	122,0	−30,4	2,4	−30,3
1535	Toxi-Loges N	112,3	−11,3	1,1	−11,8
	Summe	3697,7	−34,4	370,2	−12,2
	Anteil an der Indikationsgruppe	84,8 %		48,3 %	
	Gesamte Indikationsgruppe	4358,6	−30,7	767,2	+9,3

Tabelle 28.2: Verordnungen von Zytostatika 1997
Angegeben sind die verordnungshäufigsten Präparate mit Verordnungsrang, Verordnungen und Umsatz 1997 im Vergleich zu 1996.

Rang	Präparat	Verordnungen in Tsd.	Änd. %	Umsatz Mio. DM	Änd. %
285	Iscador	600,8	+7,4	42,3	+30,1
1217	Helixor	154,0	−15,8	9,9	−7,9
1664	Roferon	98,5	+38,1	154,3	+85,0
1683	Methotrexat medac	96,0	+10,7	15,2	+43,4
1912	Intron A	78,7	+8,4	123,8	+41,1
Summe		1028,0	+5,7	345,5	+53,5
Anteil an der Indikationsgruppe		53,9 %		59,0 %	
Gesamte Indikationsgruppe		1906,6	+6,0	585,9	+36,6

die Antigen-induzierte Differenzierung von T-Zellen über eine herabgesetzte Gentranskription von IL-2, IL-3 und Interferon-γ hemmt. Die Verordnung von Immunsuppressiva, die in den letzten Jahren durch die zunehmende Zahl der Organtransplantationen verständlicherweise angestiegen war, hat 1997 leicht abgenommen (Tabelle 28.3).

Interferone

Interferone sind hochwirksame Zytokine mit antiviralen, antiproliferativen und immunmodulierenden Eigenschaften. Dementsprechend werden sie vor allem bei schweren chronischen Virusinfektionen, virusinduzierten Tumoren und weiteren Malignomen eingesetzt.

Die beiden Interferonpräparate Interferon-alfa-2a (*Roferon*) und Interferon-alfa-2b (*Intron A*) sind 1997 nach starken Verordnungszunahmen erstmals in die Gruppe der 2000 verordnungshäufigsten Präparate gelangt (Tabelle 28.3). Beide enthalten humanes Alfainterferon, das gentechnisch in Colibakterien hergestellt wird, und unterscheiden sich lediglich durch eine von 165 Aminosäuren, ohne daß sich daraus bisher klinisch bedeutsame Unterschiede ergeben haben. Die beiden Alfainterferone erhielten 1987 erstmals die Zulassung zur Behandlung der Haarzellenleukämie. 1991 wurde die Zulassung auf die Behandlung der chronischen Verlaufsformen der Hepatitis B und der Hepatitis C erweitert, für die sie derzeit vermutlich am häufigsten

Tabelle 28.3: Verordnungen von Immunsuppressiva und Interferonen 1997
Angegeben sind die 1997 verordneten Tagesdosen, die Änderungen gegenüber 1996 und die mittleren Kosten je DDD 1997.

Präparat	Bestandteile	DDD 1997 in Mio.	Änderung in %	DDD-Kosten in DM
Immunsuppressiva				
Imurek	Azathioprin	9,6	(−11,3)	5,11
Sandimmun	Ciclosporin	7,3	(−2,9)	35,74
		16,9	(−7,9)	18,27
Interferone				
Roferon	Interferon-alfa	2,7	(+82,8)	57,06
Intron A	Interferon-alfa	2,1	(+32,7)	59,91
		4,8	(+57,1)	58,29
Summe		21,7	(+1,4)	27,08

eingesetzt werden. Interferon-induzierte Remissionen persistieren bei chronischer Hepatitis B bei über 80% der Patienten und führen zu einem Stillstand der Virusreplikation in der Leber (Perrillo et al. 1990). Bei chronischer Hepatitis C normalisieren sich die Transaminasewerte und der histologische Befund bei 50% der Patienten, allerdings kommt es nach Beendigung der Therapie häufig zu einem virologischen und biochemischen Rückfall. Länger anhaltende Remissionen können durch eine zweijährige Therapiedauer erzielt werden (Poynard et al. 1995).

Zytostatika

In dem Segment der 2000 häufig verordneten Arzneimittel finden sich nur fünf Zytostatika. Die Mehrzahl der kostenintensiven Arzneimittel mit einem Umsatzvolumen von fast 600 Mio. DM werden unter diesen Bedingungen nicht erfaßt. Aus diesem Grunde wurden zusätzlich noch weitere Präparate bis zum Verordnungsrang 4000 in die Analyse der verordneten Tagesdosen einbezogen (Tabelle 28.4).

Methotrexat ist ein Zytostatikum und Immunsuppressivum aus der Gruppe der Folsäureantagonisten, das aufgrund einer hohen Affinität zur Dihydrofolatreduktase als Antimetabolit die Bildung der Tetrahydrofolsäure hemmt. Als Zytostatikum wird es vor allem in

Tabelle 28.4: Verordnungen von Zytostatika 1997
Angegeben sind die 1997 verordneten Tagesdosen, die Änderungen gegenüber 1996 und die mittleren Kosten je DDD 1997.

Präparat	Bestandteile	DDD 1997 in Mio.	Änderung in %	DDD-Kosten in DM
Antimetabolite				
Methotrexat medac	Methotrexat	9,7	(+13,2)	1,56
MTX Hexal	Methotrexat	8,5	(+77,1)	0,51
Puri-Nethol	Mercaptopurin	0,1	(−33,0)	23,10
		18,4	(+35,2)	1,22
Antibiotika und Naturstoffe				
Mitomycin Medac	Mitomycin	5,5	(−10,5)	4,94
Taxol	Paclitaxel	0,2	(+6,6)	188,00
		5,7	(−10,0)	10,89
Phytotherapeutika				
Iscador	Mistelextrakt	13,4	(+21,6)	3,16
Lektinol	Mistelextrakt	5,3	(>1000)	1,33
Helixor	Mistelextrakt	3,5	(−17,4)	2,82
Wobe-Mugos E	Papain Trypsin Chymotrypsin	0,4	(>1000)	34,03
		22,6	(+45,8)	3,21
Summe		46,7	(+31,7)	3,37

zahlreichen Therapieschemata zur Behandlung von Leukämien und des Mammakarzinoms eingesetzt. Eine ähnliche Indikation hat auch der Antimetabolit Mercaptopurin (*Puri-Nethol*).

Mitomycin ist ein Vertreter der zytostatischen Antibiotika mit einem breiten Anwendungsspektrum bei vielen Tumoren, z. B. als Bestandteil des FAM-Schemas (Fluorouracil, Adriamycin, Mitomycin) beim Magenkarzinom. Paclitaxel (*Taxol*) ist ein aus der pazifischen Eibe gewonnener Naturstoff, also ein pflanzliches Zytostatikum, das insbesondere bei therapierefraktären Ovarial- und Mammakarzinomen hohe Remissionsraten erzielt.

Die meisten Verordnungen entfallen auf Mistelpräparate, welche in der Roten Liste als pflanzliche Zytostatika klassifiziert werden. Als Indikationen werden Geschwulstkrankheiten und begleitende Störungen blutbildender Organe angegeben. *Iscador* und *Lektinol* wurden im Vergleich zum Vorjahr deutlich häufiger verordnet (Tabelle 28.4). Seit einiger Zeit werden die Mistelextrakte analysiert und einzelne Mistellektine auf ihre immunmodulatorischen Wirkungen untersucht. So wurde in vitro eine erhöhte Freisetzung von TNFγ, Interleukin-1 und -6 sowie von Interferon-γ aus isolierten Blutzellen und eine erhöhte Phagozytoseaktivität menschlicher Granulozyten nachgewiesen (Hajto et al. 1990, Stein et al. 1998). Bei in vivo-Untersuchungen wurde eine verstärkte Expression des Interleukin-2-Rezeptors, die Erhöhung der Zahl und Aktivität der NK-Zellen sowie eine erhöhte Freisetzung von β-Endorphin nachgewiesen (Heiny et al. 1998). Mit letzteren Befunden wird eine Korrelation zwischen Immunsystem und einem endokrinen System vermutet, die von therapeutischer Bedeutung sein soll. Alle diese Daten reichen nicht, um eine tumorhemmende Wirkung beim Menschen zu belegen, weil nach den bisherigen Untersuchungen keine Studie die Wirksamkeit des Mistelextraktes nachgewiesen hat, wie die Metaanalyse von elf Studien an Patienten mit verschiedenen Tumorarten ergab (Kleijnen und Knipschild 1994). So zeigte beispielsweise die Studie von Dold et al. (1991) an 408 Patienten mit histologisch gesicherten Bronchialkarzinomen keine signifikanten Unterschiede bezüglich der Überlebenszeiten (9,1 vs. 7,6 Monate, Verum vs. Placebo) und dem Anteil der nach 2 Jahren überlebenden Patienten (11,5 vs. 10,1 %, Verum vs. Placebo).

Immunstimulantien

Immunstimulantien sollen das Immunsystem mehr „anregen" als hemmen, d. h. bei Immundefekten die Immunreaktion stimulieren (z. B. bei chronisch-infektiösen Erkrankungen, Karzinomen). Sie sind als in der Entwicklung befindliche Stoffe einzustufen und besitzen im Gegensatz zu den Impfstoffen keine Antigenverwandtschaft mit den Krankheitserregern. Bei der Anwendung von Immunstimulantien ist aber immer noch die nachfolgende Manifestation physiologischerweise unterdrückter Immunreaktionen zu bedenken, die zu einer Exazerbation chronisch-entzündlicher Prozesse führen könnte. Die angestrebte „Steigerung der körpereigenen Abwehrkräfte" würde dann bisher ruhende Autoimmunprozesse aktivieren. Durch den Fortschritt in der immunologischen Forschung wird immer deutlicher, daß das Immunsystem weniger mit der Tumorentstehung zu tun hat als bisher angenommen. Tiere ohne funktionierendes Immunsystem erkranken nicht an soliden Tumoren, sondern sterben an Virusinfekten bzw. entwickeln Tumorarten, die viraler Genese sind (z. B. Lymphome). Die Interpretation dieser Daten läßt natürlich auch den Schluß zu, daß die Immunantwort bei der Mehrzahl der Tumoren relativ spät und unwirksam ist (Beverly 1995). Beide Interpretationen würden die schwache oder fehlende Antitumor-Wirkung von Immunmodulatoren einschließlich der Mistelextrakte erklären.

Neben den wenigen zugelassenen Stoffen werden verschiedene Pflanzenextrakte aus Echinacea und Mistel sowie Bakterienlysate angeboten. Hinzu kommen homöopathische Zubereitungen und Arzneimittel der anthroposophischen Richtung. Im Vergleich zum Vorjahr sind die Verordnungen in allen drei Gruppen gesunken (Tabellen 28.5 und 28.6).

Alle pflanzlichen Mittel enthalten Zubereitungen aus Echinacea. Am häufigsten wurden in dieser Gruppe *Esberitox N, Echinacin* und

Tabelle 28.5: Verordnungen von bakteriellen und pflanzlichen Immunstimulantien 1997
Angegeben sind die 1997 verordneten Tagesdosen, die Änderungen gegenüber 1996 und die mittleren Kosten je DDD 1997.

Präparat	Bestandteile	DDD 1997 in Mio.	Änderung in %	DDD-Kosten in DM
Pflanzliche Mittel				
Esberitox N	Rad. Baptisiae tinct. Rad. Echinaceae purpur Herb. Thujae occid.	5,7	(−53,3)	1,44
Echinacea-ratiopharm	Extr. Rad. Echinaceae	4,1	(−54,5)	0,50
Echinacin	Extr. Herba Echinacea	2,6	(−56,9)	2,29
		12,5	(−54,5)	1,31
Bakterielle Mittel				
Broncho-Vaxom	Bakterienlysat aus Haemophilus influenzae Diplococcus pneumoniae Klebsiella pneumoniae Staphylococcus aureus Streptococcus pyogenes und viridans Neiseria catarrhalis	4,3	(−22,2)	2,18
Symbioflor I	Enterococcus faecalis	3,7	(−15,1)	2,47
		8,0	(−19,1)	2,32
Summe		20,5	(−45,1)	1,70

Tabelle 28.6: Verordnungen von homöopathischen Immunstimulantien 1997
Angegeben sind die 1997 verordneten Tagesdosen, die Änderungen gegenüber 1996 und die mittleren Kosten je DDD 1997.

Präparat	Bestandteile	DDD 1997 in Mio.	Änderung in %	DDD-Kosten in DM
Contramutan D/N	Echin. Angustifolia ∅ Aconitum ∅ Belladonna ∅ Eupatorium Perfol. ∅	9,6	(−30,3)	1,90
Lymphomyosot	Myosotis arvensis D3 Veronica D3 Teucrium scorodon D3 Pinus silvestris D4 Gentiana lutea D5 Equisetum hyemale D4 Sarsaparilla D6 Scrophularia nodosa D3 Juglans D3 Calcium phosphor. D12 Natrium sulfuricum D4 Fumaria officinalis D4 Levothyroxinum D12 Aranea diadema D6 Geranium robertian. D4 Nasturtium offic. D4 Ferrum iodatum D12	7,2	(−26,3)	0,45
toxi-loges Tropfen	Echinacea ∅ Eupatorium ∅ Baptisia ∅ China ∅ Bryonia D4 Aconitum D4 Ipecacuanha D4	6,4	(−32,4)	0,38
Lymphozil K/E	Extr. Rad. Echinaceae Calc. Carbonic. Hahn. D3 Lachesis D6	2,2	(−28,0)	0,64
Toxi-Loges N	Eupatorium ∅ Baptisia ∅ Aconitum D4 Ipecacuanha D4	1,4	(−14,9)	0,83
Summe		26,8	(−28,9)	0,98

Echinacea-ratiopharm verordnet, nicht mehr vertreten ist *Echinacea Stada*. Diese Präparate werden zur Steigerung der körpereigenen Abwehr, zur Vorbeugung und Behandlung leichter Erkältungskrankheiten, bei bakteriellen Hautinfektionen, Herpes simplex labialis sowie bei Leukopenien nach Strahlen- und Zytostatikaanwendung angeboten. Die Indikationen sind vor allem durch Erfahrungsberichte belegt (Dorsch 1996). Mit derartigen Präparaten wurde in vitro mehrfach eine stimulierende Wirkung auf Teilschritte von Immunreaktionen nachgewiesen, so z. B. die Zunahme einer T-Lymphozytenpopulation. Dieser Effekt sagt aber wenig über die klinische Relevanz bei der Behandlung von Immunerkrankungen aus, und ihr therapeutischer Nutzen bei Erkältungskrankheiten zur „Steigerung der körpereigenen Abwehr" ist damit nicht belegt.

Seit 1990 liegen der Arzneimittelkommission der Deutschen Ärzteschaft für 39 echinaceahaltige Präparate 97 Fallberichte über unerwünschte Arzneimittelwirkungen vor, bei denen in mehr als der Hälfte der Fälle allergische Reaktionen bis hin zum Erythema multiforme und Störungen im Respirationstrakt mit Asthma bronchiale (12 %) sowohl nach parenteraler als auch nach oraler Gabe aufgetreten sind. Unter diesen Berichten ist ein Todesfall sicher, ein zweiter möglicherweise auf die Gabe eines Echinacea-Präparates zu beziehen. In Anbetracht dieser Berichte muß vor einer unkritischen Anwendung von Echinacea-Präparaten, insbesondere der parenteralen Gabe gewarnt werden. Diese Warnung gilt auch für die Anwendung bei Kindern, die sogar noch häufiger als Erwachsene mit diesen Präparaten behandelt werden. Einige Hersteller warnen zwar vor einer langfristigen Anwendung von echinaceahaltigen Zubereitungen. Damit ist jedoch nicht ausgeschlossen, daß eine wiederholte Applikation zu einer Sensibilisierung führt, wobei die in ihren Zubereitungen enthaltenen Glykoproteine und Polysaccharide für die Sensibilisierung verantwortlich sein könnten. Dabei ist es unerheblich, ob Echinacea-Präparate parenteral oder per os eingenommen werden, oder ob es sich um pflanzliche oder homöopathische Präparate handelt. Bei fraglichem therapeutischem Wert und wiederholt beobachteten Risiken sollte sich der Arzt überlegen, ob er diese Immuntherapeutika einsetzt (Arzneimittelkommission der deutschen Ärzteschaft 1996).

Präparate mit Bakterienlysaten sind *Broncho-Vaxom* und *Symbioflor*. *Luivac* findet sich nicht mehr in dieser Gruppe. Im Gegensatz zu 1996 gingen die Verordnungen 1997 deutlich zurück (Tabelle 28.5). Während in einer Studie mit *Luivac* keine signifikanten Unterschiede im Vergleich zu Placebo beobachtet wurden (Fischer et al. 1992), wurde in mehreren Placebo-kontrollierten Doppelblindstudien mit *Broncho-Vaxom* an Patienten mit chronischen Bronchitiden bzw. rezidivierenden Atemwegsinfektionen eine Reduktion der infektiösen Episoden und des Antibiotikaverbrauchs (nur in vier von zwölf Studien) beschrieben (Pforte und Emmerich 1993). In einer kanadischen Studie wurde keine Abnahme der Häufigkeit akuter Exazerbationen chronisch-obstruktiver Atemwegserkrankungen (Zielkriterium) nachgewiesen, dafür aber eine 55%ige Abnahme der Krankenhaustage. Das Risiko einer Hospitalisierung wegen dieser Erkrankung war in der Verumgruppe um 30% geringer als in der Placebogruppe (Collet et al. 1997). Da diese Studie abgebrochen wurde, ist sie methodisch zu kritisieren und bezüglich der beschriebenen Ergebnisse nicht im Sinne einer überzeugenden Wirksamkeit zu bewerten.

Eine weitere Gruppe von Immunstimulantien bilden die homöopathischen Komplexpräparate, deren Verordnung sich 1997 gegenüber dem Vorjahr insgesamt um ein Drittel vermindert hat (Tabelle 28.6). Sie enthalten ähnlich wie die pflanzlichen Immunstimulantien auch Zubereitungen aus Echinacea. Ausnahmen bilden das aus 17 verschiedenen Bestandteilen bestehende Komplex-Homöopathikum *Lymphomyosot Tropfen* zur Anwendung bei Lymphödemen und *Toxi-Loges N,* welches zur Erhöhung der körpereigenen Abwehr, bei akuten und chronischen Infektionen sowie bei Virusinfekten eingesetzt werden soll.

Literatur

Arzneimittelkommission der deutschen Ärzteschaft (1996): Wie verträglich sind Echinacea-haltige Präparate? Dtsch. Ärztebl. 93: A-2723.

Beverly P. (1995): Tumorimmunologie. In: Roitl J.M., Broxtoff J., Male D. K. (Hrsg.): Kurzes Lehrbuch der Immunologie. 3. Aufl. Thieme, Stuttgart New York, S. 246–257.

Collet J. P., Shapiro S., Ernst P., Renzi P., Ducruet T., Robinson A., PARI-IS Study Steering Committee and Research Group (1997): Effects of an immunostimulating agent on acute exacerbations and hospitalizations in patients with chronic obstructive pulmonary disease. Amer J. Respir. Crit. Care Med. 156: 1719–1724.

Dold U., Edler L., Maeurer H.C. et al. (1991): Krebszusatztherapie beim fortgeschrittenen nicht-kleinzelligen Bronchialkarzinom. Thieme, Stuttgart, S. 1–12.

Dorsch W. (1996): Klinische Anwendung von Extrakten aus Echinacea purpurea oder Echinacea pallida. Klinische Wertung kontrollierter klinischer Studien. Z. Ärztl. Fortbild. (Jena) 90: 117–122.

Fischer H., Eckenberger H.P., van Aubel A. et al. (1992): Prävention von Infektrezidiven der oberen und unteren Luftwege. Multizentrische, randomisierte, placebokontrollierte Doppelblindstudie über 6 Monate an Erwachsenen. Atemwegs-Lungenkr. 18: 146–155.

Hajto T., Hostanska K., Frei K., Rordorf C., Gabius H. J. (1990): Increased secretion of tumor necrosis factor-alpha, interleukin-1, and interleukin-6 by human mononuclear cells exposed to β-galactoside-specific lectin from clinically applied mistletoe extracts. Cancer Res. 50: 3322–3326.

Heiny B. M., Albrecht V., Beuth J. (1998): Correlation of immune cell activities and beta-endorphin release in breast carcinoma patients treated with galactose-specific lectin standardized mistletoe extract. Anticancer Res. 18: 583–586.

Kleijnen J., Knipschnild P. (1994): Mistletoe treatment for cancer. Review of controlled trials in humans. Phytomedicine 1: 255–260.

Perrillo R. P., Schiff E. R., Davis G. L., Bodenheimer H. C., Lindsay K. et al. (1990): A randomized controlled trial of interferon alfa-2b alone and after prednisone withdrawal for the treatment of chronic hepatitis B. The Hepatitis Interventional Therapy Group. N. Engl. J. Med. 323: 295–301.

Pforte A., Emmerich B. (1993): Störungen der Infektabwehr bei Patienten mit chronischer Bronchitis: präventive und supportive Möglichkeiten. Pneumologie 47: 395–402.

Poynard T., Bedossa P., Chevallier M., Mathurin P., Lemonnier C. et al. (1995): A comparison of three interferon alfa-2b regimens for the long-term treatment of chronic non-A, non-B hepatitis. N. Engl. J. Med. 332: 1457–1462.

Stein G., Henn W., von Laue H., Berg P. (1998): Modulation of the cellular and humoral immune responses of tumor patients by mistletoe therapy. Eur. J. Med. Res. 3: 194–202.

29 Kardiaka

H. Scholz

In der Indikationsgruppe Kardiaka sind Arzneimittel zur Behandlung der Herzinsuffizienz zusammengefaßt. Im Vordergrund dieses Kapitels stehen die Digitalisglykoside, die positiv inotrop wirken und dadurch zu einer Steigerung der Herzleistung führen. Daneben werden bei der Herzinsuffizienz in zunehmendem Maße auch primär Pharmaka verwendet, die auf eine Entlastung des Herzens zielen. So werden Diuretika eingesetzt, weil sie über die Natriumausscheidung das Blutvolumen senken und Stauungssymptome bessern (vgl. Kapitel 22). Außerdem werden ACE-Hemmer gegeben, die u. a. die neurohormonale Aktivierung durch Angiotensin, Aldosteron und Noradrenalin reduzieren und dadurch Vor- und Nachlast des Herzens senken (vgl. Kapitel 1). Bei Patienten mit chronischer Herzinsuffizienz bessern ACE-Hemmer nicht nur die Symptome und die Belastbarkeit, sondern senken auch die Letalität. Dies ist für Diuretika bisher nicht belegt. Für Herzglykoside ist kürzlich gezeigt worden, daß sie die Hospitalisierungsrate bei Herzinsuffizienz senken. Die Letalität wurde nicht signifikant gesenkt, allerdings auch nicht gesteigert (The Digitalis Investigation Group 1997).

Verordnungsspektrum

Wie in den vorangehenden Jahren nahm die Verordnungshäufigkeit in der gesamten Indikationsgruppe weiter ab, während die Verordnungen von Diuretika und ACE-Hemmern, die auch zur Behandlung der Herzinsuffizienz eingesetzt werden, gleich blieben bzw. sogar noch zunahmen. Diuretika und ACE-Hemmer werden inzwischen etwa doppelt so häufig wie Herzglykoside angewendet, wobei allerdings berücksichtigt werden muß, daß diese beiden Arzneimittelgruppen auch bei anderen Indikationen, vor allem bei der Hypertonie indiziert sind (Tabelle 29.1).

Kardiaka 333

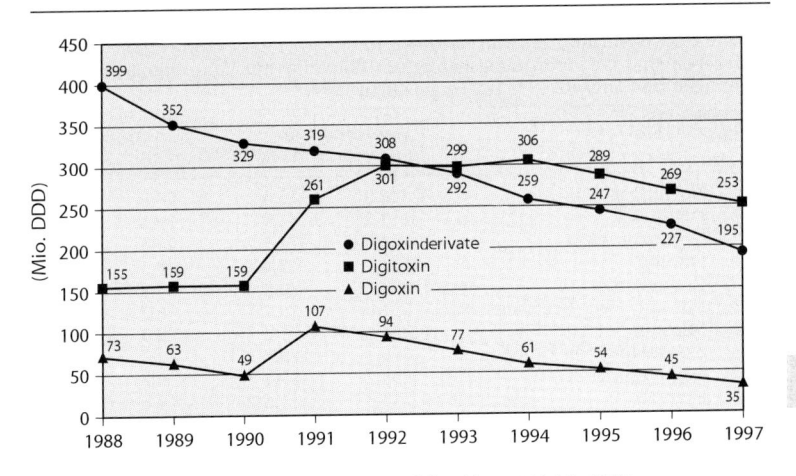

```
450
    399
400
         352
350              319
            329     308   299      306
300                   301   292      289
                261              259     269
250                                  247     253
         ● Digoxinderivate               227  195
200      ■ Digitoxin
    155 159 159
150      ▲ Digoxin
              107
100              94
 73             77
    63      49       61
 50                     54  45
                              35
  0
 1988 1989 1990 1991 1992 1993 1994 1995 1996 1997
```
(Mio. DDD)

Abbildung 29.1: Verordnungen von Herzglykosiden 1988 bis 1997
Gesamtverordnungen nach definierten Tagesdosen (ab 1991 mit neuen Bundesländern)

Unter den häufig verordneten Digitalisglykosiden dominierte Digitoxin (Abbildung 29.1). An zweiter Stelle folgen Digoxin und Digoxinderivate mit einem Marktanteil von 47,9 %. Allerdings sollte bei diesem Vergleich berücksichtigt werden, daß die DDD-Werte nicht direkt mit den in den Vorjahren veröffentlichten Zahlen verglichen werden können, weil die DDD-Werte jetzt einheitlich auf WHO-Angaben umgestellt wurden (z. B. Acetyldigoxin 0,5 mg, bisher nach Preisvergleichsliste 0,3 mg). Insgesamt erscheinen elf Präparate mit Reinglykosiden unter den 2000 verordnungshäufigsten Präparaten (Tabelle 29.2).

Die pflanzlichen Kardiaka waren 1997 ebenfalls rückläufig. Sie machen aber immer noch 21,9 % des gesamten Marktsegments aus (Tabelle 29.3). Die DDD-Werte sind auch hier nicht immer mit den im Vorjahr publizierten Zahlen vergleichbar, weil die DDD-Werte der pflanzlichen Kardiaka nach Herstellerangaben berechnet werden und bei einigen Präparaten (z. B. *Crataegutt*) von Weißdornextrakten die Dosierungen erheblich geändert wurden. Das ist unter pharmakologischen Gesichtspunkten wenig verständlich, denn die Wirkung dieser Mittel, die zum Teil immer noch nach MSE (Meerschweincheneinheiten) „standardisiert" werden, ist unsicher.

Tabelle 29.1: Verordnungen von Kardiaka 1997
Angegeben sind die verordnungshäufigsten Präparate mit Verordnungsrang, Verordnungen und Umsatz 1997 im Vergleich zu 1996.

Rang	Präparat	Verordnungen in Tsd.	Änd. %	Umsatz Mio. DM	Änd. %
21	Novodigal Tabl.	2546,8	−16,6	28,8	−15,8
34	Digimerck	2119,2	−4,0	29,1	−3,3
52	Digitoxin AWD	1704,4	−14,5	21,3	−11,3
67	Lanitop	1571,9	−15,4	28,3	−14,7
175	Crataegutt	879,8	−20,2	34,8	−14,1
223	Korodin Herz-Kreislauf	731,0	−16,1	16,2	−16,6
557	Miroton N forte	354,6	−21,2	18,3	−21,2
613	β-Acetyldigoxin-ratiopharm	326,1	−0,8	2,7	−0,5
792	Orthangin N	255,2	−27,9	5,7	−25,2
851	Digotab	234,5	−11,6	2,6	−10,7
941	Stillacor	210,4	−12,4	2,1	−10,9
991	Kytta-Cor	195,6	−19,4	4,9	−13,4
1018	Diacard Liquidum	189,6	+100,5	5,3	+108,5
1061	Digostada	181,9	−10,2	1,6	−9,8
1158	Dilanacin	164,5	−24,4	3,2	−23,4
1395	Lanicor	128,7	−11,4	2,3	−12,5
1430	Faros	123,6	−14,0	4,7	−11,3
1579	Miroton	107,3	−14,6	2,8	−4,9
1740	Adenylocrat F	90,2	−28,8	2,7	−26,1
1899	Septacord	79,4	−9,3	2,2	−5,4
1941	Digacin	76,5	−26,5	1,2	−26,6
Summe		12271,3	−13,7	220,8	−12,7
Anteil an der Indikationsgruppe		91,9 %		90,2 %	
Gesamte Indikationsgruppe		13354,2	−15,4	244,9	−14,4

Therapeutische Gesichtspunkte

Es ist positiv zu bewerten, daß auch 1997 fast 80 % des Marktsegments der positiv inotropen Substanzen auf Herzglykoside entfallen. Dieser Anteil hat sich vor allem durch die Verordnungsgewohnheiten in den neuen Bundesländern, in denen pflanzliche Kardiaka offenbar eine geringere Rolle spielen, stabilisiert. Digoxin und Digoxinderivate sind in entsprechender galenischer Zubereitung gut bioverfügbar und ausreichend gut steuerbar. Allerdings muß bei Digoxinpräparaten die Dosis bei eingeschränkter Nierenfunktion insbesondere im Alter reduziert werden, was bei Digitoxin nicht der Fall ist. Kombinationspräparate mit Herzglykosiden sind seit 1992 praktisch vollständig vom Markt verschwunden.

Tabelle 29.2: Verordnungen von Herzglykosiden 1997 (Monopräparate) Angegeben sind die 1997 verordneten Tagesdosen, die Änderungen gegenüber 1996 und die mittleren Kosten je DDD 1997.

Präparat	Bestandteile	DDD 1997 in Mio.	Änderung in %	DDD-Kosten in DM
Digoxin				
Dilanacin	Digoxin	16,5	(−24,3)	0,19
Lanicor	Digoxin	11,5	(−11,7)	0,20
Digacin	Digoxin	5,8	(−25,8)	0,21
		33,8	(−20,7)	0,20
Digoxinderivate				
Novodigal Tabl.	β-Acetyldigoxin	86,8	(−15,2)	0,33
Lanitop	Metildigoxin	74,6	(−15,1)	0,38
β-Acetyldigoxin-ratiopharm	β-Acetyldigoxin	10,8	(−2,9)	0,25
Digotab	β-Acetyldigoxin	7,7	(−10,8)	0,34
Stillacor	β-Acetyldigoxin	7,0	(−11,3)	0,30
Digostada	β-Acetyldigoxin	6,2	(−10,5)	0,25
		193,3	(−14,1)	0,34
Digitoxin				
Digimerck	Digitoxin	143,5	(−2,7)	0,20
Digitoxin AWD	Digitoxin	103,5	(−10,6)	0,21
		247,0	(−6,2)	0,20
Summe		474,0	(−10,7)	0,26

Der hohe Verordnungsanteil der zum Teil ziemlich bizarr zusammengesetzten pflanzlichen Kardiaka ist weiterhin wenig plausibel. Für Patienten und Ärzte ist möglicherweise irreführend, daß Crataegusextrakte auf Grund eines Votums der phytotherapeutischen Kommission E vom vormaligen Bundesgesundheitsamt für die Anwendung bei nachlassender Leistungsfähigkeit des Herzens entsprechend Stadium II nach NYHA zugelassen wurden. Crataegusextrakte und ähnliche Phytotherapeutika sind jedoch bei der Herzinsuffizienz nicht indiziert, weil es dafür Arzneimittel, wie z. B. ACE-Hemmer, mit eindeutig belegter therapeutischer Wirksamkeit gibt (The SOLVD-Investigators 1992). Aus diesem Grunde haben pflanzliche Kardiaka trotz Zulassung auch keine Berücksichtigung in aktuellen ärztlichen Empfehlungen für die Therapie der Herzinsuffizienz gefunden (Burkart et al. 1993, Erdmann und Riecker 1996).

Tabelle 29.3: Verordnungen von pflanzlichen Kardiaka 1997
Angegeben sind die 1997 verordneten Tagesdosen, die Änderungen gegenüber 1996 und die mittleren Kosten je DDD 1997.

Präparat	Bestandteile	DDD 1997 in Mio.	Änderung in %	DDD-Kosten in DM
Monopräparate				
Crataegutt	Weißdornextrakt	30,5	(−10,9)	1,14
Orthangin N	Weißdornextrakt	9,7	(−24,8)	0,59
Kytta-Cor	Weißdornextrakt	6,6	(−17,3)	0,75
Adenylocrat F	Weißdornextrakt	4,1	(−27,3)	0,65
Faros	Weißdornextrakt	3,9	(−13,7)	1,19
		54,7	(−16,0)	0,97
Kombinationspräparate				
Korodin Herz-Kreislauf	Campher, Weißdornfrüchteextrakt	46,2	(−16,7)	0,35
Diacard Liquidum	Valeriana D1, Aether sulf. D1, Camphora D2, Cactus D2, Crataegus D2	14,4	(+109,3)	0,36
Miroton N forte	Adoniskrautextrakt, Maiglöckchenkrautextrakt, Meerzwiebelextrakt	13,1	(−22,0)	1,39
Miroton	Meerzwiebelextrakt, Maiglöckchenkrautextrakt, Oleanderblätterextrakt, Adoniskrautextrakt	2,5	(−9,5)	1,12
Septacord	Kalium-Ion, Magnesium-Ion, Weißdornextrakt	1,6	(−8,8)	1,36
		77,9	(−7,0)	0,57
Summe		132,6	(−10,9)	0,74

Wirtschaftliche Gesichtspunkte

Unter den 2000 am häufigsten verordneten Arzneimitteln befinden sich in der Gruppe der Kardiaka auch 1997 mehrere generische Präparate. Bemerkenswert ist, daß die pflanzlichen Arzneimittel mit durchschnittlich 0,74 DM/DDD nach wie vor etwa dreimal so teuer sind wie reine Herzglykoside (durchschnittlich 0,26 DM/DDD). *Crataegutt* hat mit 34,8 Mio. DM weiterhin den höchsten Umsatz von allen Kardiaka. Eine Zurückhaltung bei der Verordnung solcher Präparate wäre daher nicht nur unter pharmakologisch-therapeutischen, sondern auch unter wirtschaftlichen Gesichtspunkten positiv zu beurteilen.

Ein großer Kostenfaktor ist nach wie vor auch die nicht indizierte Therapie der Herzinsuffizienz. Durch eine indikationsgerechtere Therapie könnten wahrscheinlich zahlreiche Verordnungen abgesetzt und beträchtliche Ausgaben eingespart werden. Zum Beispiel ist die Frage, ob Patienten mit Belastungsinsuffizienz (NYHA Klasse II) mit Herzglykosiden behandelt werden müssen, schwierig zu beantworten (Erdmann 1984, Haasis et al. 1987). Weiterhin muß bei der heterogenen Pathogenese der Herzinsuffizienz berücksichtigt werden, daß in vielen Fällen Herzglykoside von vornherein gar keine günstigen Wirkungen zeigen (Erdmann und Riecker 1996).

Literatur

Erdmann E. (1984): Stellenwert der Herzglykoside in der Therapie der chronischen Herzinsuffizienz. Klin. Wochenschr. 62: 507–511.

Erdmann E., Riecker G. (Hrsg.) (1996): Klinische Kardiologie. 4. Aufl., Springer-Verlag, Berlin Heidelberg New York, S. 751–917.

Haasis R., Salzer B., Konz K. H., Ress K., Risler T., Seipel L. (1987): Digitalistherapie in der ärztlichen Praxis. Dtsch. Med. Wochenschr. 112: 680–685.

Burkart F., Erdmann E., Hanrath P., Kübler W., Mutschler E. et al. (1993): Consensus-Konferenz „Therapie der chronischen Herzinsuffizienz". Z. Kardiol. 82: 200–210.

The Digitalis Investigation Group (1997): The effect of digoxin on mortality and morbidity in patients with heart failure. N. Engl. J. Med. 336: 525–533.

The SOLVD-Investigators (1992): Effect of enalapril on mortality and the development of heart failure in asymptomatic patients with reduced left ventricular ejection fractions. New Engl. J. Med. 327: 685–691.

30 Koronarmittel

H. Scholz

In der Indikationsgruppe Koronarmittel sind Arzneimittel zur medikamentösen Behandlung der koronaren Herzkrankheit zusammengefaßt. Die wichtigsten Vertreter dieser Gruppe sind die organischen Nitrate. Außer Koronarmitteln werden zur Behandlung der koronaren Herzkrankheit auch Betarezeptorenblocker und Calciumantagonisten verwendet, wobei letztere bei der sogenannten Ruhe- oder Prinzmetal-Angina besonders gut wirksam sind. Betarezeptorenblocker und Calciumantagonisten werden an anderer Stelle besprochen.

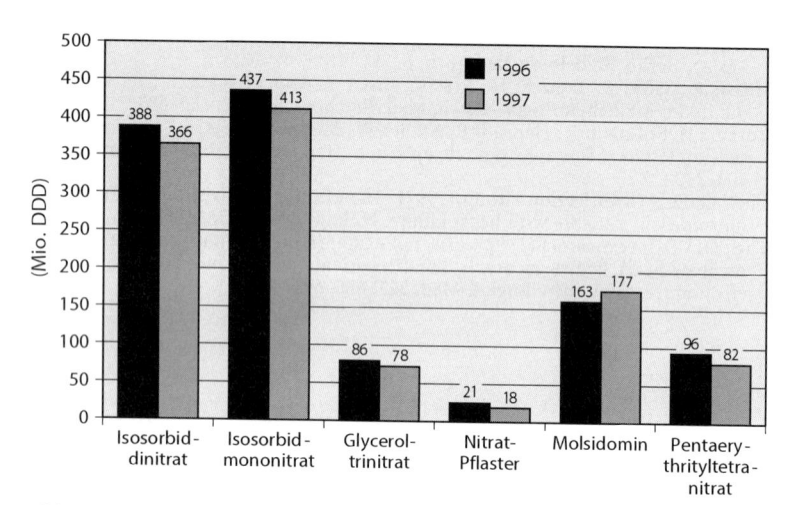

Abbildung 30.1: Verordnungen von Koronarmitteln 1997
DDD der 2000 meistverordneten Arzneimittel

Tabelle 30.1: Verordnungen von Koronarmitteln 1997
Angegeben sind die verordnungshäufigsten Präparate mit Verordnungsrang, Verordnungen und Umsatz 1997 im Vergleich zu 1996.

Rang	Präparat	Verordnungen in Tsd.	Änd. %	Umsatz Mio. DM	Änd. %
13	Isoket	3426,2	−14,4	142,3	−12,9
41	Nitrolingual	1895,5	−9,9	33,1	−8,3
44	Pentalong	1822,5	−16,3	94,0	−14,5
118	Corvaton	1168,2	−17,9	77,9	−22,0
142	Corangin	1010,5	−17,2	100,5	−14,5
164	Ismo	923,1	−26,5	43,8	−29,8
232	Mono Mack	715,6	−14,1	68,2	−9,5
343	ISDN-ratiopharm	523,1	+2,7	14,5	+4,8
392	Molsihexal	473,1	+29,9	17,8	+33,8
410	Monostenase	462,9	−11,2	23,1	−4,6
418	ISDN Stada	458,3	−2,0	19,0	+0,3
500	IS 5 mono-ratiopharm	396,2	+23,3	15,4	+26,8
590	Molsidomin Heumann	339,3	+3,6	17,9	+7,8
656	Isomonit	310,2	+9,4	11,8	+9,9
759	Isostenase	265,5	−11,7	7,1	−10,5
832	Nitrangin Isis	240,7	−19,4	2,5	−13,4
867	Rocornal	230,3	+0,1	22,8	+1,3
872	Monolong	229,0	−16,8	19,4	−14,4
884	Nitrangin compositum	225,7	−25,0	4,5	−21,4
894	Monoclair	222,1	+21,0	12,5	+26,9
899	Jenacard	220,9	−23,9	6,7	−26,0
940	ISDN von ct	210,7	+15,2	4,8	+17,6
1038	Iso Mack/Retard	186,4	−19,6	6,5	−18,1
1089	Conpin	176,8	+17,6	9,3	+25,7
1156	Coleb	164,9	−20,0	20,2	−21,8
1196	Nitroderm TTS	156,7	−22,7	16,6	−27,2
1220	Molsidomin-ratiopharm	153,7	+312,1	5,7	+341,1
1225	Corangin Nitro	152,7	−8,7	2,4	+17,5
1227	Elantan	152,4	−19,7	13,4	−19,0
1441	molsidomin von ct	122,3	+70,9	4,3	+89,4
1492	Monobeta	117,0	+62,7	4,9	+59,5
1503	ISDN AL	116,1	+52,3	2,6	+55,0
1634	Nitrosorbon	101,5	+12,0	3,1	+5,8
1637	Nitro Mack	101,1	−10,4	3,6	−12,5
1642	MinitranS	100,5	−12,0	7,2	+0,7
1715	Isodinit	92,8	+67,6	2,4	+75,8
1756	Iso-Puren	89,4	−5,2	2,9	−8,6
1760	Molsicor	89,3	+46,5	3,4	+51,0
1865	Monopur	81,6	−9,6	3,3	−27,6
1976	ISMN Stada	74,3	+32,2	3,7	+26,0
1996	Ildamen	73,2	−20,4	4,7	−23,4
1999	Olicard	73,1	−13,7	5,1	−15,8
Summe		18145,5	−9,9	884,9	−10,7
Anteil an der Indikationsgruppe		93,5 %		94,6 %	
Gesamte Indikationsgruppe		19406,9	−9,5	935,2	−10,3

Verordnungsspektrum

Unter den 2000 am häufigsten verordneten Arzneimitteln sind 1997 42 Koronarmittel. Die Verordnungen haben 1997 insgesamt gegenüber 1996 abermals abgenommen (Tabelle 30.1). Die Auswertung nach definierten Tagesdosen (DDD) zeigt, daß die Abnahme bei fast allen Nitraten etwa gleich stark war (Abbildung 30.1). Lediglich Molsidominpräparate haben etwas zugenommen.

Trotz des leichten Verordnungsrückgangs wurden Nitrate bei der koronaren Herzkrankheit im Vergleich zu anderen Arzneimittelgruppen weiterhin häufiger als Betarezeptorenblocker und fast so häufig wie Calciumantagonisten verordnet (siehe Kapitel 17 und 19). Dabei ist allerdings zu berücksichtigen, daß Betarezeptorenblocker und Calciumantagonisten auch bei anderen Indikationen eingesetzt werden.

Bei den Nitraten wurde Isosorbiddinitrat (ISDN) wiederum weniger verordnet als das um etwa 50 % teurere Isosorbidmononitrat (ISMN). Zurückgegangen ist auch Glyceroltrinitrat, für das die verordneten Tagesdosen auf der Basis der WHO-DDD von 2,5 mg für die sublinguale Applikation berechnet wurden (früher 0,8 mg nach Preisvergleichsliste). Relativ stark war der Verordnungsverlust bei Pentaerythrityltetranitrat (*Pentalong*), das als einziges Langzeitnitrat in der ehemaligen DDR verfügbar war und vermutlich deshalb immer noch viel in den neuen Bundesländern verordnet wird. Dieses Nitrat wirkt hauptsächlich über die beiden Metaboliten Pentaerithrityl-Dinitrat und -Mononitrat, die eine Eliminationshalbwertszeit von 4,2 bzw. 10,4 Stunden haben (Weber et al. 1995). Die relativ teuren Nitratpflaster haben 1997 ebenfalls abgenommen. Dagegen hat Molsidomin als einziger Nitrovasodilatator zugenommen. Nitratkombinationen gehören nicht zur medikamentösen Standardtherapie der koronaren Herzkrankheit. Unter den meistverordneten Präparaten findet sich nur noch *Nitrangin compositum* (Tabelle 30.3).

Die anderen Koronarmittel spielen nur noch eine untergeordnete Rolle. Eine Ausnahme bildet der Phosphodiesterasehemmer Trapidil (*Rocornal*), der in der ehemaligen DDR entwickelt wurde (Mest 1990) und der auch 1997 weiter zunahmen (Tabelle 30.3). Trapidil wirkt positiv inotrop und venodilatatorisch und hemmt die Thrombozytenaggregation. Damit unterscheidet es sich in seinem Wirkungsspektrum und seinem Wirkungsmechanismus von den übrigen Koronarmitteln. Von den Koronardilatatoren erscheint auch 1997 weiter-

Tabelle 30.2: Verordnungen von Nitraten 1997
Angegeben sind die 1997 verordneten Tagesdosen, die Änderungen gegenüber 1996 und die mittleren Kosten je DDD 1997.

Präparat	Bestandteile	DDD 1997 in Mio.	Änderung in %	DDD-Kosten in DM
Isosorbiddinitrat				
Isoket	Isosorbiddinitrat	238,7	(−9,9)	0,60
ISDN Stada	Isosorbiddinitrat	35,7	(+1,3)	0,53
ISDN-ratiopharm	Isosorbiddinitrat	24,9	(+5,3)	0,58
Iso Mack/Retard	Isosorbiddinitrat	11,3	(−17,8)	0,58
Isostenase	Isosorbiddinitrat	11,2	(−10,2)	0,64
ISDN von ct	Isosorbiddinitrat	10,2	(+23,5)	0,47
Jenacard	Isosorbiddinitrat	9,9	(−21,8)	0,68
Nitrosorbon	Isosorbiddinitrat	7,1	(+26,9)	0,44
Isodinit	Isosorbiddinitrat	6,6	(+79,4)	0,37
ISDN AL	Isosorbiddinitrat	5,9	(+55,5)	0,44
Iso-Puren	Isosorbiddinitrat	4,2	(−7,6)	0,70
		365,6	(−5,9)	0,58
Isosorbidmononitrat				
Corangin	Isosorbidmononitrat	93,1	(−13,3)	1,08
Mono Mack	Isosorbidmononitrat	81,1	(−4,5)	0,84
Ismo	Isosorbidmononitrat	47,2	(−25,7)	0,93
Monostenase	Isosorbidmononitrat	32,7	(−5,2)	0,71
IS 5 mono-ratiopharm	Isosorbidmononitrat	26,2	(+35,3)	0,59
Isomonit	Isosorbidmononitrat	21,0	(+19,1)	0,56
Coleb	Isosorbidmononitrat	20,6	(−18,8)	0,98
Monolong	Isosorbidmononitrat	19,2	(−11,6)	1,01
Monoclair	Isosorbidmononitrat	18,0	(+38,9)	0,69
Conpin	Isosorbidmononitrat	13,9	(+32,3)	0,67
Elantan	Isosorbidmononitrat	13,5	(−15,9)	1,00
Monobeta	Isosorbidmononitrat	9,8	(+63,3)	0,50
Olicard	Isosorbidmononitrat	5,8	(−16,5)	0,88
Monopur	Isosorbidmononitrat	5,8	(−5,3)	0,57
ISMN Stada	Isosorbidmononitrat	5,6	(+33,8)	0,66
		413,4	(−5,4)	0,86
Glyceroltrinitrat				
Nitrolingual	Glyceroltrinitrat	62,3	(−8,2)	0,53
Corangin Nitro	Glyceroltrinitrat	5,6	(−8,2)	0,42
Nitro Mack	Glyceroltrinitrat	5,4	(−13,6)	0,68
Nitrangin Isis	Glyceroltrinitrat	4,9	(−11,2)	0,51
		78,2	(−8,8)	0,53
Nitratpflaster				
Nitroderm TTS	Glyceroltrinitrat	10,6	(−21,9)	1,57
MinitranS	Glyceroltrinitrat	6,9	(−6,6)	1,04
		17,5	(−16,5)	1,36

Tabelle 30.2: Verordnungen von Nitraten 1997 (Fortsetzung)
Angegeben sind die 1997 verordneten Tagesdosen, die Änderungen gegenüber 1996 und die mittleren Kosten je DDD 1997.

Präparat	Bestandteile	DDD 1997 in Mio.	Änderung in %	DDD-Kosten in DM
Molsidomin				
Corvaton	Molsidomin	87,8	(−14,2)	0,89
Molsihexal	Molsidomin	35,7	(+39,8)	0,50
Molsidomin Heumann	Molsidomin	26,1	(+10,2)	0,69
Molsidomin-ratiopharm	Molsidomin	12,8	(+339,9)	0,45
molsidomin von ct	Molsidomin	7,5	(+128,3)	0,57
Molsicor	Molsidomin	7,5	(+53,8)	0,46
		177,4	(+9,1)	0,72
Pentaerythrityltetranitrat				
Pentalong	Pentaerythrityltetranitrat	82,4	(−14,1)	1,14
Summe		1134,5	(−4,7)	0,75

Tabelle 30.3: Verordnungen von anderen Koronarmitteln 1997
Angegeben sind die 1997 verordneten Tagesdosen, die Änderungen gegenüber 1996 und die mittleren Kosten je DDD 1997.

Präparat	Bestandteile	DDD 1997 in Mio.	Änderung in %	DDD-Kosten in DM
Koronardilatatoren				
Ildamen	Oxyfedrin	2,5	(−29,5)	1,90
Trapidil				
Rocornal	Trapidil	8,3	(+1,4)	2,75
Kombinationen				
Nitrangin compositum	Glyceroltrinitrat Baldriantinktur	6,3	(−26,5)	0,72
Summe		17,0	(−15,7)	1,88

hin *Ildamen*, allerdings mit erheblich reduziertem DDD-Volumen. Offenbar ist die seit vielen Jahren geäußerte Kritik an dieser Stoffgruppe teilweise erfolgreich gewesen.

Therapeutische Gesichtspunkte

Die Tabelle 30.2 zeigt, daß zur Therapie der koronaren Herzkrankheit weiterhin ISDN und ISMN am häufigsten verwendet worden sind. Dies ist unter pharmakologisch-therapeutischen Gesichtspunkten plausibel. Mit beiden Substanzen kann eine wirksame Anfallsprophylaxe durchgeführt werden. Allerdings ist zur Vermeidung einer Toleranzentwicklung zu beachten, daß die Dosis nicht zu hoch gewählt und daß ein Nitrat-freies bzw. Nitrat-armes Intervall eingehalten wird. Das wird am besten dadurch erreicht, daß ISDN und ISMN *un*gleichmäßig über den Tag verteilt eingenommen werden (z. B. morgens und mittags). Isosorbidmononitrat hat gegenüber Isosorbiddinitrat lediglich theoretische Vorzüge, z. B. eine höhere Bioverfügbarkeit, die jedoch praktisch, außer bei der Dosisfindung, keine Bedeutung besitzen. Außerdem ist ISMN wegen seiner relativ langsamen Resorption auch bei sublingualer Applikation im Gegensatz zu ISDN nicht zur Behandlung akuter Angina-pectoris-Anfälle geeignet. ISMN ist in diesem Sinne also kein „Universalpräparat". Schließlich sind durch den etwa 50 % höheren Preis des Isosorbidmononitrat Mehrkosten entstanden, die therapeutisch nicht zu rechtfertigen sind.

Molsidomin macht nach DDD ca. 15 % des Marktsegments aus (Tabelle 30.2). Auch dies erscheint plausibel. Weil aus Molsidomin das letztlich in der Zelle wirkende Stickstoffmonoxid NO nichtenzymatisch freigesetzt wird, unterliegt Molsidomin wahrscheinlich einer geringeren Toleranzentwicklung, während es sonst ähnlich wie die Nitrate wirkt. Es kann mit Nitraten kombiniert werden, wenn mit diesen bei zu langem (zur Vermeidung einer Toleranz notwendigem) Dosierungsintervall kein ausreichender Therapieerfolg zu erzielen ist, was jedoch bisher nicht durch entsprechende Studien belegt ist. Molsidomin-haltige Lösungen sind vor einigen Jahren vom Markt genommen worden, da durch Lichteinwirkung eine Verunreinigung (Morpholin) entstehen kann, die im Magen möglicherweise in einen krebsverdächtigen Stoff umgewandelt wird (Arzneimittelkommission der deutschen Ärzteschaft 1989). Aus dieser Zeit stammt die u. E. nicht mehr relevante Indikationseinschränkung, daß Molsidomin nur angewandt werden sollte, wenn andere Arzneimittel nicht angezeigt sind, nicht vertragen wurden oder nicht ausreichend wirksam waren.

Literatur

Arzneimittelkommission der deutschen Ärzteschaft (1989): Molsidomin-haltige Lösungen/Tropfen vom Markt genommen. Dtsch. Ärztebl. 86: C-2266.
Mest H.J. (1990): Trapidil: a potent inhibitor of platelet aggregation. J. Drug. Dev. 3: 143–149.
Weber W., Michaelis K., Luckow V., Kuntze U., Stalleicken D. (1995): Pharmacokinetics and bioavailability of pentaerithrityl tetranitrate and two of its metabolites. Arzneim.-Forsch. 45: 781–784.

31 Leber- und Gallenwegstherapeutika

J. C. Bode

Unter der Bezeichnung „Leber- und Gallenwegstherapeutika" werden eine Reihe von Arzneimitteln zusammengefaßt, die bei Erkrankungen der Leber, Gallenblase und Gallenwege eingesetzt werden (Abbildung 31.1). Die Verordnungen der Gallenwegstherapeutika sind in den letzten zehn Jahren bis auf die Zunahme im Jahre 1991, die durch das Hinzukommen der neuen Bundesländer bedingt war, kontinuierlich zurückgegangen.

Bei den Lebertherapeutika hatte sich 1996 die Darstellung gegenüber den vorangegangenen Jahren stark verändert, weil in diesem Jahr bei der Zuordnung der Präparate erstmals die ATC-Klassifikation der WHO zugrunde gelegt wurde, in der Lactulose und Lactitol

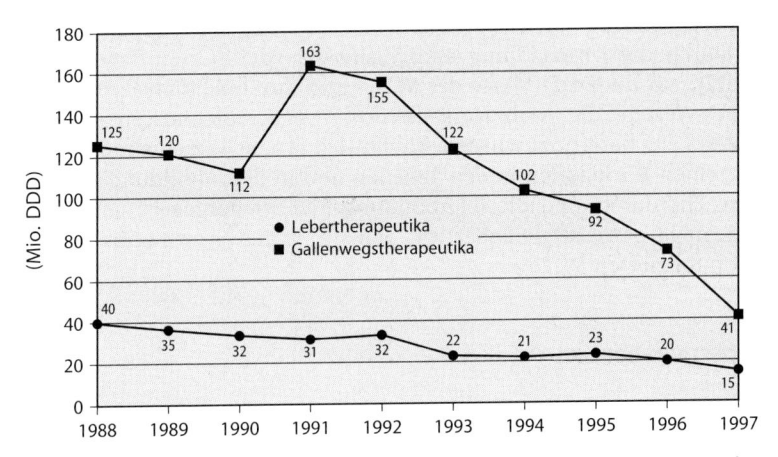

Abbildung 31.1: Verordnungen von Leber- und Gallenwegstherapeutika 1988 bis 1997
Gesamtverordnungen nach definierten Tagesdosen (ab 1991 mit neuen Bundesländern)

Tabelle 31.1: Verordnungen von Lebertherapeutika 1997
Angegeben sind die verordnungshäufigsten Präparate mit Verordnungsrang, Verordnungen und Umsatz 1997 im Vergleich zu 1996.

Rang	Präparat	Verordnungen in Tsd.	Änd. %	Umsatz Mio. DM	Änd. %
887	Legalon	225,6	−30,3	21,7	−28,6
1797	Hepa-Merz Amp./Gran./Kautbl.	87,2	−14,8	16,6	−15,1
	Summe	312,8	−26,5	38,3	−23,3
	Anteil an der Indikationsgruppe	12,2 %		29,5 %	
	Gesamte Indikationsgruppe	2556,1	−3,9	129,7	−9,0

als osmotische Laxantien klassifiziert sind. Einige Lactulosepräparate (z. B. *Bifiteral*) werden auch in der Roten Liste unter den Laxantien eingruppiert. An dieser Stelle war in den vergangenen Jahren wiederholt darauf hingewiesen worden, daß Lactulose und Lactitol zum überwiegenden Teil als Laxantien und nur zu einem geringen Teil zur Behandlung einer hepatischen Enzephalopathie verschrieben werden. Lactulosepräparate und Lactitol wurden deshalb nicht mehr den Lebertherapeutika zugerechnet. Statt dessen wurden sie bei den Magen-Darm-Mitteln (s. Kapitel 33) besprochen. Aus dem gleichen Grund ist die Zahl der Lebertherapeutika seit 1996 auf zwei Präparate zurückgegangen (Tabelle 31.1).

Durch die Umrechnung aller bisherigen definierten Tagesdosen (DDD) auf die DDD-Werte der WHO und durch Aktualisierung von DDD-Werten, die nach Herstellerdosierungsempfehlungen aus der Roten Liste berechnet wurden, haben sich erneut Verschiebungen bei einzelnen Wirkstoffen in den Tabellen und in den Abbildungen ergeben. Hierdurch sind die in Abbildung 31.1 wiedergegebenen Werte z. T. nicht ganz vergleichbar mit den im Arzneiverordnungs-Report '97 publizierten Werten.

Lebertherapeutika

Für viele akute Leberkrankheiten, insbesondere Virushepatitis A und B, besteht eine ausgeprägte Tendenz zur Spontanheilung. Das gleiche gilt für die Mehrzahl nutritiver und toxisch bedingter Leberkrankheiten bei Ausschaltung der zugrunde liegenden Ursache. Chronische Leberkrankheiten sind einer medikamentösen Therapie nur zum Teil

Tabelle 31.2: Verordnungen von Lebertherapeutika 1997
Angegeben sind die 1997 verordneten Tagesdosen, die Änderungen gegenüber 1996 und die mittleren Kosten je DDD 1997.

Präparat	Bestandteile	DDD 1997 in Mio.	Änderung in %	DDD-Kosten in DM
Legalon	Silymarin	3,4	(−27,9)	6,38
Hepa-Merz Amp./Gran./Kautbl.	Ornithinaspartat	2,2	(−5,9)	7,69
Summe		5,6	(−20,7)	6,89

zugänglich oder können nur bei Komplikationen mit Pharmaka behandelt werden. Im Vordergrund der Therapie stehen daher für viele Leberkrankheiten Allgemeinmaßnahmen, wie Alkoholkarenz und Ausschaltung anderer Noxen, eine qualitativ und quantitativ ausgewogene Ernährung sowie Meiden starker körperlicher Belastung.

Besonders wichtig ist Alkoholkarenz bei Patienten mit chronischer Virushepatitis C, da bereits mäßiger Alkoholkonsum das Fortschreiten der Erkrankung beschleunigt und reichlicher Alkoholkonsum (>100 g/Tag) fast zu einer exponentiellen Zunahme des Zirrhoserisikos führt (Corrao und Aricó 1998).

Die bei weitem häufigste Ursache für die Entwicklung einer Lebererkrankung ist in der Bundesrepublik übermäßiger Alkoholgenuß (Bode 1995). Das Risiko der Entwicklung einer fortschreitenden alkoholbedingten Lebererkrankung (Alkoholhepatitis, Alkoholzirrhose) steigt bei regelmäßigem Konsum größerer Alkoholmengen (40-60 g/Tag bei Männern, 20-30 g/Tag bei Frauen) stark an. Die wirksamste therapeutische Maßnahme ist die Alkoholabstinenz (Lieber und Salaspuro 1992, Bode 1995). Danach bilden sich die alkoholbedingte Fettleber und die Alkoholhepatitis meist innerhalb von wenigen Wochen oder Monaten zurück. Selbst eine beginnende Alkoholzirrhose ist noch partiell rückbildungsfähig oder kann im Stadium der Fibrose zur Ruhe kommen.

Die akute Virushepatitis A und B heilt in der Mehrzahl der Fälle spontan, bei Virus A ca. 99%, bei Virus B über 90%. Bei der Virushepatitis Typ C kommt es jedoch häufig (ca. 30-70%) zum Übergang in chronische Verlaufsformen. Bisher sind keine Medikamente bekannt, die den Verlauf der akuten Virushepatitis A und B günstig beeinflussen. Bei der akuten Virushepatitis C kann die Ausheilung und die

Viruselimination durch eine Behandlung mit Alfa-Interferon gefördert werden (Alscher und Bode 1997).

Bei verschiedenen chronischen Lebererkrankungen muß eine spezifische Therapie eingeleitet werden: Immunsuppressiva bei der sogenannten autoimmunen chronisch aggressiven Hepatitis, D-Penicillamin oder auch einmal Zinksalze wegen D-Penicillamin-Unverträglichkeit beim Morbus Wilson, Aderlässe bei der Hämochromatose oder eventuell auch Deferoxamin. Bei der chronischen Virushepatitis B und C wird durch die Behandlung mit Alfa-Interferon bei einem Teil der Patienten eine Viruselimination erreicht (Di Bisceglie 1994, Dusheiko and Roberts 1995, Alscher und Bode 1997). In der Mehrzahl der Fälle kommt es im Zusammenhang mit der Viruselimination auch zu einer histologisch nachweisbaren Besserung. Die Ergebnisse neuerer Studien sprechen dafür, daß eine Kombinationsbehandlung mit Ribavirin die Wirksamkeit der Interferonbehandlung verbessert, insbesondere bei Patienten, die auf eine alleinige Interferonbehandlung nur vorübergehend ansprechen (Schalm et al. 1997). Die starken Verordnungszunahmen der beiden Interferonpräparate Interferon-alfa-2a (*Roferon*) und Interferon-alfa-2b (*Intron A*) sind sehr wahrscheinlich auf die innerhalb weniger Jahre stark angestiegene Zahl der wegen chronischer Hepatitis C mit Interferon-alfa behandelten Patienten zurückzuführen (s. Kapitel 28, Immuntherapeutika und Zytostatika). Bei chronisch entzündlichen Lebererkrankungen mit überwiegender Cholestase, insbesondere bei der primär biliären Zirrhose, hat sich die Behandlung mit Ursodeoxycholsäure als wirksam erwiesen (Simko et al. 1994, Saksena und Tandon 1997).

Viele der in den letzten Jahrzehnten eingesetzten „Lebertherapeutika" sind in die Therapie eingeführt worden, weil in bestimmten tierexperimentellen Modellen eine sogenannte „Leberschutzwirkung" beobachtet wurde. Sie enthalten im wesentlichen Pflanzenextrakte, Phospholipide, Fettsäuren und Vitamine. Bei den Lebererkrankungen des Menschen ist die Wirksamkeit oder klinische Relevanz der vielen sogenannten Leberschutzpräparate mit solchen Inhaltsstoffen jedoch nicht erwiesen (Bode und Dürr 1986, Gerok und Blum 1995, Pape und Sauerbruch 1995).

Monopräparate

Die Verordnung von *Hepa-Merz* hat – nach einer Zunahme im Jahr 1994 und 1995 – in den Jahren 1996 und 1997 abgenommen. Der Wirkstoff Ornithinaspartat senkt bei hepatischer Enzephalopathie die erhöhten Ammoniakspiegel. In einer größeren, Placebo-kontrollierten Doppelblindstudie wurde bei Patienten mit Zirrhose und subklinischer hepatischer Enzephalopathie durch parenterale Gabe von *Hepa-Merz* (20 g/Tag) außer einer Senkung der Ammoniakkonzentration im Blut eine Verbesserung der mentalen Leistungsfähigkeit in psychometrischen Tests nachgewiesen (Kircheis et al. 1997). Entsprechend wurde eine günstige Wirkung auch nach oraler Behandlung (18 g/Tag) im Rahmen einer kontrollierten Doppelblindstudie an einer kleineren Zahl von Patienten beschrieben (Stauch et al. 1998). Bei Patienten mit schwereren Formen einer hepatischen Enzephalopathie (Koma Grad II oder ausgeprägter) muß die Wertigkeit im Vergleich zur bisherigen Standardtherapie durch kontrollierte Studien an größeren Patientengruppen geklärt werden. Bisher gibt es keine Hinweise dafür, daß der Verlauf der Grunderkrankung, d. h. von chronischen Lebererkrankungen jeglicher Art, durch Ornithinaspartat beeinflußt wird.

Legalon enthält einen Extrakt aus den Früchten der Mariendistel, dessen aktives Prinzip als Silymarin bezeichnet wird und hauptsächlich das Flavonoid Silibinin enthält. Die Ergebnisse klinischer Studien zur Prüfung der Wirksamkeit bei akuten und chronischen Lebererkrankungen sind uneinheitlich. In den 70er Jahren wurden mehrere kontrollierte Studien bei Patienten mit akuter Virushepatitis durchgeführt (Lit. in Flora et al. 1998). Wegen erheblicher Schwächen im Design dieser Studien sind aus den Ergebnissen kaum Rückschlüsse zum therapeutischen Nutzen von *Legalon* bei akuter Virushepatitis möglich (Bode 1986). Entsprechendes gilt für Studien zum Einfluß von Silymarin bei Patienten mit leichten Formen alkoholinduzierter Leberveränderungen (Bode 1986). In einer Doppelblindstudie bei Patienten mit Zirrhose wurde jedoch in der Untergruppe mit Patienten mit Alkoholzirrhose eine signifikante Verbesserung der Überlebensrate nach zwei und vier Jahren gesehen (Ferenci et al. 1989). In einer zweiten Doppelblindstudie, die an einer vergleichbar großen Zahl von Patienten mit Alkoholzirrhose über zwei Jahre mit Silymarin durchgeführt wurde, ergab sich dagegen kein Hinweis auf eine günstige Beeinflussung des Krankheitsverlaufs oder die Überlebensrate der Patienten (Parés et al. 1998). Die Ergebnisse von zwei nichtkontrollierten Studien sprechen dafür, daß durch frühzeitige parenterale Silymarin-Gabe der Verlauf einer akuten Leberschädigung durch Knollenblätterpilze günstig beeinflußt und die Überlebensrate verbessert werden (Lit. in Flora et al. 1998). Auch wenn es sich nicht um kontrollierte Doppelblindstudien handelt, so ist aufgrund der Ergebnisse einschließlich experimenteller Studien ausreichend wahrscheinlich, daß bei dieser seltenen, aber gravierenden Intoxikation ein Nutzen von der Silymarin-Therapie zu erwarten ist.

Kombinationspräparate

Bei den Kombinationspräparaten ist es in den letzten Jahren zu einer sichtbaren Bereinigung der überflüssigen Vielfachkombinationen mit einer großen Zahl von Vitaminen oder Pflanzenbestandteilen gekommen, seit 1991 verstärkt unter dem Druck der Negativliste. Als Ergebnis ist das letzte, 1994 noch häufig verordnete Präparat (*Eukalisan N*) 1995 aus der Ranggruppe verschwunden, während 1988 noch acht Präparate mit 4-16 Einzelbestandteilen in diesem Marktsegment vertreten waren.

Gallenwegstherapeutika

Gallenwegserkrankungen werden in der Mehrzahl der Fälle durch Gallensteine hervorgerufen. Soweit dabei Schmerzen und Entzündungserscheinungen auftreten, werden kurzfristig Analgetika, Spasmolytika und geeignete Antibiotika angewendet. Die inzwischen allgemein eingeführte laparoskopische Cholezystektomie bei Cholezystolithiasis hat die Behandlungsstrategie des Gallensteinleidens in den letzten Jahren deutlich geändert. Die Indikation zum Versuch einer medikamentösen Steinauflösung wird deutlich seltener gestellt. Eine Ausnahme bilden lediglich nicht schattengebende Cholesterinsteine bis zu 1 cm Durchmesser bei Risikopatienten, die durch Chenodeoxycholsäure und Ursodeoxycholsäure aufgelöst werden können.

Das Verordnungsvolumen der Cholagoga und Gallenwegstherapeutika, das seit 1992 merklich abgenommen hatte (Abbildung 31.1), ging in der gesamten Indikationsgruppe weiter zurück (Tabelle 31.3).

Tabelle 31.3: Verordnungen von Gallenwegstherapeutika 1997
Angegeben sind die verordnungshäufigsten Präparate mit Verordnungsrang, Verordnungen und Umsatz 1997 im Vergleich zu 1996.

Rang	Präparat	Verordnungen in Tsd.	Änd. %	Umsatz Mio. DM	Änd. %
817	Chol-Kugeletten Neu	247,2	−14,4	6,8	−41,4
883	Cholecysmon-Dragees	226,3	−41,2	5,4	−46,5
1017	Spasmo Gallo Sanol	189,8	−23,3	7,8	−19,3
1195	Cholagogum F	156,9	−21,0	7,3	−17,3
1394	Hepar SL	128,7	−26,6	7,0	−26,1
1575	Ursofalk	108,0	−9,8	15,6	−9,8
1690	Cholagogum N Tropfen	95,5	−31,8	3,2	−30,1
	Summe	1152,5	−25,9	53,0	−25,7
	Anteil an der Indikationsgruppe	72,8 %		74,3 %	
	Gesamte Indikationsgruppe	1582,4	−29,2	71,4	−27,2

Monopräparate

Cholecysmon-Dragees enthalten als Wirkstoff Extrakt aus Rindergalle (Tabelle 31.4). Trotz erheblichem Rückgang des Verordnungsvolumens seit 1993 ist das Präparat weiterhin das am zweithäufigsten verordnete Gallenwegstherapeutikum (Tabelle 31.3). Entscheidender Wirkanteil sind wahrscheinlich Gallensäuren, die in der gewählten Dosierung laxierend wirken (s. auch Abschnitt „Kombinationspräparate"). Da weiterhin nicht geklärt ist, ob ein erhöhtes Angebot bestimmter Gallensäuren das Risiko für das Auftreten kolorektaler Neoplasien fördert (McMichael und Potter 1985), ist die Indikation zur Gabe eines solchen Gemisches verschiedener Gallensäuren zu überdenken. In neueren Monographien zur Diagnostik und Therapie von Erkrankungen der Leber und der Gallenwege finden sich keine Empfehlungen zur Gabe von Rindergallenblasenextrakt (Gerok und Blum 1995, Zakim und Boyer 1996).

Hepar SL enthält als Wirkstoff Artischockenextrakt. Die Einordnung unter „Gallenwegstherapeutika" ist, wenn von der Namensgebung abgesehen wird, schwer nachzuvollziehen. Laut Roter Liste 1998 wird als Indikation für das Präparat „dyspeptische Beschwerden" genannt. Eine rationale Begründung für die vorübergehend starke Zunahme der Verordnungshäufigkeit in den Jahren 1995 und 1996 ist nicht zu geben. Im Jahr 1997 war ein deutlicher Rückgang der Verordnungshäufigkeit zu verzeichnen (Tabelle 31.3).

Tabelle 31.4: Verordnungen von Gallenwegstherapeutika 1997
Angegeben sind die 1997 verordneten Tagesdosen, die Änderungen gegenüber 1996 und die mittleren Kosten je DDD 1997.

Präparat	Bestandteile	DDD 1997 in Mio.	Änderung in %	DDD-Kosten in DM
Gallensäuren				
Ursofalk	Ursodeoxycholsäure	3,4	(−9,8)	4,63
Pflanzliche Cholagoga				
Chol-Kugeletten Neu	Schöllkrautextrakt Aloeextrakt	5,6	(−43,6)	1,21
Cholagogum N Tropfen	Schöllkrautextrakt Curcumawurzelstockextrakt Pfefferminzöl	5,1	(−31,9)	0,62
Cholagogum F	Curcumawurzelstockextrakt Schöllkrautextrakt	4,4	(−20,0)	1,67
Hepar SL	Artischockenextrakt	2,6	(−26,0)	2,72
Spasmo Gallo Sanol	Schöllkrautextrakt Gelbwurzextrakt	2,5	(−24,4)	3,16
		20,1	(−32,1)	1,59
Organpräparate				
Cholecysmon-Dragees	Rindergallenblasenextrakt	9,8	(−47,1)	0,55
Summe		33,2	(−35,9)	1,59

Urso-Falk enthält als Wirkstoff Ursodeoxycholsäure. Wie bereits im Abschnitt „Lebertherapeutika" erwähnt, ist eine günstige Wirkung dieser Gallensäure auf den Verlauf bestimmter cholestatischer Lebererkrankungen (primär biliäre Zirrhose, primär sklerosierende Cholangitis und Schwangerencholestase) gut belegt (Lim et al. 1995, Stiehl 1995, Saksena und Tandon 1997). Die Zunahme der Verordnungshäufigkeit im Jahr 1996 war wahrscheinlich auf die zunehmend gute Dokumentation des therapeutischen Nutzens in kontrollierten Therapiestudien für die erwähnten Indikationen zurückzuführen. Die seit zwei Jahrzehnten gesicherte Indikation der medikamentösen Litholyse hat zwar durch Einführen der laparoskopischen Cholezystektomie eine Einschränkung erfahren, sie ist jedoch weiterhin für bestimmte Patientengruppen eine wichtige Behandlungsmöglichkeit von Gallenblasensteinen (Leuschner 1994).

Kombinationspräparate

Die Kombinationspräparate enthalten verschiedene Pflanzenextrakte. Bestandteil aller aufgelisteten Cholagoga ist Schöllkraut (Herba Chelidonii) als Extrakt oder Droge mit dem Hauptalkaloid Chelidonin, dem schwache papaverinähnliche spasmolytische Wirkungen zugeschrieben werden. Unabhängig von der Tatsache, daß Papaverin medizinisch nicht mehr verwendet wird, ist in den meisten Präparaten Schöllkraut in so geringer Menge vertreten, daß mit einer Wirkung nicht gerechnet werden kann (Hänsel 1987). Auch zehn Jahre später hat sich an dieser Situation nicht viel geändert. Selbst wenn man die Schöllkraut-Monographie des vormaligen Bundesgesundheitsamtes mit den nur wenig belegten Tagesdosen (2-5 g Droge oder 12-30 mg Chelidonin) zugrunde legt, sind *Spasmo Gallo Sanol* und *Chol-Kugeletten Neu* 4-15fach und *Cholagogum F* 3-7fach unterdosiert. *Cholagogum N Tropfen*, das nach Herstellerangaben tropfenweise dosiert werden soll, müßte monographiegemäß flaschenweise getrunken werden. Die Beliebtheit einiger Präparate beruht vermutlich immer noch darauf, daß sie laxierend wirkende Pflanzenextrakte (Aloe) enthalten und ersatzweise für die nicht mehr verordnungsfähigen Laxantien verschrieben werden. Für *Chol-Kugeletten Neu* wurde entsprechend dieser Annahme in der Roten Liste 1998 die Indikation „Abführhilfe" angegeben.

Einige Präparate enthalten Curcumawurzelstock (Rhizoma curcumae, Gelbwurzel), der in erster Linie als Gewürz Verwendung findet und wesentlicher Bestandteil des Currypulvers ist. Daneben werden der Droge auch choleretische Eigenschaften zugeschrieben. Auch hier werden die in der Monographie genannten Tagesdosen (1,5-3 g Droge) von *Cholagogum N Tropfen* nicht erreicht. Bei einer Literaturrecherche (Medline 1993-96) fanden sich keine Berichte über kontrollierte klinische Therapiestudien, die eine Effektivität von *Cholagogum F* bei Gallenwegserkrankungen belegen. Insgesamt ist daher nicht anzunehmen, daß die Kombinationen wesentliche therapeutische Effekte entfalten. Nicht mehr unter den 2000 verordnungshäufigsten Präparaten ist seit 1997 *Hepaticum Medice N*.

Nach dem Verordnungsrückgang der Cholagoga und dem Ausscheiden von weiteren Kombinationspräparaten betrugen die Verordnungskosten für die gesamte Indikationsgruppe aber 1997 immer noch über 70 Mio. DM. Es muß daher an der Forderung festgehalten werden, daß in diesem Bereich ein wichtiger Beitrag zur Senkung der Arzneimittelausgaben geleistet werden könnte, wenn auf ungenügend geprüfte Präparate verzichtet würde.

Literatur

Alscher D. M., Bode J. C. (1997): Therapie der Virushepatitis C. Med. Klin. 92: 147–161.

Bode J. C. (1986): Arzneimittel für die Indikation Lebererkrankungen. In: Dölle W., Müller-Oerlinghausen B., Schwabe U. (Hrsg.): Grundlagen der Arzneimitteltherapie – Entwicklung, Beurteilung und Anwendung von Arzneimitteln. Bibliographisches Institut, Mannheim, S. 202–211.

Bode J. C. (1995): Klinik und Therapie alkoholischer Leberschäden. In: Seitz H. K., Lieber C. S., Simanowski U. A. (Hrsg.): Handbuch Alkohol, Alkoholismus, alkoholbedingte Organschäden. J. A. Barth, Leipzig Heidelberg, S. 237–260.

Bode J. C., Dürr G. H.-K. (1986): Toxische und nutritive Schäden der Leber. In: Gugler R. und Holtermüller K.-H. (Hrsg.): Therapie gastroenterologischer Erkrankungen. Thieme-Verlag, Stuttgart, New York.

Corrao G., Aricó S. (1998): Independent and combined action of hepatitis C virus infection and alcohol consumption on the risk of symptomatic liver cirrhosis. Hepatology 27: 914–919.

Di Bisceglie A. M. (1994): Interferon therapy for chronic viral hepatitis. New Engl. J. Med. 330: 137–138.

Dusheiko G. M., Roberts J. A. (1995): Treatment of chronic type B and C hepatitis with interferon alpha: an economic model. Hepatology 23: 1863–1873.

Ferenci P., Dragosic B., Dittrich H., Frank H., Benda L. et al. (1989): Randomized controlled trial of silymarin treatment in patients with cirrhosis of the liver. J. Hepatol. 9: 105–113.

Flora K., Hahn M., Rosen H., Benner K. (1998): Milk thistle (Silybum marianum) for the therapy of liver diseases. Am. J. Gastroenterol. 93: 139–143.

Gerok W., Blum H. E. (Hrsg.) (1995): Hepatologie. 2. Aufl. Urban und Schwarzenberg, München Wien Baltimore.

Hänsel R. (1987): Möglichkeiten und Grenzen pflanzlicher Arzneimittel (Phytotherapie). Dtsch. Apoth. Ztg. 127: 2–6.

Kircheis G., Nilius R., Held C., Berndt H., Buchner M. et al. (1997): Therapeutic efficacy of l-ornithine-l-aspartate infusions in the patients with cirrhosis and hepatic encephalopathy: results of a placebo-controlled, double-blind study. J. Hepatol. 25: 1351–1360.

Leuschner U. (1994): Medikamentöse Litholyse bei Cholezystolithiasis: Eine kritische Standortbestimmung. Verdauungskrankheiten 12: 17–23.

Lieber C. S., Salaspuro M. P. (1992): Alcoholic liver disease. In: Sadler-Millward G. H., Wright R., Arthur M. J. P. (eds.): Wright's liver and biliary disease. 3rd ed., Saunders, London, pp. 899–964.

Lim A. G., Jazrawi R. P., Northfield T. C. (1995): The ursodeoxycholic acid story in primary biliary cirrhosis. Gut 37: 301–304.

McMichael A. J., Potter J. D. (1985): Host factors in carcinogenesis: Certain bile-acid metabolic profiles that selectively increase the risk of proximal colon cancer. J. Natl. Cancer Inst. 75: 185–191.

Pape G. R., Sauerbruch T. (1995): Leberkrankheiten. In: Paumgartner G., Riecker G. (Hrsg.): Therapie innerer Krankheiten, 7. Aufl., Springer-Verlag, Berlin Heidelberg New York, S. 923–967.

Parés A., Planas R., Torres M., Caballeria J., Viver J. M. et al. (1998): Effects of silymarin in alcoholic patients with cirrhosis of the liver: results of a controlled, double-blind, randomized and multicenter trial. J. Hepatol. 28: 615–621.

Saksena S., Tandon R. K. (1997): Ursodeoxycholic acid in the treatment of liver diseases. Postgrad. Med. 73: 75–80.

Schalm S. W., Hansen B. E., Chemello L., Bellobuono A., Brouwer J. T. et al. (1997): Ribavirin enhances the efficacy but not the adverse effects of interferon in chronic hepatitis C. Meta-analysis of individual patient data from European centers. J. Hepatol. 26: 961–966.

Simko V., Michael S., Prego V. (1994): Ursodeoxycholic therapy in chronic liver disease: A meta-analysis in primary biliary cirrhosis and in chronic hepatitis. Am. J. Gastroenterol. 89: 392–398.

Stauch S., Kircheis G., Adler G., Beckh K., Ditschuneit H. et al. (1998). Oral l-ornithine-l-aspartate therapy of chronic hepatic encephalopathy: results of a placebo-controlled double-blind study. J. Hepatol. 28: 856–864.

Stiehl A. (1995): Gallensäuren bei Lebererkrankungen – neue Indikationen. Ther. Umsch. 52: 682–686.

Zakim D., Boyer T. D. (eds.) (1996): Hepatology – A textbook of liver diseases, Vol. I+II, 3rd Ed., Saunders, Philadelphia London Toronto.

32 Lipidsenkende Mittel

G. Klose und U. Schwabe

Ausgehend von der ursprünglich pathophysiologisch begründeten Behandlungsbedürftigkeit schwerer, genetisch bedingter Fettstoffwechselstörungen wurde der therapeutische Nutzen einer lipidsenkenden Arzneitherapie eingehend untersucht. Zahlreiche angiographische und klinische Studien belegen heute, daß ihr Einsatz die Kriterien Evidenz-basierter Medizin bei Patienten mit erhöhtem kardiovaskulären Risiko erfüllt. Weiterhin verbessern lipidsenkende Maßnahmen relevant die Prognose nach Herztransplantation (Kobashigawa et al. 1995, Jaeger et al. 1997).

Frühe Studien zur Primärprävention wiesen schon die Möglichkeit einer Senkung kardiovaskulärer Ereignisse nach, in der LRC-Studie mit Colestyramin (Lipid Research Clinics Program 1984) und in der Helsinki Heart Study (1987) mit dem Fibrat Gemfibrozil. Die stärker Cholesterin-senkenden Statine wurden zunächst in ihrer Wirksamkeit auf gefäßanatomische Merkmale überprüft. Es zeigte sich, daß die in kontrollierten Interventionsstudien angiographisch oder sonographisch nachweisbare Progressionsverzögerung oder teilweise Regression der Arteriosklerose mit einer überproportionalen Abnahme kardiovaskulärer Ereignisse einhergeht (Brown et al. 1990, Crouse et al. 1995).

Entscheidender Durchbruch für die heutige Anerkennung der Lipidsenkung in der Prävention der koronaren Herzkrankheit war die ausschließliche Berücksichtigung von Morbidität und Mortalität als Endpunkt: erfolgreiche Sekundärprävention in der 4S-Studie (Scandinavian Simvastatin Survival Study Group 1994) und wirksame Primärprävention in der WOS-Studie (Shepherd et al. 1995). Als Wirkungsmechanismus werden der möglicherweise schnell einsetzende Schutz vor einer Plaque-Komplikation und eine Verhinderung der Endotheldysfunktion durch LDL-Senkung diskutiert (Levine et al. 1995, Davies 1996).

Die 4S-Studie zeigte aufgrund ihres Umfangs (4444 Teilnehmer; 5,4 Beobachtungsjahre) erstmals bei Koronarpatienten eine Senkung der

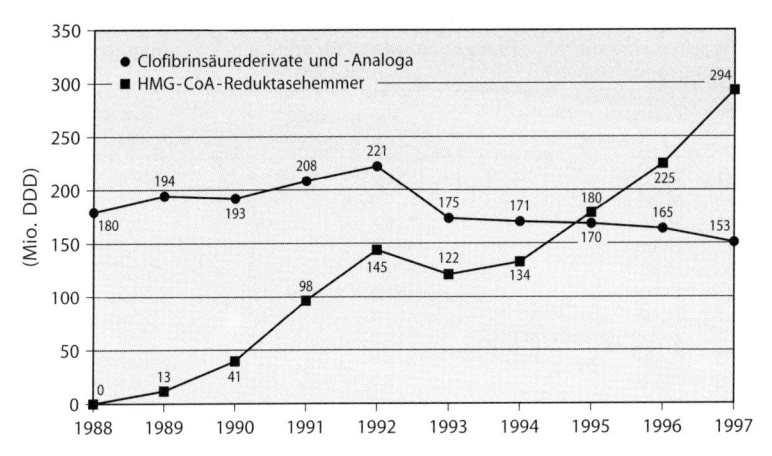

Abbildung 32.1: Verordnungen von lipidsenkenden Mitteln 1988 bis 1997 Gesamtverordnungen nach definierten Tagesdosen (ab 1991 mit neuen Bundesländern)

Gesamtletalität von 11,5 % auf 8,2 % (relative Risikoreduktion um 30 %), wobei die Abnahme der koronaren Todesfälle um 42 % ausschlaggebend war (Scandinavian Simvastatin Survival Study Group 1994). Dabei erstreckte sich der therapeutische Nutzen auch auf Frauen (nur Myokardinfarkte) und ältere Patienten (bis 70 Jahre) sowie offenbar besonders auf Diabetiker (Pyörälä 1997).

Die in der West-of-Scotland-Studie mit Pravastatin erzielte Verminderung kardiovaskulärer Todesfälle von 2,3 % auf 1,6 % (relative Risikoreduktion 32 %) ging ebenfalls nicht mit einer nach früheren Primärpräventions-Studien befürchteten Erhöhung nichtkardiovaskulärer Mortalität einher (Shepherd et al. 1995). Entsprechend wird diese Studie als wissenschaftliche Untermauerung der Wirksamkeit der Primärprävention durch Cholesterinsenkung bei Männern mit erhöhtem Cholesterin anerkannt, die auf Diät nicht ansprachen.

In der CARE-Studie wurde darüber hinaus gezeigt, daß der in der 4S-Studie zum Ausdruck gekommene klinische Nutzen der Sekundärprävention schon bei niedrigen Cholesterinausgangswerten (< 240 mg/dl) nachweisbar wird. Unter LDL-Cholesterinsenkung mit Pravastatin ging die Häufigkeit der tödlichen koronaren Herzkrankheit und nichttödlicher Herzinfarkte von 13,2 % auf 10,2 % zurück (relative Risikoreduktion 24 %) (Sacks et al. 1996). Ein teilweise überpro-

Tabelle 32.1: Verordnungen von lipidsenkenden Mitteln 1997
Angegeben sind die verordnungshäufigsten Präparate mit Verordnungsrang, Verordnungen und Umsatz 1997 im Vergleich zu 1996.

Rang	Präparat	Verordnungen in Tsd.	Änd. %	Umsatz Mio. DM	Änd. %
121	Zocor	1151,7	+14,5	239,4	+25,0
180	Mevinacor	865,4	−8,5	166,5	−7,4
231	Sortis	718,8	(neu)	125,5	(neu)
247	Denan	676,7	−5,8	135,3	−2,1
262	Cranoc	640,6	+6,0	73,1	+8,8
413	Pravasin	461,5	+29,6	88,5	+34,9
538	Locol	366,8	+0,7	43,4	+12,9
574	Bezafibrat-ratiopharm	345,6	−0,8	21,4	−6,9
632	Cedur	318,0	−24,3	35,1	−16,7
728	Lipidil	277,9	−5,6	40,9	+7,5
1000	Normalip	192,9	−13,4	30,0	−2,1
1015	Gevilon	190,2	−21,4	18,4	−14,3
1140	Sedalipid	168,0	−25,3	10,2	−12,8
1268	Fenofibrat-ratiopharm	144,5	−3,9	10,2	+2,9
1325	Liprevil	137,1	−3,2	27,5	−0,1
1507	Azufibrat	115,3	−2,1	7,0	+8,0
1560	durafenat	109,2	−14,4	8,1	−12,0
1562	Lipox	108,7	+14,3	6,0	+19,9
1597	Duolip	105,5	−18,2	12,8	−19,2
1667	Befibrat	98,4	+31,9	5,6	+36,9
1685	Lipobay	95,9	(neu)	13,1	(neu)
1812	Bezafibrat Heumann	85,9	+5,3	4,7	+22,4
1874	Lipo-Merz	80,9	−22,5	11,1	−21,6
1875	Bezacur	80,8	+0,5	5,0	+12,4
Summe		7536,4	+10,0	1138,4	+20,1
Anteil an der Indikationsgruppe		91,9 %		94,5 %	
Gesamte Indikationsgruppe		8202,2	+8,2	1205,1	+18,2

portionaler Nutzen zeigte sich wiederum bei Frauen, Älteren und Diabetikern.

Kürzlich wurden die Ergebnisse von zwei neuen großen Interventionsstudien vorgestellt, welche die Evidenz weiter bestätigen und ergänzen. Ein Rückgang nicht nur der Koronarmortalität und anderer kardiovaskulärer Endpunkte, sondern die Senkung der Gesamtmortalität um 23 % bei dem bislang größten Kollektiv von 9014 Koronarpatienten mit wiederum durchschnittlichen Cholesterinwerten (218 mg/dl mittlerer Ausgangswert) und unter präventionsrelevanter Begleitmedikation ließ eine vorzeitige Beendigung der LIPID-Studie mit Pravastatin zu (Tonkin 1997).

Durch die AFCAPS/TexCAPS-Studie wurde die in der WOS-Studie belegte Effektivität der Statintherapie in der Primärprävention mit Lovastatin auch für niedrigere Cholesterinausgangswerte (221 mg/dl) bestätigt (Downs et al. 1998).

Die Studien begründen Vorschläge von Therapiezielen für Gesamtcholesterin bzw. LDL-Cholesterin unter Berücksichtigung klinischer Risikomerkmale (Arzneimittelkommission der deutschen Ärzteschaft 1996). Grundlage der Therapie ist bei allen Hyperlipoproteinämien eine durch Fettrestriktion und Fettmodifikation charakterisierte Ernährungsumstellung. Sie reicht für das bei geringem Risiko (höchstens ein weiterer Risikofaktor) meist empfohlene Behandlungsziel von 160 mg/d LDL-Cholesterin oft aus. Die Patienten sollten motiviert werden, alle anderen Risikofaktoren für die Entstehung einer Arteriosklerose abzubauen. Dazu gehört die Aufgabe des Rauchens, Behandlung einer bestehenden Hypertonie, ausreichende körperliche Bewegung und eine sorgfältige Blutglukosekontrolle bei Diabetikern. Bei Vorliegen mindestens zwei weiterer Risikofaktoren besteht ein mittleres kardiovaskuläres Risiko, für das LDL-Cholesterin unter 130 mg/dl als Therapieziel empfohlen wird.

Für die Indikation zur Arzneitherapie ist die Abgrenzung von Gefährdeten mit hohem Risiko in Form einer genetisch determinierten Hypercholesterinämie wie familiärer Hypercholesterinämie oder manifester Arteriosklerosekomplikation von Bedeutung, d. h. meistens symptomatische koronare Herzkrankheit oder Zustand nach Herzinfarkt, mehrere Risikofaktoren oder Cholesterin über 300 mg/dl. Das für die Sekundärprävention vorgeschlagene Behandlungsziel von LDL-Cholesterin unter 100 mg/dl ist oft nur medikamentös erreichbar.

Das alleinige Vorliegen höherer Cholesterinkonzentrationen oder ein nach der AFCAPS/TexCAPS-Studie im Prinzip vom Serumcholesterin unabhängiger möglicher Präventionseffekt ist als Indikationskriterium für die Therapie gesundheitsökonomisch nicht unproblematisch (Pearson 1998). Als ökonomisch vertretbar wird eine medikamentöse lipidsenkende Therapie bei erhöhtem Globalrisiko für kardiovaskuläre Krankheiten, nämlich einer Ereigniswahrscheinlichkeit von über 2% pro Jahr angesehen (Pyörälä et al. 1994). Während dagegen bei noch nicht klinisch erfaßbaren Krankheitsmanifestationen (sog. Primärprävention) meist erst weitere Risikofaktoren wie ein höheres Alter (> 54 Jahre) eine so hohe Ereigniswahrscheinlichkeit vorhersagen, gilt in der Sekundärprävention durch das so klinisch per se höhere Risiko selbst bei niedrigeren Cholesterinwerten (CARE < 240 mg/dl) eine cholesterinsenkende Therapie als gerechtfertigt.

Verordnungsspektrum

Der 1993 eingetretene Verordnungsrückgang von lipidsenkenden Arzneimitteln ist ab 1996 wieder aufgeholt worden (Abbildung 32.1). Seitdem entfällt der größte Anteil der Verordnungen nicht mehr auf die Gruppe der Clofibrinsäurederivate, sondern auf die HMG-CoA-Reduktasehemmer (Statine, CSE-Hemmer). Das geänderte Verordnungsverhalten kann auf der zunehmenden Berücksichtigung von Evidenz-basierten Therapieleitlinien begründet sein (Arzneimittelkommission der deutschen Ärzteschaft 1996).

HMG-CoA-Reduktasehemmer

Durch kompetitive Hemmung der für die zelluläre Cholesterinsynthese geschwindigkeitsbestimmenden Hydroxy-Methyl-Glutaryl-Coenzym-A-Reduktase (HMG-CoA-Reduktase) kommt es zu einer vermehrten LDL-Rezeptorexpression. Diese ermöglicht einen oft erheblichen Anstieg des LDL-Katabolismus mit einer ungefähr 30%igen Senkung des LDL-Cholesterins im Plasma. Die neue Substanzklasse, die ausschließlich aus patentgeschützten Arzneimitteln besteht, hat seit 1989 65% der Verordnungen von allen lipidsenkenden Pharmaka nach DDD erreicht (Abbildung 32.1).

Die Langzeitstudie mit Simvastatin hat als erste ihrer Art die Wirksamkeit dieses Therapieprinzips für die Sekundärprophylaxe von Patienten mit koronarer Herzkrankheit und Hypercholesterinämie eindrucksvoll bestätigt (Scandinavian Simvastatin Survival Study Group 1994). Entsprechend entfallen die meisten Verordnungen auf die beiden Simvastatinpräparate (*Denan, Zocor*). Der erste vollsynthetische HMG-CoA-Reduktasehemmer Fluvastatin (*Cranoc, Locol*) hat seit der Einführung Plätze in der Gruppe der 2000 verordnungshäufigsten Arzneimittel erreicht und liegt vermutlich wegen der günstigen DDD-Kosten weiter vor Pravastatin (Tabelle 32.2). Auch die beiden 1997 neu eingeführten Statine Atorvastatin (*Sortis*) und Cerivastatin (*Lipobay*) haben den Sprung in diese Gruppe geschafft. Daß

Tabelle 32.2: Verordnungen von HMG-CoA-Reduktasehemmern 1997
Angegeben sind die 1997 verordneten Tagesdosen, die Änderungen gegenüber 1996 und die mittleren Kosten je DDD 1997.

Präparat	Bestandteile	DDD 1997 in Mio.	Änderung in %	DDD-Kosten in DM
Zocor	Simvastatin	79,2	(+31,1)	3,02
Mevinacor	Lovastatin	48,8	(−7,6)	3,41
Denan	Simvastatin	41,8	(−1,9)	3,24
Sortis	Atorvastatin	38,7	(neu)	3,24
Cranoc	Fluvastatin	29,5	(+7,2)	2,48
Pravasin	Pravastatin	24,6	(+35,3)	3,59
Locol	Fluvastatin	17,5	(+14,0)	2,48
Liprevil	Pravastatin	7,7	(−0,5)	3,58
Lipobay	Cerivastatin	5,8	(neu)	2,25
Summe		293,7	(+30,7)	3,11

Sortis auf Anhieb hier Platz vier erreicht, kann auf der Erwartung eines stärkeren Nutzens beruhen, der jedoch noch nicht durch klinische Langzeitstudien belegt ist.

Die Unterschiede in der Verordnungshäufigkeit der Statine entsprechen kaum klinisch relevanten Substanzunterschieden, zumal der klinische Nutzen von Pravastatin und Simvastatin auf wissenschaftlich vergleichbar hohem Niveau dokumentiert ist. Somit ist das Verordnungsspektrum vermutlich auch durch andere Faktoren mit beeinflußt, zu der die Preisgestaltung gehört. Um die DDD-Kosten für die jeweiligen Substanzgruppen vergleichbar zu machen, müssen diese wenigstens die Kosten für eine vergleichbare LDL-Cholesterinsenkung reflektieren. Den Annahmen zur Äquivalenzdosis als Basis der DDD liegen daher jetzt die diesbezüglichen WHO-Empfehlungen zugrunde. Für die klinische Relevanz eventueller Unterschiede der LDL-senkenden Wirkung pro Substanzmenge in mg gibt es im übrigen keine ausreichenden Daten. Der in Interventionsstudien erzielte klinische Nutzen ist darüber hinaus meist mit Dosen erzielt worden, die deutlich über den hiesigen Dosierungsempfehlungen der Hersteller liegen.

Clofibrinsäurederivate und Analoga

Für die Gruppe der Clofibrinsäurederivate und analoger Verbindungen ist die DDD-Kurve 1997 weiter abgefallen (Abbildung 32.1). Sie senken bevorzugt erhöhte Triglyceridspiegel, während die cholesterinsenkende Wirkung weniger stark ausgeprägt ist. *Cedur* ist nicht mehr das führende Präparat, nachdem die DDD-Menge 1997 wie in den Vorjahren abgenommen hat (Tabelle 32.3). Die Steigerung der verordneten Bezafibratgenerika bedingt, daß die Verordnung dieses Fibrats insgesamt gegenüber 1995 nicht noch stärker zurückgegangen ist. Im Vergleich zu Clofibrat haben Bezafibrat und Fenofibrat eine stärkere lipidsenkende Wirkung, insbesondere auf das LDL-Cholesterin. Entsprechend können sie auch bei überwiegenden Hypercholesterinämien eingesetzt werden. Inzwischen liegt auch eine klinische Langzeitstudie mit Nachweis gefäßanatomischer Besserung sowie Senkung kardialer Ereignisse vor (Ericsson et al. 1996). An zweiter Stelle der Fibratverordnungen rangiert 1997 der Wirkstoff Fenofibrat, für den ebenfalls eine stärkere LDL-cholesterinsenkende Wirkung als durch Clofibrat dokumentiert ist. Für *Lipidil* und *Normalip*, die Fenofibrat in mikronisierter Form enthalten, wird mit der geänderten Galenik eine höhere cholesterinsenkende Wirksamkeit geltend gemacht. Die Verordnungen dieser teuren Fenofibratpräparate sind 1997 zurückgegangen.

Gevilon enthält Gemfibrozil, einen mit der Clofibrinsäure verwandten Stoff. Es wurde 1984 in die Therapie eingeführt und nahm 1997 gegenüber dem Vorjahr wieder ab. Als therapeutischer Vorteil wird ein stärkerer Effekt von *Gevilon* auf die HDL-Konzentration geltend gemacht. Die Helsinki-Herz-Studie hat gezeigt, daß Gemfibrozil zu einem Rückgang der Inzidenz der koronaren Herzkrankheit führt (Helsinki Heart Study 1987). Die kardiovaskuläre Mortalität wurde allerdings nicht verändert. Unter den Fibraten wird Gemfibrozil in den USA als Mittel der Wahl bei familiärer Typ-III-Hyperlipoproteinämie und anderen Hypertriglyceridämien empfohlen (Witztum 1996).

Lipo-Merz und *Duolip* enthalten Clofibrinsäureester, die gegenüber Clofibrat keine gesicherten therapeutischen Vorteile haben. Die Verordnung beider Präparate ist gegenüber dem Vorjahr wieder erheblich abgefallen.

Lipidsenkende Mittel 363

Tabelle 32.3: Verordnungen von Fibraten und anderen lipidsenkenden Mitteln 1997
Angegeben sind die 1997 verordneten Tagesdosen, die Änderungen gegenüber 1996 und die mittleren Kosten je DDD 1997.

Präparat	Bestandteile	DDD 1997 in Mio.	Änderung in %	DDD-Kosten in DM
Bezafibrat				
Cedur	Bezafibrat	18,5	(−20,9)	1,89
Bezafibrat-ratiopharm	Bezafibrat	17,6	(+4,2)	1,21
Azufibrat	Bezafibrat	5,8	(+7,3)	1,22
Lipox	Bezafibrat	5,6	(+20,5)	1,07
Befibrat	Bezafibrat	4,7	(+37,8)	1,18
Bezacur	Bezafibrat	4,2	(+12,6)	1,18
Bezafibrat Heumann	Bezafibrat	3,7	(+20,9)	1,27
		60,2	(−0,7)	1,41
Fenofibrat				
Lipidil	Fenofibrat	22,1	(−1,2)	1,85
Normalip	Fenofibrat	16,4	(−9,5)	1,82
Fenofibrat-ratiopharm	Fenofibrat	11,2	(+3,2)	0,91
durafenat	Fenofibrat	8,9	(−9,5)	0,91
		58,5	(−4,2)	1,52
Weitere Fibrate				
Gevilon	Gemfibrozil	8,7	(−19,1)	2,13
Duolip	Etofyllinclofibrat	8,2	(−19,5)	1,55
Lipo-Merz	Etofibrat	6,9	(−25,6)	1,61
		23,8	(−21,2)	1,78
Andere Präparate				
Sedalipid	Magnesium-pyridoxalphosphat-glutamat	5,6	(−25,3)	1,83
Summe		148,1	(−7,1)	1,53

Anionenaustauscher

Colestyramin (*Quantalan*) ist ein nicht resorbierbarer Anionenaustauscher, der Gallensäuren im Dünndarm bindet und zu den besonders wirksamen Mitteln bei der familiären Hypercholesterinämie Typ IIa gehört. Mit diesem Stoff wurde nachgewiesen, daß eine Cholesterinsenkung die Erkrankungshäufigkeit an koronarer Herzkrankheit von Männern mit Hypercholesterinämie deutlich senkt (Lipid Research Clinics Program 1984, Brown et al. 1990). Der Verordnungsanteil ist vermutlich wegen der häufigen subjektiv unangenehmen Nebenwirkungen relativ klein. Die Verordnungen sind 1997 wieder zurückgegangen, so daß Anionenaustauscher nicht unter den 2000 führenden Präparaten vertreten sind.

Andere Monopräparate

Der seit 1991 kontinuierliche Verordnungsrückgang von *Sedalipid* hat sich 1997 weiter fortgesetzt (Tabelle 32.3). Möglicherweise beruht diese Entwicklung darauf, daß eine lipidsenkende Wirkung für dieses Präparat nicht hinreichend belegt wurde.

Literatur

Arzneimittelkommission der deutschen Ärzteschaft (1996): Empfehlungen zur Therapie von Stoffwechselstörungen. Arzneiverordnung in der Praxis, Sonderheft 1: 1–16

Brown G., Albers J. J., Fisher L. D., Schaefer S. M, Lin J. T. et al. (1990): Regression of coronary artery disease as a result of intensive lipid-lowering therapy in men with high levels of apolipoprotein B. N. Engl. J. Med. 323: 1289–1299.

Crouse J. R. 3rd, Byington R. P., Bond M. G., Espeland M. A., Craven T. E. et al. (1995): Pravastatin, lipids, and atherosclerosis in the carotid arteries (PLAC-II). Am. J. Cardiol. 75: 455–459.

Davies M. J. (1996): Stability and instability: two faces of coronary atherosclerosis. Circulation 94: 2013–2020.

Downs J. R., Clearfield M., Weis S., Whitney E., Shapiro D. R. et al. (1998): Primary prevention of acute coronary events with lovastatin in men and women with average cholesterol levels. J. Am. Med. Assoc. 279: 1615–1622.

Ericsson C. G., Hamsten A., Nilson J., Grip L., Svane B., De Faire U. (1996): Angiographic assessment of effects of bezafibrate on progression of coronary artery disease in young male postinfarction patients. Lancet 347: 849–853

Helsinki Heart Study (1987): Primary-prevention trial with gemfibrozil in middle-aged men with dyslipidemia. N. Engl. J. Med. 317: 1237–1245.

Jaeger B. R., Meiser B., Nagel D., Überfuhr P., Thiery J. et al. (1997): Aggressive lowering of fibrinogen and cholesterol in the prevention of graft vessel disease after heart transplantation. Circulation (suppl II): II-154–II-158.

Kobashigawa J. A., Katznelson S., Laks H. (1995): Effect of pravastatin on outcomes after cardiac transplantation. N. Engl. J. Med. 333: 621–627.

Levine G. N., Keaney J. F., Vita J. A. (1995): Cholesterol reduction in cardiovascular disease. Clinical benefits and possible mechanisms. N. Engl. J. Med. 332: 512–522.

Lipid Research Clinics Program (1984): Lipid Research Clinics Coronary Primary Prevention Trial Results. I. Reduction in incidence of coronary heart disease. II. Relationship of reduction in incidence of coronary heart disease to cholesterol lowering. J. Am. Med. Assoc. 251: 351–364, 365–374.

Pearson T. A. (1998): Lipid-lowering therapy in low risk patients. J. Am. Med. Assoc. 279: 1659–1661.
Pyörälä K., DeBacker G., Graham I., Pole-Wilson P., Wood D. (1994): Prevention of coronary heart disease in clinical practice. Eur. Heart J. 15: 1300–1331.
Pyörälä K., Pedersen R. T., Kjekshus J., Faergeman O., Olsson A. G. et al. (1997): Cholesterol lowering with simvastatin improves prognosis of diabetic patients with coronary heart disease. Diabetes Care 20: 614–620.
Sacks F. M., Pfeffer M. A., Moye L. A., Rouleau J. L., Rutherford J. D. et al. (1996): The effect of pravastatin on coronary events after myocardial infarction in patients with average cholesterol levels. N. Engl. J. Med. 335: 1001–1009.
Scandinavian Simvastatin Survival Study Group (1994): Randomized trial of cholesterol lowering in 4444 patients with coronary heart disease. The Scandinavian Simvastatin Survival Study (4S). Lancet 344: 1383–1389.
Shepherd J., Cobbe S. M., Ford I., Isles C. G., Lorimer A. R. et al. for the West of Scotland Coronary Prevention Study Group (1995): Prevention of coronary heart disease with pravastatin in men with hypercholesterolemia. N. Engl. J. Med. 333: 1301–1307.
Tonkin A. for the Long-Term Intervention With Pravastatin in Ischemic Disease (LIPID) (1997): Paper presented at: 70th Scientific Sessions of the American Heart Association. Orlando, Florida.
Witztum J. L. (1996): Drugs used in the treatment of hyperlipoproteinemias. In: Hardman J. G. et al. (eds.): Goodman & Gilman's The pharmacological basis of therapeutics, 9th ed., McGraw-Hill, New York, pp. 875–897.

33 Magen-Darm-Mittel und Laxantien

K. H. HOLTERMÜLLER

Als Magen-Darm-Mittel werden verschiedene Arzneimittelgruppen zusammengefaßt, die bei Erkrankungen des Gastrointestinaltraktes zur Anwendung kommen. Es handelt sich dabei um eine heterogen zusammengesetzte Indikationsgruppe. Unter den 2000 am häufigsten verordneten Arzneimitteln gehörten 1997 94 Präparate zu den Magen-Darm-Mitteln (Tabelle 33.1). Diese unterschiedlich zusammengesetzten Arzneimittel haben einen Anteil von 89 % an den Verordnungen und 91 % am Umsatz im Indikationsgebiet. Sowohl in den

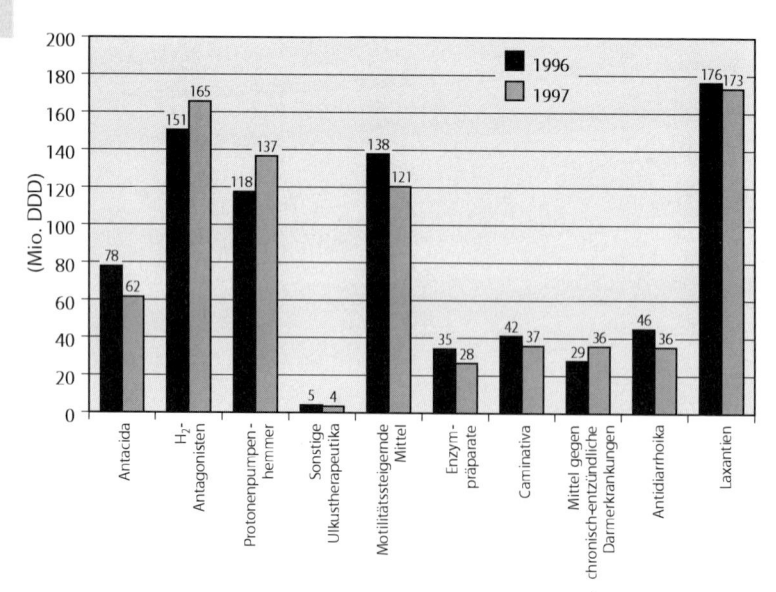

Abbildung 33.1: Verordnungen von Magen-Darm-Mitteln 1997
DDD der 2000 meistverordneten Arzneimittel

Tabelle 33.1: Verordnungen von Magen-Darm-Mitteln 1997
Angegeben sind die verordnungshäufigsten Präparate mit Verordnungsrang, Verordnungen und Umsatz 1997 im Vergleich zu 1996.

Rang	Präparat	Verordnungen in Tsd.	Änd. %	Umsatz Mio. DM	Änd. %
17	MCP-ratiopharm	2724,8	−7,8	21,2	−2,4
19	Antra	2579,0	+10,2	411,1	+11,6
28	Paspertin	2248,9	−21,4	20,2	−18,4
43	Perenterol	1831,1	−24,5	36,9	−28,6
60	Maaloxan	1626,5	−20,4	47,1	−18,6
65	Lefax	1593,9	−18,1	31,0	−18,2
100	Imodium	1287,1	−33,6	15,1	−29,3
102	Propulsin	1279,6	−0,4	83,8	+5,1
107	sab simplex	1254,0	−11,6	31,8	−15,4
109	Gastrosil	1240,1	−26,8	12,8	−13,8
124	Ranitidin-ratiopharm	1110,0	+31,0	39,6	+38,1
127	Iberogast	1088,5	−16,8	19,9	−8,9
139	Riopan	1048,7	−19,6	32,1	−20,6
158	Ranitic	952,2	+33,9	32,9	+47,2
171	Agopton	896,6	+31,9	103,5	+31,6
191	Lopedium	829,6	−19,6	8,4	−19,9
213	Pantozol	747,5	+32,6	95,3	+32,9
236	Talcid	696,3	−24,1	17,1	−23,4
274	Kreon	612,6	−15,4	63,1	−7,6
276	Rifun	610,1	+18,7	77,3	+23,0
328	Enzym-Lefax N/Forte	542,5	−21,6	25,3	−16,8
385	Tepilta Suspension	477,7	−21,2	18,7	−12,2
387	Gastronerton	476,8	−26,0	3,4	−19,3
425	Kompensan Liquid/Tabl.	455,0	−25,8	10,3	−25,0
437	Salofalk	449,3	+14,0	92,6	+51,4
522	Gelusil/Lac	377,7	−28,4	10,2	−23,8
524	Loperamid-ratiopharm	375,5	−10,6	4,0	−4,8
596	Ranibeta	335,9	+76,5	11,5	+91,1
605	Santax S	332,5	−22,7	5,9	−25,2
606	Azulfidine	330,9	−9,3	46,0	−1,8
611	Pepdul	328,3	−25,9	50,0	−43,4
624	Sostril	321,9	−43,2	41,4	−47,3
644	Zantic	314,4	−39,7	43,4	−43,2
662	Ranitidin Stada	308,1	+25,8	11,5	+39,5
663	MCP von ct	307,9	−10,7	2,3	−1,2
674	Hylak forte N	300,2	−27,4	6,6	−26,1
699	Perocur	289,5	+81,2	2,8	+78,6
764	Marax	264,3	−10,9	5,2	−10,7
795	Ranitidin von ct	253,8	+0,2	8,2	+5,0
831	Azuranit	240,9	−4,2	9,3	+3,4
848	Panzytrat	235,1	−2,6	33,1	+9,0
897	Espumisan	221,6	−28,7	4,0	−32,6
927	Tannacomp	214,7	−9,2	3,6	−3,0
967	Carminativum-Hetterich N	201,8	−25,2	2,6	−27,2
999	Magaldrat-ratiopharm	193,8	−8,3	3,6	−11,7

Tabelle 33.1: Verordnungen von Magen-Darm-Mitteln 1997 (Fortsetzung) Angegeben sind die verordnungshäufigsten Präparate mit Verordnungsrang, Verordnungen und Umsatz 1997 im Vergleich zu 1996.

Rang	Präparat	Verordnungen in Tsd.	Änd. %	Umsatz Mio. DM	Änd. %
1014	Meteozym	190,4	−26,7	8,5	−24,3
1073	Ulcogant	179,2	−20,2	7,6	−19,8
1077	Pro-Symbioflor	178,9	−30,6	3,5	−25,9
1090	Lanzor	176,7	−10,1	19,5	−0,9
1132	Pankreon	169,3	−19,1	18,9	−14,4
1139	Diarrhoesan	168,0	−22,6	2,2	−21,4
1155	Ranidura	164,9	+144,7	5,6	+156,3
1169	Cerucal	162,3	−14,7	4,1	−17,7
1175	Maalox 70	160,6	−18,8	6,6	−20,3
1176	Pangrol	160,4	−1,3	13,3	+12,4
1238	Kompensan-S Liquid/Tabl.	150,2	−25,7	3,6	−28,6
1250	Megalac Almasilat	148,3	−36,7	3,0	−36,8
1254	Solugastril	147,7	−31,5	4,6	−25,8
1277	Enzynorm forte	143,4	+3,2	6,8	+4,3
1282	Glysan	142,8	−13,9	2,4	−17,3
1289	Kaoprompt-H	142,3	−29,2	2,4	−27,8
1291	Symbioflor II	142,2	−34,3	2,6	−29,7
1302	Raniprotect	139,9	+11,2	5,1	+18,0
1304	Mutaflor	139,7	−35,0	9,7	−34,9
1317	Claversal	138,2	+17,2	26,3	+14,5
1328	Loperamid Stada	136,9	−21,5	1,4	−19,6
1359	Colina	133,5	−7,8	2,1	−3,2
1366	Omniflora N	132,4	−24,0	4,6	−23,2
1374	MCP-Isis	131,6	+23,0	0,9	+41,0
1451	Loperamid Heumann	121,6	−17,8	1,0	−19,0
1465	Rani-Puren	120,1	+1,2	4,7	+13,9
1466	Progastrit	119,9	−5,9	2,2	−8,9
1531	Loperamid von ct	112,8	+15,2	1,0	+29,2
1565	Motilium	108,5	−14,9	5,7	−3,8
1572	H2 Blocker-ratiopharm	108,1	−21,3	4,5	−21,2
1601	Loperhoe	105,4	+37,0	0,7	+50,1
1635	almag von ct Suspension	101,5	−26,1	2,3	−27,1
1643	Hamadin	100,4	+380,9	1,2	+376,4
1648	Uzara	99,9	−3,3	1,2	+0,7
1676	Nizax	97,5	−29,0	12,9	−27,0
1706	Gastripan	93,9	+51,3	1,9	+70,4
1720	Kohle-Compretten/Granulat	91,9	−35,1	1,2	−31,7
1733	Trigastril	90,8	−33,5	3,4	−29,8
1746	Ranitidin Heumann	90,0	+519,6	3,1	+564,2
1790	Cimehexal	87,5	−17,2	3,5	−12,6
1808	Pentofuryl	86,2	−14,7	1,5	−15,4
1810	Cytotec	86,1	−16,9	5,6	−12,7
1840	Omnisept	83,7	−47,6	1,8	−46,6
1844	Spasmo-Solugastril	83,4	−31,7	2,9	−26,0
1890	Pankreaplex Neu	80,0	−18,9	1,3	−17,5

Tabelle 33.1: Verordnungen von Magen-Darm-Mitteln 1997 (Fortsetzung) Angegeben sind die verordnungshäufigsten Präparate mit Verordnungsrang, Verordnungen und Umsatz 1997 im Vergleich zu 1996.

Rang	Präparat	Verordnungen in Tsd.	Änd. %	Umsatz Mio. DM	Änd. %
1895	Panthenol Jenapharm	79,7	−46,9	1,3	−49,1
1909	Colina spezial	78,9	+467,0	1,9	+496,6
1963	Spasmo-Nervogastrol	74,7	−20,4	1,7	−14,1
1977	Alimix	74,3	−29,2	4,8	−23,9
2000	Phosphalugel	72,9	−28,2	3,3	−28,5
	Summe	40536,3	−12,5	1897,8	−3,1
	Anteil an der Indikationsgruppe	89,2 %		91,2 %	
	Gesamte Indikationsgruppe	45463,8	−13,2	2082,0	−4,4

Verordnungen wie im Umsatz ist eine Minderung im Vergleich zu 1996 eingetreten. In diesem Indikationsbereich sind z. B. Antibiotika nicht enthalten, die heute zur Eradikationstherapie von Helicobacter pylori eingesetzt werden. Ebenso fehlen Corticosteroidpräparate, die bei entzündlichen Darmerkrankungen angewandt werden.

Die Klassifikation der verwendeten Magen-Darm-Mittel ist in der Abbildung 33.1 dargestellt. Wie in den Vorjahren ist nur bei den Histamin-H_2-Rezeptorantagonisten und den Protonenpumpenhemmern eine Zunahme der Verordnungen (1997 gegenüber 1996) festzustellen.

Umsatzspitzenreiter aller Magen-Darm-Mittel ist der Protonenpumpeninhibitor Omeprazol (*Antra*). Alle heute verfügbaren Protonenpumpenhemmer haben gemeinsam ein Umsatzvolumen von über 700 Millionen DM und sind damit für etwa 30 % des Umsatzvolumens der Magen-Darm-Mittel 1997 verantwortlich.

Ulkustherapeutika

Mit der Entdeckung der Rolle des Helicobacter pylori für die Ulkusentstehung und dem Nachweis, daß die Eradikation von Helicobacter pylori die Heilung von Ulcera ventriculi oder Ulcera duodeni fördert und die Rezidivrate bei Patienten mit der Ulkuskrankheit relevant senkt, hat sich die Ulkustherapie grundlegend gewandelt. Die Ulkustherapie besteht heute bei Nachweis von Helicobacter in einer siebentägigen Behandlung mit einem Protonenpumpeninhibitor und zwei

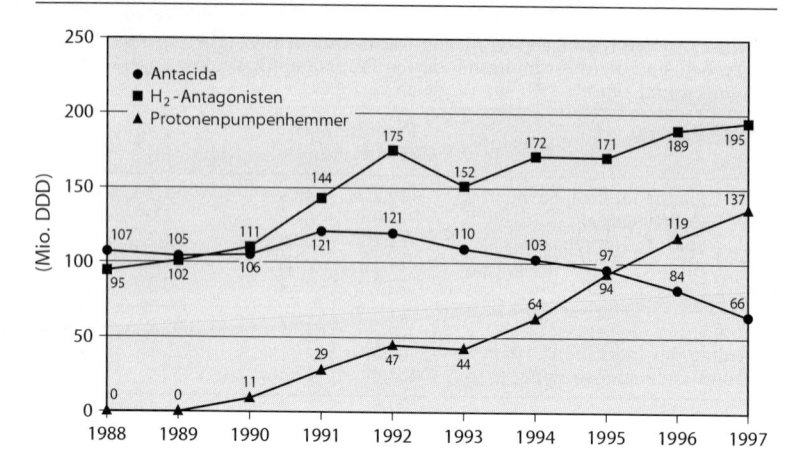

Abbildung 33.2: Verordnungen von Ulkustherapeutika 1988 bis 1997 Gesamtverordnungen nach definierten Tagesdosen (ab 1991 mit neuen Bundesländern)

antimikrobiell wirksamen Substanzen. Es können heute Eradikationsraten von etwa 90 % erreicht werden (Labenz et al. 1996). Durch die erfolgreiche Eradikation von Helicobacter pylori kann die infektionsbedingte Ulkuskrankheit geheilt werden.

Die Fünf-Jahres-Rezidivrate nach Beendigung einer erfolgreichen Eradikationstherapie liegt heute zwischen 5 und 10 % und ist damit den Rezidivraten nach chirurgischen Eingriffen vergleichbar. Da es sich bei der Ulkuskrankheit, sofern sie nicht durch die Einnahme von nichtsteroidalen Antiphlogistika hervorgerufen wird, um eine Infektionskrankheit handelt, ist zu erwarten, daß in einigen Jahren ein Impfstoff (ggf. oraler Impfstoff) sowohl zur Prävention als auch zur Therapie der Infektion zur Verfügung stehen wird. Erste präklinische Studien mit Impfstoffen werden bereits durchgeführt. Die Standardtherapie zur Eradikation von Helicobacter pylori besteht in der siebentägigen Einnahme eines Protonenpumpeninhibitors am Morgen und am Abend in der Standarddosis (z. B. Omeprazol 2mal 20 mg) zusammen mit zwei Antibiotika, Amoxicillin 2mal 1 g und Clarithromycin 2mal 250 mg. In diesem Therapieschema kann Amoxicillin durch Metronidazol 2mal 400 mg ersetzt werden. Da sich jedoch neben den Primärresistenzen in einer Häufigkeit bis zu 35 % Resistenzen gegenüber Metronidazol herausbilden, sollten Patienten, die bereits einmal Metronidazol erhalten haben, nicht mit dieser Substanz therapiert werden, um eine erfolgreiche Eradikation von Helicobacter pylori zu erreichen.

Tabelle 33.2: Verordnungen von reinen Antacidapräparaten 1997
Angegeben sind die 1997 verordneten Tagesdosen, die Änderungen gegenüber 1996 und die mittleren Kosten je DDD 1997.

Präparat	Bestandteile	DDD 1997 in Mio.	Änderung in %	DDD-Kosten in DM
Magaldrat				
Riopan	Magaldrat	7,4	(−14,1)	4,32
Marax	Magaldrat	1,8	(−7,3)	2,95
Magaldrat-ratiopharm	Magaldrat	1,4	(−8,8)	2,67
Glysan	Magaldrat	0,9	(−15,0)	2,65
Gastripan	Magaldrat	0,7	(+31,5)	2,89
		12,1	(−11,0)	3,73
Andere Antacida				
Maaloxan	Aluminiumhydroxid Magnesiumhydroxid	11,6	(−20,6)	4,07
Talcid	Hydrotalcit	8,5	(−22,5)	2,02
Kompensan Liquid/ Tabl.	Dihydroxyaluminium-natriumcarbonat	5,8	(−25,4)	1,77
Gelusil/Lac	Aluminium-Magnesium-silikathydrat	4,3	(−26,7)	2,38
Maalox 70	Aluminiumhydroxid Magnesiumhydroxid	1,5	(−21,6)	4,31
Progastrit	Aluminiumhydroxid Magnesiumhydroxid	1,5	(−1,6)	1,50
Solugastril	Aluminiumhydroxid Calciumcarbonat	1,4	(−30,9)	3,23
Phosphalugel	Aluminiumphosphat	1,2	(−28,6)	2,67
almag von ct Suspension	Aluminiumhydroxid Magnesiumhydroxid	1,0	(−27,4)	2,27
Megalac Almasilat	Almasilat	1,0	(−37,0)	3,03
Trigastril	Aluminiumhydroxid Magnesiumhydroxid Calciumcarbonat	0,7	(−34,2)	5,17
		38,5	(−23,6)	2,86
Summe		50,6	(−20,9)	3,07

Tabelle 33.3: Verordnungen von Antacidakombinationen mit anderen Stoffen 1997 Angegeben sind die 1997 verordneten Tagesdosen, die Änderungen gegenüber 1996 und die mittleren Kosten je DDD 1997.

Präparat	Bestandteile	DDD 1997 in Mio.	Änderung in %	DDD-Kosten in DM
Tepilta Suspension	Oxetacain Aluminiumhydroxid Magnesiumhydroxid	7,2	(−18,2)	2,61
Kompensan-S Liquid/Tabl.	Aluminium-natrium-carbonat-dihydroxid Dimeticon	1,6	(−27,2)	2,17
Spasmo-Nervogastrol	Butinolin Calciumcarbonat Basisches Bismutnitrat	1,4	(−19,3)	1,24
Spasmo-Solugastril	Butinolin Aluminiumhydroxid Calciumcarbonat	1,0	(−30,1)	2,77
Summe		11,2	(−21,0)	2,39

Seit 1993 hat die Verordnungshäufigkeit von Protonenpumpeninhibitoren aufgrund der in zahlreichen Studien nachgewiesenen Wirkung bei der Eradikationsbehandlung von Helicobacter pylori und bei der Kurz- und Langzeittherapie der Refluxösophagitis deutlich zugenommen (Abbildung 33.2). Im Gegensatz dazu hat die Verordnung von Antacida 1997 aufgrund der neueren Erkenntnisse zur Pathogenese der Gastritis und des Ulkusleidens weiter deutlich abgenommen (Tabelle 33.2). Dies trifft in gleicher Weise für die Antacidakombinationen mit anderen Stoffen zu (Tabelle 33.3).

Bei den H_2-Rezeptorantagonisten ist 1997 ein weiterer Anstieg der Verordnungshäufigkeit zu erkennen, der auf eine vermehrte Verschreibung der kostengünstigen Generika zurückzuführen ist (Tabelle 33.4). Eine mögliche Erklärung hierfür ist einmal ein breiterer Einsatz der H_2-Rezeptorantagonisten bei Nicht-Ulkuserkrankungen, wie z. B. der Nicht-Ulkusdyspepsie. Weiterhin werden die H_2-Rezeptorantagonisten zur Magensäuresekretionshemmung bei der Eradikationstherapie eingesetzt. Das ursprünglich in den USA beschriebene und angewandte sogenannte Tripel-Schema – eigentlich eine falsche Namensgebung – enthielt drei antimikrobiell wirksame Substanzen, Tetracyclin, Metronidazol und Bismutsubsalicylat sowie

Tabelle 33.4: Verordnungen von H$_2$-Antagonisten 1997
Angegeben sind die 1997 verordneten Tagesdosen, die Änderungen gegenüber 1996 und die mittleren Kosten je DDD 1997.

Präparat	Bestandteile	DDD 1997 in Mio.	Änderung in %	DDD-Kosten in DM
Ranitidin				
Ranitidin-ratiopharm	Ranitidin	36,0	(+41,9)	1,10
Ranitic	Ranitidin	29,7	(+51,2)	1,10
Zantic	Ranitidin	11,8	(−37,8)	3,69
Sostril	Ranitidin	11,1	(−42,4)	3,73
Ranibeta	Ranitidin	10,9	(+98,8)	1,05
Ranitidin Stada	Ranitidin	10,5	(+41,7)	1,09
Azuranit	Ranitidin	8,3	(+6,5)	1,11
Ranitidin von ct	Ranitidin	7,4	(+9,5)	1,12
Ranidura	Ranitidin	5,3	(+160,5)	1,07
Raniprotect	Ranitidin	4,4	(+19,4)	1,16
Rani-Puren	Ranitidin	4,1	(+18,2)	1,16
Ranitidin Heumann	Ranitidin	2,8	(+581,2)	1,11
		142,1	(+18,3)	1,52
Cimetidin				
H2 Blocker-ratiopharm	Cimetidin	3,2	(−19,8)	1,41
Cimehexal	Cimetidin	2,5	(−12,7)	1,42
		5,7	(−16,8)	1,41
Weitere H$_2$-Antagonisten				
Pepdul	Famotidin	13,7	(−24,4)	3,65
Nizax	Nizatidin	3,9	(−29,8)	3,35
		17,5	(−25,7)	3,58
Summe		165,3	(+9,8)	1,74

H$_2$-Rezeptorantagonisten. Die Eradikationsraten lagen bei 89 %. Der starke Rückgang in der Verordnung von Cimetidin, Famotidin, Nizatidin und Roxatidin spricht für eine gezielte Auswahl des therapierenden Arztes bei Anwendung desselben Therapieprinzips nach Kostengesichtspunkten (Tabelle 33.4).

Andererseits ist die weiterhin steigende Verordnungshäufigkeit von H$_2$-Rezeptorantagonisten erstaunlich (Abbildung 33.2 und Tabelle 33.4), da alle klinischen Studien übereinstimmend gezeigt haben, daß Protonenpumpeninhibitoren den H$_2$-Rezeptorantagonisten signifikant überlegen sind, was die Abheilung der Refluxösophagitis, die Verhütung von Rezidiven und von Komplikationen bei diesem Krankheitsbild unter einer Langzeittherapie angeht.

Tabelle 33.5: Verordnungen von weiteren Ulkustherapeutika 1997
Angegeben sind die 1997 verordneten Tagesdosen, die Änderungen gegenüber 1996 und die mittleren Kosten je DDD 1997.

Präparat	Bestandteile	DDD 1997 in Mio.	Änderung in %	DDD-Kosten in DM
Protonenpumpenhemmer				
Antra	Omeprazol	81,6	(+9,0)	5,04
Pantozol	Pantoprazol	18,8	(+32,9)	5,07
Agopton	Lansoprazol	17,7	(+30,2)	5,84
Rifun	Pantoprazol	15,2	(+23,3)	5,08
Lanzor	Lansoprazol	3,2	(−0,8)	6,05
		136,6	(+15,6)	5,17
Andere Ulkustherapeutika				
Ulcogant	Sucralfat	2,4	(−20,9)	3,24
Cytotec	Misoprostol	1,6	(−12,5)	3,47
		4,0	(−17,7)	3,33
Summe		140,6	(+14,3)	5,12

Entsprechend dem Konzept der Eradikationstherapie ist auch die Verwendung der anderen Ulkustherapeutika zurückgegangen (Tabelle 33.5). Eine weitere Abnahme der Verordnungshäufigkeit zeigt sich bei Misoprostol (*Cytotec*), obwohl die protektive Wirkung dieses Prostaglandinderivates bei Einnahme nichtsteroidaler Antiphlogistika in wissenschaftlichen Untersuchungen gut belegt ist (Silverstein et al. 1995). Unter Einnahme von nichtsteroidalen Antiphlogistika geben 10-60 % der behandelten Patienten gastrointestinale Symptome an, wobei jedoch keineswegs alle dieser Patienten bei endoskopischen Untersuchungen Schleimhautläsionen aufweisen. Bei der Langzeitanwendung der nichtsteroidalen Antiphlogistika treten bei 15-20 % der behandelten Patienten Schleimhautläsionen auf. Das Risiko einer signifikanten gastroduodenalen Komplikation (z. B. Blutung) liegt bei 1-4 % pro Jahr unter einer Dauertherapie mit nichtsteroidalen Antiphlogistika. Die Therapie der durch nichtsteroidale Antiphlogistika hervorgerufenen Ulzera erfordert den Einsatz von Protonenpumpeninhibitoren oder H_2-Rezeptorantagonisten. Patienten mit bekannten, durch Helicobacter pylori hervorgerufenen Schleimhautläsionen (Ulzera oder Erosionen) zeigen ein erhöhtes Risiko für die Ausbildung von Komplikationen, wenn nichtsteroidale Antiphlogistika eingenommen werden. Aus diesem Grund empfehlen wir bei Patienten *mit* Ulkusanamnese eine Untersuchung auf Helicobacter pylori und bei positivem Nachweis eine Eradikationstherapie, bevor eine Langzeitbehandlung mit nichtsteroidalen Antiphlogistika eingeleitet wird. Die Eradikationsbehandlung kann jedoch die Häufigkeit von durch nichtsteroidale Antiphlogistika hervorgerufenen Ulzera nicht senken (Lai et al. 1998).

Die prophylaktische Gabe von Misoprostol oder Omeprazol vermindert die Häufigkeit des Auftretens von Ulzerationen und lebensgefährlicher Komplikationen dieser Ulzerationen (wie z. B. Perforation und Blutung) unter der Einnahme nichtsteroidaler Antiphlogistika. In der kürzlich publizierten OMNIUM-Studie wurde gezeigt, daß Omeprazol (1mal tgl. 20 mg morgens) oder Misoprostol (4mal tgl. 200 μg) Ulzera, Erosionen und weitere Symptome, die unter einer Langzeiteinnahme nichtsteroidaler Antiphlogistika auftraten, ähnlich erfolgreich verhinderten (Hawkey et al. 1998). Während der anschließenden sechsmonatigen Erhaltungstherapie traten jedoch unter Omeprazol weniger Rezidive und seltener Nebenwirkungen als unter Misoprostol auf. Da bei der großen Zahl der Verschreibungen von nichtsteroidalen Antiphlogistika eine generelle Prävention mit Omeprazol oder Misoprostol zu erheblichen Mehrkosten führen würde, sollten nur jene Patienten eine Präventivtherapie erhalten, bei denen das Risiko für die Ausbildung von Komplikationen besonders hoch ist, wie z. B. Patienten, die älter als 70 Jahre sind, Patienten mit früher aufgetretener gastrointestinaler Blutung und Patienten mit bekannter Ulkuskrankheit.

Motilitätssteigernde Mittel

Bei den motilitätssteigernden Mitteln ist gegenüber 1996 eine weitere Abnahme der Verordnungshäufigkeit eingetreten (Tabelle 33.6). Diese Tendenz mag die unzureichende Effektivität der bisher verfügbaren Prokinetika bei der Behandlung funktioneller Magen-Darmbeschwerden reflektieren. Bei der Refluxösophagitis haben klinische Studien gezeigt, daß eine Kombinationstherapie von motilitätssteigernden Mitteln (z. B. Metoclopramid) mit Protonenpumpeninhibitoren keinen therapeutischen Zugewinn gegenüber der Monotherapie mit einem Protonenpumpeninhibitor erbringt (Vigneri et al. 1995).

Das Prokinetikum Cisaprid (*Propulsin*, *Alimix*) hatte sich 1989 nach seiner Einführung schnell unter den verordnungshäufigsten Präparaten etabliert, weil es anders als Metoclopramid keine dop-

Tabelle 33.6: Verordnungen von motilitätssteigernden Mitteln 1997
Angegeben sind die 1997 verordneten Tagesdosen, die Änderungen gegenüber 1996 und die mittleren Kosten je DDD 1997.

Präparat	Bestandteile	DDD 1997 in Mio.	Änderung in %	DDD-Kosten in DM
Metoclopramid				
MCP-ratiopharm	Metoclopramid	24,1	(−2,0)	0,88
Paspertin	Metoclopramid	17,5	(−17,0)	1,16
Gastrosil	Metoclopramid	12,4	(−17,2)	1,03
Cerucal	Metoclopramid	4,4	(−14,0)	0,92
Gastronerton	Metoclopramid	3,0	(−17,5)	1,12
MCP von ct	Metoclopramid	2,8	(−1,4)	0,81
MCP-Isis	Metoclopramid	0,9	(+45,7)	1,00
		65,2	(−10,6)	1,00
Weitere Prokinetika				
Propulsin	Cisaprid	17,3	(+4,9)	4,84
Motilium	Domperidon	2,0	(−13,3)	2,83
Panthenol Jenapharm	Dexpanthenol	1,2	(−53,8)	1,08
Alimix	Cisaprid	1,0	(−23,0)	4,87
		21,5	(−5,3)	4,44
Kombinationspräparate				
Iberogast	Bittere Schleifenblume Angelikawurzel Kamillenblütenextrakt Kümmeltinktur Schöllkrauttinktur Mariendistelfrüchtetinktur Melissenblättertinktur Süßholzwurzeltinktur Pfefferminzblättertinktur	34,2	(−19,8)	0,58
Summe		120,9	(−12,6)	1,49

aminantagonistischen Wirkungen hat und daher keine extrapyramidalmotorischen Störungen auslöst. Von der amerikanischen FDA wird jetzt allerdings bekannt, daß Cisaprid durch QT-Intervallverlängerungen lebensbedrohliche Herzrhythmusstörungen auslösen kann (Food and Drug Administration 1998). In den USA sind seit der Markteinführung im Jahre 1993 bereits 38 Todesfälle in Verbindung mit Cisaprid bekannt geworden. Darüber hinaus hemmen zahlreiche Arzneimittel (CYP450 3A4-Inhibitoren) den Abbau von Cisaprid und erhöhen dadurch ebenfalls sein arrhythmogenes Potential.

Dexpanthenol (*Panthenol Jenapharm*) wird weiterhin als Magen-Darm-Mittel aufgelistet, obwohl die parenterale Gabe bei postoperativer Darmatomie und paralytischem Ileus erfolglos war. Auch für die Anwendung bei Mund- und Magenschleimhautentzündungen gibt es nach einer Medline-Recherche über die letzten 30 Jahre keine klinische Evidenz.

Das Kombinationspräparat *Iberogast* zeigt 1997 eine deutliche Abnahme der Verordnungen, weist aber immer noch die höchste Zahl verordneter Tagesdosen in dieser Gruppe auf. Dieses Mittel enthält neun verschiedene Pflanzenauszüge in alkoholischer Lösung. Pharmakologische Prinzipien sind bei dieser Kombination nicht zu erkennen, entscheidend für die Verordnungshäufigkeit dürfte der niedrige Preis sein. Bei einer Medline-Recherche der letzten 30 Jahre fand sich lediglich eine kontrollierte Studie über Arzneimittel-bedingte Magen-Darm-Beschwerden bei 40 Patienten, bei der signifikante Effekte durch *Iberogast* ohne statistisch nachprüfbare Daten beobachtet wurden (Mac Lean und Hübner-Steiner 1987).

Carminativa

Unter den Carminativa werden Simethiconpräparate und pflanzliche Mittel mit ätherischen Ölen zusammengefaßt, welche die Magen-Darm-Motorik anregen und dadurch Völlegefühl und Blähungen beseitigen sollen. Im Vordergrund steht die Verordnung von Simethicon. Bei dieser Substanz handelt es sich um Polydimethylsiloxan (Dimeticon), das mit Siliciumdioxid aktiviert wurde und wegen seiner oberflächenspannungssenkenden Wirkung als Entschäumer verwendet wird. Dieses Mittel hat unter anderem die Indikation Meteorismus mit gastrointestinalen Beschwerden und wird zur Entleerung abnormer Gasansammlungen im Gastrointestinaltrakt empfohlen. Sehr oft wird es bei Säuglingskoliken eingesetzt, die im Alter bis zu vier Monaten auftreten. Die Behandlung dieser Störungen erfolgt üblicherweise mit nichtmedikamentösen Maßnahmen und Überprüfung der Ernährungstechnik. Wichtig erscheint es vor allem, die Mutter zu beruhigen und über die vorübergehende Natur der Symptome aufzuklären (Koletzko 1997). Bei gesunden Freiwilligen wurde in experimentellen Untersuchungen gezeigt, daß intragastrische Lipide die Passage von intestinal insuffliertem Gas verzögern und zu abdominellem Völlegefühl führen (Serra et al. 1998). Diätetische Modifi-

Tabelle 33.7: Verordnungen von Carminativa 1997
Angegeben sind die 1997 verordneten Tagesdosen, die Änderungen gegenüber 1996 und die mittleren Kosten je DDD 1997.

Präparat	Bestandteile	DDD 1997 in Mio.	Änderung in %	DDD-Kosten in DM
Simethicon				
sab simplex	Simethicon	10,2	(−16,3)	3,10
Lefax	Simethicon	9,4	(−19,2)	3,29
Espumisan	Simethicon	1,3	(−33,3)	3,10
		21,0	(−18,9)	3,18
Kombinationen				
Carminativum-Hetterich N	Ethanol. Auszug aus: Kamillenblüten Pfefferminzblättern Fenchel Kümmel Pomeranzenschalen	5,7	(−27,3)	0,45
Pankreaplex Neu	Mariendistelfrüchteextrakt Jamboulrindeextrakt Condurangorindeextrakt Sarsaparillawurzelextrakt	1,0	(−17,0)	1,32
		6,7	(−25,9)	0,58
Summe		27,7	(−20,7)	2,55

kation sollten bei diesem häufigen Beschwerdebild im Vordergrund der therapeutischen Maßnahmen stehen. Anticholinerge Spasmolytika werden nicht mehr als sinnvoll angesehen. Simethicon ist auch speziell bei Kindern geprüft worden, war aber nicht besser wirksam als Placebo (Metcalf et al. 1994). Aus diesem Grunde empfiehlt es sich, den Einsatz dieses Mittels als Placebomedikation auf besondere Einzelfälle zu beschränken. Entsprechend den neueren pathophysiologischen Erkenntnissen hat die Verordnung der Carminativa 1997 gegenüber 1996 abgenommen (Tabelle 33.7).

Enzympräparate

Pankreasenzympräparate werden zur Behandlung der exokrinen Pankreasinsuffizienz in fortgeschrittenem Stadium benötigt. Eine Enzymsubstitution ist erst dann indiziert, wenn die tägliche Stuhl-

Tabelle 33.8: Verordnungen von Enzympräparaten 1997
Angegeben sind die 1997 verordneten Tagesdosen, die Änderungen gegenüber 1996 und die mittleren Kosten je DDD 1997.

Präparat	Bestandteile	DDD 1997 in Mio.	Änderung in %	DDD-Kosten in DM
Pankreatin				
Kreon	Pankreatin	6,3	(−5,2)	10,03
Panzytrat	Pankreatin	3,5	(+6,0)	9,58
Pankreon	Pankreatin	2,4	(−16,7)	7,97
Pangrol	Pankreatin	1,9	(+7,6)	6,97
		14,0	(−3,4)	9,15
Enzymkombinationen				
Enzym-Lefax N/Forte	Dimeticon Pankreatin	14,1	(−18,7)	1,80
Meteozym	Simethicon Pankreatin	4,0	(−24,1)	2,12
		18,1	(−19,9)	1,87
Enzym-Acida-Kombinationen				
Enzynorm forte	Magenschleimhautextr. Aminosäurehydrochlorid	4,5	(+2,4)	1,50
Summe		36,7	(−11,8)	4,61

fettausscheidung 15 g überschreitet und der Patient an Gewicht abnimmt. Indikationsgebiete sind die chronische Pankreatitis und ein Zustand nach ausgedehnten Pankreasoperationen. Zur Substitution wird meist Pankreatin vom Schwein verwendet. Für den therapeutischen Erfolg ist der Lipasegehalt der Enzympräparate von Bedeutung. Als Richtdosis werden 80.000 FIP-Einheiten Lipase pro Mahlzeit angegeben, d. h. 240.000 Einheiten pro Tag. Es ist erforderlich, daß diese Präparate galenisch so hergestellt werden, daß sie bei Passage durch den Magen nicht durch die Salzsäure inaktiviert werden.

Die in Tabelle 33.8 aufgeführten Enzympräparate, Enzym-Kombinationen und Enzym-Acida-Kombinationen zeigen eine Abnahme der Verordnungshäufigkeit gegenüber 1996. Die häufige Anwendung von Pankreasenzympräparaten entspricht keineswegs der Häufigkeit einer therapiebedürftigen Pankreasinsuffizienz. Enzympräparate werden vielfach ungerechtfertigt zur Behandlung dyspeptischer Beschwerden wie Druck- und Völlegefühl eingesetzt. Die Behandlung dieser Beschwerden mit Enzympräparaten ist nicht nur ineffektiv, sondern sie ist auch zu teuer, selbst wenn bei einigen Patienten eine therapeutische Wirksamkeit über einen Placeboeffekt anzunehmen ist.

Tabelle 33.9: Verordnungen von Mitteln gegen chronisch-entzündliche Darmerkrankungen 1997
Angegeben sind die 1997 verordneten Tagesdosen, die Änderungen gegenüber 1996 und die mittleren Kosten je DDD 1997.

Präparat	Bestandteile	DDD 1997 in Mio.	Änderung in %	DDD-Kosten in DM
Sulfasalazin				
Azulfidine	Sulfasalazin	14,2	(−6,2)	3,23
Mesalazin				
Salofalk	Mesalazin	16,9	(+92,8)	5,48
Claversal	Mesalazin	5,2	(+9,4)	5,01
		22,2	(+63,3)	5,37
Summe		36,4	(+26,6)	4,53

Mittel gegen chronisch-entzündliche Darmerkrankungen

Sulfasalazin, Mesalazin, Olsalazin sind therapeutisch wirksam bei der Behandlung des Morbus Crohn und der Colitis ulcerosa. Diese Substanzen beeinflussen nicht nur die akute Entzündungsphase günstig, sondern sie verhindern, als Langzeitprophylaxe gegeben, auch die Rezidive bei der Colitis ulcerosa, jedoch nicht beim Morbus Crohn. In Tabelle 33.9 ist erkennbar, daß die Verordnung von Mesalazin stark zugenommen hat, während die Verordnung von Sulfasalazin gegenüber 1996 zurückgegangen ist. Diese Substanz wird außerdem als remissionsinduzierendes Mittel bei der rheumatoiden Arthritis eingesetzt. Auf diese Indikation entfallen ca. 50 % der Verordnungen. Die beiden Mesalazinpräparate zeigen entsprechend ihrem eindeutig belegten Effekt einen Anstieg der Verordnungshäufigkeit.

In zunehmendem Maße wird auch in Deutschland die topische Therapie bei entzündlichen Darmerkrankungen eingesetzt, da sie eine effektive Behandlungsform vorwiegend bei linksseitigen entzündlichen Darmerkrankungen darstellt. Die Notwendigkeit zu höherer Dosierung bei Mesalazin in der akuten Phase einer entzündlichen Darmerkrankung wird vom therapierenden Arzt zunehmend umgesetzt, was sich in der steigenden Verordnungshäufigkeit für diese Substanz niederschlägt. Noch nicht erfaßt wurde 1997 der Einsatz von Budesonid zur Therapie der entzündlichen Darmerkrankungen.

Antidiarrhoika

Nach Angaben der Krankenkassen leiden etwa 30 % der Bevölkerung mindestens einmal jährlich unter einer Durchfallerkrankung. 69 % der Betroffenen warten ab oder kurieren sich mit Hausmitteln, 31 % suchen ihren Hausarzt auf, durchschnittlich allerdings erst zwei Tage nach Auftreten der Diarrhö (Caspary et al. 1995). Grundlage der Behandlung akuter Durchfallerkrankungen ist eine ausreichende Zufuhr von Flüssigkeit und Salzen, die vorzugsweise als enterale Elektrolytlösungen gegeben werden sollen. Die Anwendung von Arzneimitteln aus der Gruppe der obstipierenden Mittel, Adsorbentien und Chemotherapeutika ist nur dann notwendig, wenn die allgemeinen Maßnahmen nicht ausreichen, und sollte mit Vorsicht erfolgen. Ein Rückgang der Verordnungshäufigkeit ist 1997 in der Gruppe der Antidiarrhoika (Tabelle 33.10) und in der Gruppe der sonstigen Antidiarrhoika (Tabelle 33.11) eingetreten.

Tabelle 33.10: Verordnungen von Antidiarrhoika 1997
Angegeben sind die 1997 verordneten Tagesdosen, die Änderungen gegenüber 1996 und die mittleren Kosten je DDD 1997.

Präparat	Bestandteile	DDD 1997 in Mio.	Änderung in %	DDD-Kosten in DM
Obstipierende Mittel				
Imodium	Loperamid	4,6	(−27,1)	3,25
Lopedium	Loperamid	2,7	(−14,0)	3,12
Loperamid-ratiopharm	Loperamid	1,3	(−2,2)	2,95
Loperamid Stada	Loperamid	0,4	(−12,5)	3,05
Loperamid von ct	Loperamid	0,4	(+31,3)	2,32
Loperhoe	Loperamid	0,3	(+52,3)	2,35
Loperamid Heumann	Loperamid	0,3	(−19,7)	3,30
		10,2	(−17,3)	3,10
Chemotherapeutika				
Tannacomp	Tanninalbuminat Ethacridinlactat	1,0	(−5,3)	3,70
Pentofuryl	Nifuroxazid	0,4	(−13,5)	3,98
		1,4	(−7,7)	3,77
Summe		11,5	(−16,3)	3,18

Tabelle 33.11: Verordnungen sonstiger Antidiarrhoika 1997
Angegeben sind die 1997 verordneten Tagesdosen, die Änderungen gegenüber 1996 und die mittleren Kosten je DDD 1997.

Präparat	Bestandteile	DDD 1997 in Mio.	Änderung in %	DDD-Kosten in DM
Adsorbentien				
Colina	Smektit	0,6	(−8,4)	3,40
Colina spezial	Smektit Aluminiumhydroxid Magnesiumcarbonat	0,6	(+470,6)	3,18
Diarrhoesan	Apfelpektin Kamillenblütenextrakt	0,2	(−22,6)	9,32
Kohle-Compretten/ Granulat	Med. Kohle	0,2	(−34,8)	7,48
Kaoprompt-H	Kaolin Pektin	0,1	(−28,1)	30,48
		1,7	(+17,8)	5,76
Hefepräparate				
Perenterol	Saccharomyces boulard.	4,6	(−17,9)	7,95
Santax S	Saccharomyces boulard.	1,7	(−33,2)	3,45
Perocur	Saccharomyces boulard.	0,8	(+80,1)	3,34
Hamadin	Saccharomyces boulard.	0,3	(+391,4)	3,42
		7,5	(−13,8)	6,21
Bakterienpräparate				
Hylak forte N	Lactobacillus helvet. Milchsäure Lactose	3,6	(−28,6)	1,85
Pro-Symbioflor	Autolysat von Escherichia coli und Enterococcus faecalis	3,2	(−25,2)	1,08
Mutaflor	Escherichia coli	2,8	(−36,5)	3,51
Symbioflor II	Escherichia coli	2,7	(−29,0)	0,95
Omniflora N	Lactobacillus gasseri Bifidobacterium longum	2,2	(−25,9)	2,12
Omnisept	Lactobacillus acidoph.	0,5	(−46,2)	3,65
		14,9	(−30,0)	1,93
Pflanzliche Mittel				
Uzara	Uzarawurzelextrakt	0,5	(−0,5)	2,62
Summe		24,6	(−23,0)	3,52

Loperamid

Loperamid wirkt über eine Stimulation der Opioidrezeptoren im Darm. Neben der Hemmung der Propulsivmotorik vermindert Loperamid auch die intestinale Flüssigkeitssekretion. In einer kürzlich vorgestellten Studie wurde gezeigt, daß eine Kombination von Loperamid und Simethicon wirksamer als die Einzelkomponenten bei Patienten mit akuter Diarrhö die Durchfallsymptome und die begleitenden abdominellen Symptome, wie z. B. Krämpfe, lindert (Kaplan et al. 1997). Häufigstes Anwendungsgebiet für Loperamid ist die Reisediarrhö, wobei es hier sicherlich nur selten indiziert ist. Opioide sollten nicht bei bakteriellen Darminfektionen eingesetzt werden, die mit hohem Fieber und blutiger Diarrhö einhergehen. Bei Kindern unter zwei Jahren ist die Substanz kontraindiziert.

Sonstige Antidiarrhoika

In dieser Arzneimittelgruppe sind Präparate mit unterschiedlichen Bestandteilen aufgelistet (Tabelle 33.11). Neben Adsorbentien handelt es sich hier um Hefepräparate, Stoffwechselprodukte und Autolysate von Bakterien sowie um Präparate mit lebensfähigen Bakterien, die auch als Probiotika oder Biotherapeutika zusammengefaßt werden. Diese Gruppe zeigt 1997 eine deutliche Verordnungsabnahme gegenüber 1996.

Am häufigsten wurden Bakterien- und Hefepräparate verordnet. Das Trockenhefepräparat Saccharomyces boulardii ist seit 1995 zur symptomatischen Behandlung von Durchfallkrankheiten sowie zur Vorbeugung von Reisediarrhöen zugelassen. Aus den bisherigen Untersuchungen ergaben sich zwar statistisch signifikante Unterschiede des Trockenhefepräparates zu Placebo, die jedoch aus klinischer Sicht wenig relevant sind. Nach 2–7tägiger Therapie wurde die Stuhlfrequenz bei akuter Erwachsenendiarrhö nur am 2. Tag signifikant von 3,0 auf 2,4 Stühle pro Tag gesenkt (Höchter et al. 1990). Ähnlich marginale Ergebnisse wurden für die antidiarrhoische Therapie von Kindern in einer mexikanischen Studie beschrieben (Cetina-Sauri und Basto 1991). Bei der Prävention der Reisediarrhö hatte Saccharomyces boulardii ebenfalls keine überzeugenden Wirkungen. In der dazu vorliegenden Placebo-kontrollierten Studie an 3000 österreichischen Fernreisenden wurde die Durchfallquote von 39 % auf

34 % (250 mg Trockenhefe tgl.) oder 29 % (1000 mg Trockenhefe tgl.) gesenkt, wenn mehr als die Hälfte der Studienteilnehmer wegen Protokollverletzungen ausgeschlossen wurden (Kollaritsch et al. 1993). Eine Auswertung aller Studienteilnehmer zeigt dagegen keine Unterschiede in der Wirksamkeit von Saccharomyces boulardii und Placebo. Wir schließen uns daher der klinisch-pharmakologischen Beurteilung an, daß antibakterielle Therapeutika weiterhin die wesentlich erfolgreichere Form der Prophylaxe und der Therapie der Reisediarrhö mit Erfolgsquoten bis zu 90 % der Reisenden bleiben, wenn eine solche Therapie indiziert ist (Scarpignato und Rampal 1995).

Auch zur Behandlung des Rezidivs der Clostridium-difficile-Kolitis wird die Behandlung mit Trockenhefepräparaten nur als möglicherweise nützliche adjuvante Therapie angesehen (Adam 1996). Bei Rezidiven einer durch Clostridium difficile hervorgerufenen Antibiotika-assoziierten Kolitis gibt es Hinweise auf die Effektivität von Saccharomyces boulardii, wenn das Mittel zusätzlich zu einer Standardtherapie mit Vancomycin oder Metronidazol gegeben wurde (McFarland et al. 1994). Dieser Effekt war allerdings nur in der Patientengruppe signifikant, die wegen einer wiederholt aufgetretenen Antibiotika-assoziierten Kolitis behandelt wurde. Patienten mit einem ersten Schub einer Antibiotika-assoziierten Kolitis hatten keinen erkennbaren Zugewinn durch die Kombinationstherapie in Bezug auf eine Verhinderung eines möglichen Rezidivs. Weiterhin muß berücksichtigt werden, daß die Antibiotika-assoziierte Diarrhö, sofern sie nicht durch Clostridium difficile hervorgerufen ist, nach Absetzen der Antibiotika spontan zur Rückbildung kommt. Ein Nachweis der therapeutischen Wirksamkeit von Saccharomyces boulardii bei Antibiotika-assoziierter Kolitis ist aufgrund der vorliegenden wissenschaftlichen Daten nicht erbracht. Weitere kontrollierte Studien sind erforderlich, um die noch offenen Fragen zu beantworten.

Kürzlich wurde das Trockenhefepräparat auch bei Sondenernährung bezüglich seiner antidiarrhoischen Wirkung untersucht. In einer französischen Doppelblindstudie an 128 über Sonde enteral ernährten Intensivpatienten führte die Verabreichung von Saccharomyces boulardii (4 x 500 mg/Tag) zu einer signifikanten Verminderung von Diarrhöen von 19,6 % auf 14 % der Ernährungstage (Bleichner et al. 1997). Kein statistisch relevanter Unterschied fand sich dagegen in der Zahl der Patienten, die mindestens für einen Tag eine Durchfallerkrankung unter den genannten Versuchsbedingungen entwickelten.

Tabelle 33.12: Verordnungen von Laxantien 1997
Angegeben sind die verordnungshäufigsten Präparate mit Verordnungsrang, Verordnungen und Umsatz 1997 im Vergleich zu 1996.

Rang	Präparat	Verordnungen in Tsd.	Änd. %	Umsatz Mio. DM	Änd. %
193	Bifiteral	813,5	−23,1	28,4	−20,8
438	Lactulose Neda	448,6	−24,2	14,5	−23,9
475	Lactulose-ratiopharm	416,4	+11,5	11,7	+15,4
566	Lactulose Stada	350,4	+310,0	8,8	+340,2
639	Microklist	315,5	+11,7	6,5	+12,4
813	Practo-Clyss	249,0	−5,9	3,3	−0,2
947	Laxoberal	207,9	−12,8	3,8	−7,7
1143	Dulcolax	167,5	−32,3	1,8	−17,0
1222	Aristochol Konzentrat Gran.	153,2	−27,6	3,7	−35,0
1472	Mucofalk	119,7	−25,8	3,9	−24,0
1481	Bifinorma	118,8	−24,3	3,6	−22,2
1583	Klysma-Salinisch	106,8	−28,9	1,5	−19,6
1652	Lactocur	99,8	+248,9	2,3	+292,1
1712	Agarol	93,3	−34,1	1,4	−32,2
1743	Lactuflor	90,0	+30,2	3,0	+20,2
Summe		3750,6	−7,6	98,2	−6,4
Anteil an der Indikationsgruppe		136,2 %		164,4 %	
Gesamte Indikationsgruppe		2753,4	−17,2	59,7	−15,4

Hier sind auch Präparate aufgeführt, die mit Laxantien wirkstoffgleich sind, in der Roten Liste aber als Lebertherapeutika geführt werden. Daher läßt sich der Anteil an der Indikationsgruppe nicht korrekt ausweisen.

Auch der Nutzen von Bakterienpräparaten ist zweifelhaft. In einer Placebo-kontrollierten Studie wurde die Wirkung der Lactobacillus-Kombinationen *Hylak N* und *Hylak N forte* auf die Symptombeeinflussung bei Patienten mit Nicht-Ulkusdyspepsie untersucht (Hentschel et al. 1997). Beide Präparate zeigten bei 126 Patienten gegenüber Placebo keine bessere Wirksamkeit in Bezug auf die Linderung von Symptomen wie epigastrische Schmerzen, Druck- und Völlegefühl und Übelkeit. Der Einsatz beider Präparate bei sogenannten funktionellen gastrointestinalen Beschwerden ist daher wissenschaftlich nicht zu rechtfertigen. Bei Kindern, die Antibiotika erhielten, führte die prophylaktische Gabe von Lactobacillus-Präparationen zu einer Verminderung der Stuhlfrequenz (Young et al. 1998). Darüber hinaus erwies sich eine Dauertherapie als effektiv in der Behandlung der „Pouchitis" nach ileoanaler Anastomose bei Patienten mit Colitis ulcerosa (Gionchetti et al. 1998). Zur abschließenden Beurteilung des therapeutischen Nutzens dieser Substanzen sind weitere klinische Studien erforderlich.

Laxantien

Die Gruppe der Laxantien umfaßt in ihrem Wirkungsmechanismus unterschiedliche Substanzen wie Quellstoffe, Lactulose, hydragoge Laxantien (z. B. Bisacodyl), pflanzliche Kombinationen und salinische Laxantien in Form von Klysmen (Tabelle 33.13). Da Laxantien im wesentlichen bei Patienten mit intaktem Kolon zum Einsatz kommen, sollten vorrangig Quellstoffe eingesetzt werden in Ergänzung zu einer ausführlichen Beratung über verdauungsphysiologische Vorgänge und diätetische Empfehlungen.

Auf die Laxantien entfällt trotz eines deutlichen Rückgangs immer noch ein Umsatz von fast 100 Mio. DM (Tabelle 33.12). Allerdings sind in dieser Summe einige Lactulosepräparate enthalten, die in der Roten Liste 1997 immer noch als Lebertherapeutika eingeordnet waren. Die meisten Lactulosepräparate werden inzwischen als Laxantien klassifiziert. Nur noch wenige Präparate (z. B. *Lactulose-ratiopharm*, *Lactuflor*) werden weiterhin als Lebertherapeutika gelistet, womit vermutlich der Ausschluß der Verordnungsfähigkeit gemäß Sozialgesetzbuch V (§ 34, Abs. 1, Nr. 3) für Abführmittel umgangen werden soll.

Der größte Anteil der Verordnungen entfällt auf Lactulosepräparate aus der Gruppe der osmotischen Laxantien. Bei leichteren Formen der Obstipation können Lactulose oder Lactitol indiziert sein. Beides sind schwer resorbierbare Disaccharide, die im Darmlumen osmotisch Flüssigkeit binden und erst im Dickdarm bakteriell zu Milchsäure und Essigsäure gespalten werden. Durch die kolonspezifische Wirkung werden potentielle Risiken anderer Laxantien vermieden. Lactulose oder Lactitol werden auch bei der hepatischen Enzephalopathie zur Steigerung der enteralen Ammoniakelimination eingesetzt. Während die Gesamtgruppe eine geringe Abnahme der Verordnungshäufigkeit zeigt, hat die Verordnung von Lactulose 1997 weiter zugenommen. Über 80 % der verordneten Tagesdosen entfielen 1997 auf Lactulose (Tabelle 33.13). In den letzten fünf Jahren ist es dadurch zu einer Verdoppelung der Lactuloseverordnungen gekommen. Es gibt keine Hinweise dafür, daß die hepatische Enzephalopathie oder die von dem Leistungsausschluß ausgenommenen Darmkrankheiten für die Anwendung von Laxantien (z. B. Tumorleiden, Divertikelkrankheiten) in diesem Zeitraum eine entsprechende Zunahme verzeichnen.

Quellstoffe, hydragoge Laxantien und insbesondere Laxantien-Kombinationen wurden weniger verordnet (Tabelle 33.13). Über 30 %

Magen-Darm-Mittel und Laxantien 387

Tabelle 33.13: Verordnungen von Laxantien 1997
Angegeben sind die 1997 verordneten Tagesdosen, die Änderungen gegenüber 1996 und die mittleren Kosten je DDD 1997.

Präparat	Bestandteile	DDD 1997 in Mio.	Änderung in %	DDD-Kosten in DM
Quellstoffe				
Mucofalk	Plantago ovata Samenschalen	3,6	(−23,2)	1,07
Osmotische Laxantien				
Bifiteral	Lactulose	52,2	(−19,9)	0,54
Lactulose-ratiopharm	Lactulose	25,4	(+16,4)	0,46
Lactulose Neda	Lactulose	24,7	(−23,9)	0,59
Lactulose Stada	Lactulose	23,6	(+352,6)	0,37
Bifinorma	Lactulose	7,8	(−21,6)	0,46
Lactocur	Lactulose	5,5	(+317,8)	0,42
Lactuflor	Lactulose	4,9	(+23,9)	0,60
		144,2	(+3,0)	0,50
Hydragoge Laxantien				
Laxoberal	Natriumpicosulfat	10,1	(−10,4)	0,38
Dulcolax	Bisacodyl	3,3	(−11,2)	0,56
		13,3	(−10,6)	0,42
Kombinationen				
Aristochol Konzentrat Gran.	Schöllkrautextrakt Aloeextrakt	6,4	(−38,6)	0,59
Microklist	Natriumcitrat Natriumlaurylsulfoacetat Sorbitol	2,4	(+12,5)	2,66
Agarol	Paraffin Phenolphthalein	1,7	(−33,9)	0,82
Practo-Clyss	Natriumdihydrogenphosphat Natriummonohydrogenphosphat	1,0	(−4,4)	3,44
Klysma-Salinisch	Natriumdihydrogenphosphat Natriummonohydrogenphosphat	0,3	(−23,9)	4,87
		11,8	(−28,7)	1,40
Summe		172,9	(−1,8)	0,57

lagen die Abnahmen bei Präparaten mit dem potentiell nephrotoxischen Aloeextrakt (*Aristochol Konzentrat Granulat*) und Phenolphthalein (*Agarol*), das vor allem allergische Hautreaktionen auslösen kann.

Literatur

Adam D. (1996): Enterale Nebenwirkungen durch Antibiotika. Arzneiverordnung in der Praxis 2: 1–3.
Bleichner G., Bléhaut H., Mentec H., Moyse D. (1997): Saccharomyces boulardii prevents diarrhea in critically ill tube-fed patients. Intensive Care Med. 23: 517–523.
Caspary W. F., Lüpke N. P., Oldiges F. J., Wahle K. (1995): Diarrhoe in der ärztlichen Praxis. Münch. Med. Wochenschr. 137: 411–415.
Cetina-Sauri G., Basto G. S. (1991): Antidiarrhöische Therapie bei Kindern. Der Kinderarzt 22: 2059–2061.
Food and Drug Administration (1998): FDA talk paper, 29. Juni 1998.
Gionchetti P., Rizello F., Venturi A. et al. (1998): Maintenance treatment of chronic pouchitis: a randomised placebo controlled double-blind trial with a new probiotic preparation. Gastroenterology 114: A985.
Hawkey C. J., Karrasch J. A., Szczepanski L., Walter D. G., Barkun A. et al. (1998): Omeprazole compared with misoprostol for ulcers associated with nonsteroidal antiinflammatory drugs. Omeprazole versus Misoprostol for NSAID-induced Ulcer Management (OMNIUM) Study Group. N. Engl. J. Med. 338: 727–734.
Hentschel C., Bauer J., Dill N., Blaul B., Jahnel M. et al. (1997): Complementary medicine in non-ulcer dyspepsia: is alternative medicine a real alternative? A randomised placebo-controlled double-blind clinical trial with two probiotic agents (Hylak N and Hylak N forte). Gastroenterology 112: A146.
Höchter W., Chase D., Hagenhoff G. (1990): Saccharomyces boulardii bei akuter Erwachsenendiarrhoe. Wirksamkeit und Verträglichkeit der Behandlung. Münch. Med. Wochenschr. 132: 188–192.
Kaplan M. A., Helzner E. C., Ash R. R., McKonly K. I. (1997): Loperamide and simethicone (L/S) combination therapy in acute diarrhea with abdominal symptoms. Gastroenterology 112: A21.
Koletzko S. (1997): Sonstige Erkrankungen des Magen-Darm-Traktes. In: Reinhardt D. (Hrsg.): Therapie der Krankheiten im Kindes- und Jugendalter. 6. Aufl., Springer, Berlin Heidelberg New York, S. 759–776.
Kollaritsch H., Holst H., Grobara P., Wiedermann G. (1993): Prophylaxe der Reisediarrhöe mit Saccharomyces boulardii. Fortschr. Med. 111: 152–156.
Labenz J., Tillenburg B., Peitz U., Köhl H., Becker T. et al. (1996): Ulcusheilung durch Helicobacter-pylori-Eradikation: Genügt eine Woche Therapie? Dtsch. Med. Wochenschr. 121: 3–8.
Lai K. C., Lam S. K., Hui W. M., Wong B. C. Y., Lan C. S. et al. (1998): Can eradication of helicobater pylori prevent future development of peptic ulcers in patients receiving long-term continuous nonsteroidal antiinflammatory drugs? Gastroenterology 114: A192.
Mac Lean N., Hübner-Steiner U. (1987): Behandlung arzneimittelbedingter Magen-Darm-Beschwerden. Fortschr. Med. 105: 239–242.
McFarland L. V., Surawicz C. M., Greenberg R. N. (1994): A randomized placebo-controlled trial of saccharomyces boulardii in combination with standard antibiotics for clostridium difficile disease. J. Am. Med. Assoc. 271: 1913–1918.

Metcalf T. J., Irons T. G., Sher L. D., Young P. C. (1994): Simethicone in the treatment of infant colic: a randomized placebo-controlled multicenter trial. Pediatrics 94: 29–34.

Scarpignato C., Rampal P. (1995): Prevention and treatment of traveler's diarrhea: a clinical pharmacological approach. Chemotherapy 41 (Suppl. 1): 48–81.

Serra J., Azpiroz F., Malagelada J. R. (1998): Abdominal symptoms, distension and intestinal gas retention induced by lipids. Gastroenterology 114: A386.

Silverstein F. E., Graham D. Y., Senior J. R., Davies H. W., Struthers B. J. et al. (1995): Misoprostol reduces serious gastrointestinal complications in patients with rheumatoid arthritis receiving nonsteroidal anti-inflammatory drugs. A randomized, double-blind, placebo controlled trial. Ann. Intern. Med. 123(4): 241–249.

Vigneri S., Termini R., Leandro G., Badalamenti S., Pantalena M. et al. (1995): A comparison of five maintenance therapies for reflux esophagitis. New Engl. J. Med. 333: 1106–1110.

Young R. J., Whithney D. B., Hanner T. L., Antonson D. L., Lupo J. V., Venderhoof J. A. (1998): Antibiotic associated diarrhea utilizing lactobacillus GG. Gastroenterology 114: A435.

34 Migränemittel

A. Keseberg

Migränemittel werden zur Anfallskupierung und zur Senkung der Anfallsbereitschaft eingesetzt. Typisch für die Migräne ist der anfallsartig auftretende Halbseitenkopfschmerz, häufig verbunden mit Erbrechen, Übelkeit und Lichtscheu. Bei 15% der Patienten leiten Aura-Symptome visueller und sensorischer Natur den Anfall ein. Frauen sind häufiger betroffen als Männer. Bei Frauen ist nicht selten ein Zusammenhang mit der Menstruation zu beobachten. Ätiologie und Pathogenese der Migräne sind unklar. Als Auslösefaktoren kommen Streß, hormonelle Faktoren und bestimmte Nahrungsmittel sowie Alkohol in Frage. Insgesamt handelt es sich um ein Krankheitsbild, das anhand der Anamnese leicht von anderen Kopfschmerzformen abgrenzbar ist (Diener et al. 1997).

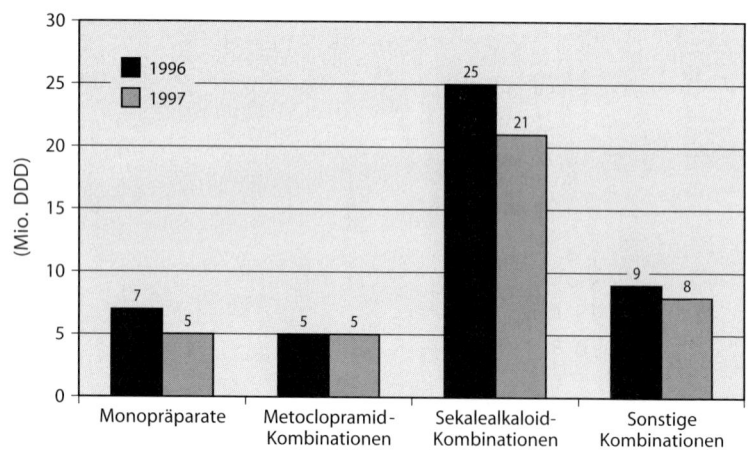

Abbildung 34.1: Verordnungen von Migränemitteln 1997
DDD der 2000 meistverordneten Arzneimittel

Ein leichter Migräneanfall ist mit den üblichen Analgetika und Antiemetika gut zu beeinflussen. Bei mittelschweren bis schweren Migräneattacken werden Antiemetika und als bisher wirksamstes Mittel Ergotamin eingesetzt (Dahlöf 1993), wobei Ergotamin vasokonstriktiv wirkt, die neurogene Entwicklung hemmt und die Freisetzung vasoaktiver Polypeptidneurotransmitter unterdrückt. Dihydroergotamin (DHE) wird extrem variabel absorbiert und eignet sich daher nicht sehr gut für die orale Therapie. Eine Alternative bei schweren Migräneattacken ist das 1993 neu eingeführte Sumatriptan (*Imigran*), ein $5\text{-HT}_{1B/1D}$-Serotoninagonist (Wilkinson et al. 1995). Oral oder subkutan appliziertes Sumatriptan lindert oder beseitigt in 65-80 % der Fälle den Migränekopfschmerz. Die Behandlungskosten liegen dabei bis sechsfach über denen von Ergotamin. Schwerwiegende Nebenwirkungen bei Patienten mit kardialen Vorerkrankungen oder anderen Kontraindikationen haben die Arzneimittelkommission der deutschen Ärzteschaft (1995) abermals veranlaßt, auf die Beachtung der Kontraindikationen hinzuweisen.

Weiterhin hat sich in der Therapie des Migräneanfalls Metoclopramid in freier Kombination mit Paracetamol bewährt. Als Therapieprinzipien kommen dabei die peripher analgetische Wirkung des

Tabelle 34.1: Verordnungen von Migränemitteln 1997
Angegeben sind die verordnungshäufigsten Präparate mit Verordnungsrang, Verordnungen und Umsatz 1997 im Vergleich zu 1996.

Rang	Präparat	Verordnungen in Tsd.	Änd. %	Umsatz Mio. DM	Änd. %
324	Ergo-Lonarid PD	545,1	−19,9	10,7	−16,6
481	Imigran	412,8	−1,8	58,1	−4,9
625	Migränerton	321,7	−8,3	6,9	−5,9
672	Migräne-Kranit N Tabletten	301,1	−9,0	7,1	−5,2
730	Migrätan S	277,1	−22,5	7,8	−18,8
842	Optalidon spezial NOC	237,0	−22,3	6,0	−13,1
1205	Avamigran N	155,5	−16,8	4,7	−7,5
1294	Cafergot N	141,5	−4,0	6,1	−0,2
1641	ergo sanol spezial N	100,5	−18,9	2,3	−13,9
1722	Clavigrenin	91,9	−30,2	2,7	−30,6
1754	Migralave N	89,4	−18,1	2,5	−22,7
1897	Migräflux (orange/grün)/-N	79,5	−9,7	1,9	−8,5
1928	Migräne-Kranit Kombi	77,6	−24,3	1,5	−22,3
	Summe	2830,8	−15,1	118,3	−9,1
	Anteil an der Indikationsgruppe	86,6 %		89,5 %	
	Gesamte Indikationsgruppe	3269,0	−15,4	132,2	−7,6

Paracetamols sowie die periphere Wirkung des Metoclopramids auf die Magenmotorik (bessere Resorption des Paracetamols) und seine zentrale Wirkung (Unterdrückung des Brechreizes) zum Tragen. Die Substanz blockiert zentrale Dopaminrezeptoren und wirkt, wie man seit neuestem weiß, zusätzlich auf Serotoninrezeptoren. Metoclopramid ist auch in Kombination mit Acetylsalicylsäure gut wirksam. In einer kontrollierten Studie wurde nachgewiesen, daß die Kupierung eines Migräneanfalls fast ebenso effektiv gelingt wie mit oral verabreichtem Sumatriptan (Tfelt-Hansen et al. 1995).

Eine Intervallbehandlung ist indiziert, wenn mehr als zwei Migräneanfälle pro Monat auftreten. Mittel der Wahl sind Betarezeptorenblocker (Propranolol, Metoprolol), die im Kapitel 17 besprochen werden. Alternativ wird auch der Calciumantagonist Flunarizin eingesetzt. Das früher übliche Dihydroergotamin wird nicht mehr empfohlen (Diener et al. 1997). Seine therapeutische Wirksamkeit ist durch bisher vorliegende kontrollierte Studien nicht eindeutig belegt (Transparenzkommission 1987).

Verordnungsspektrum

Die Verordnungen der Migränemittel waren in der gesamten Indikationsgruppe erneut rückläufig (Tabelle 34.1). Insgesamt hat die Verordnungshäufigkeit sowohl von Monopräparaten wie von Kombinationspräparaten abgenommen.

Monopräparate

Im Gegensatz zu 1996 ist der Verordnungsanteil der Monopräparate deutlich rückläufig, besonders ausgeprägt bei dem aus den neuen Bundesländern stammenden Dihydroergotaminpräparat *Clavigrenin*. Das gleiche gilt für Ergotamin, welches in Form von *ergo-sanol spezial N* vertreten ist, entstanden aus der früheren Dreifachkombination gleichen Namens. Der Serotoninagonist *Imigran* (Sumatriptan) zeigt trotz der enorm hohen Therapiekosten einen weiteren Anstieg in der Verordnung (Tabelle 34.2).

Tabelle 34.2: Verordnungen von Migränemitteln 1997
Angegeben sind die 1997 verordneten Tagesdosen, die Änderungen gegenüber 1996 und die mittleren Kosten je DDD 1997.

Präparat	Bestandteile	DDD 1997 in Mio.	Änderung in %	DDD-Kosten in DM
Monopräparate				
Clavigrenin	Dihydroergotamin	3,0	(−30,5)	0,90
Imigran	Sumatriptan	1,9	(+2,3)	31,24
ergo sanol spezial N	Ergotamintartrat	0,5	(−18,7)	5,02
		5,3	(−20,6)	11,87
Metoclopramidkombinationen				
Migränerton	Paracetamol Metoclopramid	4,9	(−8,1)	1,40
Sekalealkaloidkombinationen				
Ergo-Lonarid PD	Dihydroergotamin Paracetamol	6,0	(−18,7)	1,80
Optalidon spezial NOC	Dihydroergotamin Propyphenazon	5,4	(−16,6)	1,10
Migrätan S	Ergotamintartrat Propyphenazon	5,0	(−20,0)	1,55
Cafergot N	Ergotamintartrat Coffein	2,6	(−3,7)	2,35
Avamigran N	Ergotamintartrat Propyphenazon	2,1	(−16,7)	2,31
		21,1	(−16,7)	1,68
Sonstige Kombinationen				
Migräne-Kranit N Tabletten	Propyphenazon Paracetamol Codein	4,8	(−7,6)	1,47
Migralave N	Buclizin Paracetamol	1,6	(−23,5)	1,57
Migräflux (orange/grün)/-N	Dimenhydrinat Paracetamol Codein	1,3	(−8,1)	1,46
Migräne-Kranit Kombi	Ethaverin-HCl Propyphenazon Paracetamol	0,4	(−24,3)	3,79
		8,1	(−12,3)	1,60
Summe		39,4	(−15,4)	3,00

Kombinationspräparate

Die Verordnung der Metoclopramidkombination *Migränerton* ist 1997 weiterhin rückläufig. Für dieses Präparat ist die Wirksamkeit belegt. Die fixe Kombination bietet aber nicht immer Vorteile, da die Einzelkomponenten zeitversetzt eingenommen werden sollen und die Halbwertszeiten von Paracetamol (2 Std.) und Metoclopramid (5 Std.) unterschiedlich sind. Darüber hinaus genügen bei geringeren Migränesymptomen entweder nur Metoclopramid oder nur ein Analgetikum zur Kupierung (Diener et al. 1997).

Die Sekalealkaloidkombinationen halten in den Verordnungszahlen trotz eines weiteren Rückgangs weiterhin die Spitze (Tabelle 34.2). Keines dieser Präparate entspricht den heutigen Therapiekonzepten der Migränebehandlung. Bei *Ergo-Lonarid PD* ist Codein entfernt worden, der Beitrag der niedrigen Dosis von Dihydroergotamin (0,5 mg) zur Anfallskupierung ist aber ungewiß (Transparenzkommission 1987). Die Mehrzahl der Präparate (*Optalidon spezial NOC, Migrätan S, Avamigran N*) enthält Propyphenazon, das als Pyrazolderivat mit dem Risiko anaphylaktischer Reaktionen und der Agranulozytose behaftet ist und daher nur zurückhaltend angewendet werden soll (Mutschler 1996). Darüber hinaus gibt es bei der Migräne keine kontrollierten Studien zur Wirkung von Propyphenazon. Bei Migränepatienten induzierte die regelmäßige Einnahme von Analgetikakombinationen häufig Dauerkopfschmerzen, die am ehesten durch Ergotamin hervorgerufen wurden (Dichgans et al. 1984). Seit neuestem wird auch ein Sumatriptan-induzierter Dauerkopfschmerz beobachtet (Kaube et al. 1994).

Weniger kritisch wurden bisher Zweierkombinationen aus Ergotamin und Coffein (*Cafergot N*) beurteilt, da es schon länger Hinweise auf eine Steigerung der intestinalen Ergotaminresorption durch Coffein gab (Schmidt und Fanchamps 1974). Generell sollten aber auch Mischpräparate mit Coffein vermieden werden, das den während der Migräneattacke bereits erhöhten Sympathikustonus weiter steigert (Diener et al. 1997).

Die sonstigen Kombinationen enthalten nichtopioide Analgetika, Codein, Antihistaminika und Spasmolytika mit fraglicher therapeutischer Bedeutung für die Anfallskupierung der Migräne. Alle diese Kombinationen sind nach heutigen Therapievorstellungen nicht empfehlenswert (Diener et al. 1997). Diese Auffassung setzt sich in der praktischen Migränetherapie zunehmend durch, da alle diese Präparate weiter rückläufig sind (Tabelle 34.2).

Literatur

Arzneimittelkommission der deutschen Ärzteschaft (1995): Kontraindikation bei Sumatriptan beachten. Dtsch. Ärztebl. 92: A-1546–47.
Dahlöf C. (1993): Placebo-controlled clinical trials with ergotamine in the acute treatment of migraine. Cephalalgia 13: 166–171.
Dichgans J., Diener H. C., Gerber W. D., Verspohl E. J., Kukiolka H., Kluck M. (1984): Analgetika-induzierter Dauerkopfschmerz. Dtsch. Med. Wochenschr. 109: 369–373.
Diener H. C., Brune K., Gerber W., Göbel H., Paffenrath V. (1997): Behandlung der Migräneattacke und Migräneprophylaxe. Dtsch. Ärztebl. 94: A3092–A3102.
Kaube H., May A., Diener H. C., Paffenrath V. (1994): Sumatriptan. Brit. Med. J. 308: 1573–1574.
Mutschler E. (1996): Arzneimittelwirkungen. 7. Aufl., Wissenschaftliche Verlagsgesellschaft Stuttgart, S. 182.
Schmidt R., Fanchamps A. (1974): Effect of caffeine on intestinal absorption of ergotamine in men. Eur. J. Clin. Pharmacol. 7: 213–216.
Tfelt-Hansen P., Herny P., Mulder L. J., Scheldewaert R. G., Schoenen J., Chazot G. (1995): The effectiveness of combined oral lysine acetylsalicylate and metoclopramide compared with oral sumatriptan for migraine. Lancet 346: 923–926.
Transparenzkommission (1987): Transparenzliste Migräne. Bundesanzeiger Nr. 107 vom 12.06.1987.
Wilkinson M., Paffenrath V., Schoenen J., Diener H. C., Steiner T. (1995): Migraine and cluster headache – their management with sumatriptan: a critical review of the current clinical experience. Cephalalgia 15: 337–357.

35 Mineralstoffpräparate und Osteoporosemittel

U. Schwabe und R. Ziegler

In der Gruppe der Mineralstoffpräparate werden verschiedene Mineralsalze nach chemischer Systematik zusammengefaßt, die therapeutisch mehreren Indikationen zuzuordnen sind. Hauptvertreter sind die Calcium-, Kalium- und Magnesiumpräparate, die primär für die Substitution bei entsprechenden Mangelzuständen in Frage kommen. Daneben gibt es kleinere Präparategruppen, die Fluorid, Zink, Aluminium, Selen oder Kupfer enthalten.

Calcium- und Fluoridpräparate werden neben der Substitutionsbehandlung vor allem schwerpunktmäßig bei der Therapie der Osteoporose eingesetzt. Daher erscheint es uns zweckmäßig, weitere Osteoporosemittel in die Verordnungsanalyse einzubeziehen, die in zunehmendem Maße therapeutische Bedeutung gewinnen, nämlich

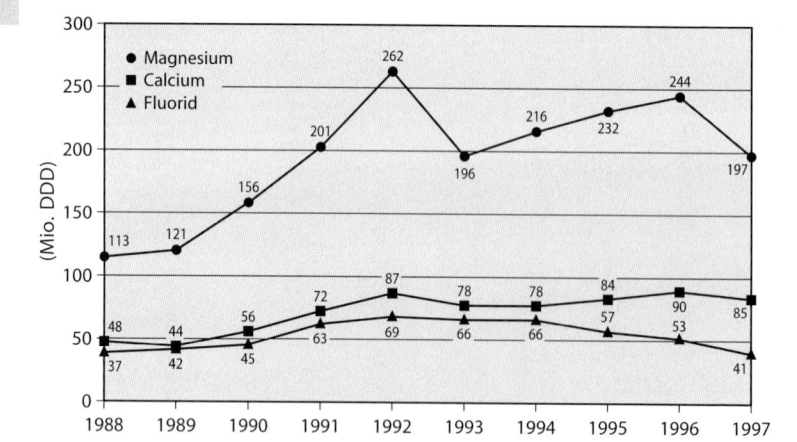

Abbildung 35.1: Verordnungen von Mineralstoffpräparaten 1988 bis 1997 Gesamtverordnungen nach definierten Tagesdosen (ab 1991 mit neuen Bundesländern)

Mineralstoffpräparate und Osteoporosemittel 397

Tabelle 35.1: Verordnungen von Mineralstoffpräparaten 1997
Angegeben sind die verordnungshäufigsten Präparate mit Verordnungsrang, Verordnungen und Umsatz 1997 im Vergleich zu 1996.

Rang	Präparat	Verordnungen in Tsd.	Änd. %	Umsatz Mio. DM	Änd. %
31	Magnesium Verla N Drag.	2173,0	−24,5	36,1	−21,6
92	Tromcardin Amp./Drag./Tabl.	1320,2	−14,6	40,9	−14,3
95	Calcium Sandoz Brausetabl.	1308,4	−35,5	42,3	−33,6
154	Magnetrans forte	960,8	−14,9	24,0	−13,6
155	Tridin	960,5	−27,4	54,4	−25,3
269	Kalinor-Brausetabl.	621,7	−14,9	19,1	+1,1
323	Magnesium-Diasporal N/orange	546,0	−29,3	17,9	−29,1
405	Magnesiocard	465,0	−16,5	8,2	−14,6
427	Ossofortin	454,7	−13,4	15,5	−12,8
463	Magium K	424,6	+167,6	10,4	+319,5
487	Magnesium Verla Tabl./N Konz	408,3	−25,2	8,3	−24,6
581	Zentramin Bastian N Tabl.	341,9	−26,2	13,0	−22,6
586	Oralpädon	341,1	−29,3	3,1	−29,3
712	Kalium-Mag.-Apogepha	284,1	−17,7	5,8	−17,2
856	Zinkorotat	233,4	−10,2	5,4	−6,9
876	Kalinor/retard	227,3	+3,7	5,2	+5,6
997	Calcium-Dura	194,1	+332,3	5,1	+552,2
1105	Ossin	174,4	−20,8	3,6	−19,4
1133	Magnerot N	169,0	−31,4	2,8	−28,7
1170	Ossofortin forte	162,3	(neu)	9,2	(neu)
1189	Ossiplex retard	158,2	−23,7	4,8	−20,7
1213	Kalium-Duriles	154,4	−6,9	4,7	+3,6
1219	Magnesium Jenapharm	153,9	−12,3	3,7	−12,3
1242	Biomagnesin	149,6	−42,8	2,8	−41,9
1310	Elotrans Neu	138,9	−23,3	1,6	−20,8
1340	Lösnesium	135,5	(neu)	4,4	(neu)
1343	Vivural	135,4	−26,0	4,7	−26,2
1380	Calcium Hexal	131,2	+271,3	3,8	+257,7
1388	Mg 5-Longoral	130,5	−38,6	3,1	−35,5
1443	Natriumfluorid 25 Baer	122,3	−5,6	1,6	−3,4
1509	Frubiase Brause Calcium	115,1	−42,9	4,6	−32,1
1523	Osspulvit S	113,7	−14,7	2,0	+1,4
1561	Unizink	109,0	−13,7	2,9	−11,2
1589	Rekawan	106,4	−7,3	1,7	−2,0
1609	Milupa GES	104,2	−10,0	0,8	−12,1
1611	Anti-Phosphat	104,0	−16,0	3,6	−9,1
1639	galacordin	101,0	+279,1	2,5	+370,5
1665	Kalitrans-Brausetabletten	98,5	−0,1	1,6	+2,1
1994	Calcimagon	73,3	−13,1	3,3	+14,2
	Summe	14105,6	−17,3	388,4	−13,7
	Anteil an der Indikationsgruppe	88,8 %		89,1 %	
	Gesamte Indikationsgruppe	15881,2	−17,7	435,9	−14,0

Calcitonin und die seit kurzem für diese Indikation zugelassenen Bisphosphonate. Neben den Mineralstoffpräparaten werden deshalb erstmals Osteoporosemittel erfaßt, die in der Indikationsgruppe der Nebenschilddrüsenhormone, Calciumstoffwechselregulatoren und Osteoporosemittel in der Roten Liste aufgeführt sind. Einige Hersteller haben auch Fluoridpräparate in diese Gruppe eingeordnet.

Die Verordnungen der Mineralstoffpräparate zeigten nach dem tiefgreifenden Schock des Gesundheitsstrukturgesetzes in den letzten Jahren Erholungstendenzen, die sich jedoch 1997 nicht fortgesetzt haben. Die Magnesiumverordnungen sind kontinuierlich angestiegen, fielen aber im letzten Jahr ähnlich wie 1993 deutlich ab; die Calciumverordnungen sind 1997 leicht auf das Niveau von 1995 abgefallen (Abbildung 35.1). In der gesamten Indikationsgruppe haben die Verordnungszahlen um ca. 18 % abgenommen, möglicherweise z. T. als Inanspruchnahme eines Einsparpotentials (Tabelle 35.1). Bei der Abnahme der Fluoride dürfte die Einführung der Bisphosphonate eine zunehmende Rolle spielen.

In der erstmals aufgenommenen Gruppe der Nebenschilddrüsenhormone, Calciumstoffwechselregulatoren und Osteoporosemittel sind 1997 fünf Arzneimittel unter den 2000 am häufigsten verordneten Präparaten vertreten. Es handelt sich um vier Osteoporosemittel aus der Gruppe der Bisphosphonate (*Didronel*, *Fosamax*) und der Nebenschilddrüsenhormone (*Karil*, *Calci*) sowie um ein Dihydrotachysterolpräparat (*A.T. 10*). Auf diese Präparate entfällt der Hauptteil der Verordnungen, aber ein kleiner Teil des Umsatzes (Tabelle 35.2).

Tabelle 35.2: Verordnungen von Nebenschilddrüsenhormonen, Calciumstoffwechselregulatoren, Osteoporosemitteln 1997
Angegeben sind die verordnungshäufigsten Präparate mit Verordnungsrang, Verordnungen und Umsatz 1997 im Vergleich zu 1996.

Rang	Präparat	Verordnungen in Tsd.	Änd. %	Umsatz Mio. DM	Änd. %
889	Didronel	224,4	+225,4	37,9	+276,4
1152	Karil	165,5	−27,3	25,9	−29,2
1262	Fosamax	145,5	+855,8	29,8	+967,8
1785	A.T. 10	87,7	+10,4	8,5	+5,8
1816	Calci	85,7	−17,2	5,5	−17,2
Summe		708,8	+43,2	107,5	+68,0
Anteil an der Indikationsgruppe		69,5 %		47,4 %	
Gesamte Indikationsgruppe		1020,5	+229	226,6	+39,0

Osteoporosemittel

Die differenzierte Osteoporosetherapie stützt sich auf den Einsatz von Hormonen wie Östrogene, Vitaminen wie Vitamin D und seine Metaboliten als auch auf die Calcium- und Fluoridpräparate, Bisphosphonate und Calcitonine. In den folgenden Abschnitten werden Calciumpräparate und Fluoride sowie die Bisphosphonate und Calcitonine abgehandelt. Dabei wird auch auf weitere Anwendungsgebiete der Calciumpräparate eingegangen.

Die Gesamtgruppe aller in der Osteoporosetherapie eingesetzten Arzneimittel hat im Vergleich zum Vorjahreszeitraum um 8 % zugenommen, wobei, wie erwartet, die Calcitonine und Fluoride deutlich abgenommen haben, während Calciumpräparate geringfügig, Bisphosphonate aber mehr als zehnfach gewachsen sind (Tabellen 35.3 und 35.4).

Calciumpräparate

Calciumsalze werden bei nutritiven oder malabsorptionsbedingten Calcium- und Vitamin-D-Mangelzuständen sowie substitutiv-adjuvant bei der Therapie der Osteoporose und des Hypoparathyreoidismus eingesetzt. Die empfohlene tägliche Calciumzufuhr beträgt für Erwachsene 1000 mg sowie für Schwangere, Stillende und postmenopausale Frauen, die keine Östrogensubstitution erhalten, 1500 mg (Arnaud und Sanchez 1990). Diese Mengen werden ohne weiteres durch den Calciumgehalt der üblichen Ernährung gedeckt. Besonders calciumreich sind Milch, Milchprodukte (Käse, Joghurt, Quark, Schokolade, Eiscreme) und viele Gemüse. Für eine ausreichende Calciumaufnahme wird Vitamin D in seiner wirksamen Form als 1,25-Dihydroxycolecalciferol benötigt. Bei funktionierender Calciumhomöostase hat eine den Bedarf übersteigende Calciumzufuhr beim gesunden Organismus keinen Nutzen.

Leichtere Calciummangelerkrankungen können infolge unzureichender Zufuhr oder leichter Resorptionsstörungen entstehen. Sie sollten primär durch eine ausreichende Calciumaufnahme mit der Nahrung (Milchprodukte) behandelt werden, bevor Calciumpräparate in Betracht gezogen werden. Chronische Calciummangelzustände infolge Hypoparathyreoidismus, Rachitis, Osteomalazie und Malabsorptionszuständen müssen dagegen mit Colecalciferol (Vitamin D_3)

oder seinen Metaboliten behandelt werden, um die intestinale Calciumresorption zu erhöhen. Die Calciumpräparate dienen in derartigen Situationen der Garantie eines ausreichenden bzw. optimierten Angebotes. Der verschreibende Arzt muß unbedingt nach geschätztem Bedarf verordnen. Die Bedeutung des Calciums als „Basistherapie" bei der Osteoporose ist heute unbestritten (Ziegler 1993). Dagegen gibt es für die Behandlung von allergischen Erkrankungen mit Calciumpräparaten keine hinreichenden Belege (Keseberg 1985).

Für die orale Substitutionsbehandlung wird in erster Linie Calciumcarbonat empfohlen, da es 40% Calcium enthält. Wegen des geringeren Calciumgehaltes sind Calciumlaktat (13%), Calciumglukonat (9%) und Calciumglucobionat (6,6%) weniger für die orale Therapie geeignet (American Medical Association 1986). Für die Beurteilung der verordneten Calciumpräparate ist daher ein ausreichender Calciumgehalt und eine entsprechende Dosierungsempfehlung von Bedeutung. Legt man den Richtwert von 1000 mg Calcium pro Tag zugrunde, dann sind inzwischen alle Monopräparate und die Mehrzahl der Kombinationspräparate ausreichend hoch dosiert, um in 1–2 Tagesdosen das Optimum zu erfüllen. Lediglich *Ossofortin* und *Osspulvit* erreichen trotz höherer Anzahl von Einzeldosen nur 300–500 mg pro Tag. Diese Bewertungen haben sich teilweise auf das Verordnungsverhalten ausgewirkt. Insgesamt haben sich die Verordnungen nicht verändert. Es zeigt sich jedoch eine Umverteilung zugunsten kostengünstigerer Präparate (*Calcium-Dura*, *Calcium Hexal*) und zu Lasten preislich höher angesiedelter (*Calcium Sandoz Brausetabl.*) (Tabelle 35.3).

Dihydrotachysterol (*A.T. 10*) ist ein Vitamin-D-Derivat, das trotz chemischer Unterschiede genauso wie Colecalciferol wirkt und traditionell bei Hypoparathyreoidismus zur Steigerung der Calciumkonzentration eingesetzt wird.

Fluoridpräparate

Fluoride dienen der Behandlung der primären Osteoporose mit langsamem Umsatz. Sie stimulieren die Knochenneubildung. Als Volldosis sind 20 mg Fluorid in Gestalt von Monofluorphosphat anzusehen, beziehungsweise 33-36 mg Fluorid als Natriumfluorid (75-80 mg NaF). Die Therapiezeit beträgt 2-4 Jahre. Bei den Verschreibungen führt *Tridin* als Kombinationspräparat von Fluorophosphat und Cal-

Tabelle 35.3: Verordnungen von Calciumpräparaten und Vitamin-D-Derivaten 1997
Angegeben sind die 1997 verordneten Tagesdosen, die Änderungen gegenüber 1996 und die mittleren Kosten je DDD 1997.

Präparat	Bestandteile	DDD 1997 in Mio.	Änderung in %	DDD-Kosten in DM
Calciumcarbonat				
Calcium-Dura	Calciumcarbonat	7,9	(+678,6)	0,64
Vivural	Calciumcarbonat	4,8	(−26,2)	0,97
Calcium Hexal	Calciumcarbonat	4,1	(+284,2)	0,93
Calcimagon	Calciumcarbonat	2,7	(−8,4)	1,20
		19,5	(+68,7)	0,86
Kombinationspräparate				
Calcium Sandoz Brausetabl.	Calciumlactogluconat Calciumcarbonat	29,0	(−28,9)	1,46
Ossofortin	Calciumphosphat Calciumgluconat Colecalciferol	11,1	(−12,7)	1,39
Ossofortin forte	Calciumcarbonat Colecalciferol	7,5	(neu)	1,23
Frubiase Brause Calcium	Calciumgluconat Calciumlactat Phosphorsäure	2,1	(−35,6)	2,21
Osspulvit S	Calciumphosphat Colecalciferol	1,7	(−15,7)	1,19
		51,4	(−12,5)	1,43
Vitamin-D-Derivate				
A.T. 10	Dihydrotachysterol	3,4	(−2,4)	2,52
Summe		74,3	(+0,7)	1,33

ciumsalzen, da die Fluoridtherapie in der Regel mit Calcium kombiniert wird. Vielerorts wird eine niedrig dosierte Vitamin-D-Zusatztherapie empfohlen.

Durch randomisierte Studien in den USA entstanden Zweifel an der Wirksamkeit des Fluorids. Verantwortlich war vermutlich das Studiendesign infolge fehlender Adaptierung an erforderliche Dosen und Fortsetzung der Therapie über vier Jahre, ohne Rücksicht darauf, ob bereits früher ein ausreichender Erfolg erzielt war (Wüster und Ziegler 1993). In einer nachträglichen Analyse bestätigen die amerikanischen Autoren diese Vermutung (Riggs et al. 1994). Die ver-

Tabelle 35.4: Verordnungen von weiteren Osteoporosemitteln 1997
Angegeben sind die 1997 verordneten Tagesdosen, die Änderungen gegenüber 1996 und die mittleren Kosten je DDD 1997.

Präparat	Bestandteile	DDD 1997 in Mio.	Änderung in %	DDD-Kosten in DM
Fluoridpräparate				
Tridin	Natriumfluorophosphat Calciumgluconat Calciumcitrat	21,4	(−27,3)	2,54
Ossin	Natriumfluorid	7,4	(−19,3)	0,49
Ossiplex retard	Natriumfluorid Ascorbinsäure	4,3	(−22,8)	1,12
Natriumfluorid 25 Baer	Natriumfluorid	3,3	(−3,2)	0,50
		36,3	(−23,5)	1,77
Biphosphonate				
Didronel	Etidronsäure	14,3	(> 1000)	2,66
Fosamax	Alendronsäure	9,1	(+975,4)	3,28
		23,4	(> 1000)	2,90
Calcitonin				
Karil	Calcitonin	1,3	(−29,0)	19,19
Calci	Calcitonin	0,7	(−14,8)	7,38
		2,1	(−24,6)	15,00
Summe		61,8	(+18,6)	2,65

schreibenden Ärzte sind offenbar weiterhin verunsichert. Das Jahr 1997 brachte einen erneuten Rückgang der verordneten Tagesdosen (Tabelle 35.4). Bei diesem Verhalten zeigt sich ein Umschwenken auf andere Therapieprinzipien, da für die Indikation Osteoporose 1996 zwei Bisphosphonate eingeführt wurden.

Fluoridpräparate werden weiterhin als wirksame Kariesprophylaxe in den Jahren der Zahnbildung eingesetzt. Interessant ist die Mitteilung, daß Fluor als Spurenelement möglicherweise auch für die Stabilität des Skeletts im Sinne einer Osteoporoseprophylaxe wirksam sein kann, wenn es etwa als Trinkwasserfluoridierung dauernd verwendet wird, wie eine Untersuchung aus Finnland gezeigt hat (Simonen und Laitinen 1985).

Bisphosphonate

Eines der Prinzipien der Osteoporosetherapie ist die Hemmung der verstärkten Resorption von Knochengewebe, die sogenannte antiresorptive Therapie. Im Sinne der Substitution werden einerseits die Östrogene verordnet, andererseits die Calcitonine und Bisphosphonate. Ein prinzipieller Unterschied in der Wirkung besteht bei letzteren nicht – hinsichtlich Zuverlässigkeit der Wirkung sind jedoch die Bisphosphonate den Calcitoninen überlegen. Sie haben auch den Vorteil günstigerer Behandlungskosten.

An führender Stelle steht die Etidronsäure (*Didronel*), gefolgt von der Alendronsäure (*Fosamax*). Etidronsäure wurde bereits als erstes Bisphosphonat 1982 zur Behandlung des Morbus Paget eingeführt und erhielt 1996 auch die Zulassung für die postmenopausale Osteoporose. Alendronsäure hat ähnliche Wirkungen wie Etidronsäure, wirkt aber in deutlich geringeren Dosen. Beide Bisphosphonate führen in den Tagesdosen mit deutlichem Abstand vor den Calcitoninen, die nur dank der höheren Tageskosten in der Rangfolge der Umsätze einen höheren Rang einnehmen (Tabelle 35.4). Es ist zu prognostizieren, daß sich die Bisphosphonate noch weiter verbreiten werden (Fleisch 1997).

Calcitonin

Calcitonin wird ebenfalls bei Krankheiten mit gesteigertem Knochenumbau eingesetzt. Am besten ist seine Wirkung bei Morbus Paget belegt. Als adjuvante Therapie wird es auch bei akuten Knochenschmerzen (z. B. infolge osteoporotischer Wirbeleinbrüche) und als Nasenspray zur Osteoporoseprophylaxe bei postmenopausalen Frauen eingesetzt.

Kaliumpräparate

Kaliumpräparate dienen zur Korrektur eines Kaliummangels, der in ausgeprägten Fällen auch als Hypokaliämie in Erscheinung tritt. Ursachen sind meist renale oder gastrointestinale Kaliumverluste. Am häufigsten ist die durch Diuretika induzierte Hypokaliämie. Auch an einen Diuretika- oder Laxantienabusus muß gedacht werden.

Tabelle 35.5: Verordnungen von Kaliumpräparaten 1997
Angegeben sind die 1997 verordneten Tagesdosen, die Änderungen gegenüber 1996 und die mittleren Kosten je DDD 1997.

Präparat	Bestandteile	DDD 1997 in Mio.	Änderung in %	DDD-Kosten in DM
Monopräparate				
Kalinor/retard	Kaliumchlorid	3,6	(+5,7)	1,46
Kalium-Duriles	Kaliumchlorid	3,4	(−5,0)	1,38
Rekawan	Kaliumchlorid	1,8	(−5,4)	0,92
Kalitrans-Brausetabletten	Kaliumhydrogencarbonat	1,7	(+2,2)	0,95
		10,5	(−0,5)	1,26
Kombinationspräparate				
Kalinor-Brausetabl.	Kaliumcitrat Kaliumhydrogencarbonat Citronensäure	20,0	(+1,2)	0,96
Kalium-Mag.-Apogepha	Kaliumadipat Magnesiumadipat	4,6	(−17,2)	1,26
Elotrans Neu	Glucose Natriumchlorid Natriumcitrat Kaliumchlorid	0,5	(−21,1)	3,36
Oralpädon	Natriumchlorid Kaliumchlorid Glucose Natriumhydrogencitrat	0,4	(−29,4)	7,16
Milupa GES	Glucose Natriumhydrogencarbonat Kaliumchlorid Natriumchlorid	0,2	(−10,0)	3,62
		25,7	(−3,9)	1,18
Summe		36,2	(−2,9)	1,20

Kalium sollte grundsätzlich oral substituiert werden. Die intravenöse Gabe ist jedoch immer dann notwendig, wenn der Patient oral kein Kalium einnehmen kann, z. B. im Coma diabeticum. Bei leichterem Kaliummangel ohne zusätzliche Risiken (z. B. Digitalistherapie, EKG-Veränderungen) und einem Kaliumserumspiegel über 3,5 mmol/l ist keine medikamentöse Therapie erforderlich (American Medical Association 1986). Hier reicht eine Korrektur durch kaliumreiche Nahrungsmittel aus (z. B. Obst, Gemüse, Kartoffeln, Fruchtsäfte). Die normale tägliche Kost enthält ohnehin 2-4 g Kalium (50-100 mmol). Erst bei einem Kaliumserumspiegel unter 3,5 mmol/l ist die Verordnung von Kaliumpräparaten sinnvoll. Als Tagesdosis werden 40 mmol Kalium empfohlen. Da ein Kaliummangel fast immer mit einer hypochlorämischen Alkalose einhergeht, ist Kaliumchlorid das Mittel der Wahl (American Medical Association 1986). Es ist in den meisten Monopräparaten enthalten. Marktführer ist allerdings weiterhin das Kombinationspräparat *Kalinor-Brausetabletten*, das Kaliumcitrat und Kaliumhydrogencarbonat enthält (Tabelle 35.5). Es wirkt alkalosefördernd und ist daher für die Korrektur der häufig vorkommenden hypochlorämischen Hypokaliämie wenig geeignet. Insgesamt haben die Verschreibungen der Kaliumpräparate leicht abgenommen. Es hat sich jedoch eine durchaus sinnvolle Verschiebung zugunsten der Monopräparate ergeben, wobei gleichzeitig die Abnahme von Präparaten mit höheren Preisen einen ökonomischen Trend erkennen läßt.

Oralpädon, Elotrans und *Milupa GES* sind für die Kaliumsubstitution nicht geeignet, weil sie nur geringe Kaliummengen enthalten. Bei diesen Präparaten handelt es sich vielmehr um glukosehaltige Elektrolytkombinationen, die für den Elektrolytersatz und die Rehydratation bei Durchfallerkrankungen verwendet werden. Ihre Verordnung hat durchweg abgenommen.

Magnesiumpräparate

Magnesiumpräparate sind zur Korrektur von Magnesiummangelzuständen indiziert. Typisches Symptom einer Hypomagnesiämie ist eine Tetanie infolge gesteigerter neuromuskulärer Erregbarkeit. Ursachen können langdauernde Elektrolytverluste bei Malabsorptionszuständen, Diarrhö, Nierenerkrankungen oder Diuretikatherapie sein, aber auch eine mangelnde Zufuhr bei chronischem Alkoholismus oder parenteraler Ernährung. Die tägliche Magnesiumaufnahme des Erwachsenen beträgt etwa 10-20 mmol (240-480 mg). Wegen der weiten Verbreitung dieses Kations in der Nahrung ist ein alimentär bedingter Magnesiummangel bei üblicher Kost selten (Kuhlmann et al. 1987). Bei stationären Patienten wird dagegen eine Hypomagnesiämie in 6-11 % der Fälle beobachtet (Manz et al. 1990).

Tabelle 35.6: Verordnungen von Magnesiumpräparaten 1997
Angegeben sind die 1997 verordneten Tagesdosen, die Änderungen gegenüber 1996 und die mittleren Kosten je DDD 1997.

Präparat	Bestandteile	DDD 1997 in Mio.	Änderung in %	DDD-Kosten in DM
Monopräparate				
Magnetrans forte	Magnesiumoxid	33,2	(−13,4)	0,72
Magnesium-Diasporal N/orange	Magnesiumcitrat	25,9	(−26,5)	0,69
Magnesium Verla Tabl./ N Konz	Magnesiumhydrogenaspartat	12,5	(−24,2)	0,66
Magnesiocard	Magnesiumaspartat	7,9	(−15,0)	1,03
Magnesium Jenapharm	Magnesiumcarbonat	5,1	(−12,3)	0,72
Mg 5-Longoral	Magnesiumhydrogenaspartat	4,7	(−38,2)	0,65
		89,4	(−20,8)	0,73
Kombinationspräparate				
Magnesium Verla N Drag.	Magnesiumhydrogenglutamat Magnesiumcitrat	45,7	(−23,1)	0,79
Tromcardin Amp./ Drag./Tabl.	Kaliumhydrogenaspartat Magnesiumhydrogenaspartat	30,4	(−14,1)	1,35
Magium K	Kaliumhydrogenaspartat Magnesiumhydrogenaspartat	12,3	(+186,2)	0,84
Zentramin Bastian N Tabl.	Magnesiumcitrat Calciumcitrat Kaliumcitrat	6,4	(−26,2)	2,02
Lösnesium Brausegranulat	Magnesiumcarbonat Magnesiumoxid	3,8	(neu)	1,16
Magnerot N	Magnesiumhydrogenphosphat Magnesiumcitrat	3,8	(−30,6)	0,74
Biomagnesin	Magnesiumhydrogenphosphat Magnesiumhydrogencitrat	2,7	(−43,1)	1,04
galacordin	Kaliumhydrogenaspartat Magnesiumhydrogenaspartat	2,2	(+444,5)	1,15
		107,2	(−9,3)	1,05
Summe		196,6	(−14,9)	0,91

In der Geburtshilfe und in der Kardiologie gibt es spezielle Indikationen für eine gezielte pharmakologische Magnesiumtherapie (siehe Arzneiverordnungs-Report '91). Kurzfristige Magnesiuminfusionen gelten bei speziellen Tachykardieformen (Torsades de pointes) und bei Digitalis-bedingten Arrhythmien als sichere und weitgehend gefahrlose Therapie. Eine dreiwöchige Kombinationsbehandlung mit Magnesium und Kalium hatte statistisch signifikante Effekte auf ventrikuläre Arrhythmien (-17,4 %), wobei die klinische Bedeutung weiterer Überprüfung bedarf, da auch unter Placebo eine signifkante Abnahme (-7,4 %) auftrat und repetitive Tachyarrhythmien unverändert blieben (Zehender et al. 1997). Dagegen hatte Magnesium beim akuten Myokardinfarkt keinen Effekt auf die 5-Wochen-Letalität, sondern erhöhte sogar die Häufigkeit von Herzversagen, schwerer Hypotonie und kardiogenem Schock (ISIS-4 Collaborative Group 1995). Auch eine einjährige Magnesiumgabe (15 mmol/d oral) senkte nach einem Myokardinfarkt das Auftreten kardialer Ereignisse (z. B. Reinfarkt, plötzlicher Herztod) nicht, sondern erhöhte das Risiko sogar um 55 % (Galloe et al. 1993).

Nach der weiteren „Erholung" des Magnesiummarktes im Jahr 1996 hat das Jahr 1997 einen neuerlichen Einbruch, nahezu vergleichbar demjenigen von 1993 erbracht. Man kann nur die damaligen Vermutungen wiederholen, daß auch Magnesiumpräparate zu dem Einsparpotential der Ärzte gehören, also teilweise mit einer gewissen Placebobedeutung verordnet werden. Vom letzten Platz der Liste des Jahres 1996 hat sich *Magium K* nach oben geschoben. Neu eingetreten in die Liste sind *Lösnesium* und *galacordin* (Tabelle 35.6).

Diese alljährlich zu beobachtenden Umverteilungen innerhalb der Gruppe finden keine plausible medizinische Erklärung. Weiterhin wird mit Indikationsansprüchen wie Pseudoneurasthenie, Arteriosklerose, vegetativer Dystonie, psychosomatischen Beschwerden und Streß geworben.

Weitere Mineralstoffpräparate

Zinkpräparate sind bei Zinkmangel indiziert, der z. B. bei langdauernder parenteraler Ernährung oder bei Dialysepatienten vorkommen kann. Andere Anwendungen zur Förderung der Wundheilung, zur Immunaktivierung bei Neoplasien oder zur Behandlung von virilen Potenzstörungen sind nicht ausreichend belegt. Die Verschreibungen haben 1997 abgenommen (Tabelle 35.7).

Tabelle 35.7: Verordnungen von weiteren Mineralstoffpräparaten 1997
Angegeben sind die 1997 verordneten Tagesdosen, die Änderungen gegenüber 1996 und die mittleren Kosten je DDD 1997.

Präparat	Bestandteile	DDD 1997 in Mio.	Änderung in %	DDD-Kosten in DM
Zinkpräparate				
Zinkorotat	Zinkorotat	6,4	(−9,5)	0,84
Unizink	Zinkhydrogenaspartat	5,3	(−7,8)	0,55
		11,7	(−8,7)	0,71
Aluminiumhydroxid				
Anti-Phosphat	Aluminiumhydroxid	1,0	(−14,5)	3,49
Summe		12,7	(−9,2)	0,93

Aluminiumhydroxid (*Anti-Phosphat*) ist 1997 nach dem starken Zuwachs des Vorjahres wieder etwas zurückgefallen. Es wird zur Hemmung der enteralen Phosphatresorption bei Hyperphosphatämie eingesetzt, die vor allem als Folge eines sekundären Hyperparathyreoidismus bei eingeschränkter Nierenfunktion vorkommt. Mittel erster Wahl ist allerdings Calciumcarbonat in Dosen von 6–10 g/Tag, da Aluminiumhydroxid zu Hyperaluminämie mit dem Risiko einer Enzephalopathie und Osteopathie führen kann (Tabelle 35.7).

Literatur

American Medical Association (1986): Agents affecting calcium metabolism. In: Drug Evaluations, 6th ed., Saunders Company, Philadelphia, pp. 827–839, 885–902.

Arnaud C. D., Sanchez S. D. (1990): The role of calcium in osteoporosis. Annu. Rev. Nutr. 10: 397–414.

Fleisch H. (1997): Bisphosphonates in bone disease. From the laboratory to the patient. Parthenon Publ. Group, New York London pp. 1–184.

Galloe A. M., Rasmussen H. S., Jorgensen L. N., Aurup P., Balslov S. et al. (1993): Influence of oral magnesium supplementation on cardiac events among survivors of an acute myocardial infarction. Brit. Med. J. 307: 585–587.

ISIS-4 Collaborative Group (1995): ISIS-4: a randomised Arctoriol trial assessing early oral Captopril, oral mononitrate and intravenous magnesium sulphate in 58050 patients with suspected acute myocardial infarction. Lancet 345: 669–685.

Keseberg A. (1985): Wert und Unwert der Therapie mit Calciumionen. Z. Allgemeinmed. 61: 899–901.

Kuhlmann U., Siegenthaler W., Siegenthaler G. (1987): Wasser- und Elektrolythaushalt. In: Siegenthaler W. (Hrsg.): Klinische Pathophysiologie. Georg Thieme Verlag, Stuttgart New York, S. 209–237.

Manz M., Mletzko R., Jung W., Lüderitz B. (1990): Behandlung von Herzrhythmusstörungen mit Magnesium. Dtsch. Med. Wschr. 115: 386–390.

Riggs B. L., O'Fallon W. M., Lane A., Hodgson S. F., Wahner H. W. et al. (1994): Clinical trial of fluoride therapy in postmenopausal osteoporotic women: Extended observations and additional analysis. J. Bone Miner. Res. 9: 265–275.

Simonen O., Laitinen O. (1985): Does fluoridation of drinking-water prevent bone fragility and osteoporosis? Lancet 2: 432–434.

Wüster C., Ziegler R. (1993): Fluorid-Therapie der Osteoporose: „Auf die Dosis kommt es an". Dtsch. Ärztebl. 90: B-41–42.

Zehender M., Meinertz T., Faber T., Caspary A., Jeron A. et al. (1997): Antiarrhythmic effects of increasing the daily intake of magnesium and potassium in patients with frequent ventricular arrhythmias. J. Am. Coll. Cardiol. 29: 1028–1034.

Ziegler R. (1993): Was ist gesichert in der Behandlung der Osteoporose der Frau in der Menopause? Internist 34: 18–24.

36 Mund- und Rachentherapeutika

S. Wittkewitz-Richter

Mund- und Rachentherapeutika werden zur Behandlung von Infektionen und schmerzhaften Schleimhautaffektionen des Mund- und Rachenraumes eingesetzt. Zum Einsatz kommen bei der symptomatischen Behandlung Lösungen, Pasten und Lutschtabletten. Die Sprays sollten den Gurgellösungen vorgezogen werden, da hiermit auch der Rachenraum erfaßt wird. Pasten und Gele werden lokal auf Aphthen oder Druckstellen aufgetragen. Lutschtabletten haben den Effekt der vermehrten Speichelsekretion, was häufig schon zu einer subjektiven Linderung der Beschwerden führt.

Bei den überwiegend durch Viren ausgelösten Infektionen des Mund- und Rachenraumes ist der Einsatz von Mund- und Rachentherapeutika, die vor allem antiseptisch oder lokal antibiotisch wirken,

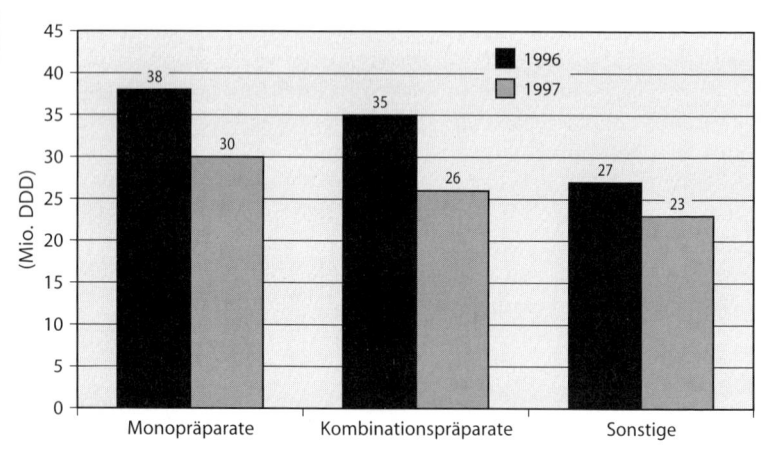

Abbildung 36.1: Verordnungen von Mund- und Rachentherapeutika 1997 DDD der 2000 meistverordneten Arzneimittel

nicht angezeigt. Die häufig auf Virusinfektionen aufgesetzten Candidainfektionen müssen gezielt mit Antimykotika therapiert werden. Somit verbleibt für eine lokale Therapie lediglich ein Anteil von ca. 20 % der Infektionen, die primär oder sekundär durch Bakterien ausgelöst werden. Ausgenommen davon sind allerdings Streptokokken-Infektionen, die wegen der eventuell auftretenden Spätkomplikationen systemisch mit Antibiotika zu therapieren sind. Zur Wirksamkeit und Effizienz der Mund- und Rachentherapeutika fehlen bisher aussagekräftige Studien.

Verordnungsspektrum

Der 1996 begonnene Verordnungsrückgang stellte sich 1997 in voller Ausprägung dar (Tabelle 36.1). Wie im Vorjahr betraf dies vorwiegend die Monopäparate und Antiseptika-Kombinationen (Abbildung 36.1). Unter den 2000 verordnungshäufigsten Arzneimitteln befinden sich inzwischen nur noch 30 Präparate gegenüber 34 im Vorjahr.

In der gesamten Indikationsgruppe wurden Verordnungen in Höhe von 103,1 Mio. DM zu Lasten der gesetzlichen Krankenversicherung ausgestellt, obwohl die Mund- und Rachentherapeutika zu den Bagatellarzneimitteln gehören und gemäß § 34 Abs. 1 SGB V für Versicherte ab dem 18. Lebensjahr grundsätzlich nicht verordnungsfähig sind. Die am 1. Januar 1994 in Kraft getretene Neufassung der Arzneimittelrichtlinien präzisiert hierzu, daß Mund- und Rachentherapeutika nur bei Pilzinfektionen, geschwürigen Erkrankungen der Mundhöhle und nach chirurgischen Eingriffen im Hals-, Nasen- und Ohrenbereich verordnet werden dürfen. Es bleibt zu hoffen, daß der massive Verordnungsrückgang ein therapeutisches Umdenken widerspiegelt und nicht ein Effekt der erhöhten Zuzahlung darstellt. Ursachen könnten somit nicht eingereichte Rezepte sein, bei denen die Preise der verordneten Arzneimittel unterhalb der Zuzahlung liegen „Nullerrezepte", oder das Ausweichen auf Privatrezepte.

Tabelle 36.1: Verordnungen von Mund- und Rachentherapeutika 1997
Angegeben sind die verordnungshäufigsten Präparate mit Verordnungsrang, Verordnungen und Umsatz 1997 im Vergleich zu 1996.

Rang	Präparat	Verordnungen in Tsd.	Änd. %	Umsatz Mio. DM	Änd. %
168	Chlorhexamed	917,4	−11,6	10,4	−6,0
186	Lemocin	849,5	−32,3	7,4	−30,4
407	Tonsilgon N	464,5	−13,2	6,0	−13,1
460	Dolo-Dobendan	427,3	−26,0	4,0	−25,3
498	Dobendan	398,4	−26,0	3,0	−27,8
681	Ampho-Moronal L-Tabl./Susp.	294,9	−15,3	10,8	−18,8
698	Dynexan A Gel	289,6	−19,0	3,1	−18,0
700	Hexoral	289,2	−29,4	3,6	−27,3
717	Herviros Lösung	281,6	−6,4	2,8	+2,7
765	Tantum Verde Lösung	264,3	−22,9	2,9	−20,7
798	Hexoraletten N	253,5	−32,1	2,1	−29,6
882	Bepanthen Tabletten	226,4	−30,6	2,5	−31,6
932	Tonsiotren	213,1	−17,3	2,9	−14,3
981	Betaisodona Mundantiseptikum	198,2	−12,0	3,2	−12,0
1051	Kamistad-Gel	184,4	−26,0	1,6	−20,8
1153	Dorithricin	165,4	−38,1	1,5	−37,4
1249	Dontisolon D	148,4	−24,7	1,9	−20,4
1326	Hexetidin-ratiopharm	137,1	−14,6	1,1	−14,6
1422	Lemocin CX Gurgellösung	124,0	−29,7	1,3	−28,6
1464	Moronal Suspension	120,2	−30,7	2,6	−32,2
1564	Dentinox N	108,5	−34,0	1,0	−31,6
1586	Recessan	106,6	−20,4	1,1	−18,8
1593	Frubienzym	106,0	−36,6	0,9	−37,1
1605	Pyralvex	104,6	−9,7	1,4	−3,8
1636	Doreperol N	101,2	−33,1	1,2	−30,3
1698	Corsodyl	95,0	−34,1	1,4	−34,1
1744	Mundisal	90,0	−17,7	0,9	−17,6
1772	Solcoseryl	88,5	−14,9	1,0	−12,0
1847	Frubilurgyl	83,0	−23,1	0,8	−19,7
1894	Dequonal	79,7	−20,7	0,9	−19,2
	Summe	7210,2	−23,4	85,3	−20,9
	Anteil an der Indikationsgruppe	86,1 %		82,8 %	
	Gesamte Indikationsgruppe	8376,0	−22,8	103,1	−18,2

Therapeutische Aspekte

Antiseptika

Unter den Monopräparaten überwiegen die Antiseptika, deren Wirkung in vitro nachgewiesen werden kann. Der Nachweis der therapeutischen Wirksamkeit gestaltet sich schwierig. Hinzu kommt eine häufig nicht ausreichende Konzentration der Antiseptika in den Zubereitungen. Andererseits verhindern Schleimhautreizungen bis hin zu Läsionen eine höhere Dosierung des Antiseptikums, vor allem in Lutschtabletten.

Chlorhexamed, Lemocin CX, Frubilurgyl und das von den Therapiekosten preiswerteste *Corsodyl* enthalten Chlorhexidingluconat, das eine breite antimikrobielle Wirkung gegen grampositive und gramnegative Keime zeigt. Die Wirkung gegen Hefen und Dermatophyten ist eher gering. Mundspülungen mit 10 ml einer 0,2 %igen Chlorhexidinlösung führen zu einer starken Reduktion der Speichelbakterienmenge, die bis zu zwölf Stunden nachweisbar ist. Bei Daueranwendung kann es zur reversiblen bräunlichen Verfärbung der Zunge und der Zähne sowie zur Beeinträchtigung des Geschmacksempfindens kommen (Bundesgesundheitsamt 1994). Bei allen vier Präparaten ist 1997 ein sehr deutlicher Verordnungsrückgang zu verzeichnen (Tabelle 36.2). Hexetidin (*Hexoral, Hexetidin-ratiopharm, Doreperol N*) wirkt schwächer und deutlich kürzer als Chlorhexidin (Raetzke 1993). Auch hier haben die Verordnungen stark abgenommen.

Das oberflächenaktive Cetylpyridiniumchlorid (*Dobendan*) wird in der Aufbereitungsmonographie (Bundesgesundheitsamt 1993) negativ bewertet, da die Anwendung angesichts des begrenzten antimikrobiellen Wirkspektrums sowie möglicher Risiken (z. B. allergische Reaktionen) nicht vertretbar ist.

Polyvidon-Iod (*Betaisodona Mundantiseptikum*) zeigt in vitro eine starke Keimreduktion, die jedoch in vivo durch Speichel oder Serumkontakt deutlich abnimmt. Bei Patienten mit Schilddrüsenerkrankungen und Iodüberempfindlichkeit ist Vorsicht geboten, da Iod aus den Zubereitungen resorbiert wird.

Tabelle 36.2: Verordnungen von Mund- und Rachentherapeutika (Monopräparate) 1997
Angegeben sind die 1997 verordneten Tagesdosen, die Änderungen gegenüber 1996 und die mittleren Kosten je DDD 1997.

Präparat	Bestandteile	DDD 1997 in Mio.	Änderung in %	DDD-Kosten in DM
Antiseptika				
Chlorhexamed	Chlorhexidingluconat	6,1	(−12,1)	1,71
Corsodyl	Chlorhexidingluconat	1,9	(−35,3)	0,76
Hexoral	Hexetidin	1,5	(−30,8)	2,37
Betaisodona Mundantiseptikum	Polyvidon-Iod	1,3	(−12,0)	2,39
Dobendan	Cetylpyridiniumchlorid	1,1	(−29,5)	2,81
Hexetidin-ratiopharm	Hexetidin	0,9	(−14,6)	1,19
Lemocin CX Gurgellösung	Chlorhexidingluconat	0,8	(−29,7)	1,62
Doreperol N	Hexetidin	0,4	(−34,2)	2,64
Frubilurgyl	Chlorhexidingluconat	0,3	(−19,5)	3,13
		14,3	(−21,7)	1,82
Antimykotika				
Ampho-Moronal L-Tabl./Susp.	Amphotericin B	2,9	(−16,6)	3,77
Moronal Suspension	Nystatin	0,3	(−32,5)	8,41
		3,2	(−18,5)	4,21
Antiphlogistika				
Mundisal	Cholinsalicylat	1,8	(−17,7)	0,49
Tantum Verde Lösung	Benzydamin	1,1	(−22,9)	2,75
		2,9	(−19,7)	1,33
Lokalanästhetika				
Recessan	Polidocanol	3,6	(−20,4)	0,32
Glucocorticoide				
Dontisolon D	Prednisolon	3,0	(−20,8)	0,63
Sonstige				
Bepanthen Tabletten	Dexpanthenol	2,9	(−31,7)	0,85
Summe		29,8	(−22,0)	1,63

Antimykotika

Die im Mundraum auftretenden Pilzinfektionen werden fast ausschließlich durch Candidaarten verursacht. Eine zuverlässige und gut verträgliche lokale Behandlung ist mit Amphotericin B (*Ampho-Moronal*) sowie mit Nystatin (*Moronal Suspension*) möglich. Antiseptika sollten zur Behandlung von Pilzinfektionen nicht eingesetzt werden, da die Konzentrationen in den Präparaten häufig nicht über der minimalen Hemmkonzentration liegen. Erhebliche Verordnungsrückgänge sind bei beiden Präparaten zu verzeichnen.

Antiphlogistika

Benzydamin (*Tantum Verde*) soll lokal angewendet antiphlogistisch und lokalanästhetisch wirken. Der antibakterielle Effekt des Wirkstoffes ist schwach, so daß bei der kurzen Anwendungsdauer die Keimzahl kaum reduziert werden kann. Die Substanz wird resorbiert und kann zu einer Vielzahl von Nebenwirkungen führen, wie z. B. Brechreiz, Übelkeit, Schlafstörungen und Hautkomplikationen. Neben Cholinsalicylat enthält *Mundisal* das als Hilfsstoff deklarierte Cetalkoniumchlorid, welches aufgrund erheblicher Lücken im Wirkspektrum negativ bewertet wurde (Bundesgesundheitsamt 1991). Die Verordnungen beider Präparate haben deutlich abgenommen (Tabelle 36.2).

Lokalanästhetika

Die als Monopräparat ausgewiesene *Recessan Salbe* enthält neben dem Oberflächenanästhetikum Polidocanol noch sieben weitere arzneilich wirksame Bestandteile, die als Hilfsstoffe deklariert sind.

Glucocorticoide

Nach Entfernen der Bestandteile Neomycin und Aminoquinurid ist seit Ende 1994 das Präparat *Dontisolon D* auf dem Markt, welches Prednisolonacetat als Monosubstanz enthält. Gleichwohl sollte die längerfristige Anwendung der Corticosteroide auf Schleimhäuten genauso kritisch gesehen werden wie die topische Anwendung auf der Haut (s. Kapitel 21, Dermatika und Wundbehandlungsmittel).

Sonstige

Bepanthen Tabletten werden als Adjuvans bei Entzündungen im Mund- und Rachenbereich sowie bei Entzündungen der Magenschleimhaut und des Dickdarms eingesetzt. Eine Wirksamkeit im Gastrointestinaltrakt konnte bisher nicht ausreichend belegt werden.

Antiseptische Kombinationspräparate

Die Kombination von Antiseptika mit einem Lokalanästhetikum ist in vielen Fällen sinnvoll, um stark schmerzende Affektionen zu lindern. Benzocain (*Dolo-Dobendan*, *Hexoraletten N*, *Dorithricin*) und Tetracain (*Herviros Lösung*) sind jedoch aufgrund einer möglichen Paragruppenallergie weniger geeignet. Bei fast allen Präparaten dieser Gruppe sind starke Verordnungsrückgänge zu verzeichnen (Tabelle 36.3).

Benzalkoniumchlorid (*Dynexan A Gel*, *Dorithricin*, *Dequonal*) wird im Entwurf der Aufbereitungsmonographie negativ bewertet (Bundesgesundheitsamt 1990). Aufgrund des begrenzten antimikrobiellen Wirkspektrums und der hohen Allergisierungsrate ist die Anwendung als antimikrobielle Substanz nicht vertretbar.

Das Lokalantibiotikum Tyrothricin (*Lemocin*, *Dorithricin*) wirkt gegen grampositive Bakterien. Die minimale Hemmkonzentration wird allerdings durch die entsprechenden Zubereitungen kaum erreicht. Dementsprechend wird die Verwendung von Tyrothricin in Lutschtabletten überwiegend negativ beurteilt (Fricke 1984, Fricke et al. 1990, Wunderer 1986, Daschner 1987). Dies scheint sich in einer Abnahme der Verordnungen um weit über 30 % widerzuspiegeln.

Während für die Kombinationen von Antiseptika mit einem Lokalanästhetikum in vielen Fällen ein therapeutischer Nutzen nachgewiesen ist, kann dieser für die Kombinationen mit anderen Stoffen überwiegend nicht nachvollzogen werden. *Frubienzym* enthält Lysozym, das normalerweise als unspezifischer humoraler Immunitätsfaktor in zahlreichen Körperflüssigkeiten vorkommt. Neben der begrenzten

Tabelle 36.3: Verordnungen von antiseptischen Mund- und Rachentherapeutika (Kombinationspräparate) 1997
Angegeben sind die 1997 verordneten Tagesdosen, die Änderungen gegenüber 1996 und die mittleren Kosten je DDD 1997.

Präparat	Bestandteile	DDD 1997 in Mio.	Änderung in %	DDD-Kosten in DM
Mit Lokalanästhetika				
Dynexan A Gel	Lidocain Benzalkoniumchlorid	8,4	(−20,3)	0,37
Kamistad-Gel	Lidocain Thymol Kamillenblütenauszug	6,1	(−26,0)	0,27
Herviros Lösung	Tetracain Aminoquinurid	3,5	(−6,4)	0,80
Lemocin	Tyrothricin Cetrimoniumbromid Lidocain	3,1	(−34,8)	2,35
Dolo-Dobendan	Cetylpyridiniumchlorid Benzocain	2,0	(−25,5)	2,05
Hexoraletten N	Chlorhexidin Benzocain	1,3	(−32,1)	1,64
Dorithricin	Tyrothricin Benzocain Benzalkoniumchlorid	0,7	(−39,1)	2,27
		25,1	(−24,0)	0,90
Mit anderen Stoffen				
Dequonal	Benzalkoniumchlorid Dequaliniumchlorid	0,7	(−16,7)	1,25
Frubienzym	Lysozym Cetylpyridiniumchlorid	0,5	(−40,2)	1,99
		1,2	(−28,0)	1,55
Summe		26,2	(−24,2)	0,93

Wirksamkeit wurden wiederholt allergische Reaktionen gemeldet, die sowohl durch das aus Hühnereiweiß gewonnene Lysozym als auch durch das ebenfalls enthaltene Cetylpyridiniumchlorid hervorgerufen werden können. Das Präparat verzeichnet nach Dorithricin die stärksten Verordungs- und Umsatzrückgänge in der Indikationsgruppe (Tabelle 36.1).

Cetylpyridiniumchlorid, das bereits unter den Monopräparaten negativ bewertet wurde, ist in zahlreichen Kombinationspräparaten enthalten (*Dolo-Dobendan, Frubienzym*).

Insgesamt gesehen muß die Zusammensetzung der überwiegenden Mehrzahl dieser Kombinationspräparate als ungeeignet bezeichnet werden.

Sonstige Mund- und Rachentherapeutika

Es handelt sich in dieser Gruppe fast ausschließlich um Präparate mit pharmakologisch fragwürdigen Kombinationen und einer Vielzahl von vor allem pflanzlichen Bestandteilen (Tabelle 36.4). Allenfalls sind unspezifische Wirkungen zu erwarten, da die Bestandteile nicht

Tabelle 36.4: Verordnungen von sonstigen Mund- und Rachentherapeutika 1997 Angegeben sind die 1997 verordneten Tagesdosen, die Änderungen gegenüber 1996 und die mittleren Kosten je DDD 1997.

Präparat	Bestandteile	DDD 1997 in Mio.	Änderung in %	DDD-Kosten in DM
Tonsilgon N	Eibischwurzel Kamillenblüten Schachtelhalmkraut Walnußblätter Schafgarbenkraut Eichenrinde Löwenzahnkraut	12,4	(−14,0)	0,49
Pyralvex	Rhabarberwurzelextrakt Salicylsäure	3,5	(−7,3)	0,40
Tonsiotren	Atropin. sulf. D5 Hepar sulf. D3 Kalium bichrom. D4 Silicea D2 Merc. biiodat. D8	2,8	(−17,3)	1,00
Dentinox N	Kamillentinktur Lidocain-HCl Polidocanol	2,8	(−34,0)	0,36
Solcoseryl	Kälberblutextrakt Polidocanol	1,3	(−14,9)	0,78
Summe		22,8	(−16,6)	0,54

ausreichend dosiert oder, was insbesondere für den Kälberblutextrakt (*Solcoseryl*) zutrifft, ausreichend geprüft sind. *Tonsilgon N*, welches sieben pflanzliche Bestandteile enthält, wird in der Roten Liste 1998 zur Behandlung rezidivierender und chronischer Atemwegsinfekte, insbesondere Tonsillitis, aufgeführt. Inwieweit die enthaltenen pflanzlichen Inhaltsstoffe hier wirksam sind, bleibt dahingestellt. Um so erstaunlicher ist, daß Tonsilgon inzwischen auf die dritte Stelle dieser Indikationsgruppe aufgerückt ist.

Zum Ausbau des positiven Trends im Sinne einer wirtschaftlichen Verordnungsweise bei den Mund- und Rachentherapeutika, sollte die indikative Eingrenzung der Verordnungsfähigkeit gemäß den Verordnungsrichtlinien weiterhin beachtet und verstärkt auf sinnvoll zusammengesetzte Präparate zurückgegriffen werden. Bei der bestehenden Erwartungshaltung der Patienten sollte auch zukünftig verstärkt an die Eigenverantwortung appelliert werden.

Literatur

Bundesgesundheitsamt (1990): Entwurf der Aufbereitungsmonographie Benzalkoniumchlorid vom 27.07.1990.
Bundesgesundheitsamt (1991): Aufbereitungsmonographie Cetalkoniumchlorid, Bundesanzeiger vom 29.02.1992: S. 1512.
Bundesgesundheitsamt (1993): Aufbereitungsmonographie Cetylpyridiniumchlorid, Bundesanzeiger vom 03.09.1993: S. 8559.
Bundesgesundheitsamt (1994): Aufbereitungsmonographie Chlorhexidin und Chlorhexidinsalze. Bundesanzeiger vom 24.08.1994: 9126.
Daschner F. (1987): Halsschmerzmittel. Dtsch. Apoth. Ztg. 127: 561-562.
Fricke U. (1984): Arzneimittel bei Erkältungskrankheiten. Pharm. Ztg. 129: 1164–1175.
Fricke U., Keseberg A., Liekfeld H. (1990): Empfehlungen für die Selbstmedikation; Leitsymptom Halsschmerz. Pharm. Ztg. 135: 28–31.
Raetzke P. (1993): Chlorhexidin. Ein Wirkstoff bereichert die Zahnheilkunde. Dtsch. Apoth. Ztg. 133: 3997–4000.
Wunderer H. (1986): Mund- und Rachentherapeutika. Dtsch. Apoth. Ztg. 126: 2281–2292.

37 Muskelrelaxantien

U. Schwabe

Zentral wirkende Muskelrelaxantien werden zur Behandlung krankhafter Tonuserhöhungen der Skelettmuskulatur eingesetzt. Grundsätzlich lassen sich zwei verschiedene Indikationen unterscheiden.

Die *spastische Tonuserhöhung der Skelettmuskulatur* ist durch zentralmotorische Störungen bedingt und tritt beispielsweise bei Schlaganfall oder multipler Sklerose auf. Durch eine einschleichende Dosierung von Muskelrelaxantien wird versucht, die bestehende Spastik zu reduzieren, ohne daß die meist gleichzeitig bestehenden Lähmungserscheinungen zu stark hervortreten. Eine wirksame Therapie ist mit den zentral angreifenden Mitteln Baclofen, Diazepam, Memantin, Tetrazepam und Tizanidin möglich. Schwächere Wirkungen hat das direkt auf die Muskulatur wirkende Dantrolen.

Weiterhin können *lokale Muskelverspannungen* durch Entzündungen, Verletzungen oder degenerative Wirbelsäulenerkrankungen ausgelöst werden. Sie reagieren in den meisten Fällen auf Ruhigstellung, physikalische Maßnahmen und Analgetika wie Acetylsalicylsäure oder Paracetamol. Schmerzhafte Muskelspasmen, die die Funktion beeinträchtigen und nicht ausreichend auf die konservativen Maßnahmen ansprechen, können mit zentral wirksamen Muskelrelaxantien aus der Gruppe der Benzodiazepine (Diazepam, Tetrazepam) behandelt werden.

Die Verordnungen der Muskelrelaxantien sind 1997 in der gesamten Indikationsgruppe massiv zurückgegangen (Tabelle 37.1). Hauptursache dürfte die Marktrücknahme Chlormezanon-haltiger Arzneimittel im Oktober 1996 gewesen sein. Damit sind zugleich auch die letzten Kombinationspräparate dieser Indikationsgruppe aus der Gruppe der häufig verordneten Arzneimittel ausgeschieden.

Tabelle 37.1: Verordnungen von Muskelrelaxantien 1997
Angegeben sind die verordnungshäufigsten Präparate mit Verordnungsrang, Verordnungen und Umsatz 1997 im Vergleich zu 1996.

Rang	Präparat	Verordnungen in Tsd.	Änd. %	Umsatz Mio. DM	Änd. %
176	Musaril	876,5	−11,3	30,9	−18,2
390	Mydocalm	473,2	+23,9	16,3	+30,3
391	Dolo-Visano M	473,1	+63,1	10,4	+79,7
603	Limptar N	332,9	−16,9	15,0	−15,2
684	Lioresal	293,7	−9,5	25,0	−13,9
709	Tetrazepam-ratiopharm	286,3	+45,3	5,2	+49,6
756	Sirdalud	266,2	+12,9	13,0	+18,9
896	Tethexal	221,9	+11,9	3,9	+19,6
1241	Ortoton	149,6	−9,3	7,0	−1,4
1324	Tetramdura	137,5	+51,3	2,5	+29,4
1419	Myospasmal	124,7	+105,2	1,6	+111,0
1435	tetrazep von ct	122,6	+26,4	1,7	+24,9
1500	Mobiforton	116,5	+3,0	2,3	+2,1
1528	Tetra-saar	113,0	−3,6	1,8	+8,5
1767	Baclofen-ratiopharm	89,0	+14,4	6,4	+13,7
Summe		4076,7	+9,1	142,9	+1,3
Anteil an der Indikationsgruppe		89,8 %		77,6 %	
Gesamte Indikationsgruppe		4539,1	−32,3	184,2	−29,0

Verordnungsspektrum

Führendes Präparat ist weiterhin *Musaril,* obwohl seine Verordnungen unter der Konkurrenz von sieben verordnungshäufigen Generika erneut rückläufig waren (Tabelle 37.2). Es enthält das Benzodiazepin Tetrazepam und hat grundsätzlich ähnliche muskelrelaxierende und sedierende Eigenschaften wie das seit langem für diese Indikation eingesetzte Diazepam. Auch im Abhängigkeitspotential unterscheidet es sich nicht wesentlich von anderen Benzodiazepinen. Tetrazepam ist jedoch erst in höheren Dosierungen (50-150 mg/Tag) wirksam als Diazepam (5-10 mg/Tag). Hinzu kommt, daß *Musaril* trotz der steigenden Verwendung von Generika immer noch achtmal so teuer ist wie Diazepampräparate (0,24 DM/Tag, vgl. Tabelle 40.2). Auch die Tetrazepamgenerika sind um ein vielfaches teurer als das ebenso gut wirkende Diazepam und damit ebenfalls substituierbar.

Lioresal mit dem Wirkstoff Baclofen ist nur bei zentral bedingten spastischen Tonuserhöhungen der Muskulatur indiziert. Es handelt sich um das am stärksten wirksame Arzneimittel bei dieser Indikation.

Tabelle 37.2: Verordnungen von Muskelrelaxantien 1997
Angegeben sind die 1997 verordneten Tagesdosen, die Änderungen gegenüber 1996 und die mittleren Kosten je DDD 1997.

Präparat	Bestandteile	DDD 1997 in Mio.	Änderung in %	DDD-Kosten in DM
Tetrazepam				
Musaril	Tetrazepam	15,9	(−18,4)	1,95
Tetrazepam-ratiopharm	Tetrazepam	3,4	(+61,7)	1,52
Tethexal	Tetrazepam	2,5	(+29,5)	1,52
Tetramdura	Tetrazepam	1,5	(+28,2)	1,64
Mobiforton	Tetrazepam	1,4	(+2,6)	1,67
tetrazep von ct	Tetrazepam	1,1	(+31,2)	1,60
Tetra-saar	Tetrazepam	1,0	(+12,0)	1,74
Myospasmal	Tetrazepam	1,0	(+128,3)	1,59
		27,8	(−1,4)	1,79
Baclofen				
Lioresal	Baclofen	6,3	(−10,8)	3,97
Baclofen-ratiopharm	Baclofen	2,4	(+13,7)	2,68
		8,7	(−5,2)	3,62
Andere Muskelrelaxantien				
Limptar N	Chininsulfat	15,2	(−14,8)	0,99
Mydocalm	Tolperison	4,3	(+25,1)	3,81
Sirdalud	Tizanidin	3,7	(+19,9)	3,57
Dolo-Visano M	Mephenesin	2,1	(+68,3)	4,84
Ortoton	Methocarbamol	1,7	(+3,6)	4,12
		26,9	(−0,9)	2,29
Summe		63,4	(−1,7)	2,25

Limptar N enthält seit 1990 nur noch Chinin und wird seit längerer Zeit zur Behandlung nächtlicher Wadenkrämpfe empfohlen. Es gilt allgemein als wirksames Mittel, obwohl die Belege aus kontrollierten Studien widersprüchlich sind (Mandal et al. 1995).

Mydocalm (Tolperison) wurde bereits vor 40 Jahren entwickelt und gelangte 1994 erstmals unter die 2000 meistverordneten Arzneimittel. Als zentralwirkendes Muskelrelaxans wird es bei Muskelverspannungen und Spastik angewendet.

Sirdalud enthält den Wirkstoff Tizanidin, ist dem Clonidin strukturverwandt und hat ähnliche sedative und hypotensive Nebenwirkungen. Die Wirksamkeit bei zentral und peripher bedingten Muskelspasmen ist belegt. Es gilt daher als sinnvolle Alternative zu Baclofen bei Patienten mit spinal bedingter Spastizität. Die Verordnung hat 1997 wieder zugenommen.

Mephenesin (*Dolo-Visano M*) ist ein zentral wirkendes Myotonolytikum, das für die Behandlung schmerzhafter Muskelspasmen angewendet wird. Der klinische Nutzen von Mephenesin dürfte aufgrund der kurzen Wirkdauer (Halbwertszeit 1 h) und der sedierenden Nebenwirkungen nur begrenzt sein. Die Verordnungen nahmen trotz der hohen Verordnungskosten 1997 stark zu.

Ortoton (Methocarbamol) gehört ebenfalls zur Gruppe der zentralen Myotonolytika, ohne daß der Wirkungsmechanismus bisher bekannt ist. Möglicherweise wirkt es aufgrund seiner generellen sedierenden Eigenschaften.

Literatur

Mandal A. K., Abernathy T., Nelluri S. N., Stitzel V. (1995): Is quinine effective and safe in leg cramps? J. Clin. Pharmacol. 35: 588–593.

38 Ophthalmika

M. J. Lohse

Die Indikationsgruppe der Ophthalmika umfaßt Präparate, die lokal oder in einzelnen Fällen auch systemisch bei Augenkrankheiten gegeben werden. Solche Präparate werden ganz überwiegend von Ophthalmologen, daneben vor allem von Allgemeinmedizinern verordnet (vgl. Kapitel 52). Sie erreichen hohe Verordnungszahlen, tragen aber wegen günstiger Kosten zu den Gesamtumsätzen des Arzneimittelmarktes weniger bei. Insgesamt hat es bei den Verordnungen von Ophthalmika im letzen Jahr deutliche Rückgänge gegeben, die im Mittel fast 12 % betrugen, bei einzelnen Präparaten erheblich höher ausfielen. Diesem abnehmenden Trend haben sich nur wirkliche Neuerungen, wie *Trusopt*, sowie die Filmbildner ohne Konservierungsmittel entzogen (Tabelle 38.1).

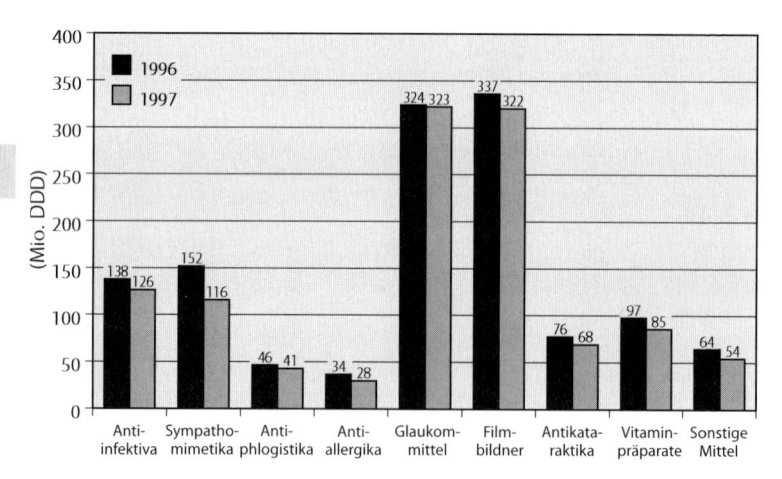

Abbildung 38.1: Verordnungen von Ophthalmika 1997
DDD der 2000 meistverordneten Arzneimittel

Tabelle 38.1: Verordnungen von Ophthalmika 1997
Angegeben sind die verordnungshäufigsten Präparate mit Verordnungsrang, Verordnungen und Umsatz 1997 im Vergleich zu 1996.

Rang	Präparat	Verordnungen in Tsd.	Änd. %	Umsatz Mio. DM	Änd. %
81	Bepanthen Augen-/Nasensalbe	1469,7	−22,3	7,6	−21,9
233	Kanamytrex	714,7	−12,9	6,5	−7,7
250	Refobacin Augensalbe/Tropf.	670,1	−13,0	4,5	−13,0
260	Corneregel	644,4	−3,9	5,1	+4,4
261	Dexa-Gentamicin	643,5	−6,5	6,0	−6,2
268	Inflanefran	626,6	−2,3	8,8	+7,2
298	Lacophtal	580,5	−15,8	7,4	+2,8
311	Vidisic	562,5	−16,0	5,9	−27,9
349	Trusopt	520,4	+51,0	46,6	+67,4
360	Floxal	509,6	+22,6	6,7	+25,5
365	Artelac	501,6	−3,1	9,1	−3,6
388	Vividrin Augentropfen	475,7	−26,3	8,0	−26,4
412	Isopto-Max	462,4	+4,4	7,6	+5,6
450	Livocab Augentropfen	439,0	−14,1	19,1	−12,9
485	Oculotect	408,9	−15,1	5,0	−33,7
502	Timomann	394,5	+14,7	6,4	+39,0
518	Tim Ophthal	379,3	+17,2	6,2	+43,6
553	Lacrisic	360,8	−17,7	4,1	−5,9
559	Liquifilm	354,2	−27,7	4,1	−45,6
560	Gentamicin-POS	353,2	−10,3	2,0	−10,7
573	Siccaprotect	345,8	−14,1	4,1	−9,8
578	Dexamytrex	342,6	−10,0	4,2	−10,7
591	Chibro-Timoptol	338,6	−7,1	10,7	−19,6
619	Dispatenol	324,0	−29,3	3,5	−17,5
626	Yxin	321,3	−26,0	2,2	−24,0
627	Oculotect fluid	321,1	+65,4	4,2	+33,8
640	Antikataraktikum N	315,2	−18,7	5,5	−12,5
653	Vistagan	311,3	−3,8	10,2	−14,6
680	Lacrimal	297,0	−18,8	3,2	−26,4
683	Betamann	294,4	−4,9	9,6	−11,3
719	Cromohexal-Augentropfen	280,5	−20,7	4,2	−24,9
720	Isoglaucon	279,8	−8,8	7,8	−18,8
732	Dexium	276,7	−11,8	24,5	−21,9
737	Vidisept	274,0	−21,6	3,1	−29,2
754	Oxytetracycl. Pred. Jenapharm	266,7	−10,7	3,5	−4,4
758	Protagent	265,7	−2,4	6,0	−5,3
806	Fucithalmic	251,6	−20,6	3,1	−20,6
808	Ophtalmin	251,0	−19,9	2,1	−15,0
814	Ecolicin	248,8	+19,1	2,9	+22,6
820	Proculin	245,6	−35,7	1,6	−33,6
864	Polyspectran Augen-/Ohrentr.	231,6	−11,1	2,1	−2,7
869	Terracortril Augensalbe/-Tr.	229,9	−5,0	1,9	−5,1

Tabelle 38.1: Verordnungen von Ophthalmika 1997 (Fortsetzung)
Angegeben sind die verordnungshäufigsten Präparate mit Verordnungsrang, Verordnungen und Umsatz 1997 im Vergleich zu 1996.

Rang	Präparat	Verordnungen in Tsd.	Änd. %	Umsatz Mio. DM	Änd. %
870	Dispatim	229,1	+10,6	6,6	+13,9
901	Blephamide Augensalbe/Tr.	219,6	−4,3	2,9	−1,2
905	Thilo-Tears	219,1	−9,4	3,3	−7,6
921	Arufil 2 %	216,3	+26,3	1,7	+39,6
976	Dexa-Polyspectran N	200,3	−5,7	2,6	+0,5
987	Ficortril Augensalbe	196,8	−3,1	1,6	−2,9
990	Arutimol	195,8	−11,3	4,7	−8,4
1003	Sophtal-POS N	192,3	−22,8	1,9	−13,8
1030	Vidirakt S mit PVP	187,6	−25,3	2,4	−18,1
1037	Normoglaucon	186,5	−7,4	10,8	+6,8
1058	Solan M	182,4	−12,8	2,4	+9,6
1074	Lacrimal O.K.	179,2	+24,8	5,7	+26,4
1084	Dobica	177,4	−26,3	10,1	−26,2
1088	Pilomann	176,8	−22,3	2,6	−6,2
1108	Spersadexolin	174,4	−12,9	3,2	+0,9
1137	Terramycin Augensalbe	168,6	−25,3	0,7	−25,4
1182	Berberil N	159,0	−38,0	1,1	−33,3
1191	Noviform	157,7	−4,4	2,3	+9,3
1192	Voltaren ophtha	157,5	+4,5	7,1	+18,4
1198	Pilocarpin Ankerpharm	156,4	−41,2	1,6	−20,8
1212	Ultracortenol	154,7	−7,0	2,5	−1,6
1224	Kanamycin-POS	152,8	−5,1	1,0	−5,9
1235	Biciron	150,5	−20,6	1,0	−20,6
1239	Aquapred Augentropfen	149,8	−31,6	1,2	−26,9
1271	Oxytetracyclin Augensalbe	144,1	−25,3	1,0	−20,1
1274	Dacrin	143,9	−26,1	1,2	−26,1
1284	Irtan	142,6	−25,0	5,3	−27,8
1327	Pilocarpol	136,9	−25,2	1,4	−20,9
1333	Polyspectran Augensalbe	136,5	+4,1	1,3	+7,3
1338	Ocuflur	135,8	−25,7	5,6	−21,1
1341	Timohexal	135,5	−17,9	3,4	−16,6
1354	Vitamin A-POS	134,0	−17,0	0,8	−9,1
1371	Heparin-POS	131,8	−9,5	1,3	−8,4
1386	Timpilo	130,6	−0,9	11,9	+0,9
1406	LentoNit	126,3	+5,7	1,9	+7,5
1413	Cromoglicin-ratioph.Augentr.	125,4	−18,0	2,1	−18,9
1421	Clonid Ophtal	124,3	+14,2	2,2	+24,5
1423	Arteoptic	124,0	−26,4	4,2	−33,3
1432	Betoptima	123,3	+4,1	4,0	−7,1
1446	Oculotect Gel	122,1	−28,2	1,2	−19,8
1477	Mycinopred	119,0	−18,0	1,6	−18,0
1480	Efflumidex	118,8	−20,8	1,6	−10,7
1525	Allergocrom Augentropfen	113,4	−12,5	1,4	−5,9
1549	Borocarpin S	110,5	−10,4	1,7	+6,0
1553	Allergopos N	110,3	−12,3	0,8	−12,3

Tabelle 38.1: Verordnungen von Ophthalmika 1997 (Fortsetzung)
Angegeben sind die verordnungshäufigsten Präparate mit Verordnungsrang, Verordnungen und Umsatz 1997 im Vergleich zu 1996.

Rang	Präparat	Verordnungen in Tsd.	Änd. %	Umsatz Mio. DM	Änd. %
1580	Dexa-Sine	107,0	+8,4	1,9	+30,7
1595	Lacrigel	105,7	−23,0	1,0	−18,7
1618	Prednisolon Augensalbe	103,5	−21,8	1,3	−21,8
1625	Timolol POS	102,4	−11,4	2,3	−7,4
1638	Spersallerg	101,0	−17,5	1,5	−11,0
1647	Regepithel	100,1	−30,9	0,8	−5,2
1650	Konjunktival	99,9	−13,3	1,1	+20,0
1671	Posorutin Augentropfen	98,0	−23,9	0,8	−16,1
1674	Dexa Biciron	97,7	−7,4	1,1	−0,5
1681	Vitreolent Plus	96,6	−14,7	3,2	+3,8
1687	Ophtopur N	95,9	−12,7	0,8	−10,6
1711	Alomide	93,3	(neu)	1,3	(neu)
1717	Timosine	92,4	−7,4	6,4	−1,0
1728	Dispadex comp.	91,4	+19,3	0,9	+37,2
1749	Hydrocortison-POS N	89,8	+10,2	0,7	+22,6
1770	Sic Ophtal	88,8	+355,0	0,7	+410,7
1771	Totocortin	88,7	−27,8	0,7	−24,7
1781	Panthenol-Augensalbe	87,9	−24,5	0,4	−23,0
1822	Ciloxan	85,4	−11,3	1,0	−11,3
1827	Oculosan N	84,8	−20,8	1,6	−4,2
1879	Gentamytrex	80,6	−11,9	0,6	−10,3
1948	Liposic	75,9	(neu)	0,8	(neu)
1951	Levophta	75,8	−29,8	2,0	−29,7
Summe		26556,9	−11,1	467,0	−5,3
Anteil an der Indikationsgruppe		86,5 %		87,0 %	
Gesamte Indikationsgruppe		30703,4	−11,9	536,9	−5,0

Die hier erfaßten Präparate der Ränge bis 2000, die für ein kleines Indikationsgebiet sehr zahlreich sind, machen 87 % der Verordnungen von Ophthalmika aus. Abbildungen 38.1 und 38.2 geben die 2000 verordnungsstärksten Präparate bzw. den Gesamtmarkt wieder. Dabei fällt auf, daß bei den Glaukommitteln die 2000 verordnungsstärksten Präparate (323 Mio. DDD, Abbildung 38.1) nur 84 % des Gesamtmarktes (385 Mio. DDD, Abbildung 38.2) ausmachen.

Die zahlreichen hier erfaßten Präparate zeigen, daß eine erstaunliche Breite von Arzneimitteln für Augenkrankheiten eingesetzt wird. Die Gruppe der Ophthalmika ist sehr heterogen und kann daher nur bei Aufgliederung in die einzelnen Arzneimittelgruppen sinnvoll betrachtet werden. Von den definierten Tagesdosen (DDD) entfielen früher fast zwei Drittel auf die Gruppen Glaukommittel, „Antikataraktika" und Sympathomimetika. Im Laufe der letzten Jahre haben sich hier erhebliche Umschichtungen ergeben (Abbildungen 38.1 und 38.2). Insbesondere haben die Verordnungen von Glaukommitteln in den achtziger Jahren erheblich zugenommen und sich anschließend auf hohem Niveau stabilisiert. Die Filmbildner haben sich mit kontinuierlichen Zuwächsen als zweitstärkste Gruppe etabliert. Dagegen sind die Verordnungen der in ihrer Wirksamkeit sehr zweifelhaften „Antikataraktika" kontinuierlich zurückgegangen. Prozentual bemerkenswert zugenommen, nämlich etwa auf das Doppelte, haben in den letzten zehn Jahren auch die Verordnungen von Antiinfektiva, Vitaminpräparaten und Antiallergika, wenn auch die Gesamtmengen dieser Präparate nicht so erheblich sind. Im letzten Jahr wurden die DDD für die Glaukommittel entsprechend den WHO-Werten für die *beidseitige* Therapie neu definiert; dadurch verbietet sich ein direkter Vergleich mit den früher publizierten Werten. In Abbildung 38.2 sind jedoch die Verordnungen auch für die früheren Jahre mit den neu festgelegten DDD vorgenommen, so daß die Trends der Verordnungen korrekt wiedergegeben werden. Bei diesen Trends fällt auf, daß die Abnahmen der Verordnungen alle Arzneimittelgruppen erfassen.

Antiinfektiva

Antiinfektive Ophthalmika (Tabellen 38.2 und 38.3) werden zur Behandlung von Infektionen des vorderen Augenabschnittes eingesetzt. Diese Infektionen äußern sich zumeist als Konjunktivitiden. Für die bakterielle Konjunktivitis werden im allgemeinen lokal anwendbare Antibiotika verordnet. Auch wenn ein Antibiogramm in der Regel nicht erforderlich ist, empfiehlt sich die Kenntnis der aktuellen und regional oft spezifischen Resistenzlage. Als Erreger kommen vor allem Staphylokokken, Pneumokokken und Haemophilus in Betracht. In einer größeren Resistenzstudie aus den USA wurde folgende Reihenfolge der Wirksamkeit bestimmt: Chloramphenicol, Bacitracin plus Polymyxin B, Gentamicin, Gyrasehemmstoffe, Neomycin, Erythromycin (Everett et al. 1995). Neuere Resistenzstudien aus Amerika (Jensen und Felix 1998) und Japan (Ooishi und Miyao 1997) zeigen vor allem hohe Sensitivität gegenüber Fluochinolonen und relativ hohe Resistenzraten gegenüber Erythromycin. Vergleichbare Daten liegen für Deutschland nicht vor.

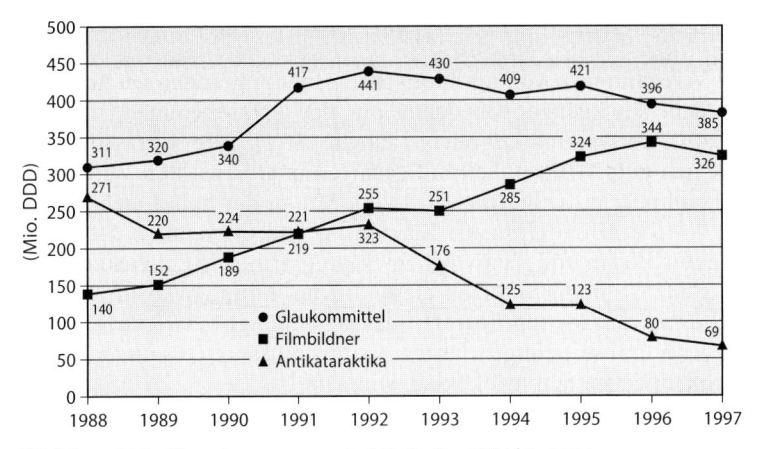

Abbildung 38.2: Verordnungen von Ophthalmika 1988 bis 1997 Gesamtverordnungen nach definierten Tagesdosen (ab 1991 mit neuen Bundesländern)

In einer vergleichenden Untersuchung zur experimentellen Konjunktivitis durch *Staph. aureus* wurde allerdings gefunden, daß Antiseptika wie Ethacridin (*Biseptol*) oder Polyvidon-Iod zu schnellerer Elimination der Bakterien und Regression der Symptome führten als die Kombination aus Bacitracin, Polymyxin B und Neomycin (Behrens-Baumann und Begall 1993). Insofern ist nicht gesichert, daß Antibiotika bei einfacher bakterieller Konjunktivitis notwendig sind. Bei schweren Infektionen des vorderen Augenabschnittes, etwa Keratitis, ist dagegen eine antibiotische Therapie dringend geboten; bei schweren Hornhautulzera ist ein Antibiogramm erforderlich, während in weniger schweren Fällen empirisch mit Breitspektrumantibiotika behandelt werden kann (McLeod et al. 1996).

Gefahren bestehen bei einigen Antibiotika wegen lokaler Irritation oder Allergisierung bei längerdauernder Anwendung. In den meisten Fällen sollte eine Behandlung zehn Tage nicht überschreiten. Ein ideales Antibiotikum für die Lokalbehandlung gibt es nach wie vor nicht. Empfohlen werden zum einen Kombinationen nur lokal anwendbarer Antibiotika (Polymyxin B, Colistin, Bacitracin, Gramicidin, mit Einschränkungen Neomycin), von denen einige, wie besonders Neomycin, lokal irritierend und allergisierend wirken. Andererseits wird zu den auch systemisch angewandten Aminoglykosiden sowie Erythromycin geraten, bei denen Resistenzentwicklung ein Problem darstellt (siehe unten).

Monopräparate

Die Verordnungen von antibiotischen Monopräparaten zeigten 1997 deutliche Rückgänge, von denen nur der Gyrasehemmer Ofloxacin (*Floxal*) ausgenommen blieb (Tabelle 38.2). Die Gyrasehemmer scheinen gute Wirksamkeit mit geringen unerwünschten Wirkungen zu kombinieren (O'Brien et al. 1995). Mit an der Spitze stehen nach wie vor die Aminoglykoside Kanamycin und Gentamicin. Sie gelten als gut wirksam und relativ nebenwirkungsarm. Die Entwicklung von Resistenz ist möglich. Neben diesen beiden Aminoglykosiden finden sich unter den Monopräparaten das schon lange verwendete Oxytetracyclin und seit einigen Jahren die Fusidinsäure (*Fucithalmic*), die vor allem gegen Staphylokokken wirksam ist.

Auf die Vorteile von Adstringentien wurde oben bereits eingegangen. Bei dem allein hier vertretenen Adstringens Bibrocathol *(Noviform)* haben sich die Verordnungen möglicherweise wegen der höheren DDD-Kosten auf niedrigem Niveau stabilisiert. Nachteilig ist tagsüber die Galenik der Bibrocatholpräparate, die nur als Salbe verfügbar sind.

Tabelle 38.2: Verordnungen antiinfektiver Ophthalmika 1997 (Monopräparate) Angegeben sind die 1997 verordneten Tagesdosen, die Änderungen gegenüber 1996 und die mittleren Kosten je DDD 1997.

Präparat	Bestandteile	DDD 1997 in Mio.	Änderung in %	DDD-Kosten in DM
Antibiotika				
Kanamytrex	Kanamycin	14,9	(−11,9)	0,44
Refobacin Augensalbe/Tropf.	Gentamicin	11,7	(−11,7)	0,38
Fucithalmic	Fusidinsäure	7,5	(−20,6)	0,42
Gentamicin-POS	Gentamicin	5,7	(−12,0)	0,35
Kanamycin-POS	Kanamycin	2,8	(−3,7)	0,34
Oxytetracyclin Augensalbe	Oxytetracyclin	2,1	(−25,2)	0,47
Gentamytrex	Gentamicin	1,5	(−14,1)	0,38
		46,2	(−13,7)	0,40
Gyrasehemmer				
Floxal	Ofloxacin	12,8	(+23,1)	0,52
Ciloxan	Ciprofloxacin	2,1	(−11,3)	0,49
		14,9	(+16,6)	0,52
Adstringentien				
Noviform	Bibrocathol	2,0	(−4,4)	1,17
Summe		63,1	(−7,8)	0,45

Das Virostatikum *Zovirax Augensalbe* findet sich seit 1996 nicht mehr unter den 2000 verordnungshäufigsten Präparaten. Die starken Schwankungen bei den Verordnungen dieser Präparate sind nur schwer verständlich.

Kombinationspräparate

Kombinationspräparate mit Antiinfektiva verzeichneten 1997 ebenfalls eine deutliche Abnahme (Tabelle 38.3). In dieser Tabelle sind zum einen Kombinationen verschiedener lokal wirksamer Antibiotika, zum anderen aber die von den Zahlen her weit überwiegenden Kombinationen mit Glucocorticoiden zusammengefaßt.

Die reinen Antibiotikakombinationen sind seit langem etabliert und in ihren Wirkungen dokumentiert. Zwei dieser Präparate enthalten Neomycin bzw. Bacitracin, die leicht zu Allergien führen. Deshalb ist bei der Verwendung solcher Präparate Vorsicht geboten, besonders bei langfristiger oder häufiger Verordnung. Auffallend ist, trotz der ungünstigen Resistenzlage, der deutliche Anstieg der ebenfalls lang etablierten Kombination Erythromycin/Colistin (*Ecolicin*).

Immer noch in erheblichem Umfang sind Kombinationen von Antibiotika und Glucocorticoiden verwendet worden (Tabelle 38.3). Fast jede zweite Verordnung von Antibiotika fällt auf ein Kombinationspräparat mit Glucocorticoiden. Die Verschreibung solcher Pharmaka entbindet in gewisser Weise von einer ausführlichen Diagnostik, da sowohl bei einer allergischen wie auch einer bakteriellen Genese einer Konjunktivitis mit einer Besserung zu rechnen ist. Dieser Eindruck der Besserung wird noch verstärkt, wenn ein Präparat wie z. B. *Spersadexolin* zusätzlich noch ein Sympathomimetikum enthält, das für eine Vasokonstriktion sorgt und damit eine symptomatische Abnahme der Rötung des Auges mit sich bringt. Die ungezielte Verwendung von Glucocorticoiden am Auge ist jedoch mit Risiken verbunden (siehe unten). Eine Kombination von Steroiden und Antibiotika kann daher in den meisten Fällen nicht begründet werden.

Der Rückgang bei den Chloramphenicol-haltigen Präparaten *Aquapred Augentropfen* und *Spersadexolin* hat sich fortgesetzt. Trotz guter Wirksamkeit und lokaler Verträglichkeit und günstigem Preis mögen hierfür hämatologische Nebenwirkungen verantwortlich sein,

Tabelle 38.3: Verordnungen antiinfektiver Ophthalmika 1997 (Kombinationen) Angegeben sind die 1997 verordneten Tagesdosen, die Änderungen gegenüber 1996 und die mittleren Kosten je DDD 1997.

Präparat	Bestandteile	DDD 1997 in Mio.	Änderung in %	DDD-Kosten in DM
Antibiotikakombinationen				
Polyspectran Augen-/Ohrentr.	Polymyxin B Neomycin Gramicidin	3,2	(−11,1)	0,65
Ecolicin	Erythromycin Colistin	2,9	(+18,8)	0,99
Polyspectran Augensalbe	Polymyxin B Bacitracin Neomycin	1,1	(+4,1)	1,14
Terramycin Augensalbe	Oxytetracyclin Polymyxin B	0,8	(−25,3)	0,80
		8,1	(−2,2)	0,86
Antibiotika und Glucocorticoide				
Dexa-Gentamicin	Gentamicin Dexamethason	11,8	(−8,2)	0,51
Dexamytrex	Gentamicin Dexamethason	6,2	(−11,1)	0,68
Isopto-Max	Neomycin Polymyxin B Dexamethason	5,8	(+4,1)	1,30
Aquapred Augentropfen	Chloramphenicol Prednisolon	4,6	(−31,6)	0,25
Spersadexolin	Chloramphenicol Tetryzolin Dexamethason	4,4	(−12,9)	0,74
Mycinopred	Polymyxin B Neomycin Prednisolon	3,4	(−18,0)	0,47
Oxytetracycl. Pred. Jenapharm	Oxytetracyclin Prednisolon	3,0	(−10,7)	1,18
Dexa-Polyspectran N	Polymyxin B Neomycin Dexamethason	2,8	(−5,7)	0,94
Dispadex comp.	Dexamethason Neomycin	1,8	(+19,4)	0,49

Tabelle 38.3: Verordnungen antiinfektiver Ophthalmika 1997 (Kombinationen) (Fortsetzung)
Angegeben sind die 1997 verordneten Tagesdosen, die Änderungen gegenüber 1996 und die mittleren Kosten je DDD 1997.

Präparat	Bestandteile	DDD 1997 in Mio.	Änderung in %	DDD-Kosten in DM
Terracortril Augensalbe/-Tr.	Oxytetracyclin Hydrocortison Polymyxin B	1,4	(−5,0)	1,33
		45,1	(−10,7)	0,72
Sulfonamidkombinationen				
Blephamide Augensalbe/Tr.	Sulfacetamid Prednisolon	10,2	(−7,9)	0,29
Summe		63,3	(−9,3)	0,67

die sehr selten auch nach lokaler Gabe am Auge beobachtet worden sind (Fraunfelder und Bagby 1983).

Die topische Anwendung von Sulfonamiden muß wegen der hohen Sensibilisierungsrate als obsolet gelten. Als einziges Präparat erscheint unter den 2000 führenden Arzneimitteln nur noch die Sulfonamidkombination *Blephamide Augensalbe/Tropfen*.

Sympathomimetika

Sympathomimetika werden zur symptomatischen Therapie besonders bei chronischen Reizzuständen der Bindehaut, die keine spezifische Diagnose erlauben, eingesetzt. Ihre Wirkung beruht im wesentlichen auf der Verengung von Gefäßen und damit einer Abschwellung der Schleimhäute. Es handelt sich um alpha-sympathomimetisch wirkende Substanzen, zum Teil in Kombination mit Antiseptika, wie im vorhergehenden Abschnitt bereits angesprochen wurde. Bezogen auf die definierten Tagesdosen sind diese Präparate in den vergangenen Jahren häufiger angewandt worden als die antibiotischen Präparate. Diese häufige Verwendung hat ihre Ursache sicher in der großen Zahl von unspezifischen Reizzuständen der Konjunktiven. Dabei darf aber nicht übersehen werden, daß diese Therapie rein symptomatisch ist (wenn auch oft angenehm für den Patienten), daß es bei chronischer Applikation sogar reflektorisch zu einer Erweiterung der Gefäße

Tabelle 38.4: Verordnungen von sympathomimetischen Ophthalmika 1997
Angegeben sind die 1997 verordneten Tagesdosen, die Änderungen gegenüber
1996 und die mittleren Kosten je DDD 1997.

Präparat	Bestandteile	DDD 1997 in Mio.	Änderung in %	DDD-Kosten in DM
Monopräparate				
Yxin	Tetryzolin	24,4	(−25,2)	0,09
Proculin	Naphazolin	16,4	(−35,7)	0,10
Berberil N	Tetryzolin	10,7	(−35,3)	0,10
Biciron	Tramazolin	10,0	(−20,6)	0,10
		61,6	(−29,5)	0,10
Kombinationspräparate				
Ophtalmin	Oxedrin Naphazolin Antazolin	13,2	(−17,6)	0,16
Ophtopur N	Zinkborat Naphazolin	8,7	(−10,5)	0,09
Spersallerg	Antazolin Tetryzolin	8,1	(−17,5)	0,19
Dacrin	Hydrastinin Oxedrin	7,2	(−26,1)	0,17
Oculosan N	Zinksulfat Naphazolin	7,0	(−15,9)	0,23
Konjunktival	Naphazolin Pheniramin	5,7	(−13,3)	0,20
Allergopos N	Antazolin Tetryzolin	4,0	(−12,3)	0,20
		53,9	(−16,7)	0,17
Summe		115,5	(−24,1)	0,13

kommen kann, die nur jeweils kurzfristig nach der Applikation des Medikaments verschwindet, und daß die Anwendung zur Austrocknung des Auges und damit zu vermehrter (aber nicht mehr bemerkter) Reizung führen kann. Aus diesen Gründen sollte die Therapie wenn überhaupt nur für einige Tage durchgeführt werden. Diese rein symptomatische Therapieform hat im letzten Jahr deutliche Einbrüche gesehen, die vor allem bei den Monopräparaten fast ein Drittel der DDDs ausmachen.

Die einzelnen Alpha-Sympathomimetika unterscheiden sich in ihrem Wirkungsspektrum nicht und müssen daher als therapeutisch gleichwertig gelten. Im allgemeinen ist die Anwendung eines Monopräparates vollkommen ausreichend. Der Großteil von Verordnungen fällt auf die preisgünstigen Präparate (Tabelle 38.4).

Bei einer allergischen Genese der Konjunktivitis werden häufig Sympathomimetika in Verbindung mit Antihistaminika eingesetzt. Ob diese Kombinationen sinnvoll sind, muß ebenso wie für die Kombination von zwei Alpha-Sympathomimetika (etwa im *Ophtalmin*) oder die Kombination eines Alpha-Sympathomimetikums mit einer anderen fraglich vasokonstriktorischen Substanz (wie im *Dacrin*) in Frage gestellt werden. Brauchbare Daten liegen hierzu nicht vor. Erfreulicherweise sind in den letzten Jahren aus einigen Kombinationen fragwürdige Bestandteile wie Campher und zahlreiche Pflanzenextrakte herausgenommen worden (*Berberil N, Ophtopur N, Oculosan N, Allergopos N*).

Antiphlogistische Ophthalmika

Glucocorticoide werden in der Ophthalmologie bei Iridozyklitis, verschiedenen Erkrankungen der Cornea und zur Unterdrückung von Narbenwucherungen an Lidern und Cornea eingesetzt. Besserung, aber keine Heilung, versprechen sie bei der allergischen Konjunktivitis sowie Skleritis und Episkleritis. Trotz teilweise gegenläufiger Herstellerempfehlungen sind Glucocorticoide, auch in Kombination mit Antibiotika, nicht zur Behandlung der infektiösen Konjunktivitis geeignet. Hierbei sind sie nicht nur nutzlos, sondern wegen mehrerer Risiken sogar schädlich (Straub 1986, Strempel 1994). Dazu gehören vor allem das Aufflammen von infektiösen Prozessen, besonders Pilzinfektionen, aber auch vereinzelt die Auslösung eines Glaukoms schon innerhalb weniger Wochen bei prädisponierten Patienten und die Entwicklung von Linsentrübungen nach Anwendung über ein oder mehrere Jahre. Grundsätzlich gewarnt werden muß vor der Anwendung von Glucocorticoiden, wenn die Hornhaut nicht intakt ist. Aus diesen Gründen sollte jede längerdauernde Anwendung von Glucocorticoiden am Auge sorgfältig überwacht werden (Straub 1986).

Zum Einsatz kommen verschiedene Glucocorticoide, die sich nicht nur in ihrer Potenz, sondern auch in ihrer Resorbierbarkeit erheblich unterscheiden. So ist die Resorption von Prednisolonacetat (*Inflanefran, Ultracortenol*) höher als die von Phosphatsalzen der Glucocorticoide (*Totocortin, Dexa-sine*). Dagegen ist – gleiche Resorption vor-

Tabelle 38.5: Verordnungen von antiphlogistischen Ophthalmika 1997
Angegeben sind die 1997 verordneten Tagesdosen, die Änderungen gegenüber 1996 und die mittleren Kosten je DDD 1997.

Präparat	Bestandteile	DDD 1997 in Mio.	Änderung in %	DDD-Kosten in DM
Glucocorticoide				
Inflanefran	Prednisolon	12,8	(−2,3)	0,69
Totocortin	Dexamethason	4,4	(−27,8)	0,16
Ultracortenol	Prednisolon	3,3	(−8,2)	0,77
Efflumidex	Fluorometholon	2,4	(−20,8)	0,68
Dexa-Sine	Dexamethason	2,2	(+11,4)	0,86
Ficortril Augensalbe	Hydrocortison	2,0	(−3,1)	0,83
Prednisolon Augensalbe	Prednisolon	1,5	(−21,8)	0,91
Hydrocortison-POS N	Hydrocortison	0,6	(+10,2)	1,29
		29,1	(−9,7)	0,66
Glucocorticoidkombinationen				
Dexa Biciron	Dexamethason Tramazolin	3,3	(−7,4)	0,34
Nichtsteroidale Antiphlogistika				
Voltaren ophtha	Diclofenac	4,7	(+8,3)	1,52
Ocuflur	Flurbiprofen	4,1	(−25,4)	1,37
		8,8	(−10,6)	1,45
Summe		41,1	(−9,7)	0,80

ausgesetzt – die Potenz von Dexamethason deutlich höher als die von Prednisolon und Hydrocortison. In den Kombinationspräparaten mit Sympathomimetika (Tabelle 38.5) und Antibiotika (Tabelle 38.3) findet vor allem Dexamethason Verwendung, häufig in Form der schlechter resorbierten Phosphatsalze. Bei den Monopräparaten dagegen überwiegt die Verwendung von Prednisolonacetat. Auch die Verordnungen von Glucocorticoiden haben 1997 bei Monopräparaten wie bei den Kombinationen um etwa 10 % abgenommen (Tabellen 38.3 und 38.5).

Separat aufgeführt werden die nichtsteroidalen Antiphlogistika Flurbiprofen (*Ocuflur*) und Diclofenac (*Voltaren ophtha*) (Tabelle 38.5). Diese Präparate werden hauptsächlich zur Entzündungshemmung nach Operationen sowie zur Vermeidung intraoperativer Miosis eingesetzt, bei denen ihre antiinflammatorische Potenz der der Glucocorticoide gleichkommt (Wright et al. 1997). Nach deutlichen

Zunahmen in den Vorjahren haben auch hier die Verordnungen abgenommen. Hier ist allerdings zu bedenken, daß diese Therapie ganz wesentlich auch in der Klinik durchgeführt wird.

Antiallergika

Bei der Konjunktivitis mit allergischer Ursache ist eine Prophylaxe mit Cromoglicinsäure und ähnlich wirkenden Substanzen möglich. Ihre Wirkung wird auf eine Hemmung der Mastzelldegranulation zurückgeführt, der genaue Wirkmechanismus ist jedoch unklar. Diese Präparate wirken nicht sofort, sondern müssen bei Allergikern vorbeugend vor der in Aussicht stehenden Exposition (z. B. Pollen) gegeben werden. Cromoglicinsäure kann in vielen Fällen anstelle von Corticosteroiden eingesetzt werden und ist dann wegen der sehr viel geringeren Nebenwirkungen vorzuziehen (Hingorani und Lightman 1995). Dies dürfte die seit Jahren ansteigenden Verordnungszahlen dieser Präparate rechtfertigen. Allerdings kann Cromoglicinsäure, wenn auch wohl sehr selten, selbst anaphylaktische Reaktionen auslösen (Ibanez et al. 1996). Die Verordnungen dieser Präparate sind 1997 nach erstmaligen Rückgängen im Vorjahr regelrecht eingebrochen (Tabelle 38.6). Ähnliche Rückgänge verzeichnete das Antihistaminikum Levocabastin (s. unten).

Die Preisunterschiede zwischen Erstanbieter (*Opticrom*) und Nachfolgepräparaten von Cromoglicinsäure haben sich inzwischen weitgehend eingeebnet, wobei zu berücksichtigen ist, daß bei den verschiedenen Präparaten in unterschiedlichem Ausmaß die Verordnungen von Kombinationspackungen (Augentropfen und Nasensprays) zu scheinbar unterschiedlichen DDD-Kosten führen (Tabelle 38.6). Trotzdem findet sich das Erstanbieterpräparat 1997 erstmals nicht mehr unter den 2000 verordnungsstärksten Arzneimitteln.

Nedocromil (*Irtan*) wirkt ähnlich wie Cromoglicinsäure und ist klinisch mindestens ebenso effektiv wie diese (Kjellman und Stevens 1995, Hingorani und Lightman 1995). Gegenüber der viermal täglichen Gabe der Cromoglicinsäure scheint die zweimal tägliche Anwendung meist auszureichen. Dieses Präparat wurde zunächst erfolgreich 1994 eingeführt, hat aber 1997 vermutlich aufgrund des deutlich höheren Preises stark an Verordnungen eingebüßt.

Lodoxamid (*Alomide*) gilt ebenfalls als Degranulationshemmer, zeichnet sich aber gegenüber der Cromoglicinsäure durch schnelle-

Tabelle 38.6: Verordnungen von antiallergischen Ophthalmika 1997
Angegeben sind die 1997 verordneten Tagesdosen, die Änderungen gegenüber 1996 und die mittleren Kosten je DDD 1997.

Präparat	Bestandteile	DDD 1997 in Mio.	Änderung in %	DDD-Kosten in DM
Cromoglicinsäure				
Vividrin Augentropfen	Cromoglicinsäure	7,0	(−25,4)	1,14
Cromohexal-Augentropfen	Cromoglicinsäure	4,5	(−22,4)	0,94
Allergocrom Augentropfen	Cromoglicinsäure	2,2	(−13,2)	0,63
Cromoglicin-ratioph. Augentr.	Cromoglicinsäure	1,8	(−13,4)	1,13
		15,6	(−21,7)	1,01
Weitere Degranulationshemmer				
Irtan	Nedocromil	2,0	(−25,8)	2,73
Alomide	Lodoxamid	1,4	(neu)	0,97
		3,3	(+25,9)	2,01
H$_1$-Antihistaminika				
Livocab Augentropfen	Levocabastin	6,7	(−17,6)	2,85
Levophta	Levocabastin	2,5	(−29,8)	0,80
		9,2	(−21,3)	2,29
Summe		28,1	(−17,9)	1,55

ren Wirkungseintritt aus (Fahy et al. 1992). Dieses dem Nedocromil daher vergleichbare, jedoch deutlich preisgünstigere Präparat findet sich erstmals unter den verordnungshäufigsten Arzneimitteln.

Mit Levocabastin (*Livocab* und *Levophta*) hat sich ein neuer topischer H$_1$-Antagonist unter den führenden Arzneimitteln etabliert. Diese Substanz erreicht bei allergischer Konjunktivitis ähnliche Therapieergebnisse wie andere topische Antiallergika, wirkt aber als hochaffiner Rezeptorantagonist schneller und länger als Cromoglicinsäure (Dechant und Goa 1991). In einer jüngeren Studie wurde Überlegenheit auch gegenüber dem Nedocromil gefunden (Hammann et al. 1996). Allerdings sind die Ergebnisse insgesamt nicht wesentlich besser als bei anderen antiallergisch wirkenden Substanzen, wozu die hohe Placeborate von 30–80 % beiträgt (Noble und McTavish 1995). Die unterschiedlichen Therapiekosten bei *Levophta* und *Livocab* sind nur scheinbar, da bei letzterem häufig Kombi-Packungen (Augentropfen + Nasenspray) verordnet werden.

Glaukommittel

Als Glaukom wird eine Anzahl von ätiologisch verschiedenen Krankheiten bezeichnet, deren gemeinsames Kennzeichen die pathologische Steigerung des Augeninnendrucks ist. Wegen der Gefahr zunehmender Gesichtsfeldausfälle ist eine Dauertherapie angezeigt, die das Ziel hat, den Augeninnendruck über 24 Stunden hinweg unter 20 mm Hg zu senken. Dabei ist wichtig zu wissen, daß selbst in entwickelten Ländern etwa die Hälfte der Glaukompatienten nicht von ihrer Erkrankung wissen (Quigley 1996). Zur Auswahl stehen hier verschiedene Gruppen von Arzneimitteln (Moroi und Lichter 1996), die entweder den Kammerwasserabfluß erhöhen (Cholinergika) oder die Kammerwasserproduktion reduzieren (Betarezeptorenblocker, Alpha$_2$-Sympathomimetika). Eine neue Therapiemöglichkeit stellt der lokal wirksame Carboanhydrasehemmer Dorzolamid dar.

Nebenwirkungen der Therapie mit Cholinergika bestehen in der Miosis, die das Sehen in der Dämmerung sowie bei Bestehen von Linsentrübungen stört, und bei jungen Patienten besonders in der akkommodativen Myopie. Die Anwendung von Betarezeptorenblockern kann systemische Nebenwirkungen mit sich bringen. Daher stellen insbesondere Asthma bronchiale und AV-Überleitungsstörungen Kontraindikationen dar. Lokale Nebenwirkung der Therapie mit Betarezeptorenblockern kann ein Sicca-Syndrom sein, das vor allem bei Kontaktlinsenträgern zu Problemen führt.

Die DDD für die Glaukommittel wurden im letzten Jahr zur Vereinheitlichung entsprechend den DDD der WHO neu definiert. Bei Pilocarpinpräparaten wurden sie auf 0,4 ml (4 Tr. täglich), bei Betarezeptorenblockern auf 0,2 ml (2 Tr. täglich), bei allen anderen Präparaten entsprechend den Herstellerempfehlungen festgelegt. Dabei bezieht sich die DDD auf *zwei* Augen, auch wenn Glaukome bei etwa einem Drittel der Patienten nur einseitig bestehen. Für die Eindosispackungen wurde angenommen, daß eine Packung pro Tag verwendet wird, auch wenn strikt genommen wegen der Gefahr bakterieller Kontamination bei jeder Applikation eine neue Packung angebrochen werden sollte, was diese Therapieform noch weiter verteuern würde. Dieses Problem der Verteuerung der Glaukomtherapie durch Eindosispackungen ist im Detail von Hertel und Pfeiffer (1994) untersucht worden. Insgesamt ist durch diese Neudefinitionen der direkte Vergleich mit den in den Vorjahren veröffentlichten Werten nicht mög-

Tabelle 38.7: Verordnungen von Glaukommitteln 1997
Angegeben sind die 1997 verordneten Tagesdosen, die Änderungen gegenüber 1996 und die mittleren Kosten je DDD 1997.

Präparat	Bestandteile	DDD 1997 in Mio.	Änderung in %	DDD-Kosten in DM
Cholinergika				
Pilomann	Pilocarpin	10,4	(−17,0)	0,25
Pilocarpin Ankerpharm	Pilocarpin	8,1	(−25,8)	0,20
Borocarpin S	Pilocarpin	7,8	(−7,3)	0,21
Pilocarpol	Pilocarpin	7,7	(−25,7)	0,18
		33,9	(−19,5)	0,22
Alpha$_2$-Sympathomimetika				
Isoglaucon	Clonidin	30,8	(−9,3)	0,25
Clonid Ophtal	Clonidin	13,6	(+20,6)	0,17
		44,4	(−1,9)	0,23
Betarezeptorenblocker				
Timomann	Timolol	28,5	(+17,2)	0,23
Tim Ophthal	Timolol	26,6	(+19,0)	0,23
Chibro-Timoptol	Timolol	24,3	(−7,3)	0,44
Vistagan	Levobunolol	23,2	(+0,9)	0,44
Betamann	Metipranolol	21,7	(−4,2)	0,44
Dispatim	Timolol	16,3	(+8,9)	0,40
Arutimol	Timolol	14,2	(−9,7)	0,33
Timohexal	Timolol	9,9	(−16,9)	0,34
Timosine	Timolol	9,2	(−6,2)	0,69
Arteoptic	Carteolol	8,8	(−26,9)	0,48
Betoptima	Betaxolol	8,8	(+7,0)	0,46
Timolol POS	Timolol	7,4	(−9,6)	0,31
		199,0	(−0,2)	0,38
Cholinergikakombinationen				
Normoglaucon	Pilocarpin Metipranolol	13,1	(−6,3)	0,83
Timpilo	Pilocarpin Timolol	9,4	(+0,9)	1,27
		22,5	(−3,5)	1,01
Carboanhydrasehemmer				
Trusopt	Dorzolamid	23,3	(+69,0)	2,00
Summe		323,2	(−0,3)	0,50

lich, jedoch sind die in Abbildung 38.2 gezeigten Daten durchgängig mit den neu festgelegten DDDs errechnet.

Nach deutlichen Steigerungen in den Vorjahren haben sich die Verordnungen von Glaukommitteln in der letzten Zeit stabilisiert (Abbildung 38.2, Tabelle 38.7). Unter den verschiedenen Arzneimittelgruppen haben sich aber die bisher beobachteten Umschichtungen weiter fortgesetzt: überragende Stellung der Betarezeptorenblocker und Rückgang der Cholinergika. Besonders auffällig ist die Zunahme des lokal angewendeten Carboanhydrasehemmers Dorzolamid.

Cholinergika

Cholinergika werden allein oder in Kombination mit Betarezeptorenblockern eingesetzt. Ganz überwiegend wird hier Pilocarpin benutzt, dessen Verordnungen vermutlich wegen der unerwünschten Wirkungen weiter abgenommen haben. Stabilisiert haben sich die Verordnungen dagegen bei den Kombinationen mit Betarezeptorenblockern, die bei ungenügender Wirksamkeit der Einzelkomponenten indiziert sind. Beim Vergleich der in der Tabelle angegebenen Kombinationspräparate mit Betarezeptorenblockern und Pilocarpin muß berücksichtigt werden, daß entsprechend den Herstellerempfehlungen die DDD-Werte für *Timpilo* auf 0,2 ml (zweimal tgl.), für *Normoglaucon* auf 0,4 ml (viermal tgl.) festgelegt wurden.

Alpha$_2$-Sympathomimetika

Bei den Alpha$_2$-Sympathomimetika sind 1997 mit *Isoglaucon* und *Clonid Ophtal* zwei Präparate vertreten, deren Verordnungen insgesamt stabil blieben, jedoch mit Umschichtungen zum preisgünstigeren *Clonid Ophtal*. Damit hat das alpha$_2$-selektive Clonidin offenbar das früher verwendete Dipivefrin, einen gut penetrierenden Adrenalinester ohne Rezeptorselektivität, weitgehend verdrängt. Auch die in der Entwicklung befindliche Substanz Brimonidin ist alpha$_2$-selektiv (Walters 1996). Bei diesen Präparaten ist – ähnlich wie bei den Betarezeptorenblockern – an die Möglichkeit systemischer Nebenwirkungen zu denken.

Betarezeptorenblocker

Betarezeptorenblocker stellen eine vor allem bei jüngeren Patienten vorteilhafte Arzneimittelgruppe dar, die seit einigen Jahren die Therapie des Glaukoms dominiert. Als Standard gilt dabei nach wie vor

Timolol, von dem mehrere Nachfolgepräparate in das hier untersuchte Marktsegment vorgedrungen sind. Keiner der neueren Betarezeptorenblocker hat sich – bei insgesamt guter Wirksamkeit – im Vergleich mit Timolol als überlegen erwiesen (Sorensen und Abel 1996). Die Verordnungen der Betarezeptorenblocker haben sich 1997 gehalten, mit zunehmender Betonung preisgünstiger Timololgenerika.

Carboanhydrasehemmer

Der systemisch angewandte Carboanhydrasehemmstoff Acetazolamid spielt nur noch bei akuten Anfällen und in der kurzfristigen Glaukomtherapie eine Rolle. Eine interessante Neuerung stellt hier das kürzlich eingeführte lokal anwendbare Dorzolamid (*Trusopt*) dar. Wirksamkeit und Verträglichkeit sind für dieses Präparat gut dokumentiert (Strahlman et al. 1995, Pfeiffer 1996). Allerdings deuten jüngere Daten darauf hin, daß Dorzolamid akut weniger wirksam ist als systemisches Acetazolamid (Maus et al. 1997) und chronisch weniger wirksam als Timolol (Heijl et al. 1997). Derzeit liegt seine Bedeutung vor allem in der Monotherapie bei Unverträglichkeit von Betarezeptorenblockern sowie in der Kombination mit diesen (Balfour und Wilde 1997).

Vergleichende Betrachtung

Die neuen Strategien der medikamentösen Therapie des Glaukoms haben zu einem erheblichen Rückgang der Zahl der notwendig gewordenen drucksenkenden Glaukomoperationen geführt, wobei die Langzeiterfolge der medikamentösen Therapie im Vergleich mit operativem Vorgehen vermutlich erst in vielen Jahren wirklich beurteilbar werden. Glaukome, die mit konservativen Methoden nicht beherrscht werden können, sind aber wesentlich seltener geworden. Neuere Therapieprinzipien bereichern das Spektrum der Möglichkeiten, wie insbesondere das Dorzolamid (s. oben) oder das kürzlich eingeführte Prostaglandinanalogon Latanoprost, das sich durch gute therapeutische Wirksamkeit, aber offenbar auch erhebliche lokale Nebenwirkungen auszeichnet (Patel und Spencer 1996).

Die jetzt auf hohem Niveau sich stabilisierenden Verordnungszahlen lassen hoffen, daß die Glaukomtherapie den überwiegenden Teil der Erkrankten erfaßt. Fragwürdige Präparate spielen in diesem Indikationsgebiet keine Rolle. Die medikamentöse Glaukomtherapie erweist sich als sinnvolle und kostengünstige Behandlung einer schwerwiegenden Krankheit.

Filmbildner

Die Anwendung von Filmbildnern ist beim Syndrom des trockenen Auges (Keratokonjunktivitis sicca) indiziert. Bei diesem Syndrom handelt es sich entweder um eine Hyposekretion der wäßrigen Phase des präkornealen Films oder um eine Störung der Zusammensetzung des aus einer Lipidschicht, einer wäßrigen Schicht und einer Muzinschicht bestehenden präkornealen bzw. präkonjunktivalen Films. Dies hat zur Folge, daß der Tränenfilm instabil wird, zu früh „aufreißt" und dadurch sowohl Sehstörungen als auch subjektive Beschwerden bewirkt werden. Eine kausale Therapie ist meist nicht möglich. Allerdings sollte versucht werden, äußere Reize wie Rauch und schlecht klimatisierte zugige Luft zu meiden (Kampik et al. 1996). Weiter ist zu bedenken, daß eine Keratokonjunktivitis sicca durch die unkritische Verordnung von Adstringentien und Sympathomimetika („Weißmachern") verschlechtert oder gar provoziert werden kann (Strempel 1994).

Als Präparate werden Lösungen mit inerten Substanzen verwendet, die die Tränenflüssigkeit substituieren und das Epithel besser benetzen können. Meist enthalten sie noch Zusätze, die eine längere Verweildauer im Bindehautsack bewirken. Diese Therapie ist nur symptomatisch, und es sollte daher zuvor geklärt werden, ob als Ursache eine Erkrankung (rheumatische Erkrankung, Vitamin-A-Mangel, Östrogenmangel) in Frage kommt. Da alle diese Pharmaka relativ häufig appliziert werden müssen, können die in den Augentropfen enthaltenen Konservierungsstoffe eine Schädigung des Hornhautepithels herbeiführen (Kampik et al. 1996). Deshalb sind in jüngerer Zeit von einigen Arzneimitteln auch Konservierungsmittel-freie Formen eingeführt worden, die jeweils eine Tagesdosis einzeln abgepackt enthalten. Diese sinnvolle Strategie bedeutete bisher eine deutliche Erhöhung der Kosten, die sich z. B. beim *Protagent* zeigt. Von *Artelac, Lacophtal* und *Oculotect* sind jetzt jedoch auch preisgünstigere Präparate ohne Konservierungsmittel verfügbar, die auf Anhieb eine hohe Akzeptanz erreichten.

Die Tabelle 38.8 unterteilt die Filmbildner in Mono- und Kombinationspräparate strikt nach der von den Herstellern vorgenommenen Einteilung, auch wenn diese nicht immer nachvollziehbar ist. Bei der Berechnung der definierten Tagesdosen dieser Präparate wurde von

Tabelle 38.8: Verordnungen von Filmbildnern 1997
Angegeben sind die 1997 verordneten Tagesdosen, die Änderungen gegenüber 1996 und die mittleren Kosten je DDD 1997.

Präparat	Bestandteile	DDD 1997 in Mio.	Änderung in %	DDD-Kosten in DM
Monopräparate				
Lacophtal	Polyvidon	33,6	(−7,7)	0,22
Artelac	Hypromellose	30,5	(+1,7)	0,30
Liquifilm	Polyvinylalkohol	21,0	(−23,9)	0,20
Oculotect fluid	Polyvidon	18,2	(+75,1)	0,23
Lacrimal	Polyvinylalkohol	16,3	(−13,5)	0,20
Vidisept	Polyvidon	16,2	(−17,1)	0,19
Protagent	Polyvidon	13,8	(+1,2)	0,43
Vidirakt S mit PVP	Polyvidon	12,6	(−21,7)	0,19
Arufil 2 %	Polyvidon	11,1	(+44,2)	0,15
Lacrigel	Hydroxyethylcellulose	5,3	(−15,5)	0,20
Sic Ophtal	Hypromellose	4,5	(+432,1)	0,15
Liposic	Carbomer	2,8	(neu)	0,28
		186,0	(−0,7)	0,24
Kombinationen				
Vidisic	Cetrimid Polyacrylsäure	29,7	(−11,6)	0,20
Oculotect	Retinolpalmitat Hypromellose	23,8	(−8,3)	0,21
Siccaprotect	Dexpanthenol Polyvinylalkohol	21,4	(−8,2)	0,19
Lacrisic	Hypromellose Glycerol Polyvidon	20,9	(−11,5)	0,19
Dispatenol	Dexpanthenol Polyvinylalkohol	19,2	(−23,0)	0,18
Thilo-Tears	Carbomer Mannitol	10,6	(−0,9)	0,31
Lacrimal O.K.	Polyvinylalkohol Polyvidon	10,1	(+28,1)	0,56
		135,7	(−9,6)	0,23
Summe		321,8	(−4,7)	0,23

einer durchschnittlichen definierten Tagesdosis von 0,4 ml (4 Tropfen für jedes Auge) ausgegangen, um Vergleichbarkeit zu gewährleisten, auch wenn die Herstellerangaben teilweise hiervon abweichen. Ähnlich wie bei den Glaukommitteln wurde weiter bei den Einzeldosispackungen jeweils eine Packung als DDD definiert, auch wenn strikt gesehen für jede einzelne Applikation eine neue Packung genommen werden sollte.

Auffallend ist, daß sich bei diesen Präparaten über Jahre hinweg ein deutlicher Zuwachs der Verordnungen fand, wobei auch erfolgreiche Neueinführungen dem Anstieg der Verordnungen bereits etablierter Präparate keinen Abbruch taten. Seit 1985 hat sich die Anwendung dieser Präparate verfünffacht, so daß die Filmbildner nun nach den Glaukommitteln das zweitgrößte Segment der Ophthalmika darstellen. Dies legt die Vermutung nahe, daß in den letzten Jahren besonders die durch äußere Bedingungen (trockene Luft, klimatisierte Räume, Bildschirmarbeit) verursachten Beschwerden Anlaß für die Verordnung von Filmbildnern geworden sein müssen. Daneben ist auch eine psychosomatische Beteiligung durch eine jüngere Studie nahegelegt worden (Erb et al. 1996). Nach einer Stagnation 1993, die wohl durch die Arzneimittelbudgetierung bedingt war, haben sich seit 1994 wieder kräftige Zuwächse eingestellt. Diese haben sich allerdings 1997 nicht mehr gehalten.

Sonstige Ophthalmika

In dieser Gruppe wurden Präparate zusammengefaßt, die sich in keine der vorhergehenden therapeutischen Gruppen einordnen lassen. Hierzu gehören vor allem die Gruppen der sogenannten „Antikataraktika" und Vitaminpräparate.

Einen immer noch wesentlichen, aber seit 1992 kontinuierlich abnehmenden Teil davon machen die sogenannten Antikataraktika aus, Präparate, von denen die Hersteller geltend machen, daß sie bei Katarakt oder Sehminderung aus anderen Gründen eine Besserung ermöglichen (Tabelle 38.9). Ein solcher Effekt ist jedoch bisher nicht belegt worden und kann auch nicht wahrscheinlich gemacht werden. Die häufig wechselnden Zusammensetzungen bei solchen Präparaten legen diesen Schluß ebenfalls nahe. So ist aus dem *Vitreolent N*, einem Iod-haltigen Präparat mit der Gefahr der Hyperthyreoseauslösung (Geisthövel 1984), das völlig anders zusammengesetzte *Vitreo-*

lent Plus geworden. Erstaunlich ist, daß trotz dem allgemeinen Rückgang dieser Präparate (Abbildung 38.2) das Iod-haltige Präparat *LentoNit* Zuwächse zu verzeichnen hatte.

Einige vitaminhaltige Ophthalmika finden sich unter den 2000 verordnungshäufigsten Präparaten (Tabelle 38.9), unter ihnen das mit

Tabelle 38.9: Verordnungen von sonstigen Ophthalmika 1997
Angegeben sind die 1997 verordneten Tagesdosen, die Änderungen gegenüber 1996 und die mittleren Kosten je DDD 1997.

Präparat	Bestandteile	DDD 1997 in Mio.	Änderung in %	DDD-Kosten in DM
Sogenannte Antikataraktika				
Antikataraktikum N	Inosinmonophosphat	38,1	(−16,8)	0,14
Vitreolent Plus	Cytochrom C Adenosin Nicotinamid	15,7	(−8,3)	0,21
LentoNit	Kaliumiodid Calciumchlorid Natriumthiosulfat	14,4	(+7,9)	0,13
		68,1	(−10,6)	0,16
Vitaminpräparate				
Bepanthen Augen-/Nasensalbe	Dexpanthenol	38,1	(−21,8)	0,20
Corneregel	Dexpanthenol	25,2	(+12,1)	0,20
Solan M	Retinolpalmitat	10,8	(−4,1)	0,22
Oculotect Gel	Retinolpalmitat	5,5	(−18,7)	0,23
Vitamin A-POS	Retinolpalmitat	2,2	(−17,0)	0,34
Regepithel	Retinolpalmitat Thiaminchlorid Calciumpantothenat	2,0	(−30,9)	0,40
Panthenol-Augensalbe	Dexpanthenol	1,5	(−24,5)	0,26
		85,3	(−11,8)	0,21
Sonstige Mittel				
Dexium	Calciumdobesilat	24,4	(−11,3)	1,01
Sophtal-POS N	Salicylsäure	13,7	(−14,3)	0,14
Dobica	Calciumdobesilat	8,9	(−26,1)	1,14
Posorutin Augentropfen	Troxerutin	4,4	(−23,9)	0,19
Heparin-POS	Heparin	2,7	(−11,2)	0,47
		54,0	(−15,9)	0,71
Summe		207,4	(−12,5)	0,33

fast 1,5 Mio. Verordnungen am häufigsten verschriebene Ophthalmikum *Bepanthen Augen-/Nasensalbe*. Diese Präparate dürften im wesentlichen ähnlich wie die Filmbildner indifferent wirken und z. B. zur Reduktion von Fremdkörpergefühl besonders bei abendlicher Gabe geeignet sein, auch wenn für Dexpanthenol-haltige Tränenflüssigkeit in einer jüngeren Studie spezifische Wirkungen berichtet wurden (Göbbels und Gross 1996). Ähnlich wie bei den Filmbildnern hat auch hier die erfolgreiche Neueinführung von Präparaten die Verordnung etablierter Präparate nicht beeinträchtigt. Bemerkenswert ist die Vielzahl von Vitamin-A-(Retinol-)haltigen Präparaten, die für zahlreiche Indikationen, insbesondere auch zur „unterstützenden Behandlung", angeboten werden. Die allgemeine Wirksamkeit solcher Präparate wird aus ihren anerkannten Wirkungen bei echtem Vitamin-A-Mangel abgeleitet. Sie ist aber nur für diesen Spezialfall belegt, und bei der Mehrzahl der Patienten sind spezifische Wirkungen des Vitamins nicht wahrscheinlich (Moroi und Lichter 1996).

In der Tabelle 38.9 sind schließlich weitere Präparate aufgelistet, die keiner der bisher aufgeführten Arzneimittelgruppen zugeordnet werden können. Mehr als die Hälfte der Verordnungen entfällt auf Calciumdobesilat (*Dexium, Dobica*). Seit langem wird als Wirkung dieses Mittels eine Verminderung der Kapillarpermeabilität geltend gemacht und daraus ein Anwendungsanspruch bei diabetischer Retinopathie, venöser Insuffizienz und Hämorrhoiden abgeleitet. Calciumdobesilat-haltige Präparate werden seit 1974 in der Roten Liste aufgeführt, haben aber die Indikationsgruppe mehrfach gewechselt (1974 Gefäßabdichtende Mittel, 1976 Venenmittel, 1987 Durchblutungsfördernde Mittel, 1992 Venenmittel, 1995 Ophthalmika). In der Augenheilkunde ist die Wirksamkeit nicht belegt, da in einer zweijährigen klinischen Studie kein Unterschied zwischen Calciumdobesilat (1,5 g/Tag) und Placebo auf die Progression der diabetischen Retinopathie beobachtet wurde (Haas et al. 1995).

Die Kategorie der sonstigen Mittel enthält weitere fragwürdige Präparate, insbesondere solche, die eine Visusminderung bessern sollen. Ihre Wirksamkeit kann jedoch ebenfalls nicht als gesichert gelten.

Literatur

Balfour J. A., Wilde M. I. (1997) Dorzolamide. A review of ist pharmacology and therapeutic potential in the management of glaucoma and ocular hypertension. Drugs Aging 19: 384–403.

Behrens-Baumann W., Begall T. (1993): Antiseptics versus antibiotics in the treatment of the experimental conjunctivitis caused by Staphylococcus aureus. Ger. J. Ophthalmol. 2: 409–411.

Dechant K. L., Goa K. L. (1991): Levocabastine. A review of its pharmacological properties and therapeutic potential as a topical antihistamine in allergic rhinitis and conjunctivitis. Drugs 41: 202–224.

Erb C., Horn A., Günthner A., Saal J. G., Thiel H. J. (1996): Psychosomatische Aspekte bei Patienten mit primärer Keratoconjunctivitis sicca. Klin. Monatsbl. Augenheilkd. 208: 96–9.

Everett S. L., Kowalski R. P., Karenchak L. M., Landsittel D., Day R., Gordon Y.L. (1995): An in vitro comparison of the susceptibilities of bacterial isolates from patients with conjunctivitis and blepharitis to newer and established topical antibiotics. Cornea 14: 382–387.

Fahy G. T., Easty D. L., Collum L. M., Benedict-Smith A., Hillery M., Parsons D.G. (1992): Randomised double-masked trial of lodoxamide and sodiumcromoglycate in allergic eye disease. A multicentre study. Eur. J. Ophthalmol. 1992: 144–149

Fraunfelder F. T., Bagby G. C. (1983): Ocular chloramphenicol and aplastic anemia. N. Engl. J. Med. 308: 1536.

Geisthövel W. (1984): Hyperthyreose nach jodhaltigen Augentropfen. Dtsch. Med. Wochenschr. 109: 1304–1305.

Göbbels M., Gross D. (1996): Klinische Studie der Wirksamkeit einer Dexpanthenol-haltigen künstlichen Tränenflüssigkeit (Siccaprotect) bei der Behandlung des trockenen Auges. Klin. Monatsbl. Augenheilkd. 209: 84–88.

Haas A., Trummer G., Eckhardt M., Schmut O., Uyguner I., Pfeiffer K. P. (1995): Einfluß von Kalziumdobesilat auf die Progression der diabetischen Retinopathie. Klin. Monatsbl. Augenheilkd. 207: 17–21.

Hammann C., Kammerer R., Gerber M., Spertini F. (1996): Comparison of effects of topical levocabastine and nedocromil sodium on the early response in a conjunctival provocation test with allergen. J. Allergy Clin. Immunol. 98: 1045–1050.

Heijl A., Strahlman E., Sverrisson T., Brinchman-Hansen O., Puustjarvi T., Tipping R. (1997): A comparison of dorzolamide and timolol in patients with pseudoexfoliation and glaucoma or ocular hypertension. Ophthalmology 104: 137–142.

Hertel F., Pfeiffer N. (1994): Einzeldosisapplikationen in der Glaukomtherapie. Ophthalmologe 91: 602–605.

Hingorani M., Lightman S. (1995): Therapeutic options in ocular allergic disease. Drugs 50: 208–221.

Ibanez M. D., Laso M. T., Martinez San Irineo M., Alonso E. (1996): Anaphylaxis to disodium cromoglycate. Ann. Allergy Asthma Immunol. 77: 185–186.

Jensen H. G., Felix C. (1998): In vitro antibiotic susceptibilities of ocular isolates in North and South America. In vitro antibiotic testing group. Cornea 17: 79–87.

Kampik A., Meßmer E., Thoma K. (1996): Das Auge – Konjunktivitis und Sicca Syndrom. Schriftenreihe der Bayerischen Landesapothekerkammer, Heft 53.

Kjellman N. I., Stevens M. T. (1995): Clinical experience with Tilavist: an overview of efficacy and safety. Allergy 50: 14–22.

Maus T. L., Larsson L. I., McLaren J. W., Brubaker R. F. (1997): Comparison of dorzolamide and acetazolamide as suppressors of aqueous humor flow in humans. Arch. Ophthalmol. 115: 45–49.

McLeod S. D., Kolahdouz-Isfahani A., Rostamian K., Flowers C. W., Lee P. P., McDonnell P. J. (1996): The role of smears, cultures, and antibiotic sensitivity testing in the management of suspected infectious keratitis. Ophthalmology 103: 23–28.
Moroi S. E., Lichter P. E. (1996): Ocular Pharmacology. In: Hardman J.G., Limbird L.E. (eds.): Goodman & Gilman's The Pharmacological Basis of Therapeutics, 9th ed., McGraw-Hill, New York, pp. 1619–1645.
Noble S., McTavish D. (1995): Levocabastine. An update of its pharmacology, clinical efficacy and tolerability in the topical treatment of allergic rhinitis and conjunctivitis. Drugs 50: 1032–1049.
O'Brien T. P., Maguire M. G., Fink N. E., Alfonso E., McDonnell P. (1995): Efficacy of ofloxacin vs cefazolin and tobramycin in the therapy for bacterial keratitis. Arch. Ophthalmol. 113: 1257–1265.
Ooishi M., Miyao M. (1997): Antibiotic sensitivity of recent clinical isolates from patients with ocular infections. Ophthalmologica 211, Suppl. 1, 15–24.
Patel S. S., Spencer C. M. (1996): Latanoprost. A review of ist pharmacological properties, clinical efficacy and tolerability in the management of primary open-angle glaucoma. Drugs Aging 9: 363–378.
Pfeiffer N. (1996): Lokaler Carboanhydrasehemmer Dorzolamid: Entwicklung und Eigenschaften. Ophthalmologe 93: 103–118.
Quigley H. A. (1996): Number of people with glaucoma worldwide. Brit. J. Ophthalmol. 80: 389–393.
Sorensen S. J., Abel S. R. (1996): Comparison of the ocular beta-blockers. Ann. Pharmacother. 30: 43–54.
Strahlman E., Tipping R., Vogel R. (1995): A double-masked, randomized 1-year study comparing dorzolamide (Trusopt), timolol, and betaxolol. International dorzolamide study group. Arch. Ophthalmol. 113: 985–986.
Straub W. (1986): Wann sind Kortikosteroide bei Augenerkrankungen indiziert? Dtsch. Ärztebl. 83: 2935–2937.
Strempel I. (1994): Zum Problem des „Trockenen Auges". Dtsch. Ärztebl. 91: C-204–208.
Walters T. R. (1996): Development and use of brimonidine in treating acute and chronic elevations of intraocular pressure: a review of safety, efficacy, dose response, and dosing studies. Surv. Ophthalmol. 41: S19–S26.
Wright M., Butt Z., McIlwaine G., Fleck B. (1997): Comparison of the efficacy of diclofenac and betamethasone following strabismus surgery. Brit. J. Ophthalmol. 81: 299–301.

39 Parkinsonmittel

U. Schwabe

Die Parkinsonsche Krankheit ist eine fortschreitende neurologische Erkrankung des extrapyramidalmotorischen Systems. Ursache ist eine in ihrer Ätiologie letztlich unbekannte Degeneration von Nervenzellen in der Substantia nigra, die zu einem „striatalen" Dopaminmangelsyndrom führt und mit einer erhöhten cholinergen Aktivität einhergeht. Die klassischen Symptome sind Akinesie, Rigor und Tremor. Daneben können vegetative und psychische Veränderungen auftreten.

Ziel der Arzneitherapie ist es, das fehlende Dopamin zu substituieren und die gesteigerte cholinerge Aktivität zu dämpfen. Levodopa bildet die Basis der Parkinsontherapie in allen Stadien. Es bessert vor allem die Akinesie, während Rigor wenig und Tremor kaum anspre-

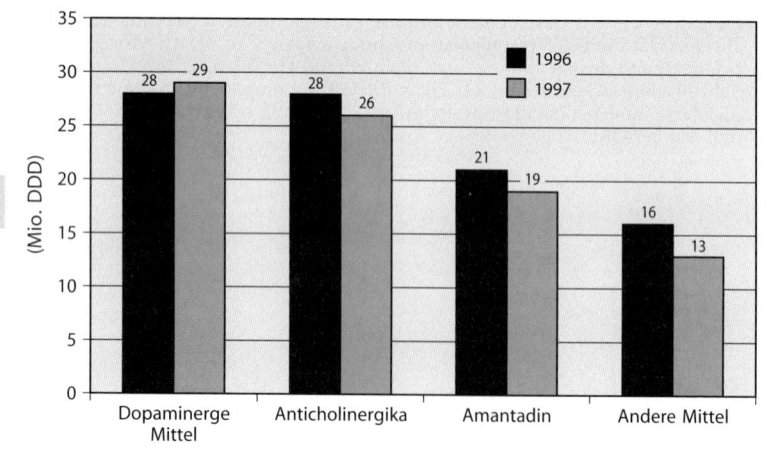

Abbildung 39.1: Verordnungen von Parkinsonmitteln 1997
DDD der 2000 meistverordneten Arzneimittel

Tabelle 39.1: Verordnungen von Parkinsonmitteln 1997
Angegeben sind die verordnungshäufigsten Präparate mit Verordnungsrang, Verordnungen und Umsatz 1997 im Vergleich zu 1996.

Rang	Präparat	Verordnungen in Tsd.	Änd. %	Umsatz Mio. DM	Änd. %
122	Madopar	1129,3	+4,4	83,1	+6,0
350	Akineton	518,8	−10,9	19,8	−10,2
465	Nacom	423,7	−5,3	44,0	−2,6
688	PK-Merz	292,9	−10,0	26,6	−4,3
735	Tiapridex	274,7	−9,7	33,5	−6,8
762	Tremarit	264,5	−11,2	13,3	−21,8
1171	Biperiden-neuraxpharm	162,2	+31,9	3,4	+32,8
1376	Sormodren	131,5	+9,3	6,8	+16,1
1381	Parkotil	131,2	+14,3	35,1	+32,8
1471	Dopergin	119,7	−19,5	15,5	−5,1
1619	Parkopan	103,5	−19,2	2,7	−20,6
1764	Isicom	89,1	+64,1	6,6	+57,4
1829	Amantadin-ratiopharm	84,6	+2,7	4,1	+6,7
1830	Movergan	84,5	−27,7	24,6	−28,3
	Summe	3810,1	−3,0	319,1	−1,3
	Anteil an der Indikationsgruppe	88,0 %		81,5 %	
	Gesamte Indikationsgruppe	4331,2	+1,1	391,4	+7,3

chen. Im Frühstadium der Erkrankung mit leichter Ausprägung der Symptomatik sind Anticholinergika geeignet, wenn Tremor und Rigor vorherrschen. Steht im Frühstadium Akinesie im Vordergrund, kann Amantadin zeitweise hilfreich sein.

Die Verordnung von Parkinsonmitteln hat 1997 in der gesamten Indikationsgruppe geringfügig zugenommen (Tabelle 39.1). Eine Übersicht über die verordneten Tagesdosen zeigt, daß die dopaminergen Präparate und Anticholinergika die größten Gruppen bilden (Abbildung 39.1). Wie im Vorjahr haben die dopaminergen Mittel weiter zugenommen, während die Anticholinergika abermals rückläufig sind.

Verordnungsspektrum

Dopaminerge Mittel

Levodopa wird ausschließlich in Kombination mit Hemmstoffen der Dopadecarboxylase (Benserazid, Carbidopa) verwendet, die den peripheren Stoffwechsel von Levodopa hemmen und dadurch die zerebrale Verfügbarkeit von Levodopa als Vorstufe von Dopamin erhöhen. Durch diese sinnvolle Kombination werden wesentlich geringere Dosierungen von Levodopa benötigt und seine peripheren vegetativen Nebenwirkungen vermindert. Erstmals vertreten ist die Carbidopakombination *Isicom*, die einen deutlichen Kostenvorteil gegenüber den beiden alteingeführten Standardpräparaten bietet. Ein Problem der Levodopatherapie besteht offenbar darin, daß viele Patienten mit zu hohen Dosen behandelt werden. Durch Dosisreduktion wurde die Parkinsonsymptomatik in einem großen Patientenkollektiv erheblich gebessert (Emskötter et al. 1989). Der größte Teil der Verordnungen entfällt auf *Madopar* (Tabelle 39.2).

Der Dopaminagonist Lisurid (*Dopergin*) wirkt beim Morbus Parkinson ähnlich, aber schwächer als Levodopa. Lisurid wird genauso wie Bromocriptin als Begleitmedikation bei nachlassender Wirkung von Levodopa und bei „on-off"-Phänomenen eingesetzt.

Pergolid (*Parkotil*) ist ein weiterer Dopaminagonist, der 1996 erstmals in die Gruppe der häufig verordneten Arzneimittel gelangt ist und 1997 trotz hoher DDD-Kosten einen weiteren hohen Verordnungszuwachs erreicht hat. Wie Bromocriptin und Lisurid wird es als Zusatztherapie zu Levodopa eingesetzt, wirkt aber vergleichsweise länger und zeigt auch noch bei solchen Fällen eine klinische Besserung, die nicht mehr auf andere Dopaminagonisten ansprechen.

Amantadin

Amantadin (*PK-Merz, Amantadin-ratiopharm*) wirkt schwächer, aber schneller als Levodopa und erzeugt weniger unerwünschte Wirkungen. Amantadin erhöht die synaptische Verfügbarkeit von Dopamin und blockiert N-Methyl-D-Aspartat-Rezeptoren.

Anticholinergika

Anticholinergika sind bei der Parkinsonschen Krankheit insgesamt weniger effektiv als die dopaminergen Mittel. Primär werden sie für die Behandlung von Rigor und Tremor eingesetzt. Wenn die Verordnungen trotzdem relativ hoch liegen, so beruht das vor allem auf dem hohen Anteil von *Akineton*. Dieses Präparat wird vermutlich weitaus häufiger für das medikamentös ausgelöste Parkinsonoid benötigt, das nach Gabe von Neuroleptika bei der Behandlung von schizophrenen Psychosen in Form von Frühdyskinesien auftritt. 1997 sind die verordneten Tagesdosen bei der Mehrzahl der Präparate zurückgegangen (Tabelle 39.2).

Tabelle 39.2: Verordnungen von Parkinsonmitteln 1997
Angegeben sind die 1997 verordneten Tagesdosen, die Änderungen gegenüber 1996 und die mittleren Kosten je DDD 1997.

Präparat	Bestandteile	DDD 1997 in Mio.	Änderung in %	DDD-Kosten in DM
Dopaminerge Mittel				
Madopar	Levodopa Benserazid	16,1	(+5,1)	5,17
Nacom	Levodopa Carbidopa	8,4	(−4,3)	5,23
Isicom	Levodopa Carbidopa	1,8	(+49,3)	3,64
Dopergin	Lisurid	1,6	(−20,2)	9,65
Parkotil	Pergolid	1,5	(+40,4)	22,81
		29,4	(+3,7)	6,26
Anticholinergika				
Akineton	Biperiden	12,2	(−11,0)	1,62
Sormodren	Bornaprin	4,3	(+12,6)	1,59
Parkopan	Trihexyphenidyl	3,4	(−20,5)	0,80
Tremarit	Metixen	3,2	(−10,6)	4,16
Biperiden-neuraxpharm	Biperiden	3,1	(+32,5)	1,09
		26,2	(−5,4)	1,76
Amantadin				
PK-Merz	Amantadin	15,4	(−7,3)	1,73
Amantadin-ratiopharm	Amantadin	4,1	(−1,1)	1,00
		19,4	(−6,1)	1,58
Andere Mittel				
Movergan	Selegilin	7,1	(−28,4)	3,48
Tiapridex	Tiaprid	5,9	(−9,2)	5,70
		13,0	(−20,8)	4,49
Summe		88,0	(−5,5)	3,63

Andere Mittel

Die anderen Parkinsonmittel weisen 1997 den höchsten Verordnungsrückgang von allen Gruppen auf. Diese Mittel werden in erster Linie bei Spätstadien nach langjähriger Levodopatherapie zur Steigerung nachlassender Levodopaeffekte oder auch zur Dämpfung von kurzfristigen therapiebedingten Dyskinesien benötigt.

Selegilin (*Movergan*) vermindert als selektiver Hemmstoff der Monoaminoxidase-B den zerebralen Abbau von Dopamin und kann die Wirkung von Levodopa verlängern. Dadurch gelingt es, dosisabhängige Fluktuationen der Motilität zu mildern und den Wirkungsverlust im Laufe der Langzeittherapie zu reduzieren. Selegilin soll dabei einen neuroprotektiven Effekt haben, der auch rein symptomatisch durch die Hemmung des Dopaminabbaus bedingt sein könnte. Eine britische Studie hat allerdings eine 60 % höhere Letalität bei der Kombination von Levodopa mit Selegilin im Vergleich zur alleinigen Levodopatherapie gezeigt, die zu Zweifeln an der langdauernden Kombinationstherapie geführt hat (Lees 1995). Die Ergebnisse bedürften der Überprüfung, da es sich um eine offene Studie handelte. Die Verordnungen von *Movergan* sind 1997 noch stärker als im Vorjahr zurückgegangen (Tabelle 39.2).

Tiapridex (Tiaprid) ist ein D_2-Dopaminrezeptorantagonist mit ähnlichen Eigenschaften wie das Neuroleptikum Sulpirid. Levodopainduzierte Dyskinesien werden abgeschwächt, allerdings oft mit gleichzeitiger Zunahme der Parkinsonsymptomatik (Price et al. 1978).

Literatur

Emskötter T., Lachemayer L., Heidenreich C. (1989): Probleme der L-Dopa-Therapie im Verlauf des Parkinson-Syndroms. Fortschr. Neurol. Psychiat. 57: 192–197.

Lees A.J. (1995): Comparison of therapeutic effects and mortality data of levodopa and levodopa combined with selegiline in patients with early, mild Parkinson disease. Brit. Med. J. 311: 1602–1606.

Price P., Parkes J.D., Marsden C.D. (1978): Tiapride in Parkinson's disease. Lancet II: 1106.

40 Psychopharmaka

M. J. Lohse und B. Müller-Oerlinghausen

Unter Psychopharmaka werden verschiedene Gruppen von Arzneimitteln zusammengefaßt, die der Beeinflussung psychischer Erkrankungen dienen (Abbildung 40.1). Dazu zählen zunächst vier große Gruppen: die Tranquillantien, die in dem untersuchten Marktsegment fast ausschließlich von den Benzodiazepinen gestellt werden, die Antidepressiva und die Neuroleptika, wobei hier Präparate mit unterschiedlicher chemischer Struktur eingesetzt werden, sowie die pflanzlichen Psychopharmaka. Die Gruppe der Nootropika wird wegen ihrer zunehmenden Bedeutung und der kontroversen Diskussion über ihre Wirksamkeit in einem eigenen Kapitel besprochen (s. Kapitel 7).

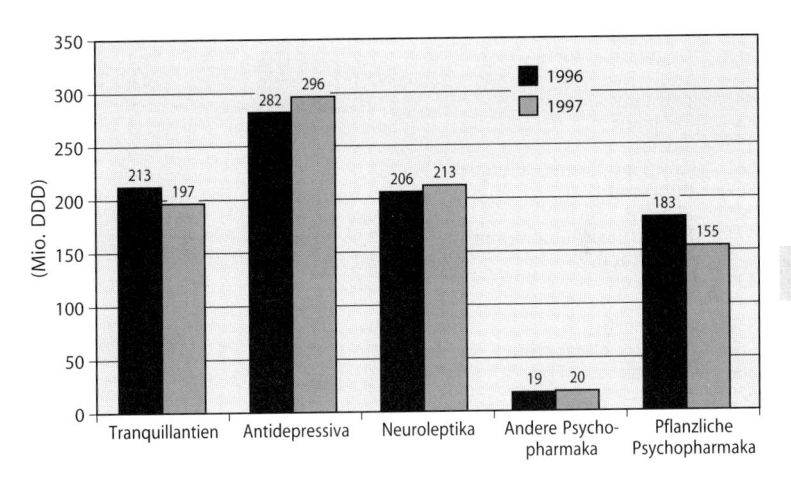

Abbildung 40.1: Verordnungen von Psychopharmaka 1997
DDD der meistverordneten Arzneimittel

Tabelle 40.1: Verordnungen von Psychopharmaka 1997
Angegeben sind die verordnungshäufigsten Präparate mit Verordnungsrang, Verordnungen und Umsatz 1997 im Vergleich zu 1996.

Rang	Präparat	Verordnungen in Tsd.	Änd. %	Umsatz Mio. DM	Änd. %
57	Eunerpan	1643,0	+4,7	51,9	+1,9
77	Insidon	1507,7	−1,5	54,3	−3,1
82	Adumbran	1450,4	−25,7	14,9	−23,6
96	Aponal	1299,7	−10,2	45,7	−8,5
97	Jarsin	1296,3	−19,3	51,2	−19,2
99	Saroten	1293,6	−8,0	40,8	−3,9
110	Diazepam-ratiopharm	1222,7	+14,8	4,2	+8,0
128	Tavor	1087,7	−5,4	19,9	−4,4
160	Dipiperon	941,4	+6,2	32,6	+8,8
181	Stangyl	860,0	−7,1	47,7	−4,7
190	Atosil	837,9	−10,8	16,2	−11,3
224	Normoc	730,1	−14,3	10,2	−12,4
228	Truxal	720,6	−14,3	13,1	−6,1
245	Sedariston Konzentrat Kaps.	683,5	−30,2	21,4	−29,6
249	Leponex	671,9	+14,2	69,9	+22,4
263	Oxazepam-ratiopharm	636,3	−4,8	4,8	−2,5
282	Bromazanil	602,2	−6,7	7,0	−3,1
293	Ritalin	586,0	+31,6	9,1	+43,7
346	Imap 1,5 mg	521,4	−32,8	18,8	−33,5
363	Haldol	506,6	−13,4	31,4	−3,3
366	Rudotel	499,3	−24,0	13,2	−24,0
374	Neurocil	491,2	−12,1	13,9	−9,4
411	Tranxilium	462,7	−8,1	13,0	+3,4
430	Faustan	454,3	−18,1	1,8	−19,5
511	Prothazin	383,9	−11,4	9,4	−10,7
519	Dogmatil / -forte	378,7	−15,8	23,4	−15,7
527	Tafil	372,1	−4,4	9,6	−3,7
531	Lexotanil	370,4	−27,2	5,4	−22,7
536	Sinquan	367,7	−17,0	11,3	−12,0
556	Taxilan	355,5	−7,2	17,8	−1,7
561	Amitriptylin-neuraxpharm	353,0	+10,4	7,1	+11,9
567	durazanil	349,7	−7,2	4,9	−4,4
568	Melleril	349,6	−17,5	15,5	−14,9
571	Promethazin-neuraxpharm	347,9	+18,0	7,7	+25,6
579	Hyperforat	342,4	−28,5	6,6	−28,2
637	Anafranil	315,6	−13,8	18,1	−11,0
643	Praxiten	314,9	−14,9	4,8	−12,4
659	Amineurin	309,8	+14,8	7,2	+25,8
664	Akatinol Memantine	307,2	−0,6	45,9	+4,0
668	Remotiv	303,8	−10,3	10,3	−8,4
679	Felis	297,5	+80,0	11,4	+131,8
685	Doxepin-neuraxpharm	293,4	+28,6	11,1	+35,6
686	Neuroplant	293,3	−20,9	11,0	−15,9
713	Esbericum	283,9	−35,2	9,4	−33,9
748	Aurorix	269,5	−7,9	36,4	−0,4

Tabelle 40.1: Verordnungen von Psychopharmaka 1997 (Fortsetzung)
Angegeben sind die verordnungshäufigsten Präparate mit Verordnungsrang, Verordnungen und Umsatz 1997 im Vergleich zu 1996.

Rang	Präparat	Verordnungen in Tsd.	Änd. %	Umsatz Mio. DM	Änd. %
772	Fluanxol	261,1	+7,9	26,8	+7,8
790	Equilibrin	255,5	−10,8	10,5	−8,9
797	Ludiomil	253,5	−29,6	8,4	−29,2
810	oxa von ct	250,0	+14,1	1,6	+19,5
812	Sedariston Tropfen	249,2	−26,9	6,6	−31,3
834	Psychotonin M/N/300	239,7	−28,0	10,2	−13,5
840	Distraneurin	237,4	−8,4	10,2	−5,3
843	Doxepin-Dura	236,5	+25,7	4,8	+35,9
844	Risperdal	236,2	+21,8	48,5	+23,8
868	Meresa / -forte	230,1	−17,2	15,4	−16,9
891	Quilonum	224,1	−0,3	10,2	−2,3
949	Imap	207,6	−6,9	13,1	−11,2
963	Fluctin	202,2	−25,8	41,3	−20,1
968	Frisium	201,8	−4,2	4,8	−0,5
970	Haloperidol-ratiopharm	201,5	−1,5	4,2	+2,8
1032	Neogama	187,3	−13,4	13,5	−10,0
1080	Radepur	178,0	−20,2	4,2	−19,4
1101	Levomepromazin-neuraxpharm	175,1	+1,9	6,7	+5,8
1116	Novoprotect	173,3	−7,2	3,6	−3,2
1117	Hypnorex	172,4	+2,6	7,0	+1,7
1162	Tranquase	164,2	−3,7	0,7	−4,4
1172	Tolvin	161,8	−23,3	11,4	−15,9
1181	Lyogen/Depot	159,1	−2,6	15,5	+0,5
1190	Thombran	157,8	+3,9	8,5	+1,1
1201	Ciatyl-Z	156,4	+17,1	12,0	+14,6
1223	Hyperesa	152,9	+64,4	4,3	+67,9
1228	Dominal	152,1	+4,1	5,2	+8,7
1259	Remergil	146,1	+144,2	21,9	+148,9
1270	Fevarin	144,2	−2,8	22,7	+4,5
1272	Demetrin/Mono Demetrin	144,0	−19,8	3,5	−19,9
1347	Helarium Hypericum	135,0	+18,9	4,8	+25,8
1378	Gityl	131,4	−15,4	1,8	−13,7
1399	Decentan	127,5	−2,5	6,8	+12,0
1404	Diazepam Desitin Rectiole	127,2	−35,8	3,3	−16,6
1405	Nipolept	126,7	−4,8	8,1	+10,8
1411	Antares	125,6	−34,7	6,8	−35,0
1425	Lorazepam-neuraxpharm	123,9	+35,9	1,7	+42,7
1448	Nortrilen	122,0	+12,9	4,1	+13,4
1459	Haloperidol-neuraxpharm	120,8	+0,7	3,4	−2,7
1468	Tofranil	119,8	−10,1	4,7	−8,6
1470	Kivat	119,7	+838,6	3,7	+860,6
1488	Seroxat	117,4	+20,1	24,8	+28,7
1508	Perazin-neuraxpharm	115,2	+56,2	5,4	+48,6
1516	Sigacalm	114,6	−30,1	1,1	−29,8

Tabelle 40.1: Verordnungen von Psychopharmaka 1997 (Fortsetzung)
Angegeben sind die verordnungshäufigsten Präparate mit Verordnungsrang, Verordnungen und Umsatz 1997 im Vergleich zu 1996.

Rang	Präparat	Verordnungen in Tsd.	Änd. %	Umsatz Mio. DM	Änd. %
1527	Fluanxol 0,5 mg	113,0	−4,6	1,8	−10,7
1557	Cipramil	109,6	(>1000)	16,6	(>1000)
1570	Doxepin-ratiopharm	108,2	+21,9	3,4	+18,4
1591	Sinophenin	106,4	−16,2	2,1	−1,4
1608	Doneurin	104,3	+49,2	2,6	+61,8
1630	Campral	101,8	+23,3	12,4	+92,3
1670	Noctazepam	98,0	−28,7	0,9	−24,1
1672	Bromazep	97,8	−4,8	1,0	−6,6
1692	Valocordin-Diazepam	95,4	−6,4	0,4	−12,7
1697	Protactyl	95,1	−11,7	1,9	−7,1
1699	Mareen 50	94,8	+30,6	3,1	+33,5
1716	Spilan	92,6	+696,9	3,4	+829,5
1748	Fluoxetin-ratiopharm	89,8	+495,9	16,4	+614,8
1761	Deprilept	89,2	+2,6	2,2	+8,4
1766	Herphonal	89,1	−16,1	4,0	−10,6
1817	Diazepam Stada	85,6	+9,4	0,5	+6,6
1828	Trimipramin-neuraxpharm	84,6	+27,3	2,4	+33,2
1833	Zyprexa	84,2	(>1000)	32,0	(>1000)
1842	Trevilor	83,5	+154,3	14,7	+174,3
1856	Thioridazin-neuraxpharm	82,1	+6,5	3,0	+7,0
1901	Tagonis	79,3	−16,1	17,2	−8,3
1906	Maprolu	79,0	−3,7	1,7	−13,1
1916	Dapotum	78,3	+4,8	9,0	+29,1
1975	Glianimon	74,4	+22,0	4,9	+19,5
1986	Fluspi	73,7	(neu)	2,3	(neu)
1993	Propaphenin	73,4	−12,2	2,3	−11,0
1998	Librium	73,1	−18,5	3,0	−13,3
Summe		38040,5	−6,6	1494,4	+3,1
Anteil an der Indikationsgruppe		91,1 %		92,1 %	
Gesamte Indikationsgruppe		41776,9	−5,7	1622,1	+4,4

Für die Antidepressiva bestehen relativ klar definierte Indikationen, die sich zunehmend nicht nur auf depressive Störungen beziehen, wie z. B. ihre Verwendung bei Angsterkrankungen zeigt. Hauptindikationen der Neuroleptika sind die schizophrenen und manischen Psychosen. Ihre Verwendung als Tranquillantien wird kontrovers beurteilt, da auch bei niedrigen Dosierungen extrapyramidale Wirkungen beobachtet wurden. Unschärfer sind dagegen die Indikationen für die Tranquillantien, die bei einer Vielzahl von psychischen und somatischen Störungen eingesetzt werden (Hollister et al. 1993).

Die spannungs- und erregungsdämpfende Wirkung dieser Präparate ist unbestritten. Ihre Hauptindikationen sind in der kurzfristigen Behandlung von Angstzuständen, eventuell bis zum Wirksamwerden von anderen Maßnahmen wie etwa einer Psychotherapie bei neurotischen Angstzuständen oder einer antidepressiven Therapie bei der endogenen Depression zu sehen. Eine weitere Indikation stellt die Sedierung bei schweren somatischen Erkrankungen sowie vor diagnostischen Eingriffen dar. Ein unzureichend untersuchter und von den meisten Autoren nicht akzeptierter Indikationsbereich ist dagegen die Anwendung von Tranquillantien zur langdauernden Behandlung wiederkehrender Angstzustände, da sie möglicherweise der Chronifizierung psychischer Symptome und sicher der Entstehung von Abhängigkeit Vorschub leistet. Tranquillantien werden nicht unbedingt zu häufig, sondern wohl oft zu lange verordnet.

Verordnungsspektrum

Bei den Psychopharmaka wurden die definierten Tagesdosen (DDD) den entsprechenden DDDs der WHO angepaßt. Dadurch ergeben sich im Vergleich zu den in früheren Jahren errechneten Werten zum Teil beträchtliche Verschiebungen. In einigen Fällen – insbesondere bei den Neuroleptika – entsprechen die DDDs der WHO vermutlich nicht dem in Deutschland im ambulanten Bereich üblichen Vorgehen. So wurde etwa die DDD für Haloperidol vom bisherigen Wert 3 mg auf den WHO-Wert von 8 mg angehoben, entsprechend sind die verordneten Tagesdosen abgesunken. Bei der Berechnung der zeitlichen Veränderungen, so auch in Abbildung 40.2, wurden die Verordnungszahlen der vergangenen Jahre mit den neuen DDDs neu berechnet, so daß die relativen Veränderungen stimmig sind. In Bereichen, in denen es Diskrepanzen zwischen den DDDs der WHO und der vermutlichen Praxis in Deutschland gibt, können die berechneten DDDs ebenso wie die Tagesbehandlungskosten deutlich von den tatsächlichen Werten abweichen. Auch Aussagen über die Häufigkeit des Einsatzes bestimmter Arzneimittelgruppen lassen sich angesichts dieser Differenzen nur sehr schwer machen. Zuverlässig angeben lassen sich jedoch die zeitlichen Veränderungen der Verordnungen sowie der Gesamtverbrauch auch im internationalen Vergleich. Wo solche Probleme ein signifikantes Ausmaß annehmen, ist im Text jeweils darauf hingewiesen.

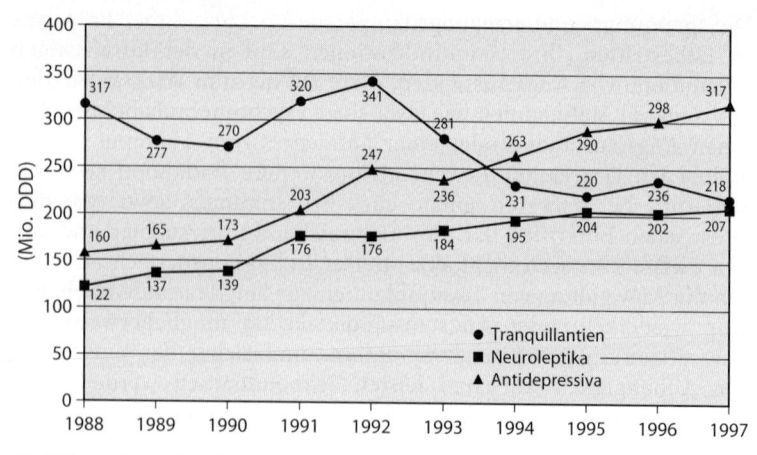

Abbildung 40.2: Verordnungen von Psychopharmaka 1988 bis 1997 Gesamtverordnungen nach definierten Tagesdosen (ab 1991 mit neuen Bundesländern)

Die Verordnungen von Psychopharmaka haben 1997 um etwa 6% abgenommen, während der Umsatz um mehr als 4% zugenommen hat (Tabelle 40.1). Eine überproportionale Abnahme zeigen die Verordnungen pflanzlicher Psychopharmaka. Eine zeitliche Betrachtung der einzelnen Psychopharmakagruppen zeigt eine sehr unterschiedliche Entwicklung (Abbildung 40.2). Dabei ist zu beachten, daß die Abbildung 40.2 den Gesamtmarkt wiedergibt und damit höhere Werte zeigt als die Abbildung 40.1, die nur die 2000 verordnungshäufigsten Arzneimittel enthält. Die Verordnungen von Tranquillantien waren in früheren Jahren kontinuierlich zurückgegangen. Durch die Vereinigung bedingt kam es zu einer Zunahme der absoluten Zahl der Verordnungen, die aber im abfallenden Gesamttrend wieder unterging. Seit 1994 haben sich jedoch die Verordnungen von Tranquillantien stabilisiert. Umgekehrt waren bei den Verordnungen von Neuroleptika und Antidepressiva stetige Zunahmen in den letzten zehn Jahren zu verzeichnen, die zu einer Verdopplung der Verordnungszahlen von 1988 geführt haben.

Tranquillantien

Tranquillantien werden bevorzugt zur Dämpfung von Angst- und Spannungszuständen, jedoch auch im Kontext antimanischer, antipsychotischer und antidepressiver Therapie eingesetzt. Gegenwärtig werden hierzu fast ausschließlich Benzodiazepine verwendet. Unter den 2000 verordnungshäufigsten Arzneimitteln befindet sich eine große Zahl von Präparaten, die sich aber auf wenige Wirkstoffe konzentrieren (Tabelle 40.2). Bei fast allen Substanzen haben sich Abnahmen der definierten Tagesdosen ergeben. Ausnahmen bilden lediglich das preiswerte, aber ausgesprochen langwirksame Diazepam sowie mit *Lorazepam-neuraxpharm* ein etwas preisgünstigeres Generikum. Im Verlauf der letzten zwölf Jahre hat sich die Verordnung von Tranquillantien in Westdeutschland ungefähr halbiert. Ähnliches gilt auch für die als Hypnotika eingesetzten Benzodiazepine (s. Abbildung 27.1). Offenbar haben die wiederholten Appelle an die Ärzteschaft, das Risiko einer Benzodiazepinabhängigkeit zu beachten, ihre Wirkung nicht verfehlt. Es wäre nun wichtig, die Frage der Verordnungen dieser Substanzen durch entsprechende Studien erneut zu untersuchen, um festzustellen, ob das gegenwärtige Niveau sinnvoll ist, bzw. ob es in bestimmten Indikationen zur Untermedikation und fragwürdigen Substitution durch andere Psychopharmaka gekommen ist (Linden und Gothe 1993, Woods und Winger 1995).

Bisher gibt es keine eindeutigen Belege für ein unterschiedliches Wirkprofil verschiedener Benzodiazepine. Allerdings legt die große Heterogenität der GABA/Benzodiazepin-Rezeptoren nahe, daß solche unterschiedlichen Wirkungen prinzipiell möglich sind. Klare Unterschiede bestehen bei den derzeit verfügbaren Benzodiazepinen lediglich in der Pharmakokinetik der einzelnen Präparate und in ihrem Preis. Substanzen mit einer Halbwertszeit unter 24 Stunden sind Bromazepam, Oxazepam und Lorazepam. Bei allen übrigen hier aufgeführten Benzodiazepinen liegt die Halbwertszeit der Wirksubstanz oder ihrer Metaboliten bei mehreren Tagen, so daß langdauernde Effekte zu erwarten sind. Natürlich hat dies Auswirkungen auf die jeweiligen kognitiven und psychomotorischen Nebenwirkungen, die vor allem bei älteren Patienten in Erscheinung treten. In diesem Zusammenhang ist erwähnenswert, daß die Mehrzahl (ca. 80 %) der Benzodiazepinverordnungen über 60jährige Patienten betrifft (siehe Arzneiverordnungs-Report '96). Hier ist nicht nur die besondere Empfindlichkeit älterer Patienten, sondern die allgemein deutlich

Tabelle 40.2: Verordnungen von Tranquillantien 1997
Angegeben sind die 1997 verordneten Tagesdosen, die Änderungen gegenüber 1996 und die mittleren Kosten je DDD 1997.

Präparat	Bestandteile	DDD 1997 in Mio.	Änderung in %	DDD-Kosten in DM
Bromazepam				
Normoc	Bromazepam	15,4	(−12,3)	0,66
Bromazanil	Bromazepam	12,5	(−1,4)	0,56
Lexotanil	Bromazepam	7,8	(−25,0)	0,69
durazanil	Bromazepam	7,6	(−6,1)	0,64
Gityl	Bromazepam	2,8	(−13,5)	0,66
Bromazep	Bromazepam	2,0	(−1,2)	0,53
		48,1	(−10,9)	0,63
Oxazepam				
Adumbran	Oxazepam	15,1	(−22,8)	0,99
Oxazepam-ratiopharm	Oxazepam	6,5	(−3,1)	0,74
Praxiten	Oxazepam	6,3	(−10,8)	0,76
oxa von ct	Oxazepam	2,6	(+18,4)	0,64
Sigacalm	Oxazepam	1,1	(−29,2)	1,01
Noctazepam	Oxazepam	0,8	(−22,9)	1,10
		32,3	(−15,0)	0,87
Diazepam				
Diazepam-ratiopharm	Diazepam	26,8	(+18,2)	0,16
Faustan	Diazepam	7,3	(−16,0)	0,24
Tranquase	Diazepam	5,1	(−4,0)	0,13
Diazepam Stada	Diazepam	3,7	(+5,4)	0,13
Valocordin-Diazepam	Diazepam	2,4	(−6,4)	0,17
Diazepam Desitin Rectiole	Diazepam	0,5	(−39,9)	6,63
		45,7	(+5,1)	0,24
Andere Benzodiazepine				
Tavor	Lorazepam	21,8	(−4,0)	0,92
Rudotel	Medazepam	12,5	(−24,0)	1,06
Tranxilium	Dikaliumclorazepat	11,2	(−5,2)	1,16
Tafil	Alprazolam	10,2	(−2,9)	0,94
Frisium	Clobazam	5,0	(+0,7)	0,97
Lorazepam-neuraxpharm	Lorazepam	2,9	(+42,5)	0,60
Radepur	Chlordiazepoxid	2,6	(−19,5)	1,61
Librium	Chlordiazepoxid	2,5	(−12,7)	1,20
Demetrin/Mono Demetrin	Prazepam	2,3	(−20,1)	1,51
		70,9	(−8,3)	1,03
Summe		197,0	(−7,4)	0,72

verzögerte Metabolisierung und Ausscheidung von Benzodiazepinen zu bedenken, die vor allem bei den langwirksamen Substanzen zur Kumulation führen können.

Das Nicht-Benzodiazepin Meprobamat wurde noch 1996 vor allem in den neuen Bundesländern häufig als Tranquillans verordnet. Es ist zwar weiterhin auf dem Markt, wurde aber von der zuständigen Aufbereitungskommission negativ beurteilt und findet sich jetzt nicht mehr unter den verordnungshäufigsten Arzneimitteln.

Antidepressiva

Antidepressiva sind prinzipiell bei allen Formen depressiver Störungen indiziert, wobei jedoch die Wertigkeit der verschiedenen therapeutischen Strategien von der genaueren diagnostischen Zuordnung abhängig ist. In jüngerer Zeit finden Antidepressiva auch bei einer Reihe weiterer psychiatrischer Erkrankungen Verwendung, wie etwa Panikattakken, generalisierten Angstsyndromen, Bulimia nervosa, Eßstörungen, Zwangsstörungen und Phobien, im Kindes- und Jugendalter bei Enuresis nocturna und elektivem Mutismus sowie schließlich bei der Kombinationstherapie chronischer Schmerzen (Benkert und Hippius 1996).

Antidepressiva werden häufig durch drei wesentliche verschiedene Wirkungskomponenten charakterisiert, die für die einzelnen Substanzen unterschiedlich stark ausgeprägt sein sollen (Riederer et al. 1993). Dies sind in grober Orientierung dämpfende, stimmungsaufhellende und aktivierende Wirkungen. Die meisten gebräuchlichen Antidepressiva wirken in etwa gleichem Maße stimmungsaufhellend. Als Prototypen für die dämpfenden Wirkungen gelten Amitriptylin bzw. Doxepin, für die aktivierenden Wirkungen Desipramin. Eine moderne, wenn auch für die Praxis vielleicht zu komplizierte Klassifizierung der Antidepressiva wurde im sog. Asolo-Schema versucht (Rüther et al. 1995).

Unter den 2000 verordnungshäufigsten Arzneimitteln findet sich eine Vielzahl Antidepressiva mit unterschiedlichen Inhaltsstoffen, die nach kontinuierlichen Zunahmen inzwischen deutlich über 300 Mio. definierte Tagesdosen erreichen (Tabelle 40.3 und 40.4 sowie Abbildung 40.2). Dabei ist Opipramol eingeschlossen, dessen antidepressive Wirksamkeit fraglich ist.

Im letzten Jahrzehnt haben sich die Verordnungen von Antidepressiva etwa verdoppelt (Abbildung 40.2); auf diesem hohen Niveau

Tabelle 40.3: Verordnungen nichtselektiver Monoamin-Rückaufnahme-Inhibitoren (NSMRI) 1997
Angegeben sind die 1997 verordneten Tagesdosen, die Änderungen gegenüber 1996 und die mittleren Kosten je DDD 1997.

Präparat	Bestandteile	DDD 1997 in Mio.	Änderung in %	DDD-Kosten in DM
Amitriptylin				
Saroten	Amitriptylin	43,3	(−2,5)	0,94
Amitriptylin-neuraxpharm	Amitriptylin	10,6	(+13,1)	0,67
Amineurin	Amitriptylin	10,5	(+27,7)	0,69
Novoprotect	Amitriptylin	5,0	(−0,7)	0,72
		69,5	(+3,5)	0,85
Doxepin				
Aponal	Doxepin	22,8	(−6,7)	2,00
Doxepin-neuraxpharm	Doxepin	8,4	(+34,4)	1,32
Sinquan	Doxepin	6,7	(−11,0)	1,68
Doxepin-Dura	Doxepin	3,1	(+37,5)	1,52
Doxepin-ratiopharm	Doxepin	2,9	(+23,7)	1,16
Mareen 50	Doxepin	2,4	(+33,9)	1,29
Doneurin	Doxepin	1,9	(+63,9)	1,34
		48,3	(+5,4)	1,70
Trimipramin				
Stangyl	Trimipramin	25,1	(+1,0)	1,90
Herphonal	Trimipramin	1,3	(−12,2)	3,13
Trimipramin-neuraxpharm	Trimipramin	1,0	(+33,7)	2,55
		27,3	(+1,2)	1,98
Maprotilin				
Ludiomil	Maprotilin	7,4	(−24,8)	1,14
Deprilept	Maprotilin	2,3	(+7,3)	0,93
Maprolu	Maprotilin	1,6	(−16,9)	1,01
		11,3	(−18,7)	1,08
Weitere Wirkstoffe				
Insidon	Opipramol	33,4	(+0,3)	1,62
Equilibrin	Amitriptylinoxid	14,4	(−3,8)	0,73
Anafranil	Clomipramin	7,7	(−9,4)	2,34
Nortrilen	Nortriptylin	2,4	(+17,7)	1,72
Tofranil	Imipramin	2,3	(−4,3)	2,05
Thombran	Trazodon	2,1	(+0,8)	4,12
		62,3	(−1,6)	1,61
Summe		218,7	(+0,7)	1,40

Tabelle 40.4: Verordnungen von weiteren Antidepressiva 1997
Angegeben sind die 1997 verordneten Tagesdosen, die Änderungen gegenüber 1996 und die mittleren Kosten je DDD 1997.

Präparat	Bestandteile	DDD 1997 in Mio.	Änderung in %	DDD-Kosten in DM
Selektive Serotonin-Rückaufnahme-Inhibitoren				
Fluctin	Fluoxetin	10,3	(−19,4)	4,03
Seroxat	Paroxetin	6,2	(+29,4)	4,01
Fevarin	Fluvoxamin	5,8	(+7,8)	3,90
Cipramil	Citalopram	5,2	(>1000)	3,18
Fluoxetin-ratiopharm	Fluoxetin	4,7	(+627,6)	3,49
Tagonis	Paroxetin	4,3	(−7,7)	4,01
Trevilor	Venlafaxin	3,1	(+176,8)	4,70
		39,6	(+34,2)	3,88
Alpha₂-Antagonisten				
Remergil	Mirtazapin	5,5	(+148,9)	3,95
Tolvin	Mianserin	4,3	(−14,6)	2,65
		9,9	(+35,4)	3,38
MAO-Inhibitoren				
Aurorix	Moclobemid	9,9	(+0,5)	3,68
Lithiumsalze				
Quilonum	Lithium	10,5	(−2,5)	0,97
Hypnorex	Lithiumcarbonat	7,3	(+1,7)	0,96
		17,8	(−0,8)	0,97
Summe		77,2	(+19,5)	3,12

haben sie sich im letzten Jahr gehalten. Jedoch ist die Entwicklung der einzelnen Wirkstoffgruppen unterschiedlich. Während die nichtselektiven Monoamin-Rückaufnahme-Inhibitoren (NSMRI) mit etwa gleichbleibendenen DDDs verordnet wurden, zeigt sich bei den selektiven Serotonin-Rückaufnahme-Inhibitoren (SSRI) incl. Venlafaxin ein beachtlicher Zuwachs; das gleiche gilt für den neuen Mianserinabkömmling Mirtazapin. Bei den NSMRIs gewinnen Amitriptylin und Doxepin als die klassischen trizyklischen Substanzen mit stärker sedierenden Wirkungen weiterhin an Gewicht (Tabelle 40.3). Innerhalb dieser Substanzen hat es weiter preislich bedingte Umschichtungen gegeben. Imipramin wird zunehmend weniger verordnet, Maprotilin geht weiter zurück, obwohl eine jüngere Studie für diese Substanz gute Wirksamkeit und geringe unerwünschte Wirkungen fand (Schnyder und Koller-Leiser 1996).

Neben den zahlreichen in ihren Wirkungen gut belegten Präparaten fallen die weiterhin hohen Verordnungszahlen von *Insidon* (Opipramol) auf, dessen antidepressive Wirksamkeit schlecht belegt ist. Der vorpublizierte Entwurf der Aufbereitungskommission bewertet die Substanz für die Indikation „Depression" negativ, und auch die Indikation „Angst- und Spannungszustände" ist als unzureichend belegt kritisiert worden (Benkert und Hippius 1996). Auf die möglichen anxiolytischen Wirkungen von Opipramol konzentriert sich in jüngerer Zeit das Interesse; hier ist die Publikation neuerer Studien abzuwarten.

Bei allen Substanzen der SSRI sind Zuwächse zu verzeichnen, die dem großen Interesse an dieser Gruppe entsprechen (Leonard 1995). Die Wirksamkeit dieser neueren Antidepressiva ist inzwischen gut belegt, allerdings scheinen sie bei der melancholischen Depression den klassischen nicht-selektiven Substanzen unterlegen zu sein (Perry 1996). Für einige SSRIs ist auch die rezidivprophylaktische Wirksamkeit mäßig gut belegt, obwohl die Studiendauer für eine valide Aussage fast immer zu kurz ist (Montgomery et al. 1994, Franchini et al. 1996). Bei dieser Substanzgruppe fehlen im Unterschied zu den trizyklischen Antidepressiva sedierende und vegetative Nebenwirkungen weitgehend. Ein Nachteil von Fluoxetin ist im Vergleich zu neueren SSRIs aus toxikologischer Sicht die lange Halbwertszeit der Substanz (3 Tage) und vor allem des aktiven Metaboliten Norfluoxetin (7 Tage). Die ausgeprägten Wechselwirkungen verschiedener Serotoninaufnahmehemmer mit anderen Pharmaka können bei Kombinationstherapien gefährlich werden und schränken damit den potentiellen Vorteil bei der Therapie multimorbider Patienten ein (Baumann 1996). Das erst kürzlich eingeführte Citalopram, das in kurzer Zeit bereits einen erheblichen Marktanteil erreichte, ist diesbezüglich günstiger zu beurteilen. Ein Vorteil dieser neuen Substanzen ist ihre geringere akute Toxizität im Hinblick auf den Einsatz bei suizidgefährdeten Patienten, aber auch z. B. bei Patienten mit Herzinsuffizienz (Braun und Strasser 1997). Andererseits verlangt das andere Profil unerwünschter Wirkungen (z. B. Schlaflosigkeit, neurologische Störungen und Störungen der Sexualfunktion) weiterhin Aufmerksamkeit und eine differenzierte Verordnungsweise.

Weniger verordnet wurde Mianserin, möglicherweise weil das vom gleichen Hersteller neu auf den Markt gebrachte teurere Mirtazapin jetzt stärker beworben wird. Sein potentieller therapeutischer Stellenwert und seine möglichen Vorteile gegenüber dem Mianserin können trotz eines interessanten pharmakologischen Profils (Kasper 1996) noch nicht beurteilt werden.

Mit Moclobemid (*Aurorix*) begann 1992 eine Renaissance der Monoaminoxidase-Hemmstoffe, die 1997 weiter anhielt. Moclobemid unterscheidet sich von bisher verfügbaren Substanzen dadurch, daß es für den relevanten Subtyp A der Monoaminoxidase relative Selektivität aufweist und daß die Hemmwirkung reversibel ist. Dadurch dürften hypertensive Krisen, wie sie durch den Verzehr tyraminhaltiger Nahrungsmittel ausgelöst werden können, seltener sein als bei den klassischen Monoaminoxidase-Hemmstoffen (Berlin und Lecrubier 1996). Ob seine Wirksamkeit freilich der des unselektiven MAO-Hemmstoffs Tranylcypromin ganz entspricht, bleibt zweifelhaft (Laux et al. 1995). Eine schlechtere Wirksamkeit wurde im Vergleich mit Clomipramin beobachtet (Volz et al. 1996). Möglicherweise kann Moclobemid in seltenen Fällen zu schweren Leberfunktionsstörungen führen; problematisch erscheint die Kombination mit serotonerg wirksamen Antidepressiva (O'Kane und Gottlieb 1996).

Klar umrissen in Indikationen wie auch Nebenwirkungen ist die Anwendung von Lithiumpräparaten zur Prophylaxe von manisch-depressiven Phasen und zur Therapie von Manien (Müller-Oerlinghausen et al. 1997). Untersuchungen der letzten Jahre legen zudem eine vielleicht spezifische, suizidpräventive Wirksamkeit der adäquat durchgeführten Lithiumlangzeitmedikation nahe (Schou, 1998). Angesichts dieser Datenlage ist es zu begrüßen, daß die Verordnungen der beiden führenden Lithiumpräparate in den vergangenen Jahren wieder zugenommen haben. Insgesamt dürfte die Zahl der Lithium-behandelten Patienten in der Bundesrepublik angesichts des auch volkswirtschaftlich eindrucksvollen Nutzens dieser Prophylaxe eher zu niedrig liegen (Lehmann und Müller-Oerlinghausen 1993).

Ob es zum Lithium wirksame Alternativen der Phasenprophylaxe unipolarer Depressionen gibt, ist wiederholt untersucht worden. Carbamazepin ist als Phasenprophylaktikum dem Lithium wohl nicht gleichwertig (Dardennes et al. 1995). Die prophylaktische Wirksamkeit nichtselektiver Monoaminaufnahme-Hemmstoffe läßt sich wegen der beschränkten Zahl von Studien leider nur aus Metaanalysen ableiten, wobei sich trendmäßig eine etwas bessere Wirksamkeit von Lithium gegenüber freilich nicht hoch dosiertem Amitriptylin bei den unipolaren Depressionen zeigt. Eine ausgezeichnete rezidivprophylaktische Wirksamkeit wurde in einer Dreijahresstudie mit hochdosiertem Imipramin nachgewiesen (Frank et al. 1990). Eine große prospektive deutsche Langzeitstudie fand eine bessere Rezidivprophylaxe über 2,5 Jahre mit Lithium im Vergleich zu 100 mg/d Amitriptylin (Greil et al. 1996). Eine suizidpräventive Wirksamkeit bei Patienten mit affektiven Psychosen ist bislang für keine andere Substanz außer Lithiumsalzen gezeigt worden.

Neuroleptika

Neuroleptika werden primär zur Behandlung schizophrener und manischer Psychosen eingesetzt. Jedoch werden sie auch bei anderen Indikationen, z. B. Erregungszuständen im Rahmen oligophrener Syndrome oder bei chronischen Schmerzzuständen, verwendet. Die wesentliche Wirkung dieser Arzneimittel besteht in der Abschwächung produktiver psychotischer Symptome, daneben aber auch in einer Verminderung des Antriebes, Verlangsamung der Reaktion und Erzeugung von Gleichgültigkeit gegenüber äußeren Reizen. Dabei bleiben die intellektuellen Funktionen und die Bewußtseinslage weitgehend erhalten.

Auf Grund des – gerade in Deutschland – sehr breiten Anwendungsspektrums der Neuroleptika ist die Angabe definierter Tagesdosen außerordentlich schwierig. Neuroleptika können von niedrigsten Dosen als Tranquillantien bis hin zu Höchstdosen in der Behandlung akuter Psychosen eingesetzt werden, und es ist selten möglich, einzelne Darreichungsformen eindeutig einer bestimmten Verwendung zuzuordnen. Deshalb wurden in diesem Jahr erstmals durchweg (soweit verfügbar) die neuen DDDs der WHO verwendet. Diese in Skandinavien erarbeiteten DDDs beruhen allerdings vor allem auf der akuten antipsychotischen Therapie und liegen damit für den ambulanten Bereich relativ hoch. So betragen die DDDs für die meisten oral angewendeten Phenothiazine 300 mg, für Prothipendyl 240 mg, für Fluphenazin 10 mg, für Haloperidol 8 mg, für Benperidol 300 mg, für Pipamperon 200 mg, für Clozapin 300 mg und für Flupentixol 6 mg. Lediglich beim Perazin mit 100 mg und beim Benperidol mit 1,5 mg liegen die WHO-DDDs relativ niedrig. Durch Abweichungen in der tatsächlichen Praxis von den WHO-Richtwerten können sich beträchtliche Abweichungen bei der Summe der berechneten DDDs und den Tagesbehandlungskosten (DDD-Kosten) ergeben. Trotzdem scheint die Verwendung der WHO-DDDs derzeit die objektivste Bezugsgröße darzustellen. Von dieser wurde lediglich

Tabelle 40.5: Verordnungen von Neuroleptika 1997
Angegeben sind die 1997 verordneten Tagesdosen, die Änderungen gegenüber 1996 und die mittleren Kosten je DDD 1997. Die mit [a] gekennzeichneten Präparate werden auch, die mit [b] gekennzeichneten überwiegend oder ausschließlich als niedrigdosierte Neuroleptika eingesetzt. Bei der Berechnung der definierten Tagesdosen sind die entsprechenden Dosierungsempfehlungen berücksichtigt worden.

Präparat	Bestandteile	DDD 1997 in Mio.	Änderung in %	DDD-Kosten in DM
Phenothiazine				
Taxilan	Perazin	16,4	(−1,7)	1,09
Atosil[b]	Promethazin	15,1	(−5,9)	1,07
Promethazin-neuraxpharm[b]	Promethazin	10,6	(+31,0)	0,73
Prothazin[b]	Promethazin	9,3	(−7,6)	1,01
Lyogen/Depot	Fluphenazin	8,9	(−3,0)	1,73
Dapotum	Fluphenazin	6,4	(+33,4)	1,40
Perazin-neuraxpharm	Perazin	5,8	(+47,2)	0,93
Melleril	Thioridazin	3,7	(−15,1)	4,23
Neurocil	Levomepromazin	3,3	(−6,8)	4,20
Levomepromazin-neuraxpharm	Levomepromazin	2,3	(+6,1)	2,92
Decentan[a]	Perphenazin	2,0	(+29,2)	3,43
Dominal[a]	Prothipendyl	1,7	(+7,7)	3,02
Thioridazin-neuraxpharm	Thioridazin	1,3	(+8,2)	2,43
Protactyl	Promazin	0,6	(−6,5)	3,34
Sinophenin[b]	Promazin	0,5	(−0,6)	3,95
Propaphenin[b]	Chlorpromazin	0,5	(−11,3)	4,34
		88,5	(+4,1)	1,56
Butyrophenone				
Haldol	Haloperidol	20,7	(−5,2)	1,52
Eunerpan	Melperon	8,6	(+1,3)	6,03
Glianimon	Benperidol	8,2	(+27,1)	0,60
Dipiperon	Pipamperon	7,2	(+8,0)	4,54
Haloperidol-neuraxpharm	Haloperidol	3,4	(−4,9)	1,01
Haloperidol-ratiopharm	Haloperidol	3,4	(+3,9)	1,26
		51,5	(+2,4)	2,50
Andere Neuroleptika				
Imap 1,5 mg[b]	Fluspirilen	15,8	(−33,4)	1,19
Leponex	Clozapin	8,8	(+15,7)	7,91
Fluanxol[a]	Flupentixol	8,4	(+11,0)	3,19
Truxal[b]	Chlorprothixen	7,2	(−7,6)	1,83
Ciatyl-Z	Zuclopenthixol	4,5	(+17,7)	2,69
Imap	Fluspirilen	4,2	(−10,9)	3,11
Nipolept	Zotepin	3,8	(+15,1)	2,15
Risperdal	Risperidon	3,7	(+23,8)	13,11
Kivat[b]	Fluspirilen	3,7	(+868,5)	1,00
Dogmatil / -forte	Sulpirid	2,8	(−14,4)	8,45
Zyprexa	Olanzapin	2,4	(>1000)	13,40

Tabelle 40.5: Verordnungen von Neuroleptika 1997 (Fortsetzung)
Angegeben sind die 1997 verordneten Tagesdosen, die Änderungen gegenüber 1996 und die mittleren Kosten je DDD 1997.

Präparat	Bestandteile	DDD 1997 in Mio.	Änderung in %	DDD-Kosten in DM
Fluspi	Fluspirilen	2,2	(neu)	1,04
Meresa / -forte	Sulpirid	1,9	(−14,1)	8,03
Fluanxol 0,5 mg[b]	Flupentixol	1,9	(−4,6)	0,98
Neogama	Sulpirid	1,7	(−9,6)	7,91
		73,0	(+2,4)	4,15
Summe		212,9	(+3,1)	2,67

dann abgewichen, wenn auf Grund der Fachinformationen festgestellt werden kann, daß ein Präparat praktisch ausschließlich für einen anderen als von der WHO erfaßten Zweck vorgesehen ist, und wenn die Verordnungspraxis dies unterstützt. Dies ist der Fall bei den als Tranquillantien niedrigdosierten Neuroleptika Fluspirilen (1,5 mg/7 Tage) und Flupentixol (DDD 1,5 mg) sowie für das als stark dämpfendes Antihistaminikum anzusehende Promethazin (DDD 75 mg). Die entsprechenden Präparate sind in Tabelle 40.5 gekennzeichnet.

Die Verordnungen von Neuroleptika haben 1997 um 3 % zugenommen (Tabelle 40.5). Dafür ist u. a. der Verordnungsanstieg bei den atypischen Neuroleptika wie Clozapin, Risperidon, Olanzapin verantwortlich. Damit haben sich die Neuroleptika auf einem Niveau stabilisiert, das in etwa eine Verdopplung gegenüber den Zahlen von vor zehn Jahren bedeutet (Abbildung 40.2). Unter den 2000 am häufigsten verordneten Arzneimitteln findet sich eine große Anzahl von Neuroleptika, die verschiedenen chemischen Gruppen angehören und von sehr unterschiedlicher neuroleptischer Potenz sind. Dazu gehört auch das Benzamidderivat Sulpirid mit hoher Selektivität für D_2-Dopaminrezeptoren, das in niedriger Dosis antidepressiv wirken soll und deshalb mit diesen Arzneiformen von uns bisher bei den Antidepressiva eingeordnet wurde. Während die antipsychotische Wirkung bei der Schizophrenie mit Tagesdosen von 800–1200 mg in mehreren Studien gut belegt ist (Caley und Weber 1995), gibt es über die antidepressiven Effekte niedriger Dosierungen nur Erfahrungsberichte (Benkert und Holsboer 1984).

Die Verwendung niedrig dosierter Neuroleptika als Tranquillantien wird kontrovers diskutiert, da die Neuroleptika erhebliche Nebenwirkungen besitzen und bislang nicht ausgeschlossen werden konnte, daß auch niedrig dosierte Neuroleptika eventuell Spätdyskinesien, d. h. eine der schwersten, da oft irreversiblen, Nebenwirkungen dieser Substanzklasse, auslösen können. Eine deutsche Studie hat keine Hinweise für ein diesbezüglich erhöhtes Risiko erbracht (Tegeler et al. 1990), jedoch sind Einzelfälle von Spätdyskinesien nach Gabe niedrig dosierter Neuroleptika beobachtet worden (Kappler et al. 1994). Die Verordnung dieser Präparate, häufig sogar als injizierbare Depotform, hängt vielleicht mit der zunehmend kritisch gewordenen Einstellung gegenüber Benzodiazepinen zusammen. Die Abbildung 40.2 zeigt, daß der Rückgang der Benzodiazepine in den letzten Jahren von einer Zunahme bei Antidepressiva und Neuroleptika begleitet war, wobei es sich vermutlich um eine direkte Kompensation handelt (Linden 1990, Linden und Gothe 1993). Sorgfältige Phase-IV-Studien zum Vergleich niedrig dosierter Neuroleptika mit Benzodiazepinen existieren unseres Wissens nach wie vor nicht. Angesichts des Spektrums unerwünschter Wirkungen von Neuroleptika scheint jedoch Vorsicht geboten. Die Rückgänge bei dem früheren Spitzenreiter unter den Neuroleptika, dem *Imap 1,5 mg*, sind vor diesem Hintergrund verständlich und wohl sinnvoll, werden aber in beträchtlichem Ausmaß durch die Verordnung neuerer niedrigdosierter Fluspirilenzubereitungen wie *Kivat* und die 0,75 ml Ampullen von *Fluspi* kompensiert.

Insgesamt erscheinen die Verschiebungen bei den Neuroleptika arzneitherapeutisch und auch kostenmäßig wenig bedeutsam. Auffällig sind aber vor allem die Zuwächse bei den Neuroleptika, die keine oder weniger Spätdyskinesien erzeugen. Dazu gehört in erster Linie Clozapin, aber auch das kürzlich eingeführte Risperidon. Das Clozapin (*Leponex*) erweist sich weiterhin als eine unverzichtbare Substanz in der Psychiatrie, auch wenn seine Verschreibung wegen Blutzellschäden nur unter sehr restriktiven Auflagen des Herstellers möglich ist, z. B. wöchentliche Leukozytenkontrolle in den ersten Monaten, danach monatliche Kontrolle. Die Verordnungen dieses Präparates haben erneut kräftig zugenommen. Der besondere Vorteil besteht darin, daß Spätdyskinesien unter Clozapin niemals gesehen wurden (Claghorn et al. 1987, Kane et al. 1988). Clozapin wirkt möglicherweise bevorzugt an einem Subtyp von Dopaminrezeptoren, dem D_4-Rezeptor, hat daneben aber auch hohe Affinität für verschiedene

Serotonin- sowie für muskarinische und alpha-adrenerge Rezeptoren (Hartman et al. 1996). Auch werden Wechselwirkungen zwischen Effekten auf die dopaminerge und serotonerge Neurotransmission diskutiert. Obwohl für die Anwendung bei Kindern und Jugendlichen unter 16 Jahren nicht zugelassen, hat sich das Präparat offenbar gerade auch bei diesem Patientenkreis bewährt (Elliger et al. 1994).

Die intensive Suche nach Clozapin-ähnlichen Wirkstoffen hat zur erfolgreichen Einführung des freilich sehr teuren Olanzapin geführt, dessen endgültiger Stellenwert im Vergleich zu Clozapin, mit dessen Rezeptorprofil es nicht identisch ist, abzuwarten bleibt. Die Suche nach Substanzen, die wie Zotepin und Risperidon sowohl D_2- als auch $5HT_2$-Rezeptoren blockieren, wird noch weitergehen (Kornhuber 1994). Risperidon war in Phase-III-Studien in niedriger Dosierung (6 mg) ähnlich wirksam wie Haloperidol bei geringeren extrapyramidalmotorischen Wirkungen (Chouinard et al. 1993, Marder und Meibach 1994). Dagegen führen Carter et al. (1995) aus, daß Risperidon zwar eine erhebliche Verteuerung der stationären antipsychotischen Therapie, aber keine Verbesserung der Häufigkeit unerwünschter Wirkungen gebracht habe; extrapyramidale Wirkungen wurden von diesen Autoren bereits bei mittleren Dosierungen von 3,5 mg/d beobachtet. Vergleiche von Risperidon mit Neuroleptika geringerer Potenz fehlen. Die Langzeitwirkungen und der letztliche klinische Wert dieser Substanz können daher noch nicht bewertet werden. Insgesamt ist es bisher noch fraglich, ob der hohe Preis von Risperidon und Olanzapin tatsächlich dem therapeutischen Fortschritt entspricht und ob der starke Anstieg der Verordnungen gerechtfertigt ist.

Weitere Psychopharmaka

In der Gruppe „weitere Psychopharmaka" sind verschiedene chemisch definierte Psychopharmaka aufgeführt, die therapeutisch aber nicht zusammengehören (Tabelle 40.6).

Glutamatantagonisten

Für Memantin (*Akatinol Memantine*) sind in der Vergangenheit verschiedene Wirkmechanismen postuliert worden. Ein Antagonismus an NMDA-Glutamatrezeptoren scheint sich zu bestätigen (Chen und

Tabelle 40.6: Weitere Psychopharmaka 1997
Angegeben sind die 1997 verordneten Tagesdosen, die Änderungen gegenüber 1996 und die mittleren Kosten je DDD 1997.

Präparat	Bestandteile	DDD 1997 in Mio.	Änderung in %	DDD-Kosten in DM
Glutamatantagonisten				
Akatinol Memantine	Memantin	12,3	(−3,2)	3,73
Psychostimulantien				
Ritalin	Methylphenidat	3,9	(+31,6)	2,32
Mittel zur Behandlung von Alkoholfolgekrankheiten				
Distraneurin	Clomethiazol	2,0	(−17,3)	5,05
Campral	Acamprosat	1,9	(+96,4)	6,61
		3,9	(+14,6)	5,80
Summe		20,1	(+5,4)	3,86

Lipton 1997). Die Substanz scheint zur Behandlung zentral und peripher bedingter Spastik geeignet zu sein, wird in letzter Zeit aber vom Hersteller für die Behandlung von Hirnleistungsstörungen empfohlen, ohne jedoch bei den Nootropika eingeordnet zu werden. Auch für diese Substanzen gelten die für Nootropika allgemein dargestellten Probleme (s. auch Kapitel 7, Antidementiva). Ihre therapeutische Wertigkeit wird klinisch noch zu bestimmen sein.

Psychostimulantien

Das Stimulans Methylphenidat (*Ritalin*) wurde 1997 um fast ein Drittel mehr verordnet. Im Gegensatz zur Meinung, in der Bundesrepublik bestünde eine gefährlich häufige Verordnung von Psychopharmaka für Kinder, bestand bisher bei der Indikation „hyperkinetische Verhaltensstörung" eher der Verdacht, daß Psychostimulantien bisher unterverordnet wurden (Elliger et al. 1990). Offensichtlich setzt sich diese Auffassung jetzt durch. Dennoch muß aufgrund bekannt gewordener Vorfälle, z. B. in Niedersachsen, vor der Verordnung überhöhter Dosen sowie laxer Indikationsstellung gewarnt werden (vgl. Arzneimittelkommission 1997). Auch die Narkolepsie stellt nach der publizierten Aufbereitungsmonographie eine mögliche Indikation für Methylphenidat dar.

Mittel zur Behandlung von Alkoholfolgekrankheiten

Die Verordnungen von Clomethiazol (*Distraneurin*) sind 1997 zurückgegangen. Zur ambulanten Behandlung bei Alkohol- oder Medikamentenabhängigen ist es kontraindiziert. Der kürzlich vertretenen Meinung, Clomethiazol sei heute praktisch obsolet (Färber und Tölle 1996), ist von verschiedener kompetenter Seite widersprochen worden.

Acamprosat (*Campral*) ist ein Agonist an GABA-Rezeptoren, der nach zwei kontrollierten Studien Alkoholwirkungen vermindern und dadurch die Alkoholaufnahme reduzieren soll. Allerdings sind diese Studien aus methodischen Gründen kritisiert worden, so daß der Wert dieser Substanz vorsichtig beurteilt werden sollte (Arzneimittelbrief 1996). Das Präparat soll nur im Gesamtkonzept einer Alkoholentwöhnung verwendet werden.

Pflanzliche Psychopharmaka

Pflanzliche Psychopharmaka sind in Tabelle 40.7 aufgeführt. Es handelt sich dabei vor allem um Präparate, die Johanniskrautextrakt, zum Teil in Kombination mit Baldrian, enthalten. Daneben spielen in den letzten Jahren Extrakte des Kava-Kava-Wurzelstocks eine zunehmende Rolle, für die multiple Wirkungen auf das ZNS geltend gemacht werden. Der in den vergangenen Jahren beobachtete Zuwachs an Verordnungen bei den pflanzlichen Präparaten hat sich nicht weiter verstärkt. Im Gegenteil ist ein sehr deutlicher Verordnungsrückgang zu konstatieren. Vielleicht ist dies als rationalere Therapie unter dem Druck der Budgetierung zu interpretieren. Möglicherweise wird auch verstärkt von der Selbstmedikation in diesem Bereich Gebrauch gemacht. Die Wirksamkeit solcher Präparate ist jedenfalls aus klinisch-pharmakologischer Sicht nicht in ausreichender Weise nachgewiesen. Jedoch haben die Wirkungen von Hypericum und D,L-Kavain in letzter Zeit verstärkt wissenschaftliches Interesse gefunden (Schulz und Hänsel 1996). Bei leichteren depressiven Verstimmungen bzw. Angstzuständen sind teilweise in kontrollierten Studien positive Effekte beobachtet worden, wenn auch die meisten dieser Studien methodische Mängel zeigen (Volz und Hänsel 1994, 1995). Positive Wirkungen wurden für Johanniskrautextrakte bei leichten Depressionen in einer Metaanalyse kontrollierter Studien

Tabelle 40.7: Verordnungen von pflanzlichen Psychopharmaka 1997
Angegeben sind die 1997 verordneten Tagesdosen, die Änderungen gegenüber
1996 und die mittleren Kosten je DDD 1997.

Präparat	Bestandteile	DDD 1997 in Mio.	Änderung in %	DDD-Kosten in DM
Johanniskraut				
Jarsin	Johanniskrautextrakt	39,3	(−19,2)	1,30
Felis	Johanniskrautextrakt	13,0	(+128,6)	0,88
Psychotonin M/N/300	Johanniskrautextrakt	11,9	(−15,8)	0,86
Esbericum	Johanniskrautextrakt	11,3	(−34,5)	0,83
Remotiv	Johanniskrautextrakt	11,3	(−8,0)	0,92
Neuroplant	Johanniskrautextrakt	10,2	(−31,8)	1,08
Hyperforat	Johanniskrautextrakt	6,1	(−29,2)	1,08
Spilan	Johanniskrautextrakt	4,7	(+786,7)	0,71
Helarium Hypericum	Johanniskrautextrakt	4,0	(+27,2)	1,20
		111,7	(−10,7)	1,06
Kava-Kava-Wurzelstock				
Antares	Kava-Kava-Wurzelstockextrakt	9,1	(−35,2)	0,75
Kombinationen				
Sedariston Konzentrat Kaps.	Johanniskrautextrakt Baldrianwurzelextrakt	21,1	(−29,4)	1,01
Sedariston Tropfen	Baldrianwurzelextrakt Melissenblätterextrakt Johanniskrautextrakt	7,7	(−27,3)	0,86
Hyperesa	Baldrianextrakt Johanniskrautextrakt	5,7	(+64,9)	0,75
		34,5	(−21,4)	0,94
Summe		155,2	(−15,2)	1,01

festgestellt (Linde et al. 1996), die allerdings in einem zugehörigen Editorial wegen der methodischen Unzulänglichkeiten der Primärstudien kritisiert wurde (Smet und Nolen 1996). Derzeit erscheint eine Wirksamkeit bei leichten bis höchstens mittelschweren depressiven Verstimmungen wahrscheinlich, bei schweren Depressionen sollten solche Präparate nicht angewendet werden. Die Wirksamkeit einer über 4–6 Wochen hinausgehenden Therapie ist nicht belegt (Schulz und Hänsel 1996). Allerdings können solche Befunde für einzelne Präparate angesichts der unterschiedlichen Dosierungen und der Schwierigkeiten, diese Präparate zu standardisieren, nicht generalisiert werden. Ende 1995 hat das Bundesamt für Arzneimittel und Medizinprodukte die Standardisierung der Johanniskrautpräparate auf Hypericin verlassen, weil der eigentliche Wirkstoff nicht bekannt sei und möglicherweise nicht mit dem Hypericingehalt korreliere. Man kann sich fragen, ob gar keine Standardisierung wirklich besser sei als eine fragwürdige (Schütt und Hölzl 1996). Inzwischen wird Hyperforin als der möglicherweise wirksame Bestandteil diskutiert (Laakmann et al. 1998). Bei den Kava-Präparaten enthalten die meistverordneten den weniger standardisierten und in seiner Wirksamkeit schlechter geprüften Extrakt des Kava-Kava und nicht D,L-Kavain.

Ganz generell fehlen ausreichende Studien zu Langzeitwirkungen und zur Toxikologie dieser pflanzlichen Präparate. Allerdings sind bisher auch keine häufigen Meldungen über unerwünschte Wirkungen bekannt geworden.

Literatur

Arzneimittelkommission der deutschen Ärzteschaft (Hrsg.) (1997): Arzneiverordnungen, 18. Aufl., Deutscher Ärzte-Verlag, Köln, S. 269–272.
Arzneimittelbrief (1996): Acamprostat zur Behandlung der Alkoholkrankheit. Arzneimittelbrief 30: 92–93.
Baumann P. (1996): Pharmacokinetic-pharmacodynamic relationship of the selective serotonin reuptake inhibitors. Clin. Pharmacokinet. 31: 444–469.
Benkert O., Hippius H. (1996): Psychiatrische Pharmakotherapie, 6. Aufl., Springer-Verlag, Berlin.
Benkert O., Holsboer F. (1984): Effect of sulpiride in endogenous depression. Acta Psychiatr. Scand. (Suppl) 69: 43–48.
Berlin I., Lecrubier Y. (1996): Food and drug interactions with monoamine oxidase inhibitors: How safe are the newer agents? CNS Drugs 5: 403–413.
Braun M., Strasser R. H. (1997): Trizyklische Antidepressiva und kongestive Kardiomypathie. Der Internist 38: 1236–1238.
Caley C. F., Weber S. S. (1995): Sulpiride: an antipsychotic with selective dopaminergic antagonist properties. Ann. Pharmacother. 29: 152–160.
Carter C. S., Mulsant B. H., Sweet R. A., Maxwell R. A., Coley K. et al. (1995): Risperidone use in a teaching hospital during its first year after market approval: economic and clinical implications. Psychopharmacol. Bull. 31: 719–25.
Chen H. S., Lipton S. A. (1997): Mechanism of memantine block of NMDA-activated channels in rat retinal ganglion cells: uncompetitive antagonism. J. Physiol. 499: 27–46.
Chouinard G., Jones B., Remington G., Bloom D., Addington D. et al. (1993): A Canadian multicenter placebo-controlled study of fixed doses of risperidone and haloperidol in the treatment of chronic schizophrenic patients. J. Clin. Psychopharmacol. 13: 25–40.
Claghorn J., Honigfeld G., Abuzzahab F. S., Wang R., Steinbook R. et al. (1987): The risks and benefits of clozapine versus chlorpromazine. J. Clin. Psychopharmacol. 7: 377–384.

Dardennes R., Even C., Bange F., Heim A. (1995): Comparison of carbamazepine and lithium in the prophylaxis of bipolar disorders – a metaanalysis. Brit. J. Psychiat. 166: 378–381.
Elliger T., Englert E., Freisleder F. J., Friedrich M., Gierow B. et al. (1994): Zur Behandlung schizophrener Psychosen des Kindes- und Jugendalters mit Clozapin (Leponex). Konsensuskonferenz vom 4. März 1994, Kinder und Jugendpsychiatrie. Z. Kinder-Jugendpsychiat. 22: 325–327.
Elliger T. J., Trott G. E., Nissen G. (1990): Prevalence of psychotropic medication in childhood and adolescence in the Federal Republic of Germany. Pharmacopsychiatry 23: 38–44.
Färber D., Tölle R. (1996): Warnende Hinweise zur Verschreibung von Clomethiazol (Distraneurin®). Dtsch. Ärztebl. 93: A–2098.
Franchini L., Zanardi R., Gasperini M., Perez J., Smeraldi E. (1996): Fluvoxamine and lithium in long-term treatment of unipolar subjects with high recurrence rate. J. Affect. Disord. 38: 67–69.
Frank E., Kupfer D. J., Perel J. M. (1990): Three-years outcomes for maintenance therapies in recurrent depression. Arch. Gen. Psychiatry 47: 1093–1099.
Greil W., Ludwig-Mayerhofer W., Erazo N., Engel R.R., Czernik A. et al. (1996): Comparative efficacy of lithium and amitriptyline in the maintenance treatment of recurrent unipolar depression: a randomised study. J. Affect. Disord. 40: 179–190.
Hartman D., Monsma F., Civelli O. (1996): Interaction of antipsychotic drugs with dopamine receptor subtypes. In: Csernansky J. G. (Hrsg.): Antipsychotics, Handb. Exp. Pharmacol., Bd. 120, Springer-Verlag, Berlin, S. 43–75.
Hollister L. E., Müller-Oerlinghausen B., Rickels K., Shader R.I. (1993): Clinical uses of benzodiazepines. J. Clin Psychopharmacol. 13 (Suppl. 1): 1S–169S.
Kane J., Honigfeld G., Singer J., Meltzer H. (1988): Clozapine for the treatment-resistant schizophrenic. Arch. Gen. Psychiatry 45: 789–796.
Kappler J., Menges C., Ferbert A., Ebel H. (1994): Schwere „Spät"dystonie nach „Neuroleptanxiolyse" mit Fluspirilen. Nervenarzt 65: 66–68.
Kasper S. (1996): Mirtazapin. Klinisches Profil eines noradrenalin- und serotoninspezifischen Antidepressivums. Arzneimitteltherapie 14 (9): 257–259.
Kornhuber J. (1994): Potentielle Antipsychotica mit neuartigen Wirkmechanismen. In: Riederer P., Laux G., Pöldinger W. (Hrsg.): Neuropsychopharmaka, Bd. 4: Neuroleptica. Springer-Verlag, Wien New York, S. 185–196.
Laakmann G., Schüle C., Baghai T., Kieser M. (1998): St. John's wort in mild to moderate depression: The relevance of hyperforin for clinical efficacy. Pharmacopsychiatry 31 (Suppl.): 54–59.
Laux G., Volz H.-P., Müller H.-J. (1995): Newer and older monoamine oxidase inhibitors. CNS Drugs 3: 145–158.
Lehmann K., Müller-Oerlinghausen B. (1993): Kosten-/Nutzen-Kalkulation der Lithium-Langzeit-Prophylaxe. Klin. Pharmakol. Aktuell 4: 68–70.
Leonard B. E. (1995): SSRI differentiation: Pharmacology and pharmacokinetics. Human Psychopharmacology – Clinical and Experimental. 10: 140–158.
Linde K., Ramirez G., Mulrow C. D., Pauls A., Weidenhammer W., Melchart D. (1996): St John's wort for depression – an overview and meta-analysis of randomised clinical trials. Brit. Med. J. 313: 253–258.
Linden M. (1990): Benzodiazepin-Substitution. Psychiatr. Prax. 21: 339–340.
Linden M., Gothe, H. (1993): Benzodiazepine substitution in medical practice. Analysis of pharmacoepidemiological data based on expert interviews. Pharmacopsychiatry 26: 107–113.
Marder S. R., Meibach R. C. (1994): Risperidone in the treatment of schizophrenia. Am. J. Psychiatry 151: 825–835.

Montgomery S. A., Roberts A., Patel A. G. (1994): Placebo-controlled efficacy of antidepressants in continuation treatment. Int. Clin. Psychopharmacology 9: 49–53.

Müller-Oerlinghausen B., Greil W., Berghöfer A. (Hrsg.) (1997): Die Lithiumtherapie. Nutzen Risiken Alternativen. Springer-Verlag, Berlin Heidelberg New York.

O'Kane G. M., Gottlieb T. (1996): Severe adverse reaction to moclobemide. Lancet 347: 1329–1336.

Perry P.J. (1996): Pharmacotherapy for major depression with melancholic features: Relative efficacy of tricyclic versus selective serotonin reuptake inhibitor antidepressants. J. Affect. Disord. 39: 1–6.

Riederer P., Laux G., Pöldinger W. (Hrsg.) (1993): Neuropsychopharmaka Bd. 3 Antidepressiva und Phasenprophylaktika. Springer-Verlag, Wien New York.

Rüther E., Ahrens B., Dieterle D., Erzgikeit A., Gaertner H. J. et al. (1995): Das Asolo-Schema zur therapierelevanten multidimensionalen Klassifizierung der Antidepressiva. Psychopharmakotherapie 2: 158–164.

Schnyder U., Koller-Leiser A. (1996): A double-blind, multicentre study of paroxetine and maprotiline in major depression. Can. J. Psychiatry 41: 239–44.

Schou M. (1998): Has the Time Come to Abandon Prophylactic Lithium Treatment? A review for clinicians. Pharmacopsychiatry (im Druck).

Schulz V., Hänsel R. (Hrsg.) (1996): Rationale Phytotherapie. Ratgeber für die ärztliche Praxis. Springer-Verlag, Berlin Heidelberg New York.

Smet P. A. G. M., Nolen W. A. (1996): St John's wort as an antidepressant. Brit. Med. J. 313: 241–242.

Schütt H., Hölzl J. (1996): Hypericin: nur eine unwirksame Leitsubstanz? Pharm. Ztg. 141: 3678–3680.

Tegeler J., Lehmann E., Weiher A., Heinrich K. (1990): Safety of long-term neuroleptanxiolysis with fluspirilene. Pharmacopsychiatry 23: 259–264.

Volz H.P., Hänsel R. (1994): Kava-Kava und Kavain in der Psychopharmakotherapie. Psychopharmakotherapie 1: 33–39.

Volz H. P., Hänsel R. (1995): Hypericum (Johanniskraut) als pflanzliches Antidepressivum. Psychopharmakotherapie 2: 61–67.

Volz H. P., Gleiter C. H., Möller H. J. (1996): Monoaminoxidasehemmer in der Psychiatrie. Nervenarzt 67: 339–347.

Woods J. H., Winger G. (1995): Current benzodiazepine issues. Psychopharmacology 118: 107–115.

41 Rhinologika und Otologika

K.-F. HAMANN

Mit Rhinologika und Otologika sind Arzneimittel zusammengefaßt worden, die überwiegend lokal bei verschiedenen Erkrankungen des äußeren Ohres und des Mittelohres sowie bei bestimmten Erkrankungen der Nasenhaupthöhlen und bei Beteiligung der Nasennebenhöhlen eingesetzt werden. Die Beliebtheit der Lokaltherapeutika geht auf den alten Volksglauben zurück, Krankheiten dort behandeln zu müssen, wo sie sich bemerkbar machen. Der Hauptteil der Verordnungen fällt auf die Sympathomimetika in der Gruppe der Rhinologika, während alle anderen Rhinologika und auch die Otologika eine geringere Rolle spielen (Abbildung 41.1). Gegenüber dem Vorjahr ist

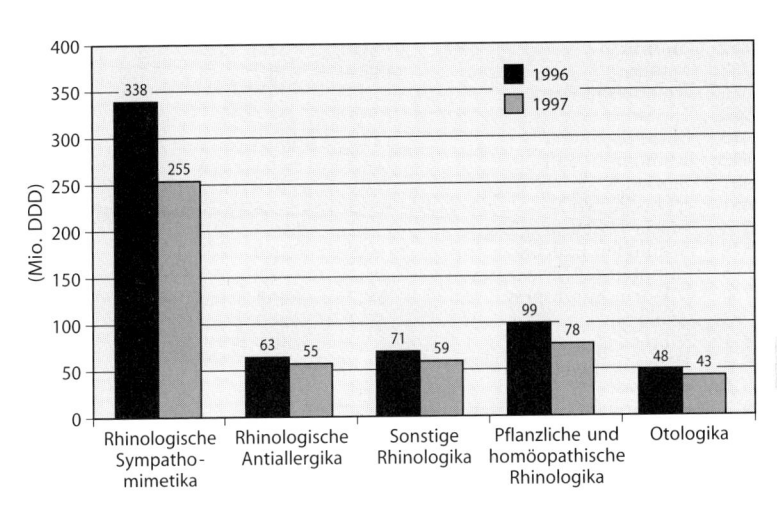

Abbildung 41.1: Verordnungen von Rhinologika und Otologika 1997
DDD der 2000 meistverordneten Arzneimittel

Tabelle 41.1: Verordnungen von Rhinologika 1997
Angegeben sind die verordnungshäufigsten Präparate mit Verordnungsrang, Verordnungen und Umsatz 1997 im Vergleich zu 1996.

Rang	Präparat	Verordnungen in Tsd.	Änd. %	Umsatz Mio. DM	Änd. %
2	Olynth	5666,6	−23,7	26,1	−24,6
12	Sinupret	3431,3	−19,5	46,4	−18,7
14	Nasengel/Spray/Tr.-ratioph.	3185,6	−17,1	13,4	−17,3
45	Otriven Lösung etc.	1803,2	−22,0	7,6	−26,0
106	Rhinomer	1261,0	−1,5	12,5	−0,7
207	Dexa-Rhinospray N	771,9	−24,7	16,9	−20,7
217	Euphorbium compositum Spray	742,0	−24,2	6,6	−24,1
267	Nasivin	629,1	−19,4	4,0	−17,7
364	Coldastop	503,5	−34,7	5,9	−32,2
466	Rhinex	420,1	−13,3	2,2	−13,2
595	Rinofluimucil-S	336,7	−27,6	5,0	−27,7
616	Nasengel/Spray/Tropfen AL	324,6	+88,8	1,3	+86,9
753	Ellatun/N	267,2	−33,8	2,0	−30,3
852	Pulmicort nasal	234,3	−14,9	12,4	−14,3
877	Nisita	226,9	−26,7	2,1	−23,6
886	Imidin N/S	225,6	−46,6	1,2	−46,5
907	Solupen D	219,0	+4,5	2,2	+15,9
943	Beclomet-Nasal Orion	208,7	+4,4	6,8	+14,8
1034	Sinuselect	186,5	−26,7	2,6	−30,4
1045	Emser Sole	185,4	−36,8	1,8	−33,4
1154	Flutide Nasal	165,4	(neu)	7,1	(neu)
1233	Livocab Nasenspray	150,6	−7,3	4,5	−7,3
1264	Sinfrontal	145,4	−31,0	3,2	−32,3
1287	Syntaris	142,4	−28,7	3,8	−29,2
1316	Rhinopront Kaps.	138,3	−29,2	1,7	−27,7
1392	Nasan	129,5	−28,1	0,6	−28,1
1415	Sinusitis Hevert N	125,2	+103,3	2,3	+44,5
1442	Rhinopront Saft	122,3	−21,1	1,1	−21,1
1457	Siozwo N	121,0	−10,0	1,0	−9,9
1461	Dexa-Siozwo N	120,3	−7,8	1,7	−7,8
1474	Emser Nasenspray/Lsg.	119,2	(neu)	1,5	(neu)
1679	Schnupfen Endrine	97,2	−36,9	0,5	−36,5
1695	Cromohexal-Nasenspray	95,1	−7,4	1,3	−19,2
1750	Vividrin Nasenspray	89,7	−26,1	1,3	−27,7
1794	Arbid N	87,2	−21,3	0,8	−27,4
1811	Vibrocil	85,9	−40,5	0,6	−40,5
1862	Heuschnupfenmittel DHU	81,8	−15,4	2,1	−14,2
1918	Beconase	78,2	−38,8	2,9	−38,8
1974	duracroman Nasenspray	74,4	−32,8	1,4	−35,0
Summe		22998,5	−19,5	218,4	−16,2
Anteil an der Indikationsgruppe		94,6%		93,9%	
Gesamte Indikationsgruppe		24320,2	−19,4	232,6	−16,4

Tabelle 41.2: Verordnungen von Otologika 1997
Angegeben sind die verordnungshäufigsten Präparate mit Verordnungsrang, Verordnungen und Umsatz 1997im Vergleich zu 1996.

Rang	Präparat	Verordnungen in Tsd.	Änd. %	Umsatz Mio. DM	Änd. %
153	Otobacid N	967,6	−14,2	11,7	−1,3
218	Panotile N	740,4	−0,7	12,6	−0,6
319	Otalgan	551,9	−19,1	3,2	−5,6
1431	Otovowen	123,4	+5,8	1,8	+15,1
1584	Otodolor	106,8	−6,6	0,6	+26,4
1613	Polyspectran HC	103,9	+7,9	1,5	+16,2
Summe		2594,1	−10,0	31,3	+0,5
Anteil an der Indikationsgruppe		87,2 %		87,3 %	
Gesamte Indikationsgruppe		2976,5	−11,9	35,9	−2,8

die Gesamtzahl der Verordnungen in beiden Indikationsgruppen deutlich zurückgegangen (Tabellen 41.1 und 41.2).

Rhinologika und Otologika zählen, bezogen auf die Einzelverordnung, zu den preiswerten Therapeutika, erreichen jedoch relativ hohe Umsätze, weil sie in der Behandlung von sehr häufig auftretenden Erkrankungen zum Einsatz kommen.

Rhinologika

Im Vordergrund der symptomatischen Behandlung mit Rhinologika steht die Beseitigung der behinderten Nasenatmung. Sie ist das am meisten störende Symptom aller Rhinitisformen, wobei in manchen Fällen noch Niesreiz und eine Hypersekretion der Schleimhäute hinzukommen. Zur lokalen Applikation stehen schleimhautabschwellende Alpha-Sympathomimetika, Corticosteroide und Antiallergika zur Verfügung. Darüber hinaus gibt es Präparate zur systemischen Anwendung, Homöopathika oder Kombinationen von Alpha-Sympathomimetika und Antihistaminika. Letztere besitzen eher Nebenwirkungen als die Lokaltherapeutika. Die bei manchen Rhinitisformen eingesetzten Sekreto-Mukolytika werden in Kapitel 16 abgehandelt.

Die im Zusammenhang mit banalen Erkältungskrankheiten auftretende *akute Rhinitis* ist im allgemeinen harmlos und weist eine hohe Selbstheilungsrate auf. Der Gesichtspunkt einer Vorbeugung von Komplikationen in den Nasennebenhöhlen und die durch starke

Blutfüllung der Schleimhäute bedingte „verstopfte Nase" machen je nach Leidensdruck dennoch eine Therapie notwendig. Sinnvoll ist dazu die Anwendung von Alpha-Sympathomimetika. Durch ihren abschwellenden Effekt läßt sich zum einen die Nasenluftpassage selbst verbessern, zum anderen werden auch die Ostien der Nasennebenhöhlen für den natürlichen Selbstreinigungsmechanismus frei gemacht. Schließlich muß man auch versuchen, ein Zuschwellen der Ostien der Tuba Eustachii zu verhindern und so den Mittelohr-Belüftungsmechanismus aufrechtzuerhalten, damit kein lästiger Ohrendruck entsteht. Die Therapiedauer sollte sieben Tage nicht überschreiten, damit nicht durch den vasokonstriktorischen Effekt eine trophische Störung der Schleimhaut mit anschließender Nekrosebildung auftritt. Dieser Gesichtspunkt gewinnt vor allem bei langanhaltenden Beschwerden an Bedeutung.

Der Begriff „nasale Hyperreaktivität" umfaßt alle übersteigerten Reaktionsformen der Nasenschleimhaut auf physikalische, chemische oder pharmakologische Reize, die zu den bekannten Symptomen Obstruktion, Sekretion und Niesreiz führen (Bachert 1997). Sie beruht auf unterschiedlichen, sich teilweise überlappenden Pathomechanismen. Dazu gehören auch die allergische Rhinitis und die früher sog. „vasomotorische Rhinitis", der neben lokalen Reizfaktoren auch psychosomatische Faktoren zugrunde liegen können.

Die Behandlung der nasalen Hyperreaktivität richtet sich, wenn möglich, nach Ätiologie und Pathogenese, vor allem aber gegen die dominierenden Symptome. Zur medikamentösen Therapie werden Degranulationshemmer (Cromoglicinsäure), die am besten prophylaktisch anzuwenden sind, topische und systemische Corticosteroide, Alpha-Sympathomimetika sowie topische und systemische Antihistaminika eingesetzt. Gegenüber den klassischen, mit sedierenden Nebenwirkungen behafteten Antihistaminika stehen seit einigen Jahren auch Antihistaminika ohne diese störenden Begleiterscheinungen zur Verfügung (siehe Kapitel 3, Antiallergika).

Alpha-Sympathomimetika

Die Sympathomimetika bilden die weitaus größte therapeutische Gruppe unter den Rhinologika (Abbildung 41.1). Der Hauptteil der Verordnungen entfällt auf die drei führenden Xylometazolinpräparate *Olynth*, *Otriven* und *Nasengel/Spray/Tropfen-ratiopharm* (Tabelle 41.3).

Tabelle 41.3: Verordnungen rhinologischer Alphasympathomimetika 1997 Angegeben sind die 1997 verordneten Tagesdosen, die Änderungen gegenüber 1996 und die mittleren Kosten je DDD 1997.

Präparat	Bestandteile	DDD 1997 in Mio.	Änderung in %	DDD-Kosten in DM
Monopräparate				
Olynth	Xylometazolin	112,3	(−21,6)	0,23
Nasengel/Spray/Tr.-ratioph.	Xylometazolin	61,7	(−16,8)	0,22
Otriven Lösung etc.	Xylometazolin	33,6	(−19,7)	0,23
Rhinex	Naphazolin	12,2	(−13,7)	0,18
Ellatun/N	Tramazolin	11,1	(−32,5)	0,18
Nasivin	Oxymetazolin	9,9	(−18,2)	0,41
Nasengel/Spray/Tropfen AL	Xylometazolin	4,9	(+64,3)	0,27
Imidin N/S	Xylometazolin	2,8	(−46,7)	0,42
Nasan	Xylometazolin	2,1	(−28,6)	0,29
Schnupfen Endrine	Xylometazolin	1,6	(−32,6)	0,29
		252,3	(−20,1)	0,23
Kombinationen				
Rinofluimucil-S	Acetylcystein Tuaminoheptansulfat	3,8	(−27,6)	1,31
Siozwo N	Naphazolin Pfefferminzöl	1,7	(−10,0)	0,55
Vibrocil	Dimetinden Phenylephrin	1,3	(−38,9)	0,46
		6,9	(−26,6)	0,95
Summe		259,2	(−20,2)	0,25

In einigen Präparaten taucht wieder Naphazolin (z. B. *Rhinex*) auf – wenn auch in geringer Dosierung –, dessen Handelsname *Privin* dem bei übertriebenem Gebrauch auftretenden Symptomenkomplex den Namen gegeben hat („Privinismus"). Alle Wirkstoffe gehören zur Gruppe der Alpha$_1$-Sympathomimetika und gelten als therapeutisch gleichwertig. Bemerkenswert ist, daß vermutlich als Folge des Arzneimittelbudgets die Gesamtgruppe erneut abgenommen hat. Die Sympathomimetika-Kombinationen sind mit drei Präparaten vertreten, von denen das besonders teure *Rinofluimucil-S* erstmals deutlich abgenommen hat (Tabelle 41.3).

Die schleimhautabschwellenden Sympathomimetika ermöglichen eine sichere Linderung der behinderten Nasenatmung, wie sie bei akuter Rhinitis im Rahmen von Erkältungskrankheiten, aber auch bei der allergischen Rhinitis auftritt. Allerdings kommt es bei diesen Substanzen zu einem Reboundphänomen nach 4-6 Stunden mit verstärkter Schleimhautschwellung, die eine erneute Anwendung notwendig macht. Um diesen Circulus vitiosus nicht zu stabilisieren, sollte die Anwendung auf sieben Tage begrenzt sein, maximal auf 14 Tage (Günnel und Knothe 1973).

Hinzu kommt, daß der vasokonstriktorische Effekt bei Daueranwendung zu einer Mangeldurchblutung der Schleimhaut führt und damit zu einer Beeinträchtigung ihrer Hauptfunktion, der Schleimbildung. Die Folge davon ist, daß weniger Schleim produziert wird. Die Nase trocknet aus, es kommt zur Borkenbildung, in extremen Fällen zusätzlich zu Nekrosen mit dem Endbild einer Ozäna (Stinknase). Um einem Mißbrauch vorzubeugen, sollten die Sympathomimetika zur rhinologischen Anwendung nur in kleinsten Packungen von 10 ml verschrieben werden.

Antiallergika

Bei den lokal wirksamen Antiallergika sind die Cromoglicinsäure und Levocabastin (*Livocab*) von Bedeutung. Während die Cromoglicinsäure als Degranulationshemmer prophylaktisch das Auftreten allergischer Symptome verhindern soll, wird der H_1-Antagonist Levocabastin bedarfsorientiert nur bei vorhandenen Symptomen eingesetzt. Im Gegensatz zu manchen systemisch verabreichten Antiallergika ist für diese topisch applizierten Substanzen nicht mit sedierenden Nebenwirkungen zu rechnen. Alle Präparate dieser Gruppe haben abgenommen, auch *Livocab-Nasenspray*, das durch vergleichsweise hohe Tagestherapiekosten auffällt (Tabelle 41.4).

Glucocorticoide

Lokal applizierte Glucocorticoide besitzen zwar zuverlässige Wirkungen in der Behandlung der allergischen Rhinitis, manche sind aber je nach Wirkstoff nicht frei von systemischen Nebenwirkungen. Der Wirkungseintritt ist allerdings langsam. In manchen Fällen können Corticosteroide auch zu einer Schrumpfung von Nasenpolypen führen.

Tabelle 41.4: Verordnungen von rhinologischen Antiallergika 1997
Angegeben sind die 1997 verordneten Tagesdosen, die Änderungen gegenüber
1996 und die mittleren Kosten je DDD 1997.

Präparat	Bestandteile	DDD 1997 in Mio.	Änderung in %	DDD-Kosten in DM
Degranulationshemmer				
Cromohexal-Nasenspray	Cromoglicinsäure	0,8	(−11,9)	1,65
Vividrin Nasenspray	Cromoglicinsäure	0,7	(−26,1)	1,89
duracroman Nasenspray	Cromoglicinsäure	0,6	(−32,8)	2,53
		2,0	(−23,5)	1,98
H$_1$-Antihistaminika				
Livocab Nasenspray	Levocabastin	1,5	(−7,3)	3,08
Glucocorticoide				
Dexa-Rhinospray N	Tramazolin Dexamethason	22,1	(−24,7)	0,77
Pulmicort nasal	Budesonid	7,8	(−14,9)	1,59
Beclomet-Nasal Orion	Beclometason	5,7	(+10,9)	1,20
Syntaris	Flunisolid	4,8	(−30,1)	0,79
Flutide Nasal	Fluticason	4,1	(neu)	1,71
Solupen D	Naphazolin Oxedrintartrat Dexamethason	3,6	(+4,5)	0,61
Beconase	Beclometason	2,0	(−38,8)	1,46
Dexa-Siozwo N	Naphazolin Dexamethason Pfefferminzöl	1,7	(−7,8)	0,98
		51,9	(−12,2)	1,04
Summe		55,3	(−12,6)	1,13

Unter den Monopräparaten haben das führende Präparat dieser Gruppe (*Pulmicort nasal*) und das preiswerteste (*Syntaris*) abgenommen (Tabelle 41.4). Die Wirkstoffe Budesonid und Flunisolid weisen neben der guten lokalen Wirkung keine bisher klinisch bemerkbaren Corticosteroidnebenwirkungen auf. Gleiches gilt für Beclometason und für das neue Fluticason (Tabelle 41.4).

Die Kombinationen *Dexa-Rhinospray N, Solupen D* und *Dexa-Siozwo N* enthalten jedoch Dexamethason. Für diese Substanz ist bekannt, daß mit systemischen Nebenwirkungen zu rechnen ist. Die Anwendung erscheint trotz der relativ geringen Dexamethasonmengen nicht mehr gerechtfertigt, da andere Corticosteroide ohne solche Nebenwirkungen zur Verfügung stehen. Die Verordnungen dieser Präparate sind bis auf das preisgünstige *Solupen D* zurückgegangen (Tabelle 41.4).

Sonstige Rhinologika

Selbst hergestellte Salzlösungen oder Fertigpräparate wie *Nisita* und *Emser Sole* haben keine direkten Wirkungen auf die Durchgängigkeit der Nase, bewirken aber durch eine pH-Verschiebung eine Alkalisierung des Schleimes und damit eine Verflüssigung. Besonders bei lang anhaltenden Rhinitiden mit starker Borkenbildung kommt dieses rational begründete Therapieprinzip in Frage (Tabelle 41.5).

Die therapeutischen Effekte oral applizierter Präparate, die Antihistaminika und Sympathomimetika enthalten, sind mehrfach in

Tabelle 41.5: Verordnungen sonstiger Rhinologika 1997
Angegeben sind die 1997 verordneten Tagesdosen, die Änderungen gegenüber 1996 und die mittleren Kosten je DDD 1997.

Präparat	Bestandteile	DDD 1997 in Mio.	Änderung in %	DDD-Kosten in DM
Salzlösungen				
Rhinomer	Meerwasser	31,3	(−2,2)	0,40
Nisita	Emser Salz	3,3	(−25,4)	0,66
Emser Nasenspray/Lsg.	Nat. Emser Salz	1,9	(neu)	0,79
Emser Sole	Natürliches Emser Salz	0,9	(−27,1)	2,12
		37,3	(−0,6)	0,48
Antihistaminika				
Rhinopront Kaps.	Carbinoxamin Phenylephrin	0,9	(−27,6)	1,77
Rhinopront Saft	Carbinoxamin Phenylpropanolamin	0,4	(−21,1)	2,74
Arbid N	Diphenylpyralin	0,3	(−19,2)	2,59
		1,6	(−24,6)	2,16
Vitaminpräparate				
Coldastop	Retinolpalmitat α-Tocopherolacetat	20,1	(−34,7)	0,29
Summe		59,1	(−16,3)	0,46

Frage gestellt worden (Bachert 1996). Antihistaminika sind zwar bei Erkältungskrankheiten statistisch signifikant wirksam, die Effekte waren jedoch minimal und häufig von sedativen Nebenwirkungen begleitet (American Medical Association 1986). Sympathomimetika wie Phenylephrin sind bei oraler Gabe weniger wirksam als lokal in der Nase und können darüber hinaus systemische Nebenwirkungen wie Blutdruckanstieg und Kopfschmerzen verursachen (Bachert 1996).

Vitamine haben keine spezifischen pharmakologischen Wirkungen bei lokaler Applikation auf die Nasenschleimhaut. Die Vitaminkombination *Coldastop* nahm deutlich ab (Tabelle 41.5).

Pflanzliche und homöopathische Rhinologika

Bei den pflanzlichen Rhinologika ist erstmals das Kombinationspräparat *Sinupret* vertreten (Tabelle 41.6), das bisher als pflanzliches Expektorans in der Roten Liste klassifiziert wurde. Dieses Phytopharmakon hat 1997 die Nachzulassung erhalten, obwohl die als Wirksamkeitsnachweis vorgelegten Daten keiner strengen wissenschaftlichen Überprüfung standhalten (Chibanguza et al. 1984, Neubauer und März 1994, Ernst et al. 1997). Fünf verschiedene Inhaltsstoffe sollen antivirale, antiinflammatorische und sekretolytische Wirkungen besitzen, deren pharmakologische Zuordnung jedoch nicht nachvollziehbar ist.

Ein großer Teil der Verordnungen entfällt auf die homöopathischen Kombinationspräparate (Tabelle 41.6). Spezifische pharmakologische Wirkungen sind für diese Kombinationen nicht bekannt. Die relativ häufige Anwendung des vergleichsweise teuren Homöopathikums *Euphorbium compositum Spray* beruht unter anderem sicherlich auch darauf, daß es lediglich als Placebo angesehen wird (Tabelle 41.6). Wahrscheinlich wissen aber nur wenige Patienten, daß dieses Präparat Nasenschleimhaut des Schweines und die auch in der Homöopathie kritisierte Sinusitis-Nosode (verdünnter eitriger Nasenschleim) enthält. Es ist im Vergleich zum Vorjahr deutlich weniger häufig verordnet worden. Das Argument, daß diese Produkte als Placebo wegen des Fehlens von Nebenwirkungen eingesetzt werden können, wird bedenklich bei ernsten Erkrankungen, bei denen eine wirkungsvolle Therapie versäumt wird. Die Verordnung von *Sinusitis Hevert N*, des mit Abstand teuersten Präparates, hat zugenommen, die der anderen

Tabelle 41.6: Verordnungen von pflanzlichen und homöopathischen Rhinologika 1997. Angegeben sind die 1997 verordneten Tagesdosen, die Änderungen gegenüber 1996 und die mittleren Kosten je DDD 1997.

Präparat	Bestandteile	DDD 1997 in Mio.	Änderung in %	DDD-Kosten in DM
Pflanzliche Mittel				
Sinupret	Enzianwurzel Primelblüten Ampferblätter Holunderblüten Eisenkraut	44,6	(−18,9)	1,04
Homöopathika				
Euphorbium compositum Spray	Euphorbium D4 Pulsatilla D2 Mercurius biiod. D8 Mucosa nasalis suis D8 Hepar sulfuris D10 Argentum nitr. D10 Sinusitis-Nosode D13 Luffa operculata D2	11,6	(−24,1)	0,56
Heuschnupfenmittel DHU	Luffa operculata D4 Galphimia glauca D3 Cardiospermum D3	8,8	(−20,6)	0,24
Sinuselect	Cinnabaris D8 Carbo vegetabilis D8 Silicea D8 Mercur. solub. D8 Kalium bichromic. D4 Calc. sulfuric. D4 Hydrastis D4 Thuja D8	7,7	(−31,7)	0,34
Sinfrontal	Chininum arsen. D12 Cinnabaris D4 Ferrum phosphoricum D3 Mercur. solub. D5	3,6	(−32,4)	0,89
Sinusitis Hevert N	Echinacea D2 Galphimia D2 Luffa D2 Apis D4 Atropin. sulf. D4 Baptisia D4 Cinnabaris D3 Crotalus D8 Hepar. sulf. D3 Kal. bichromic. D8 Lachesis D8 Mercur. biiod. D9 Silicea D2 Spongia D6	1,3	(+43,2)	1,78
		33,0	(−24,8)	0,51
Summe		77,6	(−21,5)	0,81

abgenommen. Es ist zu hoffen, daß nicht die wiederholten Appelle an die Kassenärzte zur kostenbewußten Verschreibung Anlaß geben, auf wissenschaftlich unbegründete Präparate auszuweichen.

Otologika

Otologika sind Arzneimittel zur Applikation in den äußeren Gehörgang. Sie werden eingesetzt zur Behandlung des Ohrekzems, der Otitis externa und der chronischen Otitis media. Für die Therapie der *akuten* Otitis media sind Otologika *nicht* geeignet, da diese Substanzen den Ort der Erkrankung wegen des geschlossenen Trommelfells nicht erreichen können.

Bei der *Otitis externa* handelt es sich um eine banale Entzündung der Haut des äußeren Gehörgangs. Sie wird meist verursacht durch Bakterien, die über Mikroläsionen in die Haut eindringen können. Im allgemeinen tritt die Otitis externa als diffuse Form auf, ganz selten als Gehörgangsfurunkel. Wegen der entzündlich bedingten Schwellung kommt es zu starken Schmerzen mit erheblichem Leidensdruck. Die Abschwellung der Gehörgangshaut selbst bringt meist schon den gewünschten Erfolg und Abheilung der Entzündung. Daher stehen in der Therapie der diffusen Otitis externa Ohrentropfen mit antibiotischem, abschwellendem und analgetischem Effekt im Vordergrund (Federspil 1984, Weerda 1994).

Die *chronische Mittelohrentzündung* entsteht, von Ausnahmen abgesehen, als primär chronische Erkrankung. Sie ist gekennzeichnet durch einen mesotympanalen oder epitympanalen Defekt, durch den es immer wieder zum Eindringen von Mikroorganismen und damit zum Aufflammen der Entzündung kommt. Die chronische Mittelohrentzündung macht sich fast nie durch Schmerzen bemerkbar als vielmehr durch eine pathologische Ohrsekretion und Schwerhörigkeit. Die sinnvolle Therapie einer chronischen Mittelohrentzündung besteht in der Tympanoplastik. Allerdings sind die Erfolgschancen von tympanoplastischen Operationen sehr vom Reizzustand der Mittelohrschleimhaut abhängig. Man versucht daher immer, eine chronische Mittelohrentzündung ohne akute Reizzeichen zu operieren. Dieser Gesichtspunkt berechtigt zur Vorbehandlung mit Otologika, die das Ziel hat, die pathologische Ohrsekretion zum Stillstand zu bringen.

Lokalanästhetika-Kombinationen

Kombinationen wie *Otalgan* und *Otodolor* werden mit dem Ziel einer lokalen Schmerzbehandlung eingesetzt. Selbst wenn der lokalanästhetische Effekt wegen der geringen Resorption durch die Haut nur gering ist, wird er durch das abschwellende Agens unterstützt. Reicht diese Therapie nicht aus, müssen systemisch wirkende Analgetika zusätzlich eingesetzt werden. Die Verordnung beider Präparate hat abgenommen (Tabelle 41.7).

Antibiotika-Kombinationen

In der Therapie der Otitis externa diffusa kommen auch Präparate mit dem Ziel einer lokalen antibiotischen Therapie zur Anwendung. Wegen des Keimspektrums, das sich hauptsächlich aus Pseudomonas aeruginosa und Proteus zusammensetzt, wird Polymyxin B bevorzugt (Federspil 1984).

Seine Spitzenstellung hat *Panotile N* behauptet (Tabelle 41.7). Zugelegt hat das teurere *Polyspectran HC*, das neben Polymyxin B noch das Antibiotikum Bacitracin enthält. In allen Präparaten ist ein Corticosteroid enthalten, das die akuten Entzündungserscheinungen zurückdrängen soll. Nach heutiger Auffassung stellen Viruserkrankungen wie der Zoster oticus keine absolute Kontraindikation für Corticosteroide dar.

Glucocorticoide

Ein Glucocorticoid ist in dem Kombinationspräparat *Otobacid N* enthalten, dem neben Dexamethason noch ein Lokalanästhetikum (Cinchocain) zugesetzt ist. Es wird bevorzugt beim Ohrekzem zur Behandlung des Juckreizes palliativ eingesetzt. Seine Verordnung zeigt eine Abnahme (Tabelle 41.7).

Weiterhin ist mit *Otovowen* ein Homöopathikum als Otologikum vertreten. Auch wenn eine Zunahme der Verordnungen stattgefunden hat, gilt, daß pharmakologische Wirkungen ebensowenig nachgewiesen sind wie die Wirksamkeit.

Rhinologika und Otologika 491

Tabelle 41.7: Verordnungen von Otologika 1997
Angegeben sind die 1997 verordneten Tagesdosen, die Änderungen gegenüber
1996 und die mittleren Kosten je DDD 1997.

Präparat	Bestandteile	DDD 1997 in Mio.	Änderung in %	DDD-Kosten in DM
Lokalanästhetikakombinationen				
Otalgan	Phenazon Procain Glycerol	19,3	(−12,5)	0,16
Otodolor	Phenazon Procain Glycerol	0,2	(−6,6)	2,58
		19,5	(−12,4)	0,19
Antibiotikakombinationen				
Panotile N	Polymyxin B Fludrocortison Lidocain	8,8	(−0,7)	1,43
Polyspectran HC	Polymyxin B Bacitracin Hydrocortison	0,7	(+4,6)	2,27
		9,4	(−0,3)	1,49
Glucocorticoidpräparate				
Otobacid N	Dexamethason Cinchocain Butandiol	10,6	(−14,2)	1,11
Homöopathika				
Otovowen	Aconitum D6 Capsicum D4 Chamomilla ∅ Echinacea purp. ∅ Hydrastis D4 Hydrargyrum D6 Jodum D4 Natrium tetraboracicum D4 Sambucus nigra ∅ Sanguinaria ∅	3,9	(+3,5)	0,45
Summe		43,5	(−9,2)	0,72

Literatur

American Medical Association (1986): Decongestant, cough and cold preparations. Drug Evaluations, 6th ed., Saunders Company, Philadelphia London, pp. 369–391.
Bachert C. (1996): Klinik der Umwelterkrankungen von Nase und Nasennebenhöhlen. Eur. Arch. Otorhinolaryngol. (Suppl. I): 75–153.
Bachert C. (1997): Die nasale Hyperreaktivität. HNO 45: 189-201.
Chibanguza G., März R., Sterner W. (1984): Zur Wirksamkeit und Toxizität eines pflanzlichen Sekretolytikums und seiner Einzeldrogen. Arzneim.-Forsch. 34: 32–36.
Ernst E., März R. W., Sieder Ch. (1997): Akute Bronchitis: Nutzen von Sinupret. Fortschr. Med. 115: 52–53.
Federspil P. (1984): Moderne HNO-Therapie. In: Kuemmerle H.-P., Hitzenberger G., Spitzy K.-H. (Hrsg.): Die medikamentöse Behandlung in der Hals-Nasen-Ohren-Heilkunde. 4. Aufl., Ecomed Verlagsgesellschaft mbH, Landsberg München.
Günnel F., Knothe J. (1973): HNO-Therapiefibel. Steinkopff, Darmstadt.
Lindbaek M., Hjortdahl P., Johnsen U.L.-H. (1996): Randomised, double-blind, placebo-controlled trial of penicillin V and amoxycillin in treatment of acute sinus infections in adults. Brit. Med. J. 313: 325–329.
Neubauer N., März R. W. (1994): Placebo-controlled, randomized double-blind clinical trial with Sinupret® sugar coated tablets on the basis of a therapy with antibiotics and decongestant nasal drops in acute sinusitis. Phytomedicine 1: 177–181.
Weerda H. (1994): Entzündungen des äußeren Ohres. In: Helms J. (Hrsg.): Oto-Rhino-Laryngologie in Klinik und Praxis, Bd. 1, Thieme, Stuttgart, S. 494–510.

42 Schilddrüsentherapeutika

R. Ziegler und U. Schwabe

Schilddrüsentherapeutika werden eingesetzt, um eine Unterfunktion zu substituieren bzw. bei Tendenz zur Unterfunktion eine Kropfprophylaxe zu betreiben oder eine Überfunktion der Schilddrüse zu behandeln. Dementsprechend werden innerhalb dieser Indikationsgruppe drei verschiedene Arzneimittelgruppen unterschieden. Schilddrüsenhormone werden gegeben, um bei Unterfunktion die mangelnde Hormonbildung der Drüse zu substituieren. Sie dienen auch der TSH-Suppression bei der endemischen Struma infolge Iodfehlverwertung oder Iodmangel. Bei letzterem werden vermehrt Iodidpräparate verabreicht, insbesondere solange die Struma noch nicht regressiv bzw. knotig verändert ist. Thyreostatika werden bei Schild-

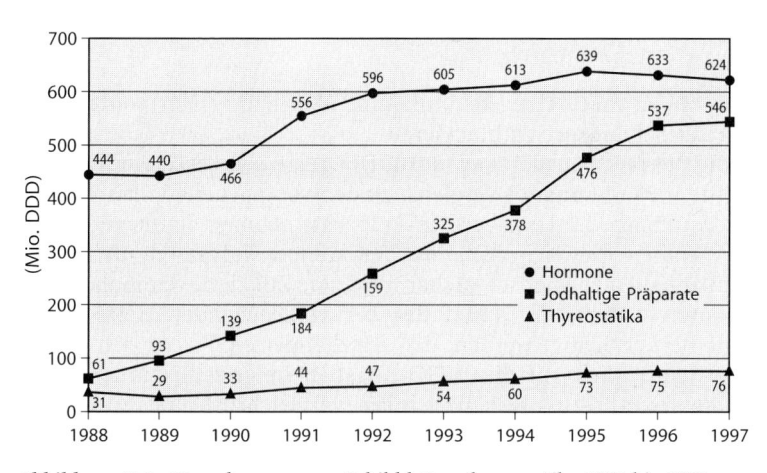

Abbildung 42.1: Verordnungen von Schilddrüsentherapeutika 1988 bis 1997 Gesamtverordnungen nach definierten Tagesdosen (ab 1991 mit neuen Bundesländern)

Tabelle 42.1: Verordnungen von Schilddrüsentherapeutika 1997
Angegeben sind die verordnungshäufigsten Präparate mit Verordnungsrang, Verordnungen und Umsatz 1997 im Vergleich zu 1996.

Rang	Präparat	Verordnungen in Tsd.	Änd. %	Umsatz Mio. DM	Änd. %
3	L-Thyroxin Henning	5654,0	−2,3	94,8	−1,2
25	Euthyrox	2361,3	−2,6	40,0	−1,2
35	Jodid Tabletten	2099,6	−7,8	26,7	−6,2
105	Jodthyrox	1265,6	−6,7	33,5	−3,8
183	Jodetten	858,5	−0,5	11,9	+1,5
203	Carbimazol Henning	780,5	+2,7	15,1	+6,6
257	Eferox	654,6	+4,0	9,7	+6,6
397	Thyronajod	469,3	+180,8	11,4	+214,8
473	Berlthyrox	417,0	+10,7	6,6	+14,3
597	Novothyral	335,3	−7,6	12,3	−1,8
689	Thyreotom	292,7	−22,9	7,3	−23,3
1083	Favistan	177,6	−10,9	3,4	−7,0
1100	Methizol	175,6	(neu)	3,1	(neu)
1445	Methimazol	122,2	−60,1	2,1	−59,2
1631	Thyreocomb N	101,7	+5,9	2,4	+6,0
1742	Thiamazol Henning	90,2	−0,6	1,6	+3,0
1910	Prothyrid	78,8	−14,3	2,2	−9,3
1950	Kaliumiodid BC	75,9	−11,4	1,1	−9,8
1957	Thevier	75,1	−17,5	1,3	−18,8
Summe		16085,4	−1,6	286,4	+0,9
Anteil an der Indikationsgruppe		98,2 %		97,4 %	
Gesamte Indikationsgruppe		16372,4	−1,8	294,0	+0,6

drüsenüberfunktion gegeben, um eine übermäßige Hormonproduktion der Schilddrüse zu blockieren.

Die Verlaufsbeobachtung der DDD zeigt seit 1992 eine zunehmende Veränderung im Vergleich zu den vorangehenden Jahren: Die Verordnungen der Levothyroxin-Präparate nehmen deutlicher ab als im Vorjahr – dies sicherlich zum Teil kompensiert durch die immer noch anhaltende, aber schwächer werdende Zunahme der iodhaltigen Präparate (Abbildung 42.1). Bei der vergleichenden Betrachtung sollte berücksichtigt werden, daß die definierten Tagesdosen inzwischen einheitlich auf die WHO-Angaben umgestellt wurden (z. B. Levothyroxin 150 µg, bisher nach Preisvergleichsliste 100 µg), so daß die DDD-Werte nicht direkt mit den in den Vorjahren veröffentlichten Zahlen verglichen werden können. Die iodhaltigen Präparate umfassen sowohl die reinen Jodidpräparate als auch die Kombinationen von Jodid plus Schilddrüsenhormon; mit einem gewissen Bedauern sieht man eine leichte Abnahme der Jodidverschreibungen, obwohl der Bedarf hier sicherlich unverändert gegeben ist. Teilweise wird diese Abnahme durch die Zunahme der Kombinationen kompensiert – hier expandiert nochmals deutlich *Thyronajod*, schwächer *Thyreocomb N* (Tabelle 42.2).

Die weitaus häufigste Schilddrüsenerkrankung in Deutschland ist der Iodmangel-Kropf, der bei 30 % der Bevölkerung, entsprechend ca. 25 Millionen Strumaträgern, nachgewiesen worden ist (Gutekunst 1990). Die Kropfhäufigkeit weist offenbar kein typisches Nord-Süd-Gefälle auf, wie früher vermutet wurde. Wesentlich seltener dagegen ist die Schilddrüsenüberfunktion, die insgesamt nur 5 % bis 10 % aller Schilddrüsenerkrankungen ausmacht. Der langsame Anstieg der Thyreostatikaverschreibungen deutet auf eine diskrete absolute Zunahme hin, die vermutlich iodinduziert ist (siehe unten). Im Vergleich zum Vorjahr wird der Anstieg jetzt langsamer.

Unter den verordnungshäufigsten Arzneimitteln finden sich diesmal 19 Schilddrüsentherapeutika (Tabelle 42.1). Das Angebot ist vielfältig und umfaßt neben fünf Levothyroxinpräparaten drei Hormonkombinationen, drei Kombinationen von Schilddrüsenhormon mit Iodid, drei Iodidpräparate und schließlich fünf Thyreostatika. Der weitaus größte Teil der Verordnungen entfällt auf Schilddrüsenhormone und weiterhin zunehmend auf Iodidpräparate, während der Anteil der Thyreostatika nur sehr gering ist und jetzt langsamer ansteigt (Abbildung 42.1). Diese prozentualen Anteile entsprechen ungefähr auch der Morbiditätsstruktur der Schilddrüsenerkrankungen. Die Zunahme aller DDD geht mit einem geringer werdenden Zuwachs der Verordnungen in der gesamten Indikationsgruppe um nur noch 0,3 % einher (Vorjahr: plus 4,2 %).

Schilddrüsenhormone

Bei den Schilddrüsenhormonen entfällt der Hauptteil der verordneten Tagesdosen wie bisher auf die beiden führenden Monopräparate *L-Thyroxin Henning* und *Euthyrox* (Tabelle 42.2).

Alle Kombinationspräparate von Liothyronin (Triiodthyronin) und Levothyroxin nehmen weiter ab. In diesem Sinne setzt sich der bisherige Trend fort. Damit haben sich Empfehlungen durchgesetzt, die dem Monopräparat Levothyroxin eindeutig den Vorzug geben. Bei der Langzeittherapie ist ein gleichmäßiger Hormonspiegel im Serum durch das pharmakologisch langlebige Levothyroxin (Halbwertszeit 5 bis 8 Tage) wesentlich besser zu erreichen als durch das kurzlebige Liothyronin (Halbwertszeit 1 bis 2 Tage). Bei der Verwendung von Kombinationspräparaten beider Schilddrüsenhormone entstehen unerwünschte Spitzen des Triiodthyronin-Spiegels im Serum mit entsprechend unerwünschten Wirkungen bei höherer Dosierung. Hinzu kommt, daß die mittleren DDD-Kosten bei den Kombinationen unnötigerweise deutlich höher als bei Levothyroxin liegen, so daß die Therapie mit den Monopräparaten auch wirtschaftlicher ist. Bei den relativ niedrigen DDD-Kosten aller Schilddrüsentherapeutika fällt der Kostenfaktor allerdings nicht so sehr ins Gewicht. Bemerkenswert ist, daß die Verschreibungen der Schilddrüsenhormonpräparate erstmals seit Jahren nicht nur stagnieren, sondern abzunehmen beginnen. Die Verschiebung zur reinen Iodprophylaxe, aber auch zu den Levothyroxin plus Iodidkombinationen wird offenbar.

Iodidhaltige Präparate

Seit 1986 zeigen die iodidhaltigen Präparate hohe Steigerungsraten in den Verordnungen. Hierin spiegelt sich die erfolgreiche Propagierung der Strumaprophylaxe mit Iodid wider, die auch nach neueren Studien verstärkt befürwortet wird, sei es als Primärprophylaxe oder nach ein- bis zweijähriger Levothyroxintherapie als Anschlußprophylaxe. Warum die Iodidpräparate allerdings 1997 einen ersten Abfall zeigen (Tabelle 42.2), obwohl das Ziel der optimierten Strumaprophylaxe noch nicht erreicht ist, bleibt zunächst unklar. Sehr ungünstig wäre die Betrachtung der Iodide als „Manövriermasse" bei knapperen Verschreibungsbudgets.

Immerhin nahmen die Verordnungen der Kombinationspräparate aus Levothyroxin und Kaliumiodid insgesamt zu, vor allem durch *Thyronajod*, das als weiterhin aufsteigendes Präparat kräftig zulegte, während das führende *Jodthyrox* geringfügig abnahm (Tabelle 42.2). Die Wahl der Kombination von Levothyroxin plus Iodid spricht auch für eine Übergangstherapie in der Absicht, beim Patienten später Levothyroxin durch Iodid zu ersetzen. Zur erstmaligen Abnahme der Iodidpräparate ist anzumerken, daß in den neuen Bundesländern bedauerlicherweise die gesetzliche Iodsalzprophylaxe entfallen ist (Meng 1994). Diese Länder benötigen jetzt vermehrt Präparate zur Strumaprophylaxe. Ein Trend zu Produkten aus den alten Bundeslän-

Tabelle 42.2: Verordnungen von Schilddrüsentherapeutika 1997
Angegeben sind die 1997 verordneten Tagesdosen, die Änderungen gegenüber 1996 und die mittleren Kosten je DDD 1997.

Präparat	Bestandteile	DDD 1997 in Mio.	Änderung in %	DDD-Kosten in DM
Levothyroxin				
L-Thyroxin Henning	Levothyroxin	347,5	(−0,7)	0,27
Euthyrox	Levothyroxin	147,6	(−0,2)	0,27
Eferox	Levothyroxin	38,6	(+8,1)	0,25
Berlthyrox	Levothyroxin	23,1	(+16,8)	0,28
Thevier	Levothyroxin	3,0	(−13,9)	0,42
		559,8	(+0,6)	0,27
Hormonkombinationen				
Novothyral	Liothyronin Levothyroxin	40,3	(−7,6)	0,30
Thyreotom	Liothyronin Levothyroxin	13,3	(−26,4)	0,55
Prothyrid	Liothyronin Levothyroxin	7,6	(−14,3)	0,29
		61,2	(−13,2)	0,36
Schilddrüsenhormone plus Iodid				
Jodthyrox	Levothyroxin Kaliumiodid	120,3	(−6,2)	0,28
Thyronajod	Levothyroxin Kaliumiodid	43,2	(+200,7)	0,26
Thyreocomb N	Levothyroxin Kaliumiodid	9,1	(+6,1)	0,27
		172,6	(+14,2)	0,27
Kaliumiodid				
Jodid Tabletten	Kaliumiodid	228,2	(−5,3)	0,12
Jodetten	Kaliumiodid	135,7	(+1,1)	0,09
Kaliumiodid BC	Kaliumiodid	9,7	(−9,5)	0,11
		373,6	(−3,2)	0,11
Thyreostatika				
Carbimazol Henning	Carbimazol	32,8	(+7,2)	0,46
Favistan	Thiamazol	22,3	(−6,1)	0,15
Methizol	Thiamazol	8,7	(neu)	0,36
Methimazol	Thiamazol	6,1	(−60,1)	0,34
Thiamazol Henning	Thiamazol	5,5	(+16,8)	0,28
		75,4	(+1,4)	0,33
Summe		1242,6	(+0,3)	0,23

dern ist nicht auszuschließen, obwohl die Zunahme von *Berlthyrox* durchaus auch einen Gegentrend belegt (Tabelle 42.2).

Thyreostatika

Für die medikamentöse Therapie der Schilddrüsenüberfunktion werden unter den 2000 meistverordneten Arzneimitteln fünf Präparate eingesetzt (Tabelle 42.2). Carbimazol (ein Vertreter) hat zugenommen, während sich bei Thiamazol (vier Vertreter) die Veränderungen insgesamt ausgleichen. Carbimazol wird im Organismus in seinen aktiven Metaboliten Thiamazol umgewandelt. Da es Carbimazol-refraktäre Fälle gibt, die auf Thiamazol ansprechen, wird zunehmend empfohlen, nur mit dem aktiven Metaboliten zu behandeln (Grußendorf 1996). Außerdem ist Thiamazol (10 mg) in äquimolaren Mengen 2–3fach billiger als das Prodrug Carbimazol (15 mg).

Bemerkenswert ist die immer noch anhaltende, wenngleich aber jetzt etwas langsamer verlaufende Zunahme der Verschreibung von Thyreostatika. Die Verbesserung der Iodversorgung ist offenbar immer noch nicht ausreichend, um die Entwicklung therapiebedürftiger Autonomien zu verhindern und damit einen Rückgang der Thyreostatikaverschreibungen herbeizuführen. Daneben ist auch an eine breitere Verwendung iodhaltiger Kontrastmittel (Gefäßdarstellungen, Computertomographien) zu denken, die eine autonomisierte Schilddrüsenfunktion zur Dekompensation in die Hyperthyreose veranlassen können. Andererseits könnte die Abschwächung des bisherigen Anstiegstempos eine Aufsättigung anzeigen – es sei denn, die Abnahme der Iodidverordnungen (siehe oben) hätte einen bremsenden Effekt.

Wirtschaftliche Aspekte der Kropfbehandlung

Unter den Schilddrüsenpräparaten haben die Verordnungen der iodhaltigen Vertreter 1997 nochmals zugenommen. Es ist anzunehmen, daß der größte Teil der Patienten diese Behandlung als Strumaprophylaxe gegen den Iodmangelkropf benötigt hat. Angesichts der hohen Kropfhäufigkeit in der Bundesrepublik kann man davon ausgehen, daß sogar 40 Mio. Menschen potentiell behandlungsbedürftig sind (Hampel 1995). Damit ist zu erwarten, daß die Therapie mit

Schilddrüsenpräparaten auch in den kommenden Jahren weiter zunehmen wird. Sehr genau sind die Iodidverordnungen mit ihrem Abnahmetrend zu beobachten, um einer ungünstigen „Iodidmüdigkeit" durch Aufklärung entgegenzusteuern. Daß sich die Verordnungszahlen für Schilddrüsentherapeutika nach Einführung des GSG relativ wenig geändert haben, belegt, daß es sich weitgehend um „harte" Indikationen handelt.

Angesichts des endemischen Iodmangels in Deutschland haben Endokrinologen seit langem gefordert, eine wirksame Kropfprophylaxe bei der Bevölkerung durchzuführen. Als Methode der Wahl bietet sich die Kropfprophylaxe mit iodiertem Speisesalz an. In unseren Nachbarländern wie Österreich, Schweiz, der ehemaligen Tschechoslowakei und der ehemaligen DDR wurde die Iodsalzprophylaxe bereits mit großem Erfolg eingeführt. In Schweden ist der Kropf seit Einführung der Iodsalzprophylaxe weitgehend beseitigt. Allerdings ist anzumerken, daß die Iodsalzprophylaxe oder auch Ioidgabe bei der seltenen Strumaform der Iodfehlverwertung nicht wirksam ist.

Es ist ausgerechnet worden, daß das Gesundheitswesen pro Jahr mehr als zwei Milliarden DM für die ambulante Diagnostik und Behandlung von Schilddrüsenerkrankungen ausgibt (Pfannenstiel 1998). Mit der gesetzlichen Iodsalzprophylaxe könnten mittelfristig also erhebliche finanzielle Aufwendungen im Gesundheitswesen eingespart werden (vermutlich 70 %, d. h. 1,4 Milliarden DM pro Jahr), ganz abgesehen von dem Gewinn an Lebensqualität durch den Fortfall der Dauertherapie mit Hormonpräparaten, die Abnahme der Häufigkeit von Strumaoperationen und von Radioiodtherapien (bei Autonomie). Immerhin darf seit einiger Zeit auch iodiertes Speisesalz für Fertiglebensmittel verwendet werden. Dennoch wird das beibehaltene Freiwilligkeitsprinzip eine grundlegende Verbesserung verhindern. Tragisch ist die Entwicklung in den neuen Bundesländern. Dort war durch gesetzliche Salziodierung die endemische Struma im drastischen Rückgang. 1990 brachte die Abschaffung der wirksamen Maßnahmen den neuen Ländern die Iodmangelstruma mitsamt ihren Kosten zurück (Meng, persönliche Mitteilung). Die Zunahme der Verschreibung von zur Zeit vor allem iodhaltigen Präparaten (Abbildung 42.1) findet sicherlich zum Teil ihre Erklärung in der Ersatzfunktion für das Fehlen einer sinnvollen gesetzlichen Kochsalziodierung. Um so wachsamer müssen Trends der Abnahme weiterhin äußerst wichtiger Verschreibungen registriert werden, um notfalls mit intensivierten Aufklärungsmaßnahmen gegenzusteuern.

Literatur

Grußendorf M. (1996): Hyperthyreose. In: Allolio B., Schulte H. M. (Hrsg.): Praktische Endokrinologie. Urban & Schwarzenberg, Müchen Wien Baltimore, S. 168–177.

Gutekunst R. (1990): Jodmangel bei Kindern und Erwachsenen. In: Köbberling J., Pickardt C.R. (Hrsg.): Struma. Springer-Verlag, Berlin.

Hampel R., Kühlberg T., Klein K., Jerichow J.-U., Pichmann E.-G. et al. (1995): Strumaprävalenz in Deutschland größer als bisher angenommen. Med. Klinik 90: 324–329.

Meng W. (1994): Deutschland – ein Jodmangelgebiet. Dtsch. Ärztebl. 91: B 1022–1025.

Pfannenstiel P. (1998): The cost of continuing deficiency in Germany and the potential cost benefit of iodine prophylaxis. IDD Newsletter 14: 11–12.

43 Sexualhormone

U. Schwabe und T. Rabe

Sexualhormone werden zur Behandlung verschiedener Störungen der Sexualfunktion bei Mann und Frau eingesetzt. Sie dienen in erster Linie zur Substitution einer ungenügenden körpereigenen Hormonproduktion, aber auch zur Hemmung der Hormonproduktion durch Änderung der zentralen Regulationsvorgänge im Zwischenhirn und der Hypophyse. Neben vielen anderen Anwendungen sind Sexualhormone und ihre entsprechenden Antihormone bei der Therapie von Sexualhormon-abhängigen Tumoren von Bedeutung.

Im einzelnen lassen sich die Sexualhormone in Androgene, Anabolika, Antiandrogene, Östrogene, Gestagene und Antiöstrogene einteilen. Darüber hinaus werden Östrogen-Gestagen-Kombinationen in großem Umfang für die hormonale Kontrazeption eingesetzt. Kontra-

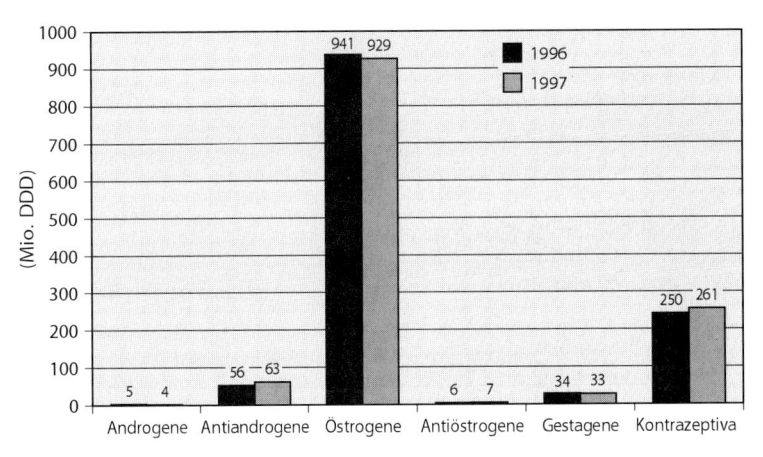

Abbildung 43.1: Verordnungen von Sexualhormonen 1997
DDD der 2000 meistverordneten Arzneimittel

zeptiva sind seit 1992 in dieser Indikationsgruppe vertreten, weil sie seitdem bei weiblichen Versicherten bis zum vollendeten 20. Lebensjahr auf Kassenrezept verordnet werden können.

Verordnungsspektrum

Der größte Teil der Verordnungen entfällt mit über 70% auf die Gruppe der Östrogene (Abbildung 43.1). Danach folgen die Kontrazeptiva, Antiandrogene und Gestagene. Eine untergeordnete Rolle spielen Androgene und Antiöstrogene. Östrogene haben 1997 geringfügig abgenommen und sind damit nach vielen Jahren einer expansiven Entwicklung seit 1994 auf ein weitgehend konstantes Plateau eingeschwenkt (Abbildung 43.2). Auch bei den Kontrazeptiva hat sich das Verordnungsniveau seit vier Jahren nur noch wenig verändert.

Verordnungen und Umsatz der gesamten Indikationsgruppe sind 1997 leicht rückläufig gewesen (Tabelle 43.1). Nicht mehr vertreten sind die vier Kontrazeptiva *Marvelon*, *Trisiston*, *Eve* und *Femranette* sowie das Antiandrogen *Fugerel*, die Östrogenkombination *Kliogest*, das Antiöstrogen *Nolvadex* und das Gestagen *Prothil*. Neu hinzugekommen sind fünf Östrogenpräparate (*Climen, Tradelia, Gynokadin,*

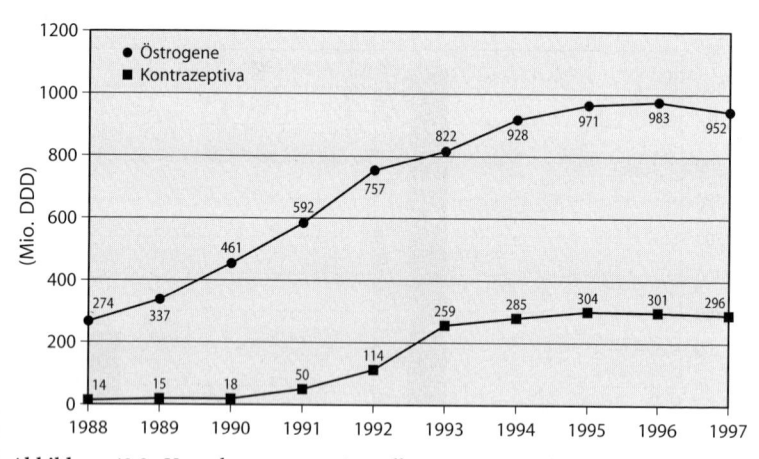

Abbildung 43.2: Verordnungen von Sexualhormonen 1988 bis 1997 Gesamtverordnungen nach definierten Tagesdosen (ab 1991 mit neuen Bundesländern)

Tabelle 43.1: Verordnungen von Sexualhormonen 1997
Angegeben sind die verordnungshäufigsten Präparate mit Verordnungsrang, Verordnungen und Umsatz 1997 im Vergleich zu 1996.

Rang	Präparat	Verordnungen in Tsd.	Änd. %	Umsatz Mio. DM	Änd. %
32	Presomen comp. Drag.	2164,9	−5,9	98,2	−3,6
59	Estraderm TTS/MX	1640,6	−21,4	78,2	−20,9
71	Kliogest N	1537,0	+9,1	85,4	+11,3
123	Presomen Drag.	1112,4	−9,6	37,2	−4,8
204	Klimonorm	777,6	−5,6	32,3	+1,2
209	Cyclo-Menorette	763,3	−7,0	35,8	+2,8
266	Gynodian Depot	630,8	−4,5	35,6	−0,3
270	Valette	619,6	+7,9	28,5	+16,7
307	Diane	567,5	−8,4	26,3	−8,2
325	Trisequens	545,0	−13,8	31,6	−11,0
383	Cyclo-Progynova	480,1	−8,3	19,8	−5,4
424	Oestrofeminal	455,5	−13,7	11,1	−11,9
494	Microgynon	403,1	−11,5	9,5	−13,4
525	CycloÖstrogynal	375,0	−13,9	16,2	−4,8
533	Progynova	368,7	−7,3	7,6	−6,1
583	Femigoa	341,9	+8,9	8,5	+9,3
675	MonoStep	299,0	+47,1	7,4	+47,4
738	Neo-Eunomin	274,0	−22,5	12,3	−23,0
747	Sisare	271,2	−14,1	13,1	−7,1
787	Minisiston	256,7	−21,1	6,3	−20,5
853	Climarest	234,3	+65,5	6,3	+78,7
865	Estracomb TTS	230,9	−37,5	13,2	−7,4
910	Lovelle	218,7	−40,1	8,9	−40,4
946	Primolut-Nor	207,9	−2,0	3,4	+4,7
960	Oestronara	203,9	+147,4	10,4	+159,0
974	Leios	200,9	+276,4	8,2	+285,4
998	Cilest	194,0	+74,9	4,7	+75,3
1010	Climen	191,0	+525,6	9,9	+555,5
1011	Ovestin Tabl.	190,8	−14,9	5,0	−14,9
1019	Sovel	189,6	−3,8	0,9	−16,2
1076	Menorest	179,0	+46,6	8,4	+63,1
1097	Miranova	176,2	+168,3	7,1	+168,2
1122	Clinofem	172,0	−8,0	5,0	+2,4
1126	Estradiol Jenapharm	170,6	+3,1	4,0	+8,6
1187	Androcur	158,4	−10,7	23,8	−18,6
1199	Chlormadinon Jenapharm	156,4	−1,5	3,7	+10,2
1206	Trigoa	155,3	+30,1	3,8	+28,1
1362	Tradelia	132,8	+185,3	7,0	+238,9
1428	Primosiston Tabl.	123,7	−1,0	1,8	+3,0
1590	Testoviron	106,4	−6,9	7,1	−3,8
1610	Procyclo	104,1	+23,1	4,9	+29,3
1653	Prosiston	99,6	−13,7	1,7	−7,8
1659	Gynokadin	99,1	+90,0	2,3	+113,9
1675	Duphaston	97,7	−4,5	2,9	−34,1
1678	Orgametril	97,2	−4,9	3,6	+9,7

Vermutlich handelt es sich noch um Auswirkungen eines Stufenplanverfahrens, das 1994 gegen Cyproteronacetat wegen des Verdachts auf mögliche begünstigende Effekte auf die Entstehung von Leberkarzinomen eingeleitet worden war. Das Verfahren wurde 1995 eingestellt, nachdem die damals erhobenen Vorwürfe durch weitere Untersuchungen widerlegt wurden und die Indikation von *Diane* auf die Hormonbehandlung von Androgenisierungserscheinungen der Frau ohne den früheren Hinweis auf die orale Kontrazeption eingeschränkt wurde. Frühzeitig hatte die Arzneimittelkommission der deutschen Ärzteschaft (1994) darauf hingewiesen, daß kein Grund zum Absetzen des Präparates nach bestimmungsgemäßer und erfolgreicher Anwendung bei Frauen mit ausgeprägter Akne, Hirsutismus und androgenetischem Haarausfall besteht.

Östrogene

Östrogene regeln zusammen mit den Gestagenen die Reproduktionsvorgänge bei der Frau, induzieren die Pubertätsveränderungen und erhalten die Funktion der Sexualorgane. Zu den therapeutisch wichtigen Wirkungen der Östrogene gehört die Proliferation der Schleimhaut in Uterus und Vagina sowie die Förderung der Knochenmineralisation. Im Vordergrund steht die Hormonsubstitution bei vorzeitiger Ovarialerschöpfung (Klimakterium praecox), Kastration und klimakterischen Ausfallserscheinungen. Therapieziele sind vor allem die Unterdrückung typischer klimakterischer Beschwerden und die Einschränkung der postmenopausalen Osteoporose.

In den letzten Jahren wurde die Frage der Östrogensubstitution im Klimakterium lange auf der Basis der Stellungnahme der Deutschen Gesellschaft für Endokrinologie (1988) diskutiert. Daraus ging eindeutig hervor, daß die Gesamtheit der Frauen von einer Östrogensubstitution profitieren kann. Der Nutzen einer Osteoporoseprophylaxe ist für eine mindestens zehnjährige Therapiedauer gesichert. Dieses Ergebnis ist erst kürzlich durch eine eindrucksvolle Reduktion des Frakturrisikos um 49 % nach Substitutionstherapie bestätigt worden (Cauley et al. 1995). Aber schon 1988 ist in der endokrinologischen Stellungnahme betont worden, daß daraus noch keine Empfehlung für eine allgemeine und zeitlich unbegrenzte Östrogensubstitution für alle Frauen bis ins hohe Alter abgeleitet werden kann. Schon immer hat das potentielle Krebsrisiko einer postmenopausalen

Östrogensubstitution eine wichtige Rolle in der Gesamtbeurteilung des therapeutischen Nutzens gespielt. Das Risiko für das Korpuskarzinom ist durch den Gestagenzusatz beseitigt worden. Es ließ sich sogar ein protektiver Effekt durch die Gestagenkomponente nachweisen. Ganz anders stellt sich die Situation für das Mammakarzinom dar. Das relative Risiko für die Entstehung eines Mammakarzinoms ist nicht nur nach Östrogensubstitution um 30 bis 40 % erhöht, sondern auch nach kombinierter Östrogen-Gestagen-Gabe (Colditz et al. 1995). Dieses Ergebnis wurde in einer Metaanalyse von 51 Studien an über 50000 Patientinnen bestätigt (Collaborative Group on Hormonal Factors in Breast Cancer 1997). Ob die Hormonsubstitution die Brustkrebsletalität beeinflußt, ist bisher nicht bekannt. In Zukunft muß also das Krebsrisiko sehr sorgfältig gegenüber den positiven Effekten der Östrogensubstitution auf die koronare Herzkrankheit und die Osteoporose abgewogen werden.

Für die Behandlung typischer klimakterischer Beschwerden wie Hitzewallungen, Schweißausbrüche und Stimmungslabilität werden in erster Linie natürliche Östrogene, Östrogenester und equine Östrogene empfohlen. Konjugierte Östrogene und Estradiolvalerat sind etwa gleich stark wirksam. Dagegen haben Estriol und Estriolsuccinat schwächere zentrale Effekte und kommen auch nicht für die Osteoporoseprävention in Betracht. Sie eignen sich aber wegen ihrer kolpotropen Aktivität vor allem für die lokale Behandlung der urogenitalen Atrophie. Außerdem führen sie seltener zu uterinen Blutungen, da sie bei intermittierender niedrig dosierter Anwendung keinen nennenswerten Einfluß auf das Endometrium haben.

Als Therapie der Wahl klimakterischer Ausfallserscheinungen gilt derzeit die Behandlung mit Östrogenen und einem 10-14tägigen Gestagenzusatz (Sequenztherapie), die kontinuierliche Kombinationstherapie (Östrogen/Gestagen) oder die Anwendung von östrogenhaltigen Pflastern mit intermittierender Gestagengabe pro Zyklus alle 2-3 Monate (Cave in Einzelfällen Endometriumkarzinome). Die mit dieser Therapieform verbundenen Entzugsblutungen hören nach mehrjähriger Substitution meist spontan auf.

Östrogen-Monopräparate

Die Gruppe der Monopräparate hat 1997 erneut etwas abgenommen. Fast die Hälfte der Verordnungen entfällt auf die Östrogenpflaster, die eine transdermale Resorption von Estradiol in Dosierungen von täg-

Tabelle 43.3: Verordnungen von Östrogenen und Antiöstrogenen 1997
Angegeben sind die 1997 verordneten Tagesdosen, die Änderungen gegenüber 1996 und die mittleren Kosten je DDD 1997.

Präparat	Bestandteile	DDD 1997 in Mio.	Änderung in %	DDD-Kosten in DM
Monopräparate				
Estraderm TTS/MX	Estradiol	97,9	(−20,7)	0,80
Presomen Drag.	Konjugierte Östrogene	68,9	(−6,8)	0,54
Oestrofeminal	Konjugierte Östrogene	28,0	(−11,7)	0,40
Climarest	Konjugierte Östrogene	19,6	(+80,2)	0,32
Progynova	Estradiolvalerat	15,9	(−7,0)	0,48
Estradiol Jenapharm	Estradiolvalerat	15,1	(+24,6)	0,26
Menorest	Estradiol	10,5	(+68,2)	0,80
Tradelia	Estradiol	8,7	(+249,1)	0,80
Estrifam	Estradiol	8,2	(+2,7)	0,43
Gynokadin	Estradiolvalerat	6,8	(+108,0)	0,34
Dermestril	Estradiol	6,6	(+429,6)	0,76
Ovestin Tabl.	Estriol	5,2	(−14,9)	0,95
		291,4	(−1,7)	0,60
Estradiolkombinationen				
Kliogest N	Estradiol Norethisteronacetat	124,6	(+10,3)	0,69
Klimonorm	Estradiolvalerat Levonorgestrel	64,2	(−4,7)	0,50
Gynodian Depot	Estradiolvalerat Prasteronenantat	48,2	(−3,1)	0,74
Trisequens	Estradiol Norethisteronacetat	44,7	(−12,7)	0,71
Cyclo-Progynova	Estradiolvalerat Norgestrel	38,5	(−7,6)	0,51
Sisare	Estradiolvalerat Medroxyprogesteron	22,3	(−12,2)	0,58
Estracomb TTS	Estradiol Norethisteronacetat	16,6	(+5,8)	0,80
Oestronara	Estradiolvalerat Levonorgestrel	16,4	(+159,8)	0,64
Climen	Estradiolvalerat Cyproteronacetat	15,0	(+558,1)	0,66
Procyclo	Estradiolvalerat Medroxyprogesteron	8,3	(+22,0)	0,59
Osmil	Estradiol Medroxyprogesteronacetat	6,8	(neu)	0,54
		405,6	(+6,9)	0,64

Tabelle 43.3: Verordnungen von Östrogenen und Antiöstrogenen 1997 (Fortsetzung) Angegeben sind die 1997 verordneten Tagesdosen, die Änderungen gegenüber 1996 und die mittleren Kosten je DDD 1997.

Präparat	Bestandteile	DDD 1997 in Mio.	Änderung in %	DDD-Kosten in DM
Weitere Kombinationspräparate				
Presomen comp. Drag.	Konjugierte Östrogene Medrogeston	132,0	(−5,3)	0,74
Cyclo-Menorette	Estradiolvalerat Estriol Levonorgestrel	62,6	(−6,6)	0,57
CycloÖstrogynal	Estradiolvalerat Estriol Levonorgestrel	30,7	(−13,2)	0,53
		225,3	(−6,8)	0,67
Antiöstrogene				
Tamoxifen-ratiopharm	Tamoxifen	7,3	(+14,1)	1,36
Summe		929,6	(+0,6)	0,64

lich 25-100 µg bei zweimaliger Gabe pro Woche ermöglichen (Tabelle 43.3). Transdermal werden infolge der Umgehung der Leber 40fach geringere Estradioldosen benötigt. In die Leber gelangen auf diesem Wege erheblich geringere Hormonmengen, so daß die östrogenabhängige Synthese von Angiotensinogen, Lipoproteinen und Gerinnungsfaktoren nicht übermäßig stimuliert wird. Die Gruppe der Östrogenpflaster hat sich weiter vergrößert. Zu dem seit vielen Jahren führenden Präparat *Estraderm TTS/MX* sind inzwischen noch drei weitere Membranpflaster (*Menorest, Tradelia, Dermestril*) hinzugekommen, die alle hohe Verordnungszunahmen aufweisen. Die DDD-Berechnung wurde einheitlich auf die transdermale WHO-DDD von 50 µg umgestellt und ist daher nicht direkt mit den in den Vorjahren publizierten Angaben vergleichbar.

Nach den Östrogenpflastern folgen orale Präparate mit natürlichen konjugierten Östrogenen (*Presomen, Oestrofeminal, Climarest*). Sie werden aus dem Harn trächtiger Stuten extrahiert und liegen hauptsächlich als Estron und Equilin in Form konjugierter Sulfate vor. Wirkung und Wirkungsdauer sind geringer als bei anderen Östrogenen. Sie müssen daher ausreichend hoch dosiert werden (0,6 mg/Tag). Eine langandauernde Östrogentherapie ohne Gestagenzusatz soll heute wegen des Korpuskarzinomrisikos nicht vorgenommen werden. Eine Ausnahme stellen hysterektomierte Patientinnen dar.

Orale Estradiolpräparate werden in Form des Estradiolvalerat (*Progynova, Estradiol Jenapharm*) oder als Estradiol (*Estrifam*) in einer Dosis von 1-4 mg/Tag angewendet. Estriol (*Ovestin Tabl.*) hat eine geringe östrogene Wirkung. Es stimuliert das Endometrium nur noch schwach und löst kaum Blutungen aus. Postmenopausale Dysphorien und lokale Befunde im Genitalbereich werden gemindert. Für die Osteoporoseprophylaxe ist Estriol jedoch nicht wirksam.

Östrogen-Kombinationen

Weiter zugenommen haben die Östrogen-Kombinationen mit Gestagenzusatz zur Substitution im Klimakterium (Tabelle 43.3). Sie sind für die zyklusgerechte Substitution in der Prä- und Postmenopause geeignet, vor allem auch mit dem Ziel der Osteoporoseprophylaxe bei gleichzeitiger Ausschaltung des Korpuskarzinomrisikos. Die stärkste Zunahme verzeichnete die Cyproteronacetatkombination *Climen*, die das Antiandrogen in einer Tagesdosis von 1 mg und damit nur halb so hoch dosiert wie das *Diane* enthält (Tabelle 43.3). Cyproteronacetat wirkt stark gestagen und ist damit grundsätzlich als Gestagenzusatz während der klimakterischen Östrogensubstitution geeignet. Das Präparat verminderte bei kleinen Patientengruppen den androgenetischen Haarausfall (Husmann 1997). Langzeitergebnisse zur Senkung des Korpuskarzinomrisikos liegen bisher nicht vor.

Bei *Gynodian Depot* handelt es sich um eine Kombination aus Estradiolvalerat und Prasteronenantat, die als Depot im Abstand von vier Wochen intramuskulär injiziert wird. Prasteron (Dehydroepiandrosteron) ist ein natürliches Steroidhormon, das in Abhängigkeit vom hormonalen Milieu androgen oder östrogen wirkt. Nach der Menopause kann die Metabolisierung zu Androstendion und Testosteron gesteigert sein. Dehydroepiandrosteron verstärkt eine abdominale Fettsucht und eine Insulinresistenz (Ebeling und Koivisto 1994). Aufgrund tierexperimenteller Befunde wird Dehydroepiandrosteron in Zusammenhang mit dem Wachstum von Mammakarzinomen gebracht, wobei sowohl stimulierende (beim Fehlen von Östrogenen) als auch hemmende (beim Vorhandensein von Östrogenen) Wirkungen beschrieben wurden. Ob ähnliche Zusammenhänge auch beim Menschen bestehen, ist derzeit noch unklar.

Antiöstrogene

Das am häufigsten verordnete Antiöstrogen Tamoxifen *(Tamoxifenratiopharm)* wird als Adjuvans bei der Behandlung des metastasierenden Mammakarzinoms, vor allem bei Estradiolrezeptor-positiven Patientinnen in der Postmenopause, angewendet. Weiterhin gibt es erste Hinweise über eine primärprophylaktische Wirkung von Tamoxifen aus der vorzeitig beendeten BCPT-Studie (Breast Cancer Prevention Trial), in der eine 45%ige Senkung des Auftretens des Mammakarzinoms bei Frauen mit erhöhtem Risiko beobachtet wurde (Josefson 1998). Von 13338 Frauen erkrankten in der Placebogruppe 154 (2,3%) und in der Tamoxifengruppe 85 (1,3%) an einem invasiven Mammakarzinom. Allerdings war das Nebenwirkungsrisiko in der Tamoxifengruppe für Lungenembolie (17 Fälle) und Endometriumkarzinom (33 Fälle) höher als in der Placebogruppe (6 bzw. 14 Fälle).

Gestagene

Gestagene wirken zusammen mit den Östrogenen auf nahezu alle weiblichen Reproduktionsvorgänge. Sie hemmen die Östrogen-induzierte Proliferation des Endometriums und induzieren die Sekretionsphase. Alle Gestagene unterdrücken dosisabhängig die Ovulation und hemmen die Tubenmotilität. In der Schwangerschaft führen Progesteron und 17α-Hydroxyprogesteron zu einer Ruhigstellung des Uterus.

In der Therapie werden heute vor allem synthetische Gestagene eingesetzt, die sich von dem natürlichen Gestagen Progesteron oder vom Testosteron ableiten. Die meisten Derivate haben unterschiedliche Zusatzeffekte auf androgene und östrogene Hormonwirkungen. Diese Gestagene sind ungeeignet zur Schwangerschaftserhaltung bei drohendem oder habituellem Abort, weil es in höherer Dosierung zu Virilisierung oder Feminisierung des Fötus kommen kann. Für eine Gestagentherapie in der Schwangerschaft (Gelbkörperinsuffizienz) wird daher nur das natürliche Progesteron als Vaginalsuppositorium bzw. ein Derivat des Progesteronmetaboliten 17α-Hydroxyprogesterons eingesetzt, das keine zusätzlichen androgenen Wirkungen hat.

Reine Gestagenpräparate werden hauptsächlich bei prämenstruellem Syndrom, Dysmenorrhö, Endometriose und zur Zyklusregulie-

Tabelle 43.4: Verordnungen von Gestagenen 1997
Angegeben sind die 1997 verordneten Tagesdosen, die Änderungen gegenüber 1996 und die mittleren Kosten je DDD 1997.

Präparat	Bestandteile	DDD 1997 in Mio.	Änderung in %	DDD-Kosten in DM
Gestagene				
Sovel	Norethisteronacetat	6,7	(−16,3)	0,14
Primolut-Nor	Norethisteronacetat	6,7	(+6,6)	0,51
Orgametril	Lynestrenol	4,7	(−2,7)	0,76
Clinofem	Medroxyprogesteronacetat	4,0	(+3,8)	1,26
Duphaston	Dydrogesteron	3,7	(+0,0)	0,79
Chlormadinon Jenapharm	Chlormadinon	3,7	(+1,8)	1,02
		29,5	(−2,7)	0,66
Gestagen-Östrogen-Kombinationen				
Prosiston	Norethisteronacetat Ethinylestradiol	2,0	(−13,7)	0,84
Primosiston Tabl.	Norethisteronacetat Ethinylestradiol	1,2	(−1,0)	1,48
		3,2	(−9,2)	1,08
Summe		32,7	(−3,4)	0,70

rung bei dysfunktionellen Blutungen gegeben. Bei den Monopräparaten sind bis auf das Ausscheiden von *Prothil* und den deutlichen Rückgang von *Sovel* keine auffälligen Veränderungen eingetreten (Tabelle 43.4).

Die beiden Kombinationspräparate enthalten das stärker wirksame synthetische Östrogen Ethinylestradiol und werden bei dysfunktionellen Blutungen, sekundärer Amenorrhö oder zur Menstruationsverlegung eingesetzt. Die verordneten Mengen sind auch hier insgesamt leicht rückläufig.

Hormonale Kontrazeptiva

Alle häufig verordneten Kontrazeptiva gehören zur Gruppe der Östrogen-Gestagen-Kombinationen. Als Ovulationshemmer supprimieren sie in erster Linie die Ausschüttung der hypothalamischen Gonadoreline und der hypophysären Gonadotropine. Dadurch hemmen sie Follikelwachstum, Ovulation und Gelbkörperbildung. Die

Gestagenkomponente vermindert zusätzlich die Proliferation des Endometriums (Nidationshemmung) und steigert die Viskosität des Zervixschleims (Hemmung der Spermienaszension).

Orale Kontrazeptiva sind seit ihrer Einführung vor 40 Jahren kontinuierlich weiterentwickelt worden, um das Nebenwirkungsrisiko zu reduzieren. Nach der Beobachtung von seltenen, aber gefährlichen kardiovaskulären Komplikationen in Form von Schlaganfällen, Herzinfarkten und Thromboembolien (Royal College of General Practitioners 1981) wurde zunächst Ethinylestradiol als wichtigste Östrogenkomponente von 50 µg auf 20-30 µg pro Tag reduziert. Mit diesen neuen Präparaten der sogenannten zweiten Generation gingen die thromboembolischen Zwischenfälle zurück. Weiterhin wurden niedrig dosierte Gestagene aus der Gruppe der Gonangestagene als sogenannte dritte Generation der Kontrazeptiva eingeführt, Desogestrel im Jahre 1981 und Gestoden im Jahre 1987. Einige Jahre später wurden 61 Verdachtsfälle von zerebrovaskulären Störungen unter Einnahme von gestodenhaltigen Kontrazeptiva gemeldet (König 1991). Im Oktober 1995 wurden drei große Studien bekannt, in denen ein erhöhtes thromboembolisches Risiko für die beiden niedrig dosierten Gestagene bestätigt wurde. Das Risiko war in einer multinationalen Fallkontrollstudie für Kontrazeptiva mit Desogestrel (9,1fach) und für Gestoden (9,1fach) im Vergleich zu Levonorgestrel (3,5fach) gegenüber Nichtanwenderinnen erhöht (World Health Organization Collaborative Study 1995). Ähnliche Daten ergaben zwei weitere Studien (Jick et al. 1995, Spitzer et al. 1996). Möglicherweise ist dieses Ergebnis durch ein zusätzliches thromboembolisches Risiko bei jungen Erstanwenderinnen bedingt. Obwohl das absolute Risiko für Thromboembolien gering ist (jährlich 1-3 Fälle pro 100 000 Frauen), ordnete das Bundesinstitut für Arzneimittel und Medizinprodukte am 5. November 1995 eine Gegenanzeige für Erstanwenderinnen unter 30 Jahren an. Auf Antrag der betroffenen Hersteller hob das Berliner Verwaltungsgericht diese Einschränkung im Dezember 1997 im Eilverfahren und im Juni 1998 im Hauptverfahren wieder auf (VG 14 A 360.97/361.97/379.97).

Die bisherige Indikationseinschränkung für Gestoden- und Desogestrel-haltige Kontrazeptiva hat auch 1997 zu weiteren tiefgreifenden Verschiebungen des Verordnungsprofils geführt (Tabelle 43.5). Bei den Desogestrel-haltigen Präparaten ist *Marvelon* nicht mehr vertreten. Bei *Lovelle* ist nochmals ein massiver Verordnungsrückgang eingetreten. Im Gegenzug sind die Verordnungen der Levonorgestrel-

Tabelle 43.5: Verordnungen von Kontrazeptiva 1997
Angegeben sind die 1997 verordneten Tagesdosen, die Änderungen gegenüber 1996 und die mittleren Kosten je DDD 1997.

Präparat	Bestandteile	DDD 1997 in Mio.	Änderung in %	DDD-Kosten in DM
Einphasenpräparate mit Levonorgestrel				
Microgynon	Ethinylestradiol Levonorgestrel	32,6	(−12,3)	0,29
Femigoa	Ethinylestradiol Levonorgestrel	27,9	(+9,3)	0,30
MonoStep	Ethinylestradiol Levonorgestrel	24,2	(+47,4)	0,30
Minisiston	Ethinylestradiol Levonorgestrel	20,8	(−20,5)	0,30
Leios	Levonorgestrel Ethinylestradiol	16,3	(+286,1)	0,50
Miranova	Ethinylestradiol Levonorgestrel	14,1	(+168,2)	0,50
		136,0	(+18,4)	0,35
Weitere Einphasenpräparate				
Valette	Ethinylestradiol Dienogest	49,7	(+8,4)	0,57
Lovelle	Ethinylestradiol Desogestrel	17,7	(−40,4)	0,50
Cilest	Ethinylestradiol Norgestimat	15,5	(+75,7)	0,30
		82,9	(−1,7)	0,51
Zweiphasenpräparate				
Neo-Eunomin	Ethinylestradiol Chlormadinonacetat	22,4	(−22,9)	0,55
Dreiphasenpräparate				
Trigoa	Levonorgestrel Ethinylestradiol	12,5	(+27,9)	0,30
Pramino	Ethinylestradiol Norgestimat	7,1	(−42,4)	0,31
		19,6	(−11,2)	0,31
Summe		260,9	(+4,2)	0,41

haltigen Ovulationshemmer weiter angestiegen, vor allem durch hohe Zuwachsraten bei den beiden neu hinzugekommenen Präparaten (*Leios, Miranova*) mit einem niedrigen Östrogengehalt von 20 µg Ethinylestradiol. Damit hat die Gesamtgruppe der Einphasenpräparate 1997 wieder deutlich hinzugewonnen.

Die Gruppe der Zwei- und Dreiphasenpräparate hat nach dem Ausscheiden von *Trisiston* und ausgeprägten Rückgängen von *Neo-Eunomin* und *Pramino* weiter an Bedeutung verloren. Sowohl Zweiphasen- wie auch Dreiphasenpräparate enthalten relativ höhere Östrogenanteile als die Einphasenpräparate. Es gibt aber bisher keine zuverlässigen Kriterien für die Entscheidung, ob eine Patientin Ein-, Zwei- oder Dreiphasenpräparate gut vertragen wird.

Literatur

Arzneimittelkommission der deutschen Ärzteschaft (1994): Stellungnahme zu Cyproteronacetat. Dtsch. Ärztebl. 91: C-1631-32.

Cauley J. A., Seeley D. G., Ensrud K., Ettinger B., Black D., Cummings S. R. (1995): Estrogen replacement therapy and fractures in older women. Ann. Intern. Med. 122: 9-16.

Colditz G. A., Hankinson S. E., Hunter D. J., Willett W. C., Manson J. E. et al. (1995): The use of estrogens and progestins and the risk of breast cancer in postmenopausal women. N. Engl. J. Med. 332: 1589-1593.

Collaborative Group on Hormonal Factors in Breast Cancer (1997): Breast cancer and hormone replacement therapy: collaborative reanalysis of data from 51 epidemiological studies of 52705 women with breast cancer and 108411 women without breast cancer. Lancet 350: 1047-1059.

Deutsche Gesellschaft für Endokrinologie (1988): Östrogen/Gestagen-Substitution während und nach den Wechseljahren. Dtsch. Ärztebl. 85: C-1145-1147.

Ebeling P., Koivisto V. A. (1994): Physiological importance of dehydroepiandrosterone. Lancet 343: 1479-1481.

Husmann F. (1997): Klinische Erfahrungen mit Climen® bei peri- und postmenopausalen Frauen. Zentralbl. Gynäkol. 119: 123-127.

Jick H., Jick S. S., Gurewich V., Myers M. W., Vasilakis C. (1995): Risk of idiopathic cardiovascular death and nonfatal venous thromboembolism in women using oral contraceptives with differing progestagen components. Lancet 346: 1589-1593.

Josefson D. (1998): Breast cancer trial stopped early. Brit. Med. J. 316: 1187.

König H. J. (1991): Hirnkreislaufstörungen unter Einnahme gestodenhaltiger hormonaler oraler Kontrazeptiva – Kausalität oder Koinzidenz? Dtsch. Ärztebl. 91: C-1745-1748.

Royal College of General Practitioners Oral Contraception Study (1981): Further analysis of mortality in oral contraceptive users. Lancet I: 541-546.

Spitzer W. O., Lewis M. A., Heinemann L. A. J., Thorogood M., MacRae K. D. (1996): Third generation oral contraceptives and risk of venous thromboembolic disorders: an international case-control study. Brit. Med. J. 312: 83-88.

World Health Organization Collaborative Study of Cardiovascular Disease and Steroid Hormone Contraception (1995): Effect of different progestagens in low oestrogen oral contraceptives on venous thromboembolic disease. Lancet 346: 1582-1588.

44 Spasmolytika

U. Schwabe

Spasmolytika werden zur Lösung krampfartiger Schmerzen im Bereich von Magen, Darm, Gallenwegen, Harnwegen und des weiblichen Genitale eingesetzt. Wichtigste Gruppe sind die Anticholinergika (Antimuskarinika, Parasympatholytika), die Kontraktionen cholinerg innervierter glatter Muskeln über eine Blockade muskarinischer Acetylcholinrezeptoren hemmen. Hauptvertreter dieser neurotropen Spasmolytika sind Atropin, Scopolaminderivate und synthetische Anticholinergika. Einschränkend ist jedoch festzustellen, daß die therapeutische Wirksamkeit oral und rektal verabreichter Spasmolytika nicht ausreichend belegt ist, da viele der pharmakologisch wirksamen Substanzen aufgrund geringer Resorption oder hoher präsystemischer Elimination keine wirksamen Plasmaspiegel errei-

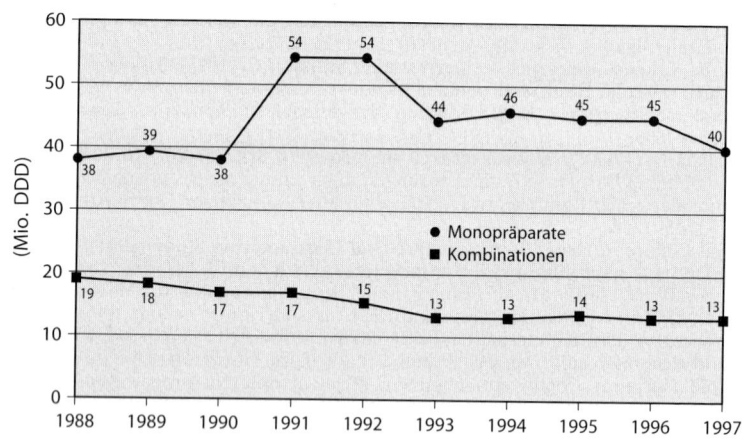

Abbildung 44.1: Verordnungen von Spasmolytika 1988 bis 1997 Gesamtverordnungen nach definierten Tagesdosen (ab 1991 mit neuen Bundesländern)

Tabelle 44.1: Verordnungen von Spasmolytika 1997
Angegeben sind die verordnungshäufigsten Präparate mit Verordnungsrang, Verordnungen und Umsatz 1997 im Vergleich zu 1996.

Rang	Präparat	Verordnungen in Tsd.	Änd. %	Umsatz Mio. DM	Änd. %
108	Buscopan plus	1248,7	−14,6	18,7	−11,3
113	Buscopan	1190,1	−12,6	15,3	−14,0
227	Spasmo-Cibalgin comp. S	721,2	−12,5	28,1	+10,7
478	Cholspasmin forte	413,9	−6,1	12,1	−5,8
489	Duspatal	404,5	−5,3	27,7	−4,8
908	Panchelidon	219,0	−24,0	9,1	−19,9
979	Paveriwern	198,5	−23,4	2,3	−21,8
986	BS-ratiopharm	196,8	+41,3	2,0	+44,1
1420	Spasmo-Cibalgin S	124,5	−21,5	2,6	−5,5
1463	Ila-Med M	120,3	−9,6	1,3	−10,0
1629	Spasman	102,1	+411,9	2,7	+740,3
Summe		4939,5	−10,4	121,8	−3,5
Anteil an der Indikationsgruppe		90,8 %		92,4 %	
Gesamte Indikationsgruppe		5438,0	−9,5	131,9	−2,8

chen. Diese Einschränkung gilt nicht für die natürlichen Belladonnaalkaloide Atropin und Scopolamin, die jedoch nicht zu den häufig verordneten Spasmolytika gehören.

Die Spasmolytika bilden nach Verordnungen und Umsätzen eine relativ kleine Indikationsgruppe (Tabelle 44.1). In den letzten zehn Jahren ist ein zunehmender Trend zur Verordnung von Monopräparaten erkennbar (Abbildung 44.1). Insgesamt ist die Indikationsgruppe jedoch rückläufig, da die Summe der verordneten Tagesdosen 1997 auf das Niveau von 1988 ohne die neuen Bundesländer zurückgegangen ist. Weitere Spasmolytika werden bei den Urologika (Kapitel 45) besprochen.

Monopräparate

Butylscopolamin (*Buscopan, BS-ratiopharm*) ist der wichtigste Vertreter der neurotropen Spasmolytika (Tabelle 44.2). Als Scopolaminderivat blockiert es die Acetylcholinwirkung an peripheren Organen, die durch cholinerge Nerven innerviert werden, zu einem kleinen Teil auch über einen ganglienblockierenden Effekt. Die quaternäre Stickstoffverbindung kann die Bluthirnschranke nicht durchdringen, wird aber aus dem gleichen Grunde bei oraler Gabe nur zu 8 % resorbiert.

Tabelle 44.2: Verordnungen von Spasmolytika 1997
Angegeben sind die 1997 verordneten Tagesdosen, die Änderungen gegenüber 1996 und die mittleren Kosten je DDD 1997.

Präparat	Bestandteile	DDD 1997 in Mio.	Änderung in %	DDD-Kosten in DM
Monopräparate				
Duspatal	Mebeverin	12,8	(−4,6)	2,16
Cholspasmin forte	Hymecromon	12,1	(−5,9)	1,00
Panchelidon	Extr. Chelidonii	4,7	(−21,3)	1,95
Buscopan	Butylscopolamin	4,3	(−10,8)	3,51
Paveriwern	Mohnpflanzenextrakt	2,4	(−22,5)	0,95
BS-ratiopharm	Butylscopolamin	0,8	(+45,0)	2,63
Ila-Med M	Pipenzolat	0,4	(−10,7)	3,16
		37,6	(−9,0)	1,86
Kombinationspräparate				
Spasmo-Cibalgin comp. S	Propyphenazon Drofenin Codein	4,8	(−4,5)	5,88
Buscopan plus	Butylscopolamin Paracetamol	4,6	(−12,6)	4,05
Spasman	Demelverin Trihexyphenidyl	1,4	(+390,0)	1,97
Spasmo-Cibalgin S	Propyphenazon Drofenin	0,6	(−23,4)	4,08
		11,4	(+0,3)	4,56
Summe		49,0	(−7,0)	2,49

Noch geringer ist die Resorption als Zäpfchen (3 %). Nach parenteraler Gabe ist Butylscopolamin (20 mg i.v.) bei Kolikschmerzen durch Gallensteine sicher wirksam, allerdings langsamer als Metamizol oder Tramadol (Schmieder et al. 1993). Die Wirksamkeit der oralen oder rektalen Gabe ist nicht durch kontrollierte Studien dokumentiert. Ob Tabletten und vor allem Zäpfchen zuverlässig wirken, ist daher zweifelhaft, zumal die empfohlene Einzeldosis (10 mg) trotz der marginalen Resorptionsquote nur halb so hoch wie die parenterale Dosis liegt.

Pipenzolat (*Ila-Med M*) ist ein weiterer Vertreter der quaternären Anticholinergika ohne ausreichende Dokumentation der oralen Wirksamkeit. Hier gibt es lediglich ältere Arbeiten über die Wirkung auf die Magensekretion bei peptischem Ulkus. Orale Einzeldosen von 10 mg Pipenzolat wirkten jedoch auf die Magensekretion nicht besser als Placebo (Duggan 1965, Vincent et al. 1967). Neueren Datums ist ein Bericht über Todesfälle bei Säuglingen, die wegen Säuglingskoliken mit einem Pipenzolat-haltigen Kombinationspräparat behandelt wurden (Tahir 1992).

Mebeverin (*Duspatal*) ist ein myotropes Spasmolytikum, das speziell für die Behandlung des Reizkolons eingesetzt wird. Die Arzneitherapie wird bei dieser Krankheit jedoch allgemein als problematisch angesehen, seit Klein (1988) bei der Auswertung von kontrollierten Studien der vorangehenden 20 Jahre keine ausreichenden Belege für die Wirksamkeit von Arzneimitteln bei der Therapie des Reizkolons gefunden hat. Seiner Meinung nach sollten Ärzte immer von einer chronischen Gabe kostenträchtiger Arzneimittel abraten, da die Nebenwirkungen störender als die Beschwerden des Reizkolons sein können. Auch Mebeverin hatte in einer Placebo-kontrollierten Studie keinen signifikanten Effekt (Kruis et al. 1986). In letzter Zeit ist die Beleglage von Mebeverin sogar noch ungünstiger geworden, da nach oraler Gabe infolge einer kompletten präsystemischen Hydrolyse durch unspezifische Esterasen der aktive Wirkstoff im Blut nicht nachweisbar war (Dickinson et al. 1991, Sommers et al. 1997).

Hymecromon (*Cholspasmin forte*) ist ein Choleretikum, das bei Gallensteinleiden und Cholangitis sowie bei Dyskinesien und Krampfzuständen im Gallenwegsbereich eingesetzt wird. In Probandenstudien wurde nach i.v. Injektion von 400 mg Hymecromon eine Erweiterung des Hauptgallengangs beobachtet (Heistermann et al. 1997), die vermutlich auf die choleretische Wirkung der Substanz zurückzuführen ist. Die orale Bioverfügbarkeit beträgt nur 1,8 % (Garrett et al. 1993). Nach einer Medline-Recherche wurden bisher keine Placebo-kontrollierten Studien über die Wirkung der oralen Gabe bei Cholelithiasis oder Cholangitis publiziert.

Panchelidon enthält Schöllkrautextrakt mit dem Alkaloid Chelidonin, das choleretisch und spasmolytisch wirkt. Die nachprüfbaren Belege beschränken sich auf tierexperimentelle Daten an der isoliert perfundierten Rattenleber und am Rattendarm (Vahlensieck et al. 1995, Boegge et al. 1996). Danach erreichte Schöllkrautextrakt (200 mg/l) nur 15 % der Papaverinwirkung, so daß selbst mit einer im Vergleich zur therapeutischen Anwendung erheblichen Überdosis (ca. 50fach) nur eine marginale Spasmolyse erzielbar war. Unter Berücksichtigung des mangelhaft dokumentierten Nutzens fällt auf, daß kürzlich mehrere Hepatitisfälle nach Gabe von Schöllkrautpräparaten beobachtet wurden (Degott 1998).

Paveriwern enthält einen auf Morphin standardisierten Schlafmohnextrakt, der bei Krämpfen des Magendarmtraktes angewendet werden soll. Hier stimmt weder die Indikation noch die Dosierung. Da Morphin am Darm selbst spasmogen wirkt, müßte zumindest eine Standardisierung auf das spasmolytisch wirkende Papaverin vorgenommen werden, das ebenfalls in Schlafmohnextrakten vorkommt. Die empfohlene Einzeldosis des Extraktes enthält 0,15 mg Morphin und ist daher im Vergleich zur üblichen oralen Morphindosis mindestens hundertfach unterdosiert. *Paveriwern* ist damit ein weiteres Beispiel für die vielen Phytoplacebos, die uns die besonderen Therapierichtungen des Arzneimittelgesetzes beschert haben.

Kombinationspräparate

Ein Viertel der Spasmolytikaverordnungen entfällt auf Kombinationspräparate (Tabelle 44.2). In den meisten Fällen sind nichtopioide Analgetika als weitere Komponenten enthalten, die bei schmerzhaften Spasmen durchaus sinnvoll sein könnten. Von den häufig verordneten Präparaten dieser Gruppe erfüllt jedoch keines die Ansprüche, die an sinnvolle Kombinationen zu stellen sind.

Spasmo-Cibalgin S und *Spasmo-Cibalgin comp. S* enthalten das synthetische Anticholinergikum Drofenin, das in Deutschland nur als Kombinationspräparat im Handel ist. Möglicherweise ist darauf die mangelhafte Dokumentation dieser Substanz zurückzuführen, die sich lediglich auf eine ältere Praxisstudie beschränkt (Gromer 1967). Weiterhin fällt auf, daß in der pharmakologischen Standardliteratur eine Einzeldosis von Drofenin (50–100 mg) angegeben wird, die 2–4fach höher liegt als die Dosisempfehlung des Herstellers für die Kombination (Mutschler 1996). Unter diesen Umständen ist der Beitrag des Spasmolytikums zur Gesamtwirkung der Kombination schwierig zu beurteilen. *Spasmo-Cibalgin comp. S* ist das teuerste Spasmolytikum, insbesondere nach einer 20%igen Preiserhöhung innerhalb eines Jahres.

Buscopan plus ist ebenfalls wenig empfehlenswert, da das quaternäre Butylscopolamin nur geringfügig resorbiert wird und nicht entsprechend hoch dosiert ist. Immerhin liegt für dieses Kombinationspräparat eine kontrollierte Komponentenstudie bei Patienten mit irritablem Kolon vor (Schäfer und Ewe 1990). Angesichts der bekannten hohen Placeboquote (hier 64%) und des geringen zusätzlichen

Effekts der Kombination (81 %) sind Zweifel berechtigt, zumal der Nutzen einer chronischen Arzneitherapie bei dieser Krankheit allgemein kritisch beurteilt wird (Klein 1988).

Spasman stammt ursprünglich aus der ehemaligen DDR und ist nach einem starken Verordnungsanstieg erstmals in die Gruppe der 2000 meistverordneten Präparate gelangt. Die Kombination besteht aus zwei spasmolytisch wirkenden Substanzen. Trihexylphenidyl überwindet als tertiäres Amin gut die Bluthirnschranke und wird deshalb primär als zentrales Anticholinergikum beim Morbus Parkinson unter dem Handelsnamen *Parkopan* eingesetzt (s. Kapitel 39, Parkinsonmittel). Delmeverin wird ebenfalls der Gruppe der Spasmolytika zugeordnet, findet aber nirgendwo im Schrifttum Erwähnung. Somit ist nicht beurteilbar, warum hier eine Kombination zweier Spasmolytika vorgenommen wurde.

Literatur

Boegge S. C., Kesper S., Verspohl E. J., Nahrstedt A. (1996): Reduction of ACh-induced contraction of rat isolated ileum by coptisine, (+)-caffeoylmalic acid, Chelidonium majus, and Corydalis lutea extracts. Planta Med. 62: 173–174.
Degott M. (1998): Hepatitis unter Schöllkraut. Arznei-Telegramm 2: 25.
Dickinson R. G., Baker P. V., Franklin M. E., Hooper W. D. (1991): Facile hydrolysis of mebeverine in vitro and in vivo: negligible circulating concentrations of the drug after oral administration. J. Pharm. Sci. 80: 952–957.
Duggan J. M. (1965): A controlled trial of an anticholinergic drug, pipenzolate methylbromide („piptal"), in the management of peptic ulcer. Med. J. Aust. 2: 826–827.
Garrett E. R., Venitz J., Eberst K., Cerda J. J. (1993): Pharmacokinetics and bioavailabilities of hymecromone in human volunteers. Biopharm. Drug Dispos. 14: 13–39.
Gromer H. (1967): Schmerzbekämpfung mit Spasmo-Cibalgin comp.® in der Allgemeinpraxis. Dtsch. Med. J. 18: 547–551.
Heistermann H. P., Krawzak H.-W., Andrejeweski K., Hohlbach G. (1997): Pharmakologische Beeinflussung der postprandialen Gallengangskinetik – Sonographische Lumenmessung des Gallenganges. Ultraschall in Med. 18: 84–87.
Klein K. B. (1988): Controlled treatment trials in the irritable bowel syndrome: a critique. Gastroenterology 95: 232–241.
Kruis W., Weinzierl M., Schüssler P., Holl J. (1986): Comparison of the therapeutic effect of wheat bran, mebeverine and placebo in patients with the irritable bowel syndrome. Digestion 34: 196–201.
Mutschler E. (1996): Arzneimittelwirkungen. 7. Auflage, Wissenschaftliche Verlagsgesellschaft Stuttgart, S. 308.
Schäfer E., Ewe K. (1990): Behandlung des Colon irritabile. Wirksamkeit und Verträglichkeit von Buscopan plus, Buscopan, Paracetamol und Plazebo bei ambulanten Patienten mit Colon irritabile. Fortschr. Med. 108: 488–492.

Schmieder G., Stankov G., Zerle G., Schinzel S., Brune K. (1993): Observer-blind study with metamizole versus tramadol and butylscopolamine in acute biliary colic pain. Arzneim.-Forsch. 43: 1216–1221.

Sommers D. K., Snyman J. R., van Wyk M., Eloff J. N. (1997): Lack of bioavailability of mebeverine even after pretreatment with pyridostigmine. Eur. J. Clin. Pharmacol. 53: 247–249.

Tahir K. I. (1992): Return to Pakistan of pipenzolate plus phenobarbitone. Lancet 339: 498.

Vahlensieck U., Hahn R., Winterhoff H., Gumbinger H. G., Nahrstedt A., Kemper F. H. (1995): The effect of Chelidonium majus herb extract on choleresis in the isolated perfused rat liver. Planta Med. 61: 267–271.

Vincent P. C., Fenton B. H., Beeston D. (1967): The effect of pipenzolate on gastric secretion in man. Med. J. Aust. 1: 546–548.

45 Urologika

W. Schmitz

Urologika werden bei der Behandlung von Harnwegsinfektionen, Prostataleiden und anderen urologischen Störungen angewendet. In dieser Gruppe gehören 49 Präparate zu den meistverordneten Arzneimitteln (Tabelle 45.1). Die Verordnungen sind in der gesamten Indikationsgruppe erneut deutlich gefallen, Umsätze und verordnete Tagesdosen sind dagegen gestiegen. Die Verordnung therapeutisch fragwürdiger Präparate ist auch 1997 zurückgegangen. Sinnvolle Prostatamittel haben weiter zugenommen, die phytotherapeutischen Prostatamittel und sonstigen Urologika waren dagegen rückläufig (Abbildung 45.1).

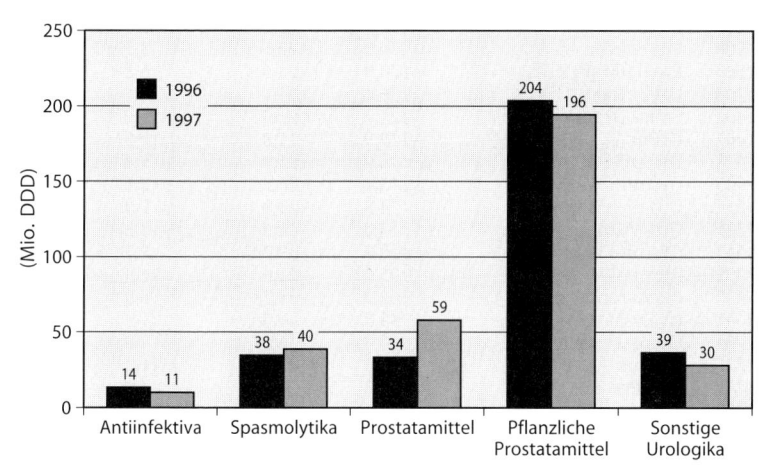

Abbildung 45.1: Verordnungen von Urologika 1997
DDD der 2000 meistverordneten Arzneimittel

Tabelle 45.1: Verordnungen von Urologika 1997
Angegeben sind die verordnungshäufigsten Präparate mit Verordnungsrang, Verordnungen und Umsatz 1997 im Vergleich zu 1996.

Rang	Präparat	Verordnungen in Tsd.	Änd. %	Umsatz Mio. DM	Änd. %
446	Spasmex Tabl.	441,0	−0,8	32,8	+9,2
469	Spasmo-Urgenin TC	419,0	−10,9	14,8	+3,3
480	Harzol	413,0	−17,7	21,4	−16,1
506	Bazoton	388,4	−21,7	31,6	−13,0
526	Azuprostat M	372,8	−23,9	21,8	−23,9
555	Prostagutt forte	358,5	−23,8	27,1	−22,3
601	Urospasmon Tabl.	333,9	−7,0	10,6	+5,3
665	Harntee 400	306,8	−45,4	4,7	−44,6
697	Prostess	290,2	(neu)	15,0	(neu)
725	Cysto Fink	279,1	−20,6	11,6	−18,0
726	Dridase	278,7	−8,6	32,7	−4,9
776	Alna	259,2	+291,5	35,9	+408,4
791	Talso	255,3	−32,1	22,9	−30,2
836	Spasmo-lyt	239,4	−1,9	25,9	+8,8
860	Omnic	232,7	+315,1	31,4	+371,3
873	Acimethin	228,9	−4,3	15,0	−5,2
923	Uroxatral	216,1	−6,2	18,3	+12,5
931	Mictonorm	213,4	+157,4	24,9	+355,4
965	Nomon mono	202,0	−19,9	6,5	−12,4
971	Cystinol	201,2	−34,5	2,7	−35,4
1160	Prostagutt mono	164,4	−13,0	9,5	−15,2
1202	Furadantin	155,6	−17,7	2,2	−19,6
1221	Nitroxolin Chephasaar	153,6	−17,7	7,3	−17,2
1265	Spasuret	145,2	−19,1	7,8	−9,3
1293	Instillagel	141,8	−5,2	5,0	+14,1
1308	Canephron N	139,2	−20,5	3,3	−19,1
1383	Prosta Fink N	130,9	−23,5	6,8	−20,6
1408	Urol mono	126,1	−14,1	6,6	−14,4
1450	Freka Drainjet NaCl	121,7	(neu)	5,6	(neu)
1467	Urion	119,9	−11,8	10,5	+7,4
1478	Dysurgal N	118,9	−15,9	3,4	−10,1
1505	Cystium wern	115,4	−26,2	2,1	−25,9
1514	Uro-Nebacetin N	114,8	−29,8	7,9	−27,4
1529	Uro-Vaxom	113,0	−14,5	13,3	−6,2
1547	Cystinol akut	110,7	−9,2	2,2	−7,6
1599	Proscar	105,5	−24,6	26,3	−18,4
1627	Blemaren N	102,2	−5,7	6,9	+8,0
1651	Uvalysat	99,8	−40,0	1,3	−42,8
1709	Uvirgan mono	93,4	−6,1	4,9	+2,1
1727	Flotrin	91,5	−29,2	11,2	−23,5
1762	Uro-Pract	89,2	−25,5	4,9	−17,7
1773	Prostamed	88,4	−20,0	1,8	−20,2
1800	Inconturina SR	87,0	−16,4	3,0	−14,0
1860	Serenoa-ratiopharm	81,8	−18,6	4,1	−6,4
1873	Uvirgan N	81,0	−28,4	2,4	−21,9

Tabelle 45.1: Verordnungen von Urologika 1997 (Fortsetzung)
Angegeben sind die verordnungshäufigsten Präparate mit Verordnungsrang, Verordnungen und Umsatz 1997 im Vergleich zu 1996.

Rang	Präparat	Verordnungen in Tsd.	Änd. %	Umsatz Mio. DM	Änd. %
1881	Rhoival Drag./Tropfen	80,5	−22,5	3,1	−14,1
1887	UTK	80,2	−2,3	4,9	−0,4
1905	Yohimbin Spiegel	79,0	−20,9	3,7	−15,2
1984	Uralyt-U Granulat	73,8	−6,9	4,7	+0,8
Summe		9134,0	−9,5	583,9	+5,6
Anteil an der Indikationsgruppe		82,4 %		85,9 %	
Gesamte Indikationsgruppe		11080,0	−11,1	679,9	+4,0

Chemotherapeutika

Zur Behandlung von Harnwegsinfektionen werden eine Reihe von speziellen urologischen Chemotherapeutika eingesetzt, zu denen insbesondere die Nitrofurane und die älteren Gyrasehemmer der Nalidixinsäuregruppe gehören. Wirksame Konzentrationen werden jedoch wegen ihrer schnellen Elimination nur in den ableitenden Harnwegen erreicht. Sie werden daher auch als Hohlraumchemotherapeutika bezeichnet. Sie sind heute nur noch Mittel zweiter Wahl, da sie den Antibiotika und Chemotherapeutika mit ausreichenden Blut- und Gewebespiegeln in der Regel unterlegen sind. Dagegen haben die neueren Gyrasehemmer aus der Gruppe der Fluorochinolone wie Norfloxacin, Ciprofloxacin, Ofloxacin und Enoxacin stärkere antibakterielle Wirkungen mit einem verbreiterten Wirkungsspektrum und werden deshalb seit einiger Zeit in die Gruppe der Antibiotika und Chemotherapeutika (Kapitel 6) eingeordnet.

Bei den Hohlraumchemotherapeutika haben *Furadantin* (Nitrofurantoin) sowie *Nitroxolin Chephasaar* (Nitroxolin) erstmals deutlich abgenommen (Tabelle 45.2). Wegen häufiger und schwerer Nebenwirkungen soll Nitrofurantoin nur noch in Ausnahmefällen angewendet werden (Malinverni et al. 1996). Akute Lungenreaktionen („Nitrofurantoin-Pneumonie") werden durch Nitrofurantoin wahrscheinlich häufiger als durch alle anderen Arzneimittel zusammen ausgelöst. Daher sehen führende Infektologen Nitrofurantoin als ein gefährliches Harnwegschemotherapeutikum an, das aus dem Handel gezogen werden sollte (Simon und Stille 1997). Nach neueren Placebo-kon-

Tabelle 45.2: Verordnungen von urologischen Antiinfektiva 1997
Angegeben sind die 1997 verordneten Tagesdosen, die Änderungen gegenüber 1996 und die mittleren Kosten je DDD 1997.

Präparat	Bestandteile	DDD 1997 in Mio.	Änderung in %	DDD-Kosten in DM
Chemotherapeutika				
Furadantin	Nitrofurantoin	2,1	(−17,4)	1,05
Nitroxolin Chephasaar	Nitroxolin	1,3	(−19,3)	5,62
Uro-Nebacetin N	Neomycin	1,1	(−29,8)	6,92
		4,6	(−21,4)	3,83
Pflanzliche Mittel				
Cystinol akut	Bärentraubenblätterextrakt	1,2	(−13,3)	1,83
Uvalysat	Bärentraubenblätterextrakt	1,2	(−43,5)	1,10
		2,4	(−31,2)	1,47
Kombinationspräparate				
Urospasmon Tabl.	Nitrofurantoin Sulfadiazin Phenazopyridin	4,0	(−7,6)	2,62
Summe		11,0	(−19,5)	2,87

trollierten Studien ist auch die gelegentlich noch empfohlene Chemoprophylaxe mit Nitrofurantoin schlecht verträglich oder sogar unwirksam (Bhatia et al. 1992, Schlager et al. 1998).

Die lokale Instillationsbehandlung mit Neomycin (*Uro-Nebacetin N*) wird heute nicht mehr empfohlen, seitdem hochwirksame Antibiotika zur systemischen Anwendung zur Verfügung stehen. Als veraltetes toxisches Aminoglykosid sollte es wegen häufiger Unwirksamkeit, Resistenzentwicklung und Allergisierungsgefahr nicht mehr verwendet werden (Simon und Stille 1997). Wenn überhaupt noch intravesikuläre Spülungen vorgenommen werden, sollten Antiseptika (z. B. Chlorhexidin) bevorzugt werden.

Neben den urologischen Chemotherapeutika werden seit einigen Jahren zwei Phytotherapeutika (*Cystinol akut, Uvalysat*) verwendet, deren Verordnung 1997 allerdings stark rückläufig war. Sie enthalten Bärentraubenblätterextrakt (Arctostaphylos uva ursi) als traditionelles Mittel zur Behandlung von Harnwegsinfektionen, das schon im vorigen Jahrhundert beschrieben wurde. Wirksamer Inhaltsstoff ist das Hydrochinonglykosid Arbutin, das im Körper in Hydrochinonglukuronid umgewandelt wird und nach erneuter Hydrolyse zu Hydrochinon bei alkalischem Harn-pH schwach desinfizierend wirkt. Als Tagesdosis werden 400–840 mg Hydrochinonderivate angegeben. Hydrochinon ist als einer der karzinogenen Benzolmetaboliten identifiziert worden, die sich im Knochenmark anreichern und Ursache der Benzol-induzierten Leukämie sind (Snyder et al. 1993). Aus Gründen des vorbeugenden Gesundheitsschutzes sollte der scheinbar harmlose Bärentraubenblätterextrakt einer zeitgemäßen Risikoabschätzung unterzogen werden, da die potentiell toxischen Wirkungen des Hydrochinons in der Aufbereitungsmonographie der Kommission E für die phytotherapeutische Therapierichtung nicht erwähnt werden (Bundesgesundheitsamt 1994). Eine toxikologische Prüfung dieses Phytotherapeutikums erscheint auch deshalb geboten, weil Bärentraubenblätterextrakt nicht nur in den genannten Monopräparaten, sondern auch noch in Kombinationspräparaten (*Cysto Fink, Harntee 400, Cystinol*) enthalten ist, so daß 1997 eine Gesamtmenge von 17,5 Mio. Tagesdosen verordnet wurde. Legt man eine Behandlungsdauer von 14 Tagen zugrunde, so sind 1997 ca. 1,25 Mio. Patienten mit Bärentraubenblätter-haltigen Urologika behandelt worden.

Urologische Spasmolytika

Urologische Spasmolytika werden in steigendem Umfang zur Behandlung der Harninkontinenz eingesetzt, um eine Ruhigstellung der cholinerg innervierten Blasenmuskulatur durch Tonussenkung des Detrusor und Tonussteigerung des Blasensphinkters zu erzielen. Als primäres Anwendungsgebiet kommen vegetative Blasenfunktionsstörungen in Betracht, die mit Dranginkontinenz oder Reflexinkontinenz infolge erhöhter Detrusoraktivität einhergehen, während bei Überlaufinkontinenz (z. B. Prostatahyperplasie) oder Belastungsinkontinenz (z. B. Sphinkterinsuffizienz) operative Verfahren bedeutsam sind. Aber auch bei der Dranginkontinenz sind die verschiedenen Ursachen differentialtherapeutisch zu berücksichtigen, z. B. Harnwegsentzündungen, psychovegetative Faktoren oder degenerative Veränderungen.

Trotz einer wachsenden Zahl von anticholinerg wirkenden Spasmolytika hat sich die Hoffnung auf eine erfolgreiche pharmakologische Therapie dieser Störungen bisher nicht erfüllt. Die Gruppe umfaßt jetzt sieben Präparate, die im Durchschnitt erneut zugenom-

Tabelle 45.3: Verordnungen von urologischen Spasmolytika 1997
Angegeben sind die 1997 verordneten Tagesdosen, die Änderungen gegenüber 1996 und die mittleren Kosten je DDD 1997.

Präparat	Bestandteile	DDD 1997 in Mio.	Änderung in %	DDD-Kosten in DM
Alpharezeptorenblocker				
Yohimbin Spiegel	Yohimbin	2,4	(−20,1)	1,49
Anticholinerge Spasmolytika				
Spasmex Tabl.	Trospiumchlorid	9,2	(+11,1)	3,57
Dridase	Oxybutynin	6,7	(−5,9)	4,86
Spasmo-lyt	Trospiumchlorid	6,6	(+1,4)	3,93
Mictonorm	Propiverin	6,5	(+361,8)	3,81
Dysurgal N	Atropinsulfat	3,6	(−12,9)	0,95
Spasmo-Urgenin TC	Trospiumchlorid	2,4	(−9,4)	6,25
Spasuret	Flavoxat	2,3	(−16,5)	3,42
		37,3	(+13,7)	3,82
Summe		39,7	(+10,8)	3,68

men haben (Tabelle 45.3). Etwa die Hälfte der Verordnungen entfällt auf das Parasympatholytikum Trospiumchlorid, das als Spasmolytikum bei vegetativ bedingten Blasenfunktionsstörungen und gegen Spasmen der glatten Muskulatur im Gastrointestinaltrakt eingesetzt wird. Ähnlich wie bei Butylscopolamin ist die Resorption dieser quaternären Ammoniumverbindung aus dem Darm gering. In einer Studie an Patienten mit Rückenmarksverletzungen erhöhte Trospiumchlorid die maximale Blasenkapazität von 171 auf 302 ml, während in der Placebogruppe nur eine Zunahme um 3 ml eintrat (Stöhrer et al. 1991). Daten zur Harninkontinenz wurden in dieser Studie nicht erhoben.

Ein weiteres häufig verwendetes Anticholinergikum ist Oxybutynin (*Dridase*), dessen Verordnungen in den letzten zwei Jahren kontinuierlich zurückgegangen sind. Dieses Präparat ist wiederholt in klinischen Prüfungen untersucht worden, allerdings mit widersprüchlichen Ergebnissen. In einigen Studien wurde eine Erhöhung der maximalen Blasenkapazität um 20–30 % (60–80 ml) beobachtet, in anderen waren die Ergebnisse nicht signifikant (Tabelle 45.4). Die Inkontinenzfrequenz als Kernsymptom der durch die Detrusorinstabilität bedingten Blasenfunktionsstörung wurde dagegen in keiner Studie signifikant beeinflußt. Daher sind andere Verfahren nach wie vor

Tabelle 45.4: Wirkung von Oxybutynin bei Dranginkontinenz
Ergebnisse randomisierter, doppelblinder, Placebo-kontrollierter Studien mit dem Anticholinergikum Oxybutynin.

Studie	Fallzahl	Dauer (Tage)	Placebo	Oxybutynin	Differenz	Signifikanz
Maximale Blasenkapazität						
Riva & Casolati (1984)	24	42	215 ml	281 ml	+66 ml	$p < 0{,}05$
Moore et al. (1990)	49		297 ml	379 ml	+81 ml	$p < 0{,}006$
Tapp et al. (1990)	37	14	391 ml	478 ml	+87 ml	keine
Thüroff et al. (1991)	154	28	273 ml	324 ml	+57 ml	$p < 0{,}05$
Wehnert & Sage (1992)	10	21	251 ml	263 ml	+12 ml	keine
Iselin et al. (1997)	53	5	174 ml	175 ml	+1 ml	keine
Inkontinenzfrequenz						
Ouslander et al. (1988)	14	42	2,2/d	2,3/d	+0,1/d	keine
Zorzitto et al. (1989)	18	8	2,7/d	2,5/d	(0,2/d	keine
Szonyi et al. (1995)	57	42	0/d	0,3/d	+0,3/d	keine
Ouslander et al. (1995)	75	3	2,6/d	2,2/d	(0,4/d	keine

bedeutsam für die Behandlung dieser Inkontinenzform. Es bleibt abzuwarten, ob stärkere Effekte mit dem im März 1998 neueingeführten Tolterodin (*Detrusitol*) zu erwarten sind, das nach ersten Vergleichsstudien ähnlich wie Oxybutynin wirkt (Appell 1997).

Dysurgal N enthält das klassische Anticholinergikum Atropin und ist durch Herausnahme fragwürdiger Kombinationspartner wie Strychnin aus *Dysurgal* entstanden. Die Einzeldosis liegt mit 0,25 mg im Dosisbereich für Kleinkinder und damit deutlich niedriger als bei den üblichen Atropinpräparaten (0,5-1 mg).

Der selektive Alpha$_2$-Rezeptorenblocker Yohimbin (*Yohimbin Spiegel*) hat nach zunehmender Verordnung in den vorangehenden Jahren 1997 wieder abgenommen. Er soll bei Harninkontinenz angewendet werden, nimmt aber als Hauptindikationen Potenzschwäche und Klimakterium virile in Anspruch. Überzeugende Belege für eine potenzfördernde Wirkung fehlen (Susset et al. 1989).

Urolithiasismittel und Kathetermittel

Die Urolithiasismittel haben nur einen geringen Anteil am gesamten Verordnungsvolumen der Urologika, der 1997 weiter abgenommen hat (Tabelle 45.5). Citrathaltige Mittel (*Blemaren N, Uralyt-U*) wirken

Tabelle 45.5: Verordnungen von Urolithiasis- und Kathetermitteln 1997
Angegeben sind die 1997 verordneten Tagesdosen, die Änderungen gegenüber 1996 und die mittleren Kosten je DDD 1997.

Präparat	Bestandteile	DDD 1997 in Mio.	Änderung in %	DDD-Kosten in DM
Urolithiasismittel				
Acimethin	L-Methionin	4,7	(−5,4)	3,19
Blemaren N	Citronensäure Kaliumhydrogencarbonat Natriumcitrat	2,6	(−5,7)	2,68
Uralyt-U Granulat	Kalium-Natrium-hydrogencitrat	2,2	(−6,8)	2,12
		9,5	(−5,8)	2,80
Kathetermittel				
Instillagel	Lidocain Chlorhexidindigluconat	1,9	(+18,5)	2,61
Freka Drainjet NaCl	Natriumchlorid	1,2	(neu)	4,56
Uro-Pract	Natriumchlorid	0,4	(−25,5)	11,01
		3,6	(+61,8)	4,33
Summe		13,0	(+6,4)	3,22

über eine Harnalkalisierung und werden zur Auflösung oder Prophylaxe von Harnsäuresteinen eingesetzt.

Acimethin enthält die Aminosäure Methionin und wird einerseits als Antidot bei der Paracetamolvergiftung als SH-Donator verwendet, andererseits zur Ansäuerung des Urins bei Phosphatsteinen oder zur Verbesserung der Wirksamkeit von einigen Antibiotika und Chemotherapeutika (z. B. Tetracycline, Cloxacillin) in den ableitenden Harnwegen bei saurem Urin-pH.

Instillagel enthält das Lokalanästhetikum Lidocain zusammen mit einem Antiseptikum und wird hauptsächlich zur Vermeidung von Schmerzen bei der Harnblasenkatheterisierung lokal angewendet. Zur Pflege und Spülung von Blasenverweilkathetern werden Natriumchloridlösungen als Fertigarzneimittel (*Freka Drainjet NaCl*, *Uro-Pract*) eingesetzt.

Prostatamittel

Die benigne Prostatahyperplasie ist eine häufige Krankheit, die ab einem Alter von 65 Jahren bei 50 % der Männer auftritt. Ohne subjektive Beschwerden bedarf sie keiner Therapie. Im weiteren Verlauf kommt es jedoch bei der Hälfte der Patienten zu einer behandlungsbedürftigen Blasenentleerungsstörung mit Nykturie, Restharnbildung, Überlaufblase bis zur Harninkontinenz. Therapie der Wahl ist bei Restharnvolumina über 100 ml die transurethrale Resektion. Nach einer kürzlich publizierten Fünfjahresstudie werden auch bei mäßigen Symptomen durch die Prostataresektion wesentlich günstigere Ergebnisse als durch beobachtendes Abwarten erzielt (Flanigan et al. 1998). Bei leichter bis mäßiger Symptomatik zeichnen sich mit der Einführung der selektiven Alpha$_1$-Rezeptorenblocker erstmals Möglichkeiten der Arzneitherapie ab, die in der Zeit bis zur Operation einsetzbar sind.

Alpha$_1$-Rezeptorenblocker

Alpha$_1$-Rezeptorenblocker werden aufgrund ihrer vasodilatierenden Wirkungen seit langem als Antihypertonika eingesetzt (s. Kapitel 11). Daneben blockieren sie die Alpha$_1$-Rezeptoren in der glatten Muskulatur der Prostata und des Blasenhalses, so daß die Urinflußrate ansteigt und das Restharnvolumen sinkt. Eine Besserung von Miktionsbeschwerden bei benigner Prostatahyperplasie wurde zuerst mit dem nichtselektiven Alpharezeptorenblocker Phenoxybenzamin (*Dibenzyran*) beschrieben (Caine et al. 1975). Später wurden selektive Alpha$_1$-Rezeptorenblocker entwickelt, die wegen geringerer kardiovaskulärer Nebenwirkungen besser verträglich sind. Als erster Vertreter der kurzwirkenden Substanzen wurde 1995 Alfuzosin (*Uroxatral, Urion*) für die Indikation Prostatahyperplasie zugelassen. 1996 folgten die länger wirkenden Alpha$_1$-Rezeptorenblocker Terazosin (*Flotrin*) und Tamsulosin (*Alna, Omnic*), bei denen eine einmal tägliche Gabe ausreichend ist. Für Tamsulosin ist eine erhöhte pharmakologische Selektivität für den vor allem in der Prostata vorkommenden α_{1A}-Subtyp der Alpharezeptoren gezeigt worden (Foglar et al. 1995). Ob die erhöhte pharmakologische Selektivität auch klinisch bedeutsam ist, bleibt abzuwarten. Mit Alpha$_1$-Rezeptorenblockern sind in zahlreichen Studien bei benigner Prostatahyperplasie vergleichbare

Tabelle 45.6: Verordnungen von Prostatamitteln 1997
Angegeben sind die 1997 verordneten Tagesdosen, die Änderungen gegenüber 1996 und die mittleren Kosten je DDD 1997.

Präparat	Bestandteile	DDD 1997 in Mio.	Änderung in %	DDD-Kosten in DM
5α-Reduktasehemmer				
Proscar	Finasterid	8,6	(−17,4)	3,06
Alpha$_1$-Rezeptorenblocker				
Alna	Tamsulosin	17,3	(+429,4)	2,07
Omnic	Tamsulosin	15,1	(+380,1)	2,08
Uroxatral	Alfuzosin	8,3	(+28,1)	2,20
Flotrin	Terazosin	5,1	(−25,4)	2,21
Urion	Alfuzosin	4,8	(+23,9)	2,17
		50,6	(+114,6)	2,12
Summe		59,2	(+74,3)	2,26

Steigerungen der Urinflußrate um 20–35 % nachgewiesen worden (Übersicht bei Chapple 1996). Alle diese Präparate haben 1997 erneut sehr hohe Zunahmen erreicht, so daß sich das Verordnungsvolumen innerhalb eines Jahres verdoppelt hat (Tabelle 45.6).

5α-Reduktasehemmer

Seit 1994 steht der 5α-Reduktasehemmer Finasterid (*Proscar*) als neues Therapieprinzip zur Verfügung, der 1995 erstmals unter den 2000 meistverordneten Arzneimitteln erschien. Er hemmt die Umwandlung von Testosteron in das zehnfach wirksamere Dihydrotestosteron, das ausschlaggebend für das Adenomwachstum ist. Nach einjähriger Therapie reduzierte Finasterid das Prostatavolumen um ca. 20 % und erhöhte den Urinfluß um ca. 20 % (Gormley et al. 1992). Im direkten Vergleich mit dem Alpha$_1$-Rezeptorenblocker Terazosin war Finasterid schwächer wirksam und hatte nur bei deutlicher Prostatavergrößerung eine von Placebo unterschiedliche Wirkung (Lepor et al. 1996).

Tabelle 45.7: Verordnungen von pflanzlichen Prostatamitteln 1997
Angegeben sind die 1997 verordneten Tagesdosen, die Änderungen gegenüber
1996 und die mittleren Kosten je DDD 1997.

Präparat	Bestandteile	DDD 1997 in Mio.	Änderung in %	DDD-Kosten in DM
Sabalfruchtextrakt				
Talso	Sabalfruchtextrakt	25,7	(−19,9)	0,89
Prostess	Sabalfruchtextrakt	25,0	(neu)	0,60
Prostagutt mono	Sabalfruchtextrakt	14,9	(−7,6)	0,64
Serenoa-ratiopharm	Sabalfruchtextrakt	7,1	(−6,5)	0,58
		72,7	(+30,3)	0,71
Sitosterin				
Azuprostat M	Sitosterin	24,8	(−24,0)	0,88
Harzol	Sitosterin	21,0	(−15,7)	1,02
		45,8	(−20,4)	0,94
Andere Mittel				
Bazoton	Brennesselwurzelextr.	27,8	(−8,5)	1,14
UTK	Brennesselwurzelextr.	6,5	(+2,7)	0,75
		34,3	(−6,5)	1,06
Kombinationspräparate				
Prostagutt forte	Sägepalmenfruchtextr. Brennesselwurzelextr.	25,4	(−21,9)	1,07
Cysto Fink	Bärentraubenblätterextrakt Kürbissamenöl Gewürzsumachrindenextrakt Kava-Kava-Wurzelextrakt Hopfenzapfenextrakt	9,9	(−17,0)	1,17
Prosta Fink N	Sabalfruchtextrakt Kürbissamen Kürbissamenöl	6,1	(−21,6)	1,12
Prostamed	Kürbisglobulin Kürbiskernmehl Goldrutenkrautextrakt Espenblätterextrakt	1,6	(−20,5)	1,13
		43,0	(−20,8)	1,10
Summe		195,7	(−4,1)	0,91

Pflanzliche Prostatamittel

In Deutschland werden für die symptomatische Behandlung der Prostatahyperplasie immer noch überwiegend Phytotherapeutika eingesetzt (Tabelle 45.7). Ihre Wirksamkeit wird kontrovers beurteilt, da eine Abgrenzung gegen bekannte Placeboeffekte häufig nicht vorgenommen wurde und einleuchtende Konzepte für mögliche Wirkungsmechanismen fehlen. So sind cholesterinsenkende Pharmaka eingesetzt worden, weil in der hyperplasierten Prostata ein erhöhter Cholesteringehalt beobachtet wurde. Mit Sitosterin wurde eine Besserung von subjektiven Symptomen und des Urinflusses bei unverändertem Prostatavolumen beschrieben (Berges et al. 1995, Klippel et al. 1997). Trotzdem sind diese Effekte wenig plausibel, da Sitosterin bereits in Mengen von 150–300 mg/Tag in der normalen Nahrung enthalten ist (Cobb et al. 1997) und damit bis zu zehnfach höhere Mengen erreicht als die Sitosterindosierungen von *Harzol* und *Azuprostat M*. Erschwerend für die Erzielung systemischer Effekte ist auch die geringe Sitosterin-Bioverfügbarkeit von 4–6 %.

Die Verordnungen der überaus zahlreichen pflanzlichen Prostatamittel sind 1997 mit wenigen Ausnahmen weiter leicht rückläufig gewesen (Tabelle 45.7). Trotzdem sind die Kosten dieser therapeutisch fragwürdigen Mittel mit ca. 180 Mio. DM weiterhin beträchtlich.

Sonstige Urologika

Bei den „sonstigen Urologika" handelt es sich um eine heterogene Gruppe von Arzneimitteln, die zur Behandlung von Miktionsstörungen, Harnwegsinfektionen und Reizblasen angeboten werden. In den letzten beiden Jahren sind viele Kombinationspräparate in Monopräparate umgewandelt worden, wodurch die grundsätzlichen Probleme dieser Gruppe jedoch nicht gelöst worden sind. Noch immer werden zahlreiche Präparate (*Harntee 400, Canephron N, Cystinol*) zur unspezifischen Durchspülungstherapie bei Harnwegsinfektionen bis hin zur Pyelonephritis angeboten. Es handelt sich um völlig veraltete Therapiekonzepte, die sogar gefährlich sind, wenn dadurch eine schnelle und wirksame Antibiotikatherapie versäumt wird. Groteskerweise wird die obsolete Durchspülungstherapie für die neuen Monopräparate (z. B. *Urol mono*) auch weiterhin als Anwendungsgebiet amtlich zugelassen.

Tabelle 45.8: Verordnungen von sonstigen Urologika
Angegeben sind die 1997 verordneten Tagesdosen, die Änderungen gegenüber 1996 und die mittleren Kosten je DDD 1997.

Präparat	Bestandteile	DDD 1997 in Mio.	Änderung in %	DDD-Kosten in DM
Monopräparate				
Uro-Vaxom	E.coli-Fraktionen	5,4	(−10,2)	2,44
Uvirgan mono	Kürbissamenextrakt	3,0	(−1,9)	1,63
Nomon mono	Kürbissamenextrakt	1,9	(−22,0)	3,32
Urol mono	Riesengoldrutenextrakt	1,9	(−14,5)	3,42
		12,3	(−11,2)	2,54
Kombinationspräparate				
Harntee 400	Birkenblätterextrakt Ringelblumenextrakt Schachtelhalmextrakt Fenchelfruchtextrakt Queckenwurzelextrakt Wacholderfruchtextrakt Süßholzwurzelextrakt Hauhechelwurzelextrakt Orthosiphonblätterextrakt Phaseolifruchtextrakt Virgaureablätterextrakt Bärentraubenblätterextrakt	4,1	(−44,3)	1,13
Inconturina SR	Goldrutenkrautextrakt Gewürzsumachwurzelrindenextrakt	3,8	(−14,1)	0,80
Cystium wern	Fenchelöl Campherbaumöl	3,0	(−29,0)	0,68
Canephron N	Tausendgüldenkraut Liebstöckelwurzel Rosmarinblätter	2,5	(−21,0)	1,31
Rhoival Drag./ Tropfen	Odermennigkrautextrakt Goldrutenkrautextrakt Johanniskrautextrakt Hirtentäschelkrautextrakt Arnikablütenextrakt Baldrianwurzelextrakt	1,9	(−16,2)	1,60
Uvirgan N	Brennesselwurzelextrakt Kürbiskernöl Hauhechelwurzelextrakt	1,1	(−25,0)	2,16
Cystinol	Birkenblätterextrakt Schachtelhalmextrakt Riesengoldrutenextrakt Bärentraubenblätterextrakt	1,1	(−35,7)	2,48
		17,6	(−28,9)	1,21
Summe		29,9	(−22,6)	1,76

Die in der Tabelle 45.8 aufgelisteten Präparate zeigen 1997 einen weiter rückläufigen Trend, von dem man sich erhoffen möchte, daß er auch in Zukunft anhält. Zusammengenommen haben die sonstigen Urologika weiterhin Kosten von ca. 50 Mio. DM verursacht, die wissenschaftlich nicht begründet sind.

Literatur

Appell R. A. (1997): Clinical efficacy and safety of tolterodine in the treatment of overactive bladder: a pooled analysis. Urology 50 (Suppl. 6A): 90–96.

Berges R. R., Windeler H., Trampisch H. J., Senge T. and the β-sitosterol study group (1995): Randomised, placebo-controlled, double-blind clinical trial of β-sitosterol in patients with benign prostatic hyperplasia. Lancet 345: 1529–1532.

Bhatia N. N., Karram M. M., Bergman A., Evans R. P. (1992): Antibiotic prophylaxis following lower urinary tract instrumentation. Urology 39: 583–585.

Bundesgesundheitsamt (1994): Aufbereitungsmonographie Uvae ursi folium (Bärentraubenblätter). Bundesanzeiger Nr. 109, S. 6213, 15.6.1994.

Caine M., Raz S., Ziegler M. (1975): Adrenergic and cholinergic receptors in the human prostate., prostatic capsule, and bladder neck. Brit. J. Urol. 27: 193–202.

Chapple C. R. (1996): Selective α_1-adrenoceptor antagonists in benign prostatic hyperplasia: rationale and clinical experience. Eur. J. Urol. 29: 129–144.

Cobb M. M., Salen G., Tint G. S. (1997): Comparative effect of dietary sitosterol on plasma sterols and cholesterol and bile acid synthesis in a sitosterolemic homozygote and heterozygote subject. J. Am. Coll. Nutr. 16: 605–613.

Flanigan R. C., Reda D. J., Wasson J. H., Anderson R. J., Abdellatif M., Bruskewitz R. C. (1998): 5-year outcome of surgical resection and watchful waiting for men with moderately symptomatic benign prostatic hyperplasia: a Department of Veterans Affairs cooperative study. J. Urol. 160: 12–16.

Foglar R., Shibata K., Horie K., Hirasawa A., Tsujimoto G. (1995): Use of recombinant α_1-adrenoceptors to characterize subtype selectivity of drugs for the treatment of prostatic hypertrophy. Eur. J. Pharmacol. 288: 201–207.

Gormley G. J., Stoner E., Bruskewitz R. C., Imperato McGinley J., Walsh P. C. et al. (1992): The effect of finasteride in men with benign prostatic hyperplasia. N. Engl. J. Med. 327: 1185–1191.

Iselin C. E., Schmidlin F., Borst F., Rohner S., Graber P. (1997): Oxybutynin in the treatment of early detrusor instability after transurethral resection of the prostate. Brit. J. Urol. 79: 915–919.

Klippel K. F., Hiltl D. M., Schipp B. (1997): A multicentric, placebo-controlled, double-blind clinical trial of β-sitosterol (phytosterol) for the treatment of benign prostatic hyperplasia. Brit. J. Urol. 80: 427–432.

Lepor H., Williford W. O., Barry M. J., Brawer M. K., Dixon C. M. et al. (1996): The efficacy of terazosin, finasteride, or both in benign prostatic hyperplasia. N. Engl. J. Med. 335: 533–539.

Malinverni R., Hoigné R., Sonntag R. (1996): Sulfonamides, other folic acid antagonists and miscallaneous antibacterial drugs. In: Dukes M.N.G. (ed.): Meyler's side effects of drugs. 13th ed. Elsevier, Amsterdam Lausanne New York Oxford Shannon Tokyo, pp. 843–871.

Moore K. H., Hay D. M., Imrie A. E., Watson A., Goldstein M. (1990): Oxybutynin hydrochloride (3 mg) in the treatment of women with idiopathic detrusor instability. Brit. J. Urol. 66: 479–485.

Ouslander J. G., Blaustein J., Connor A., Pitt A. (1988): Habit training and oxybutynin for incontinence in nursing home patients: a placebo-controlled trial. J. Am. Geriatr. Soc. 36: 40–46.

Ouslander J. G., Schnelle J. F., Uman G., Fingold S., Nigam J. G. et al. (1995): Does oxybutynin add to the effectiveness of prompted voiding for urinary incontinence among nursing home residents? A placebo-controlled trial. J. Am. Geriatr. Soc. 43: 610–617.

Riva D., Casolati E. (1984): Oxybutynin chloride in the treatment of female idiopathic bladder instability. Results from double blind treatment. Clin. Exp. Obst. Gyn. 11: 37–42.

Schlager T. A., Anderson S., Trudell J., Hendley J. O. (1998): Nitrofurantoin prophylaxis for bacteriuria and urinary tract infection in children with neurogenic bladder on intermittent catheterization. J. Pediatr. 132: 704–708.

Simon C., Stille W. (1997): Antibiotika-Therapie in Klinik und Praxis. 9. Aufl., Schattauer, Stuttgart New York, S. 194–195, 211–214.

Snyder R., Witz G., Goldstein B. D. (1993): The toxicology of benzene. Environ. Health Perspect. 100: 293–306.

Stöhrer M., Bauer P., Giannetti B. M., Richter R., Burgdörfer H., Mürtz G. (1991): Effect of trospium chloride on urodynamic parameters in patients with detrusor hyperreflexia due to spinal cord injuries. Urol. Int. 47: 138–143.

Susset J. G., Tessier C. D., Wincze J., Bansal S., Malhotra C., Schwacha M. G. (1989): Effect of yohimbine hydrochloride on erectile impotence: A double-blind study. J. Urol. 141: 1360–1363.

Szonyi G., Collas D. M., Ding Y. Y., Malone-Lee J. G. (1995): Oxybutynin with bladder retraining for detrusor instability in elderly people: a randomized controlled trial. Age Ageing 24: 287–291.

Tapp A. J. S., Cardozo L. D., Versi E., Cooper D. (1990): The treatment of detrusor instability in postmenopausal women with oxyxbutynin chloride: a double blind placebo controlled study. Brit. J. Obstet. Gynaec. 97: 521–526.

Thüroff J. W., Bunke B., Ebner A., Faber P., de Geeter P. et al. (1991): Randomized, double-blind, multicenter trial on treatment of frequency, urgency and incontinence related to detrusor hyperactivity: oxybutynin versus propantheline versus placebo. J. Urol. 145: 813–817.

Wehnert J., Sage S. (1992): Therapie der Blaseninstabilität und Urge-Inkontinenz mit Propiverin hydrochlorid (Mictonorm®) und Oxybutyninchlorid (Dridase®) – eine randomisierte Cross-over-Vergleichsstudie. Akt. Urol. 23: 7–11.

Zorzitto M. L., Holliday P. J., Jewett M. A. S., Herschorn S., Fernie G. R. (1989): Oxybutynin chloride for geriatric urinary dysfunction: a double-blind placebo-controlled study. Age Ageing 18: 195–200.

46 Venenmittel

U. FRICKE

Venenmittel werden zur adjuvanten Therapie von venösen Rückflußstörungen infolge primärer Varikosis oder chronischer Veneninsuffizienz eingesetzt. Ursachen können Venenerweiterungen mit Klappeninsuffizienz oder Stenosen und Verschlüsse, meist durch tiefe Beinvenenthrombosen, sein. Die Befunde reichen – neben subjektiven Beschwerden wie Schwere- und Spannungsgefühl sowie Schmerzen – je nach Dauer der Störung von Ödemen, Corona phlebectatica paraplantaris, weißer Atrophie, Dermatoliposklerose, Hyperpigmentierung bis hin zum Ulcus cruris. Primäres Ziel einer Behandlung dieser Erkrankungen ist die Verbesserung der Zirkulation in den erkrankten Gefäßen durch Aktivierung der Muskelpumpe sowie die Beseitigung von Stauung, Schwellung und trophischen Hautschäden.

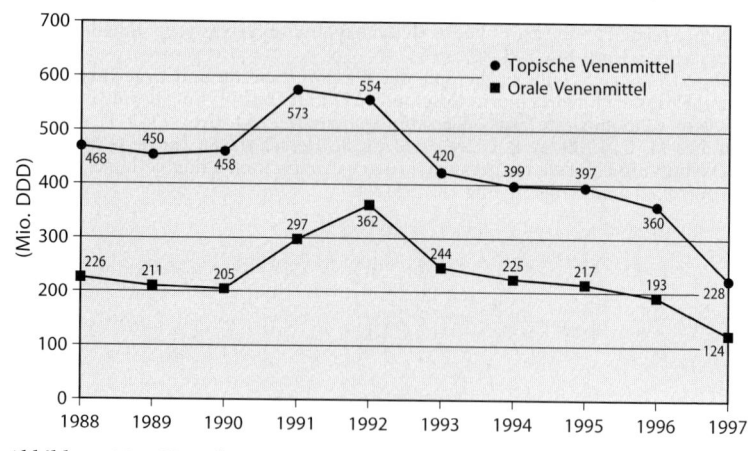

Abbildung 46.1: Verordnungen von Venenmitteln 1988 bis 1997
Gesamtverordnungen nach definierten Tagesdosen (ab 1991 mit neuen Bundesländern)

Tabelle 46.1: Wirkung der Kompressionstherapie auf die chronisch venöse Insuffizienz

Studie	Pat.	Dauer	Kontrollen	Kompressionsstrumpf	Signifikanz
Ulkusheilung					
Mayberry et al. (1991)	113	5,3 Mo.	55 %[a]	97 %	$p < 0{,}0001$
Partsch & Horakowa (1994)	50	3 Mo.	52 %[b]	84 %	$p < 0{,}05$
Ulkusrezidivrate					
Mayberry et al. (1991)	73	30 Mo.	100 %[a]	16 %	$p < 0{,}0001$
Harper et al. (1992)	214	36 Mo.	24 %[c]	15 %[d]	n.a.
Samson & Showalter (1996)	53	28 Mo.	79 %[a]	4 %	n.a.
Postthrombotisches Syndrom					
leicht-mäßig	194	76 Mo.	47 %	20 %	$p < 0{,}001$
schwer	194	76 Mo.	23 %	11 %	$p < 0{,}001$
Brandjes et al. (1997)					

[a] Fehlende Patientencompliance, [b] Kompressionsverband, [c] Kompressionsstrumpf Klasse II, [d] Kompressionsstrumpf Klasse III, n.a. nicht angegeben

Bei allen Venenkrankheiten sind Allgemeinmaßnahmen wie Gewichtsreduktion, körperliche Bewegung, Vermeiden von langem Sitzen oder Stehen sowie häufige Hochlagerung der Beine Grundlage der Therapie. Bei Varizen stehen neben der Kompressionsbehandlung (Kompressionsverband, -strumpf) operative Maßnahmen und Varizenverödung durch Sklerosierung im Vordergrund. Beim postthrombotischen Syndrom ist die Kompressionsbehandlung Therapie der Wahl (Schultz-Ehrenburg 1985, Stöberl 1994, Hach-Wunderle 1995, Arzneimittelkommission der deutschen Ärzteschaft 1997, Gallenkemper et al. 1998).

Die Wirkung der Kompressionstherapie ist durch beschleunigte Ulkusheilung, Senkung der Ulkusrezidivrate und Verminderung der prozentualen Häufigkeit des postthrombotischen Syndroms in kontrollierten Studien belegt (Tabelle 46.1). Gefordert werden in der Regel Kompressionsstrümpfe der Klasse III (Stemmer et al. 1980, Veraart et al. 1997). Eine systemische medikamentöse Therapie bei der chronischen venösen Insuffizienz (CVI) kann nach den Leitlinien der Deutschen Gesellschaft für Phlebologie mit Substanzen indiziert sein, für die eine Wirksamkeit nachgewiesen ist, insbesondere wenn physikalische Maßnahmen keinen ausreichenden Erfolg haben oder nicht möglich sind. Außerdem kann eine systemische medikamentöse Therapie symptombezogen bei der CVI oder besonderen Begleitumständen eingesetzt werden, z. B. Antiphlogistika bei entzündlicher Dermatoliposklerose, Rheologika in fortgeschrittenen Stadien (Gallenkemper et al. 1998). Eine Therapie mit Venenmitteln (z. B. Ödemprotektiva) wird in der Standardliteratur nicht erwähnt oder sogar als nicht erforderlich abgelehnt (Creager und Dzau 1998, Creutzig 1994, Mutschler 1996, Arzneimittelkommission der deutschen Ärzteschaft 1997, Tilsner et al. 1998). Vor der Behandlung der Stauungsbeschwerden mit Diuretika wird sogar ausdrücklich gewarnt.

Verordnungsspektrum

Nach kontinuierlichem Rückgang in den Vorjahren hat die Verordnung von Venenmitteln 1997 abermals um mehr als ein Drittel abgenommen. Damit werden heute weniger als die Hälfte der Venenmittel verschrieben wie vor der Gesundheitsreform. Die Abnahme ist bei den oralen Venenmitteln abermals stärker ausgeprägt als bei den topischen Venentherapeutika (Abbildung 46.1).

Insgesamt 13 Venenmittel sind gegenüber dem Vorjahr aus der Gruppe der 2000 meistverordneten Präparate herausgefallen, darunter fünf orale Venenmittel und acht Lokaltherapeutika. Häufiger als im Vorjahr verordnet wurden als orales Venenmittel lediglich *Venopyronum N* und als topische Zubereitung *Heparin AL* (Tabelle 46.2).

Orale Venenmittel

Zahlreiche Fertigarzneimittel sind derzeit als Venenmittel auf dem deutschen Markt vertreten, darunter außergewöhnlich viele fragwürdige Präparate, für die eine Wirkung kaum zu erwarten ist. Eine Reihe von Fertigarzneimitteln ist darüber hinaus zumeist unterdosiert (Künzel 1995).

Unter den 2000 meistverordneten oralen Venenmitteln dominieren nach definierten Tagesdosen (DDD) die sogenannten Ödemprotektiva (Tabelle 46.3). Sie werden überwiegend in Form von Monopräparaten eingesetzt und enthalten Pflanzenextrakte (Roßkastaniensamen) oder halbsynthetische Derivate pflanzlicher Inhaltsstoffe (Hydroxyethylrutoside, Troxerutin).

Tabelle 46.2: Verordnungen von Venenmitteln 1997
Angegeben sind die verordnungshäufigsten Präparate mit Verordnungsrang, Verordnungen und Umsatz 1997 im Vergleich zu 1996.

Rang	Präparat	Verordnungen in Tsd.	Änd. %	Umsatz Mio. DM	Änd. %
98	Vetren Gel/Salbe	1295,6	−34,1	15,4	−28,9
206	Heparin-ratioph.Gel/Salbe N	774,8	−30,3	10,1	−28,3
220	Thrombareduct Gel/Salbe	737,3	−36,0	11,2	−37,9
241	Venoruton	691,4	−32,7	61,7	−31,9
358	Hepa-Gel/Salbe Lichtenstein	511,8	−5,2	4,3	−4,8
396	Venostasin retard/N/S	470,1	−32,9	34,2	−31,2
493	Exhirud-Gel/Salbe	403,7	−37,0	9,4	−35,8
584	Hepathromb Creme	341,9	−47,3	3,9	−48,7
676	Aescusan/retard	298,5	−44,1	14,2	−39,5
736	Hepathrombin-Gel/Salbe	274,4	−39,6	3,7	−41,4
809	Venalot-Depot Drag.	251,0	−33,1	16,0	−32,6
954	Venoplant	204,9	−32,0	13,5	−28,6
1183	Venopyronum N forte/retard	158,9	+52,0	10,0	+70,0
1193	Hirudoid Gel/Salbe	157,0	−34,7	3,8	−34,7
1218	Phlebodril Kaps.	153,9	−36,2	5,5	−36,5
1232	Heparin AL	151,1	+17,8	1,2	+16,0
1252	Troxerutin-ratiopharm	148,1	−23,1	5,8	−20,7
1313	Perivar/-N forte	138,5	−24,2	8,3	−22,2
1485	Heparin Riker Salbe/Gel	118,0	−41,2	1,5	−43,5
1656	Venalitan N	99,2	−41,9	2,6	−43,4
1680	Diu Venostasin	97,1	−24,1	4,7	−22,7
1782	Heparin-ratiopharm comp.	87,8	−39,0	1,3	−38,0
1799	Veno SL	87,1	−15,6	3,5	−10,0
1868	Essaven Gel	81,3	−49,7	1,7	−47,9
1965	Venoruton Emulgel Heparin	74,7	−34,7	1,1	−34,7
Summe		7808,2	−32,5	248,5	−30,4
Anteil an der Indikationsgruppe		82,4 %		82,1 %	
Gesamte Indikationsgruppe		9472,2	−34,5	302,6	−32,6

Roßkastaniensamenextrakt

Der Samen der Roßkastanie (Aesculus hippocastanum) enthält ein komplexes Gemisch verschiedener Triterpenglykoside (Triterpensaponine), das sich wiederum in eine wasserlösliche Fraktion (α-Aescin) und eine aus Wasser leicht kristallisierbare Fraktion (β-Aescin) trennen läßt. Sowohl α-Aescin als auch β-Aescin sind ihrerseits Gemische aus z. T. mehr als 30 Einzelstoffen (Hänsel und Haas 1983). Roßkastaniensamenextrakte werden auf Triterpenglykoside standardisiert und als Aescin berechnet. Saponine haben ihren Namen vom

Tabelle 46.3: Verordnungen oraler Venenmittel 1997
Angegeben sind die 1997 verordneten Tagesdosen, die Änderungen gegenüber 1996 und die mittleren Kosten je DDD 1997.

Präparat	Bestandteile	DDD 1997 in Mio.	Änderung in %	DDD-Kosten in DM
Roßkastaniensamenextrakt				
Venostasin retard/N/S	Roßkastaniensamenextr.	20,2	(−31,0)	1,70
Venoplant	Roßkastaniensamenextr.	9,2	(−32,3)	1,47
Aescusan/retard	Roßkastaniensamenextr.	7,9	(−29,6)	1,79
Venopyronum N forte/retard	Roßkastaniensamenextr.	6,2	(+67,5)	1,62
		43,5	(−24,8)	1,65
Hydroxyethylrutoside				
Venoruton	Hydroxyethylrutoside	38,3	(−32,3)	1,61
Troxerutin-ratiopharm	Troxerutin	4,0	(−21,0)	1,45
Veno SL	Troxerutin	2,3	(−12,4)	1,52
		44,5	(−30,6)	1,59
Kombinationen				
Perivar/-N forte	Troxerutin Heptaminol Ginkgo-biloba-Extrakt	6,1	(−24,5)	1,36
Venalot-Depot Drag.	Cumarin Troxerutin	5,0	(−32,6)	3,18
Phlebodril Kaps.	Mäusedornwurzelstockextrakt Trimethylhesperidinchalkon	3,6	(−36,5)	1,52
Diu Venostasin	Triamteren Hydrochlorothiazid Roßkastaniensamenextr.	2,3	(−22,5)	2,01
		17,0	(−29,5)	2,02
Summe		105,0	(−28,1)	1,69

gemeinen Seifenkraut (Saponaria officinalis), das einen hohen Anteil solcher Triterpenglykoside enthält. Die in Lösungen seifenartig schäumenden Saponine wirken aufgrund ihrer Oberflächenaktivität membranschädigend und führen unter anderem zur Hämolyse, nach der sie früher auch standardisiert wurden. Die ödemprotektive Wirkung des Aescins wird davon abgeleitet, daß es zu einer sphärischen Anschwellung der Erythrozyten und nachfolgend über den dadurch ausgelösten Wasserentzug zu einem Anstieg des kolloidosmotischen Drucks und des Hämatokrits kommen soll (Gessner und Orzechowski 1974). Daraus wird unter anderem eine Wirkung beim Hirnödem und bei traumatischen Schwellungen postuliert, die z. B. für das Aescinpräparat *Reparil* (5-20 mg i. v.) in Anspruch genommen wird. Weitere Untersuchungen zeigen, daß Aescin eine Prostaglandinfreisetzung aus Venen induziert, die durch Cyclooxygenaseinhibitoren hemmbar ist (Longiave et al. 1978). Diese Daten weisen auf eine Phospholipase-A_2-Aktivierung hin, wie sie bei Entzündungsreaktionen vorkommt. Eine geringfügige Abnahme lysosomaler Enzymaktivitäten im Plasma, die mit Roßkastaniensamenextrakt in einer kontrollierten Pilotstudie an Patienten mit Varikosis beobachtet wurde, beruht nur auf einem nicht aussagekräftigen Vorher-Nachher-Vergleich (Kreysel et al. 1983). Nach intravenöser Gabe von 25 mg Aescin sind Störungen der Nierenfunktion und nach 40 mg Aescin akutes Nierenversagen beschrieben worden (Hellberg et al. 1975). Die therapeutische Breite von Aescin ist also gering. Entsprechende Risiken durch orale Roßkastanienpräparate sind allerdings bisher nicht beobachtet worden und auch wenig wahrscheinlich, da nach oraler Gabe von retardiertem Roßkastaniensamenextrakt mit 50 mg Aescin nur maximale Plasmakonzentrationen von 5 ng/ml gemessen wurden (Schaffler et al. 1993), was einer Bioverfügbarkeit von lediglich ca. 0,5 % entspricht. Trotzdem haben verschiedene Hersteller immer wieder versucht, ödemprotektive Effekte bei Venenkrankheiten nachzuweisen (Hitzenberger 1989).

Seit April 1994 liegt für den Trockenextrakt aus Roßkastaniensamen eine neue Positiv-Monographie der Kommission E beim vormaligen Bundesgesundheitsamt vor. Sie gilt allerdings nur für Zubereitungen, die eine Tagesdosierung von 100 mg Aescin, entsprechend 250-312,5 mg Extrakt, in retardierter Darreichungsform gewährleisten (Bundesgesundheitsamt 1994). Andere Zubereitungen wie Roßkastanienblätter, -rinde und -blüten sind dagegen negativ monographiert worden (N.N. 1994).

Eine neuere Placebo-kontrollierte klinische Studie an insgesamt 240 Patienten mit chronisch-venöser Insuffizienz ergab nach zweimal täglicher Gabe von retardiertem Roßkastaniensamenextrakt (entsprechend 2mal 50 mg Aescin) über 12 Wochen eine ähnliche Abnahme des wasserplethysmometrisch gemessenen Unterschenkelvolumens wie die vergleichsweise durchgeführte Kompressionsbehandlung (Diehm et al. 1996). Allerdings waren die gemessenen Änderungen, obwohl statistisch signifikant, mit 43,8 ml (Roßkastaniensamenextrakt) bzw. 46,7 ml (Kompressionsstrumpf) nur gering und entsprechen damit lediglich etwa 2 % des mittleren Unterschenkelvolumens von 2200 ml bzw. nur ca. 25 % des angenommenen Ödemvolumens bei Patienten mit chronisch-venöser Insuffizienz, das im Mittel mit 220 ml angegeben wird. Darüber hinaus gingen die Autoren von einer durch Kompressionsbehandlung erreichbaren mittleren Volumenabnahme von 100 ml aus und stuften eine Änderung unter 50 ml selbst als klinisch „irrelevant" ein. In kritischen Kommentaren zu der Arbeit wurde darauf hingewiesen, daß – wie auch schon früher mitgeteilt (Rudofsky et al. 1986) – bereits im Tagesverlauf Schwankungen des Unterschenkelvolumens um 20–70 ml beobachtet werden (Vayssairat et al. 1996). Auch in mehreren anderen Studien ist die Beinvolumenabnahme geringer als nach Kompressionstherapie (Tabelle 46.4).

Tabelle 46.4: Wirkung von Venenmitteln und Kompressionstherapie auf das Beinvolumen in Placebo-kontrollierten Studien

Studie	Fallzahl	Dauer (Wo.)	Beinvolumen-Abnahme	Signifikanz
Roßkastaniensamenextrakt				
Steiner & Hillemanns (1986)	20	2	120 ml	$p < 0,001$
Lohr et al. (1986)	74	8	15 ml	n.a.
Rudofsky et al. (1986)	39	4	36 ml	$p < 0,001$
Diehm et al. (1992)	39	7	84 ml	$p < 0,01$
Diehm et al. (1996)	240	12	44 ml	$p < 0,005$
Hydroxyethylrutoside				
Nocker & Diebschlag (1987)	30	3	2–16 ml	$p < 0,005$
Nocker et al. (1989)	30	12	10–18 ml	$p < 0,05$
Rehn et al. (1994)	90	12	8–18 ml	$p < 0,05$
Neumann & van den Broek (1995)	23	16	90 ml	$p < 0,05$
Rehn et al. (1996)	100	12	27–30 ml	$p < 0,001$
Großmann (1997)	64	12	31 ml[1]	$p < 0,05$
Kompressionstherapie				
Neumann & van den Broek (1995)	23	16	230 ml[2]	$p < 0,001$
Diehm et al. (1996)	240	12	47 ml[2]	$p < 0,002$
Großmann (1997)	56	12	33 ml[2]	n.a.

[1] Berechnet als Differenz aus Kompression plus Oxerutin im Vergleich zu Kompression allein, [2] Kompressionsstrumpf Klasse II, n.a. nicht angegeben.

Hydroxyethylrutoside

Für Hydroxyethylrutoside ist bei Patienten mit chronischer Veneninsuffizienz in Kurzzeitstudien eine Besserung subjektiver Beschwerden und auch einiger objektiver Meßparameter beschrieben. Allerdings wird der globale Therapieerfolg bereits unter Placebo mit 25-90 % (vs. 73-100 % unter der Therapie mit Hydroxyethylrutosiden) angegeben (Wadworth und Faulds 1992). Auch ist die nach mehrwöchiger Behandlung mit Tagesdosen von 500-1200 mg erreichbare Reduktion des wasserplethysmometrisch ermittelten Beinvolumens trotz statistisch signifikanter Ergebnisse mit 2-31 ml klinisch kaum relevant (siehe Tabelle 46.4). Nur in einer neueren Studie mit kleiner Patientenzahl wird nach viermonatiger Behandlung mit Hydroxyethylrutosiden eine deutlich höhere Abnahme des opto-elektronisch gemessenen Beinvolumens ausgewiesen (Neumann und van den Broek 1995). Im gleichen Zeitraum war jedoch der klinische Effekt unter einer Kompressionsbehandlung mit einer Reduktion des Beinvolumens um 230 ml (nach einmonatiger Behandlung 254 ml) wesentlich stärker ausgeprägt. Wenig effektiv und in der Regel von Placebo nicht verschieden sind Hydroxyethylrutoside in der Behandlung venöser Unterschenkelgeschwüre. Problematisch erscheint darüber hinaus die schlechte Resorption der Hydroxyethylrutoside nach oraler Gabe. Weniger als 10 % einer Dosis erreichen nach Untersuchungen an gesunden Probanden den großen Kreislauf (Wadworth und Faulds 1992). Auch die Dosierung ist kritisch. Tagesdosen von 600 mg Hydroxyethylrutosid weisen keinen signifikanten Unterschied zu Placebo aus. Allgemein kann man davon ausgehen, daß die von einigen Herstellern aus Kostengründen als wirksam deklarierte Minimaldosierung häufig nicht zum Erreichen des therapeutischen Wirkspiegels führt (Greeske 1994).

Kombinationen

Schließlich ist auch bei der häufig geübten Kombination verschiedener Wirkprinzipien nicht bekannt, ob sich unterschiedliche ödemprotektive Stoffe (z. B. in *Phlebodril, Venalot-Depot*) in ihrer Wirkung verstärken. Auch der Beitrag des indirekten Sympathomimetikums Heptaminol (in *Perivar*) zur angestrebten Wirkung ist unklar. Die Einnahme Cumarin-haltiger Venenmittel (*Venalot-Depot*) kann mit schwerwiegenden Leberschäden einhergehen. Dies hat 1997 in Frankreich und Belgien zur Marktrücknahme entsprechender Fertigarzneimittel geführt (Koch et al 1997, N.N. 1997).

Insgesamt dürfte die ungesicherte Wirksamkeit der Venenmittelkombinationen dazu beigetragen haben, daß sich 1997 die Zahl dieser Präparate gegenüber dem Vorjahr halbiert hat und die Verordnungen nach DDD mit über 70 % sogar stärker rückläufig war als in Tabelle 46.3 ausgewiesen ist.

Diuretika

Auch Diuretika sind für die *Dauerbehandlung* venös bedingter Ödeme *nicht* geeignet, weil durch die potentielle Hämokonzentration der venöse Abfluß erschwert sein kann und daraus eine Stase mit erhöhter Thromboseneigung resultiert. Prinzipiell zu vermeiden sind Schleifendiuretika. Spezifische „Venendiuretika" gibt es nicht (Arzneimittelkommission der deutschen Ärzteschaft 1997, Berufsverband der Phlebologen e.V. 1994, Creutzig 1994, Fülgraff und Palm 1997). Allenfalls zur Einleitung einer Kompressionstherapie wird eine kurzzeitige Anwendung von Thiaziddiuretika zur Ausschwemmung venös bedingter Ödeme anerkannt. Als einziges Fertigarzneimittel dieses Marktsegments hält sich trotz erneuter deutlicher Abnahme *Diu Venostasin,* eine überteuerte Kombination aus Hydrochlorothiazid, Triamteren und Roßkastaniensamenextrakt.

Topische Venenmittel

Bei den topischen Venenmitteln werden überwiegend heparinhaltige Monopräparate verordnet. Heparinähnlich wirken Mucopolysaccharidpolyschwefelsäureester (*Hirudoid*). Kombinationen enthalten häufig zusätzlich pflanzliche Inhaltsstoffe aus der Gruppe der Saponine (z. B. Aescin) bzw. Bioflavonoide (z. B. Rutoside). *Exhirud* enthält einen auf Hirudin standardisierten Extrakt aus dem medizinischen Blutegel (Tabelle 46.5). Hirudin ist ein Polypeptid und hemmt als selektiver Thrombininhibitor bereits in sehr niedrigen Konzentrationen die plasmatische Gerinnung und die thrombininduzierte Thrombozytenaggregation.

Tabelle 46.5: Verordnungen topischer Venenmittel 1997
Angegeben sind die 1997 verordneten Tagesdosen, die Änderungen gegenüber 1996 und die mittleren Kosten je DDD 1997.

Präparat	Bestandteile	DDD 1997 in Mio.	Änderung in %	DDD-Kosten in DM
Heparin				
Vetren Gel/Salbe	Heparin	57,3	(−34,6)	0,27
Heparin-ratioph. Gel/Salbe N	Heparin	31,1	(−30,0)	0,32
Thrombareduct Gel/Salbe	Heparin	29,3	(−37,7)	0,38
Hepa-Gel/Salbe Lichtenstein	Heparin	20,5	(−5,2)	0,21
Hepathromb Creme	Heparin	12,6	(−47,3)	0,31
Hepathrombin-Gel/Salbe	Heparin	11,7	(−39,1)	0,31
Heparin AL	Heparin	5,0	(+16,3)	0,24
Heparin Riker Salbe/Gel	Heparin	4,7	(−41,2)	0,32
Venalitan N	Heparin	4,3	(−41,6)	0,62
Venoruton Emulgel Heparin	Heparin	3,0	(−34,7)	0,37
		179,5	(−33,0)	0,31
Heparinoide				
Hirudoid Gel/Salbe	Mucopolysaccharid-polyschwefelsäureester	6,5	(−33,9)	0,58
Organpräparate				
Exhirud-Gel/Salbe	Blutegelextrakt	9,9	(−37,5)	0,95
Kombinationen				
Heparin-ratiopharm comp.	Heparin Arnikatinktur Roßkastanientinktur	4,2	(−37,4)	0,32
Essaven Gel	Aescin Heparin Essent. Phospholipide	2,0	(−50,4)	0,86
		6,1	(−42,2)	0,49
Summe		202,0	(−33,6)	0,35

Die lokale Anwendung von Venenmitteln ist in den Leitlinien zur Diagnostik und Therapie der chronischen venösen Insuffizienz (CVI) nicht erwähnt. Auch andere lokale medikamentöse Maßnahmen werden wegen der hohen Sensibilisierungsrate (bis zu 80%) weitgehend in Frage gestellt (Gallenkemper et al. 1998). Darüber hinaus ist nach wie vor zweifelhaft, ob Heparin bzw. Heparinoide wegen ihres hohen Molekulargewichtes und ihrer stark negativen Ladung in ausreichenden Mengen durch die Haut bis zu den subkutanen Venen vordringen können (Dinnendahl und Fricke 1997). Auch die perkutane Penetration von Hirudin ist gering. Systemisch-therapeutisch wirksame Konzentrationen werden nicht erreicht (Bundesgesundheitsamt 1990a, 1990b, Majerus et al. 1996). Eine über den Massageeffekt hinausgehende Wirksamkeit ist nicht belegt (Arzneimittelkommission der deutschen Ärzteschaft 1988, Fülgraff und Palm 1997, Mutschler 1996). Lediglich in einer älteren kontrollierten Untersuchung mit einer Heparinoid-haltigen Salbe (*Hirudoid*) wurde eine Besserung bei Infusionsthrombophlebitiden beobachtet (Mehta et al. 1975). Eine Wirksamkeit im Sinne einer Prophylaxe von Thrombosen sowie eine Besserung daraus resultierender Folgezustände kann damit jedoch nicht begründet werden. Auch ein Expertengremium des Berufsverbandes der Allgemeinärzte Deutschlands (BDA) kommt zu dem Ergebnis, daß topische Venenmittel bei chronisch venöser Insuffizienz (Stadium II und III) nicht empfohlen werden können, da ein pharmakologischer Effekt fragwürdig ist (Künzel 1995). Schließlich stehen dem begrenzten Nutzen der Lokaltherapeutika in der Behandlung der chronisch-venösen Insuffizienz Risiken in Form von Allergisierungen und Kontaktekzemen gegenüber (Transparenzkommission 1984, Arzneimittelkommission der deutschen Ärzteschaft 1988, Fülgraff und Palm 1997).

Literatur

Arzneimittelkommission der deutschen Ärzteschaft (1988): Arzneiverordnungen, 16. Aufl., Deutscher Ärzte-Verlag, Köln.
Arzneimittelkommission der deutschen Ärzteschaft (1997): Arzneiverordnungen, 18. Aufl., Deutscher Ärzte-Verlag, Köln.
Berufsverband der Phlebologen e.V. (1994): Therapierichtlinie zur medikamentösen Therapie bei phlebologischen Krankheitsbildern.
Brandjes P. M., Büller H. R., Heijboer H., Huisman M. V., de Rijk M., Jagt H., ten Cate J. W. (1997): Randomised trial of effect of compression stockings in patients with symptomatic proximal-vein thrombosis. Lancet 349: 759–762.
Bundesgesundheitsamt (1990a): Monographie: Heparin zur topischen Anwendung. Bundesanzeiger Nr. 165: 4542.
Bundesgesundheitsamt (1990b): Monographie: Extrakt aus Hirudo medicinalis. Bundesanzeiger Nr. 165: 4542.
Bundesgesundheitsamt (1994): Monographie: Hippocastani semen (Roßkastaniensamen)/Trockenextrakt (DAB 10) aus Roßkastaniensamen. Bundesanzeiger Nr. 133: 360.
Creager M. A., Dzau V. J. (1998): Vascular diseases of the extremities. In: Fauci A. S. et al. (eds.): Harrison's principles of internal medicine. 14th ed., McGraw-Hill, New York, pp. 1398–1406.

Creutzig A. (1994): Krankheiten der Gefäße. In: Classen M., Diehl V., Kochsiek K. (Hrsg.): Innere Medizin. Urban & Schwarzenberg, München Wien Baltimore, S. 1021–1066.
Diehm C., Vollbrecht D., Amendt K., Comberg H. U. (1992): Medical edema protection – Clinical benefit in patients with chronic deep vein incompetence. Vasa 21: 188–192.
Diehm C., Trampisch H. J., Lange S., Schmidt C. (1996): Comparison of leg compression stocking and oral horse-chestnut seed extract therapy in patients with chronic venous insufficiency. Lancet 347: 292–294.
Dinnendahl V., Fricke U. (Hrsg.) (1997): Arzneistoff-Profile. Basisinformation über arzneiliche Wirkstoffe. Stammlieferung 1982 mit 1. bis 12. Ergänzungslieferung 1997. Govi-Verlag GmbH, Pharmazeutischer Verlag, Eschborn.
Fülgraff G., Palm D. (Hrsg.) (1997): Pharmakotherapie, klinische Pharmakologie. 10. Aufl., Gustav Fischer Verlag, Stuttgart Jena Lübeck Ulm.
Gallenkemper G., Bulling B.-J., Gerlach H., Jünger M., Kahle B. et al. (1998) Leitlinien zur Diagnostik und Therapie der chronischen venösen Insuffizienz (CVI) Phlebologie 27: 32–35.
Gessner G., Orzechowski G. (1974): Gift- und Arzneipflanzen von Mitteleuropa. 3. Aufl., Carl Winter Universitätsverlag, Heidelberg, S. 169.
Greeske K. (1994): Rationale Venentherapie mit pflanzlichen Arzneimitteln. Pharm. Ztg. 139: 1665-1669.
Großmann K. (1997): Vergleich der Wirksamkeit einer kombinierten Therapie mit Kompressionsstrümpfen und Oxerutin (Venoruton®) versus Kompressionsstrümpfe und Plazebo bei Patienten mit CVI. Phlebol. 26: 105–110.
Hach-Wunderle V. (1995): Venöser Gefäßstatus. Internist 36: 525–543.
Hänsel R., Haas H. (1983): Therapie mit Phytopharmaka. Springer-Verlag, Berlin Heidelberg New York Tokyo.
Harper D. R., Ruckley C. V., Dale J. J., Callam M. C., Allan P. et al. (1992): Prevention of recurrence of chronic leg ulcer: a randomized trial of different degrees of compression. In: Raymond-Martimbeau P., Prescott M., Zummo M. (eds.): Phlébologie 92, John Libbey Eurotext, Paris, pp. 902–903.
Hellberg K., Ruschewski W., de Vivie R. (1975): Medikamentös bedingtes post-operatives Nierenversagen nach herzchirurgischen Eingriffen. Thoraxchir. Vask. Chir. 23: 396–399.
Hitzenberger G. (1989): Die therapeutische Wirksamkeit des Roßkastaniensamenextraktes. Wien. Med. Wochenschr. 139: 385–389.
Koch S., Beurton I., Bresson-Hadni S., Monnot B., Hrusovsky S., Becker M. C., Vanlemmens C., Carbillet J. P., Miguet J. P. (1997): Hepatite aigue cytolytique a la coumarine. Deux cas. Gastroenterol. Clin. Biol. 21: 223–225.
Kreysel H. W., Nissen H. P., Enghofer E. (1983): A possible role of lysosomal enzymes in the pathogenesis of varicosis and the reduction in their serum activity by Venostasin. Vasa 12: 377–381.
Künzel D. (1995): Die Behandlung der chronisch-venösen Insuffizienz in der hausärztlichen Praxis. Ein BDA-Leitfaden.
Lohr E., Garanin G., Jesau P., Fischer H. (1986): Ödempräventive Therapie bei chronischer Veneninsuffizienz mit Ödemneigung. Münch. Med. Wochenschr. 128: 579–581.
Longiave D., Omini C., Nicosia S., Berti F. (1978): The mode of action of Aescin on isolated veins: relationship with PGF. Pharmacol. Res. Comm. 10: 145–152.
Majerus P. W., Broze G. J., Miletich J. P., Tollefsen D. M. (1996): Anticoagulant, thrombolytic, and antiplatelet drugs. In: Goodman & Gilman's The Pharmacological basis of therapeutics. 9th ed. McGraw Hill, New York, pp. 1341–1359.

Mayberry J. C., Moneta G. L., Taylor L. M., Porter J. M. (1991): Fifteen-year results of ambulatory compression therapy for chronic venous ulcers. Surgery 109: 575–581.
Mehta P. P., Sagar S., Kakkar V. V. (1975): Treatment of superficial thrombophlebitis: A randomized double-blind trial of heparinoid cream. Brit. Med. J. 3: 614–616.
Mutschler E. (1996): Arzneimittelwirkungen. Wissenschaftliche Verlagsgesellschaft mbH, Stuttgart, S. 500-501.
Neumann H. A. M., van den Broek M. J. T. B. (1995): A comparative clinical trial of graduated compression stockings and O-(β-hydroxyethyl)-rutosides (HR) in the treatment of patients with chronic venous insufficiency. Lymphology 19: 8–11.
N.N. (1994): „Negativ"Monographien: Eine Übersicht. Pharm. Ztg. 139: 107–113.
N.N. (1997): Frankreich/Belgien: Aus für „Venenmittel" Cumarin (in Venalot Depot u. a.). Arzneitelegramm 3: 27.
Nocker W., Diebschlag W. (1987): Dosis-Wirkungsstudie mit O-(Beta-Hydroxyäthyl)-rutosid-Trinklösungen. Vasa 16: 365–369.
Nocker W., Diebschlag W., Lehmacher W. (1989): 3monatige, randomisierte doppelblinde Dosis-Wirkungsstudie mit O-(Beta-Hydroxyäthyl)-rutosid-Trinklösungen. Vasa 18: 235–238.
Partsch H., Horakova M. A. (1994): Kompressionsstrümpfe zur Behandlung venöser Unterschenkelgeschwüre. Wien. Med. Wschr. 144: 242–249.
Rehn D., Unkauf M., Vix J.-M. (1994): O-(β-Hydroxyethyl)rutoside bei Venenleiden. Pharm. Ztg. 139: 2152–2158.
Rehn D., Brunnauer H., Diebschlag W., Lehmacher W. (1996): Investigation of the therapeutic equivalence of different galenical preparations of O-(β-hydroxyethyl)-rutosides following multiple dose peroral administration. Arzneim. Forsch. 46: 488–492.
Rudofsky G., Neiss A., Otto K., Seibel K. (1986): Ödemprotektive Wirkung und klinische Wirksamkeit von Venostasin retard im Doppelblindversuch. Phlebol. Proktol. 15: 47–54.
Samson R. H., Showalter D. P. (1996): Stockings and the prevention of recurrent venous ulcers. Dermatol. Surg. 22: 373–376.
Schaffler K. L. et al. (1993): Pharmakokinetik von Aescin nach p.o. Gabe von 50 mg Aescin in Form einer Retardkapsel an Probanden. Dokumentation Dr. Willmar Schwabe Bioanalytik.
Schultz-Ehrenburg U. (1985): Aktuelle Behandlungsrichtlinien und Differentialdiagnostik des Ulcus cruris venosum. Hautarzt 36: 212–217.
Steiner M., Hillemanns H. G. (1986): Untersuchung zur ödemprotektiven Wirkung eines Venentherapeutikums. Münch. Med. Wochenschr. 128: 551–552.
Stemmer R., Marescaux J., Furderer C. (1980): Die Kompressionsbehandlung der unteren Extremitäten speziell durch Kompressionsstrümpfe. Hautarzt 31: 355–365.
Stöberl C. (1994): Kompressionstherapie beim postthrombotischen Syndrom. Wien. Med. Wochenschr. 144: 233–237.
Tilsner V., Kalmar P., Piepko A. (1998): Venenerkrankungen. In: Domschke W. et al. (Hrsg.): Therapie-Handbuch. Urban & Schwarzenberg, München Wien Baltimore, S. C 20.
Transparenzkommission (1984): Transparenzliste für das Indikationsteilgebiet periphere venöse Durchblutungsstörungen. Bundesanzeiger vom 19.12.1984.
Vayssairat M., Debure C., Maurel A., Gaitz J.P. (1996): Horse-chestnut seed extract for chronic venous insufficiency. Lancet 347: 1182.
Veraart J. C., Pronk G., Neumann H. A. (1997): Pressure differences of elastic compression stockings at the ankle region. Dermatol. Surg. 23: 935–939.
Wadworth A. N., Faulds D. (1992): Hydroxyethylrutosides. A review of its pharmacology, and therapeutic efficacy in venous insufficiency and related disorders. Drugs 44: 1013–1032.

47 Vitamine und Neuropathiepräparate

K. Mengel

Vitamine sind lebensnotwendige organische Verbindungen, die unter normalen Bedingungen in ausreichenden Mengen in der Nahrung enthalten sind. Eine zusätzliche Gabe von Vitaminpräparaten ist nur bei ungenügender Zufuhr (z. B. Reduktionskost, Vegetarier), erhöhtem Bedarf (z. B. Säuglinge, Schwangere, Dialysepatienten) oder bei Resorptionsstörungen (z. B. perniziöse Anämie) indiziert. Nach den Arzneimittelrichtlinien dürfen Vitamine generell nicht zu Lasten der gesetzlichen Krankenkassen verordnet werden, ausgenommen bei nachgewiesenen Vitaminmangelzuständen, die durch entsprechende Ernährung nicht behoben werden können, und als Antidot.

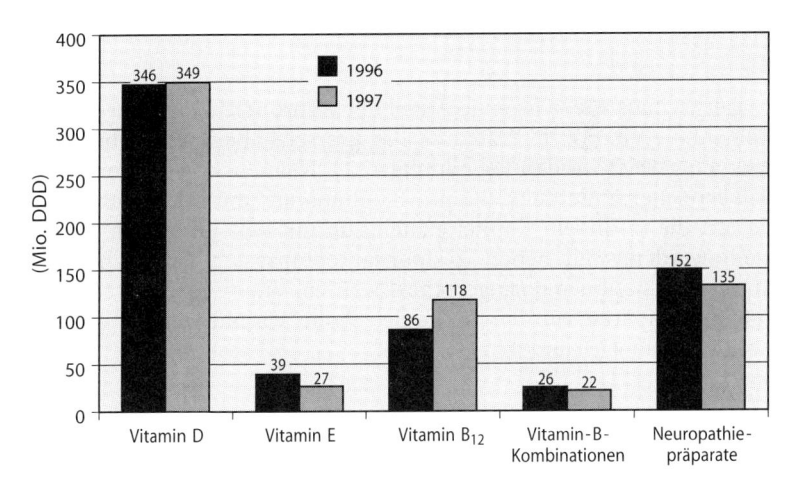

Abbildung 47.1: Verordnungen von Vitaminen und Neuropathiepräparaten 1997 DDD der 2000 meistverordneten Arzneimittel

Tabelle 47.1: Verordnungen von Vitaminen 1997
Angegeben sind die verordnungshäufigsten Präparate mit Verordnungsrang, Verordnungen und Umsatz 1997 im Vergleich zu 1996.

Rang	Präparat	Verordnungen in Tsd.	Änd. %	Umsatz Mio. DM	Änd. %
61	D-Fluoretten	1625,7	−5,2	18,4	−4,9
144	Zymafluor D	995,7	+7,8	10,6	+8,9
314	Vigantoletten	559,5	+5,2	6,5	+4,7
724	Neuro-Lichtenstein N	279,2	−10,9	5,0	−3,5
740	Medivitan N	273,7	−31,9	14,8	−33,1
977	Vitamin-B-Kompl.N Lichtenst.	200,1	−8,2	2,9	+10,6
1167	B12-Steigerwald	162,9	+0,6	2,3	+1,5
1174	Vitamin-B12-ratiopharm	160,7	−20,3	1,2	−15,6
1179	Spondyvit	159,6	−33,4	14,0	−31,6
1231	Vit.B-Komplex forte-ratioph.	151,3	−22,7	3,8	−22,7
1258	Ospur D3	146,2	+1,4	2,0	+1,8
1322	Fluor-Vigantoletten	138,0	+3,8	1,5	+3,2
1389	Konakion	130,4	−22,5	3,5	−12,9
1497	Doss	116,8	−16,6	15,2	−13,0
1537	Rocaltrol	111,9	+0,0	19,3	+8,4
1802	Polybion N	86,8	−34,6	0,8	−30,2
1934	Vitamin B12 Jenapharm	76,9	+542,5	1,1	+698,4
1959	Neuro-Lichtenstein	74,9	−13,0	0,9	−4,0
1960	Multibionta Tropfen	74,9	+47,1	0,7	+47,1
Summe		5525,4	−6,1	124,5	−10,9
Anteil an der Indikationsgruppe		75,8 %		69,1 %	
Gesamte Indikationsgruppe		7291,6	−9,2	180,2	−10,1

Der weitaus überwiegende Anteil der verordneten Tagesdosen entfällt auf die Vitamin-D-Präparate, die ihrerseits überwiegend bei Kindern eingesetzt werden (Abbildung 47.1). Nennenswerte Verordnungen erreichen außerdem Vitamin-B_{12}-Präparate und Neuropathiepräparate, die in diesem Kapitel gemeinsam mit den Vitaminen dargestellt werden, weil neben α-Liponsäurepräparaten zahlreiche Vitaminkombinationen dazu gerechnet werden. Vitamine wie auch Neuropathiepräparate wurden im Vergleich zum Vorjahr weniger verordnet (Tabellen 47.1 und 47.2).

Tabelle 47.2: Verordnungen von Neuropathiepräparaten 1997
Angegeben sind die verordnungshäufigsten Präparate mit Verordnungsrang, Verordnungen und Umsatz 1997 im Vergleich zu 1996.

Rang	Präparat	Verordnungen in Tsd.	Änd. %	Umsatz Mio. DM	Änd. %
165	Neuro-ratiopharm	921,2	−29,6	17,2	−30,4
329	Keltican N	539,3	−16,0	35,5	−15,9
404	Thioctacid	465,2	−30,9	77,2	−27,8
452	Neurotrat S	437,7	−32,0	15,8	−31,7
771	Milgamma NA/100	261,4	−26,2	20,2	−23,9
1124	Neurium	171,2	+67,0	24,3	+94,4
1285	Neuro-ratiopharm N	142,6	(neu)	3,0	(neu)
1499	Liponsäure-ratiopharm	116,7	+38,8	10,1	+44,2
1539	Fenint	111,7	−34,9	21,6	−28,8
1705	Tromlipon	94,2	+20,6	13,6	+32,1
1729	Medivitan N Neuro	91,4	−37,2	2,4	−37,3
1867	duralipon	81,5	−10,5	12,9	−3,4
1922	Neurobion N	78,1	−19,1	2,0	−7,2
1990	espa Lipon	73,6	+5,3	16,3	+17,0
Summe		3585,8	−19,6	272,3	−14,1
Anteil an der Indikationsgruppe		88,4 %		84,0 %	
Gesamte Indikationsgruppe		4057,5	−18,2	324,2	−8,4

Vitamine

Vitamin A

Vitamin A (Retinol) ist für Wachstum, Sehvermögen und Epithelfunktionen notwendig. Bei Mangelzuständen können sich Nachtblindheit, Keratomalazie, Xerophthalmie und Wachstumsstörungen einstellen. Beim Erwachsenen gilt eine tägliche Zufuhr von 3000 I.E. (entspr. 1 mg) Vitamin A als ausreichend, während der Schwangerschaft und Laktation etwa 50 % mehr. Nach einer erneuten Abnahme der Verordnung von *Vitadral-Tropfen* gehörte 1997 erstmals keine Vitamin-A-Zubereitung mehr zu den 2000 meistverordneten Präparaten.

Vitamin D

Vitamin D_3 (Colecalciferol) wird in großem Umfang routinemäßig zur Rachitisprophylaxe gegeben. Die Verordnung von etwa 350 Mio. DDD von Vitamin D (Tabelle 47.3) bedeutet, daß täglich etwa 955 000 Säuglinge und Kleinkinder mit dem Vitamin substituiert werden. Damit erhalten vermutlich alle Kinder im ersten Lebensjahr die Vitamin-D-Prophylaxe. Dieses Vorgehen ist dadurch begründet, daß der Gehalt der Muttermilch an Vitamin D häufig unzureichend ist. Säuglinge sollten pro Tag im Normalfall 10 µg (entspr. 400 I.E.) oral

Tabelle 47.3: Verordnungen von Vitaminen 1997
Angegeben sind die 1997 verordneten Tagesdosen, die Änderungen gegenüber 1996 und die mittleren Kosten je DDD 1997.

Präparat	Bestandteile	DDD 1997 in Mio.	Änderung in %	DDD-Kosten in DM
Vitamin D				
D-Fluoretten	Colecalciferol Natriumfluorid	140,1	(−5,0)	0,13
Zymafluor D	Colecalciferol Natriumfluorid	86,5	(+8,9)	0,12
Vigantoletten	Colecalciferol	74,1	(+3,8)	0,09
Ospur D3	Colecalciferol	26,8	(+1,9)	0,07
Fluor-Vigantoletten	Colecalciferol Natriumfluorid	11,5	(+3,8)	0,13
Doss	Alfacalcidol	6,8	(−12,6)	2,24
Rocaltrol	Calcitriol	2,9	(+0,9)	6,72
		348,6	(+0,7)	0,21
Vitamin E				
Spondyvit	α-Tocopherol	26,9	(−30,5)	0,52
Vitamin K				
Konakion	Phytomenadion	1,4	(−11,9)	2,53
Vitamin B_{12}				
B12-Steigerwald	Cyanocobalamin	75,6	(+0,8)	0,03
Vitamin B12 Jenapharm	Cyanocobalamin	36,3	(+957,5)	0,03
Vitamin-B12-ratiopharm	Cyanocobalamin	6,3	(−16,2)	0,19
		118,2	(+37,5)	0,04
Summe		495,1	(+4,8)	0,19

bekommen. Die meist verwendeten Präparate enthalten 12,5 µg Colecalciferol pro Tablette. Industriell gefertigte Säuglingsnahrung enthält teilweise Vitamin D, was berücksichtigt werden sollte.

Weitaus häufiger als reines Vitamin D (z. B. *Vigantoletten*) wurden Kombinationen mit Natriumfluorid verordnet. Der Zusatz von Fluorid in kleinen Mengen hat sich zur Kariesprophylaxe seit langem bewährt. Es ist aber darauf zu achten, daß keineswegs noch zusätzlich Fluorid verabreicht wird, weil anderenfalls die bekannten Fluoroseschäden zu befürchten sind, besonders Zahnfluorose.

In geringerem Umfang wird Vitamin D_3 bei der Osteoporose als adjuvante Therapie zur Förderung der intestinalen Calciumresorption verabreicht. Ein kleiner Teil der Vitamin-D-Verordnungen entfällt auf die beiden Vitamin-D-Derivate Calcitriol (*Rocaltrol*) und Alfacalcidol (*Doss*). Calcitriol (1,25-Dihydroxycolecalciferol) ist die biologisch aktive Form des Vitamin D_3, das bei ungenügender renaler Synthese infolge fortschreitender Niereninsuffizienz indiziert ist. Alternativ kann Alfacalcidol (1α-Hydroxycalciferol) eingesetzt werden, das in der Leber zu Calcitriol hydroxyliert wird. Beide Präparate haben ihren festen Platz insbesondere in der Behandlung der renalen Osteopathie. Die definierten Tagesdosen wurden erstmals einheitlich mit dem WHO-Wert von 1 µg für beide Vitamin-D-Derivate berechnet und sind daher nicht direkt mit den bisher publizierten Werten vergleichbar. Beide Präparate sind erheblich teurer als Vitamin D_3, insbesondere *Rocaltrol* (Tabelle 47.3).

Vitamin E

Vitamin E (Tocopherol) wirkt als natürliches Antioxidans in der Lipidphase von Zellmembranen gegen freie Sauerstoffradikale und schützt ungesättigte Fettsäuren gegen Oxidation. Die therapeutische Anwendung wird seit langem kontrovers diskutiert, wie es auch für die vielen anderen Antioxidantien der Fall ist (Maxwell 1995). Die Wirksamkeit ist bei zahlreichen Indikationen nicht oder nicht ausreichend belegt, für die besonders bei Laien geworben wird, die teilweise aber auch in der Roten Liste aufgeführt werden (Arteriosklerose, Krebs, Alter, Herzkrankheiten, Klimakterium, Infertilität etc.). Insbesondere hatte Vitamin E in zwei neueren Langzeitstudien keine signifikanten Effekte auf die kardiovaskuläre Mortalität von Patienten mit koronarer Herzkrankheit oder die Inzidenz von Myokardinfarkten bei Rauchern (Stephens et al. 1996, Virtamo et al. 1998). Die Verordnungen aller Vitamin-E-Präparate unter den meistverordneten 2000 Arzneimitteln nahmen erheblich ab, so daß von bisher drei Präparaten nur noch *Spondyvit* vertreten ist (Tabelle 47.3).

Vitamin K

Vitamin-K-Mangel beeinträchtigt die Synthese von Prothrombin und anderen Gerinnungsfaktoren. Ursachen dieser seltenen Störung können eine Malabsorption von Fetten oder eine Hemmung der bakteriellen Vitamin-K-Synthese im Darm nach langdauernder Antibiotikatherapie sein. Auch bei Neugeborenen und insbesondere bei Frühgeborenen sind Vitamin-K-abhängige Gerinnungsfaktoren häufig erniedrigt, weshalb eine routinemäßige Gabe von Vitamin K nach der Geburt empfohlen wird. 1992 kamen vorübergehend Zweifel auf, ob durch die Injektion das Krebsrisiko bei Kindern erhöht wird. Daher wird die Routineprophylaxe jetzt oral durchgeführt (Thorp et al. 1995). Nach einer neueren Studie kann die parenterale Applikation von Vitamin K als Risikofaktor für Krebs im Kindesalter nahezu ausgeschlossen werden (von Kries et al. 1997). Außerdem wird Vitamin K bei Überdosierung von oralen Antikoagulantien als Antidot gegeben, wobei allerdings der relativ langsame Wirkungseintritt zu berücksichtigen ist.

Vitamin B_{12}

Vitamin B_{12} (Cyano- bzw. Hydroxocobalamin) wird für die parenterale Behandlung der perniziösen Anämie benötigt, bei der infolge des Mangels an Intrinsic Factor eine orale Resorption nicht möglich ist. Gelegentlich können die damit verbundenen neurologischen Störungen (bis hin zu funikulärer Myelose) auch isoliert auftreten oder den hämatologischen Symptomen vorausgehen. Andere B_{12}-Mangelzustände sind extrem selten. Bei allen nicht hämatologischen Indikationen ist eine therapeutische Wirkung nicht belegt (American Medical Association 1986). Entsprechend korrekte Indikationsangaben finden sich bei *Vitamin-B12-ratiopharm* und *Vitamin B12 Jenapharm*, während *B12-Steigerwald* neben dem B_{12}-Mangel immer noch „Leberparenchymschäden" aufführt. Trotz verbleibender Zweifel an dem kor-

Tabelle 47.4: B-Vitamin-Kombinationen
Angegeben sind die 1997 verordneten Tagesdosen, die Änderungen gegenüber 1996 und die mittleren Kosten je DDD 1997.

Präparat	Bestandteile	DDD 1997 in Mio.	Änderung in %	DDD-Kosten in DM
Neuro-Lichtenstein N	Thiaminchlorid Pyridoxin	9,5	(−10,0)	0,52
Vitamin-B-Kompl. N Lichtenst.	Thiamin Riboflavin Pyridoxin Nicotinamid Calciumpantothenat Folsäure	5,1	(−13,5)	0,57
Vit.B-Komplex forte-ratioph.	Thiamin Riboflavin Nicotinamid Calciumpantothenat Pyridoxin Cyanocobalamin Biotin	3,4	(−22,7)	1,12
Medivitan N	Hydroxocobalamin Folsäure Pyridoxin Lidocain	1,7	(−33,3)	8,50
Multibionta Tropfen	Retinolpalmitat Thiamin Riboflavin Nicotinamid Dexpanthenol Pyridoxin Ascorbinsäure Colecalciferol α-Tocopherolacetat	0,9	(+47,1)	0,75
Polybion N	Thiaminnitrat Riboflavin Nicotinamid Calciumpantothenat Pyridoxin Biotin	0,8	(−34,4)	1,05
Neuro-Lichtenstein	Thiamin Pyridoxin Cyanocobalamin	0,6	(−10,0)	1,64
Summe		22,0	(−15,1)	1,32

rekten Einsatz dieses Mittels wurde für alle B_{12}-Präparate die definierte Tagesdosis der WHO von 20 µg parenteral der Berechnung zugrundegelegt (Tabelle 47.3).

B-Vitaminkombinationen

Ein kleiner Anteil der Verordnungen entfällt auf die B-Vitaminkombinationen, die 1997 bis auf eine Ausnahme rückläufig waren (Tabelle 47.4). Relativ geringe Abnahmen zeigten Präparate mit einigermaßen übersichtlicher Zusammensetzung und klarer Abgrenzung auf die Indikation des Vitamin-B-Mangels (z. B. *Neuro-Lichtenstein N*). Viel ausgeprägter waren die Verordnungseinbußen bei sogenannten Vitamin-B-Komplexpräparaten (*Vitamin-B-Komplex forte-ratiopharm*, *Medivitan N*, *Polybion N*), die immer noch unangemessen breite Indikationsgebiete in Anspruch nehmen. Besonders ausgeprägt ist dieses Verhalten bei *Medivitan N*, das vom Hersteller für Neuropathien, Leberkrankheiten, Kachexie, Alkoholabusus und antibiotische Therapie angeboten wird. Darüber hinaus wird sogar in Kirchenzeitungen unter dem Motto „Erschöpfung braucht ärztliche Hilfe" mit einem vertrauensvoll blickenden Arzt für eine „Vitalisierungskur mit Medivitan N" bei Erschöpfung, Vitalitätsverlust oder Schwächeperioden geworben. Vitamininjektionen bei Patienten ohne nachgewiesenen Mangel und ohne klare Diagnose sind auch in anderen Ländern eine weit verbreitete Praxis. Die meisten Patienten lassen die Injektionstherapie nicht mehr fortsetzen, wenn sie angemessen informiert wurden (Lawhorne und Ringdahl 1989).

Neuropathiepräparate

α-Liponsäure

α-Liponsäure und viele der Kombinationspräparate mit neurotropen Vitaminen werden seit 1994 als sogenannte Neuropathiepräparate zu einer Gruppe in der Roten Liste zusammengefaßt (Tabelle 47.5). Gelegentlich wird die α-Liponsäure zur Gruppe der B-Vitamine gerechnet. Sie ist jedoch kein typisches Vitamin, da nutritive Mangelzustände nicht bekannt sind. Bedeutsam ist ihre Funktion als enzymatischer Cofaktor der Pyruvatdehydrogenase. Aufgrund von zusätzli-

Tabelle 47.5: Verordnungen von Neuropathiepräparaten 1997
Angegeben sind die 1997 verordneten Tagesdosen, die Änderungen gegenüber 1996 und die mittleren Kosten je DDD 1997.

Präparat	Bestandteile	DDD 1997 in Mio.	Änderung in %	DDD-Kosten in DM
α-Liponsäure				
Thioctacid	α-Liponsäure	28,5	(−24,2)	2,71
Neurium	α-Liponsäure	13,5	(+90,6)	1,80
Fenint	α-Liponsäure	7,4	(−31,0)	2,91
Tromlipon	α-Liponsäure	7,0	(+31,3)	1,94
espa Lipon	α-Liponsäure	6,4	(+25,2)	2,55
duralipon	α-Liponsäure	5,6	(+2,9)	2,30
Liponsäure-ratiopharm	α-Liponsäure	5,1	(+42,4)	2,00
		73,6	(−1,9)	2,39
Neuropathiekombinationen				
Neuro-ratiopharm	Thiamin Pyridoxin Cyanocobalamin	18,8	(−31,6)	0,91
Keltican N	Uridintriphosphat Uridindiphosphat Uridinmonophosphat Cytidinmonophosphat	13,0	(−16,1)	2,73
Neurotrat S	Thiamin Pyridoxin	11,7	(−32,2)	1,35
Milgamma NA/100	Benfotiamin Pyridoxin	7,9	(−26,3)	2,57
Neuro-ratiopharm N	Thiamin Pyridoxin	5,7	(neu)	0,53
Medivitan N Neuro	Thiamin Pyridoxin	2,5	(−37,5)	0,99
Neurobion N	Thiamin Pyridoxin	1,5	(−12,5)	1,32
		61,1	(−20,2)	1,57
Summe		134,6	(−11,1)	2,02

chen antioxidativen Eigenschaften soll sie eine günstige Wirkung auf Schmerzen und Parästhesien bei der diabetischen Neuropathie haben (Mehnert et al. 1995). In einer Studie an 328 Diabetikern mit peripherer Neuropathie über 19 Tage besserte α-Liponsäure (600-1200 mg/d i. v.) die Gesamtsymptomatik um 71–83 % im Vergleich zu 58 % in der Placebogruppe (Ziegler et al. 1995). Das Ergebnis wird dadurch relativiert, daß die Patienten mit einer Blutglukose von 200 mg/dl und einem HbA_{1C}-Wert von 9,1 % schlecht eingestellt waren. Bei der Pathogenese dieser häufigen Komplikation des Diabetes mellitus spielt die Hyperglykämie offenbar eine entscheidende schädigende Rolle. Bedeutsam für die Prophylaxe diabetischer Spätkomplikationen ist daher eine strikte normnahe Blutzuckereinstellung durch intensivierte Insulintherapie. Hierdurch ließ sich das Auftreten einer Neuropathie um 60 % reduzieren (Diabetes Control and Complication Trial Research Group 1993). International üblich sind daher sorgfältige Stoffwechselkontrollen und ein korrekter Gebrauch analgetisch wirkender Substanzen (Fedele und Giugliano 1997, Foster 1998). Eine Besserung der Schmerzsymptomatik wurde durch Amitriptylin bei 74 % der Patienten mit diabetischer Neuropathie im Vergleich zu 41 % bei Placebo nachgewiesen (Max et al. 1992). Die Amitriptylintherapie ist damit mindestens genauso effektiv wie intravenöse α-Liponsäure-Infusionen, die unverhältnismäßig hohe Kosten (27–67 DM/Tag) verursachen. In einer weiteren Studie an insgesamt über 70 Diabetikern mit kardialer autonomer Neuropathie wurden mit α-Liponsäure (800 mg/Tag oral für 4 Monate) nur geringe Herzfrequenzänderungen beobachtet, die ohne wesentliche klinische Relevanz waren, da sich autonome kardiovaskuläre Symptome nicht signifikant änderten (Ziegler et al. 1997). Für die orale Therapie mit α-Liponsäure steht damit weiterhin ein überzeugender Wirksamkeitsnachweis aus. Aus diesem Grund ist die α-Liponsäure als Arzneimittel ohne gesicherte Wirkung in der Diabetestherapie kritisiert worden (Heise et al. 1995). Die Kosten dieser Therapie betrugen 1997 193 Mio. DM, wozu weitere Generikapräparate beigetragen haben, die noch nicht in die Gruppe der 2000 meistverordneten Präparate gelangt sind.

Kombinationspräparate

Ein großer Teil der Verordnungen (Tabelle 47.5) konzentriert sich auf die Kombinationen von Thiamin (B_1), Pyridoxin (B_6) und Cyanocobalamin (B_{12}). Diese Vitamine werden als sogenannte „neurotrope" Vitamine bei zahlreichen neurologisch bedingten Schmerzzuständen propagiert. Hauptgrund dürfte die Ähnlichkeit der Symptomatik mit entsprechenden Mangelerscheinungen von Thiamin (Polyneuropathien) und Pyridoxin (Neuritiden, epileptiforme Krämpfe) sein.

Bis 1993 waren alle diese Präparate in der Roten Liste als Vitaminkombinationen eingeordnet. Erst 1994 wurde die neue Indikationsgruppe der „Neuropathiepräparate" eingerichtet, in der die meisten Vitamin-B-Kombinationen Aufnahme fanden. Vermutlich steht diese Umklassifikation mit der Neufassung der Arzneimittelrichtlinien (Ziffer 17.2) in Zusammenhang, die im August 1993 in Kraft trat und neue Verordnungseinschränkungen für Vitaminpräparate vorsah. Trotz der Umbenennung sind die neugeschaffenen Neuropathiepräparate weiterhin als Vitaminpräparate anzusehen, die genauso wie andere Vitaminpräparate gleicher Zusammensetzung nur eingeschränkt verordnungsfähig sein sollten, nämlich im wesentlichen nur bei nachgewiesenem Vitaminmangel, der nicht durch entsprechende Ernährung behoben werden kann.

Unstrittig ist die Verordnung von B-Vitaminen z. B. bei Beriberi-Polyneuropathie, Isoniazid-induzierter Pyridoxinmangel-Neuropathie und Cobalaminmangel-Neuropathie. Diese Mangelzustände der B-Vitamine treten aber nur unter besonderen Bedingungen auf (z. B. Alkoholismus, Malabsorptionssyndrome). Liegt kein Mangel vor, so sprechen Neuritiden und andere Krankheiten auch auf hohe Thiamindosen nicht an (Mutschler 1996). Das lipidlösliche Thiaminderivat Benfotamin (in *Milgamma NA/100*) steigerte zwar bei 24 Patienten mit diabetischer Polyneuropathie die Nervenleitgeschwindigkeit von 40 auf 42 m/s, hatte aber keinen signifikanten Effekt auf das Vibrationsempfinden (Stracke et al. 1996).

Über die prinzipiellen Überlegungen hinaus gibt es seit Jahren Diskussionen über die richtige Dosierung von Vitaminen. Unter langdauernder Pyridoxineinnahme kann es zu einer schweren sensiblen ataktischen Neuropathie kommen (Brandt et al. 1993). Nach Bässler et al. (1997) kann ein exakter Grenzbereich der toxischen Dosierung nicht angegeben werden, er wird aber bei einer Therapie über längere Zeit zwischen 300 und 500 mg/d vermutet. Einige Neuropathiepräparate werden in sehr hohen Dosen empfohlen, z. B. *Medivitan N Neuro, Neuro-Lichtenstein N, Neurotrat S forte, Neurobion N, Milgamma NA/100*. Eine hochdosierte Pyridoxingabe ist nur bei seltenen hereditären Stoffwechselkrankheiten (z. B. Homozysteinurie, Zysteinurie, primäre Oxalose Typ I) als Monotherapie indiziert (Bässler 1989).

Keltican N ist eine Nukleotidkombination, die früher als Analgetikum und seit 1992 als Neuraltherapeutikum klassifiziert wurde. Sie enthält mehrere Uridinphosphate und Cytidinmonophosphat in einer Gesamtmenge von 4–5 mg. Das Mittel soll als „physiologisches Neurotropikum" schmerzhafte Neuritiden und Myopathien bessern, obwohl nicht belegt ist, daß die kleinen Dosen überhaupt resorbiert werden und den endogenen Nukleotidpool erhöhen. Andererseits ist Uridinphosphat ein pharmakologisch wirksamer Purinrezeptoragonist, der die epitheliale Chloridsekretion bei Mukoviszidosepatienten nach lokaler Applikation steigert (Knowles et al. 1991).

Literatur

American Medical Association (1986): Drug evaluations, 6th ed. Saunders Company, Philadelphia London, pp. 589–601.

Bässler K. H. (1989): Nutzen und Gefahren einer Megavitamintherapie mit Vitamin B_6. Dtsch. Ärztebl. 86: B-2404–2408.

Bässler K. H., Golly I., Loew D., Pietrzik K., Grühn E. (1997): Vitamin-Lexikon. Gustav Fischer Verlag, Stuttgart/Govi Frankfurt/Main.

Brandt T., Dichgans J., Diener H. C. (Hrsg.) (1993): Therapie und Verlauf neurologischer Erkrankungen. 2. Aufl. Kohlhammer, Stuttgart, S. 1044.

Diabetes Control and Complication Trial Research Group (1993): The effect of intensive treatment of diabetes on the development and progression of long-term complications in insulin-dependent diabetes mellitus. N. Engl. J. Med. 329: 977–986.

Fedele D., Giugliano D. (1997): Peripheral diabetic neuropathy. Drugs 54: 414–421.

Foster D. W. (1998): Diabetes mellitus. In: Fauci A. S., Braunwald E., Isselbacher K. J., Wilson J. D., Martin J. B. et al. (eds.): Harrison's principles of internal medicine, 14th ed. McGraw-Hill, New York St. Louis San Francisco, pp. 2060–2081.

Heise T., Heinemann L., Bucher E., Richter B., Berger M., Sawicki P. T. (1995): Kosten von Medikamenten ohne gesicherte Wirkung in der Diabetestherapie. Dtsch. Ärztebl. 92: C-2236–2241.

Knowles M. R., Clarke L. L., Boucher R. G. (1991): Activation by extracellular nucleotides of chloride secretion in the airway epithelia of patients with cystic fibrosis. N. Engl. J. Med. 325: 533–538.

Kries R. von, Göbel, U., Hachmeister A., Kaletsch U., Michaelis J. (1997): Vitamin-K-Prophylaxe und Krebs bei Kindern. Dtsch. Ärztebl. 94: B-960.

Lawhorne L., Ringdahl D. (1989): Cyanocobalamin injections for patients without documented deficiency. Reasons for administration and patient responses to proposed discontinuation. J. Am. Med. Assoc. 261: 1920–1923.

Max M. B., Lynch S. A., Muir D., Shoaf S. E., Smoller B., Dubner R. (1992): Effects of desipramine, amitriptyline and fluoxetine on pain in diabetic neuropathy. N. Engl. J. Med. 326: 1250–1256.

Maxwell S.R.J. (1995): Prospects for the use of antioxidant therapies. Drugs 49: 345–361.

Mehnert H., Schmidt K., Stracke H., Sachse G. (1995): Diabetische Polyneuropathie. Münch. Med. Wschr. 137: 83–86.

Mutschler E. (1996): Arzneimittelwirkungen. 7. Aufl. Wissenschaftl. Verlagsgesellschaft, Stuttgart, S. 626.

Stephens N. G., Parsons A., Schofield P. M., Kelly F., Cheeseman K. et al. (1996): Randomised controlled trial of vitamin E in patients with coronary disease: Cambridge Heart Antioxidant Study (CHAOS). Lancet 347: 781–786.

Stracke H., Lindemann A., Federlin K. (1996): A Benfotiamine-vitamin B combination in treatment of diabetic poyneuropathy. Exp. Clin. Endocrinol. Diabetes 104: 311–316.

Thorp J. A., Gaston L., Caspers D. R., Pal M. L. (1995): Current concepts and controversies in the use of Vitamin K. Drugs 49: 376–387.

Virtamo J., Rapola J. M., Ripatti S., Heinonen O. P., Taylor P. R. et al. (1998): Effect of vitamin E and beta carotene on the incidence of primary nonfatal myocardial infarction and fatal coronary heart disease. Arch. Intern. Med. 158: 668–675.

Ziegler D., Hanefeld M., Ruhnau K. J., Meißner H. P., Lobisch M. et al. (1995): Treatment of symptomatic diabetic peripheral neuropathy with the anti-oxidant α-lipoic acid: A 3-week multicentre randomized controlled trial (ALADIN Study). Diabetologia 38: 1425–1433.

Ziegler D., Schatz H., Conrad F., Gries F. A., Ulrich H., Reichel G. (1997): Effects of treatment with the antioxidant alpha-lipoic acid on cardiac autonomic neuropathy in NIDDM patients (DEKAN Study). Diabetes Care 20: 369–373.

48 Spezialpräparate

U. Schwabe

Seit einigen Jahren hat sich eine Gruppe von Spezialpräparaten aus kleinen Anfängen heraus zu einem dynamisch wachsenden Bereich der medikamentösen Therapie entwickelt. Viele der hier betrachteten Arzneimittel enthalten innovative Wirkstoffe und sind damit die Basis für neu entwickelte Therapieprinzipien. Die besondere Wachstumsdynamik, aber auch die hohen Kosten dieser Spezialpräparate gaben Anlaß, den Umfang und die Struktur dieses Therapiesektors einer gesonderten Analyse zu unterziehen.

Definition

Ausgangspunkt für die Einführung dieser Arzneimittel ist häufig die Entwicklung spezieller Behandlungsverfahren in klinischen Zentren und Arbeitskreisen gewesen. Aus diesem Grunde ist für diese Arzneimittelgruppe die Bezeichnung „Spezialpräparate" gewählt worden, wohl wissend, daß dieser Begriff weder wissenschaftlich noch arzneimittelrechtlich präzise definierbar ist, sondern sich vornehmlich aus den praktischen Gegebenheiten ableitet. Die hier zusammengestellten Arzneimittel werden in steigendem Umfang vor allem in der Transplantationsmedizin, in der Onkologie, bei AIDS-Patienten und in der Reproduktionsmedizin eingesetzt. Regelmäßig geschieht die Anwendung in enger Kooperation zwischen klinischer und ambulanter Medizin. Die weitere Betreuung dieser Patienten nach Einleitung der klinischen Therapie durch niedergelassene Ärzte und poliklinische Fachambulanzen bringt es mit sich, daß Spezialpräparate zunehmend auch als Langzeittherapie in der Nachsorge verordnet werden. Zu dieser Entwicklung trägt gewiß auch bei, daß vor allem im operativen Bereich viele Eingriffe in Spezialpraxen und Praxiskliniken durchgeführt werden, z. B. bei der minimal invasiven Chirurgie und in der Reproduktionsmedizin.

Tabelle 48.1: Verordnungen von Spezialpräparaten 1997

Arzneimittelgruppen	Verordnungen in Tsd.	Änd. %	Umsatz Mio. DM	Änd. %
Antianämika	403,5	40,1	267	43,7
Antithrombotika	2142,5	25,8	319,1	42,6
Antiretrovirale Therapeutika	471,4	187,4	290,6	234,4
Hormonpräparate	173,6	32,3	264,4	60
Immuntherapeutika	1258,1	8,2	1015,6	32,2
Onkologische Therapeutika	1592,3	1,2	793,6	10
Supportive Tumortherapeutika	320,7	14,8	281,2	31,4
Weitere Spezialpräparate	329,7	24,1	255,3	40,3
Summe	6691,8	20,2	3486,8	36,9

Die Spezialpräparate sind vom Versorgungsstatus also keine Klinikpräparate, die über Krankenhausapotheken für die Behandlung stationärer Patienten benötigt werden, sondern ausschließlich Arzneimittel, die von niedergelassenen Kassenärzten verordnet und über öffentliche Apotheken abgegeben werden. Ebenfalls nicht einbezogen sind hier zahlreiche innovative Arzneimittel, die üblicherweise primär ambulant ohne eine vorangehende klinische Therapie eingesetzt werden, wie z. B. Protonenpumpenblocker, Cholesterinsynthesehemmer und Angiotensin-Rezeptorantagonisten.

Verordnungsspektrum

Bei den Spezialpräparaten handelt es sich in der Regel um Arzneimittel mit relativ kleinen Verordnungszahlen von 10 000 bis 70 000 Arzneimittelpackungen pro Jahr. Sie wurden meistens in den letzten Jahren neu eingeführt, aber aufgrund des geringen Verordnungsvolumens noch nicht bei der regelmäßigen Auswertung der 2000 verordnungshäufigsten Präparate erfaßt. Weiterhin sind bereits 1996 überproportionale Umsatzanstiege bei speziellen Indikationsgruppen mit kleinen Verordnungsvolumina aufgefallen. Darüber hinaus wurden 1997 auch solche Indikationsgruppen berücksichtigt, die nur in einem kleinen Segment verordnungsintensive Spezialpräparate enthalten, für den überwiegenden Anteil der Präparate aber normale Standardtherapeutika darstellen, wie z. B. die antiretroviralen Therapeutika in der Indikationsgruppe der Antibiotika und Chemotherapeutika.

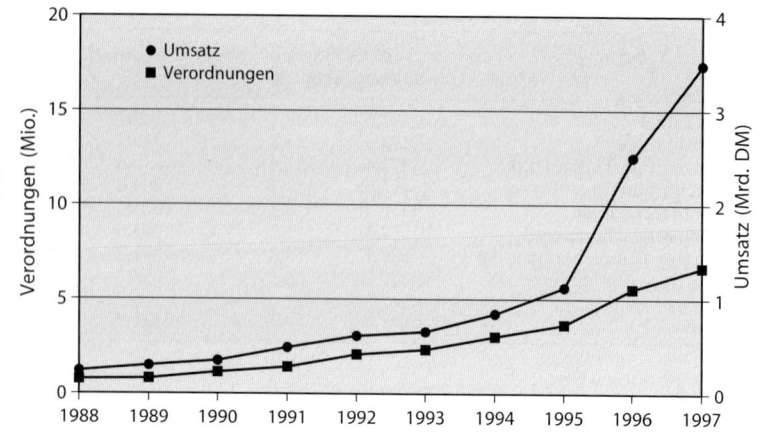

Abbildung 48.1: Entwicklung von Verordnung und Umsatz von Spezialpräparaten 1988 bis 1997

Das Segment der Spezialpräparate hat sich in den letzten fünf Jahren mit einer hohen Dynamik vergrößert (Abbildung 48.1). Das Umsatzvolumen erreichte 1997 mit 3,5 Mrd. DM bereits 10 % des Gesamtmarktes, während die 6,7 Mio. Verordnungen dieses Bereiches mit 0,8 % der Gesamtverordnungen verschwindend gering sind. Die höchsten Kosten entfielen auf die Immuntherapeutika und die Arzneimittel für die onkologische Therapie (Tabelle 48.1). Die größte Zuwachsrate erreichten die antiretroviralen Therapeutika, deren Umsatz sich gegenüber 1996 mehr als verdoppelt hat. Nachdem 1996 bereits Mehrausgaben von 1,4 Mrd. DM durch Spezialpräparate entstanden sind, waren es 1997 noch einmal 940 Mio. DM.

Die Spezialpräparate sind sehr teuer, werden aber in der Regel nur bei einem begrenzten Patientenkreis eingesetzt. Damit sind sie von besonderer Bedeutung für die Kernaufgaben der gesetzlichen Krankenversicherung, teure Krankheitsrisiken solidarisch abzusichern und dadurch Lebenschancen zu erhalten. Die 1997 besonders hohen Einsparungen in anderen Arzneimittelbereichen (umstrittene Arzneimittel, vermehrte Generikaverordnungen) schaffen den notwendigen Spielraum für diesen Therapiesektor.

Im folgenden werden die wichtigsten Gruppen der Spezialpräparate pharmakologisch und therapeutisch analysiert, soweit Arzneimittel betroffen sind, die noch nicht in den einzelnen Kapiteln der

Standardtherapie dargestellt sind. Aus Gründen der statistischen Sicherheit werden bei Präparaten mit weniger als 50 000 Verordnungen keine Veränderungsraten gegenüber 1996 und bei Präparaten mit weniger als 25 000 Verordnungen keine Einzelwerte für Verordnungen und Umsatz angegeben.

Antianämika

Während die Indikationsgruppe der Antianämika 1997 insgesamt eine rückläufige Verordnungsentwicklung zeigte (Kapitel 4), wächst der Teilbereich des Erythropoetin seit 1994 mit jährlichen Steigerungsraten von 40–100 %. Das ist auch dadurch dokumentiert, daß 1997 mit *Recormon* und *NeoRecormon* zwei weitere Präparate hinzugekommen sind (Tabelle 48.2). Inzwischen entfallen bereits über 50 % der Verordnungskosten der Antianämika auf diese Spezialpräparate.

Erythropoetin hat seine klare Indikation für die Behandlung der renalen Anämie insbesondere bei Dialysepatienten. Ein großer Teil des Erythropoetins wird von besonders ermächtigten Dialysezentren direkt von den Herstellern bezogen. Die enormen Steigerungsraten hängen vermutlich mit weiteren Indikationen zusammen, die in den letzten Jahren zusätzlich zugelassen wurden (siehe Kapitel 4, Antianämika). Ein Mißbrauch als Dopingmittel über kassenärztliche Verordnungen ist unwahrscheinlich.

Tabelle 48.2: Verordnungen von Antianämika 1997

Präparat	Wirkstoff	Verordnungen in Tsd.	Änd. %	Umsatz Mio. DM	Änd. %
Erythropoetin					
Erypo	Epoetin alfa	290,3	28,9	178,5	33,3
Recormon	Epoetin beta	111,2	76,9	84,5	62,8
NeoRecormon	Epoetin beta	<25,0	(neu)	<25,0	(neu)
Summe		403,5	40,1	267	43,7

Antithrombotika

Als spezielle Antithrombotika sind die niedermolekularen Heparine und der Thrombozytenaggretationshemmer Ticlopidin zusammengestellt worden (Tabelle 48.3). Anders als die Vitamin-K-Antagonisten und die Acetylsalicylsäure, die seit vielen Jahrzehnten vorrangig zur Prophylaxe thromboembolischer Krankheiten eingesetzt werden und in ihrem Verordnungsvolumen weitgehend konstant geblieben sind, haben diese Spezialpräparate seit 1993 um das Dreifache zugenommen. In diesem Zeitraum sind auch mehrere neue niedermolekulare Heparine eingeführt worden.

Niedermolekulare Heparine werden seit langem standardmäßig für die stationäre Thromboseprophylaxe eingesetzt, obwohl sie dabei die unfraktionierten Standardheparine wegen der etwa doppelt so hohen Kosten bisher nicht vollständig verdrängt haben. Für einige Indikationen, wie z. B. die Behandlung tiefer Venenthrombosen, wird aus Gründen der Kostenersparnis in zunehmendem Maße die häusliche Heparintherapie propagiert, ein Vorschlag, der durch reproduzierbare Ergebnisse aus kontrollierten Studien belegt ist (siehe Kapitel 13, Antikoagulantien und Thrombozytenaggregationshemmer). Nach den Verordnungsdaten scheint das Verfahren zunehmend an Bedeutung zu gewinnen, obwohl im Vergleich zur standardmäßigen Thromboseprophylaxe mit oralen Antikoagulantien eine tägliche Heparininjektion erforderlich ist. Verglichen mit Phenprocoumon (z. B. *Marcumar*) liegen die Arzneimittelkosten der niedermolekula-

Tabelle 48.3: Verordnungen von Antithrombotika 1997

Präparat	Wirkstoff	Verordnungen in Tsd.	Änd. %	Umsatz Mio. DM	Änd. %
Niedermolekulare Heparine					
Mono Embolex	Certoparin	454,4	−4,1	62,3	10,2
Fraxiparin	Nadroparin	366,1	4,3	50,2	11,4
Clexane	Enoxaparin	341,9	315,2	60,4	366,6
Fragmin	Dalteparin	191,9	27,8	24,2	28
Clivarin	Reviparin	133,9	4	11,2	13,3
		1488,3	25,5	208,2	45,3
Thrombozytenaggregationshemmer					
Tiklyd	Ticlopidin	654,2	26,6	110,9	37,6
Summe		2142,5	25,8	319,1	42,6

ren Heparine etwa 20fach höher, trotzdem ist die ambulante Heparintherapie erheblich kostengünstiger als die stationäre Thrombosebehandlung.

Bei Ticlopidin ist die zunehmende Verwendung eines deutlich teureren Arzneimittels weniger gut erklärbar. Ticlopidin ist genauso wie Acetylsalicylsäure ein oraler Thrombozytenaggregationshemmer und damit ebenfalls primär bei ambulanten Patienten einsetzbar. Wegen zusätzlicher Risiken (z. B. Agranulozytose und Thrombozytopenie) soll es zudem nur bei Unverträglichkeit von Acetylsalicylsäure angewendet werden. Bei der klinischen Therapie des Myokardinfarkts und der Apoplexie sowie nach interventionellen kardiologischen Eingriffen wird jedoch zunehmend Ticlopidin für die nachfolgende Thromboseprophylaxe eingesetzt, weil es bei speziellen Indikationen der Acetylsalicylsäure überlegen ist (siehe Kapitel 13).

Antiretrovirale Therapie

Antiretrovirale Arzneimittel haben sich innerhalb der letzten zehn Jahre zum Eckstein in der Behandlung der HIV-Infektion entwickelt. Die damit mögliche Unterdrückung der HIV-Replikation ist die wichtigste Komponente für die Lebensverlängerung und die bisher erreichte Verbesserung der Lebensqualität von HIV-Patienten. Das derzeitige Vorgehen besteht in einer Kombinationstherapie aus zwei Nukleosidanaloga (z. B. Zidovudin und Lamivudin) und einem HIV-Proteasehemmer (z. B. Indinavir). Im allgemeinen wird empfohlen, jedem Patienten eine Therapie anzubieten, der weniger als 500 CD4-positive T-Lymphozyten pro µl Blut oder über 20000 RT-PCR-Kopien der HIV-RNS pro ml Plasma hat (Centers for Disease Control and Prevention 1998).

Als erstes antiretrovirales Arzneimittel wurde Zidovudin (*Retrovir*) 1987 in der Therapie eingeführt. Später folgten als weitere Nukleosidanaloga 1992 Didanosin (*Videx*), 1994 Zalcitabin (*Hivid Roche*) sowie 1996 Lamivudin (*Epivir*) und Stavudin (*Zerit*). Ende 1996 wurden die drei HIV-Proteasehemmer Saquinavir (*Invirase*), Ritonavir (*Norvir*) und Indinavir (*Crixivan*) als weiteres Therapieprinzip zugelassen. Alle diese neuen Virostatika sind bereits kurz nach ihrer Einführung in erheblichem Umfang für die Behandlung von HIV-Patienten eingesetzt worden (Tabelle 48.4).

Tabelle 48.4: Verordnungen von antiretroviralen Therapeutika 1997

Präparat	Wirkstoff	Verordnungen in Tsd.	Änd. %	Umsatz Mio. DM	Änd. %
Nukleosidanaloga					
Retrovir	Zidovudin	139,2	49,5	70,2	52,1
Epivir	Lamivudin	123,9	363,8	67,2	365,8
Zerit	Stavudin	71,2	614	41,3	622,1
Videx	Didanosin	31,7		10,8	
Hivid	Zalcitabin	< 25,0		< 25,0	
		382,3	144,1	198,2	151,1
HIV-Proteasehemmer					
Invirase	Saquinavir	43		48,8	
Crixivan	Indinavir	34,2		31,2	
Norvir	Ritonavir	< 25,0		< 25,0	
		89,1	1102,3	92,5	1057,5
Summe		471,4	187,4	290,6	234,4

Hypophysenhormone

Im Rahmen der technisch assistierten Reproduktionsmedizin werden in zunehmendem Maße Gonadotropine für die Stimulation der Follikelreifung benötigt. Neben dem bisher verwendeten Urofollitropin (*Fertinorm*), das aus dem Harn postmenopausaler Frauen gewonnen wird, steht seit 1996 auch gentechnisch hergestelltes humanes Follitropin (*Gonal*) zur Verfügung. Das synthetische Follitropin ist wirksamer als Urofollitropin und kann daher in geringerer Dosis und mit kürzeren Behandlungszeiten bis zum Erreichen der Ovulation eingesetzt werden. Vermutlich wird aus diesem Grunde vermehrt *Gonal* eingesetzt (Tabelle 48.5). Nafarelin wird unter anderem als Gonadorelinanalogon zur Desensitisierung der Hypophyse bei der Vorbereitung der Ovulationsauslösung benutzt.

Seit der Einführung des synthetischen Wachstumshormons im Jahre 1985 sind eindrucksvolle Erfolge bei der Steigerung des Längenwachstums von Kindern mit hypophysärem Minderwuchs erzielt worden. Ursprünglich wurde für diesen Zweck aus menschlichen Hypophysen extrahiertes Material verwendet, das jedoch in der Menge stark limitiert war und schließlich sogar vom Markt genommen werden mußte, weil einige Patienten nach der Behandlung mit diesen Humanpräparaten eine Creutzfeld-Jakob-Krankheit entwickelt

Tabelle 48.5: Verordnungen von speziellen Hormonpräparaten 1997

Präparat	Wirkstoff	Verordnungen in Tsd.	Änd. %	Umsatz Mio. DM	Änd. %
In-vitro-Fertilisation					
Gonal	Follitropin alpha	60,5	204,2	74,1	208,5
Fertinorm	Urofollitropin	48,4		44,2	
Synarela	Nafarelin	< 25,0		< 25,0	
		126,1	20,2	124,4	36,4
Wachstumshormon					
Norditropin	Somatropin	26,7		23,3	
Genotropin	Somatropin	< 25,0		< 25,0	
		47,6	80,7	140	89,2
Summe		173,6	32,3	264,4	60

hatten. Die gentechnische Herstellung gewährleistet ein ausreichendes Angebot für die Therapie. Die Behandlungskosten liegen aber mit 30 000 DM pro Jahr immer noch sehr hoch.

Seit 1996 ist Wachstumshormon auch zur Substitution bei Erwachsenen mit ausgeprägtem Wachstumshormonmangel zugelassen. In kontrollierten Studien bei Erwachsenen mit diesem Hormonmangel gibt es Hinweise auf eine erhöhte Knochendichte, eine verbesserte Leistungsfähigkeit der Muskulatur und eine Senkung des Körperfettgehalts (Baum et al. 1996). Viele Fragen zur routinemäßigen Anwendung sind jedoch noch ungeklärt (Mantzoros und Moses 1996, Biller und Daniels 1998).

Ein ungelöstes Problem ist vor allem die Kosten-Nutzen-Relation, weil die Behandlungskosten bei Erwachsenen wegen des höheren Körpergewichts noch höher liegen (ca. 80 000 DM pro Jahr). Um so erstaunlicher ist es, daß sich die Verordnungskosten der beiden Somatropinpräparate 1997 innerhalb eines Jahres fast verdoppelt haben und nun 140 Mio. DM betragen (Tabelle 48.4).

Immuntherapeutika

Als Immuntherapeutika sind vier Gruppen von Arzneimitteln aufgelistet worden, die unterschiedliche indikative Schwerpunkte haben. Alle vier Gruppen enthalten wichtige Spezialpräparate, darunter im Bereich der Interferone und der Immunsuppressiva viele innovative

Wirkstoffe, bei den Hyposensibilisierungsmitteln dagegen Substanzen, die sich schon seit langem im therapeutischen Einsatz befinden.

Die Interferone haben das höchste Umsatzvolumen und auch einen hohen Verordnungszuwachs. Der Hauptteil der Verordnungen entfällt auf die beiden Interferon-alfa-Präparate (*Roferon*, *Intron A*), die gemäß der ursprünglichen Zulassung in der Roten Liste immer noch bei den Zytostatika eingeordnet sind, inzwischen aber ihren indikativen Schwerpunkt vermutlich bei der Behandlung der chronischen Hepatitis B und C haben (siehe Kapitel 31, Leber- und Gallenwegstherapeutika). Ebenso stark hat die Verordnung der beiden Interferon-beta-Präparate (*Betaferon*, *Avonex*) zugenommen, die 1996 und 1997 zur Behandlung der schubweise verlaufenden multiplen Sklerose zugelassen wurden.

Die Immunsuppressiva bilden nach der Zahl der Verordnungen die größte Gruppe der Immuntherapeutika. Sie haben ihre primäre klinische Bedeutung für die Transplantationschirurgie und die ambulanten Nachbetreuung der ständig steigenden Zahl von erfolgreich transplantierten Patienten (siehe Kapitel 27, Immuntherapeutika). Anders als in den vorangehenden Jahren haben sich die Verordnungen 1997 in der Gesamtgruppe nur wenig verändert, während innerhalb der Gruppe deutliche Verschiebungen zugunsten der beiden neu eingeführten Substanzen Tacrolimus (*Prograf*) und Mycophenolatmofetil (*CellCept*) eingetreten sind.

Bei den Hyposensibilisierungsmitteln hat sich der bereits 1996 beobachtete Verordnungsanstieg 1997 weiter fortgesetzt. Auf den Nutzen und die besonderen Risiken dieser Präparate ist bei der Besprechung der Antiallergika (Kapitel 7) hingewiesen worden. Diese Mittel gehören zur Gruppe der Spezialpräparate, weil ihre Anwendung gemäß einer WHO-Empfehlung nur in spezialisierten Zentren erfolgen soll, die über eine Ausrüstung zur Notfallbehandlung anaphylaktischer Zwischenfälle verfügen.

Immunglobuline sind klassische Standardtherapeutika zur Substitution eines Antikörpermangels. In der klinischen Medizin erfolgt die indikationsgerechte Anwendung seit langem nach verbindlichen Therapieleitlinien. Die stark angestiegene Verordnung im ambulanten Bereich (Tabelle 48.6) ist möglicherweise darauf zurückzuführen, daß mit der erfolgreichen antiretroviralen Therapie ein erhöhter Bedarf für Gammaglobuline bei diesem erworbenen Immundefektsyndrom entsteht.

Tabelle 48.6: Verordnungen von Immuntherapeutika 1997

Präparat	Wirkstoff	Verordnungen in Tsd.	Änd. %	Umsatz Mio. DM	Änd. %
Interferone					
Roferon	Interferon alfa-2a	98,5	38,1	154,3	85
Intron A	Interferon alfa-2b	78,7	8,4	123,8	41,1
Betaferon	Interferon beta-1b	46,4		116,4	
Avonex	Interferon beta-1a	< 25,0	(neu)	< 25,0	(neu)
		229,7	30,3	408,9	62
Immunsuppressiva					
Sandimmun	Ciclosporin	417,6	−11,6	259,7	−3,2
Imurek	Azathioprin	204,6	−10,4	49,3	−15,7
Azathioprin-ratiopharm	Azathioprin	48,0		9,3	
Prograf	Tacrolimus	43,4		39,6	
CellCept	Mycophenolatmofetil	37,1		32,7	
		750,8	−3,7	390,6	5,3
Hyposensibilisierungsmittel					
Novo Helisen	Allergenextrakte	39,3		14,2	
Stallergenes	Allergenextrakte	35,6		19,2	
Stalmed	Allergenextrakte	33,7		19,0	
Purethal	Allergenextrakte	32,4		12,8	
Bencard	Allergenextrakte	< 25,0		< 25,0	
BU-Pangramin	Allergenextrakte	< 25,0		< 25,0	
		177,3	23,4	79,9	36,3
Immunglobuline					
Intraglobin	Immunglobulin	28,2		38,8	68,1
Octagam	Immunglobulin	< 25,0		< 25,0	
Polyglobin	Immunglobulin	< 25,0		< 25,0	
Hepatect	Immunglobulin	< 25,0		< 25,0	
Sandoglobulin	Immunglobulin	< 25,0		< 25,0	
Cytotect Biotest	Immunglobulin	< 25,0		< 25,0	
Cytoglobin	Immunglobulin	< 25,0		< 25,0	
		100,3	59,2	136,2	57,5
Summe		1258,1	8,2	1015,6	32,2

Tabelle 48.7: Verordnungen von onkologischen Präparaten 1997

Präparat	Wirkstoff	Verordnungen in Tsd.	Änd. %	Umsatz Mio. DM	Änd. %
Zytostatika					
Methotrexat Medac	Methotrexat	96,0	10,7	15,2	43,4
Methotrexat Lederle	Methotrexat	70,5	−13,0	8,2	−5,6
Gemzar	Gemcitabin	66,9	1047,5	21,2	710,6
Litalir	Hydroxycarbamid	45,7		11,1	
MTX Hexal	Methotrexat	43,7		4,4	
Leukeran	Chlorambucil	34,6		2,5	
Endoxan	Cyclophosphamid	34,9		2,5	
Mitomycin Medac	Mitomycin	< 25,0		< 25,0	
Farmorubicin	Epirubicin	< 25,0		< 25,0	
Taxol	Paclitaxel	< 25,0		< 25,0	
Puri-Nethol	Mercaptopurin	< 25,0		< 25,0	
Syrea	Hydroxycarbamid	< 25,0		< 25,0	
Navelbine	Vinorelbin	< 25,0		< 25,0	
Proleukin	Aldesleukin	< 25,0		< 25,0	
Vepesid	Etoposid	< 25,0		< 25,0	
		509,3	5,8	186,2	14,9
Gonadorelinanaloga					
Zoladex	Goserelin	138,4	−1,7	121,4	12,2
Enantone	Leuprolin	127,5	−4,2	108,9	7,7
Decapeptyl	Triptorelin	66,4	36,8	40,9	47,8
Trenantone	Leuprolin	51,4	546,9	66,7	546,9
Profact	Buserelin	42,5		36,0	
		426,2	14,5	373,8	32,8
Hormone					
Megestat	Megestrolacetat	< 25,0		< 25,0	
Estracyt	Estramustinphosphat	< 25,0		< 25,0	
Farlutal	Medroxyprogesteron	< 25,0		< 25,0	
Clinovir	Medroxyprogesteron	< 25,0		< 25,0	
MPA Hexal	Medroxyprogesteron	< 25,0		< 25,0	
Cellmustin	Estramustinphosphat	< 25,0		< 25,0	
		81,4	−18,5	63,2	−10,9
Antiöstrogene					
Tamoxifen-ratiopharm	Tamoxifen	76,9	16,8	9,9	−25,4
Tamoxifen Hexal	Tamoxifen	61,6	−16,4	8,2	−44,9
Nolvadex	Tamoxifen	55,0	−39,6	13,7	−43,9
Tamoxifen von ct	Tamoxifen	43,8		6,0	

Tabelle 48.7: Verordnungen von onkologischen Präparaten 1997 (Fortsetzung)

Präparat	Wirkstoff	Verordnungen in Tsd.	Änd. %	Umsatz Mio. DM	Änd. %
Tamoxifen Heumann	Tamoxifen	35,1		8,0	
Tamokadin	Tamoxifen	34,7		4,6	
Tamobeta	Tamoxifen	< 25,0		< 25,0	
Zemide	Tamoxifen	< 25,0		< 25,0	
Tamox-Puren	Tamoxifen	< 25,0		< 25,0	
Nourytam	Tamoxifen	< 25,0		< 25,0	
		379,4	−7,1	65,5	−27,2
Antiandrogene					
Fugerel	Flutamid	43,0		15,8	
Casodex	Bicalutamid	42,3		24,2	
Flutamid-ratiopharm	Flutamid	29,0		3,6	
Flutamex	Flutamid	< 25,0		< 25,0	
		121,4	−23,2	46,1	−35,9
Aromatasehemmer					
Arimidex	Anastrozol	43,0		29,3	
Lentaron Depot	Formestan	< 25,0		< 25,0	
Orimeten	Aminoglutethimid	< 25,0		< 25,0	
Femara	Letrozol	< 25,0	(neu)	< 25,0	(neu)
		74,5	38,1	58,8	29,6
Summe		1592,3	1,2	793,6	10,0

Onkologische Therapeutika

Die Arzneimittel für die Behandlung von Tumorpatienten stammen aus unterschiedlichen pharmakologischen Gruppen. Bis auf wenige Ausnahmen erreichen sie nur kleine Verordnungszahlen, so daß sie in der Auswertung der 2000 verordnungshäufigsten Präparate kaum in Erscheinung treten (siehe Kapitel 28, Immuntherapeutika und Zytostatika). Die hier vorgenommene Sonderauswertung zeigt die ganze Breite der onkologischen Therapie, die weit über den engeren Bereich der eigentlichen Zytostatika hinausreicht und auch einige Arzneimittel der supportiven Therapie von Tumorpatienten berücksichtigt, wie z. B. die Linderung von Nebenwirkungen der Zytostatikatherapie durch hämatopoetische Wachstumsfaktoren (koloniestimulierende Faktoren), Bisphosphonate und spezielle Antiemetika aus der Gruppe der 5-HT$_3$-Rezeptorantagonisten (Tabelle 48.8).

Tabelle 48.8: Verordnungen von supportiven Tumortherapeutika 1997

Präparat	Wirkstoff	Verordnungen in Tsd.	Änd. %	Umsatz Mio. DM	Änd. %
Koloniestimulierende Faktoren					
Neupogen	Filgrastim	56,4	25,3	122,1	35,3
Granocyte	Lenograstim	< 25,0		< 25,0	
		60,1	25,5	127,9	35,7
Bisphosphonate					
Aredia	Pamidronsäure	72,3	30,2	39,8	60,6
Ostac	Clodronsäure	52,3	−0,1	51,9	8,3
Bonefos	Clodronsäure	< 25,0		< 25,0	
Bondronat	Ibandronsäure	< 25,0		< 25,0	
		144,8	22,8	113,7	42,2
Spezielle Antiemetika					
Zofran	Ondansetron	83,4	3,0	30,5	2,1
Navoban	Tropisetron	32,3		9,0	
		115,8	1,9	39,5	−0,6
Summe		320,7	14,8	281,2	31,4

Zytostatika umfassen einen breiten Bereich von verschiedenartigen Substanzen. Der größte Teil der Verordnungen entfällt auf den Folsäureantagonisten Methotrexat, der mit drei Präparaten vertreten ist und ca. 40 % der Zytostatikaverordnungen erreicht. Vermutlich wird Methotrexat zum Teil auch bei rheumatischer Arthritis als remissionsinduzierendes Mittel verordnet, obwohl es für diese Indikation inzwischen ein eigenes Handelspräparat (*Lantarel*) gibt. Einen besonders starken Verordnungszuwachs zeigt das 1996 neu eingeführte Gemcitabin (*Gemzar*), ein Nukleosidanalogon, das erstmals bei Patienten mit fortgeschrittenem Pankreaskarzinom die Möglichkeit einer Tumorrückbildung eröffnet (Tabelle 48.7). Andere seit langem eingesetzte Zytostatika aus der Gruppe der Alkylantien (Cyclophosphamid, Chlorambucil), DNS-Synthesehemmer (Hydroxycarbamid) und der zytostatischen Antibiotika (Mitomycin, Epirubicin) sind dagegen überwiegend leicht rückläufig.

Besonders zahlreich sind die verschiedenen Arzneimittelgruppen zur hormonsuppressiven Therapie vertreten. Zur Behandlung des Mammakarzinoms werden vor allem das Antiöstrogen Tamoxifen und in zunehmendem Maße auch der neu entwickelte Aromatasehemmer Anastrozol (*Arimidex*) eingesetzt, während die Suppression mit hochdosierten Gestagenen (Medroxyprogesteron) in den Hinter-

Tabelle 48.9: Verordnungen von weiteren Spezialpräparaten 1997

Präparat	Wirkstoff	Verordnungen in Tsd.	Änd. %	Umsatz Mio. DM	Änd. %
Neurologische Spezialpräparate					
Campral	Acamprosat	101,8	23,3	12,4	92,3
Rilutek	Riluzol	< 25,0		< 25,0	
Dysport	Botulinumtoxin	< 25,0		< 25,0	
Botox	Botulinumtoxin	< 25,0		< 25,0	
		140,2	34,3	51	68,4
Antidota					
Leucovorin	Calciumfolinat	26,9		28,0	
Desferal	Deferoxamin	< 25,0		< 25,0	
Ribofolin	Calciumfolinat	< 25,0		< 25,0	
		56,6	−20,4	41	−18
Weitere Spezialpräparate					
Prostavasin	Alprostadil	52,1	4,1	40,0	4,0
Sandostatin	Octreotid	32,4		29,1	
Cymeven	Ganciclovir	< 25,0		< 25,0	
Recombinate	Gerinnungsfaktor VIII	< 25,0	(neu)	< 25,0	(neu)
Pulmozyme	Dornase alpha	< 25,0		< 25,0	
		132,9	47,5	163,2	60,6
Summe		329,7	24,1	255,3	40,3

grund tritt (Tabelle 48.7). Wichtigste hormonsuppressive Mittel beim Prostatakarzinom sind die Gonadorelinanaloga, die den Testosteronspiegel über eine Downregulation der Hypophyse auf Kastrationswerte senken, und die Antiandrogene, welche die Testosteronwirkung am Testosteronrezeptor blockieren.

Bei den Arzneimittelgruppen zur supportiven Tumortherapie zeigen die hämatopoetischen Wachstumsfaktoren (Filgrastim, Lenograstim) weiterhin hohe Zuwachsraten (Tabelle 48.8). Diese Mittel stimulieren die Ausreifung neutrophiler Granulozyten und verkürzen daher die Dauer der Zytostatika-induzierten Neutropenie bei myelosuppressiver Therapie. Bisphosphonate werden in steigendem Umfang für die symptomatische Therapie der tumorinduzierten Hyperkalzämie durch osteolytische Knochenmetastasen oder hämatologische Neoplasien eingesetzt. Die beiden 5-HT_3-Rezeptorantagonisten Ondansetron (*Zofran*) und Tropisetron (*Navoban*) haben seit einigen Jahren ihren festen Platz zur Behandlung des akuten Erbrechens bei hochemetogener Zytostatika- und Strahlentherapie. Dementsprechend haben sich die Verordnungen 1997 nur wenig verändert (Tabelle 48.8).

Weitere Spezialpräparate

Als weitere Spezialpräparate sind einige Arzneimittel für kleinere Spezialindikationen zusammengefaßt worden. Dazu gehören neurologische Spezialpräparate (Acamprosat, Riluzol, Botulinumtoxin) und Antidota sowie weitere Spezialpräparate zur Behandlung von peripheren arteriellen Durchblutungsstörungen (Alprostadil), lebensbedrohlichen Cytomegalievirusinfektionen (Ganciclovir), Hämophiliepatienten (Gerinnungsfaktor VIII) und zur inhalativen Therapie von Mukoviszidosepatienten (Dornase alpha). In den meisten Fällen sind diese Mittel erst kürzlich eingeführt worden und weisen 1997 starke Verordnungszunahmen auf (Tabelle 48.9).

Literatur

Baum H. B. A., Biller B. M. K., Finkelstein J. S., Baker Cannistrato K., Oppenheim D. S. et al. (1996): Effects of physiologic growth hormone therapy on bone density and body composition in patients with adult-onset growth hormone deficiency. Ann. Intern. Med. 125: 883–890.

Biller B. M. K., Daniels G. H. (1998): Neuroendocrine regulation and diseases of the anterior pituitary and hypothalamus. In: Fauci A.S. et al. (eds.): Harrison's Principles of Internal Medicine. 14th ed., pp. 1972–1999.

Centers for Disease Control and Prevention (1998): Report of the NIH Panel to define principles of therapy of HIV infection and guidelines for the use of antiretroviral agents in HIV-infected adults and adolescents. Morbidity and Mortality Weekly Report 47 (RR-5): 1–63.

Mantzoros C. S., Moses A. C. (1996): Whither recombinant human growth hormone? Ann. Int. Med. 125: 932–934.

49 Bewertung von Arzneimitteln

U. Schwabe

Die Bewertung von Arzneimitteln gehört zu den zentralen Aufgaben der Pharmakologie, die bereits in den Anfängen der Arzneimittelforschung definiert wurden. So schreibt der Begründer der Pharmakologie, Rudolf Buchheim, in seinem Lehrbuch der Arzneimittellehre: „Nie aber werden wir hoffen dürfen, zu einer wirklich wissenschaftlichen Arzneimittellehre zu gelangen, wenn wir nicht unser Urtheil über die Wirkung der Arzneimittel der strengsten Kritik unterwerfen." (Buchheim 1856). Zum Verständnis dieses Postulats muß man berücksichtigen, daß sich die Pharmakologie damals vor allem mit der Aufklärung der Wirkung von Naturstoffen beschäftigte, um die noch sehr lückenhafte Arzneitherapie auf eine exakte Grundlage zu stellen. Mit den Fortschritten der Chemie wurde es möglich, aktive Bestandteile aus Pflanzen- und Organextrakten zu isolieren sowie durch strukturelle Variationen neue Wirkstoffe zu synthetisieren. Mit den großen Erfolgen der Arzneimittelentwicklung entstanden jedoch neue Probleme durch die industrielle Massenproduktion und den geschickt propagierten Massenkonsum von Arzneimitteln.

Prägende Grundsätze für die Bewertung von Arzneimitteln hat der Pharmakologe Wolfgang Heubner (1930) in seiner berühmten Heidelberger Antrittsvorlesung „Arznei als Wert" aufgestellt. An oberster Stelle steht bei ihm das Streben nach der akademischen Freiheit, die Werturteile selbständig bildet und selbst verantwortet. Die erstrebte Freiheit sah er durch die Tatsache gefährdet, daß „an der Bewertung von Arzneimitteln andere Instanzen öffentlich teilnehmen, deren Urteil ganz andere Voraussetzungen hat als das des akademisch gebildeten Arztes". Schon damals kritisierte Heubner, daß „die Propaganda für Arzneipräparate nicht nur deren Wert im einzelnen in die Höhe treibt, sondern zu einer allgemeinen Überbewertung der Arzneitherapie überhaupt führt". Und weiter: „Während sich Ärzte und Kassen in fruchtlosen Kämpfen darüber aufreiben, wie die Arzneikosten verringert werden könnten, streichen die Arzneiproduzenten immer höhere Gewinne ein, dank ihrem psychologischen Geschick in der Propaganda".

Gesetzliche Regelungen zur Bewertung von Arzneimitteln sind erst nach dramatischen Arzneimittelzwischenfällen eingeführt worden. In den USA starben 1938 ca. 100 Kinder nach der Einnahme eines Sulfonamidsaftes aus Sulfanilamid und dem toxischen Lösungsmittel Diethylenglykol, woraufhin erstmals genaue Vorschriften zur Prüfung der Sicherheit und Kennzeichnung von Arzneimittelbestandteilen erlassen wurden. Im Jahre 1961 kam es zu der bisher größten Arzneimittelkatastrophe mit dem scheinbar harmlosen Schlafmittel Thalidomid (*Contergan*), das in frühen Stadien der Schwangerschaft schwere Extremitätenmißbildungen auslöste. Weltweit waren über 10000 Kinder betroffen, davon allein 4000 in der damaligen Bundesrepublik. Etwa 30 % der Kinder haben die schweren Arzneimittelschäden, die sich auch an inneren Organen manifestierten, nicht überlebt.

Als Reaktion auf dieses schreckliche Unglück wurden die staatlichen Kontrollen für den Marktzugang von Arzneimitteln in allen arzneimittelproduzierenden Ländern erheblich verschärft. In den USA wurden durch das Kefauver-Harris Committee in den Jahren von 1959–62 neue und teilweise radikale Konzepte eingeführt. Am wichtigsten war die Forderung, daß neue Arzneimittel wirksam und sicher sein mußten, bevor sie zum Markt zugelassen werden konnten. Bei fixen Arzneimittelkombinationen mußte wie bei Monopräparaten für jeden Bestandteil der Beitrag zur Wirksamkeit nachgewiesen werden. In der beispielhaften Drug-Efficacy-Study wurden von 1200 am Markt befindlichen Kombinationspräparaten nur 45 als wirksam klassifiziert (Editorial 1969).

Die Bedeutung des Arzneimittelgesetzes

In Deutschland hat es jedoch nach der Contergan-Katastrophe noch 15 Jahre gedauert, bis 1976 mit dem Gesetz zur Neuordnung des Arzneimittelrechts eine Angleichung an den internationalen Standard erfolgte. Die ursprüngliche Zielsetzung des Arzneimittelgesetzes bestand in der Forderung, daß in Zukunft alle Arzneimittel die erforderliche Qualität, Wirksamkeit und Unbedenklichkeit aufweisen müssen. Dieser hohe Anspruch wurde von vornherein auf eine sehr ferne Zukunft verschoben. Als Novität wurde in den Gesetzentwurf nachträglich der Zusatz eingefügt, daß Fertigarzneimittel, die sich beim Inkrafttreten des Gesetzes im Verkehr befinden, ohne weitere Prüfung als zugelassen gelten (Artikel 3, § 7 AMG). Diese automatische Zulassung sollte nach einem Zeitraum von zwölf Jahren im Jahre 1990 erlöschen, ist aber durch die 5. AMG-Novelle noch einmal bis zum Jahre 2004 verlängert worden. Schon 1976 äußerte der damalige Vorsitzende der Arzneimittelkommission der deutschen Ärzteschaft bei der Verabschiedung des Gesetzes unter dem Titel „Unordnung statt Neuordnung" harte Kritik an dem unzulänglichen Zulassungsverfahren für Arzneimittel (Aschenbrenner 1976). Dem so stark veränderten Gesetz stellte er bezüglich der Durchführbarkeit eine schlechte Prognose.

Schon bei der Beratung des Arzneimittelgesetzes (AMG) haben die in ihrer Wirksamkeit nicht gesicherten Arzneimittel eine wichtige Rolle gespielt. In dem Bericht des zuständigen Ausschusses zu dem Gesetzentwurf findet sich eine Darstellung dieser Arzneimittelgruppe, die auch nach 20 Jahren die Situation zum Stand des Wirksamkeitsnachweises recht gut charakterisiert: „Während sich für einen Teil der Arzneimittel ihre pharmakodynamische Wirkung und damit auch ihre therapeutische Wirksamkeit objektiv nachweisen läßt, gilt für eine beachtliche Zahl von bekannten Arzneimitteln, daß ihre Wirksamkeit nur relativ schwer objektivierbar ist, weil sich ihre Wirkungen nur schwer oder gar nicht experimentell nachweisen lassen. Der Schwerpunkt der in ihrer Wirksamkeit mehr oder minder umstrittenen Arzneimittel liegt in der täglichen Praxis: Hier wird die ganz überwiegende Mehrzahl aller Krankheitsfälle behandelt" (Deutscher Bundestag 1976).

Die Probleme des Wirksamkeitsnachweises für diese umstrittenen Arzneimittel sind vom Gesetzgeber trotz Kenntnis der Situation nicht gelöst, sondern im Arzneimittelgesetz festgeschrieben worden. 20 Jahre später können wir nur feststellen, wie sehr sich die damaligen Voraussagen bewahrheitet haben. Seit 1978 ist es zwar gelungen, die Zahl der Fertigarzneimittel auf dem deutschen Arzneimittelmarkt von 140000 auf 42000 zu reduzieren. Im Jahre 1997 waren davon aber immer noch ca. 25000 Arzneimittel in der Nachzulassung ohne die geforderte Überprüfung von Qualität, Wirksamkeit und Unbedenklichkeit (Thiele und Beckmann 1998). Hunderte von Arzneimitteln der besonderen Therapierichtungen, die im Arzneimittelgesetz erstmals eine offizielle Anerkennung gefunden haben, sind aufgrund von

Literaturberichten und sogenanntem Erfahrungswissen ohne reguläre pharmakologisch-toxikologische und klinische Prüfungen amtlich zugelassen worden. Insgesamt sind seit Inkrafttreten des Gesetzes vor 20 Jahren Ausgaben von etwa 120 Mrd. DM für Arzneimittel mit umstrittener Wirksamkeit entstanden.

49 Weitere Regelungen des Arzneimittelmarktes

Transparenzkommission

Direkt nach der Verabschiedung des Arzneimittelgesetzes hat der Deutsche Bundestag 1976 in einem Entschließungsantrag die Bundesregierung aufgefordert, eine unabhängige Sachverständigenkommission mit der Aufgabe einzusetzen, die pharmakologisch-therapeutische und preisliche Transparenz für Arzneimittel wesentlich zu verbessern. Diese Transparenzkommission war ursprünglich als begleitende Maßnahme für das neue Arzneimittelgesetz gedacht. Sehr bald traten jedoch auch wirtschaftliche Aspekte hinzu, da überproportionale Kostensteigerungen im Gesundheitswesen in besonderem Maße auch den Arzneimittelbereich erfaßt hatten. Erst zehn Jahre später wurde die Transparenzkommission im Arzneimittelgesetz verankert (§ 39a–e AMG), nachdem ein Verwaltungsgericht bei der Klärung der Auskunftspflicht von pharmazeutischen Unternehmern bezüglich der Qualitätsprüfung ihrer Fertigarzneimittel die fehlende gesetzliche Basis der Transparenzkommission moniert hatte. Die Transparenzkommission hat während ihrer 16jährigen Tätigkeit etwa 20 Transparenzlisten zu einzelnen Indikationsgebieten erstellt. Aufgrund von Herstellerklagen konnte jedoch nur ein Teil veröffentlicht werden (Bundesgesundheitsamt 1989). Durch die Änderungsbestimmungen des Gesundheitsstrukturgesetzes wurde die Transparenzkommission im Hinblick auf die Einrichtung des Instituts „Arzneimittel in der Krankenversicherung" im Dezember 1992 aufgelöst.

Preisvergleichsliste

Als weiteres Instrument zur Kostendämpfung wurde 1978 die Preisvergleichsliste im ersten Krankenversicherungskostendämpfungsgesetz (KVKG) geschaffen. Sie enthält eine bewertende Einteilung von

Arzneimitteln in drei Gruppen und ist auch heute noch als Bestandteil des § 92 SGB V für den Vertragsarzt verbindlich. Die letzte Ausgabe der Preisvergleichsliste stammt aus dem Jahre 1992. Eine teilweise überarbeitete Fassung wurde am 3. August 1998 in die gesetzlich vorgeschriebene Anhörung gegeben.

Negativliste

Im Jahre 1990 hat der Bundesminister für Gesundheit durch Rechtsverordnung unwirtschaftliche Arzneimittel aus der Leistungspflicht der gesetzlichen Krankenversicherung gemäß § 34 Abs. 3 SGB V ausgeschlossen. Von dieser Negativliste waren insbesondere solche Arzneimittel betroffen,

– die für das Therapieziel oder zur Minderung von Risiken nicht erforderliche Bestandteile enthalten oder
– deren Wirkungen wegen der Vielzahl der enthaltenen Wirkstoffe nicht mit ausreichender Sicherheit beurteilt werden können oder
– deren therapeutischer Nutzen nicht nachgewiesen ist.

Die genannten Kriterien beruhten ganz wesentlich auf den Vorschlägen der Deutschen Gesellschaft für Pharmakologie und Toxikologie. Allerdings erhielten die besonderen Therapierichtungen wiederum erleichternde Ausnahmeregelungen, die damit verklausuliert wurden, daß bei der Beurteilung von homöopathischen, phytotherapeutischen und anthroposophischen Arzneimitteln der besonderen Wirkungsweise dieser Arzneimittel Rechnung getragen werden sollte. Dieser Passus führte dazu, daß die Vielzahl der enthaltenen Wirkstoffe bei diesen „besonderen" Arzneimitteln keine Begrenzung nach oben hin erfuhr, während alle übrigen fixen Arzneimittelkombinationen mit mehr als drei Wirkstoffen ausgeschlossen wurden. Von der Negativliste waren ursprünglich 6700 Präparate betroffen. Vor Inkrafttreten der Negativliste am 1. Oktober 1991 wurden ungefähr 4000 Fertigarzneimittel von den Herstellern zurückgerufen, so daß in der publizierten Negativliste nur noch 2700 Präparate mit einem Verordnungsvolumen von ca. 384 Mio. DM enthalten waren. Die direkten Einsparungen lagen jedoch aufgrund der Einführung von Nachfolgepräparaten niedriger.

Sechs Jahre nach Inkrafttreten der Negativliste ist 1997 eine Aktualisierung in die Wege geleitet worden, nachdem über 400 weitere Arzneistoffe und Arzneistoffkombinationen im Rahmen der Aufbereitung durch das vormalige Bundesgesundheitsamt negativ monographiert wurden. Der Entwurf einer ersten Änderungsverordnung über unwirtschaftliche Arzneimittel wurde am 21. Mai 1997 zur Anhörung an Verbände und Fachgesellschaften versandt, aber bisher nicht in Kraft gesetzt.

49 Positivliste

1993 wurde das Institut „Arzneimittel in der Krankenversicherung" gemäß § 92a SGB V eingerichtet. Aufgabe dieses Instituts war die Erstellung einer Liste verordnungsfähiger Fertigarzneimittel („Positivliste"). Nach 18monatiger Tätigkeit hatte das Institut eine Vorschlagsliste mit ca. 20000 Arzneimitteln erstellt, die eine qualitative Verbesserung der Arzneitherapie durch Substitution von Arzneimitteln mit einem Umsatzvolumen von 4,9 Mrd. DM und Einsparungen in Höhe von 2 Mrd. DM ermöglicht hätte. Allerdings waren den Arzneimitteln der besonderen Therapierichtungen auch bei dieser gesetzlichen Initiative wieder weitgehende Ausnahmeregelungen eingeräumt worden.

Schon im Vorfeld der endgültigen Listenerstellung brach ein Sturm der Entrüstung los mit massiver Kritik von Seiten der pharmazeutischen Industrie und der Apothekerverbände. Die Liste sei grober Unfug, sie sei schlampig gemacht und voller Verfahrensfehler. Es drohe ein therapeutischer Kahlschlag, da ganze Indikationsgruppen ausgeschlossen worden seien. Diese Kritik hat sich der Bundesgesundheitsminister zu eigen gemacht. Im Gegensatz zur Kritik der Pharmaindustrie und des Ministers haben namhafte wissenschaftliche Fachgesellschaften in der Anhörung uneingeschränkt positive Voten zu dem Listenentwurf abgegeben. Auch der Bundesausschuß der Ärzte und Krankenkassen hat seine Anerkennung für die Qualität des erstellten Listenentwurfs ausgesprochen. Damit erfüllte die Liste offenbar die erforderlichen ärztlichen und wissenschaftlichen Kriterien, war aber wohl politisch nicht mehr opportun. Im Dezember 1995 wurden das Institut „Arzneimittel in der Krankenversicherung" und die Fertigarzneimittelliste aus dem Gesetz gestrichen (5. SGB V-Änderungsgesetz). Eine zentrale Begründung des Änderungsgesetzes war die Feststellung, daß die Arzneimittelausgaben der gesetzlichen Krankenversicherung wie kein anderer Bereich der Gesundheitsversorgung unter Kontrolle seien. Nur ein Jahr später forderte der Bundesgesundheitsminister von den Kassenärzten tiefgreifende Veränderungen des Verordnungsverhaltens, allerdings ohne Flankierung durch gesetzliche Maßnahmen.

Diese Entwicklung zeigt, daß die gesetzlichen Möglichkeiten für eine bewertende Arzneimittelinformation trotz einer verbesserten Datenbasis (§ 300 SGB V) in den letzten sechs Jahren vom Gesetzgeber sukzessive abgebaut wurden oder vom Bundesausschuß der Ärzte und Krankenkassen in Erwartung der Positivliste nicht mehr für die notwendige Aktualisierung der Preisvergleichsliste genutzt wurden.

Definition umstrittener Arzneimittel

Zentraler Punkt der pharmakologisch-therapeutischen Beurteilung von Arzneimitteln ist die therapeutische Wirksamkeit und Unbedenklichkeit. Der Nachweis erfolgt durch pharmakologisch-toxikologische und klinische Prüfungen. Besonderes Gewicht kommt der klinischen Prüfung zu. Für den Nachweis der klinischen Wirksamkeit sind kontrollierte Studien mit einem klinisch bedeutsamen Therapieziel in einer definierten Indikation und reproduzierbaren Ergebnissen nach den europaweit anerkannten Prüfungsrichtlinien für Good Clinical Practice (GCP) erforderlich (CPMP Working Party 1990). Bei umstrittenen Arzneimitteln ist in den meisten Fällen die Wirksamkeit nicht oder nicht in ausreichendem Maße nachgewiesen. Daneben gibt es Arzneimittel, bei denen der therapeutische Nutzen wegen erheblicher unerwünschter Wirkungen umstritten ist. Die pharmazeutische Qualität von Arzneimitteln ist nur selten Anlaß für eine kontroverse Beurteilung.

Die Definition umstrittener Arzneimittel stellt eine Präzisierung der Beschreibung des Bundestagsausschusses aus dem Jahre 1976 dar, nach der die Wirksamkeit umstrittener Arzneimittel schwer oder nicht nachweisbar ist. Später hat die Transparenzkommission das Kriterium der Umstrittenheit in modifizierter Form bei der Bewertung der Wirksamkeit von Arzneimitteln angewendet. So wurde in der Transparenzliste „periphere arterielle Durchblutungsstörungen" konstatiert, daß das „Ausmaß der therapeutischen Wirksamkeit von Vasodilatatoren ungeachtet experimentell nachweisbarer Wirkungen nach wie vor umstritten ist und weiterer Klärung durch klinisch-wissenschaftliche Untersuchungen bedarf" (Transparenzkommission

1983). Diese Einschränkung galt ausdrücklich auch für solche Arzneimittel, mit denen eine statistisch signifikante Überlegenheit gegenüber Placebo erzielt wurde.

Mangels gut definierter Prüfrichtlinien mit klinisch relevanten Therapiezielen wurden damals oft klinische Studien mit marginalen Effekten vorgelegt, die zwar statistische Signifikanz, aber keine klinische Relevanz erreichten. Nicht selten waren für ein Arzneimittel bis zu 40 Studien auszuwerten, die aus methodischen Gründen nur zu einem kleinen Teil für die Wirksamkeitsbeurteilung herangezogen werden konnten. Ein therapeutischer Effekt wurde nur in einigen der verbleibenden, methodisch einwandfreien Studien nachgewiesen, so daß bei der Gesamtbeurteilung positive und negative Studienergebnisse gegenüberstanden, die breiten Spielraum für eine kontroverse Beurteilung ergaben. Trotz einzelner positiver Ergebnisse war in solchen Fällen die therapeutische Wirksamkeit umstritten. Die Einschränkung der Umstrittenheit auf das Ausmaß der Wirksamkeit wurde der Transparenzkommission von dem aufsichtsführenden Ministerium nahegelegt, wenn für die betroffenen Arzneimittel bereits eine Zulassung nach dem Arzneimittelgesetz erteilt worden war. Die Transparenzkommission wurde damit verpflichtet, die Entscheidungen der Zulassungsbehörde bei der Herstellung der gesetzlich angestrebten Markttransparenz zu berücksichtigen, weil zwei Institutionen des öffentlich-rechtlichen Bereichs keine abweichenden Entscheidungen über die Wirksamkeit von Arzneimitteln abgeben sollten. Zulassungsentscheidungen des vormaligen Bundesgesundheitsamtes enthielten damit eine Bindungswirkung für den Beurteilungsspielraum der Transparenzkommission.

Das Ausmaß der Wirksamkeit hat später Eingang in die Definition der Ausschlußkriterien für die Liste verordnungsfähiger Fertigarzneimittel (Positivliste) als „Ausmaß des zu erzielenden therapeutischen Effekts" gefunden. Nach den derzeit international akzeptierten Kriterien der GCP-Prüfrichtlinien muß das Ausmaß des therapeutischen Effektes durch ein im Prüfplan festgelegtes klinisch bedeutsames Therapieziel von vornherein definiert sein.

Ein definiertes therapeutisches Ergebnis muß auch reproduzierbar sein. Der Reproduzierbarkeit kommt in Anbetracht der Vielzahl klinischer Studien zu einzelnen Arzneimitteln ebenfalls besondere Bedeutung zu. Klinische Studien mit negativem Ergebnis werden häufig nicht publiziert, so daß es dadurch zu einer einseitigen Selektion positiver Studien kommen kann. Bisher darf eine klinische Prüfung erst nach Vorlage der Unterlagen bei der zuständigen Bundesbehörde durchgeführt werden. Es besteht jedoch keine Berichtspflicht über die erzielten Ergebnisse bei Arzneimitteln, die zugelassen und bereits am Markt vertreten sind.

Schließlich kann der therapeutische Nutzen eines Arzneimittels umstritten sein, wenn eine grundsätzlich vorhandene Wirksamkeit durch unerwünschte Wirkungen so stark eingeschränkt wird, daß die Unbedenklichkeit in Frage gestellt wird. Die Entscheidung darüber setzt eine Nutzen-Risiko-Abschätzung voraus, bei der die möglichen unerwünschten Wirkungen zu dem zu erwartenden Heilerfolg, der Schwere der Krankheit und dem Behandlungsziel in Beziehung gesetzt werden müssen (Fülgraff und Gundert-Remy 1997). Ein typisches Beispiel sind die Antiarrhythmika der Klasse I C zur Behandlung ventrikulärer Herzrhythmusstörungen, die bei kurzfristiger Anwendung lebensrettend wirken, bei langdauernder Anwendung jedoch die Letalität von Infarktpatienten erhöhen können (Cardiac Arrhythmia Suppression Trial 1989). Aus dem Bereich von Arzneimitteln, die bereits besonderen Verordnungseinschränkungen unterliegen, sind die Laxantien zu nennen, die bei längerdauernder Einnahme wegen des Risikos des Laxantienabusus bis auf wenige Ausnahmen abzulehnen sind, auch wenn ihre Wirkung bei einmaliger Anwendung unumstritten ist.

Nach alledem ist die Diskussion über die therapeutische Wirksamkeit bei Arzneimitteln notwendig, für die widersprüchliche Resultate über Nutzen und Risiken aus kontrollierten Studien vorliegen. Durch Definition eines klinisch bedeutsamen Therapiezieles und Nachweis der Reproduzierbarkeit in unabhängigen klinischen Studien werden strittige Fälle weitgehend ausgeschlossen oder lassen sich zumindest auf ein Minimum reduzieren. Bei zahlreichen Arzneimitteln, bei denen nach dem deutschen Arzneimittelgesetz auf die Vorlage pharmakologisch-toxikologischer und klinischer Prüfungsergebnisse verzichtet werden kann, fehlen in vielen Fällen überprüfbare Daten zum Nachweis der Wirksamkeit. Diese Erleichterung der deutschen Zulassung ist vor allem den Arzneimitteln der besonderen Therapierichtungen aus dem homöopathischen, phytotherapeutischen und anthroposophischen Bereich eingeräumt worden. Im Gegensatz dazu hat das Europäische Parlament (1987) zur Rolle der Naturheilmittel festgestellt, daß es sowohl aus gesundheitspolitischer Sicht als auch aus naturwissenschaftlicher Betrachtung heraus erforderlich ist, alle Arzneimittel ohne Diskriminierungen und Ausnahmen nach einheitlichen und wissenschaftlich zuverlässigen Kriterien zu beurteilen.

Klassifikation umstrittener Arzneimittel

Aus den unterschiedlichen Anforderungen an den Nachweis der therapeutischen Wirksamkeit und Unbedenklichkeit bei verschiedenen Arzneimittelgruppen leitet sich die Möglichkeit ab, die Arzneimittel mit umstrittener Wirksamkeit in mehrere Gruppen zu klassifizieren:

- Arzneimittel, für die in kontrollierten klinischen Studien kein reproduzierbarer Nachweis einer therapeutischen Wirksamkeit für ein bedeutsames Therapieziel in einem definierten Indikationsgebiet erbracht wurde, auch wenn statistisch signifikante Ergebnisse ohne ausreichende klinische Bedeutung vorliegen.
- Arzneimittel, bei denen unerwünschte Wirkungen vor allem bei längerdauernder Anwendung den therapeutischen Nutzen unvertretbar einschränken.
- Fixe Arzneimittelkombinationen mit arzneilich wirksamen Bestandteilen, für die kein ausreichender Beitrag zur Wirksamkeit oder Sicherheit in kontrollierten klinischen Prüfungen nachgewiesen wurde.
- Arzneimittel der besonderen Therapierichtungen, deren Wirksamkeit und Unbedenklichkeit in pharmakologisch-toxikologischen und kontrollierten klinischen Prüfungen nicht nachgewiesen wurde, auch wenn Hinweise auf Wirkungen aus Übersichtsartikeln, Handbüchern, Lehrbüchern, Gutachten sowie Erfahrungswissen in Verbindung mit experimentellen Ergebnissen vorhanden sind.
- Homöopathische Arzneimittel, deren Verkehrsfähigkeit ausschließlich auf einer Registrierung beruht, ohne daß Angaben über Wirkungen und Anwendungsgebiete sowie Unterlagen über pharmakologisch-toxikologische und klinische Prüfung vorgelegt wurden.

Der Hauptteil der Verordnungen von umstrittenen Arzneimitteln entfällt vermutlich auf die Arzneimittel der ersten Gruppe ohne reproduzierbaren Nachweis eines klinisch bedeutsamen Effektes. Einen hohen Anteil dürften auch jene Arzneimittel der besonderen Therapierichtungen haben, die unter Bezug auf die Monographien der phytotherapeutischen Kommission E des vormaligen Bundesgesundheitsamtes in den vergangenen Jahren in großem Umfang zugelassen wurden. Der Anteil fixer Arzneimittelkombinationen ohne ausreichenden Komponentennachweis von Wirksamkeit und Unbedenklichkeit ist seit vielen Jahren rückläufig. Auch Arzneimittel mit einem unvertretbaren Ausmaß unerwünschter Wirkungen spielen nur eine untergeordnete Rolle. Homöopathische Arzneimittel haben am Fertigarzneimittelmarkt einen geringen Anteil von ca. 1 % und sind nur von marginaler Bedeutung für einzelne Arzneimittelgruppen wie Grippemittel, Rhinologika und Umstimmungsmittel.

Verordnung umstrittener Arzneimittel

Die Verordnungen umstrittener Arzneimittel sind nach dem im Jahre 1992 erreichten Gipfel 1993 und 1997 in zwei steilen Stufen auf 5,5 Mrd. DM zurückgegangen. Damit wurde sogar das Niveau von 1981 unterschritten (Abbildung 2, im einleitenden Kapitel Überblick über die Arzneiverordnungen). Diese rückläufige Entwicklung wird noch deutlicher, wenn man den prozentualen Anteil der umstrittenen Arzneimittel am Gesamtmarkt betrachtet (Abbildung 49.1). So wird erkennbar, daß der Verordnungsanteil dieser Arzneimittelgruppe in den letzten 15 Jahren kontinuierlich abgenommen hat. Der Umsatzanteil ist sogar noch stärker von 41 % auf 16 % gefallen.

Eine mögliche Ursache der langjährigen Entwicklung mag sein, daß neben den bereits dargestellten Regelungen des Arzneimittelmarktes die Arzneimittelrichtlinien des Bundesausschusses der Ärzte

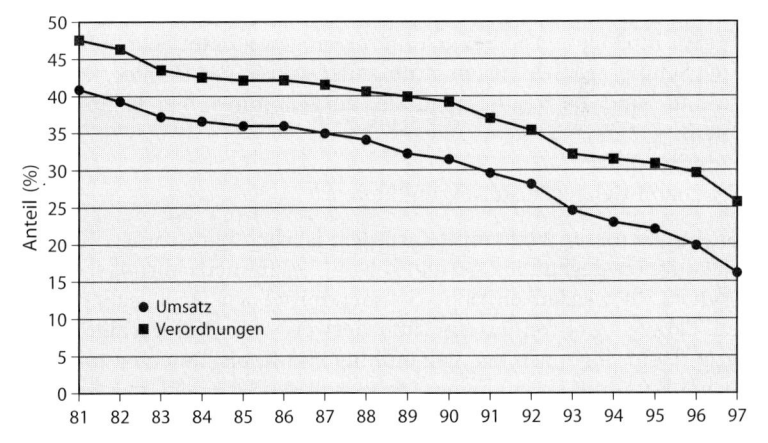

Abbildung 49.1: Anteil der umstrittenen Arzneimittel an Gesamtumsatz und Gesamtverordnungen 1981 bis 1997 (ab 1991 mit neuen Bundesländern)

und Krankenkassen in zunehmendem Maße an Bedeutung gewonnen haben, da hier vor allem Einschränkungen für die Verordnung von Arzneimitteln mit nicht ausreichend nachgewiesenem therapeutischem Nutzen festgelegt wurden. Daher werden die Verordnungen umstrittener Arzneimittel für die Verordnungsdaten des Jahres 1997 erstmals nach den leistungsrechtlichen Bestimmungen des SGB V in mehrere Gruppen gegliedert. Diese Klassifikation zeigt, daß für viele der umstrittenen Arzneimittel gesetzlich festgelegte Ausschlußbestimmungen und Verordnungseinschränkungen bestehen, die die Grundlage der Arzneimittelrichtlinien bilden. Diese Einteilung verdeutlicht zugleich, daß bereits ein breites gesetzliches Instrumentarium zur Verordnungseinschränkung umstrittener Arzneimittel an mehreren Stellen (Sozialgesetzbuch, Arzneimittelrichtlinien, Preisvergleichsliste) besteht.

Leistungsrechtliche Ausschlüsse

Arzneimittel, die ihrer Zweckbestimmung nach üblicherweise bei geringfügigen Gesundheitsstörungen eingesetzt werden (sog. Bagatellarzneimittel), sind für Versicherte, die das 18. Lebensjahr vollendet haben, von der Arzneimittelversorgung ausgeschlossen (§ 34 Abs. 1 SGB V). Dazu gehören:

- Arzneimittel zur Anwendung bei Erkältungskrankheiten und grippalen Infekten einschließlich hierbei angewendeter Schnupfenmittel, Schmerzmittel, hustendämpfender und hustenlösender Mittel,
- Mund- und Rachentherapeutika, ausgenommen bei Pilzinfektionen,
- Abführmittel,
- Arzneimittel gegen Reisekrankheiten.

Bei einigen dieser Arzneimittelgruppen ist die Abgrenzung einzelner Indikationen gegenüber geringfügigen Gesundheitsstörungen nicht möglich. So werden einfache Schmerzmittel wie Acetylsalicylsäure und Paracetamol keineswegs üblicherweise nur bei geringfügigen Gesundheitsstörungen zur Behandlung von Kopfschmerzen und Fieber bei Erkältungskrankheiten eingesetzt, sondern auch zur Behandlung schwerer oder chronischer Schmerzzustände, wie z. B. Migräneattacken oder rheumatoider Arthritis. Ähnliches gilt auch für die Anwendung von Rhinologika bei Sinusitis und Otitis media sowie für

Tabelle 49.1: Umstrittene Arzneimittel, die nach § 34 Abs. 1 und 3 SGB V ausgeschlossen sind

Indikationsgruppe	Verordnungen in Tsd.	Änd. %	Umsatz Mio. DM	Änd. %
Bagatellarzneimittel § 34 Abs. 1)				
Expektorantien	50.503,3	−17,5	709,1	−20,5
Mund- und Rachentherapeutika	7.164,9	−25,9	80,4	−23,2
Laxantien	4.037,7	−9,2	100,0	−6,5
Grippemittel	2.629,2	−25,2	34,0	−23,7
	64.334,9	−18,4	923,6	−19,6
Negativliste § 34 Abs. 3)				
Antiarrhythmika-Kombinationen	217,4	−33,8	24,6	−28,8
Corticosteroid-Kombinationen	201,8	−8,1	3,2	−11,9
Expektorantien mit Antitussiva	153,1	−22,6	2,9	−17,6
Methylxanthin-Kombinationen	126,0	−23,0	7,2	−19,8
Vitamine mit Antirheumatika	576,0	−25,1	16,7	−13,6
	1.274,4	−24,1	54,5	−22,0
Summe	65.609,3	−18,5	978,1	−19,7

die hustendämpfenden Antitussiva, z. B. bei nächtlichem Reizhusten. Alle diese Arzneimittel sind zudem bezüglich ihrer therapeutischen Wirksamkeit gut belegt.

Aus diesem Grunde sind in der Tabelle 49.1 von den leistungsrechtlich ausgeschlossenen Mitteln nur diejenigen aufgelistet worden, deren Wirksamkeit aufgrund zweifelhafter therapeutischer Effekte oder besonderer Risiken umstritten ist. Dazu gehören Expektorantien (hustenlösende Mittel), Laxantien, Grippemittel sowie Mund- und Rachentherapeutika ohne Antimykotika. Der größte Anteil der Verordnungen entfällt auf die Expektorantien, deren umstrittene therapeutische Wirksamkeit ausführlich dargestellt ist (s. Kapitel 16). Bei den Grippemitteln entfällt der größte Teil der Verordnungen auf homöopathische Komplexpräparate, die auch von den Vertretern der klassischen Hahnemannschen Homöopathie nicht anerkannt werden. Im übrigen handelt es sich um nicht sinnvolle Arzneimittelkombinationen, für die kein Nachweis des Wirkungsbeitrages der Einzelkomponenten in der Kombination erbracht worden ist.

Weiterhin aufgelistet sind Laxantien, deren Wirksamkeit bei kurzfristiger Anwendung unumstritten ist, die aber bei längerdauernder Einnahme bis auf die Füll- und Quellmittel zu Schäden führen und daher wegen des Risikos des Laxantienmißbrauchs abzulehnen sind. Quellmittel machen bei den Laxantienverordnungen nur 2 % der definierten Tagesdosen aus (Tabelle 33.13). Der chronische Gebrauch aller übrigen Laxantien führt bei längerer Einnahme zu gesteigertem Wasser- und Salzverlust mit kompensatorischer Aldosteronsekretion, die eine Kaliumverarmung und damit eine verstärkte Darmträgheit zur Folge hat. Die einzige sinnvolle Maßnahme ist in einer solchen Situation das Absetzen des Abführmittels. Bei den Magen-Darm-Mitteln (s. Kapitel 33) ist bereits darauf hingewiesen worden, daß vor allem bei den Lactulosepräparaten, die bisher nur als Leberpräparate eingeordnet waren, in den letzten fünf Jahren eine Verdoppelung der Verordnungen eingetreten ist, so daß ihr Anteil an den Laxantienverordnungen inzwischen fast 70 % beträgt. Aus diesem Grunde ist es unwahrscheinlich, daß die starke Zunahme der Laxantienverordnungen auf Krankheiten und Einsatzgebiete zurückzuführen ist, die vom Leistungsausschluß ausgenommen sind, wie z. B. Tumorleiden, Megakolon und Divertikelkrankheit.

Weitere vom Leistungsrecht ausgeschlossene Arzneimittel sind die unwirtschaftlichen Arzneimittel der sogenannten Negativliste nach § 34 Abs. 3 SGB V (Tabelle 49.1). Die betroffenen Präparate sind nach dem Inkrafttreten der ersten Rechtsverordnung am 1. Oktober 1991 weitgehend vom Markt verschwunden. Allerdings gibt es immer noch zahlreiche Kombinationspräparate, die wiederum in dem Entwurf der ersten Änderungsverordnung der Negativliste vom 21. Mai 1997 enthalten sind.

Verordnungseinschränkungen

Für eine Reihe von Arzneimitteln wurden bereits 1993 Verordnungseinschränkungen in den Arzneimittelrichtlinien aufgrund der §§ 2, 12 und 70 SGB V festgelegt, weil im allgemeinen die Voraussetzungen für die Notwendigkeit einer Arzneimitteltherapie aufgrund eines fehlenden therapeutischen Nutzens der Arzneimittel nicht gegeben sind oder weil das Behandlungsziel ebenso auch durch nichtmedikamentöse Maßnahmen erreicht werden kann.

In der Tabelle 49.2 sind die Gruppen von nicht oder eingeschränkt verordnungsfähigen Arzneimitteln aufgelistet, die 1997 verordnet wurden. Bei den nicht verordnungsfähigen Arzneimitteln gemäß Ziffer 17.1 der Arzneimittelrichtlinien erreichen nur Anabolika und Vit-

Tabelle 49.2: Verordnungen von Arzneimitteln 1997 mit Verordnungseinschränkungen nach den Arzneimittelrichtlinien (AMR) gemäß §§ 2, 17, 70 SGB V

Indikationsgruppe	Verordnungen in Tsd.	Änd. %	Umsatz Mio. DM	Änd. %
Nicht verordnungsfähig (AMR 17.1)				
Anabolika	60,8	−20,9	4,3	−20,5
Vitamin-Kombinationen	1.267,4	−24,1	38,6	−25,9
	1.328,2	−24,0	42,9	−25,4
Eingeschränkt verordnungsfähig (AMR 17.2)				
Antacida-Kombinationen	917,9	−24,1	30,4	−17,5
Antiarthrotika u. Antiphlogistika	3.366,4	−24,2	146,5	−24,7
Antidysmenorrhoika	499,1	−15,1	14,2	−17,4
Antihypotonika	4.318,1	−16,7	149,4	−15,8
Carminativa	3.590,6	−17,8	75,3	−18,9
Cholagoga	1.176,8	−33,1	37,6	−37,6
Darmfloramittel	3.686,3	−21,4	80,4	−27,3
Immunstimulantien	4.090,1	−30,0	135,9	−12,6
Klimakteriumstherapeutika	1.646,1	−17,1	45,7	−13,2
Lebertherapeutika	669,1	−25,6	65,2	−21,9
Magnesiumpräparate	7.541,4	−20,5	179,9	−17,8
Muskelrelaxantien (Komb.)	96,5	−94,7	3,8	−93,6
Venentherapeutika	9.079,8	−36,2	287,9	−34,6
	40.678,2	−28,0	1.252,4	−26,4
Eingeschränkt verordnungsfähig (AMR, Entwurf)				
Analgetika-Kombinationen mit anderen Stoffen	704,1	−30,2	5,0	−29,1
Antianämika-Kombinationen	311,1	0,7	7,5	0,4
Antidiarrhoika (sonstige)	1.079,1	−22,1	17,9	−18,1
Antiemetika-Kombinationen	1.904,5	−6,9	47,8	−5,1
Antihistaminika (topisch)	1.562,5	−16,5	17,3	−18,4
Antikataraktika	546,8	−17,5	10,8	−8,3
Enzym-Kombinationen (oral)	1.377,2	−16,7	71,5	0,8
Hämorrhoidenmittel	3.141,1	−17,5	65,4	−16,6
Migränemittel-Kombinationen	2.017,3	−18,7	51,0	−13,8
Rheumamittel (Externa)	20.996,0	−31,0	277,7	−34,5
Rhinologika-Kombinationen	5.727,2	−19,4	73,2	−19,4
	39.366,9	−25,4	645,3	−23,5
Summe	81.373,2	−26,7	1.940,6	−25,4

amin-B-Kombinationen nennenswerte Umsätze, bei allen anderen Indikationsgruppen liegen die Arzneimittelumsätze unter einer Mio. DM. Anabolika sind Arzneimittel mit umstrittener Wirksamkeit, weil sie keine gesicherten anabolen Effekte bei akuten Krankheiten, schwerem Trauma oder Eiweißabbau im Rahmen chronischer Krankheiten haben (Wilson und Griffin 1980). Anabolika werden immer noch ohne medizinische Indikation von Leistungssportlern zur Steigerung der Muskelmasse mißbräuchlich angewendet.

Die eingeschränkt verordnungsfähigen Arzneimittel gemäß Ziffer 17.2 der Arzneimittelrichtlinien dürfen nur verordnet werden, wenn das Behandlungsziel durch nichtmedikamentöse Maßnahmen nicht erreicht wurde und eine Arzneitherapie zusätzlich erforderlich ist. Bei allen in der Tabelle 49.2 aufgelisteten Arzneimittelgruppen ist die Wirksamkeit nicht ausreichend gesichert und damit umstritten. Auf diese Arzneimittel, die den Verordungseinschränkungen der Arzneimittelrichtlinien unterliegen, entfiel 1997 mit 1252 Mio. DM ein großer Anteil der Verordnungskosten.

Verordnungseinschränkungen für weitere Arzneimittelgruppen sind in dem Entwurf über Arzneimittelrichtlinien des Bundesausschusses der Ärzte und Krankenkassen vom 26. Juni 1998 enthalten. In der Tabelle 49.2 sind elf Arzneimittelgruppen aufgeführt worden, deren Wirksamkeit nicht gesichert ist. Größtenteils handelt es sich um Kombinationspräparate oder umstrittene topische Präparate. Fünf Präparategruppen waren auch bereits in dem Entwurf der Neufassung einer Ziffer 17.3 der Arzneimittelrichtlinien enthalten, die im Februar 1997 in Kraft treten sollten. Der Bundesgesundheitsminister hat jedoch damals aufgrund einer Aufforderung des Bundesverbandes der Pharmazeutischen Industrie eine Beanstandung ausgesprochen, wodurch das Inkrafttreten der neuen Ziffer 17.3 verhindert wurde. Wenn diese geplanten Richtlinien in Kraft treten, unterliegt damit ein weiteres Verordnungsvolumen zusätzlichen Verordnungseinschränkungen, das 1997 645 Mio. DM betrug.

Weiterhin sind die Verordungseinschränkungen zu nennen, die in der Preisvergleichsliste gemäß § 92 Abs. 2 SGB V für Arzneimittel der Gruppe C zugeordnet sind. Bei diesen Arzneimitteln ist wegen bekannter Risiken oder zweifelhafter therapeutischer Zweckmäßigkeit besondere Aufmerksamkeit geboten. Dabei handelt es sich im einzelnen um:

Tabelle 49.3: Verordnung von Arzneimitteln 1997, für die Verordnungseinschränkungen nach der Preisvergleichsliste gemäß § 92 Abs. 2 SGB V bestehen

Indikationsgruppe	Verordnungen in Tsd.	Änd. %	Umsatz Mio. DM	Änd. %
Antidementiva	8.540,7	−26,8	523,1	−25,1
Durchblutungsförd. Mittel	6.480,1	−16,4	326,7	−19,4
Koronardilatatoren	537,8	−21,5	18,6	−19,3
Lipidsenker (andere)	234,0	−29,4	14,1	−19,5
Summe	15.792,6	−22,7	882,6	−22,9

– Arzneimittel, deren therapeutischer Nutzen nicht ausreichend gesichert ist,
– Kombinationspräparate, die unnötige Bestandteile enthalten,
– Kombinationspräparate, deren Anwendungsgebiete eine individuelle Dosierung der Einzelkomponenten erfordern,
– Kombinationspräparate ohne Steigerung des therapeutischen Nutzens oder Verminderung von Nebenwirkungen,
– Kombinationspräparate, bei denen die Gesamtwirkungen wegen mehr als drei enthaltenen Bestandteilen nicht mehr hinreichend abschätzbar sind,
– Arzneimittel, bei denen die Schwere der unerwünschten Wirkungen eine besondere Risiko-Nutzen-Relation erfordert.

Die meisten dieser Arzneimittelgruppen gehören wegen des nicht ausreichend gesicherten therapeutischen Nutzens oder unnötiger Kombinationsbestandteile zu den umstrittenen Arzneimitteln.

Die Verordnungen von umstrittenen Arzneimitteln aus der Preisvergleichsliste sind in Tabelle 49.3 aufgelistet. Die meisten Verordnungen entfallen auf die Antidementiva, die in der Preisvergleichsliste 1992 unter den Hirnleistungsstörungen aufgelistet sind. Damals wurde der therapeutische Nutzen bei der Indikation Hirnleistungsstörungen trotz der zahlreichen bereits vorliegenden Studien unterschiedlich bzw. kontrovers beurteilt: von Ablehnung und Zweifel bis hin zur Annahme eines gewissen therapeutischen Effektes. Der Bundesausschuß der Ärzte und Krankenkassen hat keine Einteilung in die Gruppen A, B und C vorgenommen, weil eindeutige Zuordnungskriterien fehlten. An der kontroversen Beurteilung der in Deutschland häufig verordneten Antidementiva hat sich keine Änderung ergeben, weil die therapeutische Wirksamkeit dieser Arzneimittel noch nicht ausreichend belegt ist (s. Kapitel 7). Auch bei peripheren arteriellen Durchblutungsstörungen gibt es in der Preisvergleichsliste keine Arzneimittel, die allgemein zur medikamentösen Behandlung geeignet sind. Bei den Mitteln der Gruppe B, die nur bei einem Teil der Patienten oder in besonderen Fällen geeignet sind, werden drei Wirkstoffe (Buflomedil, Naftidrofuryl, Pentoxifyllin) aufgelistet. Damit sind auch für diese Vasodilatantien in der Preisvergleichsliste deutliche Verordnungseinschränkungen ausgesprochen.

Umstrittene Arzneimittel ohne Verordnungseinschränkungen

In der Tabelle 49.4 sind weitere Gruppen von umstrittenen Arzneimitteln aufgelistet, für die keine speziellen Verordnungseinschränkungen bestehen. Die einzelnen Untergruppen ermöglichen eine weitere Übersicht über die Gründe der Bewertung als umstrittene Arzneimittel.

Als erstes sind mehrere Gruppen von pflanzlichen Arzneimitteln zu nennen, für die ein wissenschaftlich korrekter Nachweis von Wirksamkeit und Unbedenklichkeit fehlt. Die Arzneimittel können auf der Basis von Monographien der Kommission E für Phytotherapeutika beim vormaligen Bundesgesundheitsamt ohne die Vorlage regulärer pharmakologisch-toxikologischer und klinischer Prüfungsergebnisse zugelassen werden.

Als nächstes folgen weitere Gruppen umstrittener Arzneimittel, die bezüglich der Wirksamkeitsbeurteilung in den jeweiligen Kapiteln bewertet sind (Tabelle 49.4). Hier liegen zum Teil kontrollierte klinische Studien vor, die jedoch oft nur statistisch signifikante Unterschiede, aber keinen klinisch bedeutsamen Effekt erbracht haben. Schließlich sind einige Einzelpräparate und weitere Präparate mit kleinen Verordnungsvolumina ohne Indikationsgruppierung zusammengefaßt worden.

Insgesamt entfallen auf die umstrittenen Arzneimittel ohne Verordnungseinschränkungen nach den Verordnungsdaten des Jahres 1997 ca. 1,7 Mrd. DM, d. h. noch ungefähr ein Drittel des Gesamtvolumens der umstrittenen Arzneimittel. Damit bestehen für den größten Teil von Arzneimitteln mit nicht ausreichend belegter Wirksamkeit bereits Verordnungseinschränkungen, bzw. sind solche vom Bundesausschuß für Ärzte und Krankenkassen geplant.

Tabelle 49.4: Verordnungen von umstrittenen Arzneimitteln 1997, für die keine Verordnungseinschränkungen gelten

Indikationsgruppe	Verordnungen in Tsd.	Änd. %	Umsatz Mio. DM	Änd. %
Pflanzliche Arzneimittel				
Hypnotika (pflanzliche)	3.173,1	−20,8	69,0	−17,7
Kardiaka (pflanzliche)	3.629,2	−22,5	114,2	−17,4
Motilitätssteigernde Mittel (pflanzl.)	1.088,2	−16,8	19,9	−8,9
Prostatamittel (pflanzliche)	3.085,2	−15,0	194,0	−14,0
Psychopharma (pflanzliche)	4.715,9	−20,0	166,4	−17,1
Urologika (pflanzliche)	2.383,3	−28,8	80,3	−19,2
	18.075,0	−21,0	643,9	−16,3
Weitere umstrittene Arzneimittel				
Antitussiva-Kombinationen	3.267,3	−18,9	44,0	−19,6
Clofibrinsäureester	218,6	−16,3	25,1	−18,9
Dermatika (sonstige)	7.137,8	−24,7	157,1	−21,9
Neuropathiepräparate	3.972,2	−19,1	299,7	−12,1
Ophthalmika (sonstige)	8.206,0	−15,4	119,9	−14,0
Spasmolytika (oral, rektal)	4.205,4	−14,6	120,4	−4,9
Urologika Spasmolytika)	1.980,0	−1,4	151,2	16,3
	28.987,3	−17,9	917,4	−10,4
Einzelpräparate				
Benzocain	139,1	−19,3	2,1	−19,1
Bufexamac	1.134,4	−16,4	18,8	−17,9
Dexpanthenol (oral, i.v.)	97,1	−44,9	1,5	−48,1
Nitrofurantoin-Präparate	805,9	−5,2	20,0	1,7
Opipramol	1.507,7	−1,5	54,3	−3,1
Weitere Einzelpräparate	744,9	−53,2	21,9	−54,0
	4.429,2	−22,0	118,6	−21,8
Summe	51.491,6	−19,4	1.679,8	−13,6

Substitutionsvorschläge für umstrittene Arzneimittel

Bei der Diskussion über umstrittene Arzneimittel ist gelegentlich der Eindruck erweckt worden, daß nicht nur die Anwendung dieser Arzneimittel verzichtbar ist, sondern daß auch die Arzneimittelausgaben in diesem Sektor in vollem Umfang eingespart werden können. Diese Argumentation schießt jedoch weit über das Ziel hinaus. Therapeutisch umstrittene Arzneimittel sollten, wann immer möglich, durch wirksame Arzneimittel ersetzt werden. Nur in den Indikationsgebieten, in denen wir nicht oder noch nicht über eine wirksame Arzneitherapie verfügen, sollen andere, nichtmedikamentöse Therapieverfahren herangezogen werden, vor allem dann, wenn ihre Wirksamkeit gut belegt ist. In diesem Kontext sei noch einmal an das Beispiel des Gehtrainings und der lumeneröffnenden Maßnahmen bei Patienten mit peripheren arteriellen Durchblutungsstörungen erinnert (siehe Kapitel 23).

Bei den Indikationsgruppen, die den leistungsrechtlichen Verordnungsausschlüssen nach § 34 Abs. 1 SGB V unterliegen, können vor allem aus zwei Gründen keine anderen Arzneimittel empfohlen werden. Es handelt sich einerseits um die Behandlung geringfügiger Gesundheitsstörungen, die eine hohe Selbstheilungstendenz haben. Andererseits sind die dort aufgelisteten Arzneimittel bezüglich ihrer therapeutischen Wirksamkeit zweifelhaft. Als mögliche therapeutische Alternativen kommen vor allem nichtmedikamentöse Verfahren in Betracht, so daß die gelegentlich diskutierte Substitution durch teurere Arzneimittel aus anderen Indikationsgruppen nur wenige Einzelfälle betreffen dürfte.

Ähnlich ist die Situation bei den nicht verordnungsfähigen Arzneimitteln nach Ziffer 17.1 der Arzneimittelrichtlinien. Selbst die Ausnahmeregelungen für Anabolika für die Anwendung bei neoplastischen Erkrankungen entsprechen nicht mehr den heutigen Therapieprinzipien. Das Verordnungsvolumen dieser Arzneimittelgruppen ist im übrigen gering, so daß von einer weitgehenden Einhaltung dieser Verordnungseinschränkungen ausgegangen werden kann.

Bei den eingeschränkt verordnungsfähigen Arzneimittelgruppen nach Ziffer 17.2 der Arzneimittelrichtlinien gibt es in mehreren Fällen sinnvolle medikamentöse Alternativen, die in der Tabelle 49.5 aufgelistet sind. Ebenso stehen für die umstrittenen Arzneimittel ohne Verordnungseinschränkungen generell gut wirksame arzneitherapeutische Alternativen zur Verfügung, die in den Substitutionsvorschlägen genannt sind. Im folgenden werden kurze Erläuterungen zu den Substitutionsvorschlägen der einzelnen umstrittenen Arzneimittelgruppen gegeben.

1. Anabolika. Alle derzeit angebotenen Anabolika (Clostebol, Metenolon, Nandrolon) sind bei der Aufbereitung negativ bewertet worden und befinden sich auf dem Änderungsentwurf der Negativliste.

2. Analgetika-Kombinationen. Hier handelt es sich um die Kombinationen von Analgetika mit anderen Stoffen, die im neuen Entwurf

Tabelle 49.5: Substitutionsvorschläge für umstrittene Arzneimittel
Bei Substitutionsvorschlägen durch nichtmedikamentöse Therapie sind die Substitutionskosten nicht bezifferbar (n. b.)

Nr.	Umstrittene Arzneimittel	DDD Mio.	Umsatz Mio. DM	Substitutionsvorschlag	DDD-Kosten	Umsatz Mio. DM
1	Anabolika	4,0	4,3	Leistungsauschluß		–
2	Analgetika-Komb.	3,5	5,0	z. B. Paracetamol	0,86	5,8
3	Antacida-Komb.	12,7	30,4	z. B. Ranitidin	1,10	14,0
4	Antianämika-Komb.	8,7	7,5	z. B. Eisen(II)-sulfat	0,95	8,3
5	Antiarrhythmika-Komb.	10,2	24,6	z. B. Chinidin	5,36	54,7
6	Antiarthrotika u. Antiphlogistika	85,4	146,5	z. B. Diclofenac	0,61	52,1
7	Antidementiva	283,9	523,1	Nichtmedikamentös		n. b.
8	Antidiarrhoika (sonst.)	5,1	17,9	z. B. Loperamid	3,10	75,3
9	Antidysmenorrhoika	34,5	14,2	z. B. Ibuprofen	1,26	56,4
10	Antiemetika-Komb.	44,5	47,8	z. B. Dimenhydrinat	1,93	85,9
11	Antihistaminika (topische)	13,5	17,3	topisches Corticoid	0,88	11,9
12	Antihypotonika	138,4	149,4	Nichtmedikamentös		n. b.
13	Antikataraktika	68,6	10,8	Nichtmedikamentös		n. b.
14	Antitussiva-Komb.	18,3	44,0	z. B. Codein	2,25	41,2
15	Benzocain	7,0	2,1	Basiszubereitungen	0,61	4,3
16	Bufexamac	25,7	18,8	Harnstoffpräparate	0,50	12,9
17	Carminativa	31,3	75,3	Nichtmedikamentös		n. b.
18	Cholagoga	40,2	37,6	Nichtmedikamentös		n. b.
19	Clofibrinsäureester	15,9	25,1	z. B. Gemfibrozil	2,13	33,9
20	Corticosteroid-Komb.	0,8	3,2	z. B. Triamcinolon	0,39	0,3
21	Darmfloramittel	24,3	80,4	z. B. Loperamid	3,10	75,3
22	Dermatika (sonstige)	226,9	157,1	Basiszubereitungen	0,61	138,7
23	Dexpanthenol (oral, i. v.)	1,3	1,5	z. B. Metoclopramid	1,00	1,3
24	Durchblutungsförd. Mittel	249,4	326,7	Nichtmedikamentös		n. b.
25	Enzym-Komb. (oral)	31,7	71,5	Pankreatin	9,15	290,1
26	Expektorantien	659,8	709,1	Leistungsausschluß		–
27	Expektorantien m. Antitussiva	1,2	2,9	z. B. Codein	2,25	2,7
28	Grippemittel	63,7	34,0	Leistungsausschluß		–
29	Hämorrhoidenmittel	39,4	65,4	z. B. Lidocain	1,49	58,7
30	Hypnotika (pflanzliche)	73,2	69,0	z. B. Diphenhydramin	0,47	34,4
31	Immunstimulantien	74,4	135,9	Nichtmedikamentös		n. b.
32	Kardiaka (pflanzliche)	158,8	114,2	z. B. Digitoxin	0,20	31,8

Tabelle 49.5: Substitutionsvorschläge für umstrittene Arzneimittel (Fortsetzung)

Nr.	Umstrittene Arzneimittel	DDD Mio.	Umsatz Mio. DM	Substitutionsvorschlag	DDD-Kosten	Umsatz Mio. DM
33	Klimakteriumstherapeutika	77,9	45,7	Hormonsubstitut.	0,64	49,9
34	Koronardilatatoren	14,8	18,6	Isosorbiddinitrat	0,58	8,6
35	Laxantien	175,0	100,0	Leistungsausschluß		–
36	Lebertherapeutika	15,5	65,2	Nichtmedikamentös		n. b.
37	Lipidsenker (andere)	7,5	14,1	z. B. Gemfibrozil	2,13	16,0
38	Magnesiumpräparate	197,8	179,9	Nichtmedikamentös		n. b.
39	Methylxanthin-Komb.	3,3	7,2	z. B. Theophyllin	0,79	2,6
40	Migänemittel-Komb.	30,9	51,0	z. B. Paracetamol	0,86	26,6
41	Motilitätssteigernde Mittel (pfl.)	34,2	19,9	z. B. Metoclopramid	1,00	34,2
42	Mund- u. Rachenther.	83,9	80,4	Leistungsausschluß		
43	Muskelrelaxantien-Komb.	1,3	3,8	z. B. Tetrazepam	1,79	2,3
44	Neuropathiepräparate	147,9	299,7	z. B. Amitriptylin	0,85	125,7
45	Nitrofurantoinpräparate	11,3	20,0	z. B. Co-trimoxazol	1,09	6,9
46	Ophthalmika (sonstige)	277,5	119,9	Filmbildner	0,23	63,8
47	Opipramol	33,4	54,3	z. B. Amitriptylin	0,85	28,4
48	Prostatamittel (pflanzl.)	215,9	194,0	z. B. Tamsulosin	2,08	449,1
49	Psychopharmaka (pflanzliche)	165,7	166,4	z. B. Amitriptylin	0,85	140,8
50	Rheumamittel (Externa)	390,1	277,7	z. B. Diclofenac	0,61	238,0
51	Rhinologika-Komb.	129,6	73,2	z. B. Xylometazolin	0,23	29,8
52	Spasmolytika (oral, rektal)	52,6	120,4	z. B. Atropin	0,76	39,7
53	Urologika (pflanzliche)	49,5	80,3	z. B. Co-trimoxazol	1,09	54,0
54	Urologika (Spasmolytika)	40,2	151,2	nichtmedikamentös		n. b.
55	Venentherapeutika	352,2	287,9	Kompression		n. b.
56	Vitamin-Kombinationen	29,5	38,6	Leitungsausschluß		-
57	Vitamine m. Antirheumatika	8,7	16,7	z. B. Diclofenac	0,61	5,5
58	Weitere Einzelpräparate	10,1	21,9	Substitution		21,9
	Summe	5012,3	5481,1	Summe		2437,2

der Arzneimittelrichtlinien enthalten sind. Ausgenommen sind die sinnvollen Tilidin-Naloxonkombinationen und Codein-Paracetamolkombinationen. In dieser Gruppe sind nur noch wenige Präparate vertreten (s. Tabelle 2.5). Die meisten Vertreter dieser Gruppe sind nach dem Inkrafttreten der ersten Negativliste im Jahre 1991 vom Markt verschwunden. Die verbliebenen Mittel können ohne Probleme durch Monopräparate aus der Gruppe der nichtopioiden Analgetika substituiert werden, wie z. B. Paracetamol.

3. Antacida-Kombinationen mit anderen Stoffen. Viele dieser Kombinationen sind nach dem Inkrafttreten der ersten Negativliste vom Markt verschwunden. Die verbliebenen Mittel enthalten Kombinationspartner wie Lokalanästhetika, Spasmolytika und Simethicon (s. Tabelle 33.3). Überzeugende Belege für zusätzliche Wirkungen dieser Bestandteile, die über den Neutralisationseffekt der Antacidakomponente hinausgehen, liegen nicht vor. Bei der Therapie säurebedingter Magenbeschwerden werden diese Arzneimittelkombinationen zunehmend durch die besser wirksamen H_2-Antagonisten (z. B. Ranitidin) ersetzt, die außerdem preisgünstiger als die klassischen Monoantacida sind. Darüber hinaus sind die Antacida bei der Therapie peptischer Ulzera durch die moderne Eradikationstherapie des Helicobacter pylori weitgehend entbehrlich geworden.

4. Antianämika-Kombinationen. Vitamine, Aminosäuren und Mineralstoffe sind als Kombinationsbestandteile von Eisenpräparaten unnötig, da sie den therapeutischen Effekt einer oralen Eisentherapie nicht verbessern. Ausgenommen sind die Zweierkombinationen aus Eisensulfat und Folsäure, die zur Prophylaxe in der Schwangerschaft eingesetzt werden (s. Tabelle 4.2). Einige Präparate sind jedoch bezüglich der Eisensulfatkomponente unnötig hoch dosiert und beeinträchtigen dadurch die Verträglichkeit. Auch orale Eisen-III-Präparate sollen zweckmäßigerweise durch die besser resorbierbaren und kostengünstigeren Eisen(II)-sulfatpräparate ersetzt werden.

5. Antiarrhythmika-Kombinationen. Das Kombinationspräparat *Cordichin* ist bereits in seinen Anwendungsgebieten erheblich eingeschränkt worden (s. Kapitel 5). Da diese fixe Kombination unter die erste Änderungsverordnung der Negativliste fällt, wird als Substitution Chinidin vorgeschlagen. Bei bestimmten supraventrikulären Arrhythmien ist alternativ auch die Gabe von Verapamil möglich.

6. Antiarthrotika und sonstige Antiphlogistika. In dieser Gruppe sind Arzneimittel zusammengefaßt worden, die nach der Ziffer 17.2 AMR als Chondroprotektiva und Antiarthrotika bezeichnet werden.

Die umstrittene Wirksamkeit dieser Präparate ist im Kapitel 15 begründet worden. Zur Substitution wird als wirksames nichtsteroidales Antiphlogistikum mit relativ guter Verträglichkeit z. B. systemisch appliziertes Diclofenac vorgeschlagen, sofern es nicht sowieso bereits gleichzeitig verordnet wurde.

7. Antidementiva. Hier könnte die Substitution mit wirksamen Cholinesterasehemmstoffen empfohlen werden. Als erster Vertreter mit einem akzeptablen Nebenwirkungsprofil ist im Oktober 1997 in Deutschland Donepezil (*Aricept*) zugelassen worden, das im Gegensatz zu Tacrin bisher keine hepatotoxischen Nebenwirkungen gezeigt hat. Das Ausmaß der Wirksamkeit von Donezepil erreichte bisher trotz statistischer Signifikanz nicht die durch ein Expertenkommitee vorgegebene klinische Relevanz (Rogers et al. 1998). Aus diesem Grunde kann dieses neue Präparat noch nicht für eine generelle Verordnung empfohlen werden. Hier sollten weitere Studien und praktische Erfahrungen abgewartet werden.

8. Antidiarrhoika (sonstige). Eine große Gruppe der sonstigen Antidiarrhoika bilden die Mittel zur Regulation der Darmflora, die bereits seit 1993 zu den eingeschränkt verordnungsfähigen Arzneimitteln gemäß Ziffer 17.2 AMR gehören und daher gesondert abgehandelt werden (s. Darmfloramittel). Aber auch für weitere Untergruppen der sonstigen Antidiarrhoika (s. Kapitel 33), insbesondere Adsorbentien, liegen keine den heutigen Anforderungen entsprechenden klinischen Studien vor, die eine Wirksamkeit belegen. Bei akuter Diarrhö sind Nahrungspause, Flüssigkeitszufuhr und ggf. die orale Rehydratation mit einer Elektrolyt-Glukoselösung die wichtigsten therapeutischen Maßnahmen. Falls zusätzlich eine Arzneitherapie bei Berufstätigen (z. B. Busfahrer, Fließbandarbeiter) erforderlich ist, werden als wirksame Mittel Motilitätshemmer vom Typ des Loperamid für eine kurzfristige symptomatische Therapie vorgeschlagen.

9. Antidysmenorrhoika. Die schmerzhaften Uteruskontraktionen der Dysmenorrhö werden durch eine verstärkte Bildung von Prostaglandinen ausgelöst und können durch Cyclooxygenasehemmer wirksam behandelt werden. Homöopathische und pflanzliche Antidysmenorrhoika, die bis 1993 zur Behandlung von Menstruationsstörungen angeboten wurden, haben allenfalls Placebowirkungen. Als Substitution für diese Mittel kommen daher Prostaglandinsynthesehemmer wie Acetylsalicylsäure oder Ibuprofen in Frage.

10. Antiemetika-Kombinationen. Die meisten Verordnungen entfallen auf das homöopathische Komplexmittel *Vertigo-Heel*. Fixe homöopathische Kombinationen werden auch von den Anhängern der Hahnemannschen Homöopathie abgelehnt. Als sinnvolles Monopräparat wird Diphenhydramin zur Substitution vorgeschlagen.

11. Topische Antihistaminika. Die topische Anwendung von Antihistaminika zur Juckreizstillung ist aus dermatologischer Sicht wegen der allergenen Potenz dieser Mittel auf der Haut seit langem umstritten (s. Kapitel 3). Bei chronischem Ekzem ist die kurzfristige Behandlung mit topischen Corticosteroiden eine sinnvolle Alternative, bei stark juckenden Insektenstichen reicht oft die lokale Kühlung oder ggf. ein systemisches Antihistaminikum.

12. Antihypotonika. Für diese Indikationsgruppe werden primär nichtmedikamentöse Maßnahmen in Form von physikalischer Therapie sowie erhöhte Flüssigkeits- und gegebenenfalls Kochsalzzufuhr vorgeschlagen. Sympathomimetika sind wegen ihrer tachyphylaktischen Wirkung für eine langfristige Gabe nicht geeignet.

13. Antikataraktika. Nach der allgemein vertretenen Lehrmeinung läßt sich eine Katarakt mit den bisher verfügbaren Arzneimitteln nicht medikamentös beeinflussen (s. Kapitel 38). Bei deutlicher Beeinträchtigung des Sehens ist die einzig sinnvolle Therapie die Operation.

14. Antitussiva-Kombinationen. Diese Kombinationspräparate sind nach der Negativliste ausgeschlossen, soweit sie Expektorantien und Antitussiva enthalten. Darüber hinaus gibt es noch weitere Antitussivakombinationen, die Antihistaminika und Alphasympathomimetika enthalten. Ihr Nutzen ist nicht gesichert (s. Kapitel 16). Wenn unproduktiver Reizhusten die Nachtruhe massiv stört, wird die Substitution mit einem Monopräparat (z. B. Codein) vorgeschlagen, bei bronchialer Hyperreaktivität bei Asthmapatienten ggf. auch inhalative Glucocorticoide.

15. Benzocain. Der topische Einsatz von Benzocain wird wegen der geringen antipruritischen Potenz und der Neigung zu Kontaktallergien in der Dermatologie weitgehend abgelehnt (s. Kapitel 21).

16. Bufexamac. Die klinische Wirksamkeit von Bufexamac zur Entzündungshemmung und Juckreizstillung wird uneinheitlich beurteilt (s. Kapitel 21). Bei zweifelhaftem Nutzen besteht auch hier das Risiko von Kontaktallergien. Bei Pruritus werden daher wirkstofffreie Präparate empfohlen.

17. Carminativa. Simethicon wird unter anderem bei Meteorismus und zur Entleerung abnormer Gasansammlungen im Gastrointestinaltrakt empfohlen. Dieser Entschäumer ist auch speziell bei Kindern klinisch geprüft worden, war aber nicht besser als Placebo (s. Kapitel 33). Die Behandlung solcher Störungen erfolgt üblicherweise nichtmedikamentös.

18. Cholagoga. Cholagoga und andere Gallenwegstherapeutika aus der Gruppe der pflanzlichen Arzneimittel und der Gallenblasenextrakte sind bei Leber- und Gallenwegskrankheiten umstritten, weil eine Wirksamkeit nicht nachgewiesen wurde (s. Kapitel 31). Werden Gallenwegskrankheiten durch Gallensteine ausgelöst, werden sie heute überwiegend minimal invasiv und nur noch gelegentlich durch medikamentöse Gallensteinauflösung behandelt. Größtenteils werden diese Präparate jedoch für die Behandlung von gestörter Fettverdauung (*Cholecysmon Dragees*), Obstipation (*Chol-Kugeletten Neu Abführhilfe*) oder dyspeptischen Beschwerden (*Hepar SL*) angeboten. Hier haben sich bei falschen Diätgewohnheiten vor allem nichtmedikamentöse Verfahren in Form einer kalorienreduzierten, fettarmen und ballaststoffreichen Kost zusammen mit vermehrter Bewegung bewährt.

19. Clofibrinsäureester. Clofibrat wird für die Langzeitprophylaxe der koronaren Herzkrankheit nicht mehr empfohlen, da in Langzeitstudien eine erhöhte Gesamtmortalität durch Krebstodesfälle und Gallenblasenkrankheiten beobachtet wurde. Die Clofibrinsäureester Etofibrat und Etofyllinclofibrat haben gegenüber Clofibrat keine gesicherten Vorteile (s. Kapitel 32). Der Substitutionsvorschlag für Fibrate ist daher z. B. Gemfibrozil, dessen Wirksamkeit in der Helsinki Heart Study (1987) belegt wurde.

20. Corticosteroid-Kombinationen (Interna). Diese Kombinationspräparate werden vor allem intramuskulär, intraartikulär oder periartikulär angewendet. Die Kombination mit Vitaminen oder von mehreren Glucocorticoiden wird als nicht sinnvoll angesehen. Als Substitution wird Triamcinolonacetonid als Monopräparat vorgeschlagen, das bei intraartikulärer Injektion einen besonders langdauernden Effekt hat (s. Tabelle 20.3).

21. Darmfloramittel. Eine große Gruppe der sonstigen Antidiarrhoika bilden die Mittel zur Regulation der Darmflora einschließlich Stoffwechselprodukten, Zellen, Zellteilen und Hydrolysaten von bakteriellen Mikroorganismen, die bereits seit 1993 zu den eingeschränkt verordnungsfähigen Arzneimitteln gemäß Ziffer 17.2 AMR gehören. Zu diesen Mitteln liegen keine den heutigen Anforderungen entsprechenden klinischen Studien vor, die eine Wirksamkeit belegen (s. Kapitel 33). Als wirksame Behandlung einer akuten Diarrhö wird eine Elektrolyt- und Flüssigkeitssubstitution vorgeschlagen, ggf. Motilitätshemmer vom Typ des Loperamid für eine kurzfristige symptomatische Therapie (s. auch Nr. 8).

22. Dermatika (sonstige). Diese Arzneimittel sind im einzelnen in der Tabelle 21.13 aufgelistet. In vielen Fällen handelt es sich um unspezifische pflanzliche Dermatika mit Placebocharakter, für deren Substitution daher wirkstofffreie Basiszubereitungen vorgeschlagen werden.

23. Dexpanthenol (oral, i.v.). Dexpanthenol wurde bei gastrointestinalen Indikationen im Rahmen der Aufbereitung negativ bewertet und ist daher im Entwurf der Negativliste von 1997 enthalten.

24. Durchblutungsfördernde Mittel. Trotz zahlreicher klinischer Studien ist die therapeutische Wirksamkeit dieser Arzneimittel umstritten (s. Kapitel 23). Zur Substitution werden nichtmedikamentöse Maßnahmen vorgeschlagen, wobei im Frühstadium Gehtraining und Rauchverzicht besonders effektiv sind.

25. Enzymkombinationen (oral). Die Pankreatinkombinationen sind unter Berücksichtigung der heutigen Therapieempfehlungen erheblich unterdosiert (s. Tabelle 33.9) und sollten daher durch korrekt dosierte Monopräparate substituiert werden, soweit eine behandlungsbedürftige Pankreasinsuffizienz vorliegt. Dagegen ist eine ausreichende Substitution von Magensäure nicht möglich und auch nicht notwendig (s. Kapitel 33), so daß hier bei subjektiven Beschwerden vor allem diätetische Maßnahmen indiziert sind.

26. Expektorantien. Auch bei den Expektorantien wird die therapeutische Wirksamkeit trotz mehrerer klinischer Studien weiterhin kontrovers beurteilt, so daß die Anwendung dieser Mittel in erster Linie auf Empirie und subjektiven Eindrücken von Patienten und Ärzten beruht (s. Kapitel 16). Bei trockenem Reizhusten kann zur Schleimverflüssigung eine ausreichende Flüssigkeitszufuhr sinnvoll sein. Bei den besonders häufigen akuten virusbedingten Bronchitiden im Rahmen von Erkältungskrankheiten und grippalen Infekten sind Expektorantien für Erwachsene leistungsrechtlich ausgeschlossen.

27. Expektorantien mit Antitussiva. Diese Kombinationspräparate sind wieder in dem Entwurf der Negativliste von 1997 enthalten, weil eine gleichzeitige Förderung der Expektoration und Hemmung des Hustens, der die Expektoration von Sekret bewerkstelligen soll, sinnlos ist. Für eine notwendige Dämpfung eines schmerzhaften Reizhustens werden Antitussiva als Monopräparate empfohlen, wie z. B. Codein.

28. Grippemittel. Arzneimittel zur Anwendung bei grippalen Infekten sind gemäß § 34 Abs. 1 SGB V für Erwachsene ausgeschlossen. Insofern ist für die Grippemittel keine leistungsrechtliche Substitution erforderlich. Darüber hinaus handelt es sich bei den hauptsächlich verordneten Grippemitteln vor allem um homöopathische Komplexpräparate (*Meditonsin H, Cinnabaris Pentarkan, Gripp-Heel, Metavirulent*), die lediglich den Charakter einer Placebomedikation haben und damit auch für Kinder und Jugendliche therapeutisch entbehrlich sind.

29. Hämorrhoidenmittel. Bei dieser Arzneimittelgruppe können die zahlreichen Arzneimittelkombinationen mit Lokalanästhetika ohne Einschränkungen durch entsprechende Monopräparate zur akuten lokalen Schmerzlinderung ersetzt werden. Bei Pruritus ani wird eine sorgfältige Analhygiene, bei Pilznachweis eine antimykotische Lokaltherapie empfohlen.

30. Pflanzliche Hypnotika. Für die pflanzlichen Hypnotika stehen in der Regel wirksame Therapiealternativen zur Verfügung. Bei leichten Schlafstörungen, die nicht durch Beratung zur Schlafhygiene und durch verhaltenstherapeutische Ansätze behandelbar sind, kommen als Substitution H_1-Antihistaminika vom Typ des Diphenhydramin in Frage. Bei stärkeren Störungen können Benzodiazepine mit mittlerer Wirkungsdauer kurzfristig angewendet werden, sofern keine Benzodiazepinabhängigkeit vorliegt.

31. Immunstimulantien. Die Verordnungen dieser Arzneimittelgruppen betreffen ausschließlich bakterielle und pflanzliche Immunstimulantien, die hauptsächlich für die Prophylaxe von Erkältungskrankheiten zur Steigerung der körpereigenen Abwehr propagiert werden. Da es für diese leichteren virusbedingten Infektionen keine wirksame Arzneitherapie gibt, wird eine Substitution durch nichtmedikamentöse Maßnahmen vorgeschlagen. Bei älteren Risikopatienten ist gegebenenfalls eine Grippeschutzimpfung oder aktive Immunisierung gegen Pneumokokken indiziert.

32. Pflanzliche Kardiaka. Da die Herzglykosidkombinationen nach dem Inkrafttreten der ersten Negativliste fast ausnahmslos vom Markt verschwunden sind, gibt es nur noch pflanzliche Kardiaka in dieser Indikationsgruppe. Als wirksame Arzneimittel werden hier Herzglykoside vom Typ des Digitoxin vorgeschlagen, die vor allem in der heutigen Kombinationstherapie mit Diuretika und ACE-Hemmern eingesetzt werden (s. Kapitel 29). Digitalisglykoside sind darüber hinaus wesentlich kostengünstiger als die pflanzlichen Crataeguspräparate und die noch zahlreicher verordneten Crataegus- und Scillaextraktkombinationen.

33. Klimakteriumstherapeutika. In dieser Gruppe sind Pflanzenextrakte, Organextrakte, Bakterienpräparate und homöopathische Komplexpräparate zusammengefaßt (s. Tabelle 25.5). Die meisten Präparate sind nach Ziffer 17.2 bei klimakterischen Beschwerden nur eingeschränkt verordnungsfähig, wenn zuvor nichtmedikamentöse Maßnahmen erfolglos waren. Da aber Arzneimittel zur Hormonsubstitution bei klimakterischen Beschwerden nicht von der Verordnungseinschränkung betroffen sind, stehen sinnvolle und wirksame arzneitherapeutische Verfahren auch leistungsrechtlich zur Verfügung. Als Substitutionsvorschlag ist daher für die Klimakteriumstherapeutika der pflanzlichen Gynäkologika die Hormonsubstitution mit wirksamen Arzneimitteln angegeben.

34. Koronardilatatoren und Koronarmittelkombinationen. Diese Arzneimittelgruppe ist durch den Ausschluß zahlreicher Kombinationspräparate mit der ersten Negativliste auf eine kleine Restgruppe von Arzneimitteln geschrumpft (Tabelle 30.3). Als sinnvolle Substitution wird ein wirksames Langzeitnitrat vom Typ des Isosorbiddinitrats vorgeschlagen.

35. Laxantien. Die längerdauernde Einnahme von Laxantien wird aus medizinischen Gründen wegen des Mißbrauchsrisikos und der damit verbundenen Nebenwirkungen, insbesondere einer Verstärkung einer chronischen Obstipation, abgelehnt. Eine sinnvolle Alternative ist die nichtmedikamentöse Behandlung durch ballaststoffreiche Kost und ausreichende Flüssigkeitsaufnahme. Darüber hinaus ist diese Arzneimittelgruppe nach § 34 Abs. 1 SGB V ab dem 18. Lebensjahr mit Ausnahme von bestimmten Darmkrankheiten (z. B. Tumorleiden, Megakolon, Divertikulose) ausgeschlossen.

36. Lebertherapeutika. Die häufigste Ursache von Leberkrankheiten ist übermäßiger Alkoholgenuß. Daher ist die Alkoholabstinenz die wichtigste therapeutische Maßnahme. Bei Virushepatitis B und C wird die Viruselimination durch die Behandlung mit Interferon alfa gefördert, das in anderen Indikationsgruppen eingeordnet ist. Unter diesen speziellen Bedingungen werden vor allem für die häufigen alkoholisch bedingten Leberschäden die genannten nichtmedikamentösen Verfahren als Substitution vorgeschlagen.

37. Lipidsenker (andere). Hierbei handelt es sich um eine kleine Präparategruppe, für die ein klinischer Nutzen bisher nicht belegt wurde, der über den Effekt einer Ernährungsumstellung hinausgeht

(s. Tabelle 32.3). Obwohl bei leichten Hyperlipidämien zunächst nichtmedikamentöse Verfahren anzuwenden sind, werden als Substitutionsvorschlag wirksame Arzneimittel vom Typ des Gemfibrozils genannt, für das die Wirksamkeit belegt ist (s. Kapitel 32).

38. Magnesiumpräparate. Bei ausgeprägtem Magnesiummangel ist eine temporäre Substitution mit oralen Magnesiumpräparaten indiziert. Ein diuretikabedingter Magnesiumverlust wird sehr viel wirksamer durch kaliumsparende Diuretika verhindert als durch Magnesiumsupplementierung. Die starke Zunahme der Magnesiumverordnungen in den letzten zehn Jahren beruht vermutlich auf der Anwendung bei Indikationen, bei denen eine therapeutische Wirksamkeit nicht mit den heutigen Methoden nachgewiesen wurde. Für zahlreiche derartige Indikationen (Arteriosklerose, Lipidstoffwechselstörungen, Diätkuren, Streß, einseitige Ernährung, Alkoholmißbrauch, Durchblutungsstörungen, Thromboseprophylaxe, Lärmempfindlichkeit) werden in erster Linie nichtmedikamentöse Maßnahmen zur Substitution vorgeschlagen.

39. Methylxanthin-Kombinationen. Diese Gruppe von Kombinationspräparaten ist nach § 34 Abs. 1 SGB V (Negativliste) ausgeschlossen und kann ohne Probleme durch wirksame Monopräparate von Theophyllin ersetzt werden.

40. Migränemittel-Kombinationen. Für die Anfallstherapie und die Migräneprophylaxe werden nach den heutigen Therapieempfehlungen ausschließlich Monopräparate eingesetzt (s. Kapitel 34). Als Substitution für die Sekalealkaloidkombinationen und sonstigen Kombinationen (s. Tabelle 34.2) wird eine Monotherapie mit nichtopioiden Analgetika vom Typ des Paracetamol vorgeschlagen, das neben Acetylsalicylsäure und Ibuprofen seit mehreren Jahren als initiale Standardtherapie der leichten Migräneattacke von der Deutschen Kopfschmerzgesellschaft empfohlen wird.

41. Motilitätssteigernde pflanzliche Mittel. Der Großteil der Verordnungen entfällt auf Kombinationspräparate (s. Tabelle 33.7), für die keine adäquaten klinischen Studien vorliegen und die wegen der Vielzahl der Bestandteile nicht mit ausreichender Sicherheit beurteilt werden können (s. Kapitel 33). Bei funktionellen motilitätsbedingten Magen-Darmstörungen sind in erster Linie nichtmedikamentöse Verfahren indiziert, ggf. wird zur Substitution dieser Präparate z. B. Metoclopramid als wirksames Prokinetikum vorgeschlagen.

42. Mund- und Rachentherapeutika. Bis auf die wirksamen Antimykotika zur lokalen Behandlung von Pilzinfektionen des Mund- und

Rachenraumes ist die Wirksamkeit dieser Mittel zweifelhaft (s. Kapitel 36). Alle diese Arzneimittel sind nach § 34 Abs. 1 SGB V aus der Leistungspflicht ausgeschlossen.

43. Muskelrelaxantien-Kombinationen. Durch die 1996 erfolgte Marktrücknahme der Chlormezanonkombinationen ist das Problem dieser Arzneimittelgruppe weitgehend gelöst. Als Substitution wird z. B. Tetrazepam aus der Gruppe der Benzodiazepine vorgeschlagen.

44. Neuropathiepräparate. Neben den Kombinationen mit neurotropen Vitaminen ist die α-Liponsäure der Hauptvertreter der Neuropathiepräparate (s. Tabelle 47.2). Bei der diabetischen Neuropathie ist bisher nicht gesichert, ob die Behandlung mit α-Liponsäure an die Erfolge der Therapie mit trizyklischen Antidepressiva heranreicht. Gelegentliche Besserungen sind vor dem Hintergrund der hohen Placeboquote von 40 % bei diesem Schmerzsyndrom zu beurteilen. Aufgrund einer nachgewiesenen Wirksamkeit wird hier als Substitutionsvorschlag ein Präparat aus der Gruppe der trizyklischen Antidepressiva, z. B. Amitriptylin, genannt, was zugleich mit einer erheblichen Kosteneinsparung verbunden ist.

45. Nitrofurantoinpräparate. Von führenden Infektologen wird schon seit langem ein Verbot dieser relativ schwach wirksamen, aber in der Langzeittherapie potentiell gefährlichen Hohlraumchemotherapeutika gefordert (s. Kapitel 45). Daher wird eine Substitution durch sicher wirksame Chemotherapeutika, z. B. Co-trimoxazol, empfohlen.

46. Ophthalmika (sonstige). In dieser Arzneimittelgruppe sind Antikataraktika, topische Vitaminpräparate, durchblutungsfördernde Mittel und sonstige nicht klassifizierbare Präparate zusammengefaßt worden (s. Tabelle 38.9). Für alle diese Mittel liegen keine Wirksamkeitsbelege vor. Über Calciumdobesilat wurde kürzlich eine negative Studie publiziert (s. Kapitel 38). Bei schwerer diabetischer Retinopathie steht daher die Behandlung der Grundkrankheit im Vordergrund. Bei der proliferativen diabetischen Vitreoretinopathie hat sich die panretinale Laserkoagulation bewährt. Die zahlreichen topischen Vitaminpräparate werden lediglich als adjuvante Therapie angewendet und sind somit nicht sinnvoll zu substituieren.

47. Opipramol. Die antidepressive Wirksamkeit dieser trizyklischen Verbindung ist nicht ausreichend belegt. Daher wurde Opipramol von der zuständigen Aufbereitungskommission negativ bewertet (s. Kapitel 40). Als Alternative wird ein wirksames Antidepressivum wie z. B. Amitriptylin vorgeschlagen.

48. Pflanzliche Prostatamittel. Mit der Entwicklung der selektiven Alpha$_1$-Rezeptorenblocker steht erstmals eine wirksame Arzneitherapie für die beginnenden Beschwerden der benignen Prostatahyperplasie zur Verfügung. Mit den zahlreichen pflanzlichen Prostatamitteln sind dagegen kaum mehr als Placeboeffekte erzielbar (s. Kapitel 44). Die Umstellung auf eine wirksame Arzneitherapie ist mit erheblichen Mehrkosten in Höhe von ca. 250 Mio. DM pro Jahr verbunden, wobei allerdings eine Therapienotwendigkiet zu überprüfen ist, weil bereits bei mäßiger Symptomatik durch eine Prostataresektion wesentlich günstigere Ergebnisse als durch beobachtendes Abwarten erzielt wurden.

49. Pflanzliche Psychopharmaka. Die Anwendung von Phytotherapeutika ist nach dem heutigen Wissensstand mit einer Placebotherapie gleichzusetzen, weil eine Gleichwirksamkeit mit wirksamen Antidepressiva und Tranquillantien nicht erbracht ist (Benkert und Hippius 1996). Für alle diese Präparate stehen wirksame Alternativen zur Verfügung. Bei allen depressiven Syndromen können erprobte Arzneimittel aus der Gruppe der trizyklischen Antidepressiva eingesetzt werden. Daher wird hier als eine mehrerer Substitutionsmöglichkeiten z. B. Amitriptylin vorgeschlagen. Bei Angst- und Spannungszuständen können kurzfristig für einige Tage Benzodiazepine (z. B. Oxazepam) indiziert sein, da sie rasch wirken und eine große therapeutische Breite haben. Als gleichwertiges nichtmedikamentöses Verfahren ist auch die kognitive Verhaltenstherapie zu nennen.

50. Rheumamittel (Externa). Die marginale Wirksamkeit dieser Präparate ist im Kapitel 15 dargestellt worden. Als wirksame Substitution werden nichtsteroidale Antiphlogistika vom Typ des Diclofenac in oralen Arzneiformen vorgeschlagen. Oft wird jedoch auf dem gleichen Rezept nicht nur ein antirheumatisches Externum sondern auch ein systemisches Antirheumatikum verordnet, so daß in diesen Fällen durch das Weglassen der Rheumasalbe die Einsparung deutlich größer ist.

51. Rhinologika-Kombinationen. Bei diesen Präparaten handelt es sich überwiegend um topisch und systemisch applizierbare Kombinationen von Alphasympathomimetika, die sinnvollerweise durch entsprechende Monopräparate vom Typ des Xylometazolins ersetzt werden sollten. Ein großer Teil der Verordnungen entfällt auch auf homöopathische Komplexpräparate, die ausschließlich Placebocharakter haben. Soweit diese Präparate zur Behandlung von Sinusitiden eingesetzt werden sollen, ist auch hier eine kurzfristige Gabe von Alphasympathomimetika als Substitution begründbar.

52. Spasmolytika (oral, rektal). Die therapeutischen Analysen dieser Arzneimittelgruppe haben überraschenderweise ergeben, daß unter den häufig verordneten Arzneimitteln keine Präparate mit ausreichend belegter Wirksamkeit für die orale oder rektale Applikation vertreten sind. In mehreren Fällen wurde in kontrollierten Untersuchungen gezeigt, daß die Substanzen keine Überlegenheit gegenüber Placebo aufwiesen. Mit Ausnahme der gut resorbierbaren natürlichen Belladonnaalkaloide und anderer tertiärer Anticholinergika sind damit die nicht parenteral angewendeten Spasmolytika zu den Arzneimitteln mit umstrittener Wirksamkeit zu rechnen. Die einzelnen Präparate sind in Kapitel 44 (Spasmolytika) bewertet worden.

53. Pflanzliche Urologika. Diese Mittel werden häufig als Adjuvans zur Antibiotikatherapie bei Harnwegsinfektionen empfohlen und sind damit grundsätzlich entbehrlich, zumal die oft auch gleichzeitig empfohlene Anwendung als „Durchspülungstherapie" problemlos durch ausreichende Flüssigkeitszufuhr erreicht werden kann. Zur Sicherheit wurde hier trotzdem als chemotherapeutisches Standardtherapeutikum Co-trimoxazol zur Substitution empfohlen, das erheblich billiger ist als die überteuerten ineffektiven Pflanzenextrakte.

54. Urologische Spasmolytika. Mehrere Anticholinergika werden bei zahlreichen unspezifischen Symptomen (Dysurie, Reizblase, Tenesmen) empfohlen. In einigen kontrollierten Studien wurden geringfügige Besserungen urodynamischer Parameter beobachtet, als entscheidendes Symptom wurde jedoch die Inkontinenz nicht wesentlich gebessert (Kapitel 45). Mangels wirksamer therapeutischer Alternativen wird eine nichtmedikamentöse Therapie vorgeschlagen.

55. Venentherapeutika. Bei ausgeprägter Varikosis stehen neben der Kompressionstherapie operative Maßnahmen im Vordergrund. Auch bei chronisch venöser Insuffizienz ist die Kompression die Therapie der Wahl (s. Kapitel 46). Die überaus kostenträchtigen Venentherapeutika können die Kompressionstherapie nicht verbessern und schon gar nicht ersetzen. Insofern gibt es für diese Arzneimittelgruppe keine effektive arzneitherapeutische Alternative.

56. Vitamin-Kombinationen. Fixe Vitaminkombinationen gehören mit Ausnahme der Vitamin-D-Fluoridkombinationen zu den Arzneimitteln, die nach Ziffer 17.1 AMR nicht verordnet werden dürfen. Weiterhin gehören alle Vitaminpräparate mit Ausnahme bei Vitaminmangelzuständen zu den nach 17.2 AMR ausgeschlossenen Arzneimitteln. Die Vitamin-E-Kombinationen nehmen andere Anwendungsgebiete in Anspruch, für die keine klinisch gesicherten Wirksamkeitsbelege vorliegen (Durchblutungsstörungen, Leistungsschwäche, Wirbelsäulensyndrom). Unabhängig von dem Leistungsausschluß sind auch dafür keine sinnvollen Substitutionsvorschläge möglich.

57. *Vitamine mit Antirheumatika.* In dieser Gruppe sind nichtsteroidale Antiphlogistika-Kombinationen mit Vitaminen (s. Tabelle 15.4) zusammengefaßt worden. Diese Kombinationspräparate sind nach § 34 Abs. 1 SGB V (Negativliste) ausgeschlossen und können ohne Probleme durch Monopräparate der nichtsteroidalen Antiphlogistika ersetzt werden, wie z. B. Diclofenac.

58. *Weitere Einzelpräparate.* Diese Restgruppe umfaßt weitere Einzelpräparate mit kleinen Verordnungsvolumina, die nach sehr starken Verordnungsabnahmen 1997 größtenteils weniger als 20000 Verordnungen aufwiesen und daher nicht weiter aufgegliedert werden.

Die pharmakologisch-therapeutische Analyse der Arzneimittel mit umstrittener Wirksamkeit hat ergeben, daß unter Zugrundelegung der Verordnungsdaten des Jahres 1997 etwa 70 % des Verordnungsvolumens Einschränkungen unterliegen, die gesetzlich festgelegt sind oder als Entwurf vom Bundesausschuß der Ärzte und Krankenkassen zur Anhörung vorgelegt worden sind. Von den genannten Verordnungseinschränkungen ist 1997 ein Verordnungsvolumen von 3,8 Mrd. DM betroffen (Tabelle 49.6). Vergleicht man das entsprechende Umsatzvolumen des Jahres 1996, so ergibt sich eine Minderausgabe von 1,2 Mrd. DM. Das bedeutet, daß 1997 23 % weniger umstrittene Arzneimittel verordnet wurden, für die Verordnungseinschränkungen bestehen oder geplant sind.

Einsparmöglichkeiten

Auffällig ist die bisherige Verordnungsentwicklung in dem Bereich der umstrittenen Arzneimittel, für die erst 1998 weitere Verordnungseinschränkungen eingeführt werden sollen. Hier gingen die Arzneimittelausgaben um ca. 200 Mio. DM zurück, d. h. prozentual etwa genauso stark wie der bisher schon gesetzlich geregelte Bereich. Dieser Rückgang kann als Hinweis dafür gewertet werden, daß die Ärzteschaft schon vor der Einführung gesetzlicher Maßnahmen aus eigener Initiative eine zurückhaltende Verordnung dieser umstrittenen Arzneimittel für therapeutisch vertretbar hält.

Tabelle 49.6: Einsparpotentiale bei umstrittenen Arzneimitteln 1997

Arzneimittelgruppe	Umsatz 1997 Mio. DM	Umsatz 1996 Mio. DM	Differenz 1997 Mio. DM
Gesetzliche Einschränkungen			
Ausschlüsse nach § 34 Abs. 1 SGB V	923,6	1148,8	225,2
Ausschlüsse nach § 34 Abs. 3 SGB V	54,5	69,9	15,4
Einschränkungen nach AMR Ziffer 17.1	42,9	57,5	14,6
Einschränkungen nach AMR Ziffer 17.2	1252,4	1701,6	449,2
Einschränkungen nach AMR (Entwurf)	645,3	843,5	198,2
Einschränkungen nach Preisvergleichsliste	882,6	1144,7	262,1
	3801,3	4966,0	1164,7
Ohne Verordnungseinschränkungen			
Pflanzliche Arzneimittel	643,9	769,3	125,4
Weitere Arzneimittelgruppen	917,4	1023,9	106,5
Einzelpräparate	118,6	151,7	33,1
	1679,8	1944,2	264,4
Gesamtkosten umstrittener Arzneimittel	5481,1	6910,2	1429,1
Substitution durch wirksame Arzneimittel	2437,2		
Einsparpotential	**3043,9**		

Ein ähnliches Phänomen ist auch bei solchen umstrittenen Arzneimitteln zu beobachten, die bisher keinen gesetzlichen Einschränkungen unterliegen. Das Verordnungsvolumen dieses Bereichs betrug 1997 1,7 Mrd. DM mit einer Abnahme um ca. 14 % gegenüber dem Vorjahr (Tabelle 49.4). Damit sind die Minderausgaben zwar geringer als in dem gesetzlich geregelten Bereich, aber höher als im Gesamtmarkt. Die Minderausgaben der uneingeschränkt verordnungsfähigen umstrittenen Arzneimittel betrug 1997 ca. 265 Mio. DM.

Zusammengenommen wurden 1997 umstrittene Arzneimittel mit einem Umsatz von 1,4 Mrd. DM weniger verordnet (Tabelle 49.6). Das noch verbleibende Umsatzvolumen der umstrittenen Arzneimittel in Höhe von ca. 5,5 Mrd. DM ist, wie bereits erwähnt, nicht in vollem Umfang für Einsparungen verfügbar, weil ein großer Teil durch wirksame Arzneimittel ersetzt werden kann. Die in der Tabelle 49.5 aufgeführten Substitutionsvorschläge ergeben einen Gesamtbetrag von ca. 2,4 Mrd. DM, woraus sich insgesamt ein verbleibendes Einsparvolumen von 3,0 Mrd. DM berechnet.

In vielen Fällen werden mit den Substitutionsvorschlägen zusätzliche Einsparmöglichkeiten gegenüber den umstrittenen Arzneimitteln möglich. Das zeigt sich insbesondere bei den pflanzlichen Arzneimittelgruppen, die entgegen landläufiger Meinung keineswegs preiswert, sondern im Vergleich zu den wirksamen Arzneimitteln oft teurer sind. So können bei pflanzlichen Hypnotika 35 Mio. DM, pflanzlichen Kardiaka 82 Mio. DM, pflanzlichen Psychopharmaka 26 Mio. DM und pflanzlichen Urologika 26 Mio. DM, d. h. zusammen 169 Mio. DM durch Umstellung auf wirksame Arzneimittel eingespart werden.

Bei den Substitutionsvorschlägen gibt es aber auch mehrere Beispiele für Mehrkosten durch Umstellung der Therapie von umstrittenen auf wirksame Arzneimittel. Dazu gehören pflanzliche Prostatamittel mit Mehrkosten von 255 Mio. DM durch Verwendung von wirksamen $Alpha_1$-Rezeptorenblockern sowie Enzymkombinationspräparate, die fast ausnahmslos erheblich unterdosiert sind, mit Mehrkosten von 219 Mio. DM.

In den vergangenen fünf Jahren ist das Verordnungsvolumen umstrittener Arzneimittel von 9,4 auf 5,5 Mrd. zurückgegangen, d. h. jährlich um rund 800 Mio. DM. Wenn sich diese Entwicklung auch zukünftig fortsetzen sollte, wären die noch bestehenden Einsparmöglichkeiten in Höhe von 3,0 Mrd. DM in 3–4 Jahren voll ausgeschöpft. Damit steht auch in Zukunft immer noch ein erhebliches Umsatzvolumen für die Modernisierung der Arzneitherapie zur Verfügung. Man muß sich aber auch darüber im Klaren sein, daß durch die tiefgreifende Umstrukturierung der Arzneitherapie in den letzten fünf Jahren mehr als die Hälfte der bestehenden Rationalisierungsreserven bei den umstrittenen Arzneimitteln bereits realisiert worden ist. Ob dieser Weg erfolgreich fortgesetzt werden kann, hängt unter anderem davon ab, ob es der Ärzteschaft auch weiterhin gelingt, die Patienten von dem strikten Sparkurs zu überzeugen. Vielerorts wird die Auffassung vertreten, daß weitere Einsparungen bei umstrittenen Arzneimitteln nur möglich sind, wenn diese Bemühungen durch gesetzliche Maßnahmen flankiert werden.

Hinzu kommt ein erheblicher Mehrbedarf für den therapeutischen Einsatz von neuen Arzneimitteln, die beispielsweise nur auf dem Sektor der Spezialpräparate in den letzten fünf Jahren Mehrkosten von 2,9 Mrd. DM verursacht haben. Nach Ausschöpfung der bisherigen Rationalisierungspotentiale bei den umstrittenen Arzneimitteln ist daher in den nächsten Jahren ein direkter Kostenschub durch Neueinführung von Arzneimitteln zu erwarten. Daher sollte schon jetzt mit einer entsprechenden Vorausplanung für die zukünftigen Kostenbelastungen begonnen werden, wenn auch in Zukunft eine kontinuierliche Modernisierung der Arzneitherapie durch innovative Wirkstoffe gewährleistet sein soll.

Literatur

Aschenbrenner R. (1976): Unordnung statt Neuordnung. Dtsch. Ärztebl. 25: 1655–1656.
Benkert O., Hippius H. (1996): Psychiatrische Pharmakotherapie, 6. Aufl., Springer, Berlin Heidelberg New York, S. 338.
Buchheim R. (1859): Arzneimittellehre. Verlag Leopold Voss, Leipzig.
Bundesgesundheitsamt (1989): Transparenzlisten. MMV Medizin Verlag, München.
CPMP Working Party on Efficacy of Medical Products (1990): EEC note for guidance: Good clinical practice for trials on medicinal products in the European Community. Pharmacol. Toxicol. 67: 361–372.
Deutscher Bundestag (1976): Bericht des Ausschusses für Jugend, Familie und Gesundheit zum Entwurf eines Gesetzes zur Neuordnung des Arzneimittelrechts. 7. Wahlperiode, Drucksache 7/5091 vom 28.04.76.
Editorial (1969): The drug efficacy study. N. Engl. J. Med. 280: 1177–1179.
Europäisches Parlament (1987): Bericht über die Rolle der Naturheilmittel (Phytopharmaka) in der Europäischen Gemeinschaft, Ausschuß für Umweltfragen, Volksgesundheit und Verbraucherschutz. Sitzungsdokumente Dok. 12–90, 4. Juni 1987.
Fülgraff G., Gundert-Remy U. (1997): Arzneimittelrecht und Arzneimittelmarkt in der Bundesrepublik Deutschland. In: Fülgraff G., Palm D. (Hrsg.): Pharmakotherapie – Klinische Pharmakologie, 10. Aufl., Gustav Fischer Verlag, Stuttgart Jena New York, S. 2–14.
Helsinki Heart Study (1987): Primary-prevention trial with gemfibrozil in middle-aged men with dyslipidemia. N. Engl. J. Med. 317: 1237–1245.
Heubner W. (1931): Arznei als Wert. Verlag Julius Springer, Berlin.
N.N. (1997): BMG beanstandet neue Arzneimittelrichtlinien. Pharm. Ztg. 142: 694–696.
Rogers S. L., Farlow M. R., Doody R. S., Mohs R., Friedhoff L. T., The Donezepil Study Group (1998): A 24-week, double-blind, placebo-controlled trial of donezepil in patients with Alzheimer's disease. Neurology 50: 136–145.
The Cardiac Arrhythmia Suppression Trial (CAST) Investigators (1989): Preliminary report: Effect of encainide and flecainide on mortality in a randomized trial of arrhythmia suppression after myocardial infarction. N. Engl. J. Med. 321: 406–412.
Thiele A., Beckmann J. (1998): Formalstatus von Arzneimitteln in Deutschland. Pharm. Ztg. 143: 48–50.
Transparenzkommission (1983): Transparenzliste für das Teilgebiet periphere arterielle Durchblutungsstörungen. Bundesanzeiger Nr. 169 vom 9.9.1983.
Wilson J. D., Griffin J. E. (1980): The use and misuse of androgens. Metabolism 29: 1278–1295.

50 Der Arzneimittelmarkt in der Bundesrepublik Deutschland

H. Schröder und G. W. Selke

Der Arzneimittelmarkt in der Bundesrepublik Deutschland im Jahre 1997 ist gekennzeichnet von den Änderungen, die die gesetzlichen Regelungen des ersten und zweiten GKV-Neuordnungsgesetzes (NOG) nach sich gezogen haben. So wurde im ersten Halbjahr die Zuzahlung nach Packungsgröße um 1 DM und ab dem 2. Halbjahr um weitere 5 DM je Packungsgröße nach oben gesetzt. Dies hat zu starken Verwerfungen innerhalb des Arzneimittelmarktes geführt, da – wie zu erwarten war – die Verordnungen nach einem Vorzieheffekt im Juni 1997 zum Juli 1997 um über 20 Prozent nach unten gingen (vgl. Abbildung 1 im Einleitungskapitel). Im Jahresmittel hat dies sogar zu noch stärkeren Verordnungsrückgängen geführt als in den von den Auswirkungen des Gesundheitsstrukturgesetzes (GSG) betroffenen Jahren seit 1993. Dabei setzt sich der deutliche Trend hin zu teuren Arzneimitteln auch im Jahre 1997 weiter fort. Dies weist möglicherweise verstärkt auf die Frage der Zuweisung teurer Arzneimittel angesichts knapper finanzieller Ressourcen: Welche Arzneimittel kann sich das Solidarsystem Gesetzliche Krankenversicherung (GKV) zukünftig noch leisten? Dabei scheint es sich nicht um unlösbare Probleme zu handeln, da angesichts beträchtlicher Wirtschaftlichkeitsreserven in verschiedenen Marktsegmenten des GKV-Fertigarzneimittelmarktes eine rationale Arzneimittelversorgung in der Bundesrepublik Deutschland – trotz möglicherweise schwindender finanzieller Ressourcen – nicht auf dem Spiel steht. „Rationierung ersetzt Rationalität, wenn sich Mangel an Geld zum Mangel an Vernunft gesellt." (Habermann 1990)

Tabelle 50.1: Preis-, Mengen- und Strukturentwicklung im GKV-Arzneimittelmarkt unter den Wirkungen des Gesundheitsstrukturgesetzes[1]

Jahr	1992	1993	1994	1995	1996	1997
Wert je Verordnung	31,52	31,25	33,72	33,99	36,89	40,89
Verordnungen in Mio.	1063,5	944,3	915,4	973	939,4	833,5
Umsatz in Mio. DM	33518,3	29504,6	30865,1	33070,2	34657,4	34081,0

Veränderungswerte: 1. Zeile Indexwert in %, 2. Zeile Äquivalent in Mio. DM

Verordnungen		−11,2	−3,1	6,3	−3,5	−11,3
		−3742,0	−935,4	1949,6	−1191,1	−4111,1
Wert je Verordnung		−0,9	7,9	0,8	8,6	10,8
		−271,7	2296,1	255,5	2778,4	3534,6
Preisindex		−3,6	−1,2	0,2	0,0	−0,8
		−1153,8	−364,3	63,8	−16,4	−278,5
Warenkorbkomponente		0,1	0,2	−0,1	−0,1	0,4
		31,5	60,3	−32	−36,1	139,4
Strukturkomponente		2,7	9,0	0,7	8,7	11,3
		850,6	2600,1	223,7	2830,8	3673,7
Intermedikamenteneffekt		0,9	5,4	−0,7	6,7	8,2
		268,9	1585,7	−238,9	2205,4	2718,3
Intramedikamenteneffekt		1,9	3,4	1,5	1,9	2,8
		581,9	1014,4	462,6	625,4	955,4
Gesamtumsatz		−12,0	4,6	7,1	4,8	−1,7
		−4013,7	1360,6	2205,1	1587,2	−576,5

[1] Zur Definition der einzelnen Umsatzkomponenten siehe Kapitel 53.

Entwicklung der Marktkomponenten

Im Jahre 1997 sind die Fertigarzneimittelausgaben im Bereich der GKV gegenüber 1996 um 1,7 % auf 34,1 Mrd. DM gesunken. Dies entspricht einer Menge von 833,5 Mio. verkauften Packungen mit 26,8 Mrd. Tagesdosen. Betrachtet man die einzelnen Komponenten der Ausgabenentwicklung, so fällt zunächst eine Abnahme der Verordnungszahlen um 11,3 % (Tabelle 50.1) auf. Damit setzt sich der seit 1993 zu beobachtende Trend – mit Ausnahme des Verordnungsanstiegs des Jahres 1995 – auch 1997 fort. Nimmt man neben der Verordnungsmenge die definierten Tagesdosen als weiteren Indikator hinzu, stellt man hier einen schwächeren Rückgang in Höhe von 6,3 % fest. Der geringe Umsatzrückgang – bei gleichzeitigem deutlichem Mengenrückgang – weist auf eine Verschiebung zugunsten teurerer Präparate hin, die sich dadurch bemerkbar macht, daß der Wert je Verordnung im Vergleich zum Vorjahr um 10,8 % angestiegen ist und im Jahre 1997 40,89 DM betrug. Die Kosten je DDD lagen bei

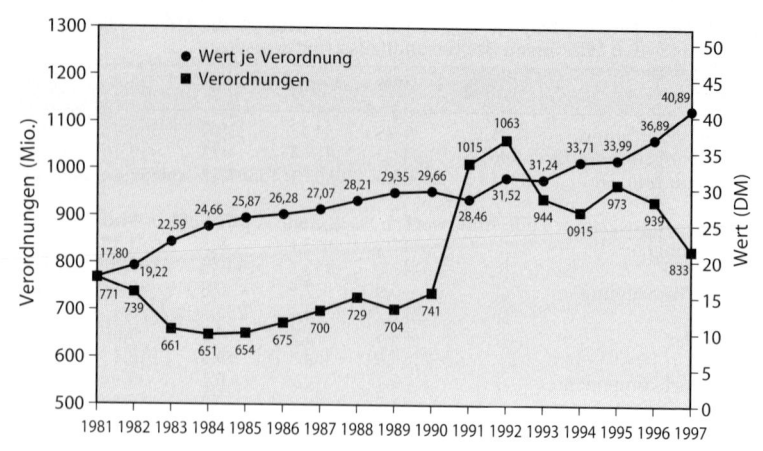

Abbildung 50.1: Entwicklung von Verordnungen und Wert je Verordnung 1981 bis 1997 (ab 1991 mit den neuen Bundesländern)

1,27 DM und haben sich im Vergleich zum Vorjahr um 5 % erhöht. Wie bereits schon häufiger in den vergangenen zehn Jahren zeigen die Verordnungsmenge und der Wert der verkauften Einheit gegenläufige Tendenzen (Abbildung 50.1).

Allerdings liegt dies im Unterschied zu den Achtziger Jahren nicht an steigenden Preisen, die – wesentlich bestimmt durch die preisdämpfende Wirkung der Festbeträge – gegenüber dem Vorjahr sogar leicht gesunken sind. Die seit 1989 fortlaufend aktualisierten Festbeträge haben zwischenzeitlich einen Marktanteil nach Verordnungen von 63,3 % und nach Umsatz von 50,8 % erreicht (BKK-Bundesverband 1998). War im Jahre 1995 das Marktwachstum durch gesteigertes Verordnungsvolumen entstanden, zeigt sich in den letzten beiden Jahren, daß jetzt für die Marktbewegung die Strukturkomponente verantwortlich gemacht werden muß. Diese Strukturverschiebungen haben im Jahre 1997 zu Mehrausgaben in Höhe von 3,7 Mrd. DM geführt. Noch stärker als 1996 ist dieser Anstieg auf die vermehrte Verschreibung teurer Arzneimittel zurückzuführen. Die Auswirkungen solcher Wechsel zwischen verschiedenen Arzneimitteln werden durch die Intermedikamenten-Komponente beschrieben (siehe Kapitel 53). Sie erreichte im Verordnungsjahr 1997 +8,2 %, entsprechend Mehrausgaben von 2,7 Mrd. DM. Die Verschiebung zu anderen Darreichungsformen und Wirkstärken verursachte Mehrausgaben von

542 Mio. DM, zu größeren Packungen von 413 Mio. DM. Die Zuzahlungserhöhungen im Jahre 1997 könnten dazu geführt haben, daß insbesondere chronisch Kranke größere Packungen verordnet bekamen. Dies hätte Wirtschaftlichkeitsvorteile sowohl für die Patienten wegen des dann für sie insgesamt günstigeren Zuzahlungsbetrags als auch für die GKV, da der Preis für die einzelne Tagesdosis bei größeren Packungen günstiger ausfällt.

Neben den Wachstumskomponenten des Gesamtmarktes sind auch die Entwicklungen einzelner Arzneimittelgruppen von Bedeutung. Die Einzelergebnisse sind ausführlich in Tabelle 53.3 dargestellt. Die starken Umsatzzuwächse konzentrieren sich auf wenige Gruppen: Lipidsenker +186 Mio. DM, Hypophysen-, Hypothalamushormone und -Hemmstoffe +174 Mio. DM, Antihypertonika +158 Mio. DM, Zytostatika +157 Mio. DM, Antibiotika/Chemotherapeutika +117 Mio. DM und Antidiabetika +103 Mio. DM. Allein diese Gruppen machen also zusammen 894 Mio. DM aus. Die Zuwächse können allerdings bis auf die Ausnahme der Chemotherapeutika/Antibiotika nicht damit begründet werden, daß ein Wechsel hin zu neuen und schon deswegen teureren Arzneimitteln stattgefunden hat. Vielmehr hat überdurchschnittlich häufig ein Wechsel zu anderen Darreichungsformen, Wirkstärken und größeren Packungen stattgefunden.

Dagegen haben allein die Indikationsgruppen der Immuntherapeutika und Zytokine, Antianämika, Antibiotika/Chemotherapeutika, Thrombozytenaggregationshemmer, Muskelrelaxantien und Antiallergika mit fast 700 Mio. DM zu den Mehrausgaben in der Höhe von 2,7 Mrd. DM beigetragen, die aufgrund der Verschiebungen hin zu teureren Medikamenten zustande kamen. Dies entspricht einem Anteil von 25% des gesamten Intermedikamenteneffektes des Jahres 1997. Kompensiert wird der Umsatzanstieg bei diesen Gruppen partiell durch die teilweise sehr starken Verordnungsrückgänge, die sich auf einen Umsatzrückgang in der Höhe von 466 Mio. DM kumulierten, obwohl dort nur ein Verordnungsanteil in der Höhe von 8,3% des Gesamtmarktes erreicht wird.

Umstrittene Arzneimittel

Einen wesentlichen Ausgabenposten bilden schon immer die Arzneimittel, deren Wirksamkeit nicht oder zumindest nicht in ausreichendem Maße nachgewiesen worden ist. Welche Präparate dieser Gruppe

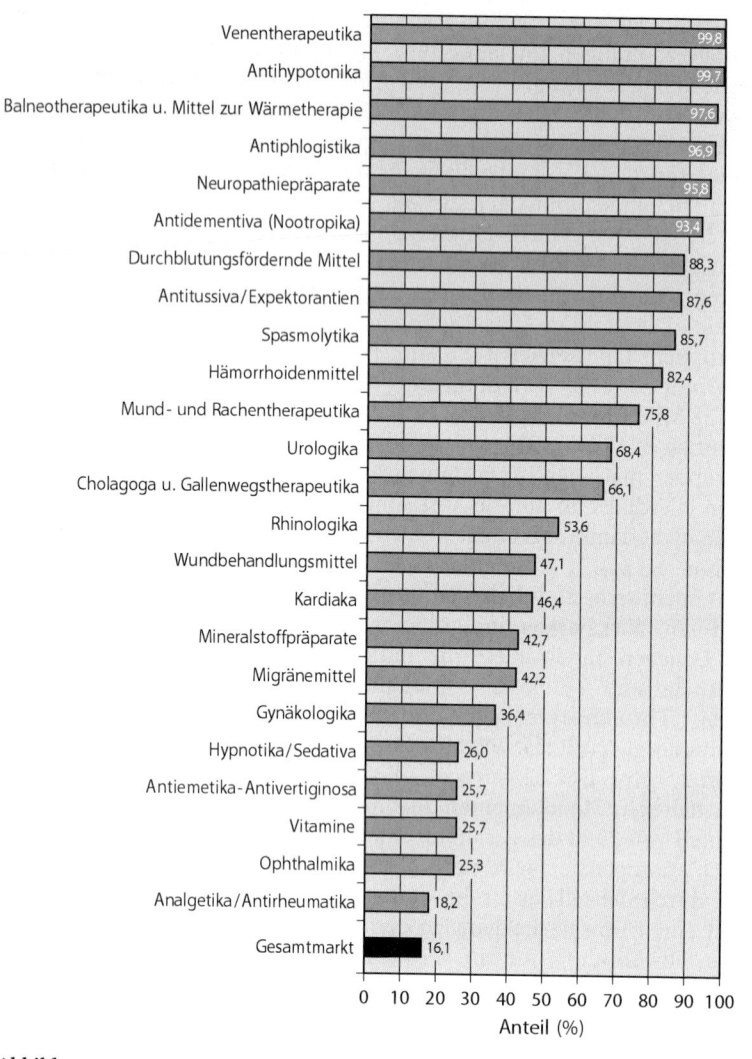

Indikationsgruppe	Anteil (%)
Venentherapeutika	99,8
Antihypotonika	99,7
Balneotherapeutika u. Mittel zur Wärmetherapie	97,6
Antiphlogistika	96,9
Neuropathiepräparate	95,8
Antidementiva (Nootropika)	93,4
Durchblutungsfördernde Mittel	88,3
Antitussiva/Expektorantien	87,6
Spasmolytika	85,7
Hämorrhoidenmittel	82,4
Mund- und Rachentherapeutika	75,8
Urologika	68,4
Cholagoga u. Gallenwegstherapeutika	66,1
Rhinologika	53,6
Wundbehandlungsmittel	47,1
Kardiaka	46,4
Mineralstoffpräparate	42,7
Migränemittel	42,2
Gynäkologika	36,4
Hypnotika/Sedativa	26,0
Antiemetika-Antivertiginosa	25,7
Vitamine	25,7
Ophthalmika	25,3
Analgetika/Antirheumatika	18,2
Gesamtmarkt	16,1

Abbildung 50.2: Umsatzanteile der als umstritten bezeichneten Arzneimittel nach Indikationsgruppen 1997

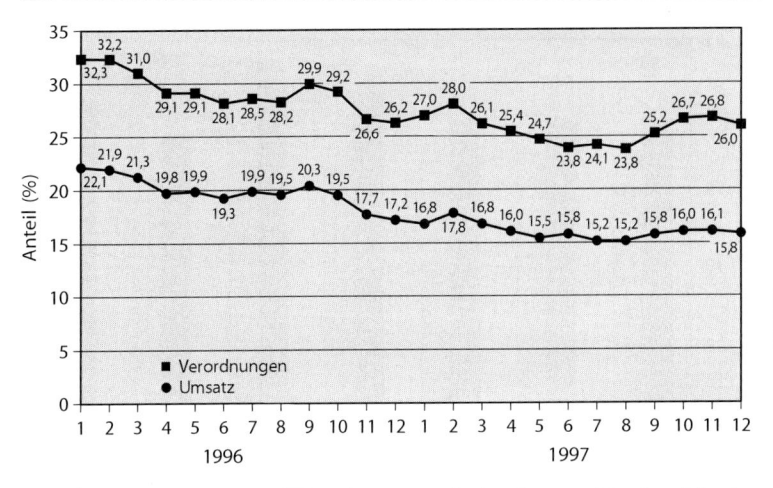

Abbildung 50.3: Umsatz- und Verordnungsanteile der als umstritten bezeichneten Arzneimittel im monatlichen Verlauf 1996 und 1997

zuzurechnen sind, ist in Kapitel 49 dargelegt. Die Umsatzanteile der dort als umstritten bezeichneten Arzneimittel in den einzelnen Indikationsgruppen sind stark unterschiedlich (Abbildung 50.2). Die zugrundeliegende Klassifikation deckt nicht immer den ganzen Markt ab, so daß in einigen Indikationsgruppen der Anteil noch etwas höher liegen kann, als es in der Abbildung dargestellt ist.

Betrachtet man die Entwicklung des Umsatzanteils der Arzneimittel, deren Wirksamkeit als umstritten gilt, so zeigt sich eine stete Abnahme von 40,8 % im Jahre 1981 auf 16,1 % im vergangenen Jahr (vgl. Abbildung 49.1). Die Rückgänge fielen in den Jahren 1992 mit 23,2 % und 1997 mit 20,7 % gegenüber den jeweiligen Vorjahren am stärksten aus. Betrachtet man den monatlichen Verlauf innerhalb der letzten beiden Jahre, dann zeigt sich ein Rückgang von 22,1 % des Umsatzes zu Anfang des Jahres 1996 auf 15,8 % am Jahresende 1997 (Abbildung 50.3). Der deutlichste Rückgang des Jahres 1996 um 3,1 Prozentpunkte fällt in das letzte Quartal und dürfte vermutlich auf das Notprogramm der Kassenärztlichen Bundesvereinigung mit einem Appell an einen strikten Sparkurs bei umstrittenen Arzneimitteln zurückzuführen sein. Dieser Trend hat sich auch 1997, wenn auch nicht in allen Monaten, fortgesetzt. Die Umsätze sind in diesem Marktsegment bis zum August weiter gesunken, um sich danach im

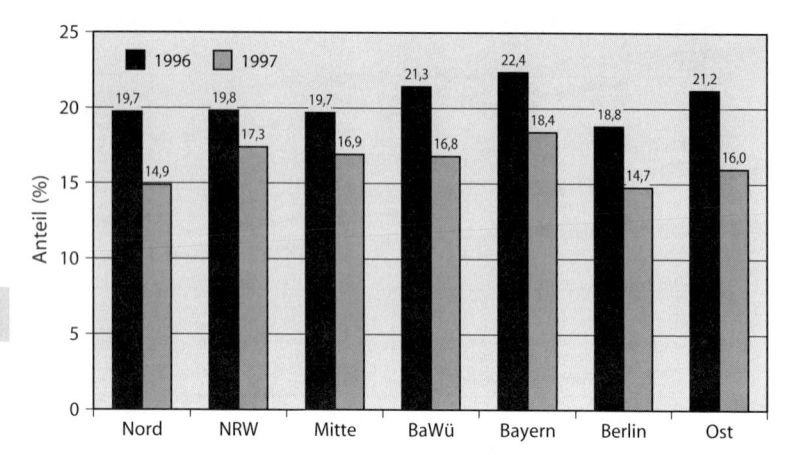

Abbildung 50.4: Umsatzanteile der als umstritten bezeichneten Arzneimittel nach Regionen 1996 und 1997

vierten Quartal 1997 wieder bei einem durchschnittlichen Umsatzanteil von 16 % einzupendeln. Bei den Verordnungen zeigt sich im vierten Quartal 1997 ein stärkerer Anstieg, der aber nur im November den prozentualen Anteil des Vorjahres übersteigt.

Neben dem zeitlichen Verlauf gibt es Anzeichen für regionale Unterschiede im Verordnungsverhalten (Abbildung 50.4). Schon früher gab es Hinweise darauf, daß im Süden der Bundesrepublik der Anteil der als umstritten bezeichneten Arzneimittel höher liegt als im Rest des Landes (siehe Arzneiverordnungs-Report '93). Die höchsten Anteile hatten 1996 die Länder Bayern (22,4 %) und Baden-Württemberg (21,3 %) sowie die östlichen Bundesländer (ohne Berlin) mit 21,2 %. Im Vergleich mit den Umsatzanteilen des Jahres 1997 sind die stärksten prozentualen Umsatzrückgänge in den Regionen Ost, Nord und in Baden-Württemberg zu verzeichnen. Damit liegt Baden-Württemberg 1997 mit einem Umsatzanteil von 16,8 % in diesem Marktsegment unter Bayern (18,4 %) und Nordrhein-Westfalen (17,3 %). Berlin weist in den letzten beiden Jahren den geringsten Anteil auf (1996: 18,8 %; 1997: 14,7 %). Inwieweit diese Unterschiede und Veränderungen möglicherweise durch unterschiedliche Ansätze bei der pharmakotherapeutischen Weiterbildung und Betreuung der Ärzte verursacht werden, läßt sich mit Hilfe der Daten des GKV-Arzneimittelindexes nicht weiter untersuchen.

Betrachten wir die Verteilung der in Tagesdosen gemessenen Verordnungszahlen im Vergleich zwischen den Geschlechtern, so wird deutlich, daß Frauen pro Kopf im Mittel insgesamt 83 Tagesdosen und Männer 54 Tagesdosen aus der Gruppe der Arzneimittel verordnet bekommen, die in Kapitel 49 als umstritten bezeichnet werden.

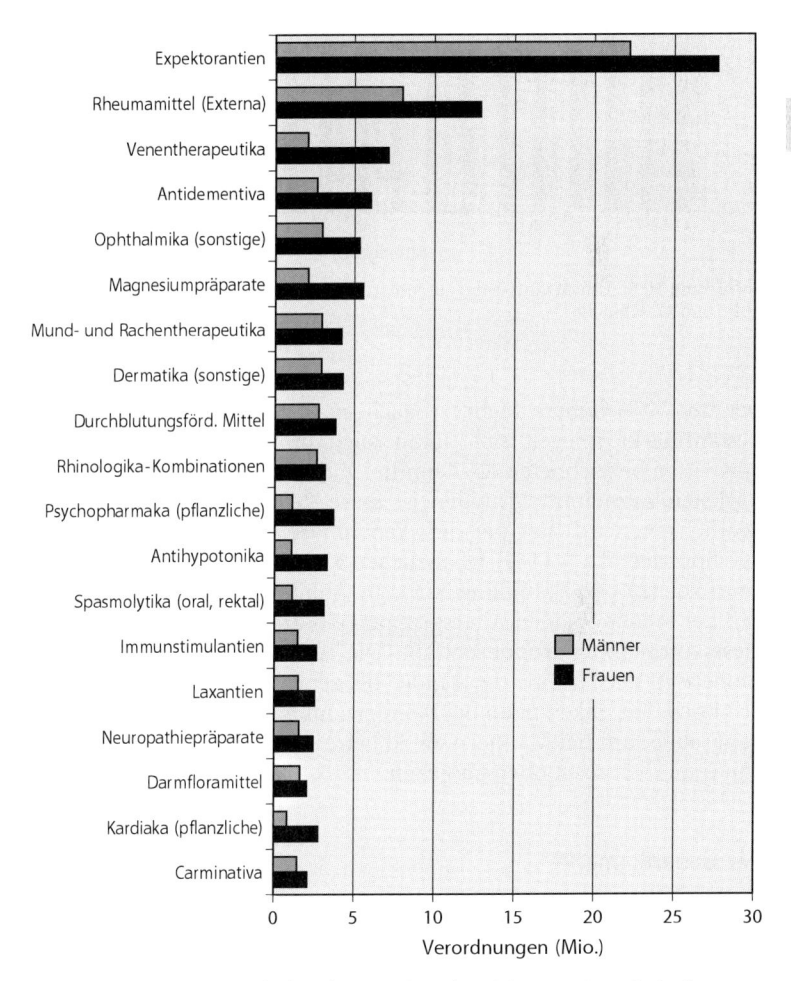

Abbildung 50.5: Verbrauch der als umstritten bezeichneten Arzneimittelgruppen nach Geschlecht

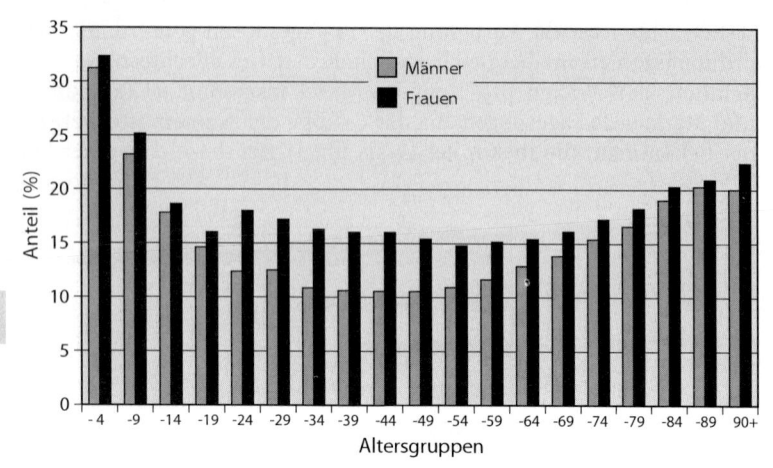

Abbildung 50.6: Umsatzanteil der als umstritten bezeichneten Arzneimittel nach Alter und Geschlecht

Der um 50 % höhere Mehrverbauch an Tagesdosen bei Frauen im Gesamtmarkt spiegelt sich somit auch im Marktsegment der als umstritten bezeichneten Arzneimittel wider. In allen 20 verordnungsstärksten Arzneimittelgruppen ist diese Relation zu erkennen. Am deutlichsten wird dies bei den Venenmitteln (251 %), pflanzlichen Psychopharmaka (244 %), pflanzlichen Kardiaka (240 %) und Antihypotonika (213 %; Abbildung 50.5). In Abbildung 50.6 wird deutlich, daß bei Frauen in allen Altersgruppen ein größerer Umsatzanteil auf diese Arzneimittelgruppe entfällt. Die Ausgabenanteile sind insbesondere in der Gruppe der Kinder bis zehn Jahre überdurchschnittlich hoch. Sie sinken dann bei Männern im mittleren Alter stärker als bei Frauen, um bei Männern ab 50 Jahre und bei Frauen ab 65 Jahre kontinuierlich nach oben zu gehen.

Der Generikamarkt

Der Verordnungsanteil der Zweitanbieter in dem Marktsegment, das im Jahre 1997 nicht mehr durch Patente geschützt war, hat sich im vergangenen Jahr von 38,2 auf 40,3 % des Gesamtmarktes erhöht (siehe auch Tabelle 53.8). Der Umsatzanteil ist in diesem Zeitraum allerdings nur leicht von 30,0 auf 30,4 % gestiegen (vgl. Abbildung 4 im Einleitungskapitel). Dies geht mit einem Trend zu teureren Generika einher: Die Generika verteuerten sich im Mittel von 28,98 DM pro Packung im Jahre 1996 auf 30,91 DM je Verordnung im vergangenen Jahr (+6,7 %), während die nicht mehr patentgeschützten Originalpräparate nur einen geringeren Kostenanstieg von 37,38 DM je Packung (1996) auf 38,14 DM (+2,0 %) verzeichneten. Die Entwicklung der mittleren Tagestherapiekosten ist allerdings einheitlich: Originalpräparate stiegen im Preis von 1,11 DM je DDD auf 1,18 DM, Generika von 0,92 DM je DDD auf 0,98 DM.

Betrachtet man nur die Anteile der Generika an den Verordnungen innerhalb des generikafähigen Sektors, dann zeigt sich hier wie in den Vorjahren sowohl nach Verordnungen als auch nach Umsatz ein weiter wachsender Anteil (Abbildung 50.7).

Auch wenn die Kostentransparenz des Marktes für die Ärzteschaft insgesamt weiter verbesserungsfähig ist, ist dieser Trend ein klarer Hinweis, daß auch der einzelne Arzt die knappen Ressourcen im Gesundheitswesen verantwortlich einsetzen kann, wie es auch in der gemeinsamen Erklärung der hessischen Ärzte und Krankenkassen zum Ausdruck kommt: „Seien Sie jedoch versichert, daß das Geld in der Krankenversicherung reicht, allen schweren und ernsten oder gar

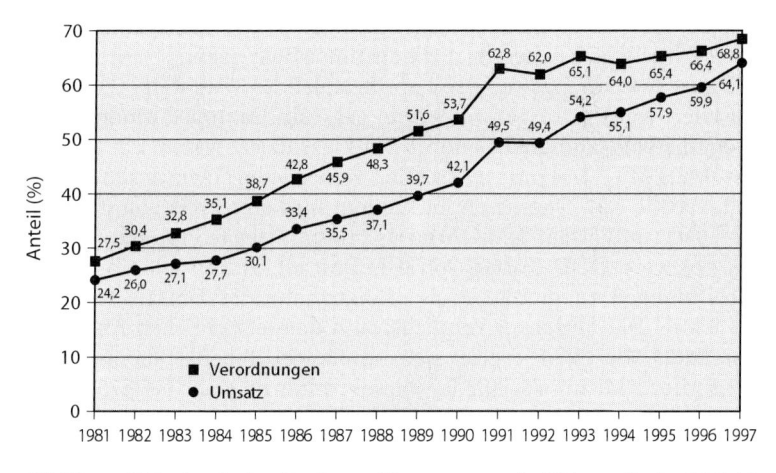

Abbildung 50.7: Anteil der Zweitanmelder am generikafähigen Markt 1981 bis 1997

lebensbedrohlichen Krankheiten wie bisher wirkungsvoll zu begegnen. Um dieses für uns alle erhalten zu können, müssen wir da, wo keine gesundheitlichen Bedenken bestehen, auf Verzichtbares verzichten" (Gesetzliche Krankenkassen in Hessen und Kassenärztliche Vereinigung Hessen 1996). Aufgrund des allgemeinen Qualitätsstandards der Generikaherstellung sind gute Voraussetzungen gegeben, preiswerte Alternativen statt teurer Originalpräparate zu verordnen.

Die Einsparpotentiale bei den Generika sind weiterhin beträchtlich. Dies ist im Einleitungskapitel in Tabelle 8 für die umsatzstärksten patentfreien Wirkstoffe ausgewiesen. Berechnungsgrundlage ist eine Aufteilung des generikafähigen Marktes nach Wirkstoff und Indikation auf der Grundlage des ATC-Codes. In einem ersten Schritt werden die DDD-Kosten berechnet, die innerhalb jeder dieser Gruppen für das jeweils preisgünstigste Präparat angefallen sind. Aus diesem günstigsten Preis läßt sich anhand der innerhalb jeder Gruppe tatsächlich verordneten Menge von Tagesdosen berechnen, wie hoch die Ausgaben bei Verordnung des kostengünstigsten Generikums gewesen wären. Die Differenz zum tatsächlichen Umsatz ergibt dann das Einsparpotential. Um Verzerrungen durch Produkte auszuschließen, die nur marginale Marktbedeutung haben, werden bei der Bestimmung des günstigsten Preises nur solche Produkte berücksichtigt, die mindestens 80 Tsd. Verordnungen im Jahre 1997 aufweisen (siehe auch Tabelle 53.7). Schließlich sind in den folgenden Überlegungen nur Wirkstoffe berücksichtigt worden, die nach den in Kapitel 49 dargelegten Kriterien nicht als umstritten gelten.

Diese Berechnungsweise soll am Beispiel des Wirkstoffs Captopril illustriert werden. Insgesamt wurde 1997 mit Captopril-Monopräparaten, die vollständig ATC- und DDD-klassifiziert waren, ein Umsatz von 348,3 Mio. DM mit 375,0 Mio. verordneten Tagesdosen erzielt (vgl. Tabelle 1.2). Daraus ergibt sich ein mittlerer Preis von 0,92 DM pro DDD (im Vorjahr 1,31 DM). Das preisgünstigste Präparat (*Captopril AL*) weist DDD-Kosten von 0,41 DM auf. Wären alle Captopril-Verordnungen zu diesem Preis erfolgt, hätte der Umsatz lediglich 155,8 Mio. DM betragen. Verglichen mit den tatsächlichen Ausgaben von 348,3 Mio. DM ergibt sich somit ein Einsparpotential von 192,5 Mio. DM. Im Vorjahr lag dieses Volumen noch bei 273,3 Mio. DM, obwohl auch der günstigste Generikapreis noch etwas höher lag. Durch Verordnung preisgünstiger Generika hat die Ärzteschaft allein bei diesem einen Wirkstoff im vergangenen Jahr ca. 80 Mio. DM eingespart und damit ca. ein Drittel des Einsparpotentials realisiert.

Führt man diese Berechnung für den gesamten generikafähigen Markt durch, so beläuft sich das gesamte Wirtschaftlichkeitspotential der Generika auf ca. 2,7 Mrd. DM. Da es hier nur um Substitutionen teurerer Präparate durch preisgünstigere, aber wirkstoffidentische geht, sind die Einsparungen in diesem Bereich ohne jeglichen Abstrich bei der Qualität möglich. Sie schaffen Raum für die Finanzierung innovativer teurer Arzneimittel in anderen Bereichen.

Neue Wirkstoffe

Die eingangs beschriebenen Struktureffekte auf dem GKV-Fertigarzneimittelmarkt weisen darauf hin, daß der Wechsel zu teuren Arzneimitteln auch im Jahre 1997 – wie bereits im letzten Jahr – wieder zu Umsatzsteigerungen in der Höhe von 2,7 Mrd. DM (1996: 2,2 Mrd. DM) geführt hat. Dies kann jedoch nicht nur dadurch erklärt werden, daß innovative Wirkstoffe eingeführt wurden, die zu Mehrkosten geführt haben. Nicht jede Neueinführung im Sinne des Patentrechts bedeutet sogleich einen therapeutischen Fortschritt. Das von der pharmazeutischen Industrie vielfach zitierte Argument, daß die Entwicklung neuer Wirkstoffe hohe Kosten verursacht, die durch einen hohen Marktpreis refinanziert werden müssen, ist für wirklich neuartige Arzneistoffe durchaus nachvollziehbar. Nach der Klassifikation von Fricke und Klaus (1998) (vgl. Tabelle 3 im Einleitungskapitel) über den therapeutischen Zusatznutzen von Neuentwicklungen zum Zeitpunkt der Markteinführung beträgt der Anteil der innovativen Präparate an allen neu auf den Markt gekommenen Wirkstoffen 1997 nur 12 %.

Die Anwendung dieser Bewertung auf die 308 Wirkstoffe, die in den letzten zwölf Jahren zugelassen wurden, zeigt, daß rund ein Drittel der Neueinführungen einen therapeutischen Fortschritt gemäß A- oder B-Klassifikation bieten (Abbildung 50.8). Der größte Teil der Marktneuheiten entfällt jedoch auf Präparate ohne therapeutischen Fortschritt. Über 54 % der Wirkstoffe seit 1986 sind Analogpräparate (Me-too-Präparate) mit marginalen Unterschieden zu eingeführten Wirkstoffen, die in geringen Molekülvariationen bestehen. Eine überteuerte Refinanzierung dieser mit geringen Kosten gefundenen Wirkstoffe bedeutet eine Aushöhlung des Wirtschaftsstandorts Deutschland. Der Zusatznutzen dieser Produkte kann somit nicht im therapeutischen, sondern nur noch im wirtschaftlichen Bereich liegen.

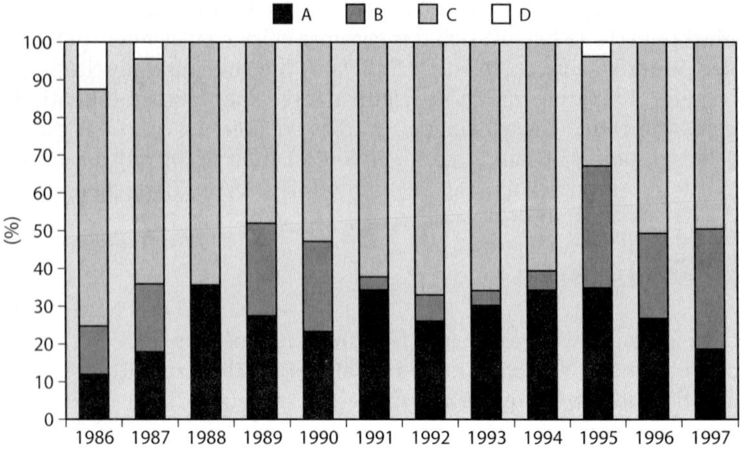

Abbildung 50.8: Bewertung neuer Wirkstoffe nach Fricke und Klaus (1986–97). A: Neuartiger Wirkstoff/Wirkprinzip, B: Verbesserung pharmakologischer Qualitäten bereits bekannter Wirkprinzipien, C: Analogpräparat mit marginalen Unterschieden zu eingeführten Wirkstoffen, D: Nicht ausreichend gesichertes Therapieprinzip.

„Im Unterschied zu innovativen Arzneimitteln beeinflussen ‚imitierende Produkte', wie Analogpräparate und Generika, nicht die gesundheitlichen Wirkungsziele, ihnen fällt vielmehr die Aufgabe zu, bei schon existierenden Produkten über Preissenkungen die Effizienz der Gesundheitsversorgung zu verbessern" (Wille 1994).

Diese Argumente sollten bei einer Debatte über innovative Arzneimittel stärker berücksichtigt werden. Da der Gesetzgeber seit der Einführung der Arzneimittelbudgets vorsieht, daß neben anderen Faktoren auch Innovationen bei der Anpassung der Arzneimittelbudgets zu berücksichtigen sind (§ 84 Abs. 1 SGB V), erhält die pharmakologische Bewertung von Innovationen zusätzliches Gewicht. Kürzlich wurde versucht, die Innovationskomponente vor dem Hintergrund der Festlegung von Arzneimittelbudgets sowie der Diskussion um Arzneimittelrichtgrößen zu quantifizieren (Meiner und Delling 1997). In dieser Studie wurde deutlich, daß neben den methodischen Problemen die Innovationskriterien hinsichtlich ihrer therapeutischen Relevanz nicht hinreichend präzisiert wurden (Klauber und Schröder 1997). Unklar blieb,

- welche Therapieprinzipien wirklich als Innovation zu behandeln sind,
- ob neue Darreichungsformen ein bekanntes Wirkprinzip verbessern können und wann dies als therapeutisch innovativ einzustufen ist,
- nach welchen Kriterien eine neue Indikation für ein bereits eingeführtes Arzneimittel als Innovation zu werten ist,
- welche Kriterien erfüllt sein müssen, damit einem neuen Herstellungsverfahren bedeutsame und nicht nur geringe Vorteile für den Patienten zugeschrieben werden, und
- was an einer Verlagerung bereits praktizierter Therapieformen vom Krankenhaus in den ambulanten Bereich innovativ ist.

Zweifellos ist also die Bestimmung als „neu" ein notwendiges, aber sicher kein hinreichendes Kriterium für Innovation. Bevor eine Innovation quantifiziert werden kann, müssen medizinisch-therapeutische Kriterien nach wissenschaftlichen Standards entwickelt werden. Dabei sollte auch die Molekülinnovation berücksichtigt werden, die dann greift, wenn die Therapie mit einem Analogpräparat eines innovativen Wirkstoffs kostengünstiger ist. Die Begründung für einen über die Patentlaufzeit hinausgehenden Innovationszuschlag, der von Herstellern gefordert wird, ist nicht nachvollziehbar.

Die bisher publizierten Studien über die Höhe des jährlichen Kostenanstiegs durch Innovation bei den Arzneimittelausgaben der Gesetzlichen Krankenversicherung haben deutliche Schwächen. Ein Budgeterhöhungsanspruch dürfte damit nicht ohne weiteres zu begründen sein, da zunächst die Innovationskriterien hinsichtlich ihrer therapeutischen Relevanz präzisiert werden müßten.

Spezialpräparate

Die Zusammenstellung der Spezialpräparate in Kapitel 48 macht deutlich, welch große Dynamik die Entwicklung dieses Marktsegments bestimmt. Der Wert je Verordnung von 537 DM übertrifft den durchschnittlichen Wert je Verordnung auf dem Gesamtmarkt von knapp 41 DM um ein Vielfaches. Analysiert man dieses Marktsegment, wie es bereits aus der eingangs angewendeten Komponentenzerlegung bekannt ist, zeigt sich, daß die um knapp 20 % gestiegenen Verordnungszahlen 1997 – im Vergleich zu 1996 – zu Mehrausgaben

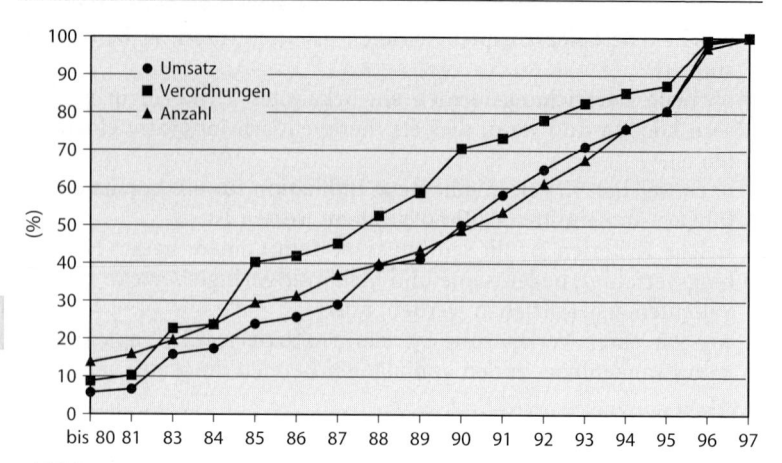

Abbildung 50.9: Kumulierte Werte der Anzahl, der Verordnungs- und Umsatzanteile der Spezialpräparate des Jahres 1997 nach dem Jahr der Markteinführung

von 544 Mio. DM geführt haben. Die hohe Strukturkomponente auf dem Gesamtmarkt in Höhe von + 11,3 % wurde in diesem Marktsegment noch übertroffen und war für einen erhöhten Umsatz von 384,9 Mio. DM (+13,5 %) gegenüber 1996 verantwortlich. Dieser setzt sich aus einem Intermedikamenteneffekt von 119,9 Mio. DM (+4,0 %), einem Wechsel hin zu anderen Darreichungsformen und Wirkstärken mit einem Umsatzplus von 205,8 Mio. DM (+9,1 %) und einem durch die verstärkte Verordnung größerer Packungen induzierten Zuwachs in der Höhe von 59,3 Mio. DM (+2,0 %) zusammen.

Fragt man neben den Strukturverschiebungen dieses Marktsegments auch nach der Neuheit dieser Präparate, so kann als ein Indikator das jeweils erste Markteinführungsdatum herangezogen werden. Dabei ergibt sich das überraschende Bild, daß von den 109 Arzneimitteln, die in der Zusammenstellung in Kapitel 48 berücksichtigt wurden, etwa 40 % bereits 1988 in den Markt eingeführt waren (Abbildung 50.9). Spezialpräparate, die bereits 1988 verfügbar waren, machen 1997 immer noch knapp 40 % des Umsatzes in diesem Segment aus. Dies könnte entweder darauf hinweisen, daß

- neue Anwendungsgebiete „alter" Präparate gefunden wurden,
- die Markteinführungsphase dieser Produkte langfristig erfolgt,
- der Markt für diese Arzneimittel eher beschränkt und somit nicht interessant für die generische Konkurrenz ist,

– oder daß bedingt durch den Patentschutz die Therapie mit Spezialpräparaten einen Bereich bildet, der der pharmazeutischen Industrie die Gelegenheit bietet, relativ lange Zeit hohe Preise am Markt durchzusetzen.

Der Markt in alten und neuen Bundesländern

Wie schon in den vergangenen Jahren bestehen deutliche Unterschiede im Verordnungsprofil zwischen den alten und den neuen Bundesländern. Die wichtigsten Gesamtdaten sind in Tabelle 50.2 zusammengestellt. Die Unterschiede zwischen Ost und West haben sich im Jahre 1997 wieder etwas verringert. Während der Umsatz je Versicherter im Osten um 4 % gesunken ist, stagniert er im Westen (Tabelle 50.3). Die Anzahl der verordneten Tagesdosen sank im Osten um 14,8 %, im Westen hingegen nur um 9,7 %. Gleichzeitig erhöhten sich die mittleren Kosten für eine Tagesdosis im Osten um 12,4 % von 1,21 DM auf 1,36 DM, im Westen jedoch nur um 10,6 % von 1,13 DM auf 1,25 DM. Wäre insgesamt in den neuen Bundesländern zum gleichen Preisniveau wie im Westen verordnet worden, dann hätten im Osten infolge geringerer DDD-Kosten rd. 531 Mio. DM eingespart werden können. Deutliche Veränderungen in Richtung der westdeutschen Struktur waren bei den Verordnungszahlen der neuen Bundesländer 1997 zu beobachten. Dort sind Rückgänge in der Höhe von 18,2 % festzustellen, gegenüber einer Veränderung von –9,7 % im Westen. Damit liegen die Verordnungen je Versicherter in den neuen Bundesländern mit 11,2 unter denen des Westens mit 11,7. Bei den DDD-Verordnungen je Versicherter zeigt sich 1997 erstmals seit 1992 wieder eine Angleichung der ostdeutschen an die westdeutschen Verhältnisse (Tabelle 50.3). Dagegen steigt der Wert je Tagesdosis seit 1994 stärker als im Westen. Bisher ist nicht überprüfbar, ob die Ver-

Tabelle 50.2: Kennzahlen zum Arzneimittelmarkt in Ost und West 1997

Region	Verordnungen (Mio.)	Umsatz (Mio. DM)	DDD (Mio.)	Versicherte (Mio.)
West	689,3	27.517,0	21.950,9	58,7
Ost	144,2	6.564,0	4.826,3	12,9
Gesamt	833,5	34.081,0	26.777,2	71,6

Tabelle 50.3: Umsatz und DDD je Versicherter und Wert je DDD seit 1991 in Ost und West

Jahr	Umsatz je Vers. (DM)		DDD je Vers.		Wert je DDD	
	Ost	West	Ost	West	Ost	West
1991	312	429	344	407	0,91	1,05
1992	457	468	431	427	1,06	1,10
1993	451	398	434	388	1,04	1,03
1994	469	421	431	402	1,09	1,05
1995	512	448	460	424	1,11	1,06
1996	531	469	440	414	1,21	1,13
1997	510	469	375	374	1,36	1,25
Änderungsrate gegenüber dem Vorjahr in %						
1992	46,5	9,1	25,3	4,9	16,5	4,8
1993	−1,3	−15,0	0,7	−9,1	−1,9	−6,4
1994	4,0	5,8	−0,7	3,6	4,8	1,9
1995	9,2	6,4	6,7	5,5	1,8	1,0
1996	3,7	4,7	−4,3	−2,4	9,0	6,6
1997	−4,0	0,0	−14,8	−9,7	12,4	10,6
seit 1991	63,5	9,3	9,0	−8,1	49,5	19,0

änderungen auf einzelne regionale Ansätze zur Pharmakotherapieberatung zurückzuführen sind.

Nehmen wir an, daß die Arzneimittelverordnungen bei gleichen Alters- und Geschlechtsgruppen in den einzelnen Regionen identisch sind, so zeigt sich, daß pro Person die jährlichen Arzneimittelausgaben für die ostdeutschen Versicherten 1997 um 9,6 % über denen im Westen liegen. Insbesondere tritt dies in den Altersgruppen ab dem 56. Lebensjahr mit Ausnahme der 81- bis 90-jährigen Versicherten zu Tage (Abbildung 50.10). Die stärksten Unterschiede ergeben sich in der Altersgruppe der ostdeutschen 71- bis 75-Jährigen, die jährlich Arzeimittel im Wert von über 148 DM mehr verordnet bekommen als diejenigen aus den alten Bundesländern. Dies entspricht Mehrkosten von 15,4 %.

Um die Effekte der demographischen Unterschiede in Ost und West zu untersuchen, haben wir modellhaft zu rekonstruieren versucht, was geschähe, wenn die ostdeutschen Versicherten Arzneimittel in derselben Verordnungsstruktur verordnet bekämen wie die westdeutschen (Abbildung 50.11). Bei dieser Alters- und Geschlechtsstandardisierung zeigt sich, daß Ostdeutsche im Vergleich zu Westdeutschen einen um 8,7 % höheren Umsatz haben, aber eine um knapp 4 % geringere Verordnungsmenge.

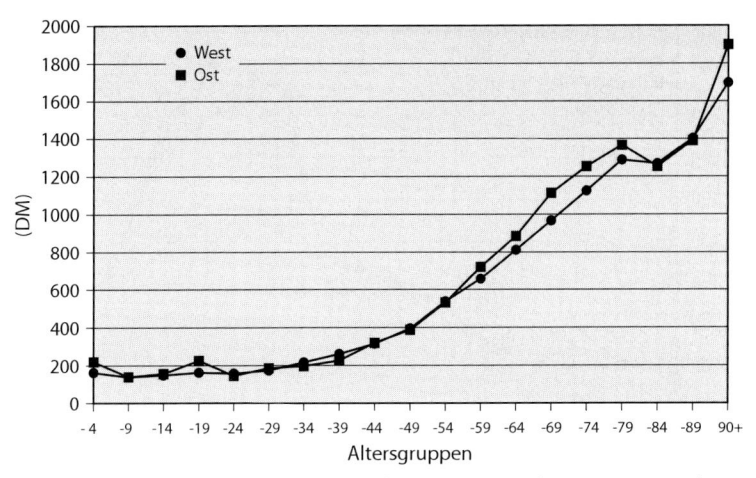

Abbildung 50.10: GKV-Fertigarzneimittelumsatz je Versicherter in Ost und West 1997

Dies bedeutet, daß in den fünf neuen Bundesländern weniger, dafür aber teurer verordnet wird als im Westen. Morbiditätsunterschiede, die diesen Effekt erklären könnten, sind mit den Rezeptdaten nicht erfaßbar, da der Diagnosebezug nicht zur Verfügung steht. Untersucht man die Altersgruppe der 55- bis unter 80-jährigen Versicherten, die im Osten 56 % und im Westen 51 % der Arzneimittelausgaben auf sich vereint, so zeigt sich im Osten ein Pro-Kopf-Verbrauch von 1001 DM, der somit knapp 81 DM über der Vergleichsgruppe im Westen liegt. Die Westdeutschen dieser Altersgruppe haben einen um 6 % geringeren Mengenverbauch, aber einen um 8,7 % höheren Umsatz. Die umsatzstärkste Indikationsgruppe der Betarezeptorenblocker, Calciumantagonisten und ACE-Hemmer zeigt dabei im Osten einen Unterschied bei den Verordnungen von +27,3 % und einen Umsatzunterschied von +30,5 %. Dies bedeutet, daß Mehrkosten je Versicherter in den neuen Bundesländern in der Höhe von nahezu 36 DM anfallen, die kumuliert allein bei dieser Indikations- und Altersgruppe ein Wirtschaftlichkeitspotential von 132 Mio. DM freisetzen könnte. Des weiteren führen die Kosten der als umstritten bezeichneten Arzneimittel in dieser Altersgruppe zu 6 % Mehrausgaben (152 DM pro Versicherter im Osten, 143 DM im Westen).

Betrachten wir darüber hinaus die Anteile der Original- und Generikaverordnungen am Gesamtmarkt, so zeigt sich, daß in den neuen

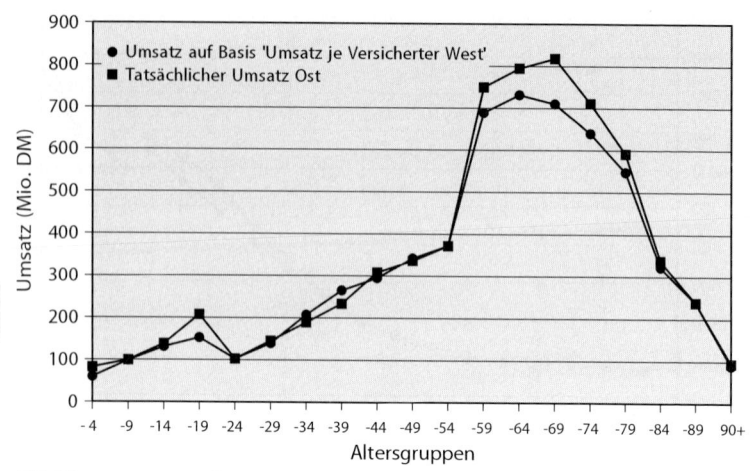

Abbildung 50.11: Realer GKV-Fertigarzneimittelumsatz je Versicherter in Ost und standardisiert auf Westbasis 1997

Bundesländen häufiger Generika und seltener Originalanbieter verordnet werden. Dieser höhere Generikaanteil ist allerdings zu einem gewissen Teil ein Artefakt, da bei der Ausdehnung des GKV-Arzneimittelindex auf die fünf neuen Bundesländer die ehemaligen DDR-Produkte zu einem großen Teil als Generika klassifiziert wurden, in vielen Fällen jedoch ohne daß sie den sonst generikatypischen niedrigeren Preis hatten. Der rechnerische Generika-Mehrverbrauch in den neuen Bundesländern bedeutet somit nicht, daß die Arzneimittelversorgung kostengünstiger erbracht wird. Vielmehr liegen die Kosten je Verordnung bei den Generikaverordnungen mehr als 10 % (Ost: 33,69 DM; West: 30,25 DM), im Marktsegment der Originalanbieter sogar um 25 % höher und erreichen im Osten 48,51 DM gegenüber 36,69 DM im Westen. Fielen in den neuen Bundesländern dieselben Kosten je Verordnungen wie im Westen an, könnten Wirtschaftlichkeitspotentiale in der Höhe von 460 Mio. DM realisiert werden, die den Umsatz auf dem östlichen Gesamtmarkt um 7 % reduzieren würden.

Es zeigt sich im Ergebnis, daß die Anpassung des Arzneimittelmarktes der neuen Bundesländer an westliche Marktverhältnisse mittlerweile dazu geführt hat, daß bei identischer DDD-Menge immer noch teurer verordnet wird. Darüber hinaus sind sowohl in

Ost als auch in West Wirtschaftlichkeitsreserven in den Marktsegmenten der umstrittenen Arzneimittel oder Generika vorhanden, deren Ausschöpfung zu einer Rationalisierung der Arzneimittelversorgung beitragen würde. Versuche, das deutlich höhere Kosten verursachende Verordnungsverhalten auf morbiditätsbedingte Unterschiede hin zu untersuchen, scheitern an der mangelnden Verfügbarkeit von Individualdatensätzen, die Aussagen über den vermeintlich unterschiedlichen Gesundheitszustand in Ost und West erlauben würden.

Zuzahlungen der Versicherten

50

Ab Januar 1997 haben sich mittlerweile zum fünften Male seit 1988 die gesetzlichen Zuzahlungsregelungen im Arzneimittelbereich geändert. Die vom Gesetzgeber erneut gefundene Möglichkeit einer Entlastung der Gesetzlichen Krankenversicherung auf Kosten der Versicherten wurde dabei deutlich komplizierter und bürokratischer. Betrachtet man die historische Entwicklung der Selbstbeteiligungsregelung, so wird deutlich, daß die Haltbarkeit der gesetzlichen Regelungen zunehmend kürzer wird. Daran kann eine zunehmende Orientierungslosigkeit der Gesundheitspolitik abgelesen werden. So wurden in einem Zeitraum von 59 Jahren (1923 bis 1981) die gesetzlichen Eigenbeteiligungsregelungen insgesamt siebenmal verändert, genau so oft wie in den letzten 16 Jahren zwischen 1982 und 1997 (Tabelle 50.4).

Allein im Jahre 1997 wurde das Instrument der Selbstbeteiligung zweimal verändert. Hatte seit 1994 eine Regelung nach Packungsgröße N1, N2, N3 (3 DM für „kleine", 5 DM für „mittlere" und 7 DM für „große" Packungen) gegolten, wurde ab dem 1. Januar 1997 dieser Betrag um 14 bis 22 % erhöht, auf dann 4, 6 und 8 DM. Mit dem sogenannten 2. Neuordnungsgesetz (2. NOG) wurde zum 1. Juli 1997 in dieser Systematik der Betrag um weitere 5 DM auf 9, 11 und 13 DM angehoben. Daneben wurde im 1. NOG – das ebenfalls zum 1. Juli 1997 in Kraft trat – eine Koppelung von Zuzahlungsbeträgen und Beitragssatzerhöhungen festgeschrieben. Damit erhöht sich die von den Versicherten zu leistende Zuzahlung für jeweils 0,1 Prozentpunkt einer Beitragssatzerhöhung ihrer Krankenkasse um eine Mark. Diese gesetzliche Regelung wurde bisher nicht angewendet, da unter anderem vielfältige Anwendungsprobleme wie beispielsweise Kassenhopping, Festsetzung des Budgets oder das schwierige Datenhandling

Tabelle 50.4: Historische Betrachtung zur Selbstbeteiligungsregelung

Zeitraum	Regelung
1923 bis 1929	Regelsatz von 10 %, der in Einzelfällen auf 20 % verdoppelt werden konnte
1930 bis 1933	0,50 RM pro Rezept
1934 bis 1945	0,25 RM pro Rezept
1946 bis 1967	0,50 RM/DM pro Rezept
1968 bis 1969	1 DM pro Rezept
1970 bis 6/1977	20 %, aber maximal 2,50 DM pro Rezept
7/1977 bis 1981	1 DM pro verordnetem Medikament
1982	1,50 DM pro verordnetem Medikament
1983 bis 1988	2 DM pro verordnetem Medikament (ab 4/1983 Ausgrenzung von „Bagatellarzneimitteln")
1989 bis 1992	3 DM pro verordnetem festbetragsfreiem Medikament, ggf. festbetragsbedingte Zuzahlungen, seit 7/1991 erweiterte Negativliste
1993	preisgestaffelte Zuzahlung (3 DM für Präparate unter 30 DM, 5 DM zwischen 30 DM und 50 DM, 7 DM über 50 DM)
1994	Packungsgrößen-gestaffelte Zuzahlung (‚kleine' Packung: N1 für 3 DM, ‚mittlere' Packung: N2 für 5 DM, ‚große' Packung: N3 für 7 DM)
1/1997 bis 6/97	Packungsgrößen-gestaffelte Zuzahlung (N1 für 4 DM, N2 für 6 DM, N3 für 8 DM)
ab 7/97	Packungsgrößen-gestaffelte Zuzahlung (N1 für 9 DM, N2 für 11 DM, N3 für 13 DM)

Quelle: eigene Zusammenstellung und Aktualisierung nach Reichelt (1994)

der unterschiedlichen kassenspezifischen Zuzahlungsbeträge in der Apotheke dagegensprechen (vgl. Wissenschaftliches Institut der AOK 1997). Letztlich widerspricht eine rein als Finanzierungsinstrument und ohne Steuerungsoption eingesetzte Selbstbeteiligung auch der Position, die in den ersten Jahren der Seehoferschen Gesundheitsreform verkündet wurde. „Ich halte die Selbstbeteiligung der Versicherten für ausgereizt. Selbstbeteiligung hat keine Steuerungswirkungen, sondern ist eine reine Einnahmenbeschaffung. Wenn jemand Einnahmen beschaffen will, ist es zutiefst unsozial, daß er die Kranken und chronisch Kranken belastet" (Seehofer 1995).

Im Jahre 1997 waren insgesamt knapp 38 % der Verordnungen von Zuzahlung befreit. Dies sind allerdings nur die nach § 61 SGB V definierten Härtefälle sowie Kinder und Schwangere. Daneben gibt es den in § 62 SGB V befreiten Personenkreis, der sich von der Zuzahlung befreien lassen kann. Angesichts der massiven Zuzahlungserhöhung im Jahre 1997 wurde mit dem 1. NOG die gesetzlich verankerte

Überforderungsgrenze abgesenkt. Damit können Patienten, deren Zuzahlungen im Laufe eines Kalenderjahres mehr als zwei Prozent ihres Bruttoeinkommens übersteigen, den über dieser Grenze liegenden Betrag von ihrer Krankenkasse zurückfordern. Bei chronisch Kranken liegt das entsprechende Überforderungslimit bei einem Prozent. Im Jahre 1997 spricht das Bundesministerium für Gesundheit von 14 Millionen Kindern, 10 Millionen Zuzahlungsbefreiten, 250.000 Härtefällen (Überforderungsklausel von 2 %) und 65.000 chronisch Kranken (Überforderungsklausel von 1 %). Ob damit alle betroffenen Personen ihren Anspruch geltend gemacht haben, kann nicht beantwortet werden, jedoch ist zu befürchten, daß es aus Unkenntnis oder Scham zu großen finanziellen Härten kommt.

Neben diesen Problemen befürchtete man einen weiteren nichtintendierten Effekt, der gravierende Auswirkungen auf Apotheker, Ärzte und Krankenkassen mit sich brächte. Dabei handelt es sich um diejenigen Präparate, die unterhalb der Zuzahlungsgrenze von 9, 11 und 13 DM liegen und im Jahre 1996 zusammen rund ein Fünftel der Verordnungen und vier Prozent des Umsatzes ausmachten. Es wurde befürchtet, daß die Apotheker diese Rezepte mit einem Verordnungswert unterhalb der Zuzahlungsgrenze nicht ihrem zuständigen Apothekenrechenzentrum weiterleiten würden, obwohl sie dazu vertraglich verpflichtet sind. Diese Rezepte mit den preiswerten Arzneimitteln wären dann aus jeglicher Statistik herausgefallen und somit für Wirtschaftlichkeitsprüfungen, die Berücksichtigung bei der gesetzlich vorgeschriebenen Festbetragsfestsetzung (§35 SGB V), die Pharmakotherapieberatung und die Festlegung von Richtgrößen nicht mehr nutzbar gewesen. Ein langjähriges Mitglied des Sachverständigenrats wies in anderem Zusammenhang darauf hin, daß Appelle an die Selbstverantwortung nur greifen können, wenn derjenige, der die Verantwortung übernehmen soll, auch die nötigen Informationen hat (Neubauer 1997). Durch gemeinsame Anstrengungen von Krankenkassen, Apothekerverband und Apothekenrechenzentren sind die Befürchtungen für die Verordnungsdaten des Jahres 1997 nicht in dem erwarteten Ausmaß eingetroffen. Wir finden insgesamt einen Verordnungsanteil von 16,4 % und einen Umsatzanteil von 2,6 % unterhalb der Zuzahlungsgrenze von 9, 11, 13 DM. Dabei muß berücksichtigt werden, daß im ersten Halbjahr die leichte Zuzahlungsanhebung um 1 DM gewirkt hat und erst im zweiten Halbjahr ein größerer Ausgrenzungseffekt der preiswerteren Arzneimittel zu befürchten war. Bei der Analyse dieser Präparate unterhalb der Zuzahlungsgrenze von 9, 11

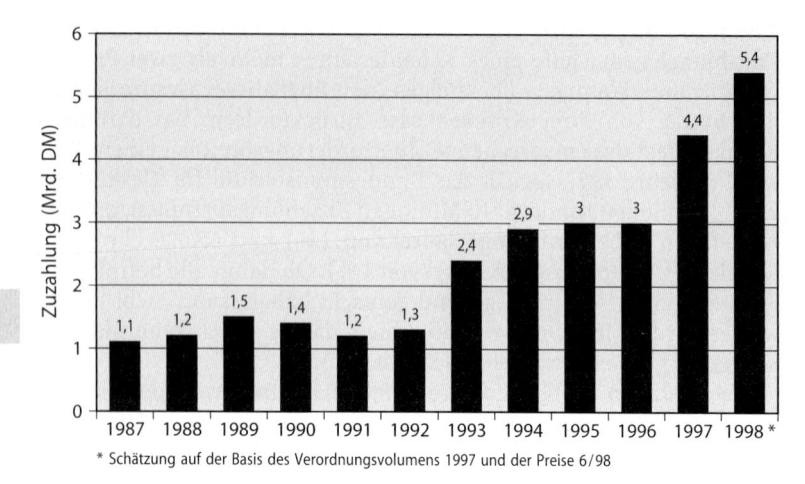

Abbildung 50.12: Eigenbeteiligung der GKV-Versicherten bei Fertigarzneimitteln seit 1987

und 13 DM auf der Basis des zweiten Halbjahres 1997 zeigt sich, daß 15,1 Prozent an Verordnungen und 2,3 Prozent an Umsatz in diesem Marktsegment beobachtet werden konnten. Diese Ergebnisse weisen darauf hin, daß die erwartete pharmakoepidemiologische Verzerrung nur partiell eingetreten ist. Es ist allerdings zu hoffen, daß insbesondere die Bemühungen der Verbände zu sichtbaren Ergebnissen führen werden. Diese versuchen im Dialog mit denjenigen Apothekern, die keine sog. Nuller-Rezepte (Rezeptblätter ausschließlich mit Arzneimitteln unterhalb der Zuzahlungsgrenze) an ihr jeweiliges Apothekenrechenzentrum weiterleiten, eine Verhaltensänderung auszulösen.

Neben diesen eher juristischen und technischen Problemen wird bei der Darstellung der Eigenbeteiligung der GKV-Versicherten bei Fertigarzneimitteln seit 1987 deutlich, daß auch im Vergleich zwischen den Jahren 1996 und 1997 wiederum ein deutlicher Anstieg um 1,4 Mrd. DM (entspricht einer Steigerung um 47 %) zu verzeichnen ist (Abbildung 50.12). Für 1998 kann erwartet werden, daß ein Zuzahlungsbetrag von 5,4 Mrd. DM (entspricht einer Steigerung von 80 % gegenüber 1996) erreicht wird, da die Patienten dann erstmals ein komplettes Jahr die erhöhte gesetzliche Zuzahlung leisten müssen.

Versucht man, diese Beträge auf den Pro-Kopf-Bedarf eines Versicherten herunterzurechnen, dann sollte das Lebensalter mit berück-

Tabelle 50.5: Zuzahlung je Versicherter in den Jahren 1996 und 1997 nach Alter und Geschlecht

Altersgruppen	Zuzahlung in DM 1996			Zuzahlung in DM 1997		
	Alle	Männer	Frauen	Alle	Männer	Frauen
bis unter 20 Jahre	2,9	2,5	3,3	2,2	1,6	2,8
20 bis unter 40 Jahre	19,4	15,0	23,7	29,1	22,1	34,7
40 bis unter 60 Jahre	46,7	37,5	55,1	67,3	54,3	77,6
über 60 Jahre	109,9	103,9	113,7	154,8	147,2	157,1
Alle Versicherte	43,3	34,5	51,0	62,2	49,9	71,8

sichtigt werden. Da mit zunehmendem Alter nicht nur die Gefahr steigt, länger und auch öfter, sondern zudem von mehreren Krankheiten gleichzeitig betroffen zu sein, wächst damit zwangsläufig auch der Arzneimittelbedarf. So haben die 20- bis unter 40-jährigen 1997 Zuzahlungen in Höhe von 29 DM geleistet, die über 60-jährigen hingegen 154,80 DM (Tabelle 50.5). Berücksichtigt man darüber hinaus, daß einige Personengruppen wie Kinder, Schwangere oder Härtefälle von der Zuzahlung befreit sind, so ergibt sich ein deutlich höherer Betrag. Reduzieren wir die Anzahl der Versicherten von 71,6 Mio. um die vom Bundesministerium genannten 24,3 Mio zuzahlungsbefreiten Personen, dann teilen sich 47,3 Mio. zuzahlungspflichtige Versicherte einen Zuzahlungsbetrag in Höhe von 4,4 Mrd. DM. Damit entfällt rein rechnerisch im Mittel eine jährliche Eigenbeteiligung von 93 DM auf jeden Zuzahlungspflichtigen.

Untersucht man die Eigenbeteiligung nach Qualitätskriterien, so zeigt sich, daß im Jahre 1996 29 % der Zuzahlung auf die in Kapitel 49 beschriebenen umstrittenen Arzneimittel entfiel. Dieser Anteil hätte sich mit der Verordnungsmenge 1996 nach der ab 1. Juli 1997 geltenden Regelung auf knapp 30 % erhöht. Statt qualitativ hochstehende und umstrittene Arzneimittel unterschiedslos mit Zuzahlungen zu belegen, hätte es bei einer echten Neuordnung der Zuzahlung die Möglichkeit gegeben, für die Versicherten einen Anreiz zur Nachfrage nach Präparaten zu schaffen, die dem Stand der ärztlichen Kunst entsprechen. Diese Möglichkeit ist vom Gesetzgeber nicht realisiert worden. Die Krankenkassen werden weiterhin beträchtliche Beträge für entbehrliche Arzneimittel ausgeben müssen. Alternative Vorschläge einer qualitätsorientierten Zuzahlung werden weiterhin diskutiert und harren der Realisierung (Reichelt 1994, Litsch und Schröder 1997).

Unabhängig davon, daß eine ordnungspolitische Steuerung über die Gestaltung einer Zuzahlungsregelung gar nicht erst versucht worden ist, würde eine potentielle Steuerungswirkung wohl nur bei Patienten mit geringerem Einkommen greifen, die durch geringere finanzielle Leistungsfähigkeit und ein höheres Krankheitsrisiko doppelt betroffen wären. Braun et al. (1998) sprechen von einem „sozialen Dilemma". Internationale Untersuchungen zeigen, daß typischerweise 50 % der Bevölkerung „gesund" sind und nur 3 % der Gesundheitsausgaben verursachen, während sich auf 5 % der Versicherten 60 % der Ausgaben konzentrieren (Evans 1996). „Der Appell an ‚mehr Eigenverantwortung' suggeriert einen Grad an Freiheit, über den große Teile der Bevölkerung nicht verfügen, und weckt falsche Erwartungen, was die Wirkung eines gesundheitsbewußten Verhaltens angeht" (Braun et al. 1998).

Literatur

BKK-Bundesverband (1998): Arzneimittelvertragspolitik. August 1998. Essen.
Braun B., Kühn H., Reiners H. (1998): Das Märchen von der Kostenexplosion. Fischer, Frankfurt/Main.
Evans R. G. (1996): The Market and the State: What are their Responsive Roles in the Regulation of Health Care Systems? Vortrag auf dem 9. Kongress der International Association of Health Policy, Montreal, Kanada.
Fricke U., Klaus W. (1998): Neue Arzneimittel. Wissenschaftliche Verlagsgesellschaft. Stuttgart (In Vorbereitung).
Gesetzliche Krankenkassen in Hessen, Kassenärztliche Vereinigung Hessen (1996): Plakat „Gemeinsame Erklärung zur Arzneimittelversorgung". Frankfurt.
Habermann E. (1990): Arzneitherapie in einem Klinikum. Pharm. Zeit. 135: 65–70.
Klauber J., Schröder H. (1997): Innovationskomponente im GKV-Arzneimittelmarkt. Eine Studie des Instituts für medizinische Statistik auf dem Prüfstand. Bonn.
Litsch M., Schröder H. (1997): Zuzahlungserhöhung um weitere 5 DM: Auswirkungen im Arzneimittelbereich. Sozialer Fortschritt, Heft 5: 122–125.
Meiner E., Delling B. (1997): Innovationskomponente 1990–1996. Eine Studie von IMS zur Innovation auf dem deutschen Arzneimittelmarkt. Frankfurt.
Neubauer G. (1997): zitiert in Ärztliche Praxis, 22. Juli 1997.
Reichelt H. (1994): Steuerungswirkungen der Selbstbeteiligung im Arzneimittelmarkt. Stuttgart.
Seehofer H. (1995): Rede auf dem Deutschen Ärztetag in Stuttgart.
Wille E. (1994): Zum gesellschaftlichen Nutzen pharmazeutischer Innovationen. Frankfurt am Main.
Wissenschaftliches Institut der AOK (1997): Modellrechungen zur Zuzahlung im Arzneimittelbereich. Auswirkungen des 1. und 2. NOG. Manuskript. Bonn.

51 Arzneimittelverordnungen nach Alter und Geschlecht

H. Schröder und G. W. Selke

Zu den wesentlichen Einflußfaktoren auf die Morbidität und damit auf den Arzneimittelverbrauch gehört, wie seit langem allgemein akzeptiert und belegt ist, das Alter des Patienten. Dies gilt sowohl für die Art als auch die Menge der Arzneimittel. Weniger offensichtlich ist zunächst der Einfluß des Geschlechts auf die Menge der Medikation. Im Rahmen des GKV-Arzneimittelindex werden die erfaßten Arzneiverordnungen daher nach Alter und Geschlecht der Patienten differenziert. Um die Größen der Altersgruppen, in denen die Arzneimittel verordnet werden, zu ermitteln, wurde auf die Erhebungen der Gesetzlichen Krankenversicherung (GKV) zur Struktur von Mitgliedern und mitversicherten Familienangehörigen für 1997 zurückgegriffen, die allerdings für sich genommen noch nicht die benötigte Feinheit aufweisen. Zur weitergehenden Differenzierung der Altersklassen „0 bis unter 15" und „80 u. m." wurden deshalb die Erhebungen der GKV zur Struktur von Mitgliedern und mitversicherten Familienangehörigen (Stand: Oktober 1986, hochgerechnet auf 1997) und die Daten des Statistischen Jahrbuchs 1997 herangezogen. Hieraus ergibt sich die in Tabelle 51.1 und Abbildung 51.1 dargestellte Alterspyramide für die GKV-Versicherten, die den folgenden Darstellungen zugrunde liegt. Setzt man hierzu die Daten der Arzneimittelverordnungen nach Altersgruppen in Beziehung, dann erhält man die in Tabelle 51.2 angegebenen Werte für die verordneten Tagesdosen der Arzneimittel nach Indikationsgruppen je Versicherter der GKV.

Die Aufschlüsselung der verordneten Mengen nach Alter und Indikationsgruppe weist interessante Unterschiede aus. Auch Arzneimittelgruppen, die im Gesamtmarkt keine große Rolle spielen, treten mitunter in einzelnen Altersgruppen deutlich hervor. Nicht immer haben diese Differenzen jedoch ihren Grund in Morbiditätsunterschieden, sondern können auch durch die Struktur der Erstattung von Arzneimitteln durch die GKV begründet sein (siehe z. B. die

Tabelle 51.1: Alters- und Geschlechtsstruktur der GKV-Versicherten 1997

Altersgruppe	Männer (Tsd.)	Frauen (Tsd.)	Zusammen (Tsd.)
0 bis unter 5	1820,3	1729,5	3549,8
5 bis unter 10	2003,7	1908,2	3911,9
10 bis unter 15	2023,7	1938,9	3962,6
15 bis unter 20	2070,8	1972,5	4043,3
20 bis unter 25	1885,1	1961,3	3846,4
25 bis unter 30	2551,7	2606,5	5158,2
30 bis unter 35	3079,4	3170,6	6250,0
35 bis unter 40	2802,1	2948,3	5750,3
40 bis unter 45	2375,3	2557,5	4932,8
45 bis unter 50	2169,3	2400,0	4569,3
50 bis unter 55	1829,3	2029,0	3858,3
55 bis unter 60	2503,3	2724,7	5228,0
60 bis unter 65	2157,8	2365,5	4523,3
65 bis unter 70	1693,9	2018,0	3711,9
70 bis unter 75	1161,9	1955,0	3116,9
75 bis unter 80	747,1	1603,9	2351,0
80 bis unter 85	405,8	1088,5	1494,3
85 bis unter 90	233,1	748,5	981,6
90 und älter	75,7	284,6	360,3
Summe	33589,2	38011,1	71600,4

Bemerkungen zu Sexualhormonen weiter unten). Die Stichproben des GKV-Arzneimittelindex erfassen nur die von niedergelassenen Ärzten zu Lasten der GKV ausgestellten und in öffentlichen Apotheken eingelösten Rezepte (siehe Kapitel 53); der Selbstmedikationsmarkt wird hingegen nicht erfaßt. Dies betrifft einige Indikationsgruppen stärker, die in größerem Umfang rezeptfreie Arzneimittel umfassen – beispielsweise die Analgetika –, andere hingegen gar nicht. Zudem hat die im Laufe des Jahres 1997 deutlich gestiegene Zuzahlung dazu geführt, daß viele, auch rezeptpflichtige, Arzneimittel vollständig von den Patienten bezahlt werden müssen. Inwieweit diese Verschreibungen abrechnungstechnisch bedingt in der Stichprobe möglicherweise unterrepräsentiert sind, läßt sich derzeit nicht exakt quantifizieren (vgl. hierzu auch Kap. 50).

Andererseits beziehen sich die angegebenen Mengen auf die verschriebenen, nicht aber auf die tatsächlich verbrauchten Arzneimittelmengen. Während man bei chronischen Indikationen davon ausgehen kann, daß diese beiden Mengen gleich sind, werden gerade bei akuten Erkrankungen sicherlich Packungen nicht vollständig aufgebraucht; vergleiche hierzu auch die Bemerkungen zu den Ophthal-

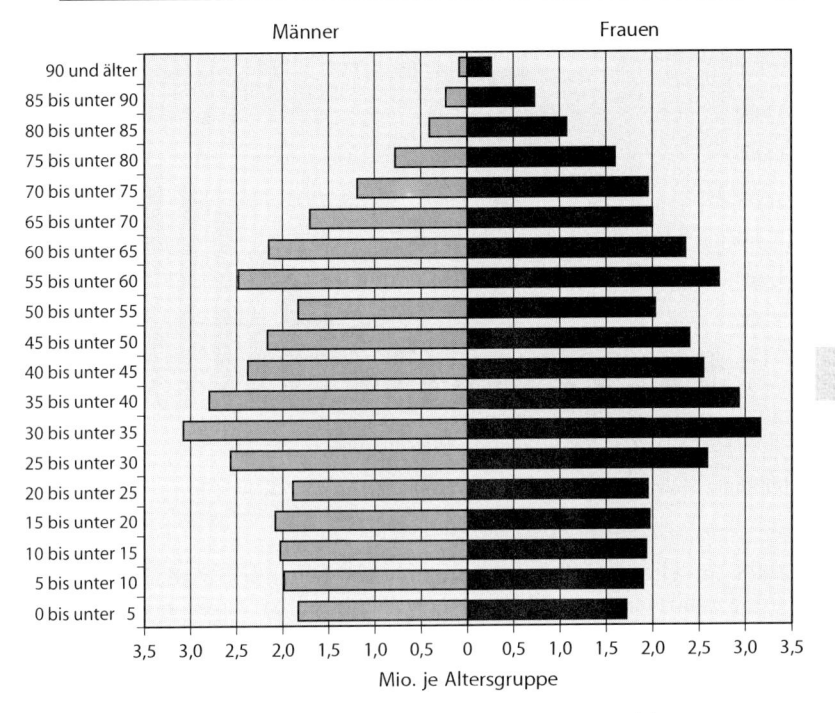

Abbildung 51.1: Alters- und Geschlechtsstruktur der GKV-Versicherten 1997

mika in Kapitel 52 sowie die Untersuchungen über weggeworfene Arzneimittel (Reumann 1997, Zimmer et al. 1992, Heeke und Günther 1993).

Altersverteilung der Verschreibungen

Im Jahre 1997 wurden in der Bundesrepublik Deutschland durchschnittlich 11,6 Arzneimittelpackungen mit 373 definierten Tagesdosen (DDD) für jeden Versicherten der Gesetzlichen Krankenversicherung verordnet. Wenn dieser Mittelwert in Fünfjahresschritten nach dem Alter aufgegliedert wird, ergibt sich die in Abbildung 51.2 dargestellte Verteilung. Sie reicht von 96 DDD bei den 10- bis 14-jährigen Kindern bis zu 1359 DDD bei den 85- bis 90-jährigen Versicherten, also Tag für Tag fast vier Arzneimittel. Es gibt Hinweise darauf, daß

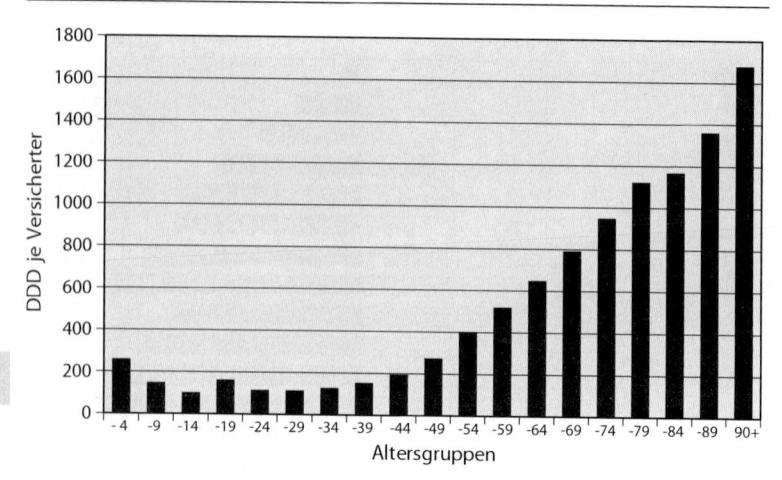

Abbildung 51.2: Arzneiverbrauch je Versicherter in der GKV 1997

gerade im Alter verstärkt polypragmatisch behandelt wird. Die Einnahme zahlreicher verschiedener Arzneimittel ist wegen oft schwer überschaubarer Wechselwirkungen jedoch nicht unproblematisch. „Manchmal wundere ich mich, wenn Patienten ... mir erzählen, daß sie gleichzeitig sechs verschiedene Medikamente einnehmen." (Erdmann 1995)

Im Durchschnitt wurden jedem Versicherten Arzneimittel mit Kosten in der Höhe von 476 DM verordnet. Diese Maßzahlen divergieren natürlich sehr stark zwischen den einzelnen Altersgruppen. Hierin spiegelt sich auch die allgemeinere Tatsache, daß sich die Gesundheitskosten sehr ungleich auf die Bevölkerung verteilen. So zeigte bereits eine Studie von 1986, daß auf 10 % der Versicherten bereits 51,1 % der Arzneimittelausgaben entfallen (Berg 1986). Die Versicherten mit einem Lebensalter ab 60 Jahren, die lediglich 23,1 % der Gesamtpopulation darstellen, vereinigten im Berichtsjahr 54 % des gesamten GKV-Fertigarzneimittelumsatzes auf sich, also mehr als das Doppelte des Bevölkerungsanteils. Im Durchschnitt wird jeder über 60jährige Versicherte mit etwa zweieinhalb Arzneimitteln dauerhaft behandelt. Beispielhaft sei hier das Verordnungsspektrum in der Altersgruppe 70 bis unter 75 Jahre dargestellt (Tabelle 51.2, Schröder und Selke 1998). Auf jeden Versicherten in dieser Altersgruppe entfielen 1997 im Mittel 24 Arzneipackungen im Gegenwert von 1170 DM. Dies bedeutet, daß er im Durchschnitt ständig mit 2,6 Arzneimitteln behandelt wird. Relevante Indikationsgebiete sind hierbei Betarezeptorenblocker/Calciumantagonisten/ACE-Hemmer, Koronarmittel, Diuretika, Antihypertonika, Ophthalmika, Broncholytika/Antiasthmatika sowie Schmerz- und Rheumamittel. Hier zeigt sich die große Bedeutung von Erkrankungen des Herz-Kreislaufsystems im hohen Alter. Auch in diesem Bereich nimmt der Verbrauch mit steigendem Alter aber nicht etwa gleichförmig zu: Während er bei Kardiaka, Koronarmitteln und Diuretika in den höheren Altersgruppen weiter stark zunimmt, bleibt er bei Betarezeptorenblockern/ Calciumantagonisten/ACE-Hemmern und Antihypertonika weitgehend konstant.

Allerdings wäre der Schluß voreilig, daß der demographische Wandel die treibende Kraft hinter steigenden Ausgaben ist. Wie bereits früher gezeigt wurde (vgl. Arzneiverordnungs-Report '94), erklärt das Älterwerden unserer Gesellschaft den Kostenanstieg nur zu einem geringen Teil. Vielmehr scheinen Krankheitskosten ganz allgemein nicht per se mit wachsendem Alter zuzunehmen, sondern

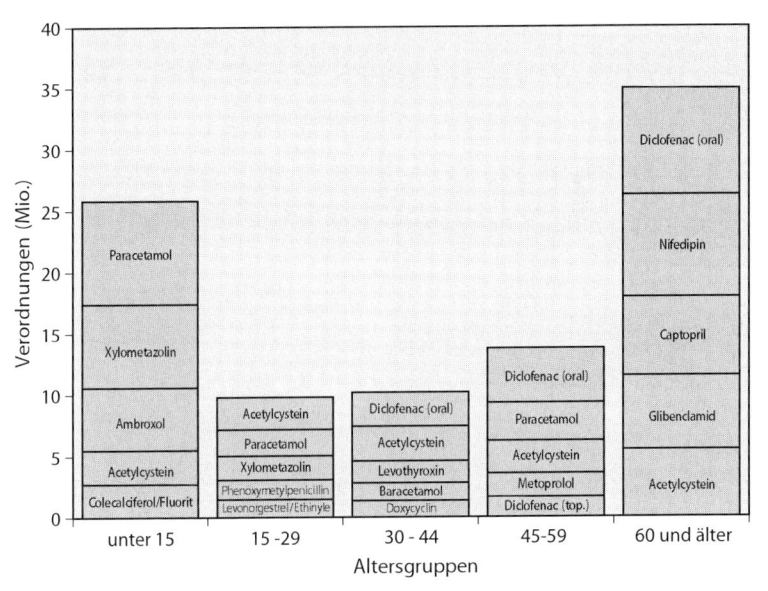

Abbildung 51.3: Führende Wirkstoffe nach Altersgruppen 1997

Tabelle 51.2: Arzneiverbrauch nach definierten Tagesdosen je Versicherter in der Gesetzlichen Krankenversicherung (gesamtes Bundesgebiet) nach Altersgruppen

Indikationsgruppe	0–4	5–9	10–14	15–19	20–24	25–29	30–34	35–39	40–44	45–49	50–54	55–59	60–64	65–69	70–74	75–79	80–84	85–89	>=90	Summe
2 Aldosteronantagonisten	0,0	0,0	0,0	0,0	0,0	0,0	0,1	0,1	0,3	0,5	0,8	1,3	1,7	2,2	3,1	4,1	5,2	7,4	9,3	1,0
5 Analgetika/Antirheumatika	5,1	4,4	4,4	5,9	5,5	6,0	7,3	9,5	12,2	16,2	22,7	29,1	35,0	42,5	52,0	63,1	73,0	89,8	110,7	20,5
7 Antiallergika	1,4	2,6	3,6	4,0	4,0	3,8	3,7	3,7	3,5	3,4	3,3	3,3	3,3	3,0	2,8	3,0	3,4	4,9	7,7	3,4
8 Antianämika	0,5	0,3	0,4	1,0	2,3	3,4	3,3	1,9	1,6	1,6	1,2	1,2	1,4	1,9	2,5	3,4	3,7	5,7	7,7	1,9
9 Antiarrhythmika	0,0	0,0	0,0	0,0	0,1	0,1	0,1	0,2	0,4	0,7	1,3	2,4	4,1	6,5	9,3	11,6	12,1	9,5	7,8	6,6	2,8
10 Antibiotika/Chemotherapeutika	5,5	6,1	4,0	5,4	4,6	4,5	4,7	4,6	4,2	4,0	4,2	4,2	4,0	3,9	3,9	3,9	3,7	3,7	4,4	4,5
11 Antidementiva (Nootropika)	0,0	0,0	0,0	0,1	0,1	0,2	0,3	0,5	0,8	1,3	2,1	3,7	6,1	10,1	15,3	21,2	25,9	30,7	38,3	4,0
12 Antidiabetika	0,1	0,3	0,8	1,4	1,8	1,9	2,1	2,9	4,4	8,2	13,6	21,0	33,1	41,3	47,8	59,1	52,7	56,7	50,4	14,3
14 Antiemetika-Antivertiginosa	0,5	0,4	0,2	0,2	0,2	0,2	0,3	0,3	0,5	0,7	1,1	1,4	2,0	2,9	4,5	6,9	9,8	12,7	15,3	1,5
15 Antiepileptika	0,3	0,8	1,2	1,8	2,0	2,2	2,7	2,8	2,9	2,8	2,9	2,9	2,7	2,9	2,9	2,9	2,6	2,2	3,5	2,3
17 Antihypertonika	0,1	0,0	0,0	0,1	0,2	0,6	1,0	2,5	5,5	11,3	19,8	29,7	43,1	51,2	55,6	62,2	53,6	50,3	56,9	16,6
19 Antihypotonika	0,0	0,1	0,4	1,1	1,1	1,1	1,5	2,0	2,1	2,5	2,5	2,9	2,7	2,8	3,0	3,4	4,0	5,5	10,2	1,9
20 Antikoagulantien	0,0	0,0	0,1	0,2	0,3	0,5	0,5	0,7	0,8	1,5	2,4	3,8	5,3	6,7	7,1	7,6	4,7	3,0	3,7	2,1
21 Antimykotika	5,6	0,8	1,2	1,6	1,6	1,8	2,0	2,1	2,5	2,4	2,9	3,4	3,4	3,4	3,6	3,6	3,6	5,3	9,0	2,6
23 Antiphlogistika	0,5	0,7	1,1	1,3	1,3	1,1	1,1	1,2	1,4	1,7	1,9	2,0	2,3	3,2	3,2	3,5	3,8	4,7	6,9	1,7
24 Antitussiva/Expektorantien	21,1	11,3	7,3	7,9	5,4	5,2	5,6	5,6	5,9	6,2	7,7	8,9	10,7	12,7	15,2	16,9	18,4	22,4	35,9	9,4
26 Balneotherapeutika/Wärmetherapeutika	3,1	1,8	0,9	0,7	0,6	0,4	0,5	0,5	0,5	0,5	0,6	0,8	0,7	0,8	0,8	0,7	0,9	1,5	2,8	0,8
27 Betarez.blocker/Ca-Antag./ACE-Hemmer	0,2	0,1	0,1	0,4	0,9	1,7	3,7	7,1	15,0	26,4	43,6	65,9	92,7	114,4	131,3	146,3	135,1	138,3	139,0	38,7
28 Broncholytika/Antiasthmatika	4,0	5,7	6,2	6,6	6,9	8,4	9,4	10,9	12,1	16,0	22,6	26,8	37,6	48,0	52,1	49,4	38,3	35,2	41,3	19,2
29 Cholagoga u. Gallenwegstherapeutika	0,0	0,0	0,0	0,1	0,0	0,1	0,1	0,2	0,2	0,3	0,6	0,8	1,1	1,4	1,8	2,3	2,5	2,8	3,4	0,6
31 Corticoide (Interna)	2,3	1,2	0,7	1,0	1,3	1,7	2,1	2,6	2,9	3,7	4,4	5,8	6,9	8,8	10,0	10,5	8,9	8,8	12,0	4,0
32 Dermatika	15,9	12,0	10,2	17,0	11,9	10,0	9,0	9,2	9,0	9,4	10,1	11,0	12,0	13,4	14,4	17,3	19,5	27,3	44,3	12,1
36 Diuretika	0,3	0,1	0,1	0,1	0,2	0,5	1,1	2,2	4,8	8,0	15,0	22,8	34,3	48,9	65,0	88,5	111,0	152,3	196,1	19,5
37 Durchblutungsfördernde Mittel	0,0	0,0	0,0	0,1	0,1	0,2	0,2	0,3	0,5	0,9	1,7	3,2	5,6	9,0	12,7	16,1	20,1	22,3	25,4	3,2
44 Gichtmittel	0,0	0,0	0,0	0,1	0,1	0,2	0,6	1,1	2,1	3,7	5,9	7,6	10,5	11,7	12,1	12,7	11,8	12,6	14,2	4,1
45 Grippemittel	1,9	2,6	1,9	1,7	0,9	0,7	0,7	0,6	0,4	0,4	0,4	0,4	0,4	0,3	0,3	0,3	0,3	0,2	0,9	0,8
46 Gynäkologika	1,0	0,5	0,3	1,2	1,9	2,7	3,0	3,1	4,0	6,1	8,8	9,7	9,7	8,7	8,6	8,9	8,1	7,8	9,7	4,9
47 Hämorrhoidenmittel	0,0	0,0	0,0	0,1	0,2	0,3	0,4	0,5	0,6	0,7	0,9	1,0	1,2	1,4	1,5	1,6	1,6	2,0	3,0	0,7
49 Hypnotika/Sedativa	0,7	0,1	0,1	0,2	0,5	0,7	1,0	1,5	2,2	2,9	4,5	5,6	6,9	9,2	12,5	16,8	21,2	29,0	34,8	4,4

Tabelle 51.2: Arzneiverbrauch nach definierten Tagesdosen je Versicherter in der Gesetzlichen Krankenversicherung (gesamtes Bundesgebiet) nach Altersgruppen (Fortsetzung)

	Indikationsgruppe	0–4	5–9	10–14	15–19	20–24	25–29	30–34	35–39	40–44	45–49	50–54	55–59	60–64	65–69	70–74	75–79	80–84	85–89	>=90	Summe
51	Immuntherapeutika u. Zytokine	1,7	1,7	1,1	0,9	0,8	0,8	0,9	1,0	1,0	0,9	1,0	1,0	1,0	0,8	0,7	0,7	0,5	0,5	1,5	1,0
52	Infusions-, Standardinjektionslösungen usw.	1,0	0,5	0,2	0,1	0,1	0,0	0,1	0,1	0,1	0,1	0,1	0,2	0,2	0,3	0,4	0,4	0,5	0,5	1,0	0,2
53	Kardiaka	0,2	0,1	0,2	0,3	0,3	0,3	0,4	0,6	0,9	1,6	3,1	5,8	11,0	20,8	34,2	50,5	64,9	84,3	102,3	8,9
54	Karies- und Parodontosemittel	44,4	47,5	17,1	6,4	0,6	0,5	0,2	0,2	0,1	0,2	0,2	0,2	0,1	0,1	0,0	2,4	0,2	0,3	7,2	6,4
55	Koronarmittel	0,1	0,0	0,0	0,0	0,1	0,1	0,1	0,4	1,2	2,7	7,6	14,3	26,8	46,6	68,6	95,0	110,3	129,0	129,4	16,7
56	Laxantien	0,7	0,3	0,2	0,2	0,2	0,2	0,2	0,3	0,4	0,5	1,1	1,3	1,6	2,5	3,2	4,7	7,7	11,6	18,8	1,3
57	Lebertherapeutika	0,7	0,3	0,2	0,1	0,1	0,1	0,2	0,3	0,4	0,6	0,9	1,4	1,8	2,5	3,4	5,5	10,0	15,9	26,5	1,5
58	Lipidsenker	0,0	0,0	0,0	0,0	0,1	0,1	0,2	0,6	2,9	5,1	8,8	14,1	19,8	22,2	21,6	17,6	9,6	5,1	5,3	6,4
60	Magen-Darm-Mittel	5,3	1,6	1,5	2,5	3,1	3,8	4,7	5,8	7,6	9,0	11,8	14,2	17,5	19,8	21,8	24,7	25,7	31,0	41,5	9,7
61	Migränemittel	0,0	0,0	0,0	0,2	0,3	0,3	0,5	0,7	1,0	1,1	1,2	1,2	1,1	0,8	0,8	0,6	0,6	0,5	0,9	0,6
62	Mineralstoffpräparate	0,3	0,2	0,3	0,8	1,8	3,0	2,9	2,1	2,2	3,1	5,0	7,1	9,8	13,2	16,6	19,5	19,2	20,8	23,7	5,4
63	Mund- und Rachentherapeutika	3,0	2,2	2,1	1,7	0,9	0,8	0,8	0,8	0,8	0,9	0,9	1,1	1,2	1,2	1,2	1,5	1,1	1,5	3,4	1,3
64	Muskelrelaxantien	0,0	0,0	0,0	0,1	0,2	0,3	0,5	0,6	0,8	1,0	1,3	1,5	1,7	2,0	2,3	2,5	2,4	2,7	2,6	0,9
67	Neuropathiepräparate	0,0	0,0	0,0	0,1	0,2	0,3	0,3	0,6	1,1	1,4	2,3	3,1	4,4	5,6	6,6	7,9	6,8	6,5	6,3	2,0
68	Ophthalmika	10,9	5,8	4,2	4,4	4,5	4,8	5,2	6,2	7,4	10,4	13,7	20,5	28,0	38,8	53,7	70,6	79,7	92,3	107,4	18,2
69	Otologika	3,1	2,1	1,2	0,7	0,5	0,4	0,4	0,4	0,4	0,3	0,4	0,5	0,4	0,4	0,6	0,6	0,6	0,9	1,7	0,7
70	Parkinsonmittel usw.	0,0	0,0	0,0	0,1	0,1	0,2	0,2	0,4	0,4	0,5	0,8	1,3	2,0	3,0	4,5	6,6	7,9	8,4	8,0	1,3
71	Psychopharmaka	0,3	0,5	1,0	1,0	2,4	4,6	7,1	10,3	13,5	15,6	19,3	21,1	22,1	24,8	28,6	32,6	35,8	41,8	58,5	13,2
72	Rhinologika	36,0	18,9	9,9	7,0	3,9	3,8	3,8	3,6	3,2	3,1	3,1	3,3	3,3	3,1	2,7	2,7	2,7	2,3	7,7	6,4
74	Schilddrüsentherapeutika	1,3	2,1	4,7	6,5	9,3	15,3	19,0	20,0	21,1	24,7	27,4	25,6	24,8	24,9	25,0	22,9	16,1	15,1	25,5	17,4
76	Sexualhormone u. ihre Hemmstoffe	0,0	0,0	0,0	1,0	16,7	4,9	3,9	5,0	9,7	27,6	58,7	60,2	39,4	21,1	12,1	8,2	4,8	4,4	18,3	20,0
79	Thrombozytenaggregationshemmer	0,1	0,1	0,1	0,1	0,1	0,1	0,2	0,3	0,7	1,3	3,2	5,3	8,1	11,6	15,2	17,8	18,6	19,3	20,1	3,9
82	Urologika	0,1	0,5	0,3	0,5	0,6	0,7	0,7	0,9	1,3	1,9	3,7	7,4	12,1	17,8	21,0	23,1	21,7	22,5	26,3	5,5
83	Venentherapeutika	0,2	0,4	1,1	1,4	0,9	1,0	1,2	1,6	2,1	3,3	4,3	6,2	8,5	11,1	15,4	18,8	21,2	24,9	27,8	4,9
84	Vitamine	68,9	0,6	0,5	0,6	0,7	1,0	1,0	1,8	3,1	3,1	4,8	7,0	8,7	13,7	18,6	18,6	25,4	25,2	8,2
85	Wundbehandlungsmittel	5,4	2,0	1,3	1,0	0,7	0,8	0,7	0,8	0,8	1,1	1,4	1,9	2,6	3,4	4,5	7,4	13,0	24,1	48,9	2,7
	Gesamtmarkt GKV-Rezepte mit Fertigarzneimitteln	256,1	142,1	96,0	158,1	106,7	111,0	126,9	149,7	190,3	268,8	401,4	516,4	647,2	792,4	945,9	1121,6	1166,5	1358,3	1675,1	372,6

vielmehr mit der Nähe zum Tod (Braun et al. 1998). Daher können Mehrausgaben für unser Gesundheitssystem nicht pauschal mit einer wachsenden Lebenserwartung in unserer Gesellschaft erklärt werden.

Auffällig ist der Altersverlauf bei den Sexualhormonen. Hier zeigt sich ein deutlicher Gipfel bei den 15- bis 19-Jährigen, der durch die Erstattung empfängnisverhütender Mittel in dieser Altersgruppe erklärt wird (vgl. Tabelle 51.2). Ab etwa 45 Jahren steigt die Kurve erneut stark an, um dann bei etwa 65 Jahren wieder deutlich abzusinken. Dieser zweite, breitere Gipfel wird durch die Hormonsubstitution nach der Menopause verursacht.

In den führenden Wirkstoffen der einzelnen Altersgruppen werden die relevanten Indikationen in den einzelnen Kohorten deutlich (Abbildung 51.3). Das Schmerzmittel Paracetamol und das Expektorans Acetylcystein sind fast durchweg auf den Spitzenplätzen zu finden. Die Wirkstoffe Xylometazolin und Ambroxol betonen das typische Anwendungsgebiet Erkältungskrankheiten in den jüngeren Altersklassen bis unter 15 Jahre zusätzlich. Diese Indikation ist ebenfalls in den nächsten Altersgruppen vertreten. Bei den 15- bis 30-jährigen Versicherten taucht auch das orale Kontrazeptivum Levonorgestrel plus Ethinylestradiol auf den ersten Rangplätzen auf, nachdem seit 1992 Kontrazeptiva an weibliche Versicherte bis 20 Jahre auf Rezept abgegeben werden. Bilden im Alter unter 30 Jahren die Präparate zur Behandlung von „Erkältungskrankheiten" die ersten Ränge, so nehmen in der Altersklasse bis 45 erstmals ein nichtsteroidales Antirheumatikum (orales Diclofenac) sowie ein Schilddrüsentherapeutikum (Levothyroxin) Spitzenplätze ein. Dies geht hauptsächlich auf Verordnungen an Frauen zurück. Auffällig ist nach wie vor die große Bedeutung von Diclofenac als Rheumasalbe bei den Versicherten über 45 Jahre.

In den höheren Altersgruppen (über 60 Jahre) rücken Wirkstoffe zur Behandlung von Herz-Kreislauf-Krankheiten in den Vordergrund; hierzu gehören Nifedipin und Captopril.

Geschlechtsverteilung der Verschreibungen

Wie bereits erwähnt, ist in vielen Fällen auch eine Differenzierung der Verschreibungen nach dem Geschlecht der Patienten aufschlußreich. Abbildung 51.4 zeigt die Ergebnisse einer solchen Analyse. Betrachten wir den Gesamtmarkt, so zeigt sich mit 441 Tagesdosen

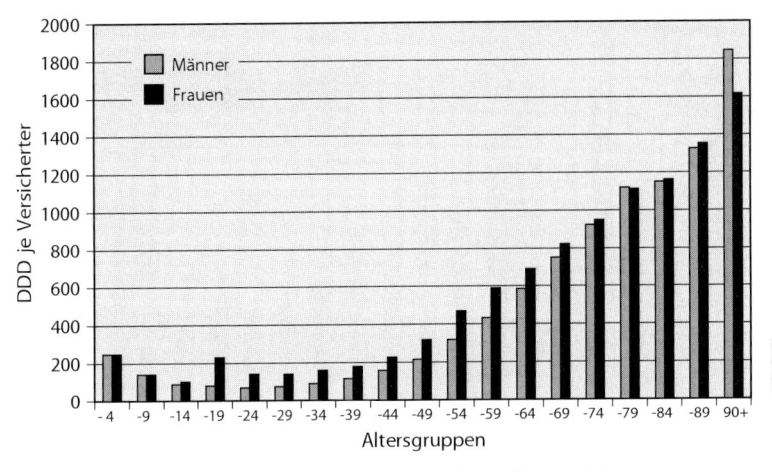

Abbildung 51.4: Arzneiverbrauch nach Alter und Geschlecht 1997

bei Frauen gegenüber 295 Tagesdosen bei Männern ein Mehrverbrauch von 50%. Dabei macht sich wie bereits in den vorigen Jahren bemerkbar, daß Frauen mehr als die doppelte Menge an Psychopharmaka erhalten, während etwa bei den Indikationsgruppen Koronarmittel und Antitussiva/Expektorantien der Geschlechtsunterschied gering ausfällt. Insbesondere findet sich in einigen typischen Indikationsgruppen (Urologika, Gichtmittel, Broncholytika/Antiasthmatika) auch ein Mehrverbrauch der Männer (vgl. Arzneiverordnungs-Report '96).

Es gibt Hinweise darauf, daß die generell hohen Verordnungszahlen bei Frauen darauf zurückzuführen sind, daß diese häufiger den Arzt konsultieren. Bezogen auf den einzelnen Arztbesuch sind die Verordnungen zwischen Männern und Frauen annähernd gleich verteilt. Dies bestätigt auch die Studie von Schoettler (1992). In der Untersuchung zu Verordnungen über psychotrope Arzneimittel oder orale Antidiabetika anhand einer Stichprobe von ca. 27 000 Patienten aus 50 allgemeinmedizinischen Praxen stellte sich heraus, daß Männer und Frauen pro Kopf und Arztbesuch in annähernd gleichem Umfang Arzneimittel erhalten, daß jedoch 73% aller Arztbesuche durch Frauen absolviert werden.

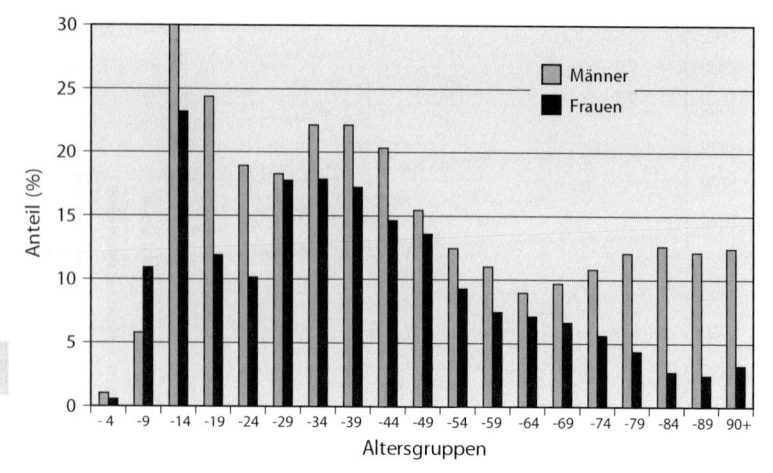

Abbildung 51.5: Umsatzanteile der Spezialpräparate nach Alter und Geschlecht

Spezialpräparate

Schon früher war gezeigt worden, daß Männer im Mittel etwas teurere Arzneimitteltherapien erhalten als Frauen. Besonders deutlich wird dies, wenn man die Kostenanteile für Spezialpräparate (siehe Kapitel 49) nach Alter und Geschlecht aufschlüsselt (Abbildung 51.5). Mit Ausnahme der Altersgruppe von 5 bis 9 Jahren liegt der Anteil bei männlichen Versicherten stets höher als bei weiblichen. Insbesondere bei den 10- bis 25-Jährigen ist der Unterschied stark ausgeprägt sowie im Alter ab etwa 70 Jahren. Insgesamt betrachtet stammen 13,4 % der Verordnungen an Männer aus dem Bereich der Spezialpräparate gegenüber 8,4 % bei den Frauen. Mithin entfallen rund 53 % (1,9 Mrd. DM) der Gesamtausgaben für Spezialpräparate (3,5 Mrd. DM; vgl. Kapitel 48) auf männliche Versicherte. Schlüsselt man die Spezialpräparate nach Indikationsgruppen auf, so stellt man fest, daß Männer deutlich mehr antiretrovirale Therapeutika (83,2 %) und onkologische Präparate (58,9 %), aber weniger Hypophysenhormone (22,3 %) und supportive Tumortherapeutika (31,4 %) als Frauen erhalten (Abbildung 51.6).

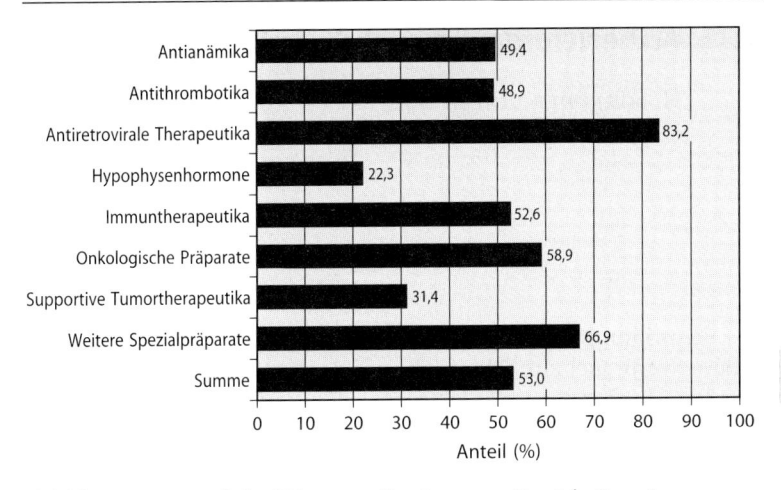

Abbildung 51.6: Anteil der Männer an Umsätzen von Spezialpräparaten

Literatur

Berg H. (1986): Bilanz der Kostendämpfungspolitik im Gesundheitswesen 1977–1984. Asgard-Verlag, Sankt Augustin.
Braun B., Kühn H., Reiners H. (1998): Das Märchen von der Kostenexplosion. Fischer, Frankfurt/Main.
Erdmann E. (1995): Werden in Deutschland zu viele Medikamente verordnet? Münch. Med. Wschr. 137 (Beilage): 11.
Heeke A., Günther J. (1993): Arzneimittel im Müll. Essen.
Reumann C. F. (1997): Altarzneimittel-Sammelaktion. In: DOK 21: 672–674. Bonn.
Schoettler P. (1992): Untersuchung der Verordnung von psychotropen Arzneimitteln und oralen Antidiabetika in der allgemeinmedizinischen Praxis (Dissertation). Kiel.
Schröder H., Selke G. W. (1998): Arzneimittelverordnungen nach Altersgruppen 1997. Bonn
Statistisches Bundesamt (1997): Statistisches Jahrbuch 1997. Wiesbaden.
Zimmer A., Zimmer A., Kreuter J. (1992): Rücklauf von Alt-Arzneimitteln in Apotheken. In: PZ Nr. 4 49, 137. Jg.: 20–29. Wiesbaden.

52 Arzneiverordnungen nach Arztgruppen

H. Schröder und G. W. Selke

Das Verordnungsverhalten der Ärzte bestimmt maßgeblich den Arzneimittelverbrauch. Im folgenden wird das Verordnungsverhalten der einzelnen Facharztgruppen getrennt analysiert. Die ersten Untersuchungen zur arztgruppenspezifischen Analyse für Patienten der gesetzlichen Krankenversicherung sind bereits in den Siebziger Jahren durchgeführt worden (Greiser und Westermann 1979). Aktuelle Auswertungen für das gesamte Bundesgebiet sind hier mit den Daten des GKV-Arzneimittelindex für elf Arztgruppen durchgeführt worden.

Verschreibungsmengen nach Arztgruppen

Die in Abbildung 52.1 dargestellten verordneten Tagesdosen nach Arztgruppen zeigen schon auf den ersten Blick ein klares Bild, das sich auch bei der Betrachtung der verordneten Arzneimittel*packungen* nach Facharztgruppen bestätigt: Allgemein- und praktische Ärzte verordnen weitaus am häufigsten Arzneimittel (55,7 %), mit weitem Abstand gefolgt von den Internisten (17,8 % aller verordneten Arzneimittelpackungen). Damit werden mehr als sieben von zehn Verordnungen von diesen beiden Arztgruppen ausgestellt, während bei allen anderen Fachärzten die Arzneitherapie vom Anteil am Gesamtmarkt her eine geringere Rolle spielt. Die Konzentration der Verordnungstätigkeit auf diese beiden Arztgruppen setzt einen Trend der vergangenen Jahre weiter fort. Während der Verordnungsanteil bei den Allgemeinmedizinern im wesentlichen konstant blieb (im Vorjahr: 55,3 %), ist er bei den Internisten merklich angestiegen (16,6 % im Vorjahr). Der rückläufige Trend der Jahre 1992 (19,5 %) bis 1995 (14,2 %) hat sich bei dieser Gruppe also wieder umgekehrt. Der Anteil der Allgemeinmediziner am Umsatz (54,4 %) ist weiter gesun-

Arztgruppe	1996	1997
Allgemeinmediziner	16754	14990
Internisten	5744	5542
Kinderärzte	1201	1085
Gynäkologen	1372	1506
HNO-Ärzte	308	258
Augenärzte	1392	1015
Chirurgen	164	93
Orthopäden	269	230
Urologen	334	234
Hautärzte	532	462
Nervenärzte	727	548
Sonstige	1375	716

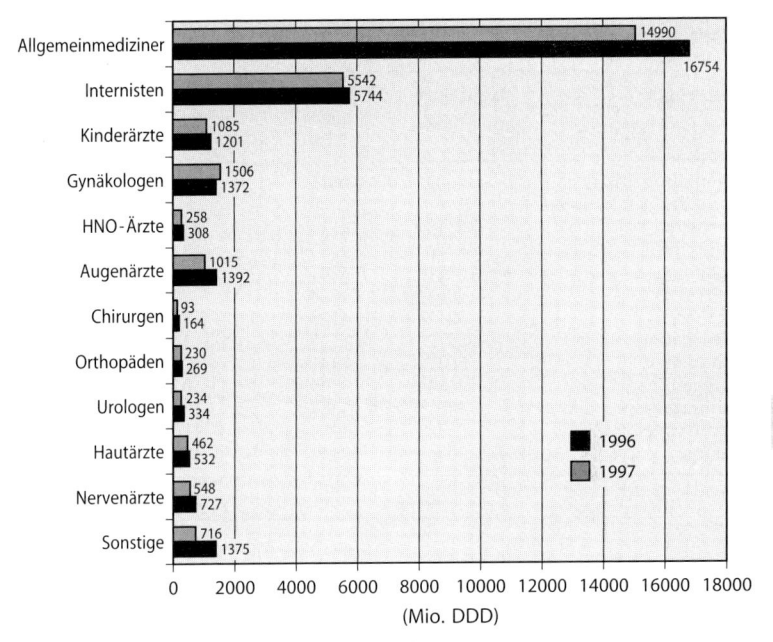

(Mio. DDD)

Abbildung 52.1: Arzneiverordnungen einzelner Arztgruppen 1997

ken, während er bei den Internisten erneut deutlich angestiegen ist auf nunmehr 22,8 %. Insbesondere die letztere Gruppe verschreibt also teurere Arzneimittel als der Durchschnitt aller Ärzte, wobei sich der Abstand weiter erhöht hat.

Weiterhin stellen die Allgemeinmediziner und Internisten allerdings die weitaus meisten Ärzte, so daß die Konzentration des Verordnungsgeschehens auf diese Gruppen durchaus erklärlich ist. In Tabelle 52.1 sind deshalb die Beziehungszahlen der Verordnungen, der Umsätze und definierten Tagesdosen (DDD) je Arzt der entsprechenden Facharztgruppe berechnet.

Im Jahre 1997 hat ein an der kassenärztlichen Versorgung teilnehmender Arzt im Mittel 6762 Fertigarzneimittel verordnet; das entspricht 216 Tsd. mittleren Tagesdosen mit einem Umsatzvolumen von 276 Tsd. DM je Arzt. Wie schon in den Jahren 1993, 1994 und 1996 verordnete der einzelne Arzt auch 1997 erneut weniger Arzneimittel als im jeweiligen Vorjahr (–12,3 %), die allerdings wiederum teurer als zuvor waren. Daher sank der Umsatz je Arzt nur um 2,6 %. Der im

Tabelle 52.1: Arzneiverordnungen, Umsätze und definierte Tagesdosen je Arzt 1997, aufgeführt nach Facharztgruppen

Arztgruppe	Zahl der Ärzte	Verord- nungen je Arzt	Umsatz je Arzt (Tsd. DM)	DDD je Arzt (Tsd. DDD)
Allgemeinmediziner und Praktische Ärzte	44603	10415	410	336
Internisten	18319	8110	425	303
Kinderärzte	6476	9131	153	168
Gynäkologen	10421	3201	119	145
HNO-Ärzte	4063	4124	90	64
Augenärzte	5311	4133	81	191
Chirurgen	5312	1127	35	18
Orthopäden	5027	2441	60	46
Urologen	2684	3199	307	87
Hautärzte	3401	5867	194	136
Nervenärzte	8575	2359	150	64
Sonstige	9074	2439	189	79
Alle Ärzte	123266	6762	276	216

Gesamtmarkt zu beobachtende Verordnungsrückgang tritt 1997 bei allen Arztgruppen auf, während er sich im Vorjahr nur bei den Allgemeinmedizinern zeigte. Überdurchschnittliche Abnahmen sind bei Urologen (−31,5 %), Chirurgen (−26,3 %), Nervenärzten (−23,7 %) und Augenärzten (−16,6 %) zu finden. Geringer sind die Rückgänge bei Kinderärzten und Gynäkologen (jeweils −4,9 %) sowie Internisten (−6,0 %). Der Arzneikostenumsatz je Arzt sinkt nur bei Chirurgen (−28,6 %) und Augenärzten (−19,6 %) deutlich. Bei den Internisten steigt er sogar um 6,8 %.

Bei diesen Kenngrößen werden zwischen den einzelnen Arztgruppen große Unterschiede deutlich. Besonders hoch ist die Verordnungsfrequenz bei Allgemeinmedizinern und Praktischen Ärzten, Internisten sowie Kinderärzten. Beim Umsatz und bei den mittleren Tagesdosen bleiben die Kinderärzte deutlich hinter den Allgemeinmedizinern und Internisten zurück, da sie vor allem akute Krankheiten behandeln und niedrig dosierte Präparate (Kinderdosen) verordnen.

Maßzahlen zur Beschreibung der Verordnungen

Deutliche Unterschiede im Verordnungsverhalten der einzelnen Arztgruppen zeigen sich bei drei weiteren Maßzahlen, die in Tabelle 52.2 dargestellt sind. Die Anzahl der DDD je Verordnung gibt an, wieviele Tage lang die Medikation mit einer Verordnung durchgeführt werden kann. Dies ist somit ein Maß für die Größe der Packung. Im Vergleich der Arztgruppen muß allerdings bedacht werden, daß die verschiedenen Krankheitsbilder, die von den jeweiligen Arztgruppen behandelt werden, unterschiedliche Verläufe haben und deshalb auch eine unterschiedlich lange Therapiedauer erfordern. Wie schon mehrfach in den vergangenen Jahren bemerkt, verschreiben Augenärzte im Mittel Mengen, die für eine Standardtherapiedauer von fast sieben Wochen ausreichend sind; hinter diesem Phänomen verbirgt sich auch das oft festzustellende Defizit an geeigneten kleinen Packungsgrößen im Angebot der Arzneimittelhersteller.

Hals-Nasen-Ohren-Ärzte dagegen kommen schon mit Verordnungen aus, die mit 15,4 DDD je Verordnung für gut zwei Wochen ausreichen. Bei der Beurteilung dieser Zahlen muß sicherlich auch der Anteil der chronisch Kranken berücksichtigt werden; hier können hohe DDD-Volumina je Verordnung wirtschaftlich durchaus sinnvoll sein, denn größere Packungen gehen im allgemeinen mit niedrigeren

Tabelle 52.2: Maßzahlen zur Beschreibung der arztgruppenspezifischen Besonderheiten 1997

Arztgruppe	DDD je Verordnung	Umsatz je Verordnung in DM	Umsatz je DDD in DM
Allgemeinmediziner und Praktische Ärzte	32,3	39,40	1,22
Internisten	37,3	52,41	1,41
Kinderärzte	18,4	16,80	0,92
Gynäkologen	45,1	37,05	0,82
HNO-Ärzte	15,4	21,73	1,41
Augenärzte	46,2	19,65	0,43
Chirurgen	15,6	31,46	2,02
Orthopäden	18,8	24,47	1,30
Urologen	27,2	95,87	3,52
Hautärzte	23,1	33,15	1,43
Nervenärzte	27,1	63,39	2,34
Sonstige	32,4	77,34	2,39
Mittelwert	32,0	40,89	1,28

Tagestherapiekosten einher. Die in Tabelle 52.*2* dargestellten Umsätze je Verordnung und Umsätze je Tagesdosis (d. h.: mittlere Tagestherapiekosten) zeigen die großen Unterschiede in den Kosten der Arzneitherapie bei einzelnen Fachgebieten. Bezogen auf die einzelne Verordnung liegen die Verordnungskosten bei den Kinderärzten mit 16,80 DM am niedrigsten. Dagegen kosten die urologischen Verordnungen fast sechsmal so viel. Hier machen sich die starken Zunahmen der teuren neuen Prostatamittel (Alpha$_1$-Rezeptorenblocker, siehe Kapitel 45) bemerkbar.

Bezieht man die Reichweite der verordneten Packungen mit in die Berechnung ein (Tagestherapiekosten im Arzneimittelbereich), fallen die Augenärzte dadurch auf, daß die hier verordneten Medikamente mit 0,43 DM unverändert die mit Abstand niedrigsten DDD-Kosten haben. Urologen dagegen verschreiben Medikamente, die mit 3,52 DM je DDD mehr als achtmal so teuer sind. Ebenfalls überdurchschnittlich teuer verordnen die Nervenärzte und Psychotherapeuten mit 2,34 DM je DDD, wenngleich sie eher zurückhaltend Rezepte ausstellen und mit 64 Tsd. DDD je Nervenarzt deutlich unter dem durchschnittlichen DDD-Aufkommen je Arzt (216 Tsd. DDD) liegen. In der Gruppe der Allgemeinmediziner entsprechen alle drei Indikatoren mehr oder weniger dem durchschnittlichen Wert, während die Internisten jeweils deutlich darüber liegen.

Bandbreite der Verschreibungen

Die Breite des Spektrums der Präparate, die ein Arzt typischerweise verwendet, hängt davon ab, zu welcher Facharztgruppe er gehört. Ein Facharzt, der mit nur einer begrenzten Zahl verschiedener Krankheiten bei den Patienten konfrontiert wird, wird in der Regel mit weniger Arzneimitteln auskommen. In der allgemeinmedizinischen Praxis wird hingegen ein breites Spektrum von Krankheiten behandelt, und dementsprechend wird auch eine größere Zahl verschiedener Arzneimittel benötigt. Untersuchungen zeigen allerdings, daß Ärzte, die sich zahlreichen therapeutischen Alternativen gegenüber sehen, dazu neigen, weniger effizient zu verordnen (Chinburapa et al. 1993). Da sie über zahlreiche einzelne Präparate zwangsläufig nicht so gutes Detailwissen wie über eine engere Auswahl haben können, kann die Rationalität der Verschreibungspraxis und damit die Qualität der Arzneimitteltherapie sinken. In einigen Ländern ist daraus die Konsequenz gezogen worden, durch stringente Kriterien schon bei der Zulassung den Arzneimittelmarkt überschaubar zu gestalten. In anderen Ländern werden Ärzte durch mehr oder weniger stark bindende Empfehlungen, *formularies* usw. dabei unterstützt, eine sinnvolle Arzneimittelwahl zu treffen. Beispielsweise ist Schweden lange Zeit mit ca. 3000 einzelnen Präparaten ausgekommen (Bergman et al. 1998), während der deutsche Markt noch heute ca. 42.000 Produkte umfaßt.

Der Versuch, auch in Deutschland durch eine Positivliste die Rationalität der Arzneimitteltherapie zu fördern, ist bisher aus politischen Gründen gescheitert. Eine Hilfestellung bieten dem praktizierenden Arzt die Arzneimittelrichtlinien, verschiedene informelle regionale Positivlisten sowie nicht zuletzt die von der Arzneimittelkommission herausgegebenen „Arzneiverordnungen" (Arzneimittelkommission 1997). „Als in Gießen um 1973 die erste Liste bearbeitet wurde, befürchteten viele, daß jetzt das Ende der Therapiefreiheit angebrochen sei. Davon spricht heute niemand mehr. Im Gegenteil: Die Liste hat sich als didaktisches Hilfsmittel erwiesen" (Habermann 1990).

In jüngster Zeit ist vorgeschlagen worden, als Meßgröße für die Breite des ärztlichen Verschreibungsspektrums die Anzahl der Präparate, Wirkstoffe oder Wirkstoffgruppen zu betrachten, mit denen ein Arzt 90 % seiner Verschreibungen (gemessen in DDD) abdeckt (Bergman et al. 1998). Dieser als DU90%-Segment (*drug utilization, 90 %*) bezeichnete Bereich umfaßt zahlenmäßig oft nur eine relativ kleine Anzahl von Präparaten bzw. Wirkstoffen, deckt aber konstruktionsgemäß den marktrelevanten Teil der Verschreibungen ab. Im folgenden wird diese Methodik auf den deutschen Arzneimittelmarkt als ganzes angewendet; sie eignet sich jedoch auch dazu, kleinere Einheiten bis hinunter zur einzelnen Arztpraxis zu beschreiben, sofern die nötigen Daten vorhanden sind. Dort kann dieser einfache Indikator nicht als sicheres Kriterium für die Analyse benutzt werden, ob in einer Praxis rationale Arzneimitteltherapie betrieben wird; er liefert jedoch einen ersten Anhaltspunkt. In der praktischen Arbeit etwa von Qualitätszirkeln kann gezielt das 90%-Segment besprochen werden. Vergleiche der 90%-Zahlen einzelner Ärzte sind dabei nur sinnvoll, wenn beide derselben Fachgruppe angehören.

Abbildung 52.2 zeigt die Anzahl der Präparate im 90%-Segment, aufgeschlüsselt nach Fachgruppen. Wie erwartet weisen die Allgemeinmediziner und die Internisten das breiteste Spektrum auf: Die

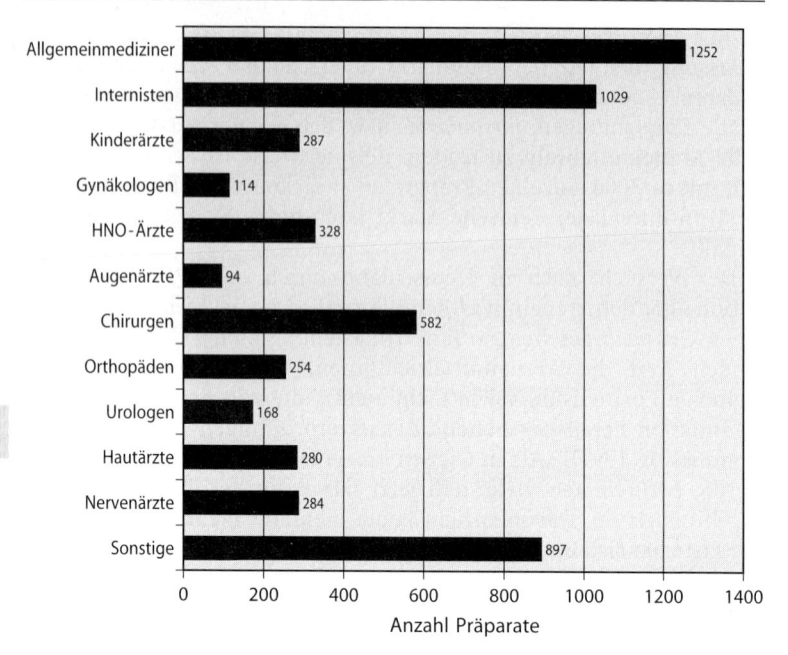

Allgemeinmediziner 1252
Internisten 1029
Kinderärzte 287
Gynäkologen 114
HNO-Ärzte 328
Augenärzte 94
Chirurgen 582
Orthopäden 254
Urologen 168
Hautärzte 280
Nervenärzte 284
Sonstige 897

Anzahl Präparate

Abbildung 52.2: Größe des 90%-Verordnungssegments nach Arztgruppen

Tabelle 52.3: Das 90%-Verordnungssegment nach Arztgruppen

Arztgruppe	Anzahl Wirkstoffgruppen im 90%-Segment	Anzahl der Präparate je Wirkstoffgruppe
Allgemeinärzte	141	8,9
Internisten	117	8,8
Kinderärzte	55	5,2
Gynäkologen	18	6,3
HNO-Ärzte	54	6,1
Augenärzte	11	8,5
Chirurgen	102	5,7
Orthopäden	30	8,5
Urologen	35	4,8
Hautärzte	46	6,1
Nervenärzte	46	6,2
Sonstige	144	6,2

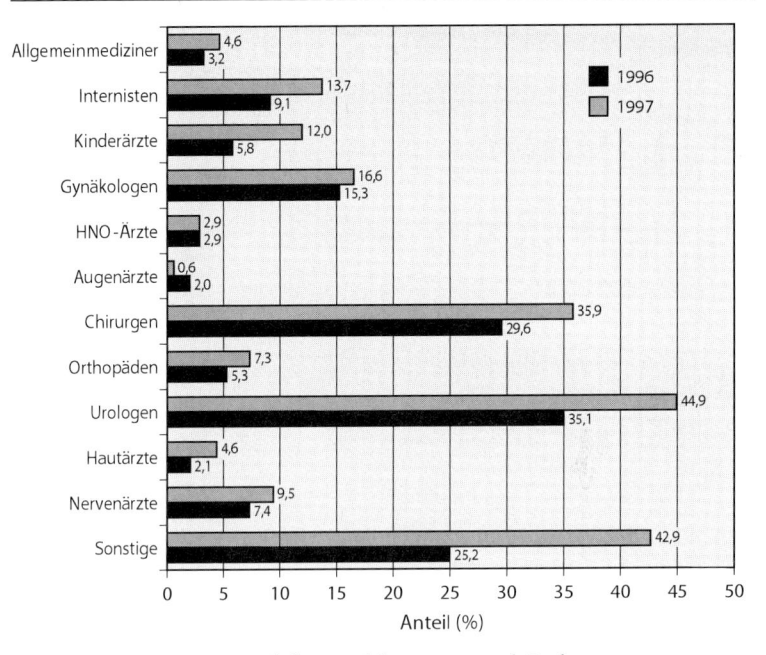

Abbildung 52.3: Umsatzanteil der Spezialpräparate nach Fachgruppen

1252 bzw. 1029 am häufigsten von ihnen verordneten Präparate decken 90 % ihrer Verschreibungen ab. Augenärzte erreichen mit nur 94 Arzneimitteln bereits diese 90 %-Marke, während die meisten anderen Fachgruppen zwischen 250 und 330 liegen. Interessant ist auch eine Gegenüberstellung der Arztgruppen nach der Anzahl verordneter Wirkstoffgruppen und der Zahl der einzelnen Präparate je Wirkstoffgruppe (Tabelle 52.3): Während Urologen und Kinderärzte jeweils nur etwa fünf chemisch-therapeutisch verwandte Präparate je Wirkstoffgruppe „in der Feder haben", verschreiben Allgemeinmediziner, Internisten, Orthopäden und Augenärzte jeweils über acht verschiedene Arzneimittel je Wirkstoffgruppe.

Tabelle 52.4: Arzneiverordnungen in definierten Tagesdosen (DDD) je Arzt der Fachgruppe in der Gesetzlichen Krankenversicherung im Jahre 1997 (gesamte Bundesrepublik) nach Indikationsgruppen

Indikationsgruppe	Allgemein-mediziner	Inter-nisten	Kinder-ärzte	Gynäko-logen	HNO-Ärzte	Augen-ärzte	Chirur-gen	Ortho-päden	Uro-logen	Haut-ärzte	Nerven-ärzte	Sonsti-ge	Insge-samt
2 Aldosteronantagonisten	1052,2	1096,2	8,1	2,2	3,0	0,0	10,8	4,3	19,0	13,9	5,0	106,1	554,0
5 Analgetika/Antirheumatika	21129,6	15484,7	4253,6	736,2	1424,9	277,7	5348,2	23825,9	1425,6	600,1	1634,4	3275,2	11896,0
7 Antiallergika	2944,4	2016,5	2063,2	47,9	4071,9	119,6	84,1	42,5	69,5	9460,4	77,5	973,2	1961,8
8 Antianämika	1365,9	1391,3	405,6	4104,4	23,1	2,9	28,5	35,3	86,3	179,4	15,8	299,7	1102,9
9 Antiarrhythmika	2780,3	3872,8	34,1	17,9	3,4	7,3	18,4	1,1	8,2	0,0	19,6	166,4	1600,0
10 Antibiotika/Chemotherapeutika	3838,1	2516,5	4865,0	729,0	6096,7	111,0	500,9	148,5	3237,3	3091,5	53,4	1938,2	2615,6
11 Antidementiva (Nootropika)	4082,3	3226,8	22,1	12,3	2536,9	512,4	38,4	44,6	66,6	22,7	3618,4	370,4	2349,1
12 Antidiabetika	15719,4	16593,2	508,5	29,5	16,2	10,8	59,6	22,2	59,5	26,9	34,9	1320,6	8289,3
14 Antiemetika-Antivertiginosa	1575,9	1258,9	375,0	82,5	1915,6	4,1	14,5	97,5	18,5	5,9	499,7	111,4	895,4
15 Antiepileptika	1615,2	881,2	1270,2	8,6	36,6	22,5	18,7	8,9	12,6	18,6	7325,1	922,0	1364,4
17 Antihypertonika	18612,2	18856,9	192,5	93,9	26,4	34,2	90,0	10,7	401,4	20,3	84,1	1144,8	9654,6
19 Antihypotonika	2205,8	1767,4	192,5	206,6	26,2	7,9	21,3	10,9	54,4	10,0	342,7	119,5	1125,0
20 Antikoagulantien	2086,1	2751,0	19,4	20,1	1,1	10,9	787,1	355,4	21,8	19,2	13,3	254,0	1235,9
21 Antimykotika	2116,2	975,1	2235,5	495,1	178,9	14,8	155,2	29,5	530,9	14513,4	13,6	359,2	1523,8
23 Antiphlogistika	1741,9	846,2	601,6	261,7	637,9	27,1	851,0	1636,4	369,1	599,5	70,2	322,8	988,6
24 Antitussiva/Expektorantien	9764,9	6268,9	12412,2	97,7	5753,2	21,0	130,4	49,9	67,1	67,4	44,3	1712,2	5456,0
26 Balneotherapeutika/Wärmetherapeutika	675,2	244,4	1496,7	56,0	17,3	0,1	156,2	246,6	125,8	3343,2	6,2	191,5	490,9
27 Betarez.blocker/Ca-Antag./ACE-Hemmer	43001,9	44302,9	177,0	149,8	148,5	64,0	195,8	81,3	262,2	93,3	646,1	3355,0	22485,6
28 Broncholytika/Antiasthmatika	18419,1	19622,1	5909,4	94,2	640,4	32,8	105,8	39,8	83,1	712,5	71,7	16143,6	11142,9
29 Cholagoga u. Gallenwegstherapeutika	669,1	558,8	22,9	5,5	1,2	2,6	18,8	5,3	13,9	1,7	10,9	70,6	334,3
31 Corticoide (Interna)	2983,4	4381,2	1444,5	181,3	830,2	344,6	554,6	2589,2	63,3	1804,6	634,9	3116,3	2318,3
32 Dermatika	8473,6	3533,6	10974,9	1178,3	1205,7	68,9	955,8	138,4	679,1	88760,5	74,9	2524,8	7011,8
36 Diuretika	21191,2	22751,9	100,0	119,6	19,0	262,1	186,5	106,4	790,5	148,4	98,4	2879,1	11328,9
37 Durchblutungsfördernde Mittel	3475,5	2808,0	5,0	9,1	2981,0	749,9	193,1	71,0	87,8	137,7	635,7	206,2	1882,8
44 Gichtmittel	4482,6	4421,0	6,6	9,5	9,8	4,2	146,5	436,8	3026,3	18,5	18,3	316,9	2395,8
45 Grippemittel	880,2	268,8	2080,6	7,7	423,0	0,0	8,5	6,6	11,1	6,9	5,4	38,5	486,6
46 Gynäkologika	1990,4	785,6	651,6	21641,0	18,5	2,6	44,8	12,6	3509,0	392,8	31,9	528,6	2832,3
47 Hämorrhoidenmittel	654,6	618,6	36,2	240,9	1,4	0,8	365,0	5,7	483,5	318,8	2,2	46,5	390,0
49 Hypnotika/Sedativa	4690,0	3520,7	349,2	73,8	99,1	17,3	54,3	88,2	131,2	42,9	3538,2	490,8	2541,1
51 Immuntherapeutika u. Zytokine	891,0	661,6	1084,2	25,8	495,8	18,3	57,9	7,6	86,5	140,1	365,0	540,5	570,7

52

Tabelle 52.4: Arzneiverordnungen in definierten Tagesdosen (DDD) je Arzt der Fachgruppe in der Gesetzlichen Krankenversicherung im Jahre 1997 (gesamte Bundesrepublik) nach Indikationsgruppen (Fortsetzung)

	Indikationsgruppe	Allgemein-mediziner	Inter-nisten	Kinder-ärzte	Gynäko-logen	HNO-Ärzte	Augen-ärzte	Chirur-gen	Ortho-päden	Uro-logen	Haut-ärzte	Nerven-ärzte	Sonsti-ge	Insge-samt
52	Infusions-, Standardinjektions-lösungen usw.	141,3	127,7	739,1	3,3	102,0	1,3	18,6	49,7	82,4	12,8	25,8	96,8	126,5
53	Kardiaka	10320,8	9155,1	145,2	81,5	17,2	22,1	35,2	10,4	79,2	27,4	74,2	455,7	5154,2
54	Karies- und Parodontosemittel	2558,1	299,5	34187,3	158,8	46,6	145,9	113,3	6,7	81,9	166,4	53,6	12460,1	3720,0
55	Koronarmittel	18485,0	19577,7	77,6	48,2	25,5	14,9	53,6	5,4	91,0	35,1	66,8	1172,9	9704,3
56	Laxantien	1375,0	1161,2	486,8	48,8	19,8	4,7	115,7	16,5	189,0	39,8	105,2	386,7	747,3
57	Lebertherapeutika	1643,7	1408,1	448,4	32,0	3,9	1,6	42,7	6,9	32,3	19,5	64,9	258,9	857,4
58	Lipidsenker	6611,7	8621,6	22,0	15,2	5,5	8,9	42,7	11,5	33,3	10,8	27,5	657,8	3730,4
60	Magen-Darm-Mittel	10140,8	11276,7	2577,7	249,3	165,3	26,0	370,1	105,3	201,8	148,9	197,8	1393,5	5653,4
61	Migränemittel	700,5	475,6	16,8	56,5	20,6	9,0	21,6	48,9	25,5	6,7	340,8	63,3	362,9
62	Mineralstoffpräparate	5083,8	5046,6	219,7	3165,1	100,7	110,3	138,1	4048,4	337,0	969,3	207,0	775,8	3153,4
63	Mund- und Rachentherapeutika	970,0	358,2	2220,0	36,7	1730,3	23,5	72,5	28,2	37,1	270,2	22,5	1848,3	732,1
64	Muskelrelaxantien	927,1	672,9	34,6	7,2	32,3	0,0	149,9	895,2	114,7	22,7	628,8	152,5	540,0
67	Neuropathiepräparate	1859,1	1836,1	15,8	19,9	202,6	17,1	117,2	551,5	43,1	30,9	2181,7	304,5	1159,0
68	Ophthalmika	4493,2	1907,5	5397,1	66,0	3980,7	187312,1	115,7	33,4	69,8	1647,8	53,1	1431,9	10562,6
69	Otologika	577,9	169,0	1779,9	6,6	2537,0	4,0	9,1	7,1	9,3	10,3	2,8	82,7	419,5
70	Parkinsonmittel usw.	924,7	574,8	41,2	9,6	33,2	0,0	4,2	0,5	8,0	14,7	4327,7	308,3	748,1
71	Psychopharmaka	10524,6	7585,6	621,5	308,4	352,8	24,1	87,7	230,8	267,4	141,2	33252,5	4347,6	7663,1
72	Rhinologika	4035,9	1490,9	23645,9	62,3	21008,7	70,7	63,4	32,4	38,1	334,8	23,7	957,3	3711,2
74	Schilddrüsentherapeutika	17650,9	18315,6	3703,7	6839,0	1466,6	51,2	292,8	49,0	120,8	108,5	165,9	2078,8	10116,9
76	Sexualhormone u. ihre Hemm-stoffe	6852,9	3345,4	131,6	99255,8	103,1	46,8	135,4	238,6	2592,0	2084,8	45,6	1261,2	11605,9
79	Thrombozytenaggregations-hemmer	4182,3	4451,8	60,3	18,1	50,3	91,1	84,6	37,2	41,6	58,0	483,7	328,2	2250,7
82	Urologika	3946,6	2813,0	254,4	488,9	15,1	0,6	85,3	15,5	57162,2	23,9	73,5	446,4	3188,9
83	Venentherapeutika	5598,0	3613,6	258,2	274,1	55,3	24,7	2007,3	1981,8	239,6	1155,6	63,5	371,1	2838,4
84	Vitamine	5267,0	4931,6	31955,0	307,0	526,3	147,5	282,1	5066,2	309,2	187,1	849,2	1370,3	4757,8
85	Wundbehandlungsmittel	2687,8	1511,2	2821,6	305,0	465,3	10,7	1126,8	89,0	845,1	2236,3	31,0	573,2	1563,6
	Nicht in Roter Liste	1,4	0,2	0,0	0,4	0,0	0,0	0,0	0,0	0,0	0,0	0,0	0,0	0,6
	Gesamtmarkt GKV-Rezepte mit Fertigarzneimitteln	336078,0	302523,1	167561,0	144525,5	63551,4	191018,8	17555,5	45825,5	87009,9	135802,2	63885,6	78942,7	216435,2

Bedeutung der Spezialpräparate für die einzelnen Arztgruppen

Die in Kapitel 48 dargestellten Spezialpräparate sind für die einzelnen Facharztgruppen von unterschiedlicher Bedeutung (Abbildung 52.3). Hier fällt zunächst der große Unterschied zwischen dem Umsatzanteil dieser Arzneimittel bei Allgemeinärzten (4,6 %, entsprechend 838 Mio. DM) und den Internisten (13,7 %, entsprechend 1,1 Mrd. DM) auf. Diese Arzneimittel dürften daher zu einem großen Teil für die eingangs festgestellten Ausgabensteigerungen bei den Internisten verantwortlich sein. Hohe Anteile weisen die Urologen (44,9 %, absolut: 370 Mio. DM) und Chirurgen (35,9 %, absolut: 68 Mio. DM) auf. In der Gruppe der sonstigen Fachgruppen sind die kleineren, hochspezialisierten Fachgruppen sowie die Polikliniken zusammengefaßt; 734 Mio. DM Umsatz mit Spezialpräparaten entsprechen hier einem Anteil von 42,9 %. Auffällig ist weiterhin der relativ hohe Anteil von Spezialverschreibungen in der kinderärztlichen Praxis (12,0 %, entsprechend 119 Mio. DM). Abbildung 52.3 zeigt durch den Vergleich mit den Vorjahreswerten auch die Dynamik der Ausgabensteigerungen, die die einzelnen Arztgruppen in sehr unterschiedlichem Maße betrifft.

Einen Gesamtüberblick über die Anzahl der verordneten Tagesdosen je Arzt in den wesentlichen Indikationsgruppen gibt Tabelle 52.4.

Literatur

Arzneimittelkommission der deutschen Ärzteschaft (1997): Arzneiverordnungen, 18. Aufl. Deutscher Ärzte-Verlag Köln.

Bergman U., Popa C., Tomson V., Wettermark B., Einarson T. R., Åberg H., Sjöqvist F. (1998): Drug utilization 90 % – a simple method for assessing the quality of drug prescribing. Eur. J. Clin. Pharmacol. 54: 113–119.

Chinburapa V., Larson L. N., Brucks M., Draugalis J., Bootman J. L., Puto C. P. (1993): Physician prescribing decisions: the effects of situational involvement and task complexity on information acquisition and decision making. Soc. Sci. Med. 36: 1473–1482.

Greiser E., Westermann E. (1979): Verordnungen niedergelassener Ärzte in Niedersachsen 1974 und 1976. Bundesminister für Arbeit und Sozialordnung (Hrsg.), Reihe Gesundheitsforschung 18. Bonn.

Habermann E. (1990): Arzneitherapie in einem Klinikum. Pharm. Ztg. 135: 65–70.

Schröder H., Selke G. W. (1998): Arzneimittelverordnungen nach Arztgruppen 1997. Wissenschaftliches Institut der AOK, Bonn.

53 Ergänzende statistische Übersicht

H. Schröder und G. W. Selke

In Ergänzung zu den Verordnungsdaten, die bereits im einleitenden Überblick über die Arzneiverordnungen dargestellt wurden, werden im folgenden zusätzliche Erläuterungen zur Berechnung definierter Tagesdosen und zur Analyse des GKV-Fertigarzneimittelmarktes in der gesamten Bundesrepublik gegeben. In tabellarischen Übersichten werden außerdem die Entwicklung aller Indikationsgebiete, der Arzneimittelverbrauch nach ATC-Gruppen, die DDD-Analyse kleinerer Indikationsgruppen, die Verordnungsentwicklung neuer Wirkstoffe seit 1985, der Anteil der Zweitanmelderpräparate sowie die 2000 verordnungshäufigsten Arzneimittel dargestellt.

Grundlage der Auswertungen dieses Kapitels sind die etwa 450 Mio. zu Lasten der GKV ausgestellten Rezeptblätter. Daraus wird eine 4-Promille-Stichprobe gezogen, so daß die Analyse letztlich auf rd. 3,3 Mio. einzelnen Verordnungen basiert. Auf das einzelne Rezept entfielen 1997 im Durchschnitt 1,85 Verordnungen.

Die statistische Analyse des Arzneimittelmarktes basiert im GKV-Arzneimittelindex auf dem Konzept der Komponentenzerlegung. Die Umsatzentwicklung wird danach in die Preis-, Mengen- und Strukturkomponenten zerlegt. Einzelheiten zur Methode der statistischen Komponentenzerlegung sind bereits früher beschrieben worden (Reichelt 1987, Reichelt 1988).

Berechnung von definierten Tagesdosen

Als Maß für die verordnete Arzneimittelmenge wird in diesem Buch in erster Linie die definierte Tagesdosis (*defined daily dose*, DDD) verwendet. Gegenüber anderen Meßgrößen wie der Anzahl der abgegebenen Packungen oder dem damit erzielten Umsatz hat die DDD den Vorteil, daß der therapeutisch begründete Verbrauch von Arzneimitteln direkt gemessen wird. Veränderungen bei anderen Einflüssen auf das Verordnungsverhalten – etwa Änderungen der Packungsgrößen, der Dosisstärken oder der Preise – können den in DDD gemessenen Verbrauch nicht verfälschen. Zudem bietet diese Meßgröße den Vorteil, auch international weithin verwendet zu werden, so daß vergleichende Untersuchungen des Arzneimittelverbrauchs möglich werden (Merlo et al. 1996).

Die definierte Tagesdosis basiert auf der Menge eines Wirkstoffes bzw. eines Arzneimittels, die typischerweise für die Hauptindikation bei Erwachsenen pro Tag angewendet wird (WHO und Nordic Council on Medicines 1991, 1998). Für Arzneimittel, die ausschließlich bei Kindern angewendet werden, wird allerdings die Kinderdosis eingesetzt. Es sollte jedoch berücksichtigt werden, daß die DDD keine Dosierungsempfehlung darstellt, sondern primär eine technische Maß- und Vergleichseinheit ist.

In der Regel wird die DDD als in mg gemessene Wirkstoffmenge definiert. Bei Kombinationspräparaten, bei denen die Wirkstoffmenge in der Regel nicht als Vergleichsbasis geeignet ist, wird die Zahl der Einzeldosen in Form der einzelnen Arzneizubereitungen (Tabletten, Kapseln, Ampullen, Suppositorien etc.) angegeben. Die DDD für Arzneimittel aus der gleichen therapeutischen Gruppe werden zusammen ermittelt, um eine gute Vergleichbarkeit zwischen den Dosierungen zu erhalten. Wenn für ein Arzneimittel sowohl eine Initialdosierung wie eine Erhaltungsdosis angegeben wird, bezieht sich die DDD grundsätzlich auf die Erhaltungsdosis. Wenn Unterschiede zwischen stationärer und ambulanter Behandlung gemacht werden, werden in der Regel die Angaben für die ambulante Dosierung verwendet.

Für die Berechnung definierter Tagesdosen werden die Angaben aus mehreren Quellen herangezogen. Bei Monopräparaten werden, soweit bekannt, die DDD-Angaben der WHO (1998) benutzt. Im Rahmen einer systematischen Aktualisierung der DDD-Werte wurden 1997 ca. 50 Wirkstoffe von den älteren Angaben der Preisvergleichsliste auf die aktuellen DDD-Angaben der WHO-Liste umgestellt. In den jeweiligen Kapiteln wird diese Umstellung erwähnt, weil die Zahlenwerte nicht mehr direkt mit den früher publizierten Werten vergleichbar sind. In den Zeitreihen der Verordnungsanalysen sind die Verordnungen auch für die früheren Jahre mit den aktualisierten DDD-Werten berechnet worden, so daß die jeweiligen Verordnungsentwicklungen korrekt dargestellt sind.

Soweit in der WHO-DDD-Liste keine Angaben enthalten sind, werden weiterhin die rechnerischen mittleren Tagesdosen der Preisvergleichsliste übernommen (Bundesausschuß der Ärzte und Krankenkassen 1992). Im übrigen werden für Monopräparate und alle Kombinationspräparate die Dosierungsempfehlungen der Hersteller zugrunde gelegt (Rote Liste 1997). Wird ein Wirkstoff oder eine Zweier-Kombination von mehreren Herstellern in den Handel gebracht, wird der arithmetische Mittelwert der Dosierungsangaben aller Hersteller berechnet und für die DDD-Berechnung eingesetzt.

Die DDD sind üblicherweise für verschiedene Arzneiformen identisch. Wenn die Bioverfügbarkeit für einzelne Darreichungsformen jedoch unterschiedlich ist, können unterschiedliche DDD-Werte festgelegt werden. Bei extern angewendeten Arzneimitteln gibt es häufig keine genauen Dosierungsempfehlungen des Herstellers. Hier wurde bei Dermatika eine Standardfläche von 100 cm^2 zugrunde gelegt, für die üblicherweise als Einzeldosis 1 g Creme oder Salbe benötigt wird (Arndt und Clark 1979). Für Ophthalmika wurde bei fehlender Dosisempfehlung als Standarddosis eine Einzeldosis von 0,1 g (d. h. je 1 Tropfen pro Auge) festgelegt.

Die in diesem Buch aufgeführten Arzneimittelnamen (Standardaggregatnamen) entsprechen den Bezeichnungen der Fertigarzneimittel und nach Möglichkeit auch den Präparatenamen der Roten Liste. Die Bezeichnungen von Packungsgrößen, Darreichungsformen oder Stärken eines Fertigarzneimittels werden nicht erwähnt, wenn sich keine Unterschiede in den Bestandteilen oder der Indikation nach dem ATC-Code ergeben. Zusätze zum Handelsnamen wie „mite", „forte" oder „semi" werden in den Arzneimittelbezeichnungen des Arzneiverordnungs-Reports üblicherweise nicht erwähnt. Von diesem Grundsatz wird nur dann abgewichen, wenn eine solche Zusatzbezeichnung zur Benennung eines Arzneimittels benötigt wurde, das von einem anderen Fertigarzneimittel mit gleicher Hauptbezeichnung wegen anderer Bestandteile oder einer anderen ATC-relevanten Indikation getrennt werden mußte.

Tabelle 53.1: GKV-Ausgaben und Fertigarzneimittelumsatz 1996/97

GKV-Ausgaben	Beträge in Mio. DM 1996	1997	Veränderung in Mio. DM	in %
GKV-Ausgaben für Arzneimittel nach KV 45	33484	31955	−1529	−4,6
minus Praxisbedarf (1996: 4%, 1997: 4%)	1339	1278	−61	−4,6
Zwischensumme	32144	30677	−1468	−4,6
plus Eigenanteil (1996: 8,0%, 1997: 11,8%)	2956	4350	1395	47,2
Zwischensumme	35100	35027	−73	−0,2
plus Kassenrabatt (1996: 5%, 1997: 5%)	1847	1844	−4	−0,2
Brutto-Apothekenumsatz	36947	36870	−77	−0,2
minus Nichtfertigarzneimittel* (1996: 6,2%, 1997: 7,6%)	2291	2790	499	+21,8
GKV-Fertigarzneimittelumsatz	34657	34081	−576	−1,7

* einschließlich nicht identifizierter Rezepte (s. auch Tabelle 53.3)

Arzneimittelausgaben und Fertigarzneimittelumsatz

Der rechnerische Zusammenhang zwischen Arzneimittelausgaben und Fertigarzneimittelumsatz im GKV-Bereich ist in Tabelle 53.1 dargestellt. Vier Positionen machen eine Unterscheidung zwischen Arzneimittelausgaben und Fertigarzneimittelumsatz notwendig:

- Sprechstundenbedarf, der im Rahmen des GKV-Arzneimittelindex nicht berücksichtigt wird (ca. 4%),
- Kassenrabatt (5%),
- Eigenanteil der Versicherten (3, 5 und 7 DM nach Packungsgrößen bis Ende 1996, ab 1.1.1997: 4, 6, 8 DM nach Packungsgröße, ab 1.7.1997: 9, 11, 13 DM nach Packungsgröße),
- Verordnungen von Nichtfertigarzneimitteln (Rezepturen, Verbandstoffen, Krankenpflegeartikeln etc.)

Letztere werden im Rahmen des GKV-Arzneimittelindex nicht unter Fertigarzneimitteln geführt, sondern auf gesonderten Sammelpositionen erfaßt. Zu berücksichtigen ist dabei, daß auch nicht identifizierbare Verordnungspositionen in dieser Sammelposition summiert werden.

Von den Ausgaben der GKV in Höhe von 31955 Mio. DM wird zunächst der Sprechstundenbedarf abgezogen, der aufgrund verschiedener Arzneikostenstatistiken mit 4 % geschätzt wird. Dieser Sprechstundenbedarf ist im GKV-Arzneimittelindex nicht enthalten.

Im nächsten Schritt wird der Eigenanteil der Versicherten addiert, der im GKV-Arzneimittelindex zwangsläufig enthalten ist, in den GKV-Ausgaben dagegen nicht. Die Angabe des Eigenanteils von 11,8 % bezieht sich dabei auf den Brutto-Apothekenumsatz. Zu diesem Betrag wird der Kassenrabatt addiert. Das Ergebnis ist der Apothekenumsatz mit GKV-Arzneimittelverordnungen in Höhe von 36870 Mio. DM. Von diesem Umsatz wird der Umsatz der Nichtfertigarzneimittel (Rezepturen, Verbandstoffe, Krankenpflegeartikel etc.) abgezogen, um schließlich zum GKV-Fertigarzneimittelumsatz zu gelangen, der im Jahre 1997 34081 Mio. DM beträgt.

Tabellarische Übersicht zu den Indikationsgruppen

Eine Übersicht der verordnungsstärksten Indikationsgruppen nach der Gliederung der Roten Liste 1997 zeigt die Tabelle 53.2. Im folgenden werden die im Jahre 1997 an Versicherte der gesetzlichen Krankenversicherung im gesamten Bundesgebiet verordneten Fertigarzneimittel, getrennt nach Indikationsgruppen gemäß der Roten Liste 1997, dargestellt. In Tabelle 53.3 (Schröder und Selke 1998) wird für jede der alphabetisch aufgeführten Indikationsgruppen angegeben:

- Nummer in der Roten Liste und Bezeichnung der Indikationsgruppe,
- Brutto-Durchschnittswert je Verordnung in der Indikationsgruppe (Apothekenverkaufspreise inklusive Mehrwertsteuer),
- Anzahl der Verordnungen in der Indikationsgruppe und stückzahlmäßiger Marktanteil,
- Umsatz in der Indikationsgruppe (nach Apothekenverkaufspreisen inklusive Mehrwertsteuer) und umsatzmäßiger Marktanteil.

Zusätzlich werden folgende Veränderungswerte errechnet:

- Veränderung des Gesamtumsatzes (zu Brutto-Apothekenverkaufspreisen) in der Indikationsgruppe (rechts in der Tabelle),
- Veränderung der Verordnungszahl (Zahl der Packungen),

Tabelle 53.2: Die verordnungsstärksten Indikationsgruppen im gesamten Bundesgebiet 1997

Rang 97 (96)		Indikationsgruppe	Verordnungen 1997 (Mio.)	Änderung in %	Umsatz 1997 (Mio. DM)	Änderung in %
1	(1)	Analgetika/Antirheumatika	96,0	−14,7	1778,8	−8,4
2	(2)	Antitussiva/Expektorantien	60,3	−16,3	810,7	−20,0
3	(3)	Beta-Rez., Ca-Antagonisten u. ACE-Hemmer	55,1	−2,4	3393,1	−4,6
4	(4)	Magen-Darm-Mittel	45,5	−13,2	2082,0	−4,4
5	(5)	Psychopharmaka	41,8	−5,7	1622,1	4,4
6	(6)	Antibiotika/Chemotherapeutika	40,9	−3,6	1902,6	6,6
7	(7)	Dermatika	35,4	−15,7	860,6	−13,9
8	(8)	Ophthalmika	30,7	−11,9	536,9	−5,0
9	(9)	Broncholytika/Antiasthmatika	29,0	−4,3	1808,2	−0,9
10	(10)	Rhinologika	24,3	−19,4	232,6	−16,4
11	(11)	Sexualhormone u. ihre Hemmstoffe	21,2	−4,0	1100,9	−2,8
12	(13)	Antidiabetika	20,4	1,9	1470,6	7,5
13	(12)	Koronarmittel	19,4	−9,5	935,2	−10,3
14	(16)	Diuretika	16,6	−1,3	545,7	−0,7
15	(17)	Schilddrüsentherapeutika	16,4	−1,8	294,0	0,6
16	(19)	Antihypertonika	15,9	5,0	1720,8	10,1
17	(14)	Mineralstoffpräparate	15,9	−17,7	435,9	−14,0
18	(15)	Hypnotika/Sedativa	15,3	−17,9	286,9	−13,0
19	(18)	Kardiaka	13,4	−15,4	244,9	−14,4
20	(21)	Antimykotika	11,9	−14,7	494,8	−12,9
21	(22)	Urologika	11,1	−11,1	679,9	4,0
22	(24)	Antiallergika	10,7	−11,0	496,5	−0,5
23	(25)	Gynäkologika	10,6	−11,6	206,3	−10,1
24	(20)	Venentherapeutika	9,5	−34,5	302,6	−32,6
25	(23)	Antidementiva (Nootropika)	9,1	−25,8	577,1	−23,7
26	(26)	Mund- und Rachentherapeutika	8,4	−22,8	103,1	−18,2
27	(31)	Lipidsenker	8,2	8,2	1205,1	18,2
28	(27)	Wundbehandlungsmittel	7,7	−17,0	112,6	−14,7
29	(29)	Corticoide (Interna)	7,7	−2,5	272,3	−1,7
30	(28)	Vitamine	7,3	−9,2	180,2	−10,1
31	(30)	Durchblutungsfördernde Mittel	6,6	−14,0	361,6	−15,3
32	(32)	Antiemetika-Antivertiginosa	6,4	−10,0	189,0	−6,4
33	(38)	Gichtmittel	5,6	−5,8	111,3	−8,3
34	(36)	Spasmolytika	5,4	−9,5	131,9	−2,8
35	(37)	Sulfonamide	5,3	−12,3	91,0	−7,9
36	(41)	Antianämika	5,1	1,6	387,3	27,3
37	(40)	Antiepileptika	5,0	−1,5	379,2	8,3
38	(33)	Antiphlogistika	5,0	−26,9	129,1	−25,1
Summe der Ränge 1 bis 38			759,8	−11,0	28473,3	−3,5
Gesamtmarkt GKV-Rezepte mit Fertigarzneimitteln			833,5	−11,3	34081,0	−1,7

- Veränderung des durchschnittlichen Wertes je Arzneimittelverordnung,
- Preisveränderungen in der Indikationsgruppe (Preisindex nach Laspeyres als Durchschnitt der zwölf Monate),
- Warenkorbkomponente als statistischer Korrekturfaktor, der die Abweichungen des Laspeyres-Preisindex von derjenigen Preiskomponente angibt, die sich aus effektiven Umsätzen und Verordnungen ergibt (Berücksichtigung von außer Handel genommenen Präparaten und Neueinführungen sowie saisonalen Schwankungen im Warenkorb),
- Strukturkomponente: für jede der ausgewiesenen Indikationsgruppen wird errechnet, in welchem Umfang sich der Durchschnittswert je verkaufter Einheit (Packung) verändert hat aufgrund einer strukturell veränderten Nachfrage nach anderen Packungsgrößen, Darreichungsformen, Stärken oder anderen Arzneimitteln innerhalb der Indikationsgruppe.

Der Struktureffekt wird gegliedert in:

- Intermedikamenteneffekt: Veränderung des Durchschnittswertes je verkaufter Einheit (Packung) aufgrund der Veränderung der Nachfrage nach *anderen Arzneimitteln,*
- Intramedikamenteneffekt: Veränderung des Durchschnittswertes je verkaufter Einheit (Packung) aufgrund Nachfrageveränderung nach *anderen Packungsgrößen, Stärken und Darreichungsformen identischer Arzneimittel.*

Der Intramedikamenteneffekt wird seinerseits untergliedert in:

- Darreichungsformen/Stärken-Effekt: Veränderung des Durchschnittswertes je verkaufter Einheit (Packung) aufgrund Nachfrageveränderung nach anderen Stärken und Darreichungsformen identischer Arzneimittel,
- Packungsgrößeneffekt: Veränderung des Durchschnittswertes je verkaufter Einheit (Packung) aufgrund Nachfrageveränderung nach anderen Packungsgrößen identischer Arzneimittel.

In der ersten Summenzeile ist unter der Bezeichnung „Gesamtmarkt GKV-Rezepte mit Fertigarzneimitteln" die Entwicklung des Gesamtmarktes für Fertigarzneimittel angegeben. Der Intermedikamenteneffekt wird unter der Rubrik „Gliederung des Intermedikamenteneffektes" aufgeschlüsselt in:

- Inter-Indikationsgruppeneffekt: Veränderung des Durchschnittswertes je verkaufter Einheit (Packung) aufgrund Veränderung der Nachfrage nach Arzneimitteln anderer Indikationsgruppen,
- Intra-Indikationsgruppeneffekt: Veränderung des Durchschnittswertes je verkaufter Einheit (Packung) aufgrund Veränderung der Nachfrage nach anderen Arzneimitteln innerhalb der einzelnen Indikationsgruppen.

Unter der ersten Summenzeile werden die Verordnungen der wichtigsten Gruppen von „Nicht-Fertigarzneimitteln", also Rezepturen, Verbandstoffe, Hilfsmittel usw. ausgewiesen, und in der Abschlußzeile schließlich wird zusammenfassend der gesamte Apothekenumsatz mit GKV-Rezepten dargestellt.

53 Zur Interpretation der einzelnen Umsatzeffekte

Die Differenzierung der Umsatzsteigerung in einzelne Umsatzeffekte orientiert sich an verschiedenen Methoden der Indexberechnung. Ganz allgemein lautet das Konzept der Berechnung eines bestimmten Umsatzeffektes

entweder:
Vergleiche den tatsächlichen Umsatz der Berichtsperiode 1997 mit einem fiktiven Umsatz der Berichtsperiode, der entstanden wäre, wenn sich ausschließlich ein bestimmter Parameter (beispielsweise die Preise bei der Berechnung des Preisindex) so, wie tatsächlich beobachtet, verändert hätte, wenn aber alle anderen Parameter zur Berichtsperiode 1997 hin gleich geblieben wären (Paasche-Konzept);

oder:
Vergleiche einen fiktiven Umsatz der Basisperiode 1996, der entstanden wäre, wenn in der Basisperiode bereits der ins Auge gefaßte Parameter aus dem Jahre 1997 gegolten hätte (für die Berechnung des Preisindex: wenn in der Basisperiode bereits die Preise der Berichtsperiode 1997 gegolten hätten), mit dem tatsächlichen Umsatz der Basisperiode (Laspeyres-Konzept).

Diese konzeptionellen Überlegungen können auf alle ausgewiesenen Umsatzkomponenten angewandt werden. So gibt beispielsweise die Veränderung der Verordnungshäufigkeit (−11,3%) an: Wären die

Ergänzende statistische Übersicht 671

Erläuterung zu Tabelle 53.3: Indikationsgruppenübersicht 1997: Preis-, Mengen- und Strukturentwicklung 1997/1996 (gesamtes Bundesgebiet)

					Veränderungswerte:		1. Zeile: Indexwert in % 2. Zeile: Äquivalent in DM							
Nr.	Indikationsgruppe Bezeichnung	Wert je VO	VO 97 in Mio.	Ant. VO	Umsatz 97 in Mio. DM	Ant. Ums.	Verordnungen	Wert je VO	Preisindex	Warenkorbk.	Strukturk.	Intermed.	Intramed.	Darr./ Strk.	Pack'größ.	Gesamtumsatz
❶		❷	❸	❹	❺	❻	❼	❽	❾	❿	⓫	⓬	⓭	⓮	⓯	⓰
2	Aldosteron-Antagonisten	71,23	1,6	0,2	112,7	0,3	−9,0 −11,0 −14,7	2,8 3,2 7,3	1,7 1,9 2,4	−3,2 −3,8 −4,5	4,4 5,1 9,8	−1,3 −1,5 5,6	5,8 6,6 4,0	0,7 0,9 1,8	5,0 5,7 2,1	−6,5 −7,9 −8,4
5	Analgetika/ Antirheumatika	18,52	96,0	11,5	1778,8	5,2										

❶ Nummer und Bezeichnung der Indikationsgruppe gemäß Roter Liste
❷ Durchschnittswert brutto je Verordnung in der Indikationsgruppe
❸ Anzahl der Verordnungen (verordneten Arzneimittelpackungen) in der Indikationsgruppe in Mio.
❹ Stückzahlmäßiger Marktanteil der Indikationsgruppe in Prozent
❺ Umsatz in der Indikationsgruppe in Mio. DM
❻ Umsatzmäßiger Marktanteil der Indikationsgruppe in Prozent
❼ Veränderung der Verordnungszahl
❽ Veränderung des durchschnittlichen Wertes je Verordnung
❾ Preisindex nach Laspeyres (Durchschnitt der 12 Monate)
❿ Warenkorbkomponente; statistischer Korrekturfaktor, der die Wirkung von saisonalen Schwankungen und Warenkorbveränderungen auf die Preiskomponente beschreibt
⓫ Veränderungen des durchschnittlichen Wertes je Verordnung in der Indikationsgruppe aufgrund struktureller Nachfrageveränderung gesamt
⓬ Veränderungen des durchschnittlichen Wertes je Verordnung aufgrund veränderter Nachfrage nach den unterschiedlichen Arzneimitteln (Standardaggregate) der Indikationsgruppe
⓭ Veränderung des durchschnittlichen Wertes je Verordnung aufgrund veränderter Nachfrage nach Stärken, Darreichungsformen und Pakkungsgrößen identischer Arzneimittel
⓮ Veränderung des durchschnittlichen Wertes je Verordnung aufgrund veränderter Nachfrage nach Stärken und Darreichungsformen identischer Arzneimittel
⓯ Veränderung des durchschnittlichen Wertes je Verordnung aufgrund veränderter Nachfrage nach Packungsgröße identischer Darreichungsformen und Stärken
⓰ Veränderung des Umsatzes

Tabelle 53.3: Indikationsgruppenübersicht 1997: Preis-, Mengen- und Strukturentwicklung 1997/1996

Veränderungswerte: 1. Zeile: Indexwert in % 2. Zeile: Äquivalent in DM

Nr.	Indikationsgruppe Bezeichnung	Wert je VO	VO 97 in Mio.	Ant. VO	Umsatz 97 in Mio. DM	Ant. Ums.	Verord- nungen	Wert je VO	Preis- index	Waren- korb.	Struk- turk.	Inter- med.	Intra- med.	Darr./ Strk.	Pack'- größ.	Gesamt- umsatz
2	Aldosteron- Antagonisten	71,23	1,6	0,2	112,7	0,3	−9,0 −11,0	2,8 3,2	−1,6 −1,9	0,0 0,0	4,4 5,1	−1,3 −1,5	5,8 6,6	0,7 0,9	5,0 5,7	−6,5 −7,9
5	Analgetika/ Antirheumatika	18,52	96,0	11,5	1778,8	5,2	−14,7 −295,7	7,3 131,6	−2,3 −43,9	0,1 1,6	9,8 173,9	5,6 101,0	4,0 73,0	1,8 34,0	2,1 39,0	−8,4 −164,1
7	Antiallergika	46,46	10,7	1,3	496,5	1,5	−11,0 −58,1	11,8 55,7	0,4 1,7	0,0 0,2	11,4 53,8	10,6 50,2	0,7 3,6	0,2 0,9	0,5 2,6	−0,5 −2,4
8	Antianämika	76,38	5,1	0,6	387,3	1,1	1,6 5,4	25,4 77,7	0,4 1,5	0,4 1,3	24,3 74,9	24,2 74,7	0,1 0,2	0,4 1,2	−0,3 −1,0	27,3 83,2
9	Antiarrhythmika	88,00	4,1	0,5	359,8	1,1	−8,6 −34,6	−3,0 −11,8	−2,1 −8,1	0,3 1,2	−1,3 −4,9	−2,3 −8,8	1,0 3,9	0,4 1,4	0,7 2,5	−11,4 −46,4
10	Antibiotika/ Chemotherapeutika	46,56	40,9	4,9	1902,6	5,6	−3,6 −67,2	10,5 184,4	−3,6 −68,2	0,5 9,9	14,1 242,7	13,7 236,1	0,4 6,6	0,8 15,1	−0,5 −8,5	6,6 117,3
11	Antidementiva (Nootropika)	63,13	9,1	1,1	577,1	1,7	−25,8 −197,6	2,8 18,1	−1,2 −8,0	−0,1 −0,5	4,1 26,5	−1,4 −9,3	6,6 35,8	2,7 17,7	2,8 18,1	−23,7 −179,6
12	Antidiabetika	72,25	20,4	2,4	1470,6	4,3	1,9 26,1	5,5 76,4	−0,8 −11,8	0,0 0,5	6,4 87,7	3,8 52,8	2,5 34,9	2,3 32,9	0,1 2,0	7,5 102,5
14	Antiemetika- Antivertiginosa	29,56	6,4	0,8	189,0	0,6	−10,0 −20,6	4,0 7,7	0,4 0,8	0,0 0,1	3,5 6,8	−0,7 −1,3	34,9 −1,3	32,9 −0,3	−0,5 −1,0	−6,4 −12,9
15	Antiepileptika	75,39	5,0	0,6	379,2	1,1	−1,5 −5,3	9,9 34,3	0,9 3,1	0,0 −0,1	8,9 31,2	5,2 18,3	3,6 12,9	1,4 5,1	2,2 7,8	8,3 28,9
17	Antihypertonika	108,19	15,9	1,9	1720,8	5,0	5,0 80,8	4,8 76,9	−1,1 −18,9	−0,1 −0,9	6,1 96,7	1,4 23,6	4,6 73,1	0,9 14,3	3,7 58,8	10,1 157,7
19	Antihypotonika	34,20	4,5	0,5	155,0	0,5	−16,0 −29,4	0,8 1,3	1,0 1,8	0,1 0,1	−0,3 −0,6	−0,6 −1,0	0,3 0,5	0,0 0,0	0,3 0,5	−15,3 −28,1
20	Antikoagulantia	86,40	3,2	0,4	274,0	0,8	13,3 29,8	17,5 38,5	1,9 4,5	0,1 0,1	15,3 33,9	9,5 21,6	5,3 12,3	1,6 3,9	3,6 8,4	33,2 68,3
21	Antimykotika	41,59	11,9	1,4	494,8	1,5	−14,7 −84,5	2,1 10,9	0,8 4,0	0,2 0,9	1,1 6,0	2,5 13,1	−1,3 −7,2	−1,2 −6,2	−0,2 −1,0	−12,9 −73,6
23	Antiphlogistika	25,81	5,0	0,6	129,1	0,4	−26,9 −46,9	2,5 3,7	0,9 1,3	0,1 0,2	1,6 2,3	3,4	−0,7	0,2	−0,9	−25,1 −43,2
24	Antitussiva/ Expektorantia	13,44	60,3	7,2	810,7	2,4	−16,3 −161,3	−4,5 −41,9	−4,2 −39,1	0,3 3,1	−0,6 −5,9	−1,2 −10,6	0,5 4,7	−0,3 −2,6	0,8 7,3	−20,0 −203,3

Tabelle 53.3: Indikationsgruppenübersicht 1997: Preis-, Mengen- und Strukturentwicklung 1997/1996 (Fortsetzung)

Veränderungswerte: 1. Zeile: Indexwert in % 2. Zeile: Äquivalent in DM

Nr.	Indikationsgruppe Bezeichnung	Wert je VO	VO 97 in Mio.	Ant. VO	Umsatz 97 in Mio. DM	Ant. Ums.	Verord- nungen	Wert je VO	Preis- index	Waren- korb.	Struk- turk.	Inter- med.	Intra- med.	Darr./ Strk.	Pack.² größ.	Gesamt- umsatz
26	Balneotherapeutika und Mittel zur Wärmetherapie	23,30	2,0	0,2	46,4	0,1 / −29,0	−38,6 / 0,8	1,4 / 1,2	2,1 / 0,1	0,1 / −0,5	−0,8 / −0,5	−0,8 / 0,0	0,0 / 1,8	3,2 / −1,8	−3,1 / −28,2	−37,8
27	Beta-Rezeptorenblok- ker, Calciumantagoni- sten u. ACE-Hemmer	61,59	55,1	6,6	3393,1	10,0 / −84,6	−2,4 / −79,7	−2,3 / −123,4	−3,5 / 4,7	0,1 / 39,1	1,1 / −83,3	−2,4 / 122,4	3,6 / 41,8	1,2 / 80,6	2,3 / −164,2	−4,6
28	Broncholytika/ Antiasthmatika	62,30	29,0	3,5	1808,2	5,3	−4,3 / −79,1	3,5 / 62,5	0,3 / 5,4	0,1 / 1,7	3,1 / 55,4	0,9 / 15,5	2,2 / 39,9	1,8 / 33,2	0,4 / 6,7	−0,9 / −16,5
29	Cholagoga und Gallenwegstherapeutika	45,09	1,6	0,2	71,4	0,2	−29,2 / −29,0	2,9 / 2,4	1,3 / 1,1	0,1 / 0,1	1,4 / 1,2	8,0 / 6,5	−6,1 / −5,3	0,1 / 0,1	−6,2 / −5,4	−27,2 / −26,7
31	Corticoide (Interna)	35,55	7,7	0,9	272,3	0,8	−2,5 / −7,0	0,9 / 2,4	0,9 / 2,5	0,2 / 0,4	−0,2 / −0,6	−3,6 / −10,1	3,5 / 9,5	1,5 / 4,1	2,0 / 5,4	−1,7 / −4,6
32	Dermatika	24,33	35,4	4,2	860,6	2,5	−15,7 / −158,9	20,4 / 0,6	2,1 / 19,4	−0,2 / −1,5	0,3 / 2,5	0,2 / 2,2	0,0 / 0,3	0,2 / 2,0	−0,2 / −1,7	−13,9 / −138,5
36	Diuretika	32,84	16,6	2,0	545,7	1,6	−1,3 / −7,4	3,4 / −1,5	−2,6 / −14,7	0,1 / 0,5	3,2 / 17,5	2,2 / 4,9	0,3 / 2,3	−0,3 / −1,4	2,6 / 14,0	−0,7 / −4,1
37	Durchblutungsför- dernde Mittel	55,14	6,6	0,8	361,6	1,1	−14,0 / −59,2	−6,1 / −2,7	−2,6 / −10,3	0,1 / 0,3	1,0 / 3,9	0,9 / 3,4	0,1 / 0,5	0,1 / 0,3	0,1 / 0,2	−15,3 / −65,3
44	Gichtmittel	19,76	5,6	0,7	111,3	0,3	−5,8 / −6,9	−3,2 / −0,5	−2,8 / −3,3	0,2 / 0,2	−0,1 / −0,1	−3,1 / −3,7	3,1 / 3,5	1,5 / 1,8	1,5 / 1,8	−8,3 / −10,1
45	Grippemittel	12,72	2,6	0,3	33,4	0,1	−26,8 / −12,3	−0,2 / 1,8	1,0 / 0,4	0,1 / 0,0	−1,5 / −0,6	1,8 / 0,7	−3,2 / −1,3	0,0 / 0,0	−3,2 / −1,3	−27,2 / −12,5
46	Gynäkologika	19,54	10,6	1,3	206,3	0,6	−11,6 / −26,9	3,9 / 0,9	4,4 / 1,6	0,3 / 0,6	−0,5 / −1,2	−0,8 / −1,8	0,3 / 0,6	0,2 / 0,4	0,1 / 0,2	−10,1 / −23,1
47	Hämorrhoidenmittel	20,54	4,0	0,5	81,4	0,2	−15,7 / −15,1	0,8 / 1,4	1,6 / 1,4	0,0 / 0,0	−0,8 / −0,7	−0,2 / −0,2	−0,5 / −0,5	0,3 / 0,3	−0,8 / −0,7	−15,0 / −14,4
49	Hypnotika/Sedativa	18,77	15,3	1,8	286,9	0,8	−17,9 / −60,8	6,0 / 18,0	2,6 / 7,9	0,0 / 0,0	3,3 / 10,1	2,8 / 8,6	0,5 / 1,6	0,2 / 0,5	0,4 / 1,1	−13,0 / −42,9
50	Hypophysen-, Hypotha- lamushormone und -Hemmstoffe	482,26	1,6	0,2	785,4	2,3	−0,2 / −1,0	28,6 / 174,7	1,2 / 8,5	15,4 / 99,3	10,1 / 66,9	0,7 / 4,8	9,4 / 62,1	15,0 / 97,4	−4,9 / −35,3	28,4 / 173,7

Tabelle 53.3: Indikationsgruppenübersicht 1997: Preis-, Mengen- und Strukturentwicklung 1997/1996 (Fortsetzung)

						Veränderungswerte:			1. Zeile: Indexwert in % 2. Zeile: Äquivalent in DM						
Nr.	Indikationsgruppe Bezeichnung	Wert je VO	VO 97 in Mio.	Ant. VO	Umsatz 97 in Mio. DM	Ant. Ums.	Verord- nungen	Wert je VO	Preis- index	Waren- korb.	Struk- turk.	Inter- med.	Intra- med.	Darr./ Strk.	Pack- größ.	Gesamt- umsatz
51	Immuntherapeutika u. Zytokine	176,03	4,4	0,5	767,2	2,3	−30,7	57,7	0,7	−0,2	56,9	50,3	4,4	4,7	−0,3	9,3
52	Infusions- und Standardinjektionslö- sungen usw.	32,13	2,8	0,3	90,5	0,3	−269,2 −12,9 −12,0	334,6 26,1 20,0	5,2 2,1 1,8	−1,1 −0,1 −0,1	330,5 23,6 18,3	299,1 5,9 5,0	31,4 16,7 13,4	33,5 6,5 5,4	−2,1 9,6 7,9	65,4 9,8 8,1
53	Kardiaka	18,34	13,4	1,6	244,9	0,7	−15,4 −44,4	1,2 3,2	0,5 1,4	0,1 0,1	0,6 1,7	−1,0 −2,8	1,7 4,5	1,8 4,7	−0,1 −0,2	−14,4 −41,2
54	Karies- und Parodonto- semittel	12,98	1,6	0,2	21,0	0,1	−11,4 −2,7	−1,1 −0,3	0,1 0,0	1,2 0,3	−2,5 −0,6	−0,6 −0,1	−1,9 −0,4	−1,4 −0,3	−0,5 −0,1	−12,4 −3,0
55	Koronarmittel	48,19	19,4	2,3	935,2	2,7	−9,5 −98,1	−0,9 −9,2	−2,4 −24,0	0,0 0,4	1,5 14,4	−2,0 −19,7	3,5 34,1	1,9 18,2	1,6 15,9	−10,3 −107,3
56	Laxantia	21,69	2,8	0,3	59,7	0,2	−17,2 −12,3	2,2 1,4	1,2 0,8	0,0 0,1	1,0 0,7	−0,4 −0,3	1,5 0,9	−0,1 0,0	1,5 1,0	−15,4 −10,8
57	Lebertherapeutika	50,73	2,6	0,3	129,7	0,4	−3,9 −5,4	−5,3 −7,5	1,0 1,4	0,1 0,2	−6,4 −9,0	−7,4 −10,5	1,1 1,5	1,5 2,0	−0,4 −0,5	−9,0 −12,8
58	Lipidsenker	146,93	8,2	1,0	1205,1	3,5	8,2 87,0	9,3 98,8	1,2 13,0	0,0 0,0	8,0 85,8	3,4 37,6	4,4 48,2	1,7 18,6	2,7 29,6	18,2 185,8
60	Magen-Darm-Mittel	45,79	45,5	5,5	2082,0	6,1	−13,2 −300,3	10,0 203,8	−1,8 −37,7	0,0 0,1	11,9 240,1	8,1 166,5	3,5 73,6	0,9 18,2	2,6 55,4	−4,4 −96,5
61	Migränemittel	40,45	3,3	0,4	132,0	0,4	−15,4 −23,0	9,2 12,1	1,7 2,3	1,4 0,0	7,4 9,8	8,9 11,7	−1,4 −1,9	−1,9 −2,6	0,5 0,7	−7,6 −10,8
62	Mineralstoffpräparate	27,45	15,9	1,9	435,9	1,3	−17,7 −91,6	4,5 20,9	0,5 2,3	0,0 0,1	3,9 18,1	0,9 4,1	3,0 14,0	0,4 2,0	2,6 12,0	−14,0 −70,7
63	Mund- und Rachen- therapeutika	12,30	8,4	1,0	103,1	0,3	−22,8 −29,5	6,0 6,6	2,0 2,3	0,5 0,6	3,3 3,7	4,6 5,1	−1,2 −1,4	−0,3 −0,4	−0,9 −1,1	−18,2 −22,9
64	Muskelrelaxantia	40,58	4,5	0,5	184,2	0,5	−32,3 −85,7	4,9 10,5	0,5 1,1	0,2 0,5	4,2 8,9	10,9 22,8	−6,1 −13,8	6,0 12,9	−11,5 −26,8	−29,0 −75,2
67	Neuropathiepräparate	79,89	4,1	0,5	324,2	1,0	−18,2 −68,1	12,0 38,4	0,0 0,0	−0,1 −0,2	12,1 38,6	6,8 22,2	4,9 16,3	5,0 16,4	0,0 −0,1	−8,4 −29,7
68	Ophthalmika	17,49	30,7	3,7	536,9	1,6	−11,9 −70,0	7,9 41,8	−0,7 −3,7	0,0 −0,3	8,7 45,8	5,9 31,8	2,6 14,0	1,8 9,6	0,8 4,4	−5,0 −28,1

Ergänzende statistische Übersicht 675

Tabelle 53.3: Indikationsgruppenübersicht 1997: Preis-, Mengen- und Strukturentwicklung 1997/1996 (Fortsetzung)

Veränderungswerte: 1. Zeile: Indexwert in %
2. Zeile: Äquivalent in DM

Nr.	Indikationsgruppe Bezeichnung	Wert je VO	VO 97 in Mio.	Ant. VO	Umsatz 97 in Mio. DM	Ant. Ums.	Verordnungen	Wert je VO	Preisindex	Warenkorbk.	Strukturk.	Intermed.	Intramed.	Darr./ Strk.	Pack'größ.	Gesamtumsatz
69	Otologika	12,05	3,0	0,4	35,9	0,1	-11,9	10,3	6,7	0,4	2,9	2,5	0,4	0,0	0,4	-2,8
							-4,6	3,6	2,4	0,2	1,1	0,9	0,2	0,0	0,2	-1,0
70	Parkinsonmittel usw.	90,36	4,3	0,5	391,4	1,1	1,1	6,2	1,5	0,0	4,6	1,8	2,8	1,8	1,0	7,3
							4,0	22,6	5,6	0,0	17,0	6,6	10,5	6,8	3,6	26,6
71	Psychopharmaka	38,83	41,8	5,0	1622,1	4,8	-5,7	10,7	0,1	0,1	10,5	7,1	3,2	1,6	1,6	4,4
							-92,9	161,2	0,8	1,1	159,2	108,8	50,5	25,3	25,1	68,3
72	Rhinologika	9,56	24,3	2,9	232,6	0,7	-19,4	3,8	1,4	0,2	2,2	2,7	-0,5	-0,4	-0,1	-16,4
							-55,0	9,5	3,4	0,5	5,6	6,9	-1,3	-1,0	-0,3	-45,5
74	Schilddrüsentherapeutika	17,96	16,4	2,0	294,0	0,9	-1,8	2,4	0,8	0,0	1,7	0,4	1,3	0,6	0,7	0,6
							-5,4	7,0	2,4	0,0	4,8	1,0	3,8	1,7	2,1	1,7
76	Sexualhormone und ihre Hemmstoffe	51,86	21,2	2,5	1100,9	3,2	-4,0	1,3	-1,4	-0,1	2,4	0,4	2,0	0,5	1,5	-2,8
							-45,3	14,2	-15,3	0,3	26,4	4,0	22,4	5,7	16,6	-31,1
77	Spasmolytika	24,26	5,4	0,7	131,9	0,4	-9,5	7,5	4,5	3,1	2,7	0,8	1,9	0,0	1,9	-2,8
							-13,4	9,6	5,9	0,1	3,5	1,0	2,5	0,0	2,5	-3,8
78	Sulfonamide	17,31	5,3	0,6	91,0	0,3	-12,3	5,0	-0,6	0,2	5,1	3,3	1,8	-0,6	2,4	-7,9
							-12,4	4,7	-0,5	0,5	4,7	3,0	1,7	-0,5	2,2	-7,8
79	Thrombozytenaggregationshemmer	38,79	3,6	0,4	141,5	0,4	6,8	16,7	2,3	0,2	13,9	11,0	2,7	-0,8	3,5	24,6
							8,3	19,6	2,8	0,2	16,6	13,2	3,4	-1,1	4,4	28,0
82	Urologika	61,36	11,1	1,3	679,9	2,0	-11,1	17,0	2,8	0,2	14,2	8,9	4,9	1,2	3,6	4,0
							-78,2	104,4	15,0	0,7	88,7	57,1	31,6	7,8	23,8	26,2
83	Venentherapeutika	31,94	9,5	1,1	302,6	0,9	-34,5	3,0	0,7	0,2	2,1	0,7	1,3	1,2	0,2	-32,6
							-157,1	11,0	2,6	0,6	7,7	2,8	4,9	4,3	0,6	-146,1
84	Vitamine	24,71	7,3	0,9	180,2	0,5	-9,2	-0,9	1,6	0,0	-2,5	-3,3	0,0	0,0	0,9	-10,1
							-18,4	-1,8	3,0	0,0	-4,8	-6,5	-0,1	-1,0	1,7	-20,2
85	Wundbehandlungsmittel	14,54	7,7	0,9	112,6	0,3	-17,0	2,7	1,6	0,2	0,9	1,6	-0,6	1,1	-1,7	-14,7
							-22,8	3,3	1,9	0,3	1,1	1,9	-0,7	1,3	-2,1	-19,5
86	Zytostatika und Metastasenhemmer	307,31	1,9	0,2	585,9	1,7	6,0	28,9	1,8	1,7	24,5	4,8	18,8	6,2	11,8	36,8
							29,1	127,7	8,8	8,5	110,5	23,6	86,8	30,5	56,3	156,8
99	Nicht in Roter Liste	22,23	1,9	0,2	41,7	100,0	25,1	12,6	1,6	0,2	10,5	18,0	-6,4	2,4	-8,6	40,8
							7,9	4,2	0,6	0,1	3,5	5,8	-2,4	0,8	-3,2	12,1
	Gesamtmarkt GKV-Rezepte mit Fertigarzneimitteln	40,89	833,5	100,0	34081,0	100,0	-11,3	10,8	-0,8	0,4	11,3	8,2	2,8	1,6	1,2	-1,7
							-4111,1	3534,6	-278,5	139,4	3673,7	2718,3	955,4	542,2	413,3	-576,5

53

Tabelle 53.3: Indikationsgruppenübersicht 1997: Preis-, Mengen- und Strukturentwicklung 1997/1996 (Fortsetzung)

Indikationsgruppe Bezeichnung	Wert je VO	VO 97 in Mio.	Ant. VO	Umsatz 97 in Mio. DM	Ant. Ums.	Veränderungswerte: 1. Zeile: Indexwert in % 2. Zeile: Äquivalent in DM							
						Verord-nungen je VO	Wert je VO	Preis-index	Waren-korbk.	Struk-turk.	Inter-med.	Intra-med.	Darr./Strk.	Pack-größ.	Gesamt-umsatz
Andere Nichtfertigarznei-mittel (einschließlich nicht-identifizierter Verordnungs-positionen)	122,4	5,1	5,9	621,1	22,3										
Rezepturen	32,1	23,1	26,8	742,9	26,6										
Hilfsmittel	37,9	19,8	23,0	750,9	26,9										
Verbandstoffe	16,2	31,1	36,0	503,0	18,0										
Homöopathika und Anthro-posophika	18,3	7,1	8,2	130,1	4,7										
Stückelung nach Ziffer 3	248,4	0,2	0,2	41,6	1,5										
Summe Nicht-Fertigarznei-mittel	32,3	86,4	100,0	2789,6	100,0										
Gesamtmarkt GKV-Rezepte	40,1	919,8	100,0	36870,5	100,0										

Gliederung des Intermedikamenteneffektes bei den Fertigarzneimitteln

Intermedeffekt gesamt	davon: Inter-Indik.	davon: Intra-Indik.
8,2	3,3	4,8
2718,3	–23,2	–33,8

Preise von der Basisperiode 1996 zur Berichtsperiode 1997 hin unverändert geblieben und hätte es in der Struktur der Verordnungen keine Veränderungen gegeben, dann wäre aufgrund der Verordnungsabnahme der Umsatz um 11,3 % gesunken. Der Preisindex (−0,8 %) gibt entsprechend an: Hätte sich die Zahl der Verordnungen von der Basisperiode 1996 zur Berichtsperiode 1997 hin nicht verändert und wäre auch die Struktur der Verordnungen gleich geblieben, so hätte sich der Umsatz aufgrund der Preisssenkung leicht um 0,8 % gesenkt.

In gleicher Weise kann mit der Interpretation aller anderen Umsatzeffekte, insbesondere auch aller Struktureffekte, verfahren werden. Es sei im übrigen ausdrücklich darauf hingewiesen, daß es sich bei der Darstellung der Struktureffekte als „Wanderungen" der Verordnungen lediglich um eine bildhafte Umschreibung handelt, die nicht in jedem Falle die Realität treffen muß. Rechnerisch beziehen sich die Struktureffekte auf Veränderungen der Relationen zwischen den Verordnungszahlen einzelner Produkte (Arzneimittel bzw. Packungsgrößen, Darreichungsformen, Stärken). Bei insgesamt rückläufiger Verordnungszahl etwa würden sich die Relationen selbstverständlich auch dann verändern, wenn ein Produkt A in geringer Zahl verordnet würde, Produkt B jedoch eine konstante Verordnungszahl aufwiese. In diesem Fall träte ein umsatzsteigernder Effekt ein, wenn das Produkt A das preisgünstigere wäre.

Weitere Übersichten zum Arzneimittelmarkt

Die verordnungsstärksten Indikationsgruppen der Roten Liste werden zusätzlich nach dem anatomisch-therapeutisch-chemischen Klassifikationssystem (ATC-System) der WHO dargestellt (Tabelle 53.4). Das ATC-System wurde bereits in der Anfangsphase der Projektarbeit für den GKV-Arzneimittelindex als international akzeptiertes Klassifikationssystem für Arzneimittel ausgewählt (Schwabe 1981) und im Laufe der Jahre für die spezifischen Belange des deutschen Arzneimittelmarktes erweitert (Schwabe 1995, Schwabe 1998). Dabei wurde die Kompatibilität mit dem von der WHO veröffentlichten Standard gewahrt.

Die Klassifikation des ATC-Systems folgt medizinischen Prinzipien und ist daher unabhängig von Umgruppierungen, die von Herstellern in der Roten Liste vorgenommen werden. Sie erlaubt detaillierte Aus-

Tabelle 53.4: Arzneimittelverbrauch 1997 nach ATC-Gruppen

ATC	ATC-Gruppenname	Verord-nungen (Mio.)	Umsatz (Mio. DM)	DDD (Mio.)
A01	Stomatologische Präparate	4,8	68,5	506,8
A02	Antacida, Ulkustherapeutika und Carminativa	22,0	1350,4	438,6
A03	Spasmolytika, Anticholinergika und Prokinetika	14,8	296,0	162,1
A04	Antiemetika	6,2	184,1	109,5
A05	Gallen- und Lebertherapeutika	2,7	148,8	77,9
A06	Laxantien	4,3	108,3	182,2
A07	Antidiarrhoika und intestinale Antiinfektiva	11,1	388,2	94,0
A09	Digestiva, incl. Enzyme	2,8	209,4	47,6
A10	Antidiabetika	20,2	1463,6	1021,8
A11	Vitamine	6,2	161,8	488,4
A12	Mineralstoffe	14,8	421,3	389,1
A14	Anabolika, systemisch	0,1	4,3	4,0
B01	Antikoagulantien	6,8	415,2	435,7
B02	Antihämorrhagika	0,3	43,2	1,9
B03	Antianämika	5,2	386,3	240,6
B05	Plasmaersatzmittel und Infusionslösungen	2,6	80,6	15,7
C01	Herztherapie	36,6	1507,1	1990,2
C02	Antihypertonika	6,1	525,8	382,7
C03	Diuretika	18,0	663,0	1492,4
C04	Periphere Vasodilatatoren	13,4	753,0	480,7
C05	Vasoprotektoren	12,9	367,9	400,5
C06	Sonstige Herz- und Kreislaufpräparate	1,4	52,1	54,8
C07	Betarezeptorenblocker	18,5	1139,7	916,7
C08	Calciumkanalblocker	24,9	1614,6	1320,7
C09	Hemmstoffe des Renin-Angiotensin-Systems	21,4	1882,1	1441,6
C10	Lipidsenkende Mittel	8,0	1186,6	459,3
D01	Dermatologische Antimykotika, topisch	9,8	304,6	181,1
D02	Emollentia und Hautschutzmittel	5,2	96,0	186,2
D03	Wundbehandlungsmittel	3,9	61,0	111,6
D04	Antipruriginosa, incl. top. Antihistaminika, Anästhetika etc.	5,1	71,2	110,7
D05	Antipsoriatika	0,8	69,9	34,2
D06	Topische Antibiotika und Chemotherapeutika	5,1	102,5	60,9
D07	Topische Corticosteroide	13,2	334,2	354,9
D08	Dermatologische Antiseptika und Desinfizientia	3,9	52,1	101,9
D09	Arzneistoffhaltige Verbandmittel	0,5	11,6	5,8
D10	Aknemittel	3,6	100,5	97,8
D11	Andere Dermatika	3,0	68,1	117,2
G01	Gynäkologische Antiinfektiva und Antiseptika	4,7	81,1	25,0

Tabelle 53.4: Arzneimittelverbrauch 1997 nach ATC-Gruppen (Fortsetzung)

ATC	ATC-Gruppenname	Verordnungen (Mio.)	Umsatz (Mio. DM)	DDD (Mio.)
G02	Andere Gynäkologika	3,1	95,0	125,0
G03	Sexualhormone und Modulatoren des Genitalsystems	23,0	1059,9	1585,3
G04	Urologika	10,6	656,5	397,1
H01	Hypophysen- und hypothalamische Hormone sowie Analoga	0,4	217,4	7,7
H02	Corticosteroide, systemisch	7,4	270,0	290,2
H03	Schilddrüsentherapeutika	16,1	288,2	1246,4
H04	Pankreas-Hormone	0,1	3,7	0,1
H05	Calciumstoffwechsel	0,3	39,3	2,8
J01	Systemische Antibiotika	43,1	1494,1	341,2
J02	Systemische Antimykotika	1,2	166,1	10,8
J04	Antimykobakterielle Pharmaka	0,1	17,5	4,1
J05	Systemische antivirale Mittel	0,8	365,8	11,8
J06	Immunseren und Immunglobuline	0,3	154,8	1,6
J07	Impfstoffe	0,6	39,1	0,6
L01	Antineoplastische Mittel	1,5	267,4	62,1
L02	Endokrine Therapie	1,0	516,0	59,7
L03	Immunmodulierende Substanzen	3,8	639,9	62,6
L04	Immunsuppressiva	0,8	393,9	21,4
M01	Antiphlogistika und Antirheumatika	34,2	776,6	733,1
M02	Topische Antirheumatika	21,0	278,3	390,1
M03	Muskelrelaxantien	4,3	207,5	73,8
M04	Gichtmittel	5,6	110,0	290,6
M05	Mittel zur Behandlung von Knochenkrankheiten	0,5	182,7	26,2
M09	Andere Mittel gegen Störungen des Bewegungsapparates	0,4	28,1	16,6
N01	Anästhetika	0,5	9,7	5,5
N02	Analgetika	46,8	926,2	499,2
N03	Antiepileptika	4,8	368,6	168,2
N04	Antiparkinsonmittel	4,1	375,7	101,2
N05	Psychopharmaka	44,0	1234,5	956,3
N06	Psychoanaleptika	12,9	678,5	354,0
N07	Andere Mittel für das Nervensystem	4,2	438,0	155,2
P02	Anthelmintika	0,5	11,6	1,1
P03	Ektoparasitizide, incl. Antiscabiosa	0,8	13,1	8,4
R01	Rhinologika	20,5	185,4	420,3
R02	Halsschmerzmittel	5,1	52,7	45,2
R03	Antiasthmatika	28,0	1772,1	1365,1
R04	Brusteinreibungen und sonstige Inhalate	3,5	43,7	81,1
R05	Husten- und Erkältungspräparate	62,1	838,3	706,5
R06	Systemische Antihistaminika des Respirationssystems	8,2	280,7	180,1
R07	Sonstige Präparate für das Respirationssystem	0,1	2,8	2,0

Tabelle 53.4: Arzneimittelverbrauch 1997 nach ATC-Gruppen (Fortsetzung)

ATC	ATC-Gruppenname	Verord-nungen (Mio.)	Umsatz (Mio. DM)	DDD (Mio.)
S01	Ophthalmologika	29,6	533,4	1304,2
S02	Otologika	2,8	33,9	51,0
S03	Kombinierte Ophthalmologika/Otologika	0,5	6,2	6,6
V01	Allergene	0,4	160,6	51,2
V03	Alle übrigen therapeutischen Präparate	0,2	26,4	2,9
V04	Diagnostika	0,5	6,6	0,6
	Sonstige Gruppen	0,1	4,7	1,7
	Nicht klassifiziert	28,4	1034,5	5,6
	Gesamtmarkt GKV-Rezepte mit Fertigarzneimitteln	833,5	34081,0	26777,2

sagen über die therapeutische Verwendung eines Arzneimittels. In der Klassifikation des ATC-Systems werden Arzneimittel in Gruppen mit fünf verschiedenen Ebenen klassifiziert. Die erste Ebene besteht aus 14 anatomischen Hauptklassen, die nacheinander in therapeutische und pharmakologische Hauptgruppen untergliedert werden. Darauf folgen chemisch-therapeutische Untergruppen und schließlich die Ebene der einzelnen chemischen Substanzen. In Tabelle 53.4 sind die Verordnungen, Umsätze und Tagesdosen des Jahres 1997 auf der zweiten Gliederungsebene, also der therapeutischen Hauptgruppe, dokumentiert.

Präparate aus kleineren Indikationsgruppen der 2000 verordnungshäufigsten Arzneimittel, die nicht in den 47 indikationsbezogenen Kapiteln erfaßt sind, werden in der Tabelle 53.5 nach Verordnungen und Umsatz zusammengefaßt. In der Tabelle 53.6 sind diese Präparate den einzelnen Indikationsgruppen mit Angabe von Bestandteilen und definierten Tagesdosen (DDD) zugeordnet. Wie im Gesamtmarkt überwiegen auch bei diesen kleineren Indikationsgruppen die Verordnungsrückgänge. Überdurchschnittlich haben Balneotherapeutika und Grippemittel abgenommen, die besonderen Verordnungseinschränkungen des Sozialgesetzbuches (SGB V § 34 Abs. 1) und der Arzneimittelrichtlinien (Ziffer 17.2) unterliegen.

In Tabelle 53.7 werden die Neueinführungen von 1985 bis 1997 mit den Verordnungs- und Umsatzmengen von 1997 sowie den Änderungen gegenüber dem Vorjahr gezeigt. Diese neuen Wirkstoffe weisen 1997 einen Umsatz in Höhe von 6842 Mio. DM mit einer Steigerungsrate von 7,7 % auf. Da es sich hierbei um vergleichsweise teure Präparate handelt, beträgt der Verordnungsanteil nur 8,2 %, der Umsatzanteil hingegen 20,1 %. Ausgewiesen sind die Präparate, die in mindestens einem Jahr seit 1985 mindestens 50 Tsd. Verordnungen erreicht haben und die 1997 noch mindestens 20 Tsd. Verordnungen aufweisen.

Des weiteren finden sich in Tabelle 53.8 die Verordnungs- und Umsatzwerte für alle nicht patentgeschützten Wirkstoffe, sofern sie mindestens 50 Tsd. Verordnungen aufwiesen, sowie die jeweiligen Anteile der Generika. In den Fällen, in denen kein Patentanmelder ermittelt werden konnte oder der ehemalige Patentanmelder seine Produkte bereits vor längerer Zeit vom Markt zurückgezogen hat, wurden ersatzweise der oder die langjährigen Marktführer als Quasi-Erstanbieter gewertet.

Zum Schluß sind die Verordnungs-, Umsatz- und DDD-Werte der 2000 meistverordneten Präparate geordnet nach ihrer Verordnungshäufigkeit aufgelistet (Tabelle 53.9).

Literatur

Arndt K. A., Clark R. A. F. (1979): Principles of topical therapy. In: Fitzpatrick T.B. et al. (eds.): Dermatology in general medicine, 2nd ed. McGraw-Hill Book Company, New York, pp. 1753–1758.
Bundesausschuß der Ärzte und Krankenkassen (Hrsg.) (1992): Preisvergleichsliste 1992. Deutscher Ärzte-Verlag Köln.
Merlo J., Wessling A., Melander A. (1996): Comparison of dose standard units for drug utilization studies. Eur. J. Clin. Pharmacol. 50: 27–30.
Reichelt H. (1987): Strukturkomponente „Packungsgröße" – Eine Meßzahl ohne Aussagekraft? In: Die Ortskrankenkasse, S. 485–488.
Reichelt H. (1988): Eine Methode der statistischen Komponentenzerlegung. WIdO-Materialien 31. Bonn.
Rote Liste Service GmbH (Hrsg.): Rote Liste 1997. ECV Editio Cantor, Aulendorf/Württ.
Schwabe U. (1981): Pharmakologisch-therapeutische Analyse der kassenärztlichen Arzneiverordnungen in der Bundesrepublik Deutschland. Wissenschaftliches Institut der Ortskrankenkassen Bonn.
Schwabe U. (1995): ATC-Code. Anatomisch-therapeutisch-chemische Klassifikation für den deutschen Arzneimittelmarkt. Wissenschaftliches Institut der AOK Bonn.
Schwabe U. (1998): ATC-Code. Anatomisch-therapeutisch-chemische Klassifikation für den deutschen Arzneimittelmarkt, 2. Aufl. (Diskette). Wissenschaftliches Institut der AOK Bonn.
Schröder H., Selke G.W. (1998): Der Fertigarzneimittelmarkt nach Indikationsgruppen 1997 im Vergleich zu 1996. Verordnungen, Umsätze und strukturelle Entwicklung. Wissenschaftliches Institut der AOK. Bonn.
WHO Collaborating Centre for Drug Statistics Methodology, Nordic Council on Medicines (1991): Guidelines for DDD. Oslo.
WHO Collaborating Centre for Drug Statistics Methodology (1998): Anatomical Therapeutic Chemical (ATC) classification index including Defined Daily Doses (DDD) for plain substances. Oslo.

Tabelle 53.5: Verordnungen weiterer häufig verordneter Arzneimittel 1997
Angegeben sind die verordnungshäufigsten Präparate mit Verordnungsrang, Verordnungen und Umsatz 1997 im Vergleich zu 1996.

Rang	Präparat	Verordnungen in Tsd.	Änd. %	Umsatz Mio. DM	Änd. %
66	Meditonsin H	1589,8	−24,5	20,7	−25,6
197	Isotone Kochsalzlsg. Braun	803,0	−17,8	17,1	−9,9
225	Fluoretten	722,4	−14,2	9,9	−14,9
243	Isot. Kochsalzlsg. Fresenius	688,8	−22,7	11,7	−18,1
420	Zymafluor Tabl.	456,5	−8,2	5,2	−7,7
423	Betaisodona Lsg.etc.	455,7	−3,6	6,9	+4,0
451	Goldgeist	438,2	−13,2	7,5	−3,8
476	Tempil N	414,8	−28,5	5,6	−28,5
483	Elmex Gelee	411,2	−7,8	5,4	−9,1
516	Mercuchrom 2%	381,2	−16,5	2,5	−16,2
575	Kochsalzlösung Braun	343,7	+45,3	6,7	+163,9
760	Kamillen-Bad-Robugen	265,0	−19,5	4,2	−19,6
774	Balneum Hermal F	259,6	−24,2	6,8	−25,0
819	Jacutin	246,3	−5,4	4,3	+6,9
827	Minirin	241,9	+7,9	35,0	+15,1
879	Rivanol	226,6	+4,1	3,4	−0,9
895	HAES-steril	221,9	−0,5	28,2	+44,2
1081	Helmex	178,0	−1,9	3,8	−2,9
1129	Balneum Hermal	169,9	−38,8	3,9	−40,0
1163	Pravidel Tabl.	163,0	−34,2	13,8	−27,4
1164	X-Prep	163,0	−9,3	2,0	−5,0
1245	Vermox	149,3	−12,0	3,1	−19,2
1247	Linola-Fett Ölbad	148,4	−19,0	2,5	−13,8
1261	Kytta Thermopack	145,6	−30,4	5,6	−24,8
1315	Zoladex	138,4	−1,7	121,4	+12,2
1402	Enantone	127,5	−4,2	108,9	+7,7
1409	Dextro O.G.-T.	126,1	−24,3	1,2	−28,5
1424	Balneum Hermal Plus	124,0	−30,0	3,2	−28,7
1456	Gripp-Heel	121,0	−8,5	1,0	−5,6
1517	Molevac	114,6	−2,4	3,7	+0,4
1617	Prepacol	103,8	−1,3	1,2	−1,3
1633	Engerix B	101,6	+45,4	11,2	+20,4
1644	Kirim	100,3	−14,0	7,0	−7,9
1649	Gen-H-B-Vax	99,9	+5,5	14,2	−17,2
1753	Doregrippin Tbl.	89,5	−33,9	0,9	−29,0
1824	Meaverin	85,2	−21,1	1,3	−19,3
1832	Chinosol Tabletten	84,3	−3,9	0,8	+3,8
1858	Metavirulent	81,9	−30,6	1,4	−29,9
1859	Cinnabaris Pentarkan	81,8	(neu)	1,7	(neu)
1900	Mestinon	79,3	+4,3	5,4	+12,9
1907	Emla	79,0	+165,0	2,4	+32,1
1917	Kochsalzlösung Eifelfango	78,2	−17,6	1,6	+7,4
1938	FSME-Immun	76,7	−45,6	3,8	−42,3
1939	Beriglobin	76,7	−25,7	3,8	−20,4
1956	Ubretid	75,2	−6,4	8,7	−2,9
1992	Lidoject	73,4	+14,7	0,8	+5,8
Summe		11402,1	−14,6	521,2	+0,3

Aufgeführt sind Präparate bis zum Verordnungsrang 2000.

Tabelle 53.6: Verordnungen weiterer häufig verordneter Arzneimittel 1997
Angegeben sind die 1997 verordneten Tagesdosen, die Änderungen gegenüber
1996 und die mittleren Kosten je DDD 1997.

Präparat	Bestandteile	DDD 1997 in Mio.	Änderung in %	DDD-Kosten in DM
Anthelmintika				
Vermox	Mebendazol	0,7	(−22,1)	4,33
Helmex	Pyrantel	0,2	(−3,2)	18,89
Molevac	Pyrvinium	0,1	(−3,5)	34,10
		1,0	(−17,1)	10,43
Antiparasitäre Mittel (extern)				
Goldgeist	Pyrethrumextrakt Piperonylbutoxid Chlorocresol Diethylenglycol	3,2	(−2,3)	2,35
Jacutin	Lindan	1,9	(−6,3)	2,23
		5,1	(−3,8)	2,31
Balneotherapeutika				
Balneum Hermal F	Erdnußöl Paraffin, dünnflüssig	23,4	(−25,2)	0,29
Balneum Hermal	Sojabohnenöl	11,6	(−41,1)	0,34
Balneum Hermal Plus	Sojabohnenöl Polidocanol	5,3	(−29,0)	0,61
Linola-Fett Ölbad	Paraffin, dickflüssig Hexadecyl(2-ethylhexanoat)- Octadecyl(2-ethylhexanoat)- Isopropylmyristat α-Dodecyl-ω-hydroxypoly (oxyethylen)-2 (Dodecyltetradecyl)-ω- hydroxypoly(oxyethylen) -4,5-poly(oxypropylen)-5	3,2	(−18,4)	0,80
Kamillen-Bad-Robugen	Kamillenblütenextrakt	2,1	(−19,8)	2,03
Kytta Thermopack	Schweizer Jurahochmoor Fango Hartparaffin	0,1	(−30,4)	38,71
		45,7	(−29,8)	0,58
Cholinergika				
Ubretid	Distigminbromid	3,2	(−7,1)	2,70
Mestinon	Pyridostigminbromid	2,3	(+6,6)	2,36
		5,5	(−1,8)	2,56

Tabelle 53.6: Verordnungen weiterer häufig verordneter Arzneimittel 1997 (Fortsetzung)
Angegeben sind die 1997 verordneten Tagesdosen, die Änderungen gegenüber 1996 und die mittleren Kosten je DDD 1997.

Präparat	Bestandteile	DDD 1997 in Mio.	Änderung in %	DDD-Kosten in DM
Desinfektionsmittel und Antiseptika				
Rivanol	Ethacridinlactat	14,0	(+57,1)	0,24
Betaisodona Lsg.etc.	Polyvidon-Iod	13,6	(−4,1)	0,51
Mercuchrom 2 %	Merbromin	4,9	(−20,1)	0,50
Chinosol Tabletten	Chinolinolsulfat Kaliumsulfat	1,0	(+3,6)	0,81
		33,5	(+10,9)	0,41
Diagnostika				
X-Prep	Sennesfruchtextrakt	0,2	(−9,3)	12,31
Dextro O.G.-T.	Glucose	0,1	(−33,4)	9,52
Prepacol	Bisacodyl	0,1	(−1,3)	11,21
		0,4	(−17,2)	11,12
Grippemittel				
Meditonsin H	Aconitum D5 Atropinum sulf. D5 Mercurius cyanatus D8	52,2	(−25,8)	0,40
Cinnabaris Pentarkan	Hydrastis cardensis D3 Hydrargyrum sulf.rubr.D3 Kalium bichromicum D3 Echinacea D1 Barium chloratum D3	3,6	(neu)	0,46
Tempil N	Diphenylpyralin Metamfepramon Acetylsalicylsäure	1,8	(−28,5)	3,02
Gripp-Heel	Aconitum D4 Bryonia D4 Lachesis D12 Eupatorium D3 Phosphor D5	1,7	(−14,2)	0,59
Metavirulent	Influenzinum D30 Acid. sarcolact. D15 Aconitum D4 Ferrum posph. D8 Gelsemium D4 Luffa D12 Veratrum alb. D4 Gentiana lutea ∅	0,6	(−32,8)	2,42
Doregrippin Tbl.	Paracetamol Phenylephedrin	0,4	(−33,9)	2,37
		60,3	(−20,9)	0,52

Tabelle 53.6: Verordnungen weiterer häufig verordneter Arzneimittel 1997 (Fortsetzung)
Angegeben sind die 1997 verordneten Tagesdosen, die Änderungen gegenüber 1996 und die mittleren Kosten je DDD 1997.

Präparat	Bestandteile	DDD 1997 in Mio.	Änderung in %	DDD-Kosten in DM
Hypophysen- und Hypothalamushormone				
Zoladex	Goserelin	7,5	(+13,6)	16,15
Enantone	Leuprorelinacetat	6,3	(+3,1)	17,37
Pravidel Tabl.	Bromocriptin	4,7	(−34,4)	2,92
Minirin	Desmopressin	4,5	(+12,0)	7,84
Kirim	Bromocriptin	3,0	(−11,1)	2,32
		26,0	(−4,7)	11,00
Infusions- und Standardinjektionslösungen				
Isotone Kochsalzlsg. Braun	Natriumchlorid	4,9	(−11,5)	3,47
Isot. Kochsalzlsg. Fresenius	Natriumchlorid	4,5	(−11,3)	2,60
Kochsalzlösung Braun	Natriumchlorid	2,2	(+159,2)	3,09
Kochsalzlösung Eifelfango	Natriumchlorid	1,8	(+1,1)	0,88
HAES-steril	Polyhydroxyethylstärke Natriumchlorid	1,1	(+46,1)	25,59
		14,5	(+3,4)	4,51
Karies- und Parodontosemittel				
Fluoretten	Natriumfluorid	240,2	(−20,6)	0,04
Zymafluor Tabl.	Natriumfluorid	121,0	(−11,3)	0,04
Elmex Gelee	Olaflur Dectaflur Natriumfluorid	94,4	(−9,5)	0,06
		455,7	(−16,1)	0,04
Lokalanästhetika und Neuraltherapeutika				
Emla	Lidocain Prilocain	0,5	(+18,1)	4,70
Meaverin	Mepivacain	0,4	(−25,9)	3,18
Lidoject	Lidocain	0,2	(+1,8)	3,25
		1,2	(−4,9)	3,87
Sera, Immunglobuline und Impfstoffe				
Gen-H-B-Vax	Hepatitis-B-Oberflächenantigen	0,1	(−3,4)	123,02
Engerix B	Hepatitis-B-Oberflächenantigen	0,1	(+32,9)	105,84
FSME-Immun	Inaktiv. FSME-Virus	0,1	(−44,1)	46,98
Beriglobin	Immunglobulin	0,1	(−25,7)	49,26
		0,4	(−15,1)	87,17
Summe		649,2	(−15,7)	0,80

Aufgeführt sind Präparate bis zum Verordnungsrang 2000.

Tabelle 53.7: Verordnung neuer Arzneimittel im gesamten Bundesgebiet 1997

Präparat*	Wirkstoff	Verordnungen in Tsd.	Änd. %	Umsatz Mio. DM	Änd. %
Neue Wirkstoffe 1985					
Tarivid	Ofloxacin	1.186,1	−8,2	80,8	−4,0
Bayotensin	Nitrendipin	813,0	−24,8	106,5	−22,8
Lendormin	Brotizolam	694,9	−18,5	10,1	−18,4
Vistagan	Levobunolol	311,3	−3,8	10,2	−14,6
Nimotop	Nimodipin	273,0	−19,8	32,9	−20,1
Sirdalud	Tizanidin	266,2	12,9	13,0	18,9
Hismanal	Astemizol	222,9	−32,8	9,2	−29,8
Amciderm	Amcinonid	188,5	−2,3	6,3	−3,2
Aniflazym	Serrapeptase	108,1	−26,1	3,8	−24,5
Exoderil	Naftifin	103,4	−31,3	2,7	−30,7
Heitrin	Terazosin	42,4	−23,3	5,9	−19,1
Atenos	Tulobuterol	37,9	−21,1	1,5	12,2
Delonal	Alclometason	31,5	−29,4	0,8	−30,8
Brelomax	Tulobuterol	26,5	−6,3	1,0	26,8
		4.305,6	−16,0	284,8	−15,7
Neue Wirkstoffe 1986					
Dermatop	Prednicarbat	1.280,3	−10,3	28,9	−10,1
Concor	Bisoprolol	1.063,0	−27,2	68,2	−27,9
Selectol	Celiprolol	430,0	−11,7	31,5	−11,4
Pepdul	Famotidin	328,3	−25,9	50,0	−43,4
Fondril	Bisoprolol	93,1	−24,9	5,3	−15,8
Cytotec	Misoprostol	86,1	−16,9	5,6	−12,7
Movergan	Selegilin	84,5	−27,7	24,6	−28,3
Luret	Azosemid	40,6	−27,2	2,4	−28,0
Ganor	Famotidin	27,5	−47,0	4,7	−53,9
		3.433,4	−19,6	221,3	−28,9
Neue Wirkstoffe 1987					
Ciprobay	Ciprofloxacin	1.471,1	−2,3	114,0	−6,2
Dridase	Oxybutynin	278,7	−8,6	32,7	−4,9
Mykontral Creme etc.	Tioconazol	76,5	−26,8	2,0	−23,1
Sonin	Loprazolam	32,8	−6,3	0,4	−5,8
Olbemox	Acipimox	24,8	−33,7	3,0	−20,6
		1.883,9	−5,2	152,0	−6,5
Neue Wirkstoffe 1988					
Erypo	Erythropoietin	290,3	28,9	178,5	33,3
Irtan	Nedocromil	142,6	−25,0	5,3	−27,8
Zoladex	Goserelin	138,4	−1,7	121,4	12,2
Tilade	Nedocromil	128,9	−23,3	12,0	−24,4
Irtan	Nedocromil	56,7	−14,5	1,5	−14,5
		756,9	−4,2	318,7	19,3

Tabelle 53.7: Verordnung neuer Arzneimittel im gesamten Bundesgebiet 1997 (Fortsetzung)

Präparat*	Wirkstoff	Verordnungen in Tsd.	Änd. %	Umsatz Mio. DM	Änd. %
Neue Wirkstoffe 1989					
Antra	Omeprazol	2.579,0	10,2	411,1	11,6
Lisino	Loratadin	1.760,8	−0,8	77,5	−3,2
Acerbon	Lisinopril	895,1	−7,2	89,1	−11,5
Mevinacor	Lovastatin	865,4	−8,5	166,5	−7,4
Diblocin	Doxazosin	596,5	4,7	84,0	11,7
Cardular	Doxazosin	594,5	0,5	84,2	7,3
Elobact	Cefuroximaxetil	556,1	−15,1	51,7	−14,5
Coric	Lisinopril	218,6	−11,7	22,7	−14,8
Zinnat	Cefuroximaxetil	187,1	−14,8	18,4	−16,4
Coversum	Perindopril	158,6	5,9	16,2	5,3
Nizax	Nizatidin	97,5	−29,0	12,9	−27,0
Roxit	Roxatidin	69,1	−31,7	10,7	−46,5
Gastrax	Nizatidin	58,6	−40,0	8,9	−27,0
Zeisin	Pirbuterol	40,0	−25,6	2,5	−23,9
Justar	Cicletanin	21,1	−17,5	3,4	−10,5
		8.698,1	−2,0	1.059,9	−0,4
Neue Wirkstoffe 1990					
Rulid	Roxithromycin	2.515,8	−9,5	122,3	−9,5
Glucobay	Acarbose	2.394,9	−7,0	171,6	−4,1
Zyrtec	Cetirizin	2.241,5	−0,1	108,2	−0,8
Propulsin	Cisaprid	1.279,6	−0,4	83,8	5,1
Zocor	Simvastatin	1.151,7	14,5	239,4	25,0
Delix	Ramipril	781,6	−0,4	85,6	1,6
Denan	Simvastatin	676,7	−5,8	135,3	−2,1
Baymycard	Nisoldipin	458,6	−0,0	43,4	6,2
Vesdil	Ramipril	450,8	−5,3	49,8	−2,0
Fungata	Fluconazol	279,3	−17,7	8,0	−17,7
Vascal	Isradipin	257,0	−6,3	30,6	1,5
Fluctin	Fluoxetin	202,2	−25,8	41,3	−20,1
Diflucan	Fluconazol	149,5	3,5	48,0	4,9
Lomir	Isradipin	141,4	−27,6	18,0	−23,5
Antagonil	Nicardipin	131,5	−23,3	11,6	−8,7
Triapten	Foscarnet	130,9	−31,4	3,6	−24,4
Nipolept	Zotepin	126,7	−4,8	8,1	10,8
Alimix	Cisaprid	74,3	−29,2	4,8	−23,9
		13.444,1	−5,1	1.213,4	1,0

Tabelle 53.7: Verordnung neuer Arzneimittel im gesamten Bundesgebiet 1997 (Fortsetzung)

Präparat*	Wirkstoff	Verordnungen in Tsd.	Änd. %	Umsatz Mio. DM	Änd. %
Neue Wirkstoffe 1991					
Klacid	Clarithromycin	2.213,4	2,0	138,5	0,4
Stilnox	Zolpidem	1.556,5	−1,8	45,1	2,5
Ximovan	Zopiclon	1.169,3	−2,7	33,8	5,9
Bikalm	Zolpidem	679,4	−21,2	20,1	−17,3
Modip	Felodipin	655,7	2,7	86,7	7,5
Accupro	Quinapril	548,2	−3,7	52,2	−6,7
Cynt	Moxonidin	491,1	13,7	55,5	19,7
Pravasin	Pravastatin	461,5	29,6	88,5	34,9
Orelox	Cefpodoxim	432,4	2,3	27,8	2,5
Dilatrend	Carvedilol	405,2	62,3	50,3	56,4
Sempera	Itraconazol	396,5	−3,2	91,5	−3,7
Querto	Carvedilol	316,7	16,1	39,4	21,5
Munobal	Felodipin	313,5	1,0	43,3	6,2
Aurorix	Moclobemid	269,5	−7,9	36,4	−0,4
Cephoral	Cefixim	260,3	−12,9	19,2	−13,3
Physiotens	Moxonidin	244,4	10,2	28,2	15,1
Suprax	Cefixim	232,4	−11,5	16,3	−13,0
Skinoren Creme	Azelainsäure	207,6	−12,9	7,5	−10,1
Podomexef	Cefpodoxim	149,7	−13,2	8,5	−8,8
Fenizolan	Fenticonazol	144,5	−18,2	1,4	−20,6
Liprevil	Pravastatin	137,1	−3,2	27,5	−0,1
Siros	Itraconazol	116,3	−22,9	4,2	−21,8
Target	Felbinac	45,1	−53,0	0,7	−53,3
Importal	Lactitol	44,9	−29,3	1,5	−26,5
Dolinac	Felbinac	42,7	−37,3	0,7	−37,9
Lomexin	Fenticonazol	21,9	−24,4	0,5	−21,9
Cyllind	Clarithromycin	21,0	−21,0	1,7	−13,6
		11.576,9	−1,2	927,0	5,8
Neue Wirkstoffe 1992					
Torem	Torasemid	419,2	8,4	38,2	14,6
Unat	Torasemid	349,3	22,7	31,3	29,1
Lamisil Tabletten	Terbinafin	341,5	−6,7	66,1	−5,6
Fosinorm	Fosinopril	337,5	26,4	33,1	21,4
Psorcutan	Calcipotriol	271,9	−7,5	25,7	−1,8
Dynorm	Cilazapril	257,4	−9,5	26,7	−11,7
Dynacil	Fosinopril	212,0	−3,3	21,0	−8,3
Loceryl	Amorolfin	198,0	−19,1	19,0	−19,0
Bambec	Bambuterol	189,5	−14,3	22,2	−10,2
Lamisil Creme	Terbinafin	143,3	−14,2	3,0	−14,2
Nivadil	Nilvadipin	116,9	−8,3	16,5	−7,7
Allergodil	Azelastin	82,4	−11,7	2,5	−14,8
Sabril	Vigabatrin	62,9	−14,1	17,0	−11,0
Escor	Nilvadipin	40,9	−25,9	6,3	−21,9
Allergodil Tabs	Azelastin	20,8	1,7	0,6	3,2
		3.043,5	−2,0	329,2	−1,6

Tabelle 53.7: Verordnung neuer Arzneimittel im gesamten Bundesgebiet 1997 (Fortsetzung)

Präparat*	Wirkstoff	Verordnungen in Tsd.	Änd. %	Umsatz Mio. DM	Änd. %
Neue Wirkstoffe 1993					
Zithromax	Azithromycin	1.869,1	13,1	87,5	12,6
Agopton	Lansoprazol	896,6	31,9	103,5	31,6
Ecural	Mometason	735,5	−9,5	17,1	−8,8
Cibacen	Benazepril	491,0	3,8	47,3	1,4
Lorafem	Loracarbef	467,7	6,9	30,6	11,2
Keimax	Ceftibuten	458,0	−0,5	30,9	−3,3
Imigran	Sumatriptan	412,8	−1,8	58,1	−4,9
Lamictal	Lamotrigin	195,1	44,2	54,0	46,3
Udrik	Trandolapril	141,1	−12,5	14,7	−12,8
Gopten	Trandolapril	61,6	−10,2	6,3	−13,0
		5.728,6	8,1	450,0	11,6
Neue Wirkstoffe 1994					
Norvasc	Amlodipin	2.046,6	19,6	278,4	29,8
Flutide	Fluticason	919,2	23,8	98,3	20,3
Pantozol	Pantoprazol	747,5	32,6	95,3	32,9
Cranoc	Fluvastatin	640,6	6,0	73,1	8,8
Rifun	Pantoprazol	610,1	18,7	77,3	23,0
Advantan	Methylprednisolon-aceponat	577,9	5,6	12,0	−2,7
Livocab Augentropfen	Levocabastin	439,0	−14,1	19,1	−12,9
Locol	Fluvastatin	366,8	0,7	43,4	12,9
Atemur	Fluticason	340,3	26,9	36,0	28,3
Globocef	Cefetamet	291,0	4,3	19,5	4,0
Andante	Bunazosin	257,1	−17,4	30,1	−5,6
Risperdal	Risperidon	236,2	21,8	48,5	23,8
Livocab Nasenspray	Levocabastin	150,6	−7,3	4,5	−7,3
Proscar	Finasterid	105,5	−24,6	26,3	−18,4
Levophta	Levocabastin	75,8	−29,8	2,0	−29,7
Flutivate	Fluticason	51,1	−14,4	1,6	−18,1
		7.855,2	10,9	865,3	18,5
Neue Wirkstoffe 1995					
Serevent	Salmeterol	657,5	42,7	53,1	44,5
Lorzaar	Losartan	578,2	49,5	86,3	65,1
Trusopt	Dorzolamid	520,4	51,0	46,6	67,4
Globocef	Cefetamet	291,0	4,3	19,5	4,0
Aeromax	Salmeterol	280,9	45,7	22,7	47,9
Uroxatral	Alfuzosin	216,1	−6,2	18,3	12,5
Urion	Alfuzosin	119,9	−11,8	10,5	7,4
Zalain	Sertaconazol	72,1	−2,7	1,5	−4,2
Quinodis	Fleroxacin	71,9	−8,0	2,4	−9,3
Neurontin	Gabapentin	68,5	25,8	15,6	47,0
Iopidine	Apraclonidin	63,5	8,0	3,9	49,4
Prograf	Tacrolimus	43,4	44,9	39,6	36,2

Tabelle 53.7: Verordnung neuer Arzneimittel im gesamten Bundesgebiet 1997 (Fortsetzung)

Präparat*	Wirkstoff	Verordnungen in Tsd.	Änd. %	Umsatz Mio. DM	Änd. %
Almirid	Dihydroergocryptin-mesilat	40,1	42,6	8,2	117,4
Cognex	Tacrin	31,5	0,7	6,5	8,5
Dostinex	Cabergolin	29,3	26,1	3,7	33,8
Valtrex	Valaciclovir	28,5	−33,7	9,4	−33,4
		3.112,8	27,0	347,8	39,0
Neue Wirkstoffe 1996					
Mobec	Meloxicam	1.270,9	44,7	43,7	72,7
Diovan	Valsartan	352,2	311,0	52,1	376,5
Alna retard	Tamsulosin	259,2	291,5	35,9	408,4
Omnic	Tamsulosin	232,7	315,1	31,4	371,3
Differin	Adapalen	158,3	6,7	3,5	10,1
HUMALOG	Insulin lispro	154,3	256,4	27,5	346,1
Remergil	Mirtazapin	146,1	144,2	21,9	148,9
Epivir	Lamivudin	123,9	363,8	67,2	365,8
Curatoderm	Tacalcitol	108,3	45,2	9,1	65,4
Campral	Acamprosat	101,8	23,3	12,4	92,3
Trevilor	Venlafaxin	83,5	154,3	14,7	174,3
Betaferon	Interferon-beta	46,4	43,5	116,4	43,5
		2.427,6	53,0	435,8	140,8
Neue Wirkstoffe 1997					
Sortis	Atorvastatin	718,8		125,5	
Foradil	Formoterol	268,6		25,4	
Quadropril	Spirapril	121,3		8,2	
Nebilet	Nebivolol	111,0		11,3	
Oxis	Formoterol	103,9		7,9	
Lipobay	Cerivastatin	95,9		13,1	
Alomide	Lodoxamid	93,3		1,3	
Posicor	Mibefradil	65,2		7,0	
Teveten	Eprosartan	63,5		4,7	
Zoloft	Sertralin	61,9		8,2	
Vaxar	Grepafloxacin	61,0		4,3	
Gladem	Sertralin	57,0		7,7	
Xalatan	Latanoprost	56,2		5,0	
Cerate	Mibefradil	50,3		5,6	
		1.928,0		235,1	
Summe		68.194,5	−0,3	6.840,4	7,7
Anteil Gesamtmarkt (%)		8,2		20,1	

(*) Ausgewiesen sind alle Präparate, die in einem Jahr seit 1986 mindestens 50 Tsd. Verordnungen erreicht haben und die 1997 noch mindestens 20 Tsd. Verordnungen aufweisen.

Tabelle 53.8: Anteil der Generikapräparate an Verordnungen und Umsatz im gesamten Bundesgebiet 1997

Wirkstoff	Verordnungen 1997 Gesamt in Tsd.	Generika-anteil (%)	Umsatz 1997 Gesamt Tsd. DM	Generika-anteil (%)
Acebutolol	58,4	20,8	3532,1	20,3
Acemetacin	645,0	23,8	39833,5	12,0
Acetazolamid	90,2	40,1	4629,8	34,8
Acetylcystein	16599,8	100,0	258284,6	100,0
Acetylsalicylsäure	10346,0	91,1	70171,3	87,6
Aciclovir	1758,0	67,8	57460,5	58,9
Aescin	1569,8	93,1	88279,3	96,4
Alfacalcidol	202,7	86,9	25041,4	84,2
Allopurinol	4996,6	90,5	89620,6	88,8
alpha-Liponsäure	1416,1	67,1	209279,9	63,1
Amantadin	423,9	30,9	33100,5	19,6
Ambroxol	10396,5	56,0	104839,2	52,5
Amilorid + Hydrochlorothiazid	969,9	67,0	20279,4	63,3
Amitriptylin	2521,8	100,0	72735,5	100,0
Amorolfin	198,0	0,0	18993,1	0,0
Amoxicillin	4682,8	98,9	122198,1	98,9
Ampicillin	122,4	98,5	3490,1	96,7
Ascorbinsäure	86,5	68,6	1207,7	77,6
Atenolol	2451,3	79,8	86309,0	74,2
Atropin	280,9	100,0	4771,2	100,0
Azathioprin	269,1	24,0	62004,8	20,5
Azelastin	116,2	11,2	3420,0	11,4
Azidamfenicol	79,2	100,0	489,4	100,0
Baclofen	433,4	32,2	34918,0	28,5
Bamipin	150,4	0,0	1579,9	0,0
Beclometason	1510,3	70,4	136444,8	62,8
Benperidol	112,3	33,7	7892,5	37,3
Benzbromaron	107,9	100,0	1960,1	100,0
Benzocain	245,1	33,7	3162,1	24,5
Benzoylperoxid	1053,7	83,3	16055,5	81,3
Benzylpenicillin	86,1	100,0	2187,5	100,0
Beta-Acetyldigoxin	3581,2	28,9	38595,3	25,3
Betahistin	1348,3	69,0	44850,5	64,1
Betamethason	1359,5	44,2	41823,1	29,2
Beta-Sitosterin	950,2	100,0	52250,7	100,0
Bezafibrat	1364,1	76,7	97114,8	63,9
Bibrocathol	219,2	28,1	2727,1	15,5
Biperiden	747,6	30,6	24519,0	19,4
Bisacodyl	253,4	33,9	2322,8	21,3
Bisoprolol	2083,8	49,0	119585,7	42,9
Bituminosulfonate	350,2	99,9	6800,6	100,0
Bromazepam	2352,3	84,3	31152,8	82,8
Bromelaine	508,6	74,2	18725,6	68,6
Bromhexin	552,0	75,8	4975,3	65,8
Bromocriptin	337,3	40,0	36887,2	27,5

Tabelle 53.8: Anteil der Generikapräparate an Verordnungen und Umsatz im gesamten Bundesgebiet 1997 (Fortsetzung)

Wirkstoff	Verordnungen 1997		Umsatz 1997	
	Gesamt in Tsd.	Generika-anteil (%)	Gesamt Tsd. DM	Generika-anteil (%)
Bromperidol	97,1	36,0	6735,0	34,4
Budesonid	2292,2	17,4	263577,0	15,2
Bufexamac	1135,1	47,9	18764,9	42,3
Buflomedil	469,7	60,3	28953,5	59,3
Butylscopolaminiumbromid	1419,1	16,1	17694,8	13,7
Calcitonin	408,1	100,0	44174,8	100,0
Calciumdobesilat	454,4	39,1	34613,4	29,1
Calciumfolinat	64,3	58,2	36196,9	22,6
Captopril	8628,6	80,8	364599,5	56,3
Carbachol	88,8	54,7	3005,7	61,7
Carbamazepin	2054,7	52,5	166767,3	50,6
Carbimazol	787,5	99,1	15241,8	98,9
Carbocistein	110,3	10,6	2198,0	10,2
Carteolol	167,2	100,0	9981,2	100,0
Cefaclor	1349,8	86,7	58604,3	82,6
Cefalexin	178,9	92,9	9033,5	92,4
Cefuroximaxetil	743,2	0,0	70109,9	0,0
Cephadroxil	492,4	94,5	24352,2	93,1
Cetylpyridiniumchlorid	437,4	8,9	3254,6	8,2
Chenodeoxycholsäure	165,9	96,7	8537,9	93,6
Chinidin	112,7	100,0	10057,0	100,0
Chinin	357,9	100,0	15535,3	100,0
Chloralhydrat	380,7	3,2	4268,5	3,8
Chloramphenicol	109,5	100,0	564,2	100,0
Chlordiazepoxid	261,8	72,1	7375,6	59,9
Chlorhexidin	1304,7	29,6	14806,2	29,4
Chloroquin	74,8	0,3	2634,5	0,2
Chlorprothixen	793,4	100,0	14554,3	100,0
Choriongonadotrophin	155,5	69,8	9437,7	74,2
Cimetidin	702,3	89,0	34230,7	87,3
Cinnarizin	321,0	99,6	5158,1	99,6
Clemastin	488,5	0,0	9529,6	0,0
Clenbuterol	253,1	0,0	8866,3	0,0
Clindamycin	1123,0	56,4	63010,9	45,7
Clioquinol	79,6	100,0	713,0	100,0
Clobutinol	783,7	22,5	6665,7	19,0
Clodronsäure	66,6	21,4	62827,9	17,4
Clomifen	137,7	99,2	4863,3	99,1
Clomipramin	414,2	100,0	20976,5	100,0
Clonazepam	242,8	14,0	8440,1	4,4
Clonidin	1268,3	64,3	43861,2	54,7
Clotrimazol	4676,6	95,0	58831,8	94,9
Codein	2487,2	88,1	26866,9	87,6
Colecalciferol	918,1	32,8	10483,4	33,5
Colestyramin	125,2	44,4	21725,2	30,9

Tabelle 53.8: Anteil der Generikapräparate an Verordnungen und Umsatz im gesamten Bundesgebiet 1997 (Fortsetzung)

Wirkstoff	Verordnungen 1997 Gesamt in Tsd.	Generika- anteil (%)	Umsatz 1997 Gesamt Tsd. DM	Generika- anteil (%)
Co-trimoxazol	4638,6	94,6	33497,0	92,9
Cromoglicinsäure	2632,4	90,2	83810,7	79,2
Crotamiton	80,1	84,4	1977,0	93,2
Cyanocobalamin	632,6	92,4	8061,7	91,5
Cyclandelat	378,6	0,0	31779,5	0,0
Dequaliniumsalze	340,8	98,2	7790,6	99,4
Dexamethason	1687,3	91,6	45206,6	59,5
Dexpanthenol	5280,6	52,7	40134,7	55,4
Dextromethorphan	156,1	96,0	1353,7	96,9
Diazepam	2335,4	96,2	12072,0	93,5
Diclofenac	26820,4	65,0	335582,4	64,8
Diflucortolon	72,7	0,0	1901,3	0,0
Digitoxin	3955,8	46,4	52243,6	44,2
Digoxin	394,4	67,4	7050,3	67,3
Dihydralazin	292,8	71,5	15806,4	71,6
Dihydrocodein	3192,7	7,4	49340,2	39,2
Dihydroergotamin	1122,1	81,1	35908,0	81,4
Dihydroergotoxin	742,3	71,5	39211,3	70,7
Dihydrotachosterol	113,2	22,6	10303,1	17,9
Diisopropylamin	72,9	81,9	3040,7	85,0
Diltiazem	1614,1	47,5	101791,1	41,0
Dimenhydrinat	2490,2	39,0	47210,9	56,9
Dimeticon	390,4	95,4	6932,2	94,8
Dimetinden	1619,2	0,0	29221,8	0,0
Diphenhydramin	498,3	100,0	5008,2	100,0
Dipivefrin	97,4	45,0	4795,7	48,2
Dipyridamol	93,8	35,3	3190,1	43,0
Disopyramid	52,6	94,2	5224,3	95,4
DL-alpha-Tocopherolacetat	426,8	97,9	25510,0	99,3
DL-Lysinmonoacetylsalicylat	311,4	31,8	10101,5	11,2
Doxepin	2534,1	34,2	83023,5	31,3
Doxycyclin	5121,6	99,6	50062,4	97,9
Doxylamin	135,7	58,0	1754,7	49,1
Ergotamin	174,3	100,0	3472,3	100,0
Erythromycin	3632,2	92,0	83052,8	91,0
Estradiol	3265,5	100,0	131069,9	100,0
Estriol	2006,4	59,8	31653,4	52,4
Ethacridin	287,9	21,3	4215,0	19,7
Ethinylestradiol	102,4	79,6	2953,7	95,6
Ethosuximid	71,3	79,8	5446,4	79,2
Etilefrin	1117,5	32,4	24249,7	36,8
Etofenamat	554,8	14,8	8437,9	15,6
Fenofibrat	805,3	92,3	97226,8	92,9
Fenoterol	4136,4	60,3	232085,1	78,4
Flavoxat	145,2	0,0	7805,1	0,0

Tabelle 53.8: Anteil der Generikapräparate an Verordnungen und Umsatz im gesamten Bundesgebiet 1997 (Fortsetzung)

Wirkstoff	Verordnungen 1997 Gesamt in Tsd.	Generika-anteil (%)	Umsatz 1997 Gesamt Tsd. DM	Generika-anteil (%)
Flumetason	121,5	91,1	3179,9	92,5
Flunisolid	461,1	69,1	55396,4	93,1
Flunitrazepam	1590,7	32,3	20736,1	24,5
Fluocortinbutyl	149,9	100,0	3023,2	100,0
Fluocortolon	497,0	0,0	23814,9	0,0
Fluorometholon	155,8	23,7	1986,0	18,5
Fluorouracil	108,3	100,0	4061,5	100,0
Fluphenazin	326,0	24,9	31123,8	20,9
Flupredniden	58,4	0,0	1457,1	0,0
Flurazepam	860,7	48,3	12840,4	48,9
Flurbiprofen	143,7	94,5	6089,3	92,6
Fluspirilen	922,5	21,0	37919,0	15,8
Flutamid	140,0	69,3	31674,4	50,1
Folsäure	292,2	100,0	7776,4	100,0
Foscarnet	132,7	1,3	5362,4	33,2
Fosfomycin	90,8	100,0	1722,4	100,0
Framycetin	405,4	20,0	10489,3	27,4
Furosemid	6359,8	79,4	168355,6	72,6
Gentamicin	1826,7	35,7	19484,5	34,4
Ginkgo-biloba-Extrakt	5149,9	72,3	292874,0	67,0
Glibenclamid	7397,3	65,3	150607,7	55,3
Glibornurid	70,5	89,7	2649,4	90,6
Glucagon	60,9	100,0	3732,2	100,0
Glucose	241,3	100,0	3833,8	100,0
Glycerol	155,3	58,8	1124,8	54,6
Glyceroltrinitrat	2831,2	26,3	72590,5	25,8
Goserelin	138,4	0,0	121358,9	0,0
Guaifenesin	58,9	100,0	670,3	100,0
Haloperidol	1106,7	54,2	46439,8	32,3
Harnstoff	941,1	69,0	19452,6	68,8
Heparin	5900,9	93,1	183775,8	70,9
Hexamidin	127,0	100,0	2375,6	100,0
Hexetidin	600,9	51,9	7194,3	49,6
Hydrochlorothiazid	651,1	52,4	19134,0	42,4
Hydrocortison	1529,3	87,1	41322,8	96,1
Hydroxycarbamid	58,0	21,3	13696,9	19,2
Hydroxyethylsalicylat	2150,2	100,0	14872,6	100,0
Hydroxyzin	245,5	38,8	6944,8	41,4
Hymecromon	493,7	100,0	14809,6	100,0
Hypromellose	625,3	100,0	10425,3	100,0
Ibuprofen	7066,7	99,7	141903,6	99,5
Imipramin	253,2	52,7	9233,1	49,0
Immunglobulin	246,1	100,0	132328,5	100,0
Indometacin	2204,5	91,2	40251,0	88,2
Insulin	6302,9	100,0	942900,3	100,0

Tabelle 53.8: Anteil der Generikapräparate an Verordnungen und Umsatz im gesamten Bundesgebiet 1997 (Fortsetzung)

Wirkstoff	Verordnungen 1997 Gesamt in Tsd.	Generika-anteil (%)	Umsatz 1997 Gesamt Tsd. DM	Generika-anteil (%)
Interferon	183,7	100,0	279125,4	100,0
Ipratropiumbromid	515,5	14,5	24682,4	45,8
Isosorbiddinitrat	5914,3	42,1	217617,2	34,6
Isosorbidmononitrat	5570,5	80,7	376085,1	84,8
Isotretinoin	181,9	38,9	31261,7	6,6
Kanamycin	949,3	100,0	8048,6	100,0
Ketoprofen	318,4	77,0	10808,6	55,0
Ketotifen	411,0	66,0	12696,4	57,8
Lactulose	2521,5	67,7	77764,3	63,5
Leuprorelin	178,9	100,0	175598,3	100,0
Levomepromazin	692,9	29,1	20951,1	33,8
Levothyroxin-Natrium	9167,1	74,2	152459,0	73,8
Lidocain	315,9	78,0	5017,7	75,0
Lindan	246,3	0,0	4252,7	0,0
Lisurid	129,3	0,0	15879,1	0,0
Lithium	505,1	55,6	19776,0	48,5
Lonazolac	93,4	93,1	4312,6	94,7
Loperamid	3197,0	59,7	33769,9	55,3
Lorazepam	1391,0	21,8	25327,8	21,3
Lormetazepam	1664,0	10,1	28645,5	10,9
Lynestrenol	114,6	15,2	4119,4	13,1
Magaldrat	2046,2	48,8	50380,4	36,3
Maprotilin	572,6	55,7	16259,1	48,3
Meclozin	70,2	84,4	1088,0	88,7
Medazepam	516,0	100,0	13486,7	100,0
Medroxyprogesteron	280,9	71,9	31573,5	72,5
Menthol	57,3	100,0	794,0	100,0
Mepivacain	111,7	76,2	1659,9	77,4
Meprobamat	72,8	100,0	858,9	100,0
Mesalazin	644,7	8,9	134324,0	11,5
Metamizol	5213,9	73,2	44325,1	67,2
Metformin	3047,4	54,3	121161,1	50,4
Methotrexat	311,6	49,3	40153,3	52,0
Methyldopa	150,2	57,6	8037,7	59,8
Methylergometrin	263,5	17,1	2355,9	17,1
Methylprednisolon	956,6	25,3	72019,2	21,2
Metipranolol	294,4	100,0	9594,8	100,0
Metixen	276,2	0,0	13816,9	0,0
Metoclopramid	7543,1	70,2	67092,4	69,9
Metoprolol	5888,1	37,9	327783,1	24,2
Metronidazol	1272,3	78,8	24568,3	76,0
Mianserin	266,9	100,0	17413,8	100,0
Miconazol	700,2	47,5	13104,3	40,5
Minocyclin	565,5	94,1	25083,1	92,0
Moclobemid	269,5	0,0	36434,7	0,0

Tabelle 53.8: Anteil der Generikapräparate an Verordnungen und Umsatz im gesamten Bundesgebiet 1997 (Fortsetzung)

Wirkstoff	Verordnungen 1997 Gesamt in Tsd.	Generika-anteil (%)	Umsatz 1997 Gesamt Tsd. DM	Generika-anteil (%)
Molsidomin	2407,4	51,5	129374,1	39,8
Morphin	810,4	83,2	115427,7	96,1
Moxaverin	112,0	19,3	5539,9	15,3
Naftidrofuryl	2327,8	24,2	110988,8	25,0
Naftifin	103,4	0,0	2738,1	0,0
Naphazolin	713,8	99,5	4252,6	98,2
Naproxen	413,6	63,5	19878,9	45,5
Natamycin	84,9	21,7	2005,9	17,6
Natrium-Picosulfat	219,5	5,3	3930,4	3,8
Neomycin	228,7	99,5	13939,8	98,9
Nicergolin	346,2	55,5	46201,3	40,2
Nifedipin	10109,3	84,7	439297,5	83,3
Nitrazepam	1188,8	93,8	7692,3	92,6
Nitrendepin	1341,9	39,4	139190,2	23,5
Nitrofurantoin	365,6	57,5	5842,1	61,8
Nitroxolin	153,6	100,0	7268,3	100,0
Norethisteron	524,6	60,4	5867,4	41,5
Norfenefrin	486,8	12,8	18330,5	9,1
Norfloxacin	542,9	13,2	22631,2	3,6
Nystatin	2190,1	82,0	63203,9	77,8
Oxazepam	3147,3	53,9	30453,7	51,0
Oxiconazol	153,6	100,0	1781,9	100,0
Oxyfedrin	110,0	33,5	6521,2	28,2
Oxymetazolin	636,0	1,1	4101,7	1,4
Oxytetracyclin	175,2	100,0	1492,0	100,0
Pankreatin	1664,9	98,4	162523,7	98,7
Paracetamol	14863,3	76,4	53419,6	72,4
Paroxetin	261,5	100,0	42528,0	100,0
Pentaerythrityltetranitrat	1859,6	98,2	96309,9	97,6
Pentoxifyllin	2802,6	58,1	148274,4	54,2
Pentoxyverin	1684,6	0,5	19908,5	0,3
Pethidin	82,5	15,0	2259,0	11,7
Phenobarbital	232,0	86,4	2190,4	76,8
Phenoxymethylpenicillin	6261,3	82,4	104249,9	81,0
Phenprocoumon	1487,5	21,5	54571,4	20,1
Phenylbutazon	183,9	95,3	4288,4	96,2
Phenylephrin	80,8	100,0	651,7	100,0
Phenytoin	594,3	65,6	11741,9	67,9
Phytomenadion	137,7	100,0	3625,1	100,0
Pilocarpin	784,5	100,0	9638,3	100,0
Pimozid	59,9	2,0	3921,3	1,6
Pindolol	159,7	23,9	8056,1	15,7
Piracetam	1547,0	76,6	87445,8	72,7
Pirenzepin	172,1	61,0	5290,2	60,9
Piroxicam	1648,0	74,6	49549,8	68,2

Tabelle 53.8: Anteil der Generikapräparate an Verordnungen und Umsatz im gesamten Bundesgebiet 1997 (Fortsetzung)

Wirkstoff	Verordnungen 1997		Umsatz 1997	
	Gesamt in Tsd.	Generika-anteil (%)	Gesamt Tsd. DM	Generika-anteil (%)
Pizotifen	50,3	69,9	1992,1	62,1
Polyvidon-Iod	4738,8	61,4	68703,2	55,7
Prazosin	265,4	81,0	18927,6	78,9
Prednicarbat	1280,3	0,0	28948,0	0,0
Prednisolon	4357,9	64,7	79344,6	66,2
Prednison	1319,8	16,1	34405,7	17,9
Primidon	328,4	42,7	15055,6	37,5
Procain	65,9	77,2	894,7	73,4
Promethazin	1591,1	47,3	33789,3	52,1
Propafenon	684,9	25,8	62000,5	14,4
Propicillin	282,0	0,0	12732,6	0,0
Propranolol	1928,7	75,0	55143,4	75,7
Propyphenazon	75,4	100,0	510,5	100,0
Proscillaridin	52,5	0,0	1383,4	0,0
Protirelin	50,0	89,6	1345,6	88,8
Pyridostigminbromid	89,8	11,7	5987,0	9,2
Pyridoxin	66,0	92,4	1153,9	87,1
Ranitidin	4884,5	87,0	239725,2	64,6
Retinol	649,4	100,0	6272,9	100,0
Rifampicin	54,1	50,6	11643,2	43,4
Salbutamol	4204,8	58,9	135982,3	53,0
Salicylsäure	725,2	100,0	7430,6	100,0
Selegilin	188,5	55,2	41662,1	40,9
Selendisulfid	89,3	61,7	1917,0	62,3
Simethicon	2905,5	45,1	63346,6	51,1
Sotalol	2269,6	60,5	135887,1	51,6
Spironolacton	668,9	62,8	41180,7	67,8
Sucralfat	198,6	9,8	8488,5	10,2
Sulfasalazin	389,3	15,0	53721,2	14,3
Sulpirid	1036,4	63,5	63793,8	63,4
Tamoxifen	463,4	88,1	79270,9	82,7
Temazepam	1250,3	11,5	17805,8	11,6
Terbutalin	1066,3	48,3	35986,0	59,8
Terfenadin	998,3	69,3	26113,8	52,1
Testosteron	197,2	46,1	14819,8	52,0
Tetracyclin	244,4	89,6	4974,4	93,9
Tetrazepam	2209,2	60,3	53505,5	42,3
Tetryzolin	608,0	41,2	4198,1	41,9
Theophyllin	6257,5	94,6	283704,5	95,0
Thiamazol	622,0	71,4	11052,9	69,1
Thiaminchloridhydrochlorid	57,0	100,0	1015,4	100,0
Thioridazin	491,9	16,7	19156,8	15,9
Tiaprofensäure	125,9	4,2	6889,6	3,3
Timolol	1921,9	100,0	47933,7	100,0
Tinidazol	119,6	8,4	3448,6	8,0

Tabelle 53.8: Anteil der Generikapräparate an Verordnungen und Umsatz im gesamten Bundesgebiet 1997 (Fortsetzung)

Wirkstoff	Verordnungen 1997 Gesamt in Tsd.	Generika-anteil (%)	Umsatz 1997 Gesamt Tsd. DM	Generika-anteil (%)
Tioconazol	88,6	86,3	2241,4	87,1
Tobramycin	122,9	53,2	11982,8	7,2
Tolbutamid	59,2	96,4	1502,4	96,0
Tolnaftat	66,9	24,7	1695,7	17,8
Tolperison	473,2	0,0	16300,9	0,0
Tramadol	4553,0	62,5	182434,9	50,7
Tramazolin	462,5	90,5	3380,0	90,8
Tretinoin	82,4	0,3	1473,0	15,3
Triamcinolon	1580,3	98,1	35224,1	96,3
Triamteren + Hydrochlorothiazid	4206,0	67,0	82977,1	64,1
Trimethoprim	134,2	100,0	1866,2	100,0
Trimipramin	1033,7	100,0	54059,4	100,0
Trospiumchlorid	1185,6	61,0	80061,5	58,7
Troxerutin	1142,8	38,0	76318,2	18,5
Urogonadotropin	104,0	80,7	42314,9	80,2
Ursodeoxycholsäure	156,4	100,0	21394,1	100,0
Valproinsäure	922,4	60,4	72624,1	57,8
Verapamil	6528,5	64,6	233528,6	56,8
Vincamin	71,8	82,9	7036,2	77,2
Xantinolnicotinat	168,8	4,8	7064,1	5,6
Xylometazolin	11801,1	84,2	53110,1	84,0
Yohimbin	94,9	16,7	4356,2	16,2
Zuclopenthixol	156,4	0,0	11990,1	0,0
Alle 338 Wirkstoffe mit mind. 50 Tsd. Verordnungen	485482,7	68,8	15851883,3	63,8
Alle generikafähigen Wirkstoffe	487779,9	68,8	16177470,7	64,1
Gesamtmarkt GKV-Rezepte mit Fertigarzneimitteln	833485,2355	40,3	34080956,59	30,4

Tabelle 53.9: Führende Arzneimittel 1997 nach Verordnungen (gesamtes Bundesgebiet)

Rang	Präparat	Verordnung in Tsd.	Umsatz in Tsd. DM	DDD in Tsd.
1	Voltaren Emulgel	5838,8	67337,0	53201,4
2	Olynth	5666,6	26095,4	112315,9
3	L-Thyroxin Henning	5654,0	94835,6	347529,7
4	ASS-ratiopharm	5616,1	36235,2	175733,5
5	Paracetamol-ratiopharm	5570,6	20438,6	26178,7
6	NAC-ratiopharm	5118,2	59060,2	68396,2
7	ACC Hexal	4995,1	88655,3	89013,5
8	Mucosolvan	4578,1	49759,8	49338,0
9	Voltaren	3552,0	50949,7	71624,2
10	Beloc	3551,4	241891,0	149425,3
11	ben-u-ron	3508,4	14731,1	14516,1
12	Sinupret	3431,3	46375,3	44595,6
13	Isoket	3426,2	142273,3	238680,7
14	Nasengel/Spray/Tr.-ratioph.	3185,6	13423,9	61715,4
15	Diclofenac-ratiopharm	3060,7	38151,3	67896,0
16	Paracodin/retard	2725,3	25884,9	9397,6
17	MCP-ratiopharm	2724,8	21246,2	24131,4
18	Gelomyrtol/-forte	2685,6	42437,1	43269,4
19	Antra	2579,0	411086,4	81608,5
20	Euglucon	2568,4	67347,0	144541,8
21	Novodigal Tabl.	2546,8	28837,8	86843,5
22	Rulid	2515,8	122320,5	17204,7
23	Berodual	2493,5	181976,1	267454,8
24	Glucobay	2394,9	171628,1	72376,9
25	Euthyrox	2361,3	39989,5	147584,7
26	Spasmo-Mucosolvan	2313,9	41453,5	15411,8
27	Isoptin	2313,7	100937,3	98650,1
28	Paspertin	2248,9	20203,2	17466,8
29	Zyrtec	2241,5	108201,0	67280,8
30	Klacid	2213,4	138466,6	12870,9
31	Magnesium Verla N Drag.	2173,0	36076,1	45663,1
32	Presomen comp. Drag.	2164,9	98196,2	132038,7
33	Allopurinol-ratiopharm	2147,2	36307,2	107708,8
34	Digimerck	2119,2	29132,5	143487,2
35	Jodid Tabletten	2099,6	26696,5	228236,9
36	Norvasc	2046,6	278447,2	158320,9
37	Gelonida Schmerz	2019,2	16993,5	12769,6
38	Prospan	1952,0	24810,4	11745,8
39	Fluimucil	1947,9	29107,8	21749,1
40	Furosemid-ratiopharm	1917,4	42678,1	181681,1
41	Nitrolingual	1895,5	33135,7	62335,7
42	Zithromax	1869,1	87487,8	8731,9
43	Perenterol	1831,1	36900,4	4640,2
44	Pentalong	1822,5	93980,1	82379,6
45	Otriven Lösung etc.	1803,2	7635,4	33643,9
46	Corinfar	1781,8	87798,5	89720,7
47	Dusodril	1764,7	83290,8	60825,5
48	Depot-H-Insulin Hoechst	1761,8	260339,2	95724,9
49	Lisino	1760,8	77461,4	47985,4
50	Sultanol Aerosol	1727,0	63903,2	56193,6
	Summe	142284,3	3962605,8	4261836,2
	Kumulativer Anteil	17,07 %	11,63 %	15,92 %

Tabelle 53.9: Führende Arzneimittel 1997 nach Verordnungen (Fortsetzung) (gesamtes Bundesgebiet)

Rang	Präparat	Verordnung in Tsd.	Umsatz in Tsd. DM	DDD in Tsd.
51	Tramal	1706,2	90005,0	20728,1
52	Digitoxin AWD	1704,4	21302,8	103494,4
53	Ambroxol-ratiopharm	1697,8	17956,0	20253,4
54	Sedotussin	1676,7	19839,0	13507,0
55	Pulmicort	1658,1	211130,5	77593,2
56	Bronchoretard	1651,1	92505,5	119256,2
57	Eunerpan	1643,0	51875,2	8606,5
58	Paracetamol Stada	1640,8	4772,8	5657,3
59	Estraderm TTS/MX	1640,6	78183,3	97874,0
60	Maaloxan	1626,5	47065,9	11565,6
61	D-Fluoretten	1625,7	18369,8	140071,1
62	Fenistil/-Retard	1619,2	29221,8	16055,3
63	Xanef	1611,1	166522,6	108499,2
64	Captohexal	1596,2	36395,0	80507,5
65	Lefax	1593,9	30987,1	9422,8
66	Meditonsin H	1589,8	20709,8	52170,6
67	Lanitop	1571,9	28315,9	74637,1
68	Stilnox	1556,5	45080,7	28684,9
69	Berotec Aerosol	1554,3	46137,6	138848,5
70	Adalat	1544,0	73348,5	78921,8
71	Kliogest N	1537,0	85365,7	124611,5
72	Acemuc	1534,0	18902,4	22641,7
73	Diclophlogont	1532,3	20826,1	33781,9
74	Diclac	1523,7	16640,3	30767,9
75	Vomex A/N	1519,7	20355,8	9044,0
76	Berlosin	1515,9	8320,3	4160,0
77	Insidon	1507,7	54278,2	33402,7
78	Noctamid	1496,1	25515,2	44002,6
79	Valoron N	1494,9	160035,7	29065,8
80	Ciprobay	1471,1	113975,6	5799,5
81	Bepanthen Augen-/Nasensalbe	1469,7	7563,1	38063,1
82	Adumbran	1450,4	14924,6	15064,7
83	Codipront	1443,0	18818,9	7334,6
84	Insulin Actraphane HM	1442,8	238677,0	82712,4
85	Tebonin	1427,2	96665,2	44386,9
86	Cotrim-ratiopharm	1424,0	9550,6	9360,2
87	Novalgin	1399,5	14520,4	7709,4
88	Glucophage	1392,2	60139,8	62712,3
89	Dytide H	1388,7	29753,4	98836,8
90	Maninil	1386,5	32125,9	66338,1
91	Fucidine Gel etc.	1380,1	22837,1	9224,2
92	Tromcardin Amp./Drag./Tabl.	1320,2	40945,9	30381,0
93	Lasix	1310,6	46163,7	138627,1
94	Linola	1310,3	28856,0	42125,7
95	Calcium Sandoz Brausetabl.	1308,4	42267,5	29001,5
96	Aponal	1299,7	45725,4	22808,5
97	Jarsin	1296,3	51247,0	39311,1
98	Vetren Gel/Salbe	1295,6	15395,1	57306,5
99	Saroten	1293,6	40772,0	43325,4
100	Imodium	1287,1	15081,7	4646,7
	Summe	217250,2	6488576,8	6654744,6
	Kumulativer Anteil	26,07 %	19,04 %	24,85 %

Tabelle 53.9: Führende Arzneimittel 1997 nach Verordnungen (Fortsetzung) (gesamtes Bundesgebiet)

Rang	Präparat	Verordnung in Tsd.	Umsatz in Tsd. DM	DDD in Tsd.
101	Dermatop	1280,3	28948,0	40797,3
102	Propulsin	1279,6	83833,4	17322,4
103	Mobec	1270,9	43731,9	20432,8
104	Glibenclamid-ratiopharm	1269,4	16714,2	68508,5
105	Jodthyrox	1265,6	33486,3	120313,3
106	Rhinomer	1261,0	12459,1	31326,3
107	sab simplex	1254,0	31757,6	10248,9
108	Buscopan plus	1248,7	18673,6	4611,8
109	Gastrosil	1240,1	12811,4	12397,0
110	Diazepam-ratiopharm	1222,7	4223,2	26781,8
111	Novaminsulfon-ratiopharm	1213,5	11564,8	6886,8
112	Vertigoheel	1203,5	22943,4	27996,6
113	Buscopan	1190,1	15277,9	4349,9
114	Tarivid	1186,1	80780,8	7873,5
115	Trental	1173,5	67948,6	43296,7
116	Arelix	1172,6	60805,9	74808,0
117	Ximovan	1169,3	33775,3	21753,8
118	Corvaton	1168,2	77946,7	87848,3
119	Marcumar	1168,0	43590,9	104808,4
120	Briserin N	1153,9	64099,9	102999,5
121	Zocor	1151,7	239368,0	79220,1
122	Madopar	1129,3	83079,6	16072,1
123	Presomen Drag.	1112,4	37196,7	68923,9
124	Ranitidin-ratiopharm	1110,0	39639,0	35969,3
125	Diclo KD	1107,8	8900,6	18726,3
126	Isocillin	1102,8	19770,1	5866,0
127	Iberogast	1088,5	19946,1	34197,0
128	Tavor	1087,7	19926,7	21759,3
129	Rohypnol	1076,8	15664,0	20569,0
130	Amoxicillin-ratiopharm	1064,1	28683,9	13821,7
131	Lopirin	1063,8	101809,9	44153,7
132	Rewodina	1063,8	20193,0	29894,9
133	Concor	1063,0	68248,9	53013,8
134	Betaisodona Salbe etc.	1060,1	16577,5	14438,9
135	ferro sanol/duodenal	1059,3	31047,1	28303,4
136	Kepinol	1055,8	8256,0	7192,0
137	Batrafen Creme etc.	1055,4	37483,1	15410,2
138	Aquaphor	1049,2	57985,5	80327,6
139	Riopan	1048,7	32083,0	7424,3
140	ACE-Hemmer-ratiopharm	1025,6	22414,6	48062,6
141	Gingium	1024,8	49777,5	25082,0
142	Corangin	1010,5	100540,3	93102,8
143	diclo von ct	1007,6	9569,9	16546,2
144	Zymafluor D	995,7	10619,3	86490,4
145	Bromuc	989,5	24894,7	20516,7
146	Penicillin V-ratiopharm	984,8	15730,2	6954,1
147	Capval	983,8	9103,0	3867,7
148	Fenistil Gel	978,9	10800,0	8685,1
149	Tegretal	975,7	82423,4	36675,6
150	Godamed	973,0	6891,0	79674,2
	Summe	273141,5	8482572,1	8511047,1
	Kumulativer Anteil	32,77 %	24,89 %	31,78 %

Tabelle 53.9: Führende Arzneimittel 1997 nach Verordnungen (Fortsetzung) (gesamtes Bundesgebiet)

Rang	Präparat	Verordnung in Tsd.	Umsatz in Tsd. DM	DDD in Tsd.
151	Contramutan D/N	969,3	18134,5	9555,9
152	Nifedipin-ratiopharm	968,2	34351,1	46024,1
153	Otobacid N	967,6	11701,3	10555,8
154	Magnetrans forte	960,8	24022,1	33218,6
155	Tridin	960,5	54384,5	21393,7
156	Effekton Creme	960,2	10982,1	9214,7
157	dolomo TN	953,3	6743,3	3929,6
158	Ranitic	952,2	32859,9	29743,7
159	Nifehexal	948,7	44808,5	64543,1
160	Dipiperon	941,4	32634,1	7193,6
161	Obsidan	940,0	28274,0	20177,3
162	Falicard	938,7	25077,3	26178,8
163	Aarane	927,3	123251,0	38467,3
164	Ismo	923,1	43784,9	47163,1
165	Neuro-ratiopharm	921,2	17205,5	18806,6
166	Flutide	919,2	98256,7	28181,9
167	PCM Paracetamol Lichtenstein	919,0	3071,7	3799,0
168	Chlorhexamed	917,4	10442,1	6115,9
169	Panthenol-ratiopharm	899,4	6967,9	33553,9
170	Sotalex	896,9	65779,9	52826,1
171	Agopton	896,6	103544,9	17726,3
172	Acerbon	895,1	89142,4	56777,1
173	Ginkobil	893,7	45142,6	22987,6
174	HerzASS-ratiopharm	886,1	6158,8	85189,3
175	Crataegutt	879,8	34823,4	30481,7
176	Musaril	876,5	30885,3	15852,9
177	Indomet-ratiopharm	875,2	18082,8	22212,4
178	Paracetamol BC	873,6	2463,4	2530,7
179	paracetamol von ct	868,3	2734,3	3157,2
180	Mevinacor	865,4	166494,0	48845,5
181	Stangyl	860,0	47657,2	25092,1
182	Kadefungin	859,8	11912,1	4790,5
183	Jodetten	858,5	11919,0	135679,1
184	Allergospasmin-Aerosol	853,5	114149,0	35651,2
185	Aequamen	852,7	26818,0	21836,7
186	Lemocin	849,5	7363,3	3132,5
187	Dilzem	847,5	60071,2	31395,2
188	Glibenhexal	847,0	9796,9	50123,3
189	Dolobene Gel	846,5	14413,3	21865,5
190	Atosil	837,9	16193,5	15134,8
191	Lopedium	829,6	8382,8	2685,6
192	Doxy Wolff	814,1	7967,7	11211,9
193	Bifiteral	813,5	28361,0	52237,6
194	Bayotensin	813,0	106460,5	58345,8
195	Locabiosol	812,1	21796,8	13552,3
196	Furorese	804,2	35030,6	132710,9
197	Isotone Kochsalzlsg. Braun	803,0	17064,1	4919,6
198	Amaryl	801,7	47876,7	67441,0
199	Verahexal	788,4	30425,1	34418,3
200	Tannosynt	787,2	11420,2	37232,1
	Summe	317316,2	10309855,2	10086906,5
	Kumulativer Anteil	38,07 %	30,25 %	37,67 %

Ergänzende statistische Übersicht 703

Tabelle 53.9: Führende Arzneimittel 1997 nach Verordnungen (Fortsetzung) (gesamtes Bundesgebiet)

Rang	Präparat	Verordnung in Tsd.	Umsatz in Tsd. DM	DDD in Tsd.
201	Bepanthen Roche Salbe/Lsg.	781,7	7710,7	21373,6
202	Delix	781,6	85612,8	77394,6
203	Carbimazol Henning	780,5	15077,8	32820,7
204	Klimonorm	777,6	32289,7	64153,7
205	Allvoran	775,4	10681,4	15609,0
206	Heparin-ratioph. Gel/Salbe N	774,8	10078,9	31137,8
207	Dexa-Rhinospray N	771,9	16915,2	22055,6
208	Megacillin oral	769,4	13110,2	5207,8
209	Cyclo-Menorette	763,3	35750,8	62569,5
210	Mobilat Gel/Salbe	760,9	14074,8	26377,1
211	Effortil/Depot	755,3	15337,4	9873,6
212	Decortin-H Tabl.	755,3	15528,0	41218,6
213	Pantozol	747,5	95331,8	18790,5
214	Carnigen/Mono	745,8	25715,2	15359,3
215	Faktu	745,7	19954,1	9330,4
216	Broncho Spray	744,2	23363,0	29460,0
217	Euphorbium compositum Spray	742,0	6563,5	11649,8
218	Panotile N	740,4	12578,2	8775,3
219	Verapamil-ratiopharm	738,2	18648,7	22957,3
220	Thrombareduct Gel/Salbe	737,3	11173,2	29336,3
221	rökan	735,9	52423,1	24120,5
222	Ecural	735,5	17149,4	20304,3
223	Korodin Herz-Kreislauf	731,0	16186,8	46157,1
224	Normoc	730,1	10211,6	15432,9
225	Fluoretten	722,4	9851,0	240235,3
226	duranifin	721,6	32099,0	37488,1
227	Spasmo-Cibalgin comp. S	721,2	28059,6	4770,7
228	Truxal	720,6	13098,8	7172,0
229	Kytta-Sedativum f	720,0	18946,0	18944,8
230	Pidilat	719,1	26154,0	32900,4
231	Sortis	718,8	125478,5	38716,5
232	Mono Mack	715,6	68203,8	81056,3
233	Kanamytrex	714,7	6544,7	14859,4
234	Baycuten	713,3	21786,3	8923,9
235	Amoxypen	712,0	17918,9	7805,2
236	Talcid	696,3	17087,5	8471,2
237	Lendormin	694,9	10109,1	13274,0
238	Nifedipat	694,5	30998,5	39621,1
239	Tramadolor	694,4	18619,8	5762,8
240	Mirfulan Wund-Heilsalbe	691,7	10486,1	23912,2
241	Venoruton	691,4	61700,3	38251,9
242	Ambrohexal	690,7	5499,9	5571,5
243	Isot. Kochsalzlsg. Fresenius	688,8	11710,2	4505,2
244	Cordanum	685,3	33004,4	26354,2
245	Sedariston Konzentrat Kaps.	683,5	21350,8	21063,6
246	Bikalm	679,4	20062,7	12663,9
247	Denan	676,7	135263,2	41808,4
248	Radedorm	675,0	3804,3	13069,1
249	Leponex	671,9	69897,2	8836,6
250	Refobacin Augensalbe/Tropf.	670,1	4478,2	11671,2
	Summe	353621,4	11713534,6	11516081,4
	Kumulativer Anteil	42,43 %	34,37 %	43,01 %

Tabelle 53.9: Führende Arzneimittel 1997 nach Verordnungen (Fortsetzung) (gesamtes Bundesgebiet)

Rang	Präparat	Verordnung in Tsd.	Umsatz in Tsd. DM	DDD in Tsd.
251	Terzolin Creme/Lösung	663,6	21168,9	28320,7
252	Sotahexal	658,3	32953,8	37717,6
253	Fungizid-ratiopharm Creme	657,9	6164,9	11191,4
254	Serevent	657,5	53076,4	20004,0
255	Afonilum	657,3	33487,6	42155,1
256	Modip	655,7	86712,0	57846,9
257	Eferox	654,6	9701,7	38581,3
258	Tiklyd	654,2	110861,3	23794,2
259	Urbason	650,1	52832,6	32678,1
260	Corneregel	644,4	5127,0	25202,9
261	Dexa-Gentamicin	643,5	6003,4	11759,4
262	Cranoc	640,6	73112,3	29491,3
263	Oxazepam-ratiopharm	636,3	4766,8	6471,3
264	Plastulen N	634,3	18840,8	34142,2
265	Rhinotussal Saft	633,7	7756,4	2112,4
266	Gynodian Depot	630,8	35581,9	48160,0
267	Nasivin	629,1	4045,7	9861,1
268	Inflanefran	626,6	8782,4	12807,6
269	Kalinor-Brausetabl.	621,7	19129,9	19994,1
270	Valette	619,6	28545,6	49655,2
271	OeKolp vaginal	619,5	7671,7	41200,0
272	Insulin Actrapid HM	616,7	95479,7	33658,6
273	Remestan	615,2	8616,0	10788,0
274	Kreon	612,6	63091,2	6290,2
275	Arthotec	610,6	23396,1	12613,8
276	Rifun	610,1	77321,6	15233,1
277	Tannolact Creme etc.	609,2	9283,9	7957,6
278	Bronchicum Tropfen N	608,4	7134,8	10186,9
279	Silomat	607,5	5401,6	2898,4
280	talvosilen	605,7	4415,6	3546,5
281	Aspirin protect	604,9	6515,2	55460,2
282	Bromazanil	602,2	7003,7	12494,4
283	Diclo-Divido	601,2	9319,5	14518,4
284	Sigamuc	601,0	7617,7	6439,5
285	Iscador	600,8	42283,5	13375,6
286	Diblocin	596,5	84033,5	31260,5
287	Cardular	594,5	84222,7	30932,4
288	arthrex Cellugel	594,0	6241,3	5324,5
289	Bronchipret Saft/Tr.	592,6	4995,8	5094,5
290	Parfenac	591,4	10824,2	14412,2
291	tensobon	589,5	57391,5	25042,8
292	Ambroxol Heumann	587,0	5223,9	6433,5
293	Ritalin	586,0	9073,4	3906,5
294	Acenorm	585,2	34392,6	28030,7
295	Penhexal	584,2	9278,0	4532,5
296	Verrumal	582,7	12756,4	15149,2
297	Solosin	581,5	16154,6	15319,0
298	Lacophtal	580,5	7412,0	33560,8
299	Bromhexin-8-Tropfen N	579,0	4906,9	4669,3
300	Tramadol-ratiopharm	578,6	18131,8	5645,2
	Summe	384419,9	13071776,5	12534003,1
	Kumulativer Anteil	46,12 %	38,36 %	46,81 %

Tabelle 53.9: Führende Arzneimittel 1997 nach Verordnungen (Fortsetzung) (gesamtes Bundesgebiet)

Rang	Präparat	Verordnung in Tsd.	Umsatz in Tsd. DM	DDD in Tsd.
301	Lorzaar	578,2	86337,0	40966,3
302	Advantan	577,9	11978,2	15582,5
303	Decortin Tabl./Perlen	575,0	17627,3	30428,5
304	Ibuprofen Stada	568,9	11310,1	9018,4
305	ZUK Rheumagel/Salbe	568,4	4103,4	14142,8
306	Capozide	567,8	78388,3	69645,2
307	Diane	567,5	26328,4	45672,9
308	Ödemase Tabl.	565,1	12961,9	49561,0
309	Arlevert	564,6	19704,2	13235,1
310	Anaesthesulf P	563,9	7213,2	9340,5
311	Vidisic	562,6	5881,6	29690,1
312	Ovestin Creme/Ovula	560,4	8611,7	92610,5
313	Nebacetin Puder etc.	560,3	10716,3	3191,1
314	Vigantoletten	559,5	6507,2	74050,9
315	Dolo Posterine N	559,5	11900,8	7227,1
316	Triampur comp.	559,0	7435,8	22704,3
317	Elobact	556,1	51716,4	4792,8
318	Apsomol Dosieraerosol	554,0	11217,0	17173,9
319	Otalgan	551,9	3165,1	19317,5
320	Ibuhexal	549,6	12075,8	10159,8
321	ibuTAD	548,4	13652,8	11311,5
322	Accupro	548,2	52150,6	29103,4
323	Magnesium-Diasporal N/orange	546,0	17926,9	25861,7
324	Ergo-Lonarid PD	545,1	10685,4	5951,7
325	Trisequens	545,0	31559,8	44727,8
326	Panthenol Lichtenstein	544,6	4068,2	23200,7
327	Vertigo-Vomex S	543,9	23587,3	14211,6
328	Enzym-Lefax N/Forte	542,5	25260,6	14063,3
329	Keltican N	539,3	35450,5	12983,6
330	Analgin	536,8	2835,0	1440,5
331	Acercomp	535,9	75729,3	41307,1
332	Accuzide	535,2	64229,6	41837,7
333	Timonil	535,1	47163,3	21048,2
334	Uniphyllin	533,9	32515,8	45913,7
335	Rectodelt	531,8	10609,9	14034,5
336	Veramex	528,2	22355,0	23817,7
337	ibuprof von ct	527,4	10201,1	7884,3
338	Erythromycin-ratiopharm	526,9	11221,0	3347,5
339	Amoxi-Wolff	526,1	12244,9	5590,2
340	Nedolon P	525,9	4265,2	3079,6
341	Neuro-Effekton	524,9	15496,6	8007,0
342	Metoprolol-ratiopharm	524,2	17256,4	22116,6
343	ISDN-ratiopharm	523,1	14499,4	24898,3
344	furo von ct	523,0	8490,5	38100,5
345	Renacor	522,9	72934,5	41454,4
346	Imap 1,5 mg	521,4	18800,5	15810,9
347	Mucotectan	521,3	7276,3	5659,1
348	Insulin Protaphan HM	521,0	78984,5	27875,9
349	Trusopt	520,4	46580,5	23298,4
350	Akineton	518,8	19771,8	12191,6
	Summe	411657,6	14284759,0	13722643,2
	Kumulativer Anteil	49,39 %	41,91 %	51,25 %

Tabelle 53.9: Führende Arzneimittel 1997 nach Verordnungen (Fortsetzung) (gesamtes Bundesgebiet)

Rang	Präparat	Verordnung in Tsd.	Umsatz in Tsd. DM	DDD in Tsd.
351	Delix plus	518,5	70046,4	60289,3
352	Monapax Saft/Supp./Tropfen	518,1	7461,0	2123,0
353	Penicillat	516,7	7543,4	3769,0
354	Eryhexal	516,5	11354,8	3874,5
355	Uro-Tarivid	514,8	8623,1	772,2
356	Amoxihexal	512,5	13659,3	6515,5
357	Remifemin plus	512,1	15914,6	23930,6
358	Hepa-Gel/Salbe Lichtenstein	511,8	4344,3	20470,9
359	Lotricomb Creme/Salbe	511,8	18628,6	7357,9
360	Floxal	509,6	6651,0	12787,3
361	Ibuprofen Klinge	508,7	13748,4	10221,1
362	Rytmonorm	508,0	53065,4	29414,9
363	Haldol	506,6	31431,3	20740,4
364	Coldastop	503,5	5866,8	20141,6
365	Artelac	501,6	9127,7	30519,4
366	Rudotel	499,3	13247,8	12483,3
367	Decoderm tri Creme	499,1	13971,7	6861,2
368	Mediabet	498,9	16089,7	14380,3
369	Atenolol-ratiopharm	497,1	15482,2	25777,8
370	Bronchicum Elixir N	496,7	5619,4	4513,3
371	Tenormin	495,3	22226,4	24956,0
372	Diutensat	494,3	10903,3	37148,9
373	Doxyhexal	492,4	4622,2	7140,7
374	Neurocil	491,2	13865,3	3300,5
375	Rantudil	491,2	35050,0	16560,1
376	Cynt	491,1	55527,3	38636,7
377	Cibacen	491,0	47288,8	45308,2
378	Planum	490,9	7121,3	9137,9
379	Halcion	490,6	4894,1	5990,1
380	Tavegil	488,5	9529,6	6671,2
381	Diclac-Gel	483,2	6320,9	19676,4
382	Dociton	482,9	13391,2	9297,8
383	Cyclo-Progynova	480,1	19774,4	38538,8
384	MST Mundipharma	480,0	87768,9	8287,2
385	Tepilta Suspension	477,7	18732,9	7175,8
386	Multilind Heilpaste	477,4	12094,8	10244,4
387	Gastronerton	476,8	3391,9	3036,7
388	Vividrin Augentropfen	475,7	8037,1	7024,8
389	Zyloric	474,6	10019,3	25240,5
390	Mydocalm	473,2	16300,9	4276,7
391	Dolo-Visano M	473,1	10364,8	2141,0
392	Molsihexal	473,1	17768,0	35730,0
393	Symbioflor I	471,8	9080,6	3676,3
394	Barazan	471,1	21814,1	3183,6
395	Captobeta	470,9	9746,2	23537,0
396	Venostasin retard/N/S	470,1	34235,0	20173,2
397	Thyronajod	469,3	11441,6	43239,2
398	Novaminsulfon Lichtenstein	469,1	6285,2	4142,9
399	Captogamma	468,8	10900,8	24127,6
400	Lorafem	467,7	30594,3	2169,1
	Summe	436222,8	15195727,0	14529356,0
	Kumulativer Anteil	52,34 %	44,59 %	54,26 %

Tabelle 53.9: Führende Arzneimittel 1997 nach Verordnungen (Fortsetzung) (gesamtes Bundesgebiet)

Rang	Präparat	Verordnung in Tsd.	Umsatz in Tsd. DM	DDD in Tsd.
401	Nifedipin Stada	467,7	20339,2	22778,8
402	Esberitox N	466,0	8260,0	5734,0
403	Codicaps	465,6	6403,2	3169,4
404	Thioctacid	465,2	77163,9	28520,6
405	Magnesiocard	465,0	8184,7	7940,5
406	Phlogenzym	464,6	32364,6	8928,1
407	Tonsilgon N	464,5	6043,5	12372,0
408	Doxycyclin-ratiopharm	464,2	3326,9	5265,2
409	Pentoxifyllin-ratiopharm	463,7	21674,2	16317,7
410	Monostenase	462,9	23104,9	32738,1
411	Tranxilium	462,7	13029,4	11246,8
412	Isopto-Max	462,4	7551,4	5811,8
413	Pravasin	461,5	88459,8	24643,1
414	Mykundex Heilsalbe	461,4	8430,9	6564,4
415	Cibadrex	459,9	48505,7	33025,0
416	Baymycard	458,6	43383,5	14899,4
417	Posterisan Salbe/Supp.	458,5	7458,8	6582,1
418	ISDN Stada	458,3	19010,6	35702,0
419	Keimax	458,0	30909,0	2578,0
420	Zymafluor Tabl.	456,5	5196,3	121045,7
421	Aspecton N	456,1	6304,5	4651,6
422	Azubronchin	455,8	8870,0	7707,7
423	Betaisodona Lsg. etc.	455,7	6933,8	13628,5
424	Oestrofeminal	455,5	11083,2	28042,2
425	Kompensan Liquid/Tabl.	455,0	10312,0	5817,7
426	Grüncef	454,9	22111,6	2317,3
427	Ossofortin	454,7	15453,8	11101,6
428	Soledum Kapseln	454,5	6233,0	4215,1
429	Mono Embolex	454,4	62262,9	6145,9
430	Faustan	454,3	1754,4	7263,0
431	Hedelix	454,2	4821,1	3746,8
432	Catapresan	452,4	19856,8	15573,8
433	Euphylong	452,1	23576,7	24535,0
434	allo von ct	452,0	6630,8	24111,8
435	Vesdil	450,8	49757,7	42867,1
436	Viburcol	450,2	3447,9	2285,1
437	Salofalk	449,3	92593,2	16907,8
438	Lactulose Neda	448,6	14458,2	24674,6
439	Codipront mono/retard	447,5	4832,3	1734,9
440	Sinuforton	445,4	6721,5	4149,6
441	Dalmadorm	445,3	6565,7	8630,8
442	Doxy-ratiopharm	442,6	3486,9	6534,8
443	Titretta S/T	442,0	8376,5	3242,3
444	Fucidine plus	441,9	9660,0	3165,4
445	Claudicat	441,5	21362,5	17613,9
446	Spasmex Tabl.	441,0	32838,6	9193,7
447	Atrovent	440,8	13368,9	16108,2
448	Remifemin	440,5	8218,8	22468,2
449	Zovirax Creme	439,2	7463,6	2754,2
450	Livocab Augentropfen	439,0	19078,3	6692,4
	Summe	458937,2	16182962,8	15283099,7
	Kumulativer Anteil	55,06 %	47,48 %	57,08 %

Tabelle 53.9: Führende Arzneimittel 1997 nach Verordnungen (Fortsetzung) (gesamtes Bundesgebiet)

Rang	Präparat	Verordnung in Tsd.	Umsatz in Tsd. DM	DDD in Tsd.
451	Goldgeist	438,2	7467,7	3176,9
452	Neurotrat S	437,7	15772,5	11679,2
453	dehydro sanol tri	436,7	15922,5	55337,5
454	Vesdil plus	435,3	60238,6	51871,0
455	Orelox	432,4	27803,6	2124,2
456	Dermoxin/Dermoxinale	432,1	13727,7	15351,0
457	Selectol	430,0	31517,4	35122,7
458	Bricanyl/Duriles	428,5	10693,5	7940,2
459	doxy von ct	428,1	4671,5	5909,4
460	Dolo-Dobendan	427,3	4043,4	1976,3
461	Sigafenac Gel	426,1	4462,7	3788,9
462	Transpulmin Balsam E	425,8	6906,1	9794,3
463	Magium K	424,6	10400,1	12319,1
464	Novadral	424,4	16657,3	29354,4
465	Nacom	423,7	43955,5	8412,2
466	Rhinex	420,1	2196,7	12201,6
467	Torem	419,2	38201,6	27486,5
468	Sobelin	419,0	31411,7	1742,4
469	Spasmo-Urgenin TC	419,0	14783,9	2365,7
470	Lumbinon 10/Softgel	418,8	2555,0	8568,5
471	Vasomotal	417,9	16099,3	14967,8
472	Sandimmun	417,6	259654,3	7264,9
473	Berlthyrox	417,0	6577,7	23079,6
474	Uripurinol	416,9	8592,7	22420,1
475	Lactulose-ratiopharm	416,4	11701,7	25391,5
476	Tempil N	414,8	5558,3	1843,4
477	Dolgit Creme/Gel	414,7	6781,1	3467,9
478	Cholspasmin forte	413,9	12096,2	12135,7
479	Betnesol-V Creme etc.	413,4	14795,5	12961,4
480	Harzol	413,0	21357,9	21026,4
481	Imigran	412,8	58062,1	1858,6
482	ASS von ct	412,8	2446,2	12055,9
483	Elmex Gelee	411,2	5380,1	94397,4
484	Arilin	409,6	4096,1	1081,2
485	Oculotect	408,9	5041,1	23834,6
486	Imbun	408,5	9065,8	6188,2
487	Magnesium Verla Tabl./N Konz	408,3	8287,2	12475,8
488	Dilatrend	405,2	50297,7	18208,5
489	Duspatal	404,5	27665,8	12829,0
490	Tramundin	404,2	20664,8	5010,2
491	Spiro comp.-ratiopharm	403,9	27249,2	17292,0
492	Bronchicum Mono Codein	403,9	5219,7	2907,9
493	Exhirud-Gel/Salbe	403,7	9407,4	9947,5
494	Microgynon	403,1	9548,7	32640,5
495	Enalapril Berlin-Chemie	402,7	19347,7	16164,6
496	Ambrodoxy Hexal	401,9	4544,2	4294,6
497	Arcasin	398,6	6592,9	2465,0
498	Dobendan	398,4	2987,1	1062,6
499	Sempera	396,5	91506,7	4883,9
500	IS 5 mono-ratiopharm	396,2	15368,3	26212,8
	Summe	479734,3	17292349,8	16039991,5
	Kumulativer Anteil	57,56 %	50,74 %	59,90 %

Tabelle 53.9: Führende Arzneimittel 1997 nach Verordnungen (Fortsetzung) (gesamtes Bundesgebiet)

Rang	Präparat	Verordnung in Tsd.	Umsatz in Tsd. DM	DDD in Tsd.
501	Linola-H N	395,6	9363,4	8213,3
502	Timomann	394,5	6434,9	28513,9
503	Bronchoforton Salbe	392,9	6406,7	9125,9
504	Staurodorm Neu	392,1	5953,5	7844,5
505	Beloc comp	388,6	39737,4	32645,4
506	Bazoton	388,4	31609,4	27799,4
507	Siofor	388,1	15893,6	15850,4
508	Traumeel S	387,8	5985,8	9000,1
509	Transpulmin Kinderbalsam S	385,9	4083,3	4824,7
510	cotrim forte von ct	385,8	2032,3	2293,0
511	Prothazin	383,9	9448,7	9314,0
512	DET MS	383,7	12377,8	13806,5
513	Katadolon	383,5	13103,9	2958,3
514	Capto-Isis	381,9	24703,2	17385,9
515	arthrex	381,8	6076,0	9731,7
516	Mercuchrom 2%	381,2	2480,5	4918,2
517	Tri.-Thiazid Stada	381,2	8305,3	27951,6
518	Tim Ophthal	379,3	6150,0	26623,7
519	Dogmatil/-forte	378,7	23367,6	2766,9
520	Phlogont Salbe/Gel	378,7	2430,5	8702,9
521	Dona 200-S Drag.	378,1	22185,9	6302,0
522	Gelusil/Lac	377,7	10226,3	4304,3
523	Babix-Inhalat N	377,7	3329,7	20616,7
524	Loperamid-ratiopharm	375,5	3951,4	1339,0
525	CycloÖstrogynal	375,0	16243,1	30669,5
526	Azuprostat M	372,8	21823,1	24751,8
527	Tafil	372,1	9588,8	10154,9
528	Tryasol Codein	371,5	3282,0	1569,9
529	Aerodur	371,1	16832,7	18554,5
530	Vomacur	370,6	2529,0	972,5
531	Lexotanil	370,4	5364,3	7803,4
532	Diclo-ratiopharm Gel	368,8	3512,9	3194,9
533	Progynova	368,7	7625,2	15886,4
534	Chloraldurat Pohl	368,3	4106,7	4254,3
535	Natil	368,2	30972,7	21177,6
536	Sinquan	367,7	11272,5	6707,6
537	tensobon comp	367,1	52426,8	54363,7
538	Locol	366,8	43351,8	17500,1
539	Luvased	366,6	6217,1	9885,3
540	Tetra-Gelomyrtol	366,5	8466,3	2055,7
541	Paracetamol comp. Stada	366,5	2120,4	2170,4
542	Trancopal Dolo	366,4	9619,1	1985,5
543	Fraxiparin	366,1	50166,4	4695,1
544	Prednisolon-ratiopharm Tabl.	365,9	5515,9	19991,1
545	Phardol Rheuma-Balsam	365,8	3975,5	12192,0
546	Theophyllin-ratiopharm	365,7	10256,2	22774,6
547	Ergenyl	365,1	30621,1	12879,3
548	Mucophlogat	364,9	3935,2	4317,1
549	Augmentan	364,3	30751,5	1374,2
550	Normabrain	361,5	23886,3	12378,7
	Summe	498521,3	17982449,3	16667083,9
	Kumulativer Anteil	59,81%	52,76%	62,24%

Tabelle 53.9: Führende Arzneimittel 1997 nach Verordnungen (Fortsetzung) (gesamtes Bundesgebiet)

Rang	Präparat	Verordnung in Tsd.	Umsatz in Tsd. DM	DDD in Tsd.
551	Mescorit	361,4	15259,2	14895,5
552	Haemo-Exhirud/S	360,9	10316,7	7823,1
553	Lacrisic	360,8	4053,6	20940,0
554	Ultralan Creme etc.	360,4	13071,4	16822,6
555	Prostagutt forte	358,5	27056,0	25369,1
556	Taxilan	355,5	17809,7	16393,2
557	Miroton N forte	354,6	18267,9	13130,1
558	Ditec	354,5	38395,0	13176,0
559	Liquifilm	354,2	4137,3	21019,9
560	Gentamicin-POS	353,2	2002,8	5726,5
561	Amitriptylin-neuraxpharm	353,0	7113,1	10639,0
562	Canifug Vaginal	352,8	5057,7	1600,9
563	Diovan	352,2	52088,7	24680,0
564	CEC	351,9	14397,1	1804,0
565	Optipect Kodein forte	351,0	3969,5	1516,9
566	Lactulose Stada	350,4	8845,2	23607,7
567	durazanil	349,7	4876,5	7607,4
568	Melleril	349,6	15489,1	3665,5
569	Unat	349,3	31303,3	23722,7
570	Rhinotussal Kaps.	348,4	5053,7	2205,7
571	Promethazin-neuraxpharm	347,9	7727,1	10620,8
572	Refobacin Creme/Puder	346,9	4017,6	1912,4
573	Siccaprotect	345,8	4094,7	21356,3
574	Bezafibrat-ratiopharm	345,6	21380,5	17629,1
575	Kochsalzlösung Braun	343,7	6665,4	2157,3
576	Metohexal	343,4	11550,2	15027,9
577	Pres	343,0	36401,4	24869,0
578	Dexamytrex	342,6	4236,3	6196,6
579	Hyperforat	342,4	6559,8	6070,6
580	Freka-cid	342,4	3707,7	3196,1
581	Zentramin Bastian N Tabl.	341,9	12984,4	6432,0
582	Clexane	341,9	60379,6	4143,2
583	Femigoa	341,9	8496,7	27938,1
584	Hepathromb Creme	341,9	3931,9	12572,9
585	Lamisil Tabletten	341,5	66133,1	8023,8
586	Oralpädon	341,1	3052,8	426,4
587	Blocotenol	340,4	11951,6	15291,6
588	Cefaclor-ratiopharm	340,3	13856,6	1638,9
589	Atemur	340,3	36004,7	10290,0
590	Molsidomin Heumann	339,3	17946,9	26091,6
591	Chibro-Timoptol	338,6	10742,0	24333,2
592	Monoflam	337,9	2740,0	6180,3
593	Anco	337,5	9461,2	7231,9
594	Fosinorm	337,5	33091,2	22476,4
595	Rinofluimucil-S	336,7	5031,1	3848,0
596	Ranibeta	335,9	11473,3	10878,9
597	Novothyral	335,3	12273,0	40348,5
598	Nootrop	334,9	25448,8	9743,4
599	Alfason Creme etc.	334,3	10038,5	6003,9
600	Bisoprolol-ratiopharm	334,0	17068,2	15872,6
	Summe	515820,3	18759459,6	17292231,5
	Kumulativer Anteil	61,89 %	55,04 %	64,58 %

Tabelle 53.9: Führende Arzneimittel 1997 nach Verordnungen (Fortsetzung) (gesamtes Bundesgebiet)

Rang	Präparat	Verordnung in Tsd.	Umsatz in Tsd. DM	DDD in Tsd.
601	Urospasmon Tabl.	333,9	10583,3	4043,1
602	Rheuma-Salbe Lichtenstein	333,2	2317,3	13326,6
603	Limptar N	332,9	15035,6	15184,8
604	Epi-Pevaryl Creme etc.	332,6	8805,1	4432,5
605	Santax S	332,5	5861,6	1697,7
606	Azulfidine	330,9	46040,7	14246,7
607	H-Insulin Hoechst	330,4	48915,2	17774,2
608	Kamillosan Lösung	330,4	6595,3	2341,1
609	Atehexal	329,0	9545,2	17061,9
610	Piracetam-ratiopharm	328,9	14233,8	10144,7
611	Pepdul	328,3	49953,9	13684,5
612	Ell-Cranell	327,4	11367,9	39725,4
613	ß-Acetyldigoxin-ratiopharm	326,1	2727,9	10831,7
614	Naftilong	325,9	15529,7	15029,6
615	Kaveri	325,9	18080,6	9798,3
616	Nasengel/Spray/Tropfen AL	324,6	1332,1	4937,8
617	Melrosum Hustensirup N	324,3	2997,0	1052,6
618	Sofra-Tüll	324,3	7616,6	3489,4
619	Dispatenol	324,0	3487,8	19234,6
620	Diclofenbeta	323,9	3212,6	7093,3
621	Theophyllard	323,1	17482,8	20802,0
622	Kytta-Gel	322,2	2056,1	7369,3
623	Prednisolon Jenapharm	322,0	4753,7	10903,3
624	Sostril	321,9	41447,8	11101,1
625	Migränerton	321,7	6886,9	4925,0
626	Yxin	321,3	2199,5	24433,9
627	Oculotect fluid	321,1	4189,4	18207,2
628	Ferrlecit Amp.	320,8	7519,8	881,7
629	Orfiril	320,4	24161,5	9502,5
630	Moduretik	320,2	7444,0	47012,3
631	Inhacort	318,7	51560,6	22494,1
632	Cedur	318,0	35072,6	18515,2
633	Jellin	317,8	7827,1	6462,7
634	Fibrolan	317,8	20280,5	5154,7
635	Procorum	317,5	24078,3	15892,1
636	Querto	316,7	39405,9	14303,6
637	Anafranil	315,6	18094,6	7732,3
638	Bromelain-POS	315,6	11986,4	7703,0
639	Microklist	315,5	6495,2	2441,8
640	Antikataraktikum N	315,2	5516,9	38055,2
641	Aspirin	315,1	2201,1	7419,7
642	Eucabal Balsam S	315,0	3786,9	4792,9
643	Praxiten	314,9	4775,3	6250,7
644	Zantic	314,4	43415,1	11775,8
645	Phytodolor/N	313,9	8273,0	15913,1
646	Munobal	313,5	43256,0	30441,6
647	Nifical	312,7	11814,3	13286,1
648	Ibuflam Lichtenstein	312,6	4266,4	4437,4
649	Nif-Ten	312,5	36570,0	27898,1
650	Phlogont Thermalsalbe	312,4	4636,9	6818,2
	Summe	531909,7	19545153,2	17940288,3
	Kumulativer Anteil	63,82 %	57,35 %	67,00 %

Tabelle 53.9: Führende Arzneimittel 1997 nach Verordnungen (Fortsetzung) (gesamtes Bundesgebiet)

Rang	Präparat	Verordnung in Tsd.	Umsatz in Tsd. DM	DDD in Tsd.
651	ASS-Hexal	312,3	1665,4	7796,6
652	Posterisan forte	311,8	6551,9	2397,6
653	Vistagan	311,3	10246,1	23231,5
654	Sanasthmax	310,9	41919,2	20221,3
655	Furosemid Heumann	310,4	5148,0	23257,4
656	Isomonit	310,2	11778,7	20963,7
657	Kytta Plasma F/Salbe F	310,1	6569,9	5451,8
658	Esidrix	309,9	11018,5	21191,9
659	Amineurin	309,8	7250,0	10494,9
660	Doxycyclin Heumann	308,9	2785,6	4692,6
661	Azudoxat	308,3	3736,9	4058,9
662	Ranitidin Stada	308,1	11511,8	10522,5
663	MCP von ct	307,9	2254,9	2788,9
664	Akatinol Memantine	307,2	45928,7	12306,9
665	Harntee 400	306,8	4672,7	4134,9
666	Soledum Balsam Lösung	306,6	3486,4	4519,6
667	Teldane	306,3	12515,3	7838,3
668	Remotiv	303,8	10331,1	11262,3
669	Guttaplast	303,5	1485,3	8201,4
670	ASS Stada	302,9	1142,5	3637,6
671	Kortikoid-ratiopharm/F	302,6	4019,8	4321,9
672	Migräne-Kranit N Tabletten	301,1	7092,1	4814,0
673	Paracetamol Al	300,4	929,4	1424,3
674	Hylak forte N	300,2	6622,6	3579,5
675	MonoStep	299,0	7376,6	24242,5
676	Aescusan/retard	298,5	14231,3	7945,5
677	Doxam	298,5	3974,1	3113,2
678	Bactoreduct	298,0	2393,8	2005,7
679	Felis	297,5	11392,4	12952,9
680	Lacrimal	297,0	3179,2	16254,8
681	Ampho-Moronal L-Tabl./Susp.	294,9	10773,3	2860,8
682	Urem/-forte	294,7	3727,8	2117,4
683	Betamann	294,4	9594,8	21682,7
684	Lioresal	293,7	24965,4	6282,3
685	Doxepin-neuraxpharm	293,4	11122,0	8399,0
686	Neuroplant	293,3	11004,3	10174,7
687	Basal-H-Insulin Hoechst	293,1	42469,0	15512,4
688	PK-Merz	292,9	26618,9	15367,5
689	Thyreotom	292,7	7284,1	13260,0
690	Falithrom	292,5	10094,2	27434,1
691	Supracyclin	292,5	3656,1	3806,2
692	Canifug Creme/Lösung	292,5	3444,3	5234,2
693	Basodexan	292,1	6066,8	12116,9
694	Corotrend	292,0	13059,6	13150,8
695	Globocef	291,0	19509,5	1953,9
696	Erypo	290,3	178457,1	2213,2
697	Prostess	290,2	14997,5	25017,3
698	Dynexan A Gel	289,6	3089,4	8377,2
699	Perocur	289,5	2834,7	849,2
700	Hexoral	289,2	3623,9	1529,1
	Summe	546913,4	20214755,5	18427252,1
	Kumulativer Anteil	65,62 %	59,31 %	68,82 %

Tabelle 53.9: Führende Arzneimittel 1997 nach Verordnungen (Fortsetzung) (gesamtes Bundesgebiet)

Rang	Präparat	Verordnung in Tsd.	Umsatz in Tsd. DM	DDD in Tsd.
701	Aciclovir-ratiopharm Creme	289,0	3332,5	1844,5
702	Fluomycin N	288,2	7173,4	876,3
703	Erythromycin Wolff	288,0	4988,3	1698,2
704	Aminophyllin OPW	287,9	9794,2	7169,3
705	Doxymono	287,7	2003,2	4099,9
706	Zentropil	287,7	5811,8	14586,9
707	Optiderm Creme	286,7	7681,8	12464,0
708	Doxycyclin Stada	286,7	3052,9	4135,8
709	Tetrazepam-ratiopharm	286,3	5157,3	3389,4
710	Ibuprofen Heumann	285,4	4860,9	3786,3
711	Pres plus	285,0	40802,2	23269,7
712	Kalium-Mag.-Apogepha	284,1	5754,1	4560,4
713	Esbericum	283,9	9417,5	11345,0
714	Kerlone	282,6	21455,0	19500,1
715	Zeel Tabl./Amp.	282,6	8409,2	8814,0
716	Baycillin	282,0	12732,6	3267,6
717	Herviros Lösung	281,6	2801,3	3520,2
718	Aeromax	280,9	22701,7	8556,7
719	Cromohexal-Augentropfen	280,5	4246,7	4498,2
720	Isoglaucon	279,8	7763,4	30838,7
721	Soledum Hustensaft/-Tropfen	279,7	3311,8	1341,2
722	Fungata	279,3	8005,3	209,5
723	Penicillin V Stada	279,2	4759,1	2049,2
724	Neuro-Lichtenstein N	279,2	4961,5	9514,7
725	Cysto Fink	279,1	11637,7	9930,8
726	Dridase	278,7	32702,4	6723,7
727	Arelix ACE	277,8	41983,0	20553,3
728	Lipidil	277,7	40929,3	22068,8
729	Diltahexal	277,6	14602,3	10541,0
730	Migrätan S	277,1	7847,2	5046,8
731	Azupamil	276,9	8365,7	9673,1
732	Dexium	276,7	24532,9	24358,3
733	Diclofenac AL	275,6	2376,6	5651,4
734	Duraglucon	274,9	6070,1	15831,2
735	Tiapridex	274,7	33532,3	5878,0
736	Hepathrombin-Gel/Salbe	274,4	3678,0	11733,7
737	Vidisept	274,0	3126,8	16198,9
738	Neo-Eunomin	274,0	12253,4	22382,3
739	Elacutan	273,9	5287,3	10684,0
740	Medivitan N	273,7	14830,2	1744,9
741	Nimotop	273,0	32884,1	2535,7
742	Aknemycin Lösung/Salbe	272,1	4432,6	3903,7
743	Psorcutan	271,9	25707,2	9094,0
744	Effortil plus	271,8	11273,7	10417,6
745	Allopurinol AL	271,7	3966,1	14451,8
746	Indometacin Berlin-Ch.	271,4	5488,8	6097,2
747	Sisare	271,2	13062,6	22337,1
748	Aurorix	269,5	36434,7	9907,8
749	Azur compositum	269,4	1788,2	1039,9
750	Ginkgo biloba comp.	268,8	7780,9	23328,7
	Summe	560854,6	20832307,3	18914701,8
	Kumulativer Anteil	67,29 %	61,13 %	70,64 %

Tabelle 53.9: Führende Arzneimittel 1997 nach Verordnungen (Fortsetzung) (gesamtes Bundesgebiet)

Rang	Präparat	Verordnung in Tsd.	Umsatz in Tsd. DM	DDD in Tsd.
751	Foradil	268,6	25388,6	10217,8
752	Diclofenac Stada	267,7	3252,8	5149,1
753	Ellatun/N	267,2	2025,2	11060,7
754	Oxytetracycl. Pred. Jenapharm	266,7	3494,4	2963,9
755	Huminsulin Profil	266,4	33382,9	12261,4
756	Sirdalud	266,2	13022,0	3650,3
757	Antifungol Vaginal	265,9	3659,8	1436,4
758	Protagent	265,7	5987,1	13846,5
759	Isostenase	265,5	7105,6	11176,6
760	Kamillen-Bad-Robugen	265,0	4215,9	2073,8
761	Allopurinol Heumann	265,0	4728,9	12884,1
762	Tremarit	264,5	13306,7	3196,0
763	Euvegal-Dragees forte	264,4	8858,9	7300,4
764	Marax	264,3	5208,3	1767,3
765	Tantum Verde Lösung	264,3	2907,6	1057,1
766	Triniton	264,2	12169,6	16386,8
767	Mitosyl	264,0	4401,7	6747,4
768	Paediathrocin	263,6	6425,8	1357,5
769	Piroxicam-ratiopharm	262,3	6943,4	6266,8
770	Mycospor Creme etc.	262,2	5637,9	7551,7
771	Milgamma NA/100	261,4	20196,9	7852,5
772	Fluanxol	261,1	26840,1	8418,3
773	Cephoral	260,3	19245,6	1554,9
774	Balneum Hermal F	259,6	6825,7	23352,3
775	Dolviran N	259,3	3530,3	1625,2
776	Alna	259,2	35860,2	17305,3
777	Enelbin-Paste N	259,0	4104,7	1553,9
778	Thymipin N	258,8	3036,5	1338,3
779	Linoladiol N Creme	258,8	4736,4	6779,2
780	Diuretikum Verla	258,6	4626,0	18898,5
781	Infectocillin	258,3	5228,4	1768,6
782	Nystatin Lederle	258,2	11086,5	2339,5
783	Kaban Creme/Salbe	257,5	6054,5	8404,9
784	Dynorm	257,4	26703,0	21044,2
785	Andante	257,1	30081,4	16107,7
786	Vascal	257,0	30593,0	17347,0
787	Minisiston	256,7	6315,2	20785,7
788	Diclo-Puren	256,3	3543,0	5534,8
789	Lindofluid N	256,1	4565,5	13580,8
790	Equilibrin	255,5	10515,5	14448,0
791	Talso	255,3	22871,8	25689,1
792	Orthangin N	255,2	5736,5	9655,1
793	Nitrendepat	254,9	17482,1	16450,4
794	Emesan	254,3	2310,2	1051,7
795	Ranitidin von ct	253,8	8225,0	7357,5
796	Flunitrazepam-ratiopharm	253,8	2608,2	4812,9
797	Ludiomil	253,5	8400,0	7376,7
798	Hexoraletten N	253,5	2075,6	1267,3
799	Berlocombin	253,3	2350,8	2061,3
800	Ambroxol AL	253,2	1908,2	2423,0
	Summe	573865,2	21342087,2	19341238,0
	Kumulativer Anteil	68,85 %	62,62 %	72,23 %

Tabelle 53.9: Führende Arzneimittel 1997 nach Verordnungen (Fortsetzung) (gesamtes Bundesgebiet)

Rang	Präparat	Verordnung in Tsd.	Umsatz in Tsd. DM	DDD in Tsd.
801	Amoxibeta	253,1	6447,5	3395,5
802	Echinacin	252,7	5971,5	2610,1
803	AHP 200	252,6	16014,2	8419,9
804	Dolgit Drag.	252,4	7709,8	5880,9
805	Triamteren comp.-ratiopharm	252,3	5137,8	18770,4
806	Fucithalmic	251,6	3145,0	7547,9
807	Tussamag N Saft/Trop.	251,2	2353,9	1077,6
808	Ophtalmin	251,0	2072,6	13196,6
809	Venalot-Depot Drag.	251,0	16012,0	5033,5
810	oxa von ct	250,0	1643,7	2554,6
811	Rheumon	250,0	4450,4	2487,1
812	Sedariston Tropfen	249,2	6612,1	7678,5
813	Practo-Clyss	249,0	3321,8	966,9
814	Ecolicin	248,8	2864,7	2883,7
815	Expit	248,7	1594,5	1433,6
816	Aldactone Drag./Kaps.	248,6	13250,2	9314,8
817	Chol-Kugeletten Neu	247,2	6774,6	5604,5
818	Osyrol-Lasix Kaps.	247,1	20023,2	11576,4
819	Jacutin	246,3	4252,7	1905,6
820	Proculin	245,6	1647,0	16376,1
821	Decaprednil	244,9	4301,4	11999,0
822	Physiotens	244,4	28226,6	19437,7
823	Elmetacin	242,7	2505,0	1414,0
824	Gynoflor	242,4	4079,7	1136,1
825	Acic Creme	242,2	2597,8	1309,7
826	Penicillin V Heumann	242,0	3556,7	1817,0
827	Minirin	241,9	35002,0	4465,8
828	Mobloc	241,6	29878,7	15838,9
829	Euphyllin N	241,3	9196,8	7658,3
830	triazid von ct	241,3	3786,7	18232,0
831	Azuranit	240,9	9259,5	8327,2
832	Nitrangin Isis	240,7	2477,3	4892,1
833	Traumeel Salbe	240,1	3297,1	8776,9
834	Psychotonin M/N/300	239,7	10210,3	11872,5
835	Aerobec	239,5	25561,0	14448,8
836	Spasmo-lyt	239,4	25879,2	6583,8
837	Vagiflor	239,1	3960,9	1696,4
838	Sotalol-ratiopharm	238,8	11859,3	13747,9
839	Jellin polyvalent	237,8	6607,6	2777,1
840	Distraneurin	237,4	10165,9	2013,7
841	Mykofungin Vaginal	237,4	4122,6	1273,7
842	Optalidon spezial NOC	237,0	6014,9	5444,0
843	Doxepin-Dura	236,5	4775,6	3144,2
844	Risperdal	236,2	48514,7	3700,8
845	Captopril Heumann	235,5	5029,1	10349,4
846	Furosemid AL	235,4	3277,2	17285,7
847	Diprogenta Creme/Salbe	235,4	9461,1	4813,9
848	Panzytrat	235,1	33145,5	3460,3
849	Spiropent	234,9	8232,3	6572,5
850	Canesten Creme etc.	234,9	3010,0	3725,9
	Summe	586040,1	21831378,9	19688167,5
	Kumulativer Anteil	70,31 %	64,06 %	73,53 %

Tabelle 53.9: Führende Arzneimittel 1997 nach Verordnungen (Fortsetzung) (gesamtes Bundesgebiet)

Rang	Präparat	Verordnung in Tsd.	Umsatz in Tsd. DM	DDD in Tsd.
851	Digotab	234,5	2621,2	7737,0
852	Pulmicort nasal	234,3	12425,7	7809,2
853	Climarest	234,3	6262,9	19593,0
854	Echinacea-ratiopharm	234,2	2059,6	4117,0
855	Lindoxyl	233,5	2150,0	1946,2
856	Zinkorotat	233,4	5407,1	6439,4
857	Unilair	233,3	9005,9	14031,7
858	Tussoretard SN	233,0	2860,3	1304,7
859	Propra-ratiopharm	232,9	5922,3	4705,4
860	Omnic	232,7	31371,9	15087,9
861	Suprax	232,4	16336,2	1281,4
862	Remedacen	232,1	4121,3	3396,7
863	Doximucol	231,6	2683,3	2444,3
864	Polyspectran Augen-/Ohrentr.	231,6	2072,4	3194,1
865	Estracomb TTS	230,9	13217,7	16570,2
866	Candio-Hermal Creme etc.	230,5	4190,4	2784,6
867	Rocornal	230,3	22826,6	8292,5
868	Meresa/-forte	230,1	15355,3	1911,7
869	Terracortril Augensalbe/-Tr.	229,9	1911,9	1436,6
870	Dispatim	229,1	6552,5	16339,5
871	amoxi von ct	229,0	6777,2	3412,2
872	Monolong	229,0	19446,8	19233,6
873	Acimethin	228,9	14952,5	4688,5
874	Paracetamol Hexal	228,9	784,7	1114,1
875	Dolo Arthrosenex N	227,7	1873,1	6693,0
876	Kalinor/retard	227,3	5220,9	3579,3
877	Nisita	226,9	2139,8	3254,8
878	Amoxicillin Heumann	226,7	6793,2	3392,0
879	Rivanol	226,6	3385,5	13990,8
880	PVP Jod-ratiopharm	226,6	2677,5	2285,5
881	Epipevisone	226,5	4965,4	3433,5
882	Bepanthen Tabletten	226,4	2469,9	2915,4
883	Cholecysmon-Dragees	226,3	5372,5	9768,3
884	Nitrangin compositum	225,7	4500,6	6251,6
885	Acesal-Calcium	225,7	1128,0	672,7
886	Imidin N/S	225,6	1177,5	2823,4
887	Legalon	225,6	21683,4	3399,2
888	Bronchocort/-mite	225,2	24259,2	15752,1
889	Didronel	224,4	37877,5	14263,8
890	Benzaknen	224,2	3768,2	8609,3
891	Quilonum	224,1	10187,2	10499,5
892	Agnucaston	223,3	6280,1	15906,0
893	Hismanal	222,9	9199,0	5751,6
894	Monoclair	222,1	12502,8	18016,7
895	HAES-steril	221,9	28153,4	1100,3
896	Tethexal	221,9	3855,3	2536,7
897	Espumisan	221,6	4048,4	1307,7
898	Fungizid-ratiopharm Vaginal	221,1	3134,2	1166,9
899	Jenacard	220,9	6747,4	9917,0
900	Colchicum-Dispert	220,3	5122,0	4025,7
	Summe	597437,7	22261216,3	20028351,8
	Kumulativer Anteil	71,68 %	65,32 %	74,80 %

Tabelle 53.9: Führende Arzneimittel 1997 nach Verordnungen (Fortsetzung) (gesamtes Bundesgebiet)

Rang	Präparat	Verordnung in Tsd.	Umsatz in Tsd. DM	DDD in Tsd.
901	Blephamide Augensalbe/Tr.	219,6	2946,0	10191,9
902	Topisolon Salbe/Lotio	219,4	6344,0	5280,5
903	Predni-H-Tablinen	219,4	4001,2	10242,7
904	Meto Tablinen	219,2	7805,4	10822,5
905	Thilo-Tears	219,1	3292,9	10632,0
906	Volmac	219,0	9996,8	8565,7
907	Solupen D	219,0	2222,0	3649,7
908	Panchelidon	219,0	9138,7	4675,1
909	Gelonida NA Saft	218,8	3102,5	1447,5
910	Lovelle	218,7	8872,3	17723,7
911	frenopect	218,6	1668,5	1588,0
912	CORIC	218,6	22680,4	15032,7
913	Ingelan Puder	218,5	2610,2	6794,1
914	Methergin	218,2	1952,1	2732,7
915	Makatussin Tropfen forte	218,1	3315,7	2586,7
916	Cordichin	217,4	24554,0	10223,4
917	Ebrantil	217,2	31649,7	9641,6
918	Felden	217,2	12603,7	7566,6
919	Volon A Kristallsusp.	217,2	7169,1	6264,4
920	Azumetop	216,7	8530,8	10453,5
921	Arufil	216,3	1658,4	11149,7
922	Ichtholan	216,1	3645,1	18825,0
923	Uroxatral	216,1	18279,9	8307,8
924	Nephral	215,6	4730,3	15749,1
925	Supertendin-Depot N	215,3	5854,5	8812,8
926	Monomycin	215,0	4290,6	915,2
927	Tannacomp	214,7	3646,3	986,7
928	Lösferron	214,5	4726,4	3933,6
929	Progestogel	214,3	5586,4	4285,7
930	Betagalen	213,8	3660,7	4132,0
931	Mictonorm	213,4	24857,5	6524,2
932	Tonsiotren	213,1	2854,4	2841,6
933	Aspisol	212,5	8970,5	600,9
934	Tensiomin	212,1	5155,5	9729,5
935	Dynacil	212,0	20988,0	13997,2
936	Hydergin	211,9	11498,1	11104,3
937	Dihydergot	211,8	6694,9	7147,8
938	Iruxol	211,7	12807,1	11179,0
939	Ibuphlogont	210,7	4691,7	3823,4
940	ISDN von ct	210,7	4769,6	10219,7
941	Stillacor	210,4	2064,9	6992,8
942	Scheriproct	209,5	3493,6	2287,5
943	Beclomet-Nasal Orion	208,7	6838,3	5712,1
944	Rivotril	208,7	8068,6	3835,2
945	durasoptin	208,2	6625,3	7538,1
946	Primolut-Nor	207,9	3432,0	6717,6
947	Laxoberal	207,9	3781,0	10072,4
948	Skinoren Creme	207,6	7462,5	3549,3
949	Imap	207,6	13113,0	4210,1
950	Neotri	207,3	13747,6	14336,4
	Summe	608162,0	22663665,2	20403983,4
	Kumulativer Anteil	72,97 %	66,50 %	76,20 %

Tabelle 53.9: Führende Arzneimittel 1997 nach Verordnungen (Fortsetzung) (gesamtes Bundesgebiet)

Rang	Präparat	Verordnung in Tsd.	Umsatz in Tsd. DM	DDD in Tsd.
951	Daktar Mundgel/-Tabl.	207,2	4105,5	513,4
952	Systral Gel/Creme	206,4	2022,2	1600,9
953	Finalgon-Salbe	205,1	2053,8	6960,9
954	Venoplant	204,9	13451,7	9180,0
955	Aerobin	204,9	7189,9	12792,1
956	Imurek	204,6	49309,2	9645,0
957	Vitaferro Kaps.	204,1	5241,5	5599,8
958	Phenhydan	204,0	3750,7	9248,2
959	Lederlind Heilpaste	203,9	4275,7	3061,3
960	Oestronara	203,9	10430,0	16392,4
961	Duofilm	202,6	2593,5	6078,1
962	Infectomycin	202,2	8786,7	1149,9
963	Fluctin	202,2	41291,1	10257,0
964	Mastodynon N	202,2	5360,0	10314,2
965	Nomon mono	202,0	6478,3	1949,5
966	Felden Top	201,8	3165,9	4863,2
967	Carminativum-Hetterich N	201,8	2584,3	5694,0
968	Frisium	201,8	4844,3	4970,2
969	Ibutop Creme/Gel	201,6	3731,6	1956,0
970	Haloperidol-ratiopharm	201,5	4234,0	3365,4
971	Cystinol	201,2	2717,1	1095,9
972	L-Polamidon	201,1	12200,5	5723,4
973	Bromhexin Berlin-Chemie	201,1	1449,2	3303,0
974	Leios	200,9	8164,1	16289,8
975	Hametum Salbe	200,4	3238,0	3911,3
976	Dexa-Polyspectran N	200,3	2593,6	2762,8
977	Vitamin-B-Kompl. N Lichtenst.	200,1	2936,7	5121,0
978	Tramagit	198,6	6869,8	2348,7
979	Paveriwern	198,5	2313,4	2433,7
980	Flammazine	198,3	5771,4	10285,3
981	Betaisodona Mundantiseptikum	198,2	3164,4	1321,4
982	Loceryl Creme/Nagellack	198,0	18993,1	4603,3
983	Finlepsin	197,6	14870,3	6456,1
984	Procto-Jellin	197,4	2769,4	1582,5
985	Aquaretic	197,2	4062,0	29030,8
986	BS-ratiopharm	196,8	1995,6	758,4
987	Ficortril Augensalbe	196,8	1623,5	1967,8
988	Kamillan plus	196,5	2169,6	1638,1
989	Desitin Salbe/Salbenspray	196,3	2206,5	5961,3
990	Arutimol	195,8	4713,9	14174,1
991	Kytta-Cor	195,6	4924,1	6551,2
992	Gutron	195,3	12802,7	1204,3
993	Umckaloabo	195,3	4871,2	3816,6
994	Lamictal	195,1	53972,2	4578,6
995	Dexa-Phlogont L	194,6	3045,7	778,4
996	TMS Tabletten/Kindersaft	194,4	1587,9	1253,8
997	Calcium-Dura	194,1	5099,5	7924,2
998	Cilest	194,0	4725,6	15533,1
999	Magaldrat-ratiopharm	193,8	3609,2	1353,4
1000	Normalip	192,9	29957,4	16423,9
	Summe	618146,7	23077982,6	20709761,3
	Kumulativer Anteil	74,16 %	67,72 %	77,34 %

Tabelle 53.9: Führende Arzneimittel 1997 nach Verordnungen (Fortsetzung) (gesamtes Bundesgebiet)

Rang	Präparat	Verordnung in Tsd.	Umsatz in Tsd. DM	DDD in Tsd.
1001	Lonarid NR/Codein	192,8	1643,0	1201,2
1002	Betadermic	192,3	3067,7	4655,7
1003	Sophtal-POS N	192,3	1883,7	13704,7
1004	Codeinum phosph. Compr.	192,1	2168,7	927,9
1005	Remid	191,9	4118,0	10499,3
1006	Fragmin	191,9	24174,8	2330,9
1007	duradermal	191,4	3116,7	4585,0
1008	Glukovital	191,3	2444,0	10757,3
1009	Ambroxol von ct	191,0	1493,5	1640,1
1010	Climen	191,0	9874,5	14952,3
1011	Ovestin Tabl.	190,8	4950,2	5232,1
1012	Sinuc	190,8	1862,9	2870,4
1013	Penbeta Mega	190,5	2252,3	1243,0
1014	Meteozym	190,4	8516,1	4024,8
1015	Gevilon	190,2	18425,4	8667,3
1016	Amoxicillin AL	190,0	4314,2	2456,7
1017	Spasmo Gallo Sanol	189,8	7843,5	2480,5
1018	Diacard Liquidum	189,6	5264,9	14439,2
1019	Sovel	189,6	914,7	6748,0
1020	Bambec	189,5	22245,3	6330,0
1021	Diclofenac Heumann Gel	189,4	1924,9	1635,2
1022	Capto Puren	189,1	4794,8	9125,4
1023	Diabetase	188,7	6618,4	7251,8
1024	Amciderm	188,5	6345,2	5384,7
1025	nife von ct	188,4	5490,2	8727,0
1026	Zineryt	188,2	6851,9	3485,1
1027	Mylepsinum	188,2	9415,7	5460,4
1028	TRI-Normin	188,0	27637,2	16228,9
1029	Schmerz-Dolgit	187,8	2217,1	1308,9
1030	Vidirakt S mit PVP	187,6	2395,3	12649,2
1031	Cordarex	187,4	51250,9	14268,6
1032	Neogama	187,3	13488,3	1705,3
1033	Zinnat	187,1	18393,5	1758,8
1034	Sinuselect	186,5	2587,0	7659,5
1035	Triamhexal	186,5	3246,0	8255,2
1036	Hot Thermo	186,5	1396,7	7458,7
1037	Normoglaucon	186,5	10841,2	13136,4
1038	Iso Mack/Retard	186,4	6523,3	11266,5
1039	Bufedil	186,3	11797,7	4649,2
1040	Diclofenac Heumann	186,1	2043,7	3687,7
1041	Amuno/Retard	185,8	4632,1	6454,6
1042	TriamSalbe/Creme Lichtenst.	185,6	1878,0	3120,1
1043	Flunitrazepam-neuraxpharm	185,4	1764,9	3557,1
1044	NAC von ct	185,4	2161,7	2940,6
1045	Emser Sole	185,4	1834,6	864,7
1046	Effekton	185,1	3522,7	5652,0
1047	Tramadol Stada	184,8	6447,4	2239,4
1048	Penicillin V Wolff	184,6	2687,6	1085,1
1049	Nystaderm Mundgel etc.	184,5	6062,5	1673,1
1050	Capto von ct	184,4	3895,7	8439,0
	Summe	627567,4	23438702,8	21010636,4
	Kumulativer Anteil	75,29 %	68,77 %	78,46 %

Tabelle 53.9: Führende Arzneimittel 1997 nach Verordnungen (Fortsetzung) (gesamtes Bundesgebiet)

Rang	Präparat	Verordnung in Tsd.	Umsatz in Tsd. DM	DDD in Tsd.
1051	Kamistad-Gel	184,4	1637,9	6145,6
1052	Nitrepress	184,0	12096,8	11675,8
1053	Ibuprofen AL	183,9	2826,7	3039,3
1054	Lymphomyosot	183,7	3281,9	7235,0
1055	Aprical	183,4	8958,5	12389,3
1056	diucomb	183,0	11649,2	11506,8
1057	Intal	182,7	14501,4	3322,9
1058	Solan M	182,4	2408,4	10832,6
1059	Tensostad	182,2	4701,6	8705,5
1060	Rentylin	182,2	10601,5	6957,1
1061	Digostada	181,9	1563,6	6210,8
1062	Clont i.v./-400	181,3	4817,1	1436,4
1063	Natrilix	180,8	13874,1	14395,0
1064	Ilon-Abszeß-Salbe	180,5	1861,4	5454,7
1065	Sulmycin mit Celestan-V	180,4	6974,5	2255,5
1066	Enoxor	180,3	4047,7	583,1
1067	Adocor	179,9	7431,0	8406,0
1068	DHC Mundipharma	179,8	18790,8	3393,2
1069	Miniasal	179,6	984,3	16601,7
1070	Bronchoforton Saft/Tropfen	179,4	2342,8	1069,7
1071	Loftan	179,2	7935,6	6942,3
1072	Panoral	179,2	10210,9	888,3
1073	Ulcogant	179,2	7624,0	2353,7
1074	Lacrimal O.K.	179,2	5670,8	10058,4
1075	Linoladiol-H N Creme	179,0	3657,4	2668,3
1076	Menorest	179,0	8368,5	10477,9
1077	Pro-Symbioflor	178,9	3469,3	3215,6
1078	Belnif	178,5	19295,1	8381,4
1079	duravolten	178,2	3076,4	4830,9
1080	Radepur	178,0	4169,2	2584,7
1081	Helmex	178,0	3839,7	203,3
1082	Karison	177,8	4288,8	5627,0
1083	Favistan	177,6	3418,7	22280,4
1084	Dobica	177,4	10070,9	8871,5
1085	Prednisolon Salbe LAW	177,4	3098,6	6103,2
1086	Lipotalon Amp.	177,0	3299,3	698,5
1087	Optalidon N	177,0	1564,0	951,8
1088	Pilomann	176,8	2608,0	10378,8
1089	Conpin	176,8	9307,0	13924,3
1090	Lanzor	176,7	19505,3	3222,1
1091	Furobeta	176,6	4001,5	19224,2
1092	Kytta Balsam f	176,5	3223,5	5040,4
1093	Ibu KD	176,5	2251,7	1912,6
1094	Volon A (antibiotikafrei)/N	176,4	2990,0	2684,0
1095	Terfenadin-ratiopharm	176,3	4183,9	4407,8
1096	Modenol	176,2	10332,2	16505,5
1097	Miranova	176,2	7075,9	14106,0
1098	Diclo-Puren Gel	175,8	1885,1	1574,7
1099	PanOxyl	175,8	2998,9	9520,4
1100	Methizol	175,6	3102,5	8704,3
	Summe	636525,6	23750577,0	21360594,5
	Kumulativer Anteil	76,37 %	69,69 %	79,77 %

Ergänzende statistische Übersicht 721

Tabelle 53.9: Führende Arzneimittel 1997 nach Verordnungen (Fortsetzung) (gesamtes Bundesgebiet)

Rang	Präparat	Verordnung in Tsd.	Umsatz in Tsd. DM	DDD in Tsd.
1101	Levomepromazin-neuraxpharm	175,1	6672,6	2287,1
1102	Bisomerck	174,8	8688,2	7985,4
1103	Cordicant	174,6	9289,0	11242,2
1104	Eusaprim	174,4	1442,8	1222,4
1105	Ossin	174,4	3633,2	7363,3
1106	Asche Basis-Creme/Salbe	174,4	2391,1	7325,3
1107	Clindahexal	174,4	8739,7	722,5
1108	Spersadexolin	174,4	3210,0	4358,9
1109	Dermatop Basis	174,2	2918,9	6249,4
1110	Ambril	174,2	1792,2	1782,7
1111	Depressan	174,0	9634,3	5798,9
1112	Combaren	173,8	9281,8	1718,0
1113	Traumon	173,8	2421,6	1691,2
1114	Contractubex Gel	173,8	4946,0	1386,6
1115	Agnolyt	173,6	5693,7	13034,0
1116	Novoprotect	173,3	3642,9	5039,6
1117	Hypnorex	172,4	7045,7	7313,1
1118	Leioderm P-Creme	172,4	2879,0	1714,5
1119	Orphol	172,3	8434,4	7738,6
1120	Mykundex Drag./Susp.	172,3	5127,9	1268,3
1121	Ambene	172,1	4080,8	1328,6
1122	Clinofem	172,0	4992,4	3970,5
1123	Turfa-BASF	171,2	3657,7	12981,2
1124	Neurium	171,2	24348,7	13514,3
1125	Ambrolös	171,0	1553,3	1545,8
1126	Estradiol Jenapharm	170,6	3978,6	15061,4
1127	Bromhexin Meuselbach	170,3	1347,9	2210,7
1128	Antifungol Creme etc.	170,1	1724,8	2905,9
1129	Balneum Hermal	169,9	3915,1	11609,7
1130	Dolgit Diclo	169,8	1364,4	2993,6
1131	Rheuma-Hek	169,6	5939,9	3685,2
1132	Pankreon	169,3	18865,1	2368,5
1133	Magnerot N	169,0	2777,7	3756,8
1134	Cinnarizin-ratiopharm	168,8	2975,0	7368,2
1135	Sanoxit/MT	168,8	2544,4	5308,6
1136	Bisobloc	168,7	8195,0	7915,0
1137	Terramycin Augensalbe	168,6	674,5	843,1
1138	Glibenclamid Heumann	168,3	2485,9	9821,2
1139	Diarrhoesan	168,0	2175,1	233,4
1140	Sedalipid	168,0	10238,2	5600,8
1141	Codeinum phosph. Berlin-Chem.	167,8	1232,5	507,1
1142	Tachmalcor	167,6	16318,0	2986,4
1143	Dulcolax	167,5	1828,1	3252,2
1144	Panthogenat	167,3	1380,2	5062,8
1145	Beclomet Orion	167,1	19894,0	9174,3
1146	Hydrodexan Creme	167,1	5730,6	3635,6
1147	Eryfer 100	167,0	5505,2	5185,4
1148	Hämatopan F	166,5	2443,0	4236,3
1149	Penicillin V AL	166,3	1651,4	1292,1
1150	Halicar	165,9	3075,9	4117,9
	Summe	645067,3	24025355,7	21612309,0
	Kumulativer Anteil	77,39 %	70,49 %	80,71 %

Tabelle 53.9: Führende Arzneimittel 1997 nach Verordnungen (Fortsetzung) (gesamtes Bundesgebiet)

Rang	Präparat	Verordnung in Tsd.	Umsatz in Tsd. DM	DDD in Tsd.
1151	Celestamine N	165,6	4308,4	1720,4
1152	Karil	165,5	25866,8	1348,0
1153	Dorithricin	165,4	1507,5	662,9
1154	Flutide Nasal	165,4	7089,1	4134,1
1155	Ranidura	164,9	5642,6	5260,4
1156	Coleb	164,9	20164,2	20570,7
1157	Treupel comp.	164,8	858,8	580,0
1158	Dilanacin	164,5	3185,2	16450,5
1159	Ichthoseptal	164,5	4413,8	3633,8
1160	Prostagutt mono	164,4	9477,8	14887,0
1161	Psychotonin-sed.	164,3	4986,5	8667,2
1162	Tranquase	164,2	677,1	5120,7
1163	Pravidel Tabl.	163,0	13817,8	4736,0
1164	X-Prep	163,0	2007,5	163,0
1165	Piroxicam Stada	163,0	4587,6	3498,8
1166	Captin	163,0	622,2	627,4
1167	B12-Steigerwald	162,9	2260,2	75551,9
1168	Solu-Decortin H	162,3	7355,8	4845,2
1169	Cerucal	162,3	4056,8	4413,8
1170	Ossofortin forte	162,3	9215,3	7484,6
1171	Biperiden-neuraxpharm	162,2	3436,9	3143,7
1172	Tolvin	161,8	11448,5	4318,7
1173	Estriol Jenapharm Ovula	161,4	1728,1	6017,9
1174	Vitamin-B12-ratiopharm	160,7	1170,7	6311,4
1175	Maalox 70	160,6	6597,2	1532,0
1176	Pangrol	160,4	13276,8	1904,0
1177	Thomapyrin	159,8	1062,6	641,4
1178	Braunovidon Salbe/Gaze	159,7	2495,9	2301,8
1179	Spondyvit	159,6	14006,1	26941,7
1180	Doloreduct	159,5	620,7	813,7
1181	Lyogen/Depot	159,1	15454,1	8920,5
1182	Berberil N	159,0	1063,2	10736,8
1183	Venopyronum N forte/retard	158,9	9982,3	6161,7
1184	Coversum	158,6	16211,6	10908,9
1185	Sanasepton	158,6	3881,6	1051,4
1186	Acetylcystein Stada	158,5	2522,4	2193,5
1187	Androcur	158,4	23808,0	2829,6
1188	Differin	158,3	3453,6	4741,0
1189	Ossiplex retard	158,2	4810,2	4289,2
1190	Thombran	157,8	8487,8	2059,7
1191	Noviform	157,7	2304,2	1971,3
1192	Voltaren ophtha	157,5	7137,4	4685,0
1193	Hirudoid Gel/Salbe	157,0	3765,1	6461,0
1194	Hydrocortison-Wolff	157,0	1952,7	1938,4
1195	Cholagogum F	156,9	7289,9	4368,8
1196	Nitroderm TTS	156,7	16621,3	10586,8
1197	InfectoBicillin	156,6	6359,8	1384,8
1198	Pilocarpin Ankerpharm	156,4	1631,1	8090,7
1199	Chlormadinon Jenapharm	156,4	3723,2	3656,2
1200	Tramadura	156,4	4805,8	1463,4
	Summe	653107,1	24358565,4	21949090,7
	Kumulativer Anteil	78,36 %	71,47 %	81,97 %

Tabelle 53.9: Führende Arzneimittel 1997 nach Verordnungen (Fortsetzung) (gesamtes Bundesgebiet)

Rang	Präparat	Verordnung in Tsd.	Umsatz in Tsd. DM	DDD in Tsd.
1201	Ciatyl-Z	156,4	11990,1	4455,3
1202	Furadantin	155,6	2228,8	2117,9
1203	Cordes BPO Gel	155,6	2053,5	3869,8
1204	Temgesic	155,5	11239,1	1044,9
1205	Avamigran N	155,5	4746,1	2052,4
1206	Trigoa	155,3	3805,0	12498,5
1207	Pyolysin-Salbe	155,1	1998,0	5455,8
1208	Complamin	154,8	5985,4	3544,2
1209	Nifedipin Heumann	154,8	5478,1	7608,4
1210	Kabanimat	154,7	2746,3	5522,3
1211	Meglucon	154,7	5618,9	7059,6
1212	Ultracortenol	154,7	2541,7	3295,5
1213	Kalium-Duriles	154,4	4663,3	3385,4
1214	Indo Top-ratiopharm	154,3	1401,6	837,7
1215	Humalog	154,3	27548,8	7804,6
1216	Sermion	154,0	27636,2	12170,5
1217	Helixor	154,0	9897,1	3505,0
1218	Phlebodril Kaps.	153,9	5451,6	3595,2
1219	Magnesium Jenapharm	153,9	3699,0	5129,0
1220	Molsidomin-retard ratiopharm	153,7	5682,2	12751,2
1221	Nitroxolin Chephasaar	153,6	7268,3	1292,8
1222	Aristochol Konzentrat Gran.	153,2	3742,2	6383,4
1223	Hyperesa	152,9	4290,1	5743,4
1224	Kanamycin-POS	152,8	961,5	2815,8
1225	Corangin Nitro	152,7	2366,2	5645,4
1226	Concor plus	152,5	12069,6	11513,6
1227	Elantan	152,4	13436,5	13460,5
1228	Dominal	152,1	5171,6	1714,0
1229	Doxy Komb	151,9	1456,7	1322,2
1230	Pholedrin-longo-Isis	151,3	5617,7	5974,6
1231	Vit.B-Komplex forte-ratioph.	151,3	3781,7	3362,1
1232	Heparin AL	151,1	1185,8	4950,6
1233	Livocab Nasenspray	150,6	4503,5	1461,0
1234	Protaxon	150,6	11111,0	4706,1
1235	Biciron	150,5	1036,7	10034,0
1236	Tilidin-ratiopharm plus	150,5	13603,2	3123,1
1237	Atarax	150,4	4072,1	2027,9
1238	Kompensan-S Liquid/Tabl.	150,2	3584,0	1649,9
1239	Aquapred Augentropfen	149,8	1169,9	4608,0
1240	Podomexef	149,7	8458,6	619,2
1241	Ortoton	149,6	6974,2	1694,4
1242	Biomagnesin	149,6	2806,5	2689,3
1243	Durogesic	149,5	33302,7	5528,1
1244	Diflucan/-Derm	149,5	47995,3	2743,5
1245	Vermox	149,3	3064,4	707,6
1246	Dysmenalgit N	149,1	3579,0	1491,0
1247	Linola-Fett Ölbad	148,4	2548,7	3195,0
1248	Neuralgin	148,4	1016,8	659,7
1249	Dontisolon D	148,4	1887,3	3010,1
1250	Megalac Almasilat	148,3	2998,8	989,3
	Summe	660722,3	24720037,0	22171909,1
	Kumulativer Anteil	79,27 %	72,53 %	82,80 %

Tabelle 53.9: Führende Arzneimittel 1997 nach Verordnungen (Fortsetzung) (gesamtes Bundesgebiet)

Rang	Präparat	Verordnung in Tsd.	Umsatz in Tsd. DM	DDD in Tsd.
1251	Skid	148,3	5165,5	1748,5
1252	Troxerutin-ratiopharm	148,1	5822,6	4009,2
1253	Biaxin HP	147,9	22082,1	2142,2
1254	Solugastril	147,7	4648,1	1436,9
1255	Pirorheum	147,1	3932,8	3643,6
1256	Pholedrin liquid. Meuselbach	146,9	3388,8	3667,6
1257	Captopril Pfleger	146,3	3400,1	6983,0
1258	Ospur D3	146,2	2007,9	26785,0
1259	Remergil	146,1	21850,5	5532,4
1260	Gyno-Pevaryl	145,9	2906,9	538,7
1261	Kytta Thermopack	145,6	5637,8	145,6
1262	Fosamax	145,5	29814,3	9098,4
1263	HCT von ct	145,5	2108,3	9933,3
1264	Sinfrontal	145,4	3152,7	3558,0
1265	Spasuret	145,2	7805,1	2282,9
1266	Alpicort F	144,6	3368,4	2892,3
1267	Fenizolan	144,5	1438,2	867,2
1268	Fenofibrat-ratiopharm	144,5	10152,0	11151,6
1269	Atenolol-Heumann	144,3	5092,4	6900,3
1270	Fevarin	144,2	22677,6	5810,3
1271	Oxytetracyclin Augensalbe	144,1	965,3	2058,5
1272	Demetrin/Mono Demetrin	144,0	3514,4	2327,1
1273	Prednison Dorsch	144,0	4106,6	7906,3
1274	Dacrin	143,9	1199,4	7197,3
1275	Capto-dura	143,8	3761,0	5836,6
1276	Dynorm Plus	143,6	17428,8	10613,6
1277	Enzynorm forte	143,4	6812,9	4543,6
1278	Lamisil Creme	143,3	3035,8	1433,4
1279	Ostochont Gel/Salbe	143,0	3170,7	3575,9
1280	Treloc	142,8	20951,0	13038,7
1281	Baldrian-Dispert/-Stark	142,8	2517,1	1980,8
1282	Glysan	142,8	2404,4	907,2
1283	Salbutamol-ratiopharm	142,6	2974,4	6645,8
1284	Irtan	142,6	5333,3	1954,9
1285	Neuro-ratiopharm N	142,6	3038,5	5734,3
1286	Oleo-Tüll	142,4	3987,4	2359,7
1287	Syntaris	142,4	3835,8	4831,3
1288	Imeson	142,3	940,2	2761,0
1289	Kaoprompt-H	142,3	2378,7	78,0
1290	Pulmotin-N-Salbe	142,2	831,7	888,8
1291	Symbioflor II	142,2	2564,5	2688,5
1292	Sulmycin Creme/Salbe	142,1	3228,2	1694,8
1293	Instillagel	141,8	4965,3	1902,8
1294	Cafergot N	141,5	6111,7	2597,4
1295	Lomir	141,4	18028,9	10532,1
1296	Kollateral A+E Drag.	141,4	8040,1	5063,8
1297	Obsilazin	141,3	3279,5	3705,2
1298	Udrik	141,1	14720,1	9722,4
1299	Neo Tussan	141,1	1230,0	174,0
1300	Amoxi-Tablinen	140,6	3964,8	2183,7
	Summe	667917,5	25045809,0	22407973,6
	Kumulativer Anteil	80,14 %	73,49 %	83,68 %

Ergänzende statistische Übersicht 725

Tabelle 53.9: Führende Arzneimittel 1997 nach Verordnungen (Fortsetzung) (gesamtes Bundesgebiet)

Rang	Präparat	Verordnung in Tsd.	Umsatz in Tsd. DM	DDD in Tsd.
1301	Pento-Puren	140,4	6818,5	5471,0
1302	Raniprotect	139,9	5070,1	4358,0
1303	Mykohaug C Creme	139,9	985,5	2420,2
1304	Mutaflor	139,7	9717,4	2770,6
1305	Zaditen	139,6	5360,1	4253,3
1306	gyno Canesten	139,5	2466,8	740,6
1307	Retrovir	139,2	70204,7	931,0
1308	Canephron N	139,2	3315,3	2523,7
1309	Anaesthesin Creme etc.	139,1	2142,8	6956,7
1310	Elotrans Neu	138,9	1631,4	485,3
1311	Benadryl Infant N	138,8	1490,5	822,4
1312	Thomasin	138,8	4594,8	3754,0
1313	Perivar/-N forte	138,5	8260,9	6064,0
1314	Spironolacton-ratiopharm	138,4	9708,9	8910,1
1315	Zoladex	138,4	121358,9	7515,4
1316	Rhinopront Kaps.	138,3	1661,7	936,5
1317	Claversal	138,2	26313,6	5248,4
1318	Klimaktoplant	138,2	3766,9	5325,7
1319	Basocin	138,2	4087,4	2451,0
1320	Metoprolol Stada	138,2	4626,1	5667,6
1321	Bronchoforton N Salbe	138,1	2942,4	5000,2
1322	Fluor-Vigantoletten	138,0	1517,3	11539,6
1323	Clin-Sanorania	137,8	6833,3	550,4
1324	Tetramdura	137,5	2487,6	1518,2
1325	Liprevil	137,1	27464,0	7677,7
1326	Hexetidin-ratiopharm	137,1	1082,7	913,7
1327	Pilocarpol	136,9	1413,7	7670,9
1328	Loperamid Stada	136,9	1353,3	444,2
1329	Nifedipin AL	136,8	3962,2	6865,9
1330	Ultralan-oral	136,7	10743,5	6439,4
1331	Biofanal Drag./Susp.	136,6	7739,3	1535,7
1332	Tambocor	136,6	21852,0	5752,5
1333	Polyspectran Augensalbe	136,5	1296,7	1137,6
1334	Diltiuc	136,4	8931,6	5467,3
1335	Morphin Merck Amp.	136,3	4452,5	787,9
1336	Optipect N/Neo	136,1	1354,0	2757,1
1337	Metoprolol Heumann	136,0	5266,9	6074,5
1338	Ocuflur	135,8	5637,0	4103,9
1339	Jellin-Neomycin	135,8	2944,1	2282,2
1340	Lösnesium	135,5	4381,9	3793,4
1341	Timohexal	135,5	3357,6	9901,1
1342	Sanasthmyl	135,5	8856,9	3276,1
1343	Vivural	135,4	4663,1	4799,3
1344	Ambroxol comp.-ratiopharm	135,4	1710,4	1454,0
1345	Bronchipret Filmtabl.	135,2	2175,7	1666,2
1346	Aknefug simplex	135,1	2143,4	2771,3
1347	Helarium Hypericum	135,0	4777,9	3979,9
1348	Soventol Gel	134,9	1299,0	1015,0
1349	Convulex	134,8	10323,6	7244,1
1350	Furosemid Stada	134,7	2534,7	9186,0
	Summe	674782,7	25504889,9	22613184,4
	Kumulativer Anteil	80,96 %	74,84 %	84,45 %

Tabelle 53.9: Führende Arzneimittel 1997 nach Verordnungen (Fortsetzung) (gesamtes Bundesgebiet)

Rang	Präparat	Verordnung in Tsd.	Umsatz in Tsd. DM	DDD in Tsd.
1351	Zinkoxidemulsion/Salbe LAW	134,5	1412,3	2678,5
1352	Plastufer	134,5	4219,2	3926,7
1353	duraprednisolon	134,3	1760,5	5182,4
1354	Vitamin A-POS	134,0	767,6	2232,7
1355	Clivarin	133,9	11227,8	1184,6
1356	Maliasin	133,6	5310,7	3037,4
1357	Bisolvon	133,6	1703,0	1778,0
1358	Kelofibrase	133,6	3344,4	1072,7
1359	Colina	133,5	2116,0	622,8
1360	Verapamil AL	133,2	2954,7	4374,6
1361	Eisendragees-ratiopharm	133,2	2006,2	2269,5
1362	Tradelia	132,8	6993,6	8733,6
1363	Broncho-Vaxom	132,6	9494,2	4345,8
1364	Myfungar Vaginal	132,6	1438,2	928,2
1365	Doxycyclin AL	132,4	946,8	1982,4
1366	Omniflora N	132,4	4645,8	2192,0
1367	Diligan	132,4	5133,1	3230,7
1368	Flexase	132,3	2929,4	2372,6
1369	Ivel	132,2	4185,7	5520,2
1370	Cefavora	132,0	3945,1	6117,3
1371	Heparin-POS	131,8	1276,4	2706,4
1372	Phardol mono	131,8	902,6	3294,2
1373	Hct-Isis	131,7	3572,3	7084,4
1374	MCP-Isis	131,6	945,9	941,9
1375	Antagonil	131,5	11621,0	3302,9
1376	Sormodren	131,5	6786,7	4271,3
1377	Clonidin-ratiopharm	131,4	4667,4	4092,7
1378	Gityl	131,4	1836,0	2775,4
1379	traumanase/-forte Drag.	131,3	5880,0	582,6
1380	Calcium Hexal	131,2	3786,4	4058,3
1381	Parkotil	131,2	35079,7	1537,9
1382	Triapten	130,9	3580,9	550,1
1383	Prosta Fink N	130,9	6844,0	6084,6
1384	Lymphozil K/E	130,8	1432,0	2248,2
1385	Defluina peri	130,7	9062,8	2612,6
1386	Timpilo	130,6	11924,6	9407,0
1387	Sibelium	130,5	9870,2	9952,0
1388	Mg 5-Longoral	130,5	3050,8	4727,4
1389	Konakion	130,4	3486,9	1375,7
1390	Diursan	130,0	2820,3	18262,7
1391	Verabeta	129,6	4415,3	5942,8
1392	Nasan	129,5	612,1	2079,3
1393	Tilade	128,9	12037,2	4448,4
1394	Hepar SL	128,7	6975,5	2565,9
1395	Lanicor	128,7	2306,7	11505,1
1396	Lederderm	127,9	6165,0	1904,7
1397	Ferrum Hausmann Sirup/Tr.	127,8	2213,6	2630,5
1398	Bufexamac-ratiopharm	127,6	1869,8	2713,0
1399	Decentan	127,5	6764,2	1974,6
1400	vera von ct	127,5	2756,0	3678,8
	Summe	681351,8	25755966,6	22806278,5
	Kumulativer Anteil	81,75 %	75,57 %	85,17 %

Tabelle 53.9: Führende Arzneimittel 1997 nach Verordnungen (Fortsetzung) (gesamtes Bundesgebiet)

Rang	Präparat	Verordnung in Tsd.	Umsatz in Tsd. DM	DDD in Tsd.
1401	Allopurinol 300 Stada	127,5	2970,1	8298,0
1402	Enantone	127,5	108885,8	6268,4
1403	Vaspit	127,2	1531,7	2706,2
1404	Diazepam Desitin Rectiole	127,2	3338,5	503,7
1405	Nipolept	126,7	8120,5	3772,9
1406	LentoNit	126,3	1914,0	14368,8
1407	Ferro-Folsan Drag.	126,3	2243,0	1987,2
1408	Urol mono	126,1	6598,6	1927,1
1409	Dextro O.G.-T.	126,1	1202,5	126,3
1410	ZUK Thermocreme	125,7	1121,8	6279,3
1411	Antares	125,6	6808,6	9060,5
1412	Pinimenthol S mild	125,5	1239,0	1346,7
1413	Cromoglicin-ratioph. Augentr.	125,4	2085,0	1848,6
1414	Colfarit	125,2	1907,3	11152,5
1415	Sinusitis Hevert N	125,2	2268,1	1274,1
1416	Pandel	125,1	2171,4	1141,5
1417	clotrimazol v. ct Creme etc.	125,0	1151,8	2158,4
1418	Huminsulin Basal	124,9	15651,6	5613,0
1419	Myospasmal	124,7	1649,1	1039,2
1420	Spasmo-Cibalgin S	124,5	2574,1	630,3
1421	Clonid Ophtal	124,3	2246,5	13576,0
1422	Lemocin CX Gurgellösung	124,0	1336,4	826,7
1423	Arteoptic	124,0	4200,4	8836,6
1424	Balneum Hermal Plus	124,0	3221,4	5289,5
1425	Lorazepam-neuraxpharm	123,9	1732,9	2897,0
1426	Vagimid	123,9	2014,1	574,6
1427	Epivir	123,9	67156,0	3701,9
1428	Primosiston Tabl.	123,7	1830,0	1237,5
1429	Aciclostad Creme	123,7	1453,1	911,6
1430	Faros	123,6	4663,2	3914,9
1431	Otowowen	123,4	1759,8	3944,2
1432	Betoptima	123,3	4048,7	8769,0
1433	Komb-H-Insulin Hoechst	123,1	17730,4	6505,6
1434	Estriol LAW	122,7	1636,6	22346,5
1435	tetrazep von ct	122,6	1724,3	1077,3
1436	Proxen	122,5	8714,1	4848,5
1437	Bricanyl Aerosol	122,5	3768,6	4587,0
1438	Nifeclair	122,4	3915,1	6090,0
1439	Alpicort	122,4	1820,7	2448,3
1440	Laceran Salbe	122,4	2940,3	6164,6
1441	molsidomin von ct	122,3	4282,4	7488,7
1442	Rhinopront Saft	122,3	1117,3	407,7
1443	Natriumfluorid 25 Baer	122,3	1648,7	3278,9
1444	Rheubalmin Bad	122,2	2077,3	1811,8
1445	Methimazol	122,2	2070,6	6108,0
1446	Oculotect Gel	122,1	1244,8	5530,3
1447	toxi-loges Tropfen	122,0	2415,5	6397,2
1448	Nortrilen	122,0	4067,7	2358,4
1449	DCCK	121,8	6394,3	6239,8
1450	Freka Drainjet NaCl	121,7	5555,5	1217,4
	Summe	687556,6	26100185,9	23037166,5
	Kumulativer Anteil	82,49 %	76,58 %	86,03 %

Tabelle 53.9: Führende Arzneimittel 1997 nach Verordnungen (Fortsetzung) (gesamtes Bundesgebiet)

Rang	Präparat	Verordnung in Tsd.	Umsatz in Tsd. DM	DDD in Tsd.
1451	Loperamid Heumann	121,6	1019,2	308,4
1452	Visken	121,5	6794,5	3806,1
1453	Nystaderm Creme/Paste	121,4	1929,3	1496,8
1454	Quadropril	121,3	8200,9	7842,4
1455	Supracombin	121,3	981,3	948,8
1456	Gripp-Heel	121,0	1011,0	1707,3
1457	Siozwo N	121,0	955,9	1728,5
1458	Bisolvonat	121,0	4448,3	701,7
1459	Haloperidol-neuraxpharm	120,8	3442,2	3392,8
1460	Surgam	120,6	6665,0	3226,0
1461	Dexa-Siozwo N	120,3	1678,6	1719,0
1462	Captopril AL	120,3	2362,9	5785,4
1463	Ila-Med M	120,3	1305,1	413,6
1464	Moronal Suspension	120,2	2562,7	304,9
1465	Rani-Puren	120,1	4697,5	4057,9
1466	Progastrit	119,9	2185,5	1454,2
1467	Urion	119,9	10482,6	4835,4
1468	Tofranil	119,8	4712,2	2297,1
1469	Collomack	119,8	737,7	2395,1
1470	Kivat	119,7	3683,9	3685,3
1471	Dopergin	119,7	15527,4	1608,8
1472	Mucofalk	119,7	3857,2	3621,5
1473	Sigacap	119,5	3110,5	5726,0
1474	Emser Nasenspray/Lsg.	119,2	1485,0	1877,1
1475	Tussamed	119,2	810,1	539,1
1476	Haemiton Tabl.	119,1	4580,3	2988,2
1477	Mycinopred	119,0	1612,3	3399,8
1478	Dysurgal N	118,9	3414,8	3576,3
1479	Tramagetic	118,8	3457,8	1076,5
1480	Efflumidex	118,8	1618,2	2376,4
1481	Bifinorma	118,8	3600,3	7813,9
1482	Indo-Phlogont	118,6	2352,6	2850,9
1483	Reparil-Gel N	118,4	2234,4	3796,8
1484	Liniplant	118,3	1537,2	5380,5
1485	Heparin Riker Salbe/Gel	118,0	1512,5	4720,4
1486	Thermo Rheumon	117,6	2339,8	3359,4
1487	Lafol	117,4	2030,4	8363,9
1488	Seroxat	117,4	24825,4	6193,7
1489	Pilfor P	117,1	713,9	644,3
1490	H-Tronin	117,1	18379,3	4654,8
1491	Doxysolvat	117,1	1231,5	1170,6
1492	Monobeta	117,0	4881,5	9789,8
1493	Nivadil	116,9	16482,2	11155,7
1494	Syntestan	116,9	10936,5	4038,5
1495	Döderlein Med	116,9	2162,3	1168,8
1496	Tavegil Gel	116,8	1168,5	957,2
1497	Doss	116,8	15243,2	6799,1
1498	Cotrimoxazol AL	116,8	628,0	772,9
1499	Liponsäure-ratiopharm	116,7	10137,8	5069,5
1500	Mobiforton	116,5	2259,7	1350,6
	Summe	693507,3	26334172,7	23206114,2
	Kumulativer Anteil	83,21 %	77,27 %	86,66 %

Tabelle 53.9: Führende Arzneimittel 1997 nach Verordnungen (Fortsetzung) (gesamtes Bundesgebiet)

Rang	Präparat	Verordnung in Tsd.	Umsatz in Tsd. DM	DDD in Tsd.
1501	Siros	116,3	4221,9	232,6
1502	Ginkodilat	116,3	5335,8	2653,4
1503	ISDN AL	116,1	2581,5	5889,7
1504	Teneretic	115,7	11947,4	10076,7
1505	Cystium wern	115,4	2080,8	3039,2
1506	Diclofenac-Wolff	115,3	1460,7	2496,1
1507	Azufibrat	115,3	7011,0	5766,8
1508	Perazin-neuraxpharm	115,2	5427,6	5834,3
1509	Frubiase Brause Calcium	115,1	4645,9	2105,1
1510	DNCG Stada	115,1	6246,5	1780,2
1511	Folsan	114,9	4066,3	3670,2
1512	Betasemid	114,9	13763,2	9852,1
1513	Liskantin	114,8	4761,6	2338,0
1514	Uro-Nebacetin N	114,8	7947,2	1148,1
1515	Lorzaar plus	114,7	16212,4	7639,4
1516	Sigacalm	114,6	1148,1	1138,0
1517	Molevac	114,6	3744,0	109,8
1518	Cisday	114,5	7224,3	12226,2
1519	Ginkgo Stada	114,5	5372,3	2674,8
1520	Pinimenthol N	114,4	1492,9	2180,4
1521	Nystalocal	114,2	3639,4	1078,2
1522	Gabrilen	113,9	1572,7	2661,1
1523	Osspulvit S	113,7	2043,7	1714,2
1524	Cordes Beta	113,7	2412,0	2706,5
1525	Allergocrom Augentropfen	113,4	1408,8	2239,5
1526	dysto-loges	113,3	2003,4	3800,1
1527	Fluanxol 0,5 mg	113,0	1842,5	1884,1
1528	Tetra-saar	113,0	1810,7	1040,9
1529	Uro-Vaxom	113,0	13278,1	5435,2
1530	Sedotussin plus Kaps.	112,8	2234,1	750,6
1531	Loperamid von ct	112,8	952,6	410,4
1532	stas Hustenlöser	112,8	868,3	750,4
1533	Mirfulan N	112,7	1684,3	5633,6
1534	Terracortril Salbe etc.	112,5	2538,7	925,2
1535	Toxi-Loges N	112,3	1117,8	1351,0
1536	Amoxi-Diolan	111,9	2545,0	1218,0
1537	Rocaltrol	111,9	19307,5	2872,4
1538	Piracebral	111,7	4352,9	4137,6
1539	Fenint	111,7	21632,1	7428,1
1540	Recormon	111,2	84456,7	1083,6
1541	Candio-Hermal Drag./Susp.	111,1	2850,2	516,6
1542	Roaccutan	111,0	29199,5	3009,6
1543	Nebilet	111,0	11283,4	6992,7
1544	Azuglucon	110,8	1819,1	6174,8
1545	Triamteren HTC AL	110,8	1727,0	8492,6
1546	Cerson Salbe/Creme	110,7	2940,8	4144,8
1547	Cystinol akut	110,7	2236,5	1224,9
1548	Allohexal	110,6	1553,1	5572,1
1549	Borocarpin S	110,5	1674,5	7797,0
1550	Doxy Wolff Mucol.	110,5	1245,7	1175,8
	Summe	699173,1	26679095,3	23383187,1
	Kumulativer Anteil	83,89 %	78,28 %	87,33 %

Tabelle 53.9: Führende Arzneimittel 1997 nach Verordnungen (Fortsetzung) (gesamtes Bundesgebiet)

Rang	Präparat	Verordnung in Tsd.	Umsatz in Tsd. DM	DDD in Tsd.
1551	Micotar Mundgel	110,5	1456,4	259,8
1552	PulmiDur	110,4	5770,6	6646,9
1553	Allergopos N	110,3	818,4	4010,8
1554	CORIC plus	110,2	15382,6	8438,8
1555	Cotrimox-Wolff	110,0	923,1	787,5
1556	Hisfedin	109,7	1645,7	1762,7
1557	Cipramil	109,6	16641,2	5227,7
1558	Simplotan Tabl.	109,6	3172,7	174,8
1559	Ginkopur	109,6	5207,0	2608,2
1560	durafenat	109,2	8098,3	8866,7
1561	Unizink	109,0	2899,2	5289,5
1562	Lipox	108,7	5981,5	5611,7
1563	Diclo Dispers	108,6	955,3	1413,3
1564	Dentinox N	108,5	987,9	2751,8
1565	Motilium	108,5	5667,3	2003,2
1566	Eryakenen	108,3	1700,5	1486,6
1567	Doxy-Tablinen	108,3	827,7	1293,6
1568	Curatoderm	108,3	9149,0	4285,5
1569	Dolo-Puren	108,3	2414,6	1989,3
1570	Doxepin-ratiopharm	108,2	3387,1	2931,6
1571	Volon A Tinktur N	108,2	2553,0	1648,7
1572	H2 Blocker-ratiopharm	108,1	4463,1	3166,6
1573	Aniflazym	108,1	3839,4	731,2
1574	Arubendol Salbutamol	108,0	3105,4	4051,6
1575	Ursofalk	108,0	15594,5	3369,1
1576	Reparil-Amp./Drag.	107,7	3139,7	1621,6
1577	Sweatosan N	107,7	3722,4	3699,4
1578	Berniter Kopfhaut-Gel	107,6	3128,9	11104,5
1579	Miroton	107,3	2825,5	2528,7
1580	Dexa-sine	107,0	1863,9	2173,5
1581	Myko Cordes Creme/Lösung	107,0	1430,8	2149,5
1582	Lopresor	106,9	6675,3	4383,3
1583	Klysma-Salinisch	106,8	1541,3	316,2
1584	Otodolor	106,8	584,2	226,5
1585	Asasantin	106,7	6859,2	3365,8
1586	Recessan	106,6	1120,1	3553,7
1587	Azutrimazol Creme	106,6	1069,8	1928,5
1588	Ambrobeta	106,4	577,3	575,6
1589	Rekawan	106,4	1676,7	1828,1
1590	Testoviron	106,4	7116,7	4491,2
1591	Sinophenin	106,4	2136,9	541,1
1592	Bronchobest	106,1	1129,1	1291,7
1593	Frubienzym	106,0	924,4	464,5
1594	Mono Praecimed	105,8	440,8	476,9
1595	Lacrigel	105,7	1046,7	5286,6
1596	Azulon Kamillen-Puder/Creme	105,7	1297,4	1354,0
1597	Duolip	105,5	12788,5	8245,9
1598	Zeel comp.	105,5	3138,9	2822,8
1599	Proscar	105,5	26271,6	8573,3
1600	Pantederm Salbe	105,5	1143,2	2642,4
	Summe	704558,8	26895385,9	23539639,1
	Kumulativer Anteil	84,53 %	78,92 %	87,91 %

Tabelle 53.9: Führende Arzneimittel 1997 nach Verordnungen (Fortsetzung) (gesamtes Bundesgebiet)

Rang	Präparat	Verordnung in Tsd.	Umsatz in Tsd. DM	DDD in Tsd.
1601	Loperhoe	105,4	748,8	318,0
1602	Paedisup K/S	105,2	597,9	526,2
1603	Azudoxat comp.	104,8	1372,8	1152,1
1604	Metypred	104,6	8865,7	5646,6
1605	Pyralvex	104,6	1420,3	3539,6
1606	Inderm Lösung	104,4	2058,6	2609,0
1607	Dexa-Loscon mono	104,3	3965,1	2336,5
1608	Doneurin	104,3	2561,2	1911,7
1609	Milupa GES	104,2	755,3	208,4
1610	Procyclo	104,1	4888,0	8344,3
1611	Anti-Phosphat	104,0	3556,1	1019,0
1612	Corto-Tavegil Gel	104,0	1702,3	740,1
1613	Polyspectran HC	103,9	1526,0	673,2
1614	Oxis	103,9	7871,0	2717,2
1615	Tamuc	103,8	1935,3	1500,6
1616	Triamcinolon Wolff	103,8	1395,8	1404,8
1617	Prepacol	103,8	1163,1	103,8
1618	Prednisolon Augensalbe	103,5	1344,0	1478,8
1619	Parkopan	103,5	2679,5	3351,6
1620	Codicompren	103,4	1169,1	515,9
1621	Exoderil Creme etc.	103,4	2738,1	3149,0
1622	Verrucid	103,1	1300,4	2062,3
1623	Nystatin Lederle Creme etc.	102,9	2218,1	1610,5
1624	Mundil	102,5	3621,0	5075,8
1625	Timolol POS	102,4	2285,8	7390,2
1626	Tilidalor Hexal	102,3	9472,3	2147,4
1627	Blemaren N	102,2	6856,9	2555,2
1628	Amoxillat	102,1	3609,1	1539,3
1629	Spasman	102,1	2748,5	1396,0
1630	Campral	101,8	12360,6	1870,8
1631	Thyreocomb N	101,7	2402,7	9056,4
1632	Ginkgo Syxyl	101,6	2253,3	1978,1
1633	Engerix B	101,6	11248,7	106,3
1634	Nitrosorbon	101,5	3106,0	7120,8
1635	almag von ct Suspension	101,5	2309,5	1015,9
1636	Doreperol N	101,2	1178,8	445,9
1637	Nitro Mack	101,1	3631,1	5361,1
1638	Spersallerg	101,0	1505,5	8083,2
1639	galacordin	101,0	2522,2	2195,1
1640	Cotrim Hexal	100,6	520,3	582,8
1641	ergo sanol spezial N	100,5	2343,5	466,8
1642	MinitranS	100,5	7175,2	6891,5
1643	Hamadin	100,4	1180,1	345,2
1644	Kirim	100,3	6974,0	3010,7
1645	Gentamycin Salbe etc. medph.	100,3	1614,2	1212,8
1646	Sedonium	100,1	3500,9	3752,1
1647	Regepithel	100,1	803,7	2001,5
1648	Uzara	99,9	1205,9	459,5
1649	Gen-H-B-Vax	99,9	14195,9	115,4
1650	Konjunktival	99,9	1133,4	5706,5
	Summe	709682,0	27064977,2	23668440,4
	Kumulativer Anteil	85,15 %	79,41 %	88,39 %

Tabelle 53.9: Führende Arzneimittel 1997 nach Verordnungen (Fortsetzung) (gesamtes Bundesgebiet)

Rang	Präparat	Verordnung in Tsd.	Umsatz in Tsd. DM	DDD in Tsd.
1651	Uvalysat	99,8	1277,9	1164,5
1652	Lactocur	99,8	2278,0	5481,6
1653	Prosiston	99,6	1665,3	1991,5
1654	Ospolot	99,6	2388,6	1019,7
1655	Diurapid	99,5	2738,1	10237,7
1656	Venalitan N	99,2	2646,9	4275,3
1657	Eatan N	99,2	1042,1	3888,8
1658	Budesonid-ratiopharm	99,1	8063,3	5790,1
1659	Gynokadin	99,1	2349,4	6827,5
1660	Mycospor Nagelset	98,9	4731,6	989,4
1661	Delgesic	98,9	1131,0	729,5
1662	Transbronchin	98,6	1973,1	928,5
1663	Sigaprim	98,6	826,3	699,7
1664	Roferon	98,5	154340,6	2705,1
1665	Kalitrans-Brausetabletten	98,5	1634,4	1712,3
1666	Traumasept Wund-/Heils. etc.	98,4	883,2	710,6
1667	Befibrat	98,4	5578,1	4742,5
1668	Dihydergot plus	98,4	4748,3	2582,5
1669	Sigadoxin	98,0	1177,3	1317,0
1670	Noctazepam	98,0	896,1	818,0
1671	Posorutin Augentropfen	98,0	830,8	4353,7
1672	Bromazep	97,8	1031,5	1956,9
1673	Clotrimazol AL	97,7	576,9	1685,0
1674	Dexa Biciron	97,7	1113,7	3256,5
1675	Duphaston	97,7	2914,2	3698,2
1676	Nizax	97,5	12926,7	3855,5
1677	Aknefug-oxid Gel	97,3	1140,9	1853,3
1678	Orgametril	97,2	3578,6	4729,7
1679	Schnupfen Endrine	97,2	483,7	1648,3
1680	Diu Venostasin	97,1	4695,7	2331,4
1681	Vitreolent Plus	96,6	3225,2	15689,9
1682	Udramil	96,5	12212,4	6284,7
1683	Methotrexat medac	96,4	15194,1	9739,6
1684	P-Mega-Tablinen	96,0	1188,7	631,2
1685	Lipobay	95,9	13071,1	5797,8
1686	Crino-Kaban N	95,9	3020,9	3196,5
1687	Ophtopur N	95,9	769,3	8725,7
1688	Erybeta	95,5	1625,2	636,9
1689	Euphyllin	95,5	4947,2	4275,3
1690	Cholagogum N Tropfen	95,5	3154,5	5090,5
1691	Atenolol Stada	95,4	3517,7	4953,3
1692	Valocordin-Diazepam	95,4	397,2	2385,4
1693	Phenytoin AWD	95,2	2001,8	5056,1
1694	Respicort	95,2	7707,0	5467,9
1695	Cromohexal-Nasenspray	95,1	1265,1	767,5
1696	Alk/Depot	95,1	49855,6	22241,9
1697	Protactyl	95,1	1859,6	557,5
1698	Corsodyl	95,0	1419,6	1857,1
1699	Mareen 50	94,8	3075,2	2386,2
1700	Siran	94,6	2042,8	1880,1
	Summe	714545,7	27428189,6	23864042,3
	Kumulativer Anteil	85,73 %	80,48 %	89,12 %

Tabelle 53.9: Führende Arzneimittel 1997 nach Verordnungen (Fortsetzung) (gesamtes Bundesgebiet)

Rang	Präparat	Verordnung in Tsd.	Umsatz in Tsd. DM	DDD in Tsd.
1701	Fortecortin Tabl.	94,6	17015,4	12309,5
1702	Ralofekt	94,6	4468,7	2552,1
1703	Furanthril	94,5	2013,0	8902,1
1704	Metronidazol Artesan	94,2	1177,5	415,8
1705	Tromlipon	94,2	13649,6	7038,4
1706	Gastripan	93,9	1937,6	670,9
1707	Nifedipin Verla	93,9	2824,3	4132,3
1708	Mykohaug	93,8	1142,3	499,2
1709	Uvirgan mono	93,4	4900,7	3010,6
1710	Anusol	93,3	1429,0	1507,8
1711	Alomide	93,3	1319,0	1361,0
1712	Agarol	93,3	1399,1	1715,6
1713	Fondril	93,1	5327,6	4376,6
1714	Nifelat	93,0	3806,2	4871,8
1715	Isodinit	92,8	2406,5	6567,5
1716	Spilan	92,6	3351,0	4698,6
1717	Timosine	92,4	6353,5	9186,8
1718	Berlocid	92,2	696,9	529,1
1719	Soventol Hydrocortison	92,2	1197,3	1194,3
1720	Kohle-Compretten/Granulat	91,9	1206,5	161,4
1721	Eufimenth Balsam N	91,9	1069,1	1566,7
1722	Clavigrenin	91,9	2678,8	2990,9
1723	Dermestril	91,8	5004,9	6580,4
1724	Pulbil	91,6	5459,0	1250,4
1725	Aknichthol N/-soft N	91,6	2968,1	2032,8
1726	Allomaron	91,5	5370,5	7791,1
1727	Flotrin	91,5	11195,7	5056,5
1728	Dispadex comp.	91,4	867,7	1786,5
1729	Medivitan N Neuro	91,4	2438,1	2464,3
1730	Staphylex	91,1	5622,9	412,3
1731	Esprenit	91,0	2447,1	1922,2
1732	Osmil	90,9	3672,5	6818,8
1733	Trigastril	90,8	3381,8	654,7
1734	Monuril	90,8	1722,4	90,8
1735	Nizoral Creme	90,6	1350,8	1177,0
1736	Sedacur	90,6	1847,8	1792,5
1737	Topsym/-F	90,6	2446,3	2064,3
1738	Bronchoforton Kapseln	90,6	1420,4	968,7
1739	Kollateral	90,3	4691,5	2514,0
1740	Adenylocrat F	90,2	2653,1	4077,0
1741	Tarka	90,2	12183,3	6303,4
1742	Thiamazol Henning	90,2	1552,7	5502,4
1743	Lactuflor	90,0	2971,4	4945,6
1744	Mundisal	90,0	887,5	1799,3
1745	Unacid PD oral	90,0	5568,3	350,1
1746	Ranitidin Heumann	90,0	3066,1	2755,5
1747	Cotrimstada	89,9	684,3	612,6
1748	Fluoxetin-ratiopharm	89,8	16439,4	4714,2
1749	Hydrocortison-POS N	89,8	722,1	561,1
1750	Vividrin Nasenspray	89,7	1273,6	672,6
	Summe	719135,2	27619468,8	24021972,3
	Kumulativer Anteil	86,28 %	81,04 %	89,71 %

Tabelle 53.9: Führende Arzneimittel 1997 nach Verordnungen (Fortsetzung) (gesamtes Bundesgebiet)

Rang	Präparat	Verordnung in Tsd.	Umsatz in Tsd. DM	DDD in Tsd.
1751	Travocort Creme	89,7	2321,1	899,0
1752	Sirtal	89,6	8733,4	3977,6
1753	Doregrippin Tbl.	89,5	942,6	397,8
1754	Migralave N	89,4	2541,1	1618,7
1755	Furacin-Sol	89,4	1256,8	663,7
1756	Iso-Puren	89,4	2896,4	4155,5
1757	Sensit	89,4	8345,2	3532,9
1758	duramucal	89,4	910,7	956,0
1759	Ibubeta	89,3	1924,2	2064,4
1760	Molsicor	89,3	3420,9	7484,3
1761	Deprilept	89,2	2158,4	2314,6
1762	Uro-Pract	89,2	4909,9	445,9
1763	Ulcolind Metro	89,2	2002,7	579,4
1764	Isicom	89,1	6616,6	1817,0
1765	Acetyst	89,1	1201,3	818,7
1766	Herphonal	89,1	3977,1	1270,8
1767	Baclofen-ratiopharm	89,0	6408,4	2388,8
1768	Lepinal/Lepinaletten	88,9	576,9	1800,2
1769	Erythromycin Stada	88,9	1614,8	682,5
1770	Sic Ophtal	88,8	678,0	4486,0
1771	Totocortin	88,7	701,1	4436,0
1772	Solcoseryl	88,5	980,4	1263,9
1773	Prostamed	88,4	1816,3	1600,5
1774	Dexpanthenol Heumann	88,3	691,7	2487,0
1775	Pramino	88,2	2185,7	7089,7
1776	Nifuran	88,1	1220,1	292,6
1777	Cellidrin	88,1	1842,2	4707,9
1778	Gelonida NA Tabl./Supp.	88,1	943,8	552,8
1779	Dexa-Allvoran Amp.	88,0	860,1	713,2
1780	Clont	87,9	1079,4	197,1
1781	Panthenol-Augensalbe	87,9	386,5	1464,2
1782	Heparin-ratiopharm comp.	87,8	1323,1	4171,5
1783	Ampicillin-ratiopharm	87,8	2365,3	669,0
1784	Rhefluin	87,7	1935,4	11569,7
1785	A.T. 10	87,7	8457,6	3356,3
1786	Glimidstada	87,7	2163,5	4746,8
1787	Lantarel	87,6	11064,4	9541,1
1788	Theo von ct	87,5	1737,0	3630,0
1789	Atenolol von ct	87,5	2544,2	4821,9
1790	Cimehexal	87,5	3528,1	2486,3
1791	Retacillin comp.	87,5	1376,8	578,2
1792	Huminsulin Normal	87,5	10493,3	3751,1
1793	Arilin 500	87,3	2114,4	618,2
1794	Arbid N	87,2	777,7	300,6
1795	Glucoremed	87,2	999,6	5126,6
1796	Mexitil	87,2	11714,4	2279,8
1797	Hepa-Merz Amp./Gran./Kautbl.	87,2	16573,2	2153,8
1798	Doxy comp. von ct	87,1	1002,6	900,3
1799	Veno SL	87,1	3458,3	2276,9
1800	Inconturina SR	87,0	3025,9	3784,5
	Summe	723551,4	27782267,8	24155893,6
	Kumulativer Anteil	86,81 %	81,52 %	90,21 %

Ergänzende statistische Übersicht 735

Tabelle 53.9: Führende Arzneimittel 1997 nach Verordnungen (Fortsetzung) (gesamtes Bundesgebiet)

Rang	Präparat	Verordnung in Tsd.	Umsatz in Tsd. DM	DDD in Tsd.
1801	Metoprolol von ct	86,9	2904,4	3806,4
1802	Polybion N	86,8	810,3	769,4
1803	Amoxicillin Stada	86,7	2531,6	1148,7
1804	Prednihexal	86,3	1034,3	943,3
1805	Amilorid comp.-ratiopharm	86,2	1496,9	14182,9
1806	Psyquil	86,2	1918,7	935,5
1807	Estrifam	86,2	3492,7	8194,6
1808	Pentofuryl	86,2	1516,8	381,4
1809	Daktar Creme etc.	86,1	2123,7	1469,4
1810	Cytotec	86,1	5643,1	1625,0
1811	Vibrocil	85,9	617,7	1347,2
1812	Bezafibrat Heumann	85,9	4673,9	3678,9
1813	Acemetacin Stada	85,8	2674,2	1869,1
1814	Dexabene Amp.	85,8	1305,1	1067,3
1815	Erysec	85,7	4769,1	796,7
1816	Calci	85,7	5465,6	740,4
1817	Diazepam Stada	85,6	488,1	3657,5
1818	Jomax	85,5	1040,8	1348,0
1819	Klimadynon	85,5	1848,5	3964,8
1820	Aureomycin Salbe	85,4	1864,4	1424,1
1821	Meprolol	85,4	2663,8	4003,9
1822	Ciloxan	85,4	1041,6	2134,4
1823	Inflam Salbe	85,2	848,0	2130,7
1824	Meaverin	85,2	1285,6	404,4
1825	Diclophlogont Gel	85,2	831,1	709,4
1826	Ergocalm	85,1	1596,3	3054,3
1827	Oculosan N	84,8	1607,6	7028,2
1828	Trimipramin-neuraxpharm	84,6	2425,1	950,6
1829	Amantadin-ratiopharm	84,6	4087,3	4072,6
1830	Movergan	84,5	24615,7	7078,4
1831	Diprosalic Lösung/Salbe	84,4	4866,6	2233,4
1832	Chinosol Tabletten	84,3	814,5	1009,1
1833	Zyprexa	84,2	31958,9	2385,2
1834	Metohexal Comp.	84,2	3709,5	6787,8
1835	Diltiazem-ratiopharm	84,1	4040,6	2910,5
1836	Hydrocortison Hoechst Tbl.	84,1	9800,6	2742,0
1837	Micristin Tabl.	83,9	1122,8	6543,5
1838	Cephalexin-ratiopharm	83,8	3890,7	462,1
1839	Cefallone	83,8	3495,0	421,8
1840	Omnisept	83,7	1790,6	490,8
1841	Nepresol	83,5	4487,7	2774,7
1842	Trevilor	83,5	14747,5	3136,6
1843	Zofran	83,4	30518,6	310,2
1844	Spasmo-Solugastril	83,4	2855,7	1032,7
1845	Benfofen	83,3	1119,5	1569,6
1846	Procto-Kaban	83,2	1415,1	900,7
1847	Frubilurgyl	83,0	834,7	266,7
1848	Pentohexal	82,9	3965,3	3130,4
1849	Longtussin Duplex	82,8	1899,3	552,2
1850	Loretam	82,8	1534,0	2819,3
	Summe	727794,3	28000356,6	24283290,7
	Kumulativer Anteil	87,32 %	82,16 %	90,69 %

Tabelle 53.9: Führende Arzneimittel 1997 nach Verordnungen (Fortsetzung) (gesamtes Bundesgebiet)

Rang	Präparat	Verordnung in Tsd.	Umsatz in Tsd. DM	DDD in Tsd.
1851	Dexamethason-Salbe LAW	82,8	2181,1	3088,4
1852	Stiemycine	82,5	1328,0	1173,2
1853	Dignokonstant	82,4	3217,7	3517,2
1854	Lomaherpan	82,4	1151,0	1373,2
1855	Allergodil	82,4	2458,7	1484,7
1856	Thioridazin-neuraxpharm	82,1	3049,5	1257,4
1857	Sotabeta	82,0	3619,8	4756,9
1858	Metavirulent	81,9	1405,8	580,3
1859	Cinnabaris Pentarkan	81,8	1669,4	3637,0
1860	Serenoa-ratiopharm	81,8	4123,8	7092,2
1861	Fumaderm	81,8	14696,7	1558,0
1862	Heuschnupfenmittel DHU	81,8	2138,8	8835,2
1863	Dexaflam Amp.	81,7	575,2	641,7
1864	Piracetam-neuraxpharm	81,7	4688,0	2973,5
1865	Monopur	81,6	3260,0	5769,4
1866	Terfemundin	81,5	2219,3	1594,9
1867	duralipon	81,5	12909,2	5615,7
1868	Essaven Gel	81,3	1689,5	1954,4
1869	Remederm Widmer	81,2	2096,5	6653,1
1870	Amadol TAD	81,2	1595,1	558,2
1871	Leukase N Puder/Salbe	81,2	2872,7	2245,4
1872	Rewodina Schmerzgel	81,0	827,8	683,7
1873	Uvirgan N	81,0	2412,7	1114,8
1874	Lipo-Merz	80,9	11122,1	6896,9
1875	Bezacur	80,8	4959,6	4215,0
1876	Amoxi Hefa	80,8	1954,9	1093,6
1877	Rocephin	80,7	10828,8	97,9
1878	Metobeta	80,6	2031,9	2949,7
1879	Gentamytrex	80,6	566,0	1507,4
1880	Ketotifen-ratiopharm	80,5	2304,4	1871,9
1881	Rhoival Drag./Tropfen	80,5	3073,3	1924,0
1882	Trepress	80,4	10454,8	7578,1
1883	Paracetamol Heumann	80,3	244,5	286,2
1884	Allergovit	80,3	30898,3	6956,9
1885	Cefa Wolff	80,3	2870,6	226,7
1886	Mucobroxol	80,2	2199,0	3152,8
1887	UTK	80,2	4871,0	6494,7
1888	Nubral	80,1	2043,5	4575,5
1889	Chinidin-Duriles	80,0	7165,4	1335,6
1890	Pankreaplex Neu	80,0	1308,5	994,1
1891	Biofanal Vaginal	80,0	1374,6	590,3
1892	Partusisten	80,0	3744,5	858,8
1893	Atenolol AL	79,9	2344,4	3668,2
1894	Dequonal	79,7	879,2	701,5
1895	Panthenol Jenapharm	79,7	1312,8	1210,8
1896	Linola-sept	79,6	713,0	1096,9
1897	Migräflux (orange/grün)/-N	79,5	1864,8	1280,3
1898	Mucret	79,4	3874,7	3381,6
1899	Septacord	79,4	2222,4	1631,7
1900	Mestinon	79,3	5433,9	2303,5
	Summe	731838,6	28199204,4	24420329,5
	Kumulativer Anteil	87,80 %	82,74 %	91,20 %

Tabelle 53.9: Führende Arzneimittel 1997 nach Verordnungen (Fortsetzung) (gesamtes Bundesgebiet)

Rang	Präparat	Verordnung in Tsd.	Umsatz in Tsd. DM	DDD in Tsd.
1901	Tagonis	79,3	17193,8	4287,1
1902	Sinuforton Saft	79,2	942,6	527,9
1903	Brasivil Paste	79,2	1464,9	3957,6
1904	ABC Wärmepflaster N	79,1	769,0	135,1
1905	Yohimbin Spiegel	79,0	3651,3	2444,3
1906	Maprolu	79,0	1661,6	1642,8
1907	Emla	79,0	2404,6	511,2
1908	Cutanum	78,9	3865,4	6164,2
1909	Colina spezial	78,9	1925,2	604,6
1910	Prothyrid	78,8	2211,8	7564,7
1911	Bresben	78,7	9625,3	5972,0
1912	Intron A	78,7	123798,9	2066,5
1913	AH3 N	78,4	2437,3	1642,7
1914	Alupent Tabl./Drag.	78,4	1878,1	2278,4
1915	Valdispert	78,4	1246,5	838,6
1916	Dapotum	78,3	8987,0	6425,4
1917	Kochsalzlösung Eifelfango	78,2	1554,0	1774,9
1918	Beconase	78,2	2856,6	1954,8
1919	Kytta Femin	78,2	1385,7	3837,0
1920	Isla-Moos	78,2	617,4	513,7
1921	Nafti-ratiopharm	78,1	3392,8	3194,8
1922	Neurobion N	78,1	2038,8	1541,7
1923	Bactrim Roche	78,0	931,0	600,3
1924	Rheumabene	77,7	990,3	2539,7
1925	Kamillosan Creme/Salbe/Bad	77,7	1179,6	1235,9
1926	Traumasenex	77,7	675,5	2248,7
1927	Bisoprolol von ct	77,7	3468,6	3494,1
1928	Migräne-Kranit Kombi	77,6	1471,0	388,0
1929	Baralgin	77,5	779,6	347,5
1930	Bronchicum plus	77,2	1667,0	830,4
1931	Cotrim Diolan	77,2	631,2	637,5
1932	Locacorten-Vioform	77,0	2191,8	709,2
1933	Cerutil	77,0	5125,5	1995,2
1934	Vitamin B12 Jenapharm	76,9	1076,5	36288,5
1935	Tamoxifen-ratiopharm	76,9	9862,4	7276,8
1936	Indomet-ratiopharm Gel	76,8	995,0	657,2
1937	Thermo-Menthoneurin Cr./Lin.	76,8	1443,4	2982,6
1938	FSME-Immun	76,7	3757,7	80,0
1939	Beriglobin	76,7	3778,6	76,7
1940	Zovirax	76,5	13789,1	242,2
1941	Digacin	76,5	1213,8	5845,0
1942	Mykontral Creme etc.	76,5	1952,9	1444,7
1943	Copyrkal N	76,4	592,2	522,1
1944	Dopegyt Tabl.	76,3	4253,9	1844,1
1945	Tramabeta	76,2	1359,5	467,7
1946	Fasax	76,1	2110,7	2113,6
1947	Muco Tablinen	76,1	1161,2	1686,0
1948	Liposic	75,9	788,8	2839,5
1949	Temazep von ct	75,9	1066,8	1441,2
1950	Kaliumiodid BC	75,9	1089,8	9660,4
	Summe	735720,3	28464516,7	24570704,4
	Kumulativer Anteil	88,27 %	83,52 %	91,76 %

Tabelle 53.9: Führende Arzneimittel 1997 nach Verordnungen (Fortsetzung) (gesamtes Bundesgebiet)

Rang	Präparat	Verordnung in Tsd.	Umsatz in Tsd. DM	DDD in Tsd.
1951	Levophta	75,8	2007,9	2525,7
1952	Betaisodona Vaginal	75,4	3065,2	1489,6
1953	durabronchal	75,3	1464,7	1118,0
1954	Erythromycin Heumann	75,3	1893,3	732,7
1955	Piracetam von ct	75,3	3004,9	2893,4
1956	Ubretid	75,2	8665,4	3204,1
1957	Thevier	75,1	1267,8	3004,8
1958	Dreisafer	75,0	1947,5	2422,6
1959	Neuro-Lichtenstein	74,9	948,3	577,0
1960	Multibionta Tropfen	74,9	655,4	873,9
1961	Acetylcystein Heumann	74,9	1439,5	1104,4
1962	Thymiverlan	74,9	569,9	825,0
1963	Spasmo-Nervogastrol	74,7	1722,9	1389,9
1964	Glibenclamid Riker	74,7	1859,8	3913,7
1965	Venoruton Emulgel Heparin	74,7	1113,4	2988,9
1966	Itrop	74,7	11313,5	1960,0
1967	Allobeta	74,7	1147,8	4230,0
1968	Gyno-Daktar	74,7	1565,4	580,6
1969	Lido Posterine	74,6	1504,9	1010,3
1970	Leptilan	74,5	5619,7	2390,5
1971	Tredalat	74,5	5291,8	4694,5
1972	Enelbin-Salbe N	74,5	1150,5	2156,3
1973	Symadal Spray	74,5	961,1	1303,4
1974	duracroman Nasenspray	74,4	1409,7	558,0
1975	Glianimon	74,4	4947,1	8182,3
1976	ISMN Stada	74,3	3659,1	5574,0
1977	Alimix	74,3	4807,3	987,4
1978	Homviotensin	74,2	2684,8	6643,9
1979	Mogadan	74,1	568,4	1410,0
1980	Bisoprolol Stada	74,1	3723,0	3634,3
1981	Panthenolsalbe von ct	74,0	461,1	2644,1
1982	Tardyferon-Fol Drag.	73,9	1922,6	4094,6
1983	Terfium Hexal	73,8	1267,2	1418,3
1984	Uralyt-U Granulat	73,8	4693,4	2211,9
1985	Salbulair Dosieraerosol	73,8	2488,8	2193,8
1986	Fluspi	73,7	2321,6	2234,9
1987	Fungisan Creme	73,7	1147,9	2808,7
1988	Akneroxid	73,6	1394,1	2741,5
1989	Aknemycin Emulsion	73,6	1464,3	613,2
1990	espa-lipon	73,6	16333,9	6393,6
1991	Cefakliman Tabletten	73,4	2145,9	1660,3
1992	Lidoject	73,4	785,2	241,8
1993	Propaphenin	73,4	2265,6	521,9
1994	Calcimagon	73,3	3295,8	2737,3
1995	Infectomox	73,3	1564,2	749,4
1996	Ildamen	73,2	4684,0	2461,3
1997	Bronchicum Thymian	73,1	1500,1	673,3
1998	Librium	73,1	2956,0	2468,8
1999	Olicard	73,1	5126,6	5830,5
2000	Phosphalugel	72,9	3302,9	1237,0
	Summe	739432,4	28607618,6	24691019,6
	Kumulativer Anteil	88,72 %	83,94 %	92,21 %

Register

Die Zahlen, denen ein R vorangestellt ist, geben den Verordnungsrang des betreffenden Präparates an. Damit besteht eine schnelle Zugriffsmöglichkeit zu den wichtigsten Verordnungsdaten über die Tabelle 53.9 (S. 699 ff), in der die Präparate nach ihrer Verordnungshäufigkeit sortiert abgedruckt sind. Alle übrigen Zahlen beziehen sich auf die Seiten des Arzneiverordnungs-Reports 1998.

Aknefug simplex 239, 254, 256, R1346
Aknefug-Emulsion N 256
Aknefug-oxid Gel 240, 254, R1677
Aknemittel 253 f
Aknemycin Emulsion 240, 254, R1989
Aknemycin Lösung/Salbe 238, 254, R742
Akneroxid 240, 254, R1988
Aknichthol N 256
Aknichthol N/-soft N 240, 254, R1725
Aknin-Winthrop 253, 256
Aldactone Drag./Kaps. 273, 277, R816
Aldesleukin 574
Aldosteronantagonisten 273, 277, 279
Alendronsäure 402 f
Alfacalcidol 554 f, 691
Alfason 244
Alfason Creme etc. 238, 243, R599
Alfuzosin 532
Alimix 369, 375 f, R1977
Alk/Depot 45, 48, R1696
Alkoholfolgekrankheiten 473 f
Allergenextrakte 48, 573
Allergocrom Augentropfen 426, 438, R1525
Allergodil 45 ff, R1855
Allergopos N 426, 434 f, R1553
Allergospasmin-Aerosol 206, 209 f, R184
Allergovit 45, 48, R1884
Allgemeinmediziner 653 ff, 657 f, 660 f
allo von ct 292 f, R434
Allobeta 292 f, R1967
Allohexal 292 f, R1548
Allomaron 292 f, R1726
Allopurinol 292 f, 616, 691
Allopurinol 300 Stada 292 f, R1401
Allopurinol AL 292 f, R745
Allopurinol Heumann 292 f, R761

Allopurinol-ratiopharm 292 f, R33
Allvoran 153, 157, R205
Almag von ct Suspension 368, 371, R1635
Almasilat 371
Alna 524, 532, R776
Alomide 427, 438, R1711
Alpha$_1$-Rezeptorenblocker 121, 124, 531 f
Alpha$_2$-Agonisten 122
Alpha$_2$-Antagonisten 465
17-Alpha-Hydroxyprogesteron 511
Alpha$_2$-Sympathomimetika 440 f
alpha-Liponsäure 558, 691
5-Alpha-Reduktasehemmer 532
Alpha-Rezeptorenblocker 528
Alpha-Sympathomimetika 482
Alpha-Tocopherol 554
Alpicort 239, 246 f, R1436
Alpicort F 239, 246, R1266
Alprazolam 462
Alprostadil 578 f
Alter 616, 643 ff, 648, 650
Altersgruppen 616, 644
Aluminiumhydroxid 408
Aluminiumoxid 254
Aluminium-Silikate 168
Alupent Tabl./Drag. 205, 207, 210, R1914
Alzheimerdemenz 82
Amadol TAD 32, 34, R1870
Amantadin 452 f, 691
Amantadin-ratiopharm 451 f, R1829
Amaryl 94, 98 f, R198
Ambene 154, 158, 160, R1121
Ambril 176, 183, R1110
Ambrobeta 176, 183, R1588
Ambrodoxy Hexal 175, 187, R496
Ambrohexal 175, 183, R242
Ambrolös 176, 183, R1125
Ambroxol 183, 185, 187, 210, 691
Ambroxol AL 176, 183, R800
Ambroxol comp.-ratiopharm 176, 187, R1344
Ambroxol Heumann 175, 183, R292

Ambroxol von ct 183, 191, R1009
Ambroxol-ratiopharm 175, 183, R53
Amciderm 239, 243, R1024
Amcinonid 243
Amilorid 275
Amilorid + Hydrochlorothiazid 691
Amilorid comp.-ratiopharm 272, R1805
Amineurin 456, 464, R659
Aminoglutethimid 575
Aminopenicilline 71
Aminophyllin OPW 206, 214, R704
Amiodaron 60
Amitriptylin 464 f, 467, 691
Amitriptylin-neuraxpharm 456, 464, R561
Amitriptylinoxid 464
Amlodipin 222, 224 f, 689
Ammoniumbituminosulfonat 252
Amorolfin 147 f, 691
Amoxi Hefa 67, 71, R1876
amoxi von ct 66, 71, R871
Amoxibeta 66, 71, R801
Amoxicillin 71, 691
Amoxicillin AL 66, 71, R1016
Amoxicillin Heumann 66, 71, R878
Amoxicillin Stada 67, 71, R1803
Amoxicillin-ratiopharm 65, 71, R130
Amoxi-Diolan 66, 71, R1536
Amoxihexal 65, 71, R356
Amoxillat 66, 71, R1628
Amoxi-Tablinen 66, 71, R1300
Amoxi-Wolff 65, 71, R339
Amoxypen 65, 71, R235
Ampho-Moronal 415
Ampho-Moronal L-Tabl./Susp. 412, 414, R681
Amphotericin B 414 f
Ampicillin 70 f, 691
Ampicillin-ratiopharm 66, 70 f, R1783
Amuno/Retard 154, 157, R1041
Anabolika 593, 598 f
Anaesthesin Creme etc. 239, 252, R1309

Anaesthesulf P 238, 252 f, R310
Anafranil 456, 464, R637
Analgetika 31 ff., 40
Analgetika-Kombinationen 593, 598, 599
Analgin 31, 40, R330
Analogpräparate 627
Anastrozol 575 f
Anco 153, 157, R593
Andante 117, 121, R785
Androcur 503, 505, R1187
Androgene 504 f
Angiotensin-Rezeptorantagonisten 20 ff, 26, 124, 616
Aniflazym 156, 162, R1573
Anionenaustauscher 363
Antacida 371
Antacida-Kombinationen 372, 593, 599, 601
Antagonil 220, 224, R1375
Antares 457, 475, R1411
Anthelmintika 683
Antiallergika 44 ff, 47, 207, 216, 437, 484 f, 616
Antianämika 50 ff, 53, 565, 567, 616
Antianämika-Kombinationen 593, 599, 601
Antiandrogene 502, 505, 575
Antiarrhythmika 58 ff, 616
Antiarrhythmika-Kombinationen 599, 601
Antiarthrotika 162, 593, 599, 601
Antiasthmatika 206 f, 616
Antibiotika 64 ff, 248, 254, 430, 490
Antibiotikakombinationen 491
Anticholinerge Spasmolytika 528
Anticholinergika 205, 207, 215, 452
Antidementiva 82, 84, 86, 89, 595, 599, 602
Antidepressiva 458, 463, 465
Antidiabetika 93 ff, 98
Antidiarrhoika 381 f, 593, 599, 602
Antidota 577
Antidysmenorrhoika 593, 599, 602
Antiemetika 102 f, 576

Antiemetika-Kombinationen 593, 599, 602
Antiepileptika 107 ff
Antifungol Creme etc. 141, 147, R1128
Antifungol Vaginal 295, 297, R757
Antihistaminika 180, 486, 603
Antihistaminika (topische) 593, 599
Antihypertonika 113 ff
Antihypotonika 126 ff, 130, 593, 599, 603
Antiinfektiva 297, 428, 526
Antikataraktika 428, 446, 593, 599, 603
Antikataraktikum N 425, 446, R640
Antikoagulantien 132 ff
Antimykotika 140 f, 144, 147, 149, 414 f
Antiöstrogene 508 f, 511, 574
Antiparasitäre Mittel 683
Antiphlogistika 152 ff, 162, 414 f, 593, 599, 601
Antiphlogistika/Antipruriginosa 251
Anti-Phosphat 397, 408, R1611
Antiretrovirale Therapeutika 565
Antiretrovirale Therapie 569 f
Antirheumatika 152 ff
Antiseptika 248, 413 f, 684
Antisympathotonika 122 ff
Antithrombotika 565, 568
Antitussiva 173 ff
Antitussiva-Kombinationen 599, 603
Antivertiginosa 102, 104
Antra 367, 374, R11
Anusol 304, 306, R1710
Aponal 456, 464, R96
Aprical 220, 223, R1055
Apsomol Dosieraerosol 206, 209, R318
Aquaphor 271 f, 274, R138
Aquapred Augentropfen 426, 431 f, R1239
Aquaretic 272, R985
Arbid N 480, 486, R1794

Arbutin 526
Arcasin 65, 69, R497
Aredia 576
Arelix 272, 274 f, R116
Arelix ACE 21, 25, R727
Aricept 83, 602
Arilin 295, 297, R484
Arilin 500 67, 80, R1793
Arimidex 575 f
Aristochol Konzentrat Gran. 385, 387 f, R1222
Arlevert 103 ff, R309
Aromatasehemmer 575
Artelac 425, 443 f, R365
Arteoptic 426, 440, R1423
Arthotec 153, 161, R275
arthrex 153, 157, R515
arthrex Cellugel 153, 166, R288
Arubendol Salbutamol 207, 209, R1574
Arufil 426, 444, R921
Arutimol 426, 440, R990
Arzneimittelgesetz 581
Arzneimittelmarkt 616
Arzneimittelrichtlinien 592
Arztgruppen 616, 654 f, 658, 662
Asasantin 134, 137 f, R1585
Asche Basis-Creme/Salbe 239, 261, R1106
Ascorbinsäure 691
Aspecton N 175, 188, R421
Aspirin 31, 37, 40, R641
Aspirin protect 37, 134, 137, R281
Aspisol 31, 40, R933
ASS Stada 31, 40, 136, R670
ASS von ct 31, 40, 136, R482
ASS-Hexal 31, 40, 136, R651
ASS-ratiopharm 31, 40, 136, R4
Astemizol 46
Atarax 45 f, R1237
ATC-System 677
Atehexal 196, 198, R609
atemur 206, 212, R589
Atenolol 119, 121, 198 f, 201, 691
Atenolol AL 196, 198 f, R1893

Atenolol-Heumann 196, 198, R1269
Atenolol Stada 196, 198, R1691
Atenolol von ct 196, 198 f, R1789
Atenolol-ratiopharm 196, 198, R369
Atorvastatin 361
Atosil 456, 469, R190
Atropin 517, 529, 691
Atropinsulfat 528
Atrovent 206, 216, R447
Augenärzte 654 f, 658 f
Augmentan 65, 71, R549
Aureomycin Salbe 240, 248 ff, R1820
Aurorix 456, 465, 467, R748
Avamigran N 391, 393 f, R1205
Avonex 572 f
Azapropazon 156
Azathioprin 324, 691
Azelainsäure 254, 255
Azelastin 46, 47, 691
Azidamfenicol 691
Azithromycin 75
Azolantimykotika 143 ff
Azubronchin 175, 183, R422
Azudoxat 65, 73, R661
Azudoxat comp. 176, 187, R1603
Azufibrat 358, 363, R1507
Azuglucon 94, 98, R1544
Azulfidine 367, 380, R606
Azulon Kamillen-Puder/Creme 240, 265 f, R1596
Azumetop 196, 198, R920
Azupamil 220, 223, R731
Azuprostat M 524, 533 f, R526
Azur compositum 31, 38, R749
Azuranit 367, 373, R831
Azutrimazol Creme 142, 147, R1587

B

B12-Steigerwald 552, 554, 556, R1167
Babix-Inhalat N 175, 190, R523
Baclofen 422, 691
Baclofen-ratiopharm 421 f, R1767
Bactoreduct 67, 77, R678
Bactrim Roche 67, 77, R1923
Bagatellarzneimittel 411, 590 f
Bakterienpräparate 382
Baldrian-Dispert/-Stark 310, 316, R1281
Baldrianextrakt 315
Balneotherapeutika 683
Balneum Hermal 258, 682 f, R1129
Balneum Hermal F 682 f, R774
Balneum Hermal Plus 682 f, R1429
Bambec 206, 210, R1020
Bambuterol 210
Bamipin 47, 691
Baralgin 32, 40, R1229
Barazan 65, 80, R394
Barbexaclon 110 f
Barbiturate 110 f, 309
Bärentraubenblätterextrakt 526
Basal-H-Insulin Hoechst 94, 97, R687
Basissalben 262
Basocin 239, 254, R1319
Basodexan 238, 261, R694
Batrafen Creme etc. 141, 147, R137
Baycillin 65, 69 f, R716
Baycuten 141, 149, R234
Baymycard 220, 224, R416
Bayotensin 220, 224, R194
Bazoton 524, 533, R506
Beclomet Orion 206, 212, R1145
Beclometason 211 f, 485, 691
Beclomet-Nasal Orion 480, 485, R943
Beconase 480, 485, R1918
Befibrat 358, 363, R1667
Beinwellwurzelextrakt 166
Belnif 220, 224, R1078
Beloc 196, 198, R10
Beloc comp 117, 119, R505
Bemetizid 279
Benadryl Infant N 176, 178 f, R1311
Benazepril 22
Bencard 48, 573
Benfofen 155, 157, R1845

Benfotamin 561
Benperidol 469, 691
Benserazid 451, 453
ben-u-ron 31, 40, R11
Benzaknen 238, 254, R890
Benzalkoniumchlorid 416
Benzbromaron 292 f, 691
Benzocain 252, 416, 597, 599, 603, 691
Benzodiazepine 110, 111, 309, 311, 312, 317, 421, 461, 462
Benzodiazepin-Rezeptoragonisten 309
Benzoylperoxid 253 f, 691
Benzydamin 414 f
Benzylnicotinat 168
Benzylpenicillin 68 f, 691
Benzylpenicillin-Benzathin 69
Benzylpenicillin-Procain 69
Bepanthen Augen-/Nasensalbe 425, 446 f, R81
Bepanthen Roche Salbe/Lsg. 263, R201
Bepanthen Tabletten 412, 414, 416, R882
Berberil N 426, 434 f, R1182
Beriglobin 682, 685, R1939
Berlocid 67, 77, R1718
Berlocombin 67, 76 f, R799
Berlosin 31, 40, R76
Berlthyrox 494, 497 f, R473
Berniter 251, 253
Berniter Kopfhaut-Gel 240, 252, R1578
Berodual 206, 208 f, R23
Berotec 208
Berotec Aerosol 206, 209, R69
Beta$_2$-Sympathomimetika 205, 207 f
Beta-Acetyldigoxin 335, 691
β-Acetyldigoxin-ratiopharm 334 f, R613
Betadermic 238, 246 f, R1002
Betaferon 572 f
Betagalen 238, 243 f, R930
Betahistin 104 f, 691

Betaisadona Vaginal 296
Betaisodona Lsg. etc. 682, 684, R423
Betaisodona Mundantiseptikum 412 ff, R981
Betaisodona Salbe etc. 248, R134
Betaisodona Vaginal 295, 297, R1952
Betaisodona 249
Beta-Lactamantibiotika 68
Betamann 425, 440
Betamethason 149, 231 f, 243 f, 691
Betarezeptorenblocker 115, 118, 124, 196 f, 199, 200 f, 440 f
Betarezeptorenblocker-kombinationen 119
Betasemid 117, 119, R1512
Beta-Sitosterin 691
Betaxolol 198 f, 440
Betnesol-V 244
Betnesol-V Creme etc. 238, 243, R479
Betoptima 426, 440, R1432
Bezacur 358, 363, R1875
Bezafibrat 363, 691
Bezafibrat Heumann 358, 363, R1812
Bezafibrat-ratiopharm 358, 363, R574
Biaxin HP 66, 74 f, R1253
Bibrocathol 430, 691
Bicalutamid 575
Biciron 426, 434, R1235
Bifinorma 385, 387, R1481
Bifiteral 385, 387, R193
Bifonazol 147 f
Biguanide 98
Bikalm 310, 312 f, 317, R246
Biofanal Drag./Susp. 141, 144, R1331
Biofanal Vaginal 295, 297, R1891
Biomagnesin 397, 406, R1242
Bioplant-Kamillenfluid 265
Biperiden 453, 691
Biperiden-neuraxpharm 451, 453, R1171
Biphosphonate 402
Bisacodyl 387, 684, 691
Biseptol 429

Bisobloc 196, 198 f, R1136
Bisolvon 176, 183, R1357
Bisolvonat 176, 187, R1458
Bisomerck 196, 198 f, R1102
Bisoprolol 119, 198 f, 201, 691
Bisoprolol Stada 196, 198 f, R1980
Bisoprolol von ct 196, 198 f, R1972
Bisoprolol-ratiopharm 196, 198, R600
Bisphosphonate 398, 403, 576 f
Bituminosulfonate 691
Blemaren N 524, 530, R1627
Blephamide Augensalbe/Tr. 426, 433, R901
Blocotenol 196, 198, R587
Blutegelextrakt 547
Bondronat 576
Bonefos 576
Bornaprin 453
Borocarpin S 426, 440, R1549
Botox 577
Botulinumtoxin 577 f
Brasivil 255
Brasivil Paste 240, 254, R1903
Braunovidon 249
Braunovidon Salbe/Gaze 248, R1178
Brennesselblätterextrakt 162
Brennesselkrautextrakt 163
Brennesselwurzelextrakt 533
Bresben 117, 121, R1911
Bricanyl Aerosol 206, 209, R1437
Bricanyl/Duriles 206, 210, R458
Briserin N 117, 123, R120
Bromazanil 456, 462, R282
Bromazep 458, 462, R1672
Bromazepam 462, 691
Bromelain 162
Bromelaine 691
Bromelain-POS 156, 162, R638
Bromhexin 183, 185, 187, 691
Bromhexin Berlin-Chemie 176, 183, R973
Bromhexin Meuselbach 176, 183, R1127

Bromhexin-8-Tropfen N 175, 188, R299
Bromocriptin 685, 691
Bromperidol 692
Bromuc 175, 183, R145
Bronchicum Elixir N 175, 188, R370
Bronchicum Mono Codein 175, 178, R492
Bronchicum plus 177, 189, R1930
Bronchicum Thymian 177, 189, R1997
Bronchicum Tropfen N 175, 188, R278
Bronchipret Filmtabl. 176, 188, R1345
Bronchipret Saft/Tr. 175, 188, R289
Broncho Spray 206, 209, R216
Bronchobest 176, 188, R1592
Bronchocort/-mite 206, 212, R888
Bronchoforton Kapseln 177, 189, R1738
Bronchoforton N Salbe 176, 190, R1321
Bronchoforton Saft/Tropfen 176, 188, R1070
Bronchoforton Salbe 175, 190, R503
Bronchoparat Amp 205
Bronchoretard 206, 214, R56
Bronchospasmolytika 202 ff
Broncho-Vaxom 322, 327, 329, R1363
Brotizolam 312
BS-ratiopharm 517 f, R986
Budesonid 211 f, 485, 692
Budesonid-ratiopharm 205, 207, 212, R1658
Bufedil 283 f, R1039
Bufexamac 252, 597, 599, 603, 692
Bufexamac-ratiopharm 239, 252, R1398
Buflomedil 282, 284, 692
Bunazosin 121
Bundesländer 631
BU-Pangramin 573
Buscopan 517 f, R113

Buscopan plus 517 f, 520, R108
Buserelin 574
Butizid 123
Butylscopolamin 517 f
Butylscopolaminiumbromid 692
Butyrophenone 469
B-Vitamin-Kombinationen 557 f

C

Cafergot N 391, 393 f, R1294
Calci 398, 402, R1816
Calcimagon 397, 401, R1994
Calcipotriol 258 f
Calcitonin 402 f, 692
Calcitriol 554 f
Calcium Hexal 397, 400 f, R1380
Calcium Sandoz Brausetabl. 397, 400 f, R95
Calciumantagonisten 90, 116, 118, 124, 219 ff, 616
Calciumantagonisten-Kombinationen 121
Calciumcarbonat 400 f
Calciumdobesilat 446 f, 692
Calcium-Dura 397, 400 f, R997
Calciumfolinat 577, 692
Calciumglucobionat 400
Calciumglukonat 400
Calciumlaktat 400
Calciumpräparate 399, 401
Campher 168
Campral 458, 473 f, 577, R1630
Candio-Hermal Creme etc. 141, 147, R866
Candio-Hermal Drag./Susp. 141, 144, R1541
Canephron N 524, 535, R1308
Canesten Creme etc. 141, 147, R850
Canifug Creme/Lösung 141, 147, R692
Canifug Vaginal 295, 297, R562
Capozide 21, 25, R306
Captin 32, 40, R1166

Capto Puren 21, 24, R1022
Capto von ct 21, 24, R1050
Captobeta 21, 24, R395
Capto-dura 21, 24, R1275
Captogamma 21, 24, R399
Captohexal 21, 24, R64
Capto-Isis 21, 24, R514
Captopril 22 f, 626, 692
Captopril AL 22, 24, R1462
Captopril Heumann 21, 24, R845
Captopril Pfleger 21, 24, R1257
Capval 175, 178 f, R147
Carbachol 692
Carbamazepin 110, 467, 616, 692
Carbidopa 451, 453
Carbimazol 497 f, 692
Carbimazol Henning 494, 497, R203
Carbinoxamin 179
Carboanhydrasehemmer 440, 442
Carbocistein 183, 692
Carbomer 444
Cardiospermum DHU 265
Cardular 117, 121, R287
Carminativa 377 f, 593, 599, 603
Carminativum-Hetterich N 367, 378, R967
Carnigen 128 f, R214
Carteolol 440, 692
Carvedilol 200 f
Casodex 575
Catapresan 117, 123, R432
CEC 65, 72, R564
Cedur 358, 362 f, R632
Cefa Wolff 67, 72, R1885
Cefaclor 72, 692
Cefaclor-ratiopharm 65, 72, R588
Cefadroxil 72
Cefakliman Tabletten 295, 300, R1991
Cefalexin 72, 692
Cefallone 67, 72, R1839
Cefavora 283 f, 288, R1370
Cefetamet 72
Cefixim 72
Cefpodoxim 72

Cefpodoximproxetil 72
Ceftibuten 72
Ceftriaxon 72
Cefuroximaxetil 72, 692
Celestamine N 230 f, R1151
Celestan-V 244
Celiprolol 200 f
CellCept 572
Cellidrin 292 f, R1777
Cellmustin 574
Cephadroxil 692
Cephalexin-ratiopharm 67, 72, R1838
Cephalosporine 70, 72
Cephoral 66, 72, R773
Cerate 222
Cerivastatin 361
Cerson Salbe/Creme 239, 243, R1546
Certoparin 135, 568
Cerucal 368, 376, R1169
Cerutil 84, 89, R1933
Cetirizin 45 f
Cetylpyridiniumchlorid 413 f, 418, 692
Chelidonin 519
Chemotherapeutika 64 ff, 525 f, 616
Chenodeoxycholsäure 692
Chibro-Timoptol 425, 440, R591
Chinidin 60, 62, 692
Chinidin-Duriles 59, R1889
Chinin 692
Chininsulfat 422
Chinolinolsulfat 684
Chinolone 78
Chinosol Tabletten 682, 684, R1832
Chirurgen 654 f, 658, 660 ff
Chloraldurat 314
Chloraldurat Pohl 310, R534
Chloralhydrat 309, 314, 692
Chlorambucil 574
Chloramphenicol 249, 431, 692
Chlordiazepoxid 462, 692
Chlorhexamed 412 ff, R168
Chlorhexidin 149, 692
Chlorhexidingluconat 413 ff

Chlormadinon Jenapharm 503, 512, R1199
Chlormadinon 512
Chlormezanon 420
Chloroquin 161, 692
Chlorphenamin 179 f
Chlorphenoxamin 47
Chlorpromazin 469
Chlorprothixen 469, 692
Chlortalidon 119
Chologoga 352, 593, 599, 604
Cholagogum F 351 ff, R1195
Cholagogum N Tropfen 351 ff, R1690
Cholecysmon-Dragees 351 f, R883
Cholinergika 439 ff, 683
Cholinsalicylat 414
Chol-Kugeletten Neu 351 ff, R817
Cholspasmin forte 517 ff, R478
Choriongonadotrophin 692
Ciatyl-Z 457, 469, R1201
Cibacen 21, 24, R377
Cibadrex 21, 25, R415
Ciclopirox 147 f
Ciclosporin 322, 324
Cilazapril 22
Cilest 503, 514, R998
Ciloxan 427, 430, R1822
Cimehexal 368, 373, R1790
Cimetidin 373, 692
Cinchocain 305 f, 490
Cineol 188, 190
Cinnabaris 606
Cinnabaris Pentarkan 682, 684, R1859
Cinnarizin 89 f, 104, 692
Cinnarizin-ratiopharm 84, 89, R1134
Cipramil 458, 465, R1557
Ciprobay 65, 80, R80
Ciprofloxacin 78, 80, 430
Cisaprid 375 f
Cisday 220, 223, R1518
Citalopram 465 f
Clarithromycin 74 f
Claudicat 283 f, R445
Claversal 368, 380, R1317

Clavigrenin 391 ff, R1722
Clavulansäure 71
Clemastin 46 f, 692
Clenbuterol 210, 692
Clexane 133, 135, 568, R582
Climarest 503, 508 f, R853
Climen 503, 508, 510, R1010
Clindahexal 66, 75 f, R1107
Clindamycin 74 ff, 254, 256, 692
Clinofem 503, 512, R1122
Clinovir 574
Clin-Sanorania 66, 75, R1323
Clioquinol 249, 692
Clivarin 133, 135, 568, R1355
Clobazam 462
Clobetasol 243 f
Clobutinol 178 f, 692
Clocortolon 47, 243, 243
Clodronsäure 576, 692
Clofibrat 362
Clofibrinsäureester 599, 604
Clomethiazol 473 f
Clomifen 692
Clomipramin 464, 467, 692
Clonazepam 110 f, 692
Clonid Ophtal 426, 440 f, R1421
Clonidin 123, 440, 692
Clonidin-ratiopharm 117, 123, R1377
Clont 295, 297, R1780
Clont i.v./-400 66, 80, R1062
Clopamid 123
Clopidoprel 132
Cloprednol 231 f
Clotrimazol 147, 149, 296 f, 692
Clotrimazol AL 142, 146 f, R1673
clotrimazol v. ct Creme etc. 141, 147, R1417
Clozapin 469, 471 f
Codein mit Paracetamol 38
Codein 36, 38, 174, 178 f, 692
Codeinkombinationen 38
Codeinum phosph. Berlin-Chem. 176, 178, R1141
Codeinum phosph. Compr. 176, 178, R1004

Codicaps 175, 179, R403
Codicompren 177 f, R1620
Codipront 175, 179 f, R83
Codipront mono/retard 175, 178, R439
Coffein 38, 41, 394
Cognex 82
Colchicin 292 f
Colchicum-Dispert 292 f, R900
Coldastop 480, 486 f, R364
Coleb 339, 341, R1156
Colecalciferol 554, 692
Colestyramin 363, 692
Colfarit 134, 137, R1414
Colina 368, 382, R1359
Colina spezial 369, 382, R1909
Collomack 239, 257, R1469
Combaren 31, 38, R1112
Complamin 84, 89, R1208
Concor 196, 198 f, R133
Concor plus 117, 119, R1226
Conpin 339, 341, R1089
Contractubex 266
Contractubex Gel 239, 265, R1114
Contramutan D/N 322, 328, R151
Convulex 109 f, R1349
Copyrkal N 32, 42, R1349
Corangin 339, 341, R142
Corangin Nitro 339, 341, R1225
Cordanum 196, 198, R244
Cordarex 59, 60, 62, R1031
Cordes Beta 239, 243 f, R1524
Cordes BPO Gel 239, 254, R1203
Cordes VAS 253
Cordicant 220, 223, R1103
Cordichin 59 f, 62 f, 601, R916
CORIC 21, 24, R912
CORIC plus 22, 25, R1554
Corinfar 220, 223, 226, R46
Corneregel 425, 446, R260
Corotrend 220, 223, R694
Corsodyl 412 ff, R1698
Corticosteroide 228 ff, 237, 243, 245
Corticosteroid-Externa 240
Corticosteroid-Kombinationen 245, 591, 599, 604

Corto-Tavegil Gel   45, 47, R1612
Corvaton   339, 342, R118
Cotrim Diolan   67, 77, R1931
cotrim forte von ct   67, 77, R510
Cotrim Hexal   67, 77, R1640
Co-trimoxazol   76, 693
Cotrimoxazol AL   67, 77, R1498
Cotrimox-Wolff   67, 77, R1555
Cotrim-ratiopharm   67, 77, R86
Cotrimstada   67, 77, R1747
Coversum   21, 24, R1184
Cranoc   358, 361, R262
Crataegutt   333 f, 336, R175
Crino-Kaban N   240, 246 f, R1686
Crixivan   570
Cromoglicin-ratioph. Augentr.   426, 438, R1413
Cromoglicinsäure   205, 210, 216, 437 f, 484, 693
Cromohexal-Augentropfen   425, 438, R719
Cromohexal-Nasenspray   480, 485, R1695
Crotamiton   693
Curatoderm   239, 258 f, R1568
Cutanum   295, 298, R1908
cutistad Creme etc.   142
Cyanocobalamin   161, 554, 560, 693
Cyclandelat   89, 90, 693
Cyclo-Menorette   503, 509, R209
CycloÖstrogynal   503, 509, R525
Cyclophosphamid   574
Cyclo-Progynova   503, 508, R383
Cycloserin   85
Cymeven   577
Cynt   117, 123, R376
Cyproteronacetat   505, 510
Cystinol   524, 527, 535, R971
Cystinol akut   524 ff, R1547
Cystium wern   524, 535, R1505
Cysto Fink   524, 527, 533, R725
Cytoglobin   573
Cytotec   368, 374, R1810
Cytotect Biotest   573

D

Dacrin   426, 434 f, R1274
Daktar Creme etc.   142, 147, R1809
Daktar Mundgel/-Tabl.   141, 144, R951
Dalmadorm   310, 312, R441
Dalteparin   135, 568
Dapotum   458, 469, R1916
Darmfloramittel   593, 599, 604
DCCK   84, 89, R1449
Decapeptyl   574
Decaprednil   230 f, R821
Decentan   457, 469, R1399
Decoderm tri Creme   141, 149, R367
Decortin Tabl./Perlen   230 ff, R303
Decortin-H Tabl.   230 f, R212
Deferoxamin   577
Defluina peri   283 f, R1385
Degranulationshemmer   438, 485
dehydro sanol tri   272, 276, 279, R453
Dehydroepiandrosteron   510
Delgesic   32, 40, R1661
Delix   21, 24, R202
Delix plus   21, 25, R351
Delmeverin   521
Demetrin/Mono Demetrin   457, 462, R1272
Denan   358, 360 f, R247
Dentinox N   412, 418, R1564
Depotcorticosteroide   233
Depot-H-Insulin Hoechst   94, 97, R48
Depressan   117, 121, R1111
Deprilept   458, 464, R1761
Dequalinium   296 f
Dequaliniumsalze   693
Dequonal   412, 416 f, R1894
Dermatika   236 ff, 248, 265, 605
Dermatop   238, 243 f, R101
Dermatop Basis   239, 261, R1109
Dermestril   504, 508 f, R1723
Dermoxin   244
Dermoxinale   244

Dermoxin/Dermoxinale 238, 243, R456
Desferal 577
Desinfektionsmittel 684
Desitin Salbe/Salbenspray 263, R989
Desmopressin 685
Desogestrel 513 f
Desoximetason 243
de-squaman 237
DET MS 128, R512
Detajmiumbitartrat 60
Detrusitol 529
Dexa Biciron 427, 436, R1674
Dexa-Allvoran Amp. 230 f, R1779
Dexabene Amp. 230 f, R1814
Dexaflam Amp. 230 f, R1863
Dexa-Gentamicin 425, 432, R261
Dexa-Loscon mono 240, 243, R1607
Dexamethason 149, 231 f, 242 f, 436, 436, 693
Dexamethason-dihydrogenphosphat 231
Dexamethasonpalmitat 231
Dexamethasonphosphat 231
Dexamethason-Salbe LAW 240, 243, R1851
Dexamytrex 425, 432, R578
Dexa-Phlogont L 230, 234, R995
Dexa-Polyspectran N 426, 432, R976
Dexa-Rhinospray 485
Dexa-Rhinospray N 480, 485, R207
Dexa-Sine 527, 435 f, R1580
Dexa-Siozwo N 480, 485, R1461
Dexium 425, 446 f, R732
Dexpanthenol 263 f, 376 f, 414, 446, 597, 605, 693
Dexpanthenol Heumann 263, R1774
Dexpanthenol (oral, i.v.) 599
Dextro O.G.-T. 682, 684, R1409
Dextromethorphan 174, 178 f, 693
D-Fluoretten 552, 554, R61
D-Glucosaminsulfat 162
DHC Mundipharma 31, 34 f, R1068
Diabetase 94, 98, R1023
Diacard Liquidum 334, 336, R1018

Diagnostika 684
Diane 503, 505, R307
Diarrhoesan 368, 382, R1139
Diazepam 461 f, 616, 693
Diazepam Desitin Rectiole 457, 462, R1404
Diazepam Stada 458, 462, R1817
Diazepam-ratiopharm 456, 462, R110
Dibenzyran 531
Diblocin 117, 121, R286
Diclac 153, 157, R74
Diclac-Gel 153, 166, R381
Diclo Dispers 155, 157, R1563
Diclo KD 153, 157, R125
diclo von ct 153, 157, R143
Diclo-Divido 153, 157, R283
Diclofenac 38, 156 f, 161, 166 f, 436, 693
Diclofenac AL 154, 157, R733
Diclofenac Heumann Gel 154, 166, R1021
Diclofenac Heumann 154, 157, R1040
Diclofenac Stada 154, 157, R752
Diclofenac-ratiopharm 153, 157, R15
Diclofenac-Wolff 155, 157, R1506
Diclofenbeta 153, 157, R620
Diclophlogont 153, 157, R73
Diclophlogont Gel 155, 166, R1825
Diclo-Puren Gel 154, 166, R1098
Diclo-Puren 154, 157, R788
Diclo-ratiopharm Gel 153, 166, R532
Didanosin 570
Didanosin, Zalcitabin 79
Didronel 398, 402 f, R889
Dienogest 514
Diethylaminsalicylat 168
Differin 239, 253 ff, R1188
Diflucan 143
Diflucan/-Derm 141, 144, R1244
Diflucortolon 149, 693
Digacin 334 f, R1941
Digimerck 334 f, R34

Digitoxin 335, 693
Digitoxin AWD 334 f, R52
Dignokonstant 221, 223, R1853
Digostada 334 f, R1061
Digotab 334 f, R851
Digoxin 335, 693
Digoxinderivate 335
Dihydergot 128, R937
Dihydergot plus 128 ff, R1668
Dihydralazin 119, 121, 123, 693
Dihydrocodein 35 f, 174, 178 ff, 693
Dihydroergotamin 129 f, 392 f, 693
Dihydroergotoxin 88 f, 693
Dihydrotachysterol 398, 400, 486
Diisopropylamin 693
Dikaliumclorazepat 462
Dilanacin 334 f, R1158
Dilatrend 196, 201, R488
Diligan 103 ff, R1367
Diltahexal 220, 223, R729
Diltiazem 223 f, 693
Diltiazem-ratiopharm 221, 223, R1835
Diltiuc 220, 223, R1334
Dilzem 220, 223, 226, R187
Dimenhydrinat 104, 693
Dimethylfumarat 258, 260
Dimethylsulfoxid 166
Dimeticon 261, 377, 693
Dimetinden 46 f, 693
Diovan 21, 23, 26, R563
Diphenhydramin 104, 178 ff, 693
Diphenylpyralin 486
Dipiperon 456, 469, R160
Dipivefrin 693
Diprogenta 247
Diprogenta Creme/Salbe 238, 245, R847
Diprosalic 247
Diprosalic Lösung/Salbe 240, 246, R1831
Diprosis 244
Dipyridamol 137 f, 693
Disopyramid 693
Dispadex comp. 427, 432, R1728

Dispatenol 425, 444, R619
Dispatim 426, 440, R870
Distigminbromid 683
Distraneurin 457, 473 f, R840
Ditec 206, 209 f, R558
Dithranol 258
Diu Venostasin 541 f, R1680
diucomb 272, R1056
Diurapid 272, 274, R1655
Diuretika 23, 25, 116, 124, 270 ff, 274, 546
Diuretikum Verla 272, R780
Diursan 272, R1390
Diutensat 272, R372
DL-alpha-Tocopherolacetat 693
DL-Lysinmonoacetylsalicylat 693
DNCG Mundipharma 205, 216
DNCG Stada 206, 216, R1510
Dobendan 412 ff, R498
Dobica 426, 446 f, R1084
Dociton 196, 200, R382
Döderlein Med 295, 300 f, R1495
Dogmatil/-forte 456, 469, R519
Dolgit Creme/Gel 153, 166, R477
Dolgit Diclo 154, 157, R1130
Dolgit Drag. 154, 157, R804
Dolo Arthrosenex N 154, 166, R875
Dolo Posterine N 304, 306, R315
Dolobene Gel 156, 169, R189
Dolo-Dobendan 412, 416 ff, R460
dolomo TN 31, 38, R157
Dolo-Puren 155, 158, R1569
Doloreduct 32, 40, R1180
Dolo-Visano M 421 ff, R391
Dolviran N 31, 38, R775
Dominal 457, 469, R1228
Domperidon 376
Dona 200-S-Dragees 153, 162, R521
Donepezil 83, 602
Doneurin 458, 464, R1608
Dontisolon D 412, 414 f, R1249
Dopaminagonist 452
Dopaminerge Mittel 453
Dopegyt Tabl. 117, 123, R1944
Dopergin 451 ff, R1471

Doregrippin Tbl. 682, 684, R1753
Doreperol N 412 ff, R1636
Dorithricin 412, 416 f, R1153
Dornase alpha 577 f
Dorzolamid 440, 442
Doss 552, 554 f, R1497
Doxam 176, 187, R677
Doxazosin 121
Doxepin 464 f, 493
Doxepin-Dura 457, 464, R843
Doxepin-neuraxpharm 456, 464, R685
Doxepin-ratiopharm 458, 464, R1570
Doximucol 176, 187, R863
Doxy comp. von ct 177, 187, R1798
Doxy Komb 66, 73, R1229
doxy von ct 65, 73, R459
Doxy Wolff 65, 73, R192
Doxy Wolff Mucol. 176, 187, R1550
Doxycyclin 186 f, 693
Doxycyclin AL 66, 73, 74, R1365
Doxycyclin Heumann 65, 73, R660
Doxycyclin Stada 65, 73, R708
Doxycyclin-ratiopharm 65, 73, R408
Doxyhexal 65, 73 f, R373
Doxylamin 693
Doxymono 65, 73 f, R705
Doxy-ratiopharm 65, 73 f, R442
Doxysolvat 176, 187, R1491
Doxy-Tablinen 66, 73, R1567
Dreisafer 51, 53, R1958
Dridase 524, 528, R726
Dulcolax 385, 387, R1143
Duofilm 238, 257, R961
Duolip 358, 363, R1597
Duphaston 503, 512, R1675
durabronchal 177, 183, R1953
duracroman Nasenspray 480, 485, R1974
duradermal 238, 252, R1007
durafenat 358, 363, R1560
Duraglucon 94, 98, R734
duralipon 559, R1867
duramucal 177, 183, R1758
duranifin 220, 223, R226

duraprednisolon 230 f, R1353
durasoptin 220, 223, R945
duravolten 154, 157, R1079
durazanil 456, 462, R567
Durchblutungsfördernde Mittel 281 ff, 595, 599, 605
Durogesic 32, 34, R1243
Dusodril 283 f, R47
Duspatal 517 ff, R489
Dydrogesteron 512
Dynacil 21, 24, R935
Dynexan A Gel 412, 416 f, R698
Dynorm 21, 24, R784
Dynorm Plus 25, R1276
Dysmenalgit N 154, 1246
Dysport 577
dysto-loges 310, 316, R1526
Dysurgal N 524, 528 f, R1478
Dytide H 272, 276, 278, R89

E

Eatan N 310, 312, R1657
Ebrantil 117, 121, R917
Echinacea Stada 329
Echinacea-ratiopharm 322, 327, 329, R854
Echinacin 322, 327, R802
Ecolicin 425, 431 f, R814
Econazol 147 f, 297
Econazolnitrat 149
Ecural 238, 243, R222
Eferox 494, 497, R257
Efeublätterextrakt 188
Effekton 154, 157, R1046
Effekton Creme 153, 166, R156
Efflumidex 426, 436, R1480
Effortil plus 128 ff, R744
Effortil 128
Effortil/Depot 128 f, R211
Eisendragees-ratiopharm 51, 53, R1361
Eisen(II)-gluconat 53
Eisen(II)-glycinsulfat 53

Eisen(III)-hydroxid-Polymaltose-Komplex 53
Eisen(II)-sulfat 52 f
Eisenpräparate 52
Eisensalze 53
Eisensulfat 54
Elacutan 238, 261, R739
Elantan 339, 341, R1227
Ellatun/N 480, 483, R753
Ell-Cranell 238, 246, R612
Ellsurex 237
Elmetacin 154, 166, R823
Elmex Gelee 682, 685, R483
Elobact 65, 72, R317
Elotrans 405
Elotrans Neu 397, 404, R1310
Emesan 103 f, R794
Emla 682, 685, R1907
Emser Nasenspray/Lsg. 480, 486, R1474
Emser Salz 486
Emser Sole 480, 486, R1045
Enalapril 22
Enalapril Berlin-Chemie 21, 24, R495
Enantone 574, 682, 685, R1907
Endoxan 574
Enelbin-Paste N 156, 168, R777
Enelbin-Salbe N 155, 168, R1972
Engerix B 682, 685, R1633
Enoxacin 78, 80
Enoxaparin 135, 568
Enoxor 66, 78, 80, R1066
Enzym-Kombinationen (oral) 593, 599, 605
Enzym-Lefax N/Forte 367, 379, R328
Enzympräparate 378 f
Enzynorm forte 368, 379, R1277
Epi-Pevaryl Creme etc. 141, 147, R604
Epipevisone 141, 149, R881
Epirubicin 574
Epivir 66, 79, 80, 570, R1427
Epoetin 55
Epoetin alfa 53, 567

Epoetin beta 53, 567
Epogam 265
Equilibrin 457, 464, R790
Ergenyl 109 f, R547
ergo sanol spezial N 391 ff, R1641
Ergocalm 310, 312, R1826
Ergo-Lonarid PD 391 ff, R324
Ergotamin 391, 394, 693
Ergotamintartrat 393
Eryaknen 239, 254, R1566
Erybeta 66, 75, R1688
Eryfer 100 51, 53, R1147
Eryhexal 65, 75, R354
Erypo 51, 53, 55, 567, R696
Erysec 67, 75, R1815
Erythromycin 75, 187, 254, 256, 428, 693
Erythromycin Heumann 67, 75, R1954
Erythromycin Stada 66, 75, R1769
Erythromycin Wolff 65, 75, R703
Erythromycin-ratiopharm 65, 75, R338
Erythropoetin 53, 55 f, 567
Esbericum 456, 475, R713
Esberitox N 322, 327 ff, R402
Esidrix 272 ff, R658
espa Lipon 559, R1990
Esprenit 155, 158, R1731
Espumisan 367, 378, R897
Essaven Gel 541, 547, R1868
Estracomb TTS 503, 508, R865
Estracyt 574
Estraderm TTS 297
Estraderm TTS/MX 503, 508 f, R59
Estradiol Jenapharm 503, 508, 510, R1126
Estradiol 298, 508, 510, 693
Estradiolvalerat 508, 510
Estramustinphosphat 574
Estrifam 504, 508, 510, R1807
Estriol Jenapharm Ovula 295, 298, R1173
Estriol LAW 295, 298, R1434
Estriol 298, 508, 510, 693

Ethacridin 429, 693
Ethacridinlactat 684
Ethinylestradiol 513 f, 693
Ethosuximid 693
Ethylhydrogenfumarat 258, 260
Etidronsäure 402 f
Etilefrin 128 ff, 693
Eti-Puren 128
Etofenamat 166, 168, 693
Etofibrat 363
Etofyllinclofibrat 363
Etoposid 574
Eucabal Balsam S 175, 190, R642
Eufimenth Balsam N 177, 190, R1721
Euglucon 94, 98, R20
Eunerpan 456, 469, R57
Euphorbium compositum Spray 480, 487, 488, R217
Euphyllin 207, 214, R1689
Euphyllin N 206, 214, R829
Euphylong 206, 214, R433
Eusaprim 67, 77, R1104
Euthyrox 494 f, 497, R25
Euvegal-Dragees forte 310, 316, R763
Exelon 84
Exhirud 546
Exhirud-Gel/Salbe 541, 547, R493
Exoderil Creme etc. 142, 147, R1621
Expektorantien 173 ff, 176, 177, 181, 183, 186, 188, 189, 190, 191, 591, 599, 605, 605
Expektorantien mit Antitussiva 591, 599
Expit 176, 183, R815
Extr. Chelidonii 518
Extr. suprarenalis 168

F

Facharztgruppen 654
Faktu 304, 306, R215
Falicard 220, 223, R162
Falithrom 133 ff, R690
Famotidin 373
Farlutal 574
Farmorubicin 574
Faros 334, 336, R1430
Fasax 155, 158, R1946
Faustan 456, 462, R430
Favistan 494, 497, R1083
Felden 154, 158, R918
Felden Top 154, 166, R966
Felis 456, 475, R679
Felodipin 121, 222, 224, 226, 688
Femara 575
Femigoa 503, 514, R583
Fendilin 224
Fenint 559, R1539
Fenistil Gel 45, 47, R148
Fenistil/-Retard 45 f, R62
Fenizolan 295, 297, R1267
Fenofibrat 362 f, 693
Fenofibrat-ratiopharm 358, 363, R1268
Fenoterol 210, 299, 693
Fentanyl 34
Fenticonazol 297
Ferrlecit Amp. 51, 53 f, R628
Ferro sanol/duodenal 51 ff, R135
Ferro-Folsan Drag. 51, 53, R1407
Ferrum Hausmann 53
Ferrum Hausmann Sirup/Tr. 51, 53, R1397
Fertigarzneimittelumsatz 666
Fertinorm 570 f
Festbeträge 618
Fevarin 457, 465, R1270
Fexofenadin 46
Fibrolan 263 f, R634
Ficortril Augensalbe 426, 436, R987
Filgrastim 576 f
Filmbildner 443 f
Finalgon-Salbe 154, 169, R953
Finasterid 532
Finlepsin 109 f, R983
Flammazine 238, 248, 251, R980
Flavoxat 693

Flecainid 60 f
Flexase 154, 158, R1368
Flotrin 524, 532, R1727
Floxal 425, 430, R360
Fluanxol 0,5 mg 458, 470, R1527
Fluanxol 457, 469, R772
Flucloxacillin 69
Fluconazol 143 f
Fluctin 457, 465, R963
Fluimucil 175, 183, R39
Flumetason 243, 694
Flunarizin 224
Flunisolid 211, 485, 694
Flunitrazepam 312 f, 694
Flunitrazepam-neuraxpharm 310, 312, R1043
Flunitrazepam-ratiopharm 310, 312, R796
Fluocinolonacetonid 243
Fluocinonid 243
Fluocortin 242 f
Fluocortinbutyl 694
Fluocortolon 231, 243, 694
Fluomycin 296
Fluomycin N 295, 297, R702
Fluoretten 682, 685, R225
Fluoridpräparate 400, 402
Fluorometholon 436, 694
Fluorouracil 257, 694
Fluor-Vigantoletten 552, 554, R1322
Fluoxetin 465, 466
Fluoxetin-ratiopharm 458, 465, R1748
Flupentixol 469 f
Fluphenazin 469, 694
Flupirtin 40 f
Flupredniden 149, 694
Flurazepam 312, 694
Flurbiprofen 436, 694
Fluspi 458, 470 f, R1986
Fluspirilen 469 f, 694
Flutamex 575
Flutamid 575, 694
Flutamid-ratiopharm 575
Fluticason 211 f, 485

Flutide 206, 212, R166
Flutide Nasal 480, 485, R1154
Fluvastatin 361
Fluvoxamin 465
Follitropin alpha 571
Follitropin 570
Folsan 51, 53 f, R1511
Folsäure 54, 694
Folsäureprophylaxe 55
Fondril 196, 198, R1713
Foradil 205 f, 208 f, R751
Formestan 575
Formoterol 208 f
Fortecortin Tabl. 230 f, R1701
Fosamax 398, 402 f, R1262
Foscarnet 250, 694
Fosfomycin 80 f, 694
Fosinopril 22
Fosinorm 21, 24, R594
Fragmin 133, 135, 568, R1006
Framycetin 694
Frauen 648 ff
Fraxiparin 133, 135, 568, R543
Freka Drainjet NaCl 524, 530, R1450
Freka-cid 248 f, R580
frenopect 176, 183, R911
Frisium 457, 462, R968
Frubiase Brause Calcium 397, 401, R1509
Frubienzym 412, 416 ff, R1593
Frubilurgyl 412 ff, R1847
FSME-Immun 682, 685, R1938
Fuchsin 249
Fucidine Gel etc. 238, 248 f, R91
Fucidine plus 238, 245, R444
Fucithalmic 425, 430, R806
Fugerel 575
Fumaderm 240, 258 ff, R1861
Fungata 141, 143 f, R722
Fungisan 147
Fungisan Creme 142, 142, 142, 147, R1987
Fungizid-ratiopharm Creme 141, 147, R253

Fungizid-ratiopharm vaginal 295, 297, R898
Furacin 249
Furacin-Sol 248, R1755
Furadantin 524 ff, R1202
Furanthril 272, 274, R1703
Furazolidin 297
furo von ct 272, 274, R344
Furobeta 272, 274, R1091
Furorese 272, 274, R196
Furosemid 119, 274, 694
Furosemid AL 272, 274, R846
Furosemid Heumann 272, 274, R655
Furosemid Stada 272, 274, R1350
Furosemid-ratiopharm 272, 274, R40
Fusafungin 79 f,
Fusidinsäure 248 f, 430

G

Gabrilen 155, 158, R1522
galacordin 397, 406 f, R1639
Gallensäuren 352
Gallenwegstherapeutika 345, 350 f
Gallopamil 224, 616
Ganciclovir 577 f
Gastripan 368, 371, R1706
Gastronerton 367, 376, R387
Gastrosil 367, 376, R109
Gehtraining 286
Gelomyrtol 186
Gelomyrtol/-forte 175, 188, R18
Gelonida NA Saft 31, 38, R909
Gelonida NA Tabl./Supp. 32, 38, R1778
Gelonida Schmerz 31, 38, R37
Gelusil/Lac 367, 371, R522
Gemcitabin 574, 576
Gemfibrozil 362 f
Gemzar 574, 576
Generika 625
Generikamarkt 624
Generikapräparate 691 ff
Gen-H-B-Vax 682, 685, R1649

Genotropin 571
Gentamicin 249, 428, 430, 694
Gentamicin-POS 425, 430, R560
Gentamycin medphano 249
Gentamycin Salbe etc. medph. 240, 248, R1645
Gentamytrex 427, 430, R1879
Gentianaviolett 249
Gerbstoff 252
Gerinnungsfaktor VIII 577 f
Geschlecht 616, 648
Gestagene 502, 511 f
Gestoden 513
Gesundheitsstrukturgesetz 617
Gevilon 358, 362 f, R1015
Gichtmittel 291 ff
Gingium 84, 89, R141
Ginkgo biloba comp. 283 f, 288, R750
Ginkgo biloba D3 284
Ginkgo Stada 84, 89, R1519
Ginkgo Syxyl 84, 89, R1632
Ginkgo-biloba-Extrakt 89, 694
Ginkgoblätterextrakt 89
Ginkgoextrakt 86, 287 f, R1502
Ginkobil 84, 89, R173
Ginkodilat 84, 89, R1502
Ginkopur 84, 89, R1559
Gityl 457, 462, R1378
Glaukommittel 428, 439 f
Glianimon 458, 469, R1975
Glibenclamid 98, 694
Glibenclamid Heumann 94, 98, R1138
Glibenclamid Riker 94, 98, R1964
Glibenclamid-ratiopharm 94, 98, R104
Glibenhexal 94, 98, R188
Glibornurid 694
Glimepirid 98 f
Glimidstada 94, 98, R1786
Globocef 65, 72, R695
Glucagon 694
Glucobay 94, 101, R24
Glucocorticoide 159, 205, 207, 211, 213, 231, 233 f, 431, 229, 240, 242, 305, 414, 435 f, 484 f, 490

Glucophage 94, 98 f, R88
Glucoremed 94, 98, R1795
Glucose 684, 694
Glukovital 94, 98, R1008
Glutamatantagonisten 472 f
Glycerol 694
Glyceroltrinitrat 341, 694
Glysan 368, 371, R1282
Godamed 134, 137, R150
Goldgeist 682 f, R451
Goldsalze 161
Gonadorelinanaloga 574
Gonal 570 f
Goserelin 574, 685, 694
Granocyte 576
Grippemittel 591, 599, 606, 684
Gripp-Heel 606, 682, 684, R1456
Griseofulvin 141
Grüncef 65, 72, R426
Guaifenesin 179 f, 694
Gutron 128 f, R992
Guttaplast 238, 257, R669
Gynäkologen 654 f, 658, 660 f
Gynäkologika 294 ff, 300
gyno Canesten 295, 297, R1306
Gyno-Daktar 295, 297, R1968
Gynodian Depot 503, 508, 510, R266
Gynoflor 295, 298, R824
Gynokadin 503, 508, R1659
Gyno-Pevaryl 295, 297, R1260
Gyrasehemmer 78, 80, 430
Gyrasehemmstoffe 428

H

H$_1$-Antihistaminika 45, 104, 438, 485
H2 Blocker-ratiopharm 368, 373, R1572
H$_2$-Rezeptorantagonisten 372
Haemiton Tabl. 117, 123, R1476
Haemo-Exhirud/S 304, 306, R552
HAES-steril 682, 685, R895
Halcion 310, 312 f, R379
Haldol 456, 469, R363

Halicar 239, 265, R1150
Haloperidol 469, 472, 694
Haloperidol-neuraxpharm 457, 469, R1459
Haloperidol-ratiopharm 457, 469, R970
Hamadin 368, 382, R1643
Hämatopan F 51, 53, R1148
Hametum Salbe 265, R975
Hametum 266
Hämorrhoidenmittel 303 ff, 306, 593, 599, 606
Harnstoff 150, 261, 694
Harntee 400 524, 527, 535, R665
Harzol 524, 533 f, R480
Hautärzte 654, 655, 658, 660 f
Hautschutzmittel 261 f
HCT von ct 272 ff, R1263
Hct-Isis 272 ff, R1373
Hedelix 175, 188, R431
Hefepräparate 382
Helarium Hypericum 457, 475, R1347
Helixor 325, R1217
Helmex 682 f, R1081
Hepa-Gel/Salbe Lichtenstein 541, 547, R358
Hepa-Merz 349
Hepa-Merz Amp./Gran./Kautbl. 346 f, R1797
Hepar SL 351 f, R1394
Heparin 134, 168, 168, 446, 547, 694
Heparin AL 541, 547, R1232
Heparin Riker Salbe/Gel 541, 547, R1485
Heparinoide 547
Heparin-POS 426, 446, R1371
Heparin-ratioph. Gel/Salbe N 541, 547, R206
Heparin-ratiopharm comp. 541, 547, R1782
Hepatect 573
Hepathromb Creme 541, 547, R584
Hepathrombin-Gel/Salbe 541, 547, R736

Hepaticum Medice N 353
Herphonal 458, 464, R1766
Herviros Lösung 412, 416 f, R717
HerzASS-ratiopharm 134, 137, R174
Herzglykoside 334 ff
Herzinsuffizienz 27
Heuschnupfenmittel DHU 480, 488, R1862
Hexachlorophen 254, 256
Hexamidin 694
Hexetidin 413, 694
Hexetidin-ratiopharm 412 ff, R1326
Hexoral 412 ff, R700
Hexoraletten N 412, 416 f, R798
H-Insulin Hoechst 94, 97, R607
Hirudin 546, 548
Hirudoid Gel/Salbe 541, 547, R1193
Hirudoid 546, 548
Hisfedin 45, 46, R1556
Hismanal 45, 46, R893
Histaminanaloga 104 f
Hivid 570
HIV-Proteasehemmer 570
HMG-CoA-Reduktasehemmer 360 f
HNO-Ärzte 654 f, 658, 660 f
Hohlraumchemotherapeutika 525
Homöopathika 104, 189, 488, 491
Homviotensin 117, 123 f, R1978
Hormone 574
Hormonpräparate 565, 571
Hot Thermo 154, 168, R1036
5-HT$_3$-Antagonisten 103 f, 575
H-Tronin 94, 97, R1490
Humalog 94, 96 f, R1215
Humaninsulin 95
Huminsulin Basal 94, 97, R1418
Huminsulin Normal 94, 97, R1792
Huminsulin Profil 94, 97, R755
Hydergin 84, 88 f, R936
Hydralazin 119
Hydrochinon 527
Hydrochlorothiazid 119, 123, 273 f, 694
Hydrocortison Hoechst Tbl. 230 f, R1836

Hydrocortison 231, 242 ff, 436, 694
Hydrocortisonbuteprat 243
Hydrocortisonbutyrat 243
Hydrocortison-POS N 427, 436, R1749
Hydrocortison-Wolff 239, 243, R1194
Hydrodexan Creme 239, 246, R1146
Hydrotalcit 371
Hydroxycarbamid 574, 694
Hydroxyethylcellulose 444
Hydroxyethylrutoside 542, 545
Hydroxyethylsalicylat 166, 168, 694
Hydroxyzin 46, 104, 694
Hylak forte N 367, 382, 385, R674
Hylak N 385
Hymecromon 518 f, 694
Hyperesa 457, 475, R1223
Hyperforat 456, 475, R579
Hyperforin 476
Hypericin 476
Hypertonie 27 f
Hypnorex 457, 465, R1117
Hypnotika 308 ff, 316, 318, 606
Hypnotika (pflanzliche) 599
Hypophysen- und Hypothalamushormone 685
Hypophysenhormone 570
Hyposensibilisierungsmittel 47, 572 f
Hypromellose 444, 694

I

Ibandronsäure 576
Iberogast 367, 377, R127
Ibu KD 154, 158, R1093
Ibubeta 155, 158, R1759
Ibuflam Lichtenstein 153, 157, R648
Ibuhexal 153, 157, R320
Ibuphlogont 154, 157, R939
ibuprof von ct 153, 157, R337
Ibuprofen 156 f, 159, 166, 694
Ibuprofen AL 154, 158, R1053
Ibuprofen Heumann 153, 157, R710
Ibuprofen Klinge 153, 157, R361

Ibuprofen Stada 153, 157, R304
IbuTAD 153, 157, R321
Ibutop Creme/Gel 154, 166, R969
Ichtholan 238, 251 f, R922
Ichthoseptal 239, 248 f, R1159
Ila-Med M 517 f, R1463
Ildamen 339, 342, R1996
Ilon-Abszeß-Salbe 239, 265, R1064
Imap 457, 469, R949
Imap 1,5 mg 456, 469, 471, R346
Imbun 153, 157, R486
Imeson 310, 312, R1288
Imex Salbe 253
Imidazolderivate 297
Imidin N/S 480, 483, R886
Imigran 391 ff, R481
Imipramin 464, 467, 694
Immunglobulin 573, 694
Immunstimulantien 321 ff, 593, 599, 606
Immunsuppressiva 322, 324, 573
Immuntherapeutika 321 ff, 565, 571, 573
Imodium 367, 381, R100
Imurek 322, 324, R956
Inconturina SR 524, 535, R1800
Indapamid 273 f
Inderm Lösung 240, 254, R1606
Indinavir 569, 570
Indo Top-ratiopharm 154, 166, R1214
Indometacin 157, 159, 166, 694
Indometacin Berlin-Ch. 154, 157, R746
Indomet-ratiopharm 153, 157, R177
Indomet-ratiopharm Gel 155, 166, R1936
Indo-Phlogont 154, 157, R1482
InfectoBicillin 66, 69, R1197
Infectocillin 66, 69, R781
Infectomox 67, 71, R1995
Infectomycin 66, 75, R962
Inflam Salbe 155, 169, R1823
Inflanefran 425, 435 f, R268
Ingelan Puder 238, 252 f, R913

Ingelan 253
Inhacort 206, R631
Insidon 456, 464, 466, R77
Instillagel 524, 530, R1293
Insulin Actraphane HM 94, 97, R84
Insulin Actrapid HM 94, 97, R272
Insulin lispro 96
Insulin Protaphan HM 94, 97, R348
Insuline 95, 694
Intal 206, 216, R1057
Interferone 323, 573, 695
Interferon-alfa 324, 572
Interferon-beta 572
Interferon alfa-2a 323, 573
Interferon alfa-2b 323, 573
Interferon beta-1a 573
Interferon beta-1b 573
Internisten 653 ff, 657 f, 660 ff
Intraglobin 573
Intron A 323 f, 348, 572 f, R1912
Invirase 570
In-vitro-Fertilisation 571
Iodid 497
Ipratropiumbromid 60, 208, 216, 695
Irtan 426, 438, R1284
Iruxol 238, 248 f, R938
IS 5 mono-ratiopharm 339, 341, R500
Iscador 325, 325, R285
Iscover 616
ISDN AL 339, 341, R1503
ISDN Stada 339, 341, R418
ISDN von ct 339, 341, R940
ISDN-ratiopharm 339, 341, R343
Isicom 451 ff, R1764
Isla-Moos 177, 188, R1920
Isländisch Moos 188
ISMN Stada 339, 341, R1976
Ismo 339, 341, R164
Iso Mack/Retard 339, 341, R1038
Isobornylacetat 168
Isocillin 65, 69, R126
Isoconazol 149
Isodinit 339, 341, R1715
Isoglaucon 425, 440 f, R720

Isoket 339, 341, R13
Isomonit 339, 341, R656
Isoprenalin 253
Isoptin 220, 223, 226, R27
Isopto-Max 425, 432, R412
Iso-Puren 339, 341, R1756
Isosorbiddinitrat 340 f, 695
Isosorbidmononitrat 340 f, 695
Isostenase 339, 341, R759
Isot. Kochsalzlsg. Fresenius 682, 685, R243
Isotone Kochsalzlsg. Braun 682, 685, R197
Isotretinoin 254 f, 695
Isotrex 255
Isoxazolylpenicilline 70
Isradipin 222, 224, 616
Itraconazol 141, 143 f, 616
Itrop 59 f, R1966
Ivel 310, 316, R1369

J

Jacutin 682 f, R819
Jarsin 456, 475, R97
Jellin 238, 243, R633
Jellin-Neomycin 239, 245, R1339
Jellin polyvalent 238, 245 f, R839
Jenacard 339, 341, R899
Jodetten 494, 497, R183
Jodid Tabletten 494, 497, R35
Jodthyrox 494, 496 f, R105
Johanniskraut 475
Jomax 240, 252, R1818

K

Kaban Creme/Salbe 238, 243, R783
Kabanimat 239, 243, R1210
Kadefungin 295, 297, R182
Kalinor-Brausetabl. 397, 404 f, R269
Kalinor/retard 397, 404, R876
Kalitrans-Brausetabletten 397, 404, R1665
Kaliumcanrenoat 280
Kaliumchlorid 404
Kaliumcitrat 405
Kalium-Duriles 397, 404, R1213
Kaliumiodid 496, 497
Kaliumiodid BC 494, 497, R1950
Kalium-Mag.-Apogepha 397, 404, R712
Kalium-Natrium-Hydrogencitrat 530
Kaliumpräparate 404
Kaliumsparende Diuretika 274 f
Kaliumsulfat 684
Kamillan plus 156, 165, R988
Kamillen-Bad-Robugen 682 f, R760
Kamillenblütenextrakt 162
Kamillosan 266
Kamillosan Creme/Salbe/Bad 265, R1925
Kamillosan Lösung 156, 162, R608
Kamistad-Gel 412, 417, R1051
Kanamycin 430, 695
Kanamycin-POS 426, 430, R1224
Kanamytrex 425, 430, R233
Kaoprompt-H 368, 382, R1289
Kardiaka 332 ff, 336, 606
Kardiaka (pflanzliche) 599
Karies- und Parodontosemittel 685
Karil 398, 402, R1152
Karison 239, 243 f, R1082
Katadolon 31, 40 f, R513
Kathetermittel 530
Kava-Kava-Wurzelstock 475
Kaveri 84, 89, R615
Keimax 65, 72, R419
Kelofibrase 239, 265 f, R1358
Keltican N 559, 561, R329
Kepinol 67, 77, R136
Keratoplastika 257
Kerlone 196, 198, R714
Ketoconazol 145, 147 f
Ketof 205, 216
Ketoprofen 158, 695
Ketotifen 216, 695

Ketotifen-ratiopharm 207, 216, R1880
Kiefernnadelöl 168
Kinder 643
Kinderärzte 654 f, 658 ff
Kirim 682, 685, R1644
Kivat 457, 469, 471, R1470
Klacid 65, 75, R30
Klimadynon 295, 300, R1819
Klimakteriumstherapeutika 593, 600, 607
Klimaktoplant 295, 300, R1318
Klimonorm 503, 508, R204
Kliogest N 503, 508, R71
Klysma-Salinisch 385, 387, R1583
Kochsalzlösung Braun 682, 685, R575
Kochsalzlösung Eifelfango 682, 685, R1917
Kohle-Compretten/Granulat 368, 382, R1720
Kollateral A+E Drag. 283 f, 287, R1296
Kollateral 283 f, 287, R1739
Koloniestimulierende Faktoren 576
Komb-H-Insulin Hoechst 94, 97, R1433
Kompensan Liquid/Tabl. 367, 371, R425
Kompensan-S Liquid/Tabl. 368, 372, R1238
Kompressionstherapie 539
Konakion 552, 554, R1389
Konjugierte Östrogene 508
Konjunktival 427, 434, R1650
Kontrazeptiva 502, 512, 514
Korodin Herz-Kreislauf 334, 336, R223
Koronardilatatoren 342, 595, 600, 607
Koronarmittel 338 ff, 342, 616
Kortikoid-ratiopharm/F 238, 243, R671
Kreon 367, 379, R274
Kürbissamenextrakt 535
Kytta Balsam f 154, 169, R1092

Kytta Femin 295, 300, R1919
Kytta Plasma F/Salbe F 156, 166, R657
Kytta Thermopack 682 f, R1261
Kytta-Cor 334, 336, R991
Kytta-Gel 153, 166, R622
Kytta-Sedativum f 310, 316, 317, R229

L

Laceran Salbe 239, 261, R1440
Lacophtal 425, 443 f, R298
Lacrigel 427, 444, R1595
Lacrimal 425, 444, R680
Lacrimal O.K. 426, 444, R1074
Lacrisic 425, 444, R553
Lactitol 386
Lactocur 385, 387, R1652
Lactuflor 385, 387, R1743
Lactulose 386 f, 695
Lactulose Neda 385, 387, R438
Lactulose Stada 385, 387, R566
Lactulose-ratiopharm 385, 387, R475
Lafol 51, 53 f, R1487
Lamictal 109 f, R994
Lamisil 143, 145
Lamisil Creme 141, 147, R1278
Lamisil Tabletten 141, 144, R585
Lamivudin 79 f, 569 f
Lamotrigin 108, 110
Lanicor 334 f, R1395
Lanitop 334 f, R67
Lansoprazol 374
Lantarel 155, 158, 161, R1787
Lanzor 368, 374, R1090
Lasix 272, 274, R93
Laxantien 385 ff, 591, 600, 607
Laxoberal 385, 387, R947
Leber- und Gallenwegstherapeutika 345 ff
Lebertherapeutika 345 ff, 593, 600, 607
Lederderm 66, 73, R1396

Lederlind Heilpaste 141, 147, R959
Lefax 367, 378, R65
Legalon 346 f, 349, R887
Leioderm P-Creme 239, 245, R1118
Leios 503, 514, R974
Lektinol 325
Lemocin CX 413
Lemocin CX Gurgellösung 412, 414, R1422
Lemocin 412, 416 f, R186
Lendormin 310, 312 f, R237
Lenograstim 576 f
Lentaron Depot 575
LentoNit 426, 446, R1406
Lepinal/Lepinaletten 109 ff, R1768
Leponex 456, 469, 471, R249
Leptilan 109 f, R1970
Letrozol 575
Leucovorin 577
Leukase N Puder/Salbe 240, 248, R1871
Leukeran 574
Leuprolin 574
Leuprorelin 695
Leuprorelinacetat 685
Levobunolol 440
Levocabastin 438, 484 f
Levodopa 451, 453
Levomepromazin 469, 695
Levomepromazin-neuraxpharm 457, 469, R1101
Levomethadon 35
Levonorgestrel 513 f
Levophta 427, 438, R1951
Levothyroxin 495 ff
Levothyroxin-Natrium 695
Lexotanil 456, 462, R531
Librium 458, 462, R1198
Lido Posterine 304, 306, R1969
Lidocain 305 f, 530, 695
Lidoject 682, 685, R1992
Limptar N 421 f, R603
Lindan 683, 695
Lindofluid N 154, 169, R789
Lindoxyl 176, 183, R855

Liniplant 176, 190, R1484
Linola 238, 261 f, R94
Linoladiol N Creme 295, 298, R779
Linoladiol-H N Creme 295, 298, R1075
Linola-Fett Ölbad 682 f, R1247
Linola-H N 238, 243, R501
Linola-sept 240, 249, R1896
Linola-sept Clioquinol 248
Lioresal 421 f, R684
Liothyronin 495
Lipidil 358, 362 f, R728
Lipidsenkende Mittel 356 ff
Lipidsenker 595, 607
Lipidsenker (andere) 600
Lipobay 358, 361, R1685
Lipo-Merz 358, 363, R1874
Liponsäure-ratiopharm 559, R1499
Liposic 427, 444, R1948
Lipotalon Amp. 230, 231, R1086
Lipox 358, 363, R1562
Liprevil 358, 361, R1325
Liquifilm 425, 444, R559
Lisino 45 f, R49
Lisinopril 22
Liskantin 109 f, R1513
Lisurid 452 f, 695
Litalir 574
Lithium 465, 695
Lithiumcarbonat 465
Lithiumpräparate 467
Lithiumsalze 465
Livocab 484
Livocab Augentropfen 425, 438, R450
Livocab Nasenspray 480, 485, R1233
L-Methionin 530
Locabiosol 65, 79 f, R195
Locacorten-Vioform 240, 245, 247, R1932
Loceryl 148
Loceryl Creme/Nagellack 141, 147, R982
Locol 358, 361, R538
Lodoxamid 438

Loftan 206, 210, R1071
Lokalanästhetika 234, 305 f, 414 f, 417, 490 f, 685
Lokalantimykotika 148
Lomaherpan 240, 248, 250, R1854
Lomir 220, 224, R1295
Lonarid NR/Codein 31, 38, R1001
Lonazolac 695
Longtussin Duplex 177, 179 f, R1849
Lopedium 367, 381, R191
Loperamid 381, 383, 695, R1451
Loperamid Heumann 368, 381
Loperamid Stada 368, 381, R1328
Loperamid von ct 368, 381, R1531
Loperamid-ratiopharm 367, 381, R524
Loperhoe 368, 381, R1601
Lopirin 21, 24, R131
Lopresor 196, 198, R1582
Loracarbef 72
Lorafem 65, 72, R400
Loratadin 45 f
Lorazepam 462, 695
Lorazepam-neuraxpharm 457, 461 f, R1425
Loretam 310, 312, R1850
Lormetazepam 312, 695
Lorzaar 21, 23, 26, R301
Lorzaar plus 22, 26, R1515
Losartan 23, 26
Lösferron 51, 53, R928
Lösnesium Brausegranulat 406, R1340
Lösnesium 397, 407
Lotricomb Creme/Salbe 141, 149, R359
Lovastatin 359, 361
Lovelle 503, 514, R910
L-Polamidon 31, 34 f, R972
L-Thyroxin Henning 495, 497, R3
Ludiomil 457, 464, R797
Luivac 329
Lumbinon 10/Softgel 153, 166, R470
Luvased 310, 316, R535
Lymphomyosot 322, 328, R1054

Lymphomyosot Tropfen 330
Lymphozil K/E 322, 328, R1384
Lynestrenol 512, 695
Lyogen/Depot 457, 469, R1181
Lysin-Acetylsalicylat 40

M

Maalox 70 368, 371, R1175
Maaloxan 367, 371, R60
Madopar 451 ff, R122
Magaldrat 371, 695
Magaldrat-ratiopharm 367, 371, R999
Magen-Darm-Mittel 366 ff
Magium K 397, 406 f, R463
Magnerot N 397, 406, R1132
Magnesiocard 397, 406, R405
Magnesium Jenapharm 397, 406, R1219
Magnesium Verla N Drag. 397, 406, R31
Magnesium Verla Tabl./N Konz 397, 406, R487
Magnesiumaspartat 406
Magnesiumcarbonat 406
Magnesiumcitrat 406
Magnesium-Diasporal N/orange 397, 406, R323
Magnesiumhydrogen-aspartat 406
Magnesiumoxid 406
Magnesiumpräparate 405 f, 593, 600, 608
Magnetrans forte 397, 406, R154
Makatussin Tropfen forte 176, 179, R915
Makatussin Tropfen 180
Makrolidantibiotika 74 f
Maliasin 109 ff, R1356
Maninil 94, 98, R90
Männer 649 f
MAO-Inhibitoren 465
Maprolu 458, 464, R1906
Maprotilin 464 f, 695

Marax 367, 371, R764
Marcumar 133 ff, R119
Mareen 50 458, 464, R1699
Marktkomponenten 617
Mastodynon N 295, 300, R964
MCP von ct 367, 376, R663
MCP-Isis 368, 376, R1374
MCP-ratiopharm 367, 376, R17
Meaverin 682, 685, R1824
Mebendazol 683
Mebeverin 518 f
Meclofenoxat 89
Meclozin 104, 695
Med. Kohle 382
Medazepam 462, 695
Mediabet 94, 98, R368
Meditonsin H 606, 682, 684, R66
Medivitan N 552, 557 f, R740
Medivitan N Neuro 559, 561, R1729
Medroxyprogesteron 574, 695
Medroxyprogesteronacetat 512
Megacillin oral 65, 69, R208
Megalac Almasilat 368, 371, R1250
Megestat 574
Megestrolacetat 574
Meglucon 94, 98, R1211
Melissenblätterextrakt 250
Melleril 456, 469, R568
Meloxicam 158 ff
Melperon 469
Melrosum Hustensirup N 175, 189, R617
Memantin 85, 472, 473
Menorest 503, 508 f, R1076
Menthol 695
Mephenesin 422 f
Mepivacain 695
Meprobamat 463, 695
Meprolol 196, 198 f, R1821
Merbromin 684
Mercaptopurin 325, 574
Mercuchrom 2 % 682, 684, R516
Meresa / -forte 457, 470, R868
Mesalazin 380, 695
Mescorit 94, 98, R551

Mestinon 682 f, R1900
Metamizol 39 f, 695
Metavirulent 606, 682, 684, R1858
Meteozym 368, 379, R1014
Metformin 98 f
Metformin 695
Methadon 35
Methergin 295, 299, R914
Methimazol 494, 497, R1445
Methizol 494, 497, R1100
Methocarbamol 422 f
Methotrexat 158, 161, 325, 574, 695
Methotrexat Lederle 574
Methotrexat Medac 325, 574, R1683
Methyldopa 123, 695
Methylergometrin 299, 695
Methylphenidat 473
Methylprednisolon 230 f, 695
Methylprednisolon-aceponat 243
Methylsalicylat 168
Methylxanthin-Kombinationen 591, 600, 608
Metildigoxin 335
Metipranolol 440, 695
Metixen 453, 695
Meto Tablinen 196, 198, R904
Metobeta 196, 198 f, R1878
Metoclopramid 376, 391, 393, 695
Metohexal 196, 198, R576
Metohexal Comp. 117, 119, R1834
Metoprolol 119, 198 f, 224, 392, 695
Metoprolol Heumann 196, 198, R1337
Metoprolol Stada 196, 198, R1320
Metoprolol von ct 196, 198 f, R1801
Metoprolol-ratiopharm 196, 198, R342
Metronidazol Artesan 295, 297, R1704
Metronidazol 80, 297, 297, 695
Metropolol 121
Metroprolol 201
Metypred 230, 231, R1604
Mevinacor 358, 361, R180
Mexiletin 60

Mexitil 59 ff, R1796
Mg 5-Longoral 397, 406, R1388
Mianserin 465 f, 695
Mibefradil 222
Miconazol 144 f, 147 ff, 297, 695
Micotar Mundgel 142 ff, R1551
Micotar 145
Micristin Tabl. 134, 137, R1837
Microgynon 503, 514, R494
Microklist 385, 387, R639
Mictonorm 524, 528, R931
Midodrin 128 f
Migräflux (orange/grün)/-N 391, 393, R1897
Migralave N 391, 393, R1754
Migräne-Kranit Kombi 391, 393, R1928
Migräne-Kranit N Tabletten 391, 393, R672
Migränemittel 390 ff, 393
Migränemittel-Kombinationen 593, 600, 608
Migränerton 391, 393, 394, R625
Migrätan S 391, 393, 394, R730
Milgamma NA/100 559, 561, R771
Milupa GES 397, 404 f, R1609
Mineralstoffpräparate 396 ff, 408
Miniasal 134, 137, R1069
Minirin 682, 685, R827
Minisiston 503, 514, R787
MinitranS 339, 341, R1642
Minocyclin 73, 695
Miranova 503, 514, R1097
Mirfulan N 263, R1533
Mirfulan Wund-Heilsalbe 263, R240
Miroton 334, 336, R1579
Miroton N forte 334, 336, R557
Mirtazapin 465
Mischinsuline 97
Misoprostol 161, 374
Mistelextrakte 325
Mitomycin 325, 574
Mitomycin Medac 325, 574
Mitosyl 263, R767
Mobec 153, 158 f, R103

Mobiforton 421 f, R1500
Mobilat Gel/Salbe 153, 168, R210
Mobloc 117, 121, R828
Moclobemid 465, 467, 695
Modenol 117, 123, R1096
Modip 220, 224, 226, R256
Moduretik 272, 276, R630
Mogadan 310, 312, R1979
Mohnpflanzenextrakt 518
Molevac 682, 683, R1517
Molsicor 339, 342, R1760
Molsidomin 342, 343, 696
Molsidomin Heumann 339, 342, R590
molsidomin von ct 339, 342, R1441
Molsidomin-ratiopharm 339, 342, R1220
Molsihexal 339, 342, R392
Mometason 243
Monapax Saft/Supp./Tropfen 175, 189, R352
Mono Embolex 133, 135, 568, R429
Mono Mack 339, 341, R232
Mono Praecimed 32, 40, R1594
Monobeta 339, 341, R1492
Monoclair 339, 341, R894
Monoflam 153, 157, R592
Monolong 339, 341, R872
Monomycin 66, 75, R926
Monopur 339, 341, R1865
Monostenase 339, 341, R410
MonoStep 503, 514, R675
Montelukast 205
Monuril 66, 80 f, R1734
Moronal Suspension 412, 414 f, R1464
Morphin Merck Amp. 32, 34, R1335
Morphin 34, 696
Motilitätssteigernde Mittel 375 f, 608
Motilitätssteigernde Mittel (pfl.) 600
Motilium 368, 376, R1565
Movergan 85, 451, 453 f, R1830
Moxaverin 284, 287, 696
Moxonidin 123
MPA Hexal 574

MST Mundipharma 31, 34, R384
MTX Hexal 325, 574
Muco Tablinen 177, 183, R1947
Mucobroxol 177, 183, R1886
Mucofalk 385, 387, R1472
Mucophlogat 175, 183, R548
Mucosolvan 175, 183, R8
Mucotectan 175, 187, R347
Mucret 177, 183, R1898
Mukolytika 183
Multibionta Tropfen 552, 557, R1960
Multilind Heilpaste 141, 149 f, R386
Mund- und Rachentherapeutika 410 ff, 414, 417 ff, 591, 600, 608
Mundil 22, 24, R1624
Mundisal 412, 414, R1744
Munobal 220, 224, 226, R646
Musaril 421 f, R176
Muskelrelaxantien 420 ff
Muskelrelaxantien-Komb. 593, 600, 609
Mutaflor 368, 382, R1304
Mutterkornalkaloide 299
Mycinopred 426, 432, R1477
Mycophenolatmofetil 572
Mycospor 148
Mycospor Creme etc. 141, 147, R770
Mycospor Nagelset 142, 148 ff, R1660
Mydocalm 421 f, R390
Myfungar Vaginal 295, 297, R1364
Myko Cordes Creme/Lösung 142, 147, R1581
Mykofungin Vaginal 295, 297, R841
Mykohaug 146, 295, 297, R1708
Mykohaug C Creme 141, 147, R1303
Mykontral Creme etc. 142, 147, R1942
Mykundex Drag./Susp. 141, 144, R1120
Mykundex Heilsalbe 141, 149 f, R414
Mylepsinum 109 f, R1027
Myospasmal 421 f, R1419
Myrtol 187 f

N

NAC von ct 176, 183, R1044
Nacom 451, 453, R465
NAC-ratiopharm 175, 183, R6
Nadroparin 135, 568
Nafarelin 571
Naftidrofuryl 282 ff, 286, 696
Naftifin 145, 147, 696
Naftilong 283 f, R614
Nafti-ratiopharm 283 f, R1921
Nagel Batrafen 148
Naloxon 37
Naphazolin 434, 483, 696
Naproxen 158, 696
Nasan 480, 483, R1392
Nasengel/Spray/Tr.-ratioph. 480, 483, R14
Nasengel/Spray/Tropfen AL 480, 483, R616
Nasivin 480, 483, R267
Natamycin 696
Natil 84, 89, 90, R535
Natrilix 272 ff, R1063
Natriumchlorid 685
Natrium-Eisen(III)-gluconat 53
Natriumfluorid 402, 554
Natriumfluorid 25 Baer 397, 402, R1443
Natriumpicosulfat 387, 696
Natriumsalicylat 38
Navelbine 574
Navoban 576 f
Nebacetin Puder etc. 238, 248, R313
Nebacetin 249
Nebilet 196, 198, 199, R1543
Nebivolol 198, 199
Nedocromil 205, 216, 438
Nedolon P 31, 38, R340
Negativliste § 34 Abs. 3) 591
Negativliste 583
Neo Tussan 176, 178, R1299
Neobiphyllin 205
Neo-Eunomin 503, 514 f, R738
Neogama 457, 470, R1032

Neomycin 249, 428, 526, 696
NeoRecormon 567
NeoRecormon Epoetin beta 567
Neotri 272, 279, R950
Nephral 272, R924
Nepresol 117, R1841
Nerisona 244
Nervenärzte 654 f, 660 f
Neupogen 576
Neuralgin 32, 42, R1248
Neuraltherapeutika 678
Neurium 559, R1124
Neurobion N 559, 561, R1922
Neurocil 456, 469, R374
Neuro-Effekton 153, 161, R341
Neuroleptika 458, 460, 468 ff
Neuro-Lichtenstein 552, 557, R1959
Neuro-Lichtenstein N 552, 557 f, R724
Neuropathiepräparate 551 ff, 558 f, 600, 609
Neuroplant 456, 475, R686
Neuro-ratiopharm 559, R165
Neuro-ratiopharm N 559, R1285
Neurotrat S 559, 561, R452
Nicardipin 224
Nicergolin 88 f, 696
Nichtsteroidale Antiphlogistika 156 ff, 161, 436
Niedermolekulare Heparine 134 f, 568
nife von ct 220, 223, R1025
Nifeclair 220, 223, R1438
Nifedipat 220, 223, R238
Nifedipin 121, 222 ff, 226, 616, 696
Nifedipin AL 220, 223, R1329
Nifedipin Heumann 220, 223, R1209
Nifedipin Stada 220, 223, R401
Nifedipin Verla 221, 223, R1707
Nifedipin-ratiopharm 220, 223, R152
Nifehexal 220, 223, R159
Nifelat 221, 223, R1714
Nifical 220, 223, R647
Nif-Ten 117, 121, R649
Nifuran 295, 297, R1776

Nifuroxazid 381
Nilvadipin 222, 224, 616
Nimodipin 224, 226
Nimotop 220, 224, 226, R741
Nipolept 457, 469, R1405
Nisita 480, 486, 486, R877
Nisoldipin , 222, 224, 226, 616
Nitrangin compositum 339 f, 342, R884
Nitrangin Isis 339, 341, R832
Nitraten 340 ff, 341, 342
Nitratpflaster 341
Nitrazepam 312, 696
Nitrendepat 220, 224, R793
Nitrendipin 222, 224, 616, 696
Nitrepress 220, 224, R1052
Nitro Mack 339, 341, R1637
Nitroderm TTS 339, 341, R1196
Nitrofurantoin 525 f, 696
Nitrofurantoin-Präparate 597, 600, 609
Nitrofurazon 249
Nitroimidazolderivate 297
Nitroimidazole 79 f
Nitrolingual 339, 341, R41
Nitrosorbon 339, 341, R1634
Nitroxolin 525 f, 696
Nitroxolin Chephasaar 524 ff, R1221
Nivadil 220, 224, R1493
Nizatidin 373
Nizax 368, 373, R1676
Nizoral Creme 142, 147, R1735
Nizoral 145
Noctamid 310 ff, 317, R78
Noctazepam 458, 462, R1670
Nolvadex 574
Nomon mono 524, 535, R965
Nootrop 84, 89, R598
Norditropin 571
Norephedrin 179
Norethisteron 696
Norethisteronacetat 512
Norfenefrin 128 f, 696
Norfloxacin 78, 80, 696
Normabrain 84, 89, R550

Normalinsuline 95
Normalip 358, 362 f, R1000
Normoc 456, 462, R224
Normoglaucon 426, 440 f, R1037
Nortrilen 457, 464, R1448
Nortriptylin 464
Norvasc 220, 224 f, R36
Norvir 570
Noscapin 178 f
Nourytam 575
Novadral 128 f, R464
Novalgin 31, 40, R87
Novaminsulfon Lichtenstein 31, 40, R398
Novaminsulfon-ratiopharm 31, 40, R111
Noviform 426, 430, R1191
Novo Helisen 48, 573
Novodigal Tabl. 334 f, R21
Novoprotect 457, 464, R1116
Novothyral 494, 497, R597
Nubral 240, 261 f, R1888
Nukleosidanaloga 569 f
Nuller-Rezepte 638
Nystaderm 147
Nystaderm Creme/Paste 141, 147, R1453
Nystaderm Mundgel etc. 141, 144, R1049
Nystalocal 141, 149, R1521
Nystatin Lederle 141, 144, R782
Nystatin Lederle Creme etc. 142, 147, R1623
Nystatin 144, 147, 149, 297, 414 f, 696

O

Obsidan 196, 200, R161
Obsilazin 117, 119 f, R1297
Octagam 573
Octreotid 577
Ocuflur 426, 436, R1338
Oculosan N 427, 434 f, R1827
Oculotect 425, 443 f, R485
Oculotect fluid 425, 444, R627
Oculotect Gel 426, 446, R1446
Ödemase Tabl. 272, 274, R308
Ödemprotektiva 540
OeKolp vaginal 295, 298, R271
Oestrofeminal 503, 508 f, R424
Oestronara 503, 508, R960
Ofloxacin 78, 80, 430
Ol. spicae 188
Olanzapin 469
Oleo-Tüll 263, R1286
Olicard 339, 341, R1999
Olynth 480, 483, R2
Omeprazol 369 f, 374
Omnic 524, 532, R860
Omniflora N 368, 382, R1366
Omnisept 368, 382, R1840
Omoconazol 147 f
Ondansetron 103 f, 576 f
Onkologische Therapeutika 565, 575
Ophtalmin 425, 434 f, R808
Ophthalmika (sonstige) 600
Ophthalmika 424 ff, 430, 432 f, 436, 438, 609
Ophtopur N 427, 434 f, R1687
Opioidanalgetika 33
Opioide 34, 616
Opipramol 464, 466, 597, 600, 609
Optalidon N 31, 42, R1087
Optalidon spezial NOC 391, 393 f, R842
Optiderm 262
Optiderm Creme 238, R707
Optipect Kodein forte 175, 178, R565
Optipect N/Neo 176, 188, R1336
Oralcephalosporine 70 f
Oralpädon 397, 404 f, R586
Oralpenicilline 69 f
Orciprenalin 210
Orelox 65, 72, R455
Orfiril 109 f, R629
Orgametril 503, 512, R1678
Orimeten 575

Ornithinaspartat 347, 349
Orphol 84, 89, R1119
Orthangin N 334, 336, R792
Orthopäden 654 f, 658 f
Ortoton 421 f, R1241
Osmil 504, 508, R1732
Ospolot 109 f, 112, R1654
Ospur D3 552, 554, R1258
Ossin 397, 402, R1105
Ossiplex retard 397, 402, R1189
Ossofortin 397, 400 f, R427
Ossofortin forte 397, 401, R1170
Osspulvit 400
Osspulvit S 397, 401, R1523
Ostac 576
Osteoporosemittel 398 f, 402
Ostochont Gel/Salbe 154, 168, R1279
Östrogene 502, 506 f, 508 f
Östrogenpflaster 507
Östrogensubstitution 85
Osyrol-Lasix Kaps. 273, 277, R818
Otalgan 481, 490 f, R319
Otobacid N 481, 490 f, R153
Otodolor 481, 490 f, R1584
Otologika 481, 489, 491
Otovowen 481, 491, R1431
Otriven Lösung etc. 480, 483, R45
Ovestin Creme/Ovula 295, 298, R312
Ovestin Tabl. 503, 508, 510, R1011
oxa von ct 457, 462, R810
Oxaceprol 162
Oxazepam 462, 696
Oxazepam-ratiopharm 456, 462, R263
Oxiconazol 297, 696
Oxilofrin 129
Oxis 205, 207 ff, R1614
Oxprenolol 119
Oxybutynin 528 f
Oxyfedrin 696
Oxymetazolin 483, 696
Oxytetracycl. Pred. Jenapharm 425, 432, R754
Oxytetracyclin Augensalbe 426, 430, R1271
Oxytetracyclin 187, 430, 696

P

Paclitaxel 325, 574
Paediathrocin 65, 75, R768
Paedisup K/S 32, 42, R1602
Pamidronsäure 576
Panchelidon 517 f, R908
Pandel 239, 243, R1416
Pangrol 368, 379, R1176
Pankreaplex Neu 368, 378, R1890
Pankreasenzympräparate 378
Pankreatin 379, 696
Pankreon 368, 379, R1132
Panoral 66, 72, R1072
Panotile N 481, 490 ff, R218
PanOxyl 239, 253 f, R1099
Pantederm Salbe 263, R1600
Panthenol Jenapharm 369, 376 f, R1895
Panthenol Lichtenstein 263 f, R326
Panthenol-Augensalbe 427, 446, R1781
Panthenol-ratiopharm 263, R169
Panthenolsalbe von ct 263 f, R1986
Panthogenat 263, R1144
Pantoprazol 374 f
Pantozol 367, 374, R213
Panzytrat 367, 379, R848
Paracetamol 37 f, 391, 393, 696
Paracetamol AL 31, 40, R673
Paracetamol BC 31, 40, R178
Paracetamol comp. Stada 31, 38, R541
Paracetamol Heumann 32, 40, R1883
Paracetamol Hexal 31, 40, R874
Paracetamol Stada 31, 40, R58
paracetamol von ct 31, 40, R179
Paracetamol-ratiopharm 31, 40, R5
Paracodin 35
Paracodin/retard 175, 178, R16
Parasympatholytika 60
Parfenac 238, 252 f, R290
Parkinsonmittel 450 ff, 453
Parkopan 451, 453, R1619
Parkotil 451 ff, R1381

Paroxetin 465, 696
Partusisten 295, 299, 299, R1892
Paspertin 367, 376, R28
Paveriwern 517 f, 520, R979
PCM Paracetamol Lichtenstein 31, 40, R167
Pelargonium reniforme/sidoides 80
Pelargoniumwurzelextrakt 80
Penbeta Mega 66, 69, R1013
Penbutolol 119
PenHexal 65, 69, R295
Penicillat 65, 69, R353
Penicilline 68 ff
Penicillin G 68
Penicillin V AL 66, 69, R1149
Penicillin V Heumann 66, 69, R826
Penicillin V Stada 65, 69, R723
Penicillin V Wolff 66, 69, R1048
Penicillin V-ratiopharm 65, 69, 70, R146
Pentaerythrityltetranitrat 340, 342, 696
Pentalong 339 f, 342, R44
Pentarkan 606
Pentofuryl 368, 381, R1808
Pentohexal 283 f, R1848
Pento-Puren 283 f, R1301
Pentoxifyllin 282, 284 ff, 696
Pentoxifyllin-ratiopharm 283 f, R409
Pentoxyverin 178 f
Pepdul 367, 373, R611
Perazin 469
Perazin-neuraxpharm 457, 469, R1508
Perenterol 367, 382, R43
Pergolid 452 f
Perindopril 22
Perivar 545
Perivar/-N forte 541 f, R1313
Perocur 367, 382, R699
Perphenazin 469
Pethidin 696
Pflanzliche Urologika 611
Phardol mono 154, 166, R1371

Phardol Rheuma-Balsam 153, 168, R545
Phenhydan 109 f, R958
Phenobarbital 110, 696
Phenolphthalein 388
Phenothiazine 104, 469
Phenoxybenzamin 531
Phenoxymethylpenicillin 69, 696
Phenoxymethylpenicillin-Benzathin 69
Phenprocoumon 134 f, 696
Phenylbutazon 158, 160, 696
Phenylephrin 179, 696
Phenyltoloxamin 179
Phenytoin AWD 109 f, R1693
Phenytoin 110, 616, 696
Phlebodril Kaps. 541 f, R1218
Phlogenzym 156, 164, R406
Phlogont Salbe/Gel 153, 166, R520
Phlogont Thermalsalbe 153, 168, R650
Pholedrin liquid. Meuselbach 128, 129, R1256
Pholedrin 129 f
Pholedrin-longo-Isis 128 f, R1230
Phosphalugel 369, 371, R2000
Physiotens 117, 123, R822
Phytodolor/N 153, 164, R645
Phytomenadion 554, 696
Pidilat 220, 223, R230
Pilfor P 32, 38, R1489
Pilocarpin 440, 696
Pilocarpin Ankerpharm 426, 440, R1198
Pilocarpol 426, 440, R1327
Pilomann 426, 440, R1088
Pimozid 696
Pindolol 200, 696
Pinimenthol N 176, 190, R1520
Pinimenthol S mild 176, 190, R1412
Pipamperon 469
Pipenzolat 518
Piracebral 84, 89, R1538
Piracetam 87, 89, 696

Piracetam von ct 84, 89, R1955
Piracetam-neuraxpharm 84, 89, R1864
Piracetam-ratiopharm 84, 89, R610
Pirenzepin 696
Piretanid 274 f
Pirorheum 154, 158, R1255
Piroxicam Stada 154, 158, R1165
Piroxicam 156, 158, 160, 166, 696
Piroxicam-ratiopharm 154, 158, R769
Pizotifen 697
PK-Merz 451 ff, R688
Planum 310, 312, R378
Plastufer 51, 53, R1352
Plastulen N 51, 53, R264
Plavix 616
P-Mega-Tablinen 66, 69, R1684
Podomexef 66, 72, R1240
Polidocanol 253, 305, 414 f
Poloris 259
Polybion N 552, 557 f, R1802
Polydimethylsiloxan 377
Polyglobin 573
Polymaltose-Komplex 53
Polymyxin B 428, 490
Polyspectran Augen-/Ohrentr. 425, 432, R864
Polyspectran Augensalbe 426, 432, R1333
Polyspectran HC 481, 490 f, R1613
Polyvidon 444
Polyvidon-Iod 248 f, 296 f, 413 f, 429, 684, 697
Polyvinylalkohol 444
Posicor 222
Positivliste 584
Posorutin Augentropfen 427, 446, R1671
Posterisan forte 304, 306 f, R652
Posterisan Salbe/Supp. 304, 306, R417
Posterisan 306
Practo-Clyss 385, 387, R813
Praktische Ärzte 654 f

Pramino 504, 514 f, R1775
Prasteron 510
Pravasin 358, 361, R413
Pravastatin 357, 361
Pravidel Tabl. 682, 685, R1163
Praxiten 456, 462, R643
Prazepam 462
Prazosin 697
Prednicarbat 243 f, 697
Prednihexal 230 f, R1804
Predni-H-Tablinen 230 f, R903
Prednisolon Augensalbe 427, 436, R1618
Prednisolon Jenapharm 230 f, R623
Prednisolon Salbe LAW 239, 243, R1085
Prednisolon 231, 242 f, 414, 436, 697
Prednisolonacetat 231, 435
Prednisolonhydrogen-succinat 231
Prednisolon-ratiopharm Tabl. 230, R544
Prednison 231 f, 697
Prednison Dorsch 230 f, R1273
Preisvergleichsliste 582, 594
Prepacol 682, 684, R1617
Pres plus 21, 25, R711
Pres 21, 24, R577
Presomen comp. Drag. 503, 509, R32
Presomen Drag. 503, 508, R123
Presomen 509
Primidon 108, 110 f, 697
Primolut-Nor 503, 512, R946
Primosiston Tabl. 503, 512, R1428
Procain 697
Procorum 220, 224, R635
Procto-Jellin 304, 306, R984
Procto-Kaban 304, 306, R1846
Proculin 425, 434, R820
Procyclo 503, 508, R1610
Profact 574
Progastrit 368, 371, R1466
Progesteron 298, 511
Progestogel 295, 298, R929
Proglumetacin 158
Prograf 572

Progynova 503, 508, 510, R535
Prokinetika 376
Proleukin 574
Promazin 469
Promethazin 469, 697
Promethazin-neuraxpharm 456, 469, R571
Propafenon 60, 62, 697
Propaphenin 458, 469, R1993
Propicillin 69, 70, 697
Propiverin 528
Propranolol 119, 199 f, 392, 697
Propra-ratiopharm 196, 200, R859
Propulsin 367, 375 f, R102
Propyphenazon 38, 394, 697
Proscar 524, 532, R1599
Proscillaridin 697
Prosiston 503, 512, R1653
Prospan 175, 188, R38
Prosta Fink N 524, 533, R1383
Prostagutt forte 524, 533, R555
Prostagutt mono 524, 533, R1160
Prostamed 524, 533, R1773
Prostatamittel (pflanzl.) 600
Prostatamittel 531 ff, 534, 610
Prostavasin 577
Prostess 524, 533, R697
Pro-Symbioflor 368, 382, R1077
Protactyl 458, 469, R1697
Protagent 425, 443 f, R758
Protaxon 154, 158, R1234
Proteasehemmer 569
Proteaseinhibitor 79
Prothazin 456, 469, R511
Prothil 512
Prothipendyl 469
Prothyrid 494, 497, R1910
Protirelin 697
Protonenpumpenhemmer 374
Protonenpumpeninhibitoren 375
Proxen 154, 158, R1438
Psoradexan 258
Psoralon MT 258
Psorcutan 238, 258 f, R743
Psoriasismitteln 258

Psychopharmaka (pflanzliche) 600
Psychopharmaka 455 ff, 460, 473 ff, 610
Psychostimulantien 473
Psychotonin M/N/300 457, 475, R834
Psychotonin 315
Psychotonin-sed. 310, 316, R1161
Psyquil 103 f, R1806
Pulbil 205, 207, 216, R1724
Pulmicort 206, 212, R55
Pulmicort nasal 480, 485, R852
PulmiDur 207, 214, R1552
Pulmotin-N-Salbe 176, 190, R1290
Pulmozyme 577
Purethal 48, 573
Puri-Nethol 325, 574
PVP Jod-ratiopharm 247 ff, R880
Pyolysin 266
Pyolysin-Salbe 239, 265, R1207
Pyralvex 412, 418, R1605
Pyrantel 683
Pyrazolderivate 40, 42
Pyridostigminbromid 683, 697
Pyridoxin 161, 560, 697
Pyrvinium 683

Q

Quadropril 21, 24, R1454
Quantalan 363
Querto 196, 201, R636
Quilonum 457, 465, R891
Quinapril 22

R

Radedorm 310, 312, R248
Radepur 457, 462, R1080
Ralofekt 283, 284, R1702
Ramipril 22
Ranibeta 367, 373, R596
Ranidura 368, 373, R1155

Raniprotect 368, 373, R1302
Rani-Puren 368, 373, R1465
Ranitic 367, 373, R158
Ranitidin Heumann 368, 373, R1746
Ranitidin Stada 367, 373, R662
Ranitidin von ct 367, 373, R795
Ranitidin 373, 697
Ranitidin-ratiopharm 367, 373, R124
Rantudil 153, 158, R375
Recessan Salbe 415
Recessan 412, 414, R1586
Recombinate 577
Recormon 51, 53, 55, 567, R1540
Rectodelt 230, 231, R335
Refobacin Augensalbe/Tropf. 425, 430, R250
Refobacin Creme 249
Refobacin Creme/Puder 238, 248, R572
Regepithel 427, 446, R1647
Rekawan 397, 404, R1589
Remedacen 35, 176, 178, R862
Remederm Creme 262
Remederm Widmer 240, 261, R1869
Remergil 457, 465, R1259
Remestan 310, 312, R273
Remid 292 f, R1005
Remifemin 295, 300, 302, R448
Remifemin plus 295, 300, 302, R357
Remissionsinduktoren 158
Remissionsinduzierende Mittel 161
Remotiv 456, 475, R668
Renacor 21, 25, R345
Rentylin 283 ff, R1060
Reparil 543
Reparil-Amp./Drag. 156, 162, R1576
Reparil-Gel N 156, 168, R1483
Reserpin 123
Reserpin-Kombinationen 122 f
Respicort 205, 207, 212, R1694
Retacillin 68
Retacillin comp. 66, 69, R1791
Retinol 553, 697
Retinolpalmitat 446
Retrovir 66, 78, 80, 570, R1307

Reviparin 135, 568
Rewodina Schmerzgel 155, 166, R1872
Rewodina 153, 157, R132
Rhefluin 272, R1784
Rheubalmin Bad 154, 168, R1444
Rheumabene 156, 166, R1924
Rheuma-Hek 154, 162 f, R1131
Rheumamittel 610
Rheumamittel (Externa) 593, 600
Rheuma-Salbe Lichtenstein 153, 168, R602
Rheumasalben 167
Rheumon 154, 166, R811
Rhinex 480, 483, R466
Rhinologika 479 ff, 486, 488
Rhinologika-Kombinationen 593, 500, 610
Rhinomer 480, 486, R106
Rhinopront Kaps. 480, 486, R1316
Rhinopront Saft 480, 486, R1442
Rhinotussal Kaps. 175, 179, R570
Rhinotussal Saft 175, 179, R265
Rhoival Drag./Tropfen 525, 535, R1881
Ribavirin 348
Ribofolin 577
Rifampicin 697
Rifun 367, 374, R276
Rilutek 577
Riluzol 577 f
Rinofluimucil-S 480, 483, R595
Riopan 367, 371, R139
Risperdal 457, 469, R844
Risperidon 469
Ritalin 456, 473, R293
Ritonavir 79, 570
Rivanol 682, 684, R879
Rivastigmin 84
Rivotril 109 ff, R944
Roaccutan 239, 254 f, R1542
Rocaltrol 552, 554 f, R1537
Rocephin 67, 72, R1877
Rocornal 339 f, 342, R867
Roferon 323 f, 348, 572 f, R1664

Rohypnol 310, 312 f, 317, R129
rökan 84, 89, R221
Roßkastaniensamenextrakt 541 ff
Roxithromycin 75
Rudotel 456, 462, R366
Rulid 65, 75, R22
Rytmonorm 59 ff, R362

S

sab simplex 367, 378, R107
Sabalfruchtextrakt 533
Salbulair Dosieraerosol 207, 209, R1985
Salbutamol 210, 697
Salbutamol-ratiopharm 205 f, 209, R1283
Salicylate 40
Salicylsäure 168, 258, 446, 697
Salicylsäurederivaten 168
Salmeterol 208
Salofalk 367, 380, R437
Sanasepton 66, 75, R1185
Sanasthmax 206, 212, R654
Sanasthmyl 206, 212, R1342
Sandimmun 322, 324, 573, R472
Sandoglobulin 573
Sandostatin 577
Sanoxit/MT 239, 254, R1135
Santax S 367, 382, R605
Saquinavir 79, 570
Saroten 456, 464, R99
Scheriproct 304, 306, R942
Schieferöls 251
Schilddrüsenhormone 495
Schilddrüsentherapeutika 493 ff, 497
Schleifendiuretika 274, 277
Schmerz-Dolgit 154, 158, R1029
Schnupfen Endrine 480, 483, R1679
Schöllkraut 353
Schöllkrautextrakt 519
Scopolamin 517
Sedacur 310, 316, R1736
Sedalipid 358, 363 f, R1140

Sedariston Konzentrat Kaps. 456, 475, R245
Sedariston Tropfen 457, 475, R812
Sedativa 308 ff, 316
Sedonium 310, 316, R1646
Sedotussin plus Kaps. 176, R1530
Sedotussin 175, 178 f, R54
Sekalealkaloidderivate 88
Sekalealkaloide 89
Selbstbeteiligung 635
Selbstbeteiligungsregelung 636
Selectol 196, 200 f, R457
Selegilin 85, 453, 454, 697
Selendisulfid 697
Selsun 237
Selukos 237
Sempera 141, 143 f, R499
Sennesfruchtextrakt 684
Sensit 221, 224, R1757
Septacord 334, 336, R1899
Sera, Immunglobuline und Impfstoffe 685
Serenoa-ratiopharm 524, 533, R1860
Serevent 206, 208 f, R254
Sermion 84, 88 f, R1216
Serotonin-Rückaufnahme-Inhibitoren 465
Seroxat 457, 465, R1488
Serrapeptase 162
Sexualhormone 501 ff
Sibelium 220, 224, R1387
Sic Ophtal 427, 444, R1770
Siccaprotect 425, 444, R573
Sigacalm 457, 462, R1516
Sigacap 22, 24, R1473
Sigadoxin 66, 73, R1669
Sigafenac Gel 153, 166, R461
Sigamuc 175, 187, R284
Sigaprim 67, 77, R1663
Silibinin 349
Silomat 175, 178 f, R279
Silymarin 347, 349
Simethicon 378, 603, 697
Simplotan Tabl. 295, 297, R1558
Simvastatin 360 f, 687

Sinfrontal 480, 488, R1264
Singulair 205
Sinophenin 458, 469, R1591
Sinquan 456, 464, R536
Sinuc 176, 188, R1012
Sinuforton 175, 188, R440
Sinuforton Saft 177, 189, R1902
Sinupret 480, 487f, R12
Sinuselect 480, R1034
Sinusitis Hevert N 480, 488, R1415
Siofor 94, 98, R507
Siozwo N 480, 483, R1457
Siran 177, 183, R1700
Sirdalud 421f, R756
Siros 141, 143f, R1501
Sirtal 109f, R1752
Sisare 503, 508, R747
Sitosterin 533f
Skid 66, 73, R1551
Skinoren Creme 238, 254, R948
Skinoren 255
Smektit 382
Sobelin 65, 75, R468
Sofra-Tüll 238, 248, R618
Solan M 426, 446, R1058
Solcoseryl 412, 418, R1772
Solcosplen 301
Soledum Balsam Lösung 175, 190, R666
Soledum Hustensaft/-Tropfen 176, 188, R721
Soledum Kapseln 175, 188, R428
Solosin 206, 214, R297
Solu-Decortin H 230f, R1168
Solugastril 368, 371, R1254
Solupen D 480, 485, R907
Somatropin 571
Sonnentaukrautextrakt 180
sonstige Antiphlogistika 162
Sophtal-POS N 426, 446, R1003
Sormodren 451, 453, R1376
Sortis 358, 361, R231
Sostril 367, 373, R624
Sotabeta 196, 200, R1857
Sotahexal 196, 200, R252

Sotalex 196, 200, R170
Sotalol 200f, 616, 697
Sotalol-ratiopharm 196, 200, R838
Sovel 503, 512, R1019
Soventol 244
Soventol Gel 45, 47, R1348
Soventol Hydrocortison 240, 243, R1719
Spasman 517f, 521, R1629
Spasmex Tabl. 524, 528, R446
Spasmo Gallo Sanol 351ff, R1017
Spasmo-Cibalgin comp. S 517, 520, R227
Spasmo-Cibalgin S 517f, 520, R1420
Spasmo-lyt 524, 528, R836
Spasmolytika (oral, rektal) 600
Spasmolytika 516ff, 527f, 611
Spasmo-Mucosolvan 206, 210, R26
Spasmo-Nervogastrol 369, 372, R1963
Spasmo-Solugastril 368, 372, R1844
Spasmo-Urgenin TC 524, 528, R469
Spasuret 524, 528, R1265
Spersadexolin 426, 431f, R1108
Spersallerg 427, 434, R1638
Spezialpräparate 565, 616, 629
Spilan 458, 475, R1716
Spirapril 22
Spiro comp.-ratiopharm 273, 277, R491
Spironolacton 275, 277, 279f, 697
Spironolacton-ratiopharm 273, 277, R1314
Spiropent 206, 210, R849
Spondyvit 552, 554, 556, R1179
Stallergenes 48, 573
Stalmed 48, 573
Stangyl 456, 464, R181
Staphylex 66, 69, R1730
stas Hustenlöser 176, 183, R1532
Staurodorm Neu 310, 312, R504
Stavudin 570
Steinkohlenteer 251f
Stiemycine 240, 254, R1852
Stillacor 334f, R941

Stilnox 311 ff, 317, R68
Strukturkomponente 618
Substitutionsvorschläge 597, 599, 600, 614
Sucralfat 374, 697
Sulfadiazin-Silber 248
Sulfamerazin 77
Sulfamethoxazol 77 f
Sulfasalazin 161, 380, 697
Sulfonamide 67, 77, 248, 251
Sulfonamid-Kombinationen 76, 433
Sulfonylharnstoffderivat 99
Sulmycin Creme 249
Sulmycin Creme/Salbe 239, 248, R1292
Sulmycin mit Celestan 247
Sulmycin mit Celestan-V 239, 245, R1065
Sulpirid 469 f, 697
Sultamicillin 70 f
Sultanol Aerosol 206, 209, R50
Sultiam 110, 112, 616
Sumatriptan 391 f
Supertendin-Depot N 230, 234, R925
Supportive Tumortherapeutika 565
Supracombin 67, 77, R1455
Supracyclin 65, 73, R691
Suprax 66, 72 f, R861
Surgam 154, 158, R1460
Sweatosan N 239, 265 f, R1577
Symadal-Spray 240, 261 f, R1973
Symbioflor 329
Symbioflor I 322, 327, R393
Symbioflor II 368, 382, R1291
Sympathomimetika 127, 129, 433, 436
Synarela 571
Syntaris 480, 485 f, R1287
Syntestan 230 ff, R1494
Syrea 574
Systral Gel/Creme 45, 47, R952

T

Tacalcitol 258 f
Tachmalcor 59, R1142
Tacrin 616
Tacrolimus 572
Tafil 456, 462, R527
Tagesdosen 616
Tagonis 458, 465, R1901
Talcid 367, 371, R236
Talinolol 198
Talso 524, 533, R791
talvosilen 31, 38, R280
Tambocor 59 ff, R1332
Tamobeta 575
Tamokadin 575
Tamoxifen 511, 574, 697
Tamoxifen Heumann 575
Tamoxifen Hexal 574
Tamoxifen von ct 574
Tamoxifen-ratiopharm 504, 509, 511, 574, R1935
Tamox-Puren 575
Tampositorien H 305
Tamsulosin 532 f
Tamuc 177, 183, R1615
Tannacomp 367, 381, R927
Tannolact Creme etc. 238, 252, R277
Tannolact 251, 253
Tannosynt 238, 252, R200
Tannosynt Lotio 251
Tantum Verde 415
Tantum Verde Lösung 412, 414, R765
Tardyferon-Fol Drag. 51, 53, R1982
Tarivid 65, 80, R114
Tarka 22, 25, R1741
Tavegil 45 f, R380
Tavegil Gel 45, 47, R1496
Tavor 456, 462, R128
Taxilan 456, 469, R556
Taxol 325, 574
Tazaroten 258
Tebonin 84, 89, R85
Tegretal 109 f, R149

Teldane 45 f, R667
Temazep von ct 310, 312, R1949
Temazepam 312, 697
Temgesic 32, 34, R1204
Tempil N 682, 684, R476
Teneretic 117, 119, R1504
Tenormin 196, 198, R371
Tensiomin 21, 24, R934
tensobon comp 21, 25, R537
tensobon 21, 24, R291
Tensostad 21, 24, R1059
Tepilta Suspension 367, 372, R385
Terazosin 532
Terbinafin 141, 143 ff
Terbutalin 210, 697
Terfemundin 45 f, 46, 697, R1866
Terfenadin-ratiopharm 45 f, R1095
Terfium Hexal 45 f, R1983
Terracortril 246
Terracortril Augensalbe/-Tr. 425, 433, R869
Terracortril Salbe etc. 239, 245, R1534
Terramycin Augensalbe 426, 432, R1137
Terzolin 237
Terzolin Creme/Lösung 141, 147, R251
Testosteron 697
Testosteronpropionat 505
Testoviron 503 f, R1590
Tethexal 421 f, R896
Tetracain 416
Tetracyclin 73, 249, 256, 697
Tetra-Gelomyrtol 175, 187, R540
Tetramdura 421 f, R1324
Tetra-saar 421 f, R1528
tetrazep von ct 421 f, R1435
Tetrazepam 421 f, 616, 697
Tetrazepam-ratiopharm 421 f, R709
Tetryzolin 434, 697
Theo von ct 205, 207, 214, R1788
Theophyllard 206, 214, R621
Theophyllin 205, 214, 697
Theophyllin-Ethylendiamin 214

Theophyllin-ratiopharm 206, 214, R546
Thermo Rheumon 155, 168, R1486
Thermo-Menthoneurin Cr./Lin. 155, 168, R1937
Thevier 494, 497, R1957
Thiamazol 497 f, 697
Thiamazol Henning 494, 497, R1742
Thiamin 560
Thiaminchloridhydrochlorid 697
Thiaminnitrat 161
Thiazidanaloga 271
Thiazide 271, 277, 616
Thiazide und Analoga 274
Thilo-Tears 426, 444, R905
Thioctacid 559, R404
Thioridazin 469, 697
Thioridazin-neuraxpharm 458, 469, R1856
Thomapyrin 32, 42, R1177
Thomasin 128 f, R1312
Thombran 457, 464, R1190
Thrombareduct Gel/Salbe 541, 547, R220
Thrombozytenaggregationshemmer 132 ff, 136 f, 136, 568
Thymianextrakt 188
Thymian-Fluidextrakt 188
Thymipin N 176, 188, R778
Thymiverlan 177, 188, R1962
Thyreocomb N 494 f, 497, R1631
Thyreostatika 497 f
Thyreotom 494, 497, R689
Thyronajod 494 ff, R397
Tiaprid 453 f
Tiapridex 451, 453 f, R735
Tiaprofensäure 158, 697
Ticlopidin 137, 568 f, 616
Tiklyd 134, 137, 568, 616, R258
Tilade 206, 216, 217, R1393
Tilidalor Hexal 32, 37, R1626
Tilidinkombinationen 37
Tilidin-ratiopharm plus 32, 37, R1236
Tim Ophthal 425, 440, R518

Timohexal 426, 440, R1341
Timolol 440, 697
Timolol POS 427, 440, R1625
Timomann 425, 440, R502
Timonil 109 f, R333
Timosine 427, 440, R1717
Timpilo 426, 440, 441, R1386
Tinidazol 297, 697
Tioconazol 147 f, 698
Titretta S/T 31, 38, R443
Tizanidin 422, 422
TMS Tabletten/Kindersaft 67, 77, R996
Tobramycin 698
Tocopherol 555
Tofranil 457, 464, R1468
Tokolytika 299
Tolbutamid 698
Tolnaftat 698
Tolperison 422, 698
Tolterodin 529
Tolvin 457, 465, R1172
Tonsilgon N 412, 418, R407
Tonsiotren 412, 418, R932
Topische Antirheumatika 163
Topische Venenmittel 546
Topisolon Salbe/Lotio 238, 243, R902
Topsym/-F 240, 243, R1737
Torasemid 274 f
Torem 272, 274 f, R467
Totocortin 427, 435 f, R1771
Toxi-Loges N 322, 330, R1535
toxi-loges Tropfen 322, 328, R1447
Tradelia 503, 508 f, R1361
Tramabeta 32, 34, R1945
Tramadol 34, 698
Tramadol Stada 31, 34, R1047
Tramadolor 31, 34, R239
Tramadol-ratiopharm 31, 34, R300
Tramadura 32, 34, R1200
Tramagetic 32, 34, R1479
Tramagit 31, 34, R978
Tramal 31, 33 f, 616, R51
Tramazolin 434, 483, 698
Tramundin 31, 34, R490

Trancopal Dolo 31, 40, R542
Trandolapril 22
Tranquase 457, 462, R1162
Tranquillantien 458, 461 f, 471
Transbronchin 177, 183, R1662
Transparenzkommission 582
Transpulmin Balsam E 175, 190, R462
Transpulmin Kinderbalsam S 175, 190, R509
Tranxilium 456, 462, R411
Tranylcypromin 467
Trapidil 340, 342
traumanase/-forte Drag. 156, 162, R1379
Traumasenex 155, 166, R1926
Traumasept Wund-/Heils. etc. 248, R1666
Traumasept 249
Traumeel S 156, 164, R508
Traumeel Salbe 156, 169, R833
Traumon 154, 166, R1113
Travocort Creme 142, 149, R1751
Travocort 149
Trazodon 464
Tredalat 117, 121, R1971
Treloc 117, 119 f, R1280
Tremarit 451, 453, R762
Trenantone 574
Trental 283 f, R115
Trepress 117, 119 f, R1882
Tretinoin 253, 698
Treupel comp. 32, 38, R1157
Trevilor 458, 465, R1842
Tri.-Thiazid Stada 272, R517
Triamcinolon Wolff 240, 243, R1616
Triamcinolon 149, 698
Triamcinolonacetonid 231, 243
Triamhexal 230 f, R1035
Triampur comp. 272, R316
TriamSalbe Lichtenstein 244
TriamSalbe/Creme Lichtenst. 239, 243, R1042
Triamteren + Hydrochlorothiazid 698

Triamteren comp.-ratiopharm 272, R805
Triamteren HTC AL 272, R1545
Triamteren 275, 278
Triapten 239, 248, 250, R1382
triazid von ct 272, R830
Triazolam 312 f
Tridin 397, 402, R155
Triflupromazin 104
Trigastril 368, 371, R1733
Trigoa 503, 514, R1206
Trihexylphenidyl 521, 453
Trimethoprim 77, 698
Trimipramin 464, 698
Trimipramin-neuraxpharm 458, 464, R1828
Triniton 117, 123, R766
TRI-Normin 117, 119 f, R1028
Triptorelin 574
Trisequens 503, 508, R325
Trisiston 515
Tromantadin 250
Tromcardin Amp./Drag./Tabl. 407, 397, R92
Tromlipon 559, R1705
Tropisetron 576 f
Trospiumchlorid 528, 698
Troxerutin 446, 542, 698
Troxerutin-ratiopharm 541 f, R1252
Trusopt 425, 440, 442, R349
Truxal 456, 469, R228
Tryasol Codein 175, 178, R528
Tumortherapeutika 576
Turfa-BASF 272, R1123
Tussamag N Saft/Trop. 176, 188, R807
Tussamed 176, 178 f, R1475
Tussoretard SN 176, 178, R858
Tyrothricin 416

U

Ubretid 682 f, R1956
Udramil 22, 25, R1682
Udrik 21, 24, R1298
Ulcogant 368, 374, R1073
Ulcolind Metro 66, 80, R1763
Ulkustherapeutika 369, 374
Ultracortenol 426, 435 f, R1212
Ultralan Creme etc. 238, 243, R554
Ultralan-oral 230 f, R1330
Ultraproct 305
Umckaloabo 66, 80, R993
Umsatzeffekte 670
Umstrittene Arzneimittel 581, 585, 588 f, 596 f, 612 ff, 619
Unacid PD oral 66, 70 f, R1745
Unat 272, 274 f, R569
Unilair 206, 214, R857
Uniphyllin 206, 214, R334
Unizink 397, 408, R1561
Uralyt-U Granulat 525, 530, R1984
Urapidil 121
Urbason 230, 230, 231, R259
Urem/-forte 153, 158, R682
Urikosurika 291
Urion 524, 532, R1467
Uripurinol 292 f, R474
Urofollitropin 570 f
Urogonadotropin 698
Urol mono 524, 535, R1408
Urolithiasismittel 530
Urologen 654 f, 658 f
Urologika (pflanzliche) 600
Urologika (Spasmolytika) 600, 611
Urologika 523 ff, 534 f
Uro-Nebacetin N 524, 526, R1514
Uro-Pract 524, 530, R1762
Urospasmon Tabl. 524, 526, R601
Uro-Tarivid 65, 78, 80, R355
Uro-Vaxom 524, 535, R1529
Uroxatral 524, 532, R923
Ursodeoxycholsäure 352, 698
Ursofalk 351 f, R1575
Uterusmitteln 299
UTK 525, 533, R1887
Uvalysat 524, 526, R1652
Uvirgan mono 524, 535, R1709
Uvirgan N 524, 535, R1873
Uzara 368, 382, R1648

V

Vagiflor 295, 300 f, R837
Vagimid 295, 297, R1426
Valdispert 310, 316, R1915
Valette 503, 514, R270
Valocordin-Diazepam 458, 462, R1692
Valoron N 31, 37, R79
Valproinsäure 108 ff, 698
Valsartan 23, 26
Vascal 220, 224, R786
Vasodilatatoren 120 f
Vasomotal 103 f, R741
Vaspit 239, 243, R1403
Venalitan N 541, 547, R1656
Venalot-Depot 545
Venalot-Depot Drag. 541 f, R809
Venenmittel 538 ff
Venentherapeutika 593, 600, 611
Venlafaxin 465
Veno SL 541 f, R1799
Venoplant 541 f, R954
Venopyronum N forte/retard 541 f, R1183
Venoruton Emulgel Heparin 541, 547, R1965
Venoruton 541 f, R241
Venostasin retard/N/S 541 f, R396
Ventilat 205
Vepesid 574
vera von ct 220, 223, R1400
Verabeta 220, 223, R1391
Verahexal 220, 223, R199
Veramex 220, 223, R336
Verapamil 60, 62, 222 f, 226, 698
Verapamil AL 220, 223, R1360
Verapamil-ratiopharm 220, 223, R219
Veratide 121
Vermox 682, 683, R1245
Verordnungseinschränkungen 592
Verrucid 240, 257, R1622
Verrumal 238, 257, R296
Vertigoheel 103 f, R112
Vertigo-Vomex S 103 f, R327
Verzögerungsinsuline 95, 97
Vesdil 21, 24, R435
Vesdil plus 21, 25, R454
Vetren Gel/Salbe 541, 547, R98
Vibrocil 480, 483, R1811
Viburcol 310, 316, R436
Videx 570
Vidirakt S mit PVP 426, 444, R1030
Vidisept 425, 444, R737
Vidisic 425, 444, R311
Vigantoletten 552, 554 f, R314
Vincamin 698
Vinorelbin 574
Virostatika 80, 248, 250
Visken 196, 200 f, R1452
Vistagan 425, 440, R653
Vit.-B-Komplex forte-ratioph. 552, 557, R1231
Vitadral-Tropfen 553
Vitaferro Kaps. 51, 53, R957
Vitaferro Tropfen 54
Vitamine 551 ff
Vitamin A 553
Vitamin A-POS 426, 446, R1354
Vitamin B12 Jenapharm 552, 554, 556, R1934
Vitamin B_{12} 554, 556
Vitamin D 554
Vitamin E 554 f
Vitamin K 554, 556
Vitamin-B12-ratiopharm 552, 554, 556, R1174
Vitamin-B-Kompl.N Lichtenst. 552, R977
Vitamin-B-Komplex forte-ratiopharm 558
Vitamine mit Antirheumatika 600, 591
Vitamin-K-Antagonisten 134 f
Vitamin-Kombinationen 593, 600, 611
Vitaminpräparate 446, 486
Vitreolent Plus 427, 446, R1681
Vitreolent N 445

Vividrin Augentropfen 425, 438, R388
Vividrin Nasenspray 480, 485, R1750
Vivural 397, 401, R1343
Volmac 206, 210, R906
Volon A (antibiotikafrei)/N 239, 243, R1094
Volon A Kristallsusp. 230 f, R919
Volon A Tinktur N 239, 246 f, R1571
Voltaren 153, 157, R9
Voltaren Emulgel 153, 166 f, R1
Voltaren ophtha 426, 436, R1192
Vomacur 103 f, R530
Vomex A/N 103 f, R75

W

Wachstumshormon 571
Weißdornextrakt 336
Weitere Einzelpräparate 600
Weitere Spezialpräparate 565
Wirkstofffreie Dermatika 261 f
Wobe-Mugos E 325
Wundbehandlungsmittel 237, 262 f, 616

X

Xanef 21, 24, R63
Xanthinderivate 214, 284
Xantinolnicotinat 89, 698
Ximovan 310, 312 f, 317, R117
Xipamid 271, 274, 279
X-Prep 682, 684, R1164
Xylometazolin 483, 698

Y

Yohimbin Spiegel 525, 528 f, R1905
Yohimbin 528 f, 698
Yxin 425, 434, R626

Z

Zaditen 206, 216, R1305
Zalcitabin 570
Zantic 367, 373, R644
Zeel comp. 155, 164, R1598
Zeel Tabl./Amp. 153, 163 f, R715
Zemide 575
Zentramin Bastian N Tabl. 397, 406, R581
Zentropil 109, 110, R706
Zerit 570
Zidovudin 78, 80, 569, 570
Zineryt 239, 254, 256, R1026
Zinkhydrogenaspartat 408
Zinkorotat 397, 408, R856
Zinkoxid 149 f, 168
Zinkoxidemulsion/Salbe LAW 263, R1351
Zinkoxidpräparate 263
Zinkpräparate 408
Zinnat 66, 72, R1033
Zithromax 65, 75, R42
Zocor 358, 360 f, R121
Zofran 576, 577, R1843
Zoladex 574, 682, 685, R1315
Zolpidem 309, 311 ff
Zopiclon 309, 311 f
Zorac 258
Zotepin 469
Zovirax 67, 79 f, 80, R1940
Zovirax Augensalbe 431
Zovirax Creme 238, 248, 250, R449
Zuclopenthixol 469, 698
ZUK Rheumagel/Salbe 153, 166, R305
ZUK Thermocreme 154, 168, R1410
Zuzahlung 635 f, 639 f
Zyloric 292 f, R389
Zymafluor D 552, 554, R144
Zymafluor Tabl. 682, 685, R420
Zyprexa 458, 469, R1833
Zyrtec 45 f, R29
Zytostatika 321 ff, 574

Springer und Umwelt

Als internationaler wissenschaftlicher Verlag sind wir uns unserer besonderen Verpflichtung der Umwelt gegenüber bewußt und beziehen umweltorientierte Grundsätze in Unternehmensentscheidungen mit ein. Von unseren Geschäftspartnern (Druckereien, Papierfabriken, Verpackungsherstellern usw.) verlangen wir, daß sie sowohl beim Herstellungsprozess selbst als auch beim Einsatz der zur Verwendung kommenden Materialien ökologische Gesichtspunkte berücksichtigen.
Das für dieses Buch verwendete Papier ist aus chlorfrei bzw. chlorarm hergestelltem Zellstoff gefertigt und im pH-Wert neutral.

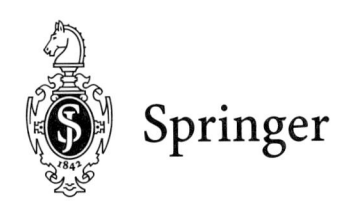

Springer

Druck: Druckerei Zechner, Speyer
Verarbeitung: Buchbinderei Schäffer, Grünstadt